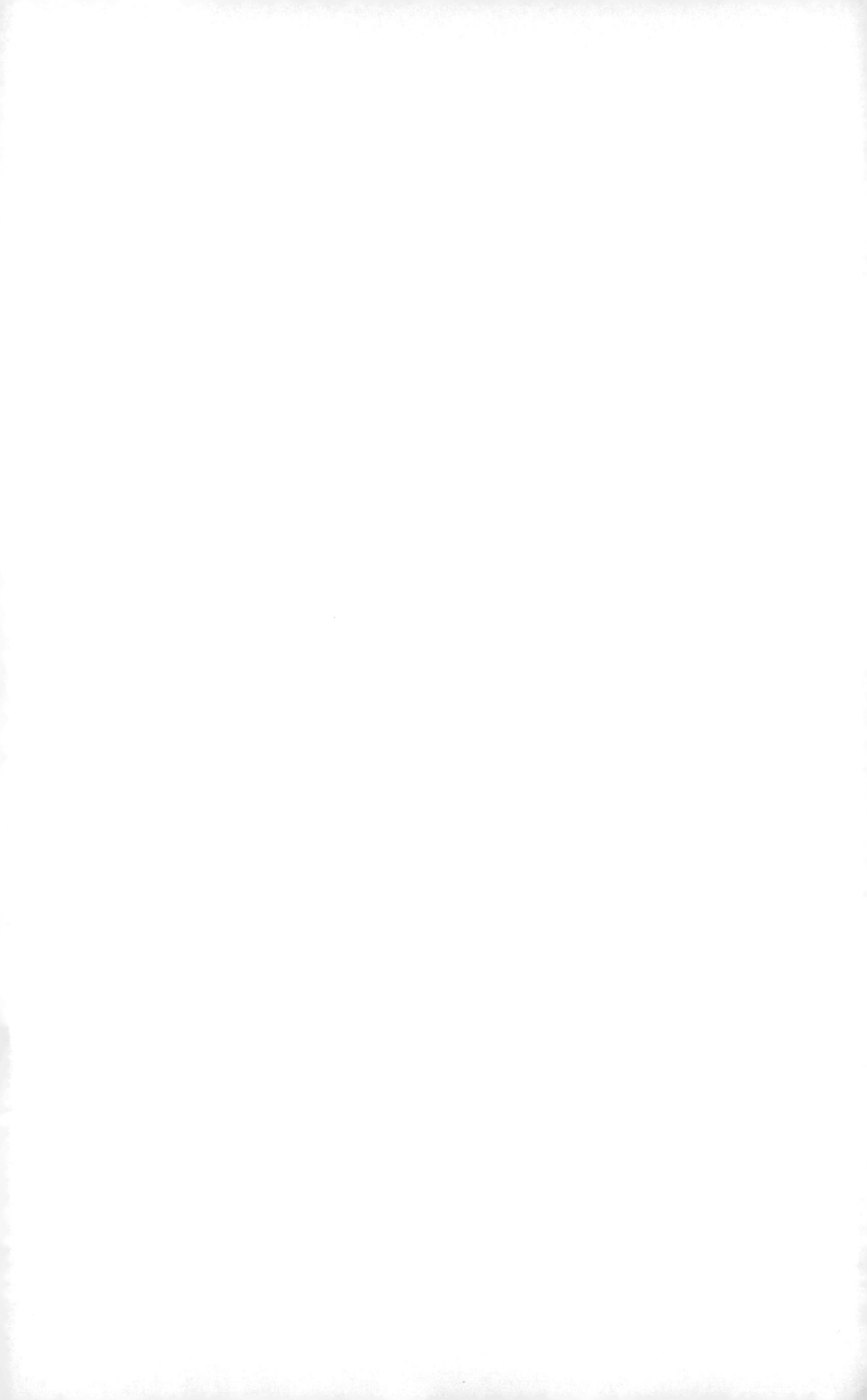

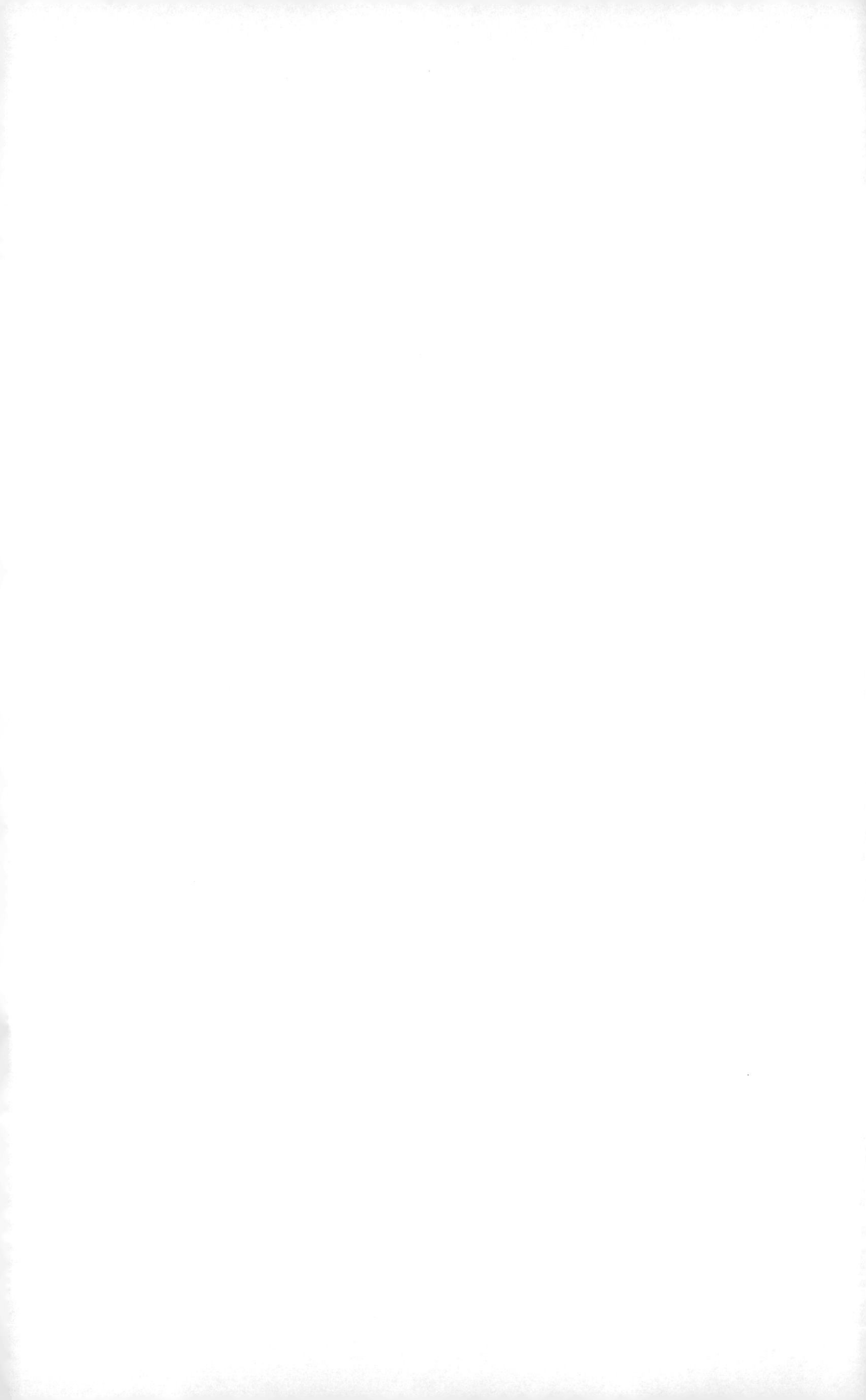

CHIRURGIE OPÉRATOIRE DES FRACTURES

CHIRURGIE OPÉRATOIRE

DES

FRACTURES

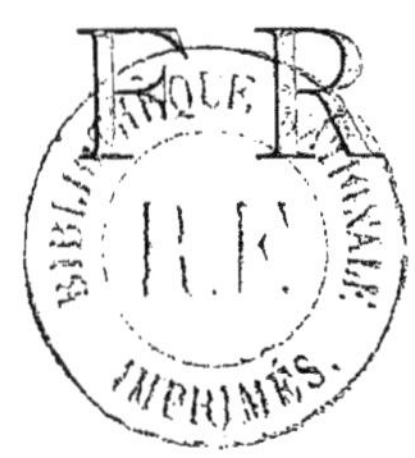

PAR

ALBIN LAMBOTTE

CHIRURGIEN HONORAIRE CONSULTANT DES HÔPITAUX D'ANVERS
MEMBRE CORRESPONDANT DE LA SOCIÉTÉ DE CHIRURGIE DE PARIS

AVEC 1162 FIGURES

PARIS
MASSON & CIE, ÉDITEURS
LIBRAIRES DE L'ACADÉMIE DE MÉDECINE
120, BOULEVARD SAINT-GERMAIN

1913

PRÉFACE.

Le présent livre est la mise au point de l'ouvrage que j'ai publié en 1907 : *L'Intervention opératoire dans les fractures.*

Ce premier travail présentait beaucoup de lacunes : les cas cliniques me faisaient encore défaut pour certaines fractures ; la technique de plusieurs interventions était encore hésitante ou théorique ; mon matériel instrumental était encore en grande partie en préparation.

Bien que les idées directrices émises dans ma première édition soient restées inaltérées, j'ai cru préférable de refondre entièrement mon travail.

L'ostéo-synthèse a définitivement acquis droit de cité ; elle n'a plus besoin d'être justifiée ou défendue ; on ne discute plus que l'extension plus ou moins grande à donner à ses indications. C'est pourquoi j'ai laissé de côté tout ce qui ne regarde pas directement l'intervention.

Je me suis, par contre, étendu plus longuement sur les détails de technique, sur les difficultés qui se présentent pour la réduction, la fixation, etc.

J'ai également exposé en détail les interventions secondaires ou tardives dans les fractures, ainsi que les opérations pour quelques luxations anciennes, ces derniers cas présentant une parenté étroite avec l'ostéo-synthèse elle-même.

PREMIÈRE PARTIE.

CHAPITRE PREMIER.

A. Aseptie.

L'aseptie est la condition *sine qua non* de l'intervention sanglante dans les fractures.

Aucune méthode de traitement ne peut être comparée, dans l'état actuel de nos connaissances, à l'ostéo-synthèse en tant que perfection de la reconstitution anatomique. Les documents radiographiques sont là pour le prouver. Aussi, le résultat thérapeutique, la guérison fonctionnelle ne dépendent-ils que de l'aseptie : celle-ci est-elle parfaite, la guérison sera rapide et complète. Une fracture quelconque étant géométriquement réduite se trouve dans les mêmes conditions qu'une fracture sous périostée sans déplacement ; si le foyer est aseptique la guérison doit être aussi rapide et aussi complète dans le premier cas que dans le second ; ce que la pratique confirme d'ailleurs en tous points.

L'aseptie en chirurgie des fractures doit être extrêmement minutieuse. Il faut certes, tâcher d'être toujours aseptique en chirurgie, mais il y a cependant des différences suivant les régions. Pour les interventions sur les os, les conséquences d'une contamination opératoire sont plus graves que partout ailleurs. Le tissu osseux se défend moins bien que les autres tissus contre les germes pathogènes et la suppuration amène souvent à sa suite des lésions d'une guérison difficile et lente (ostéite et nécrose).

L'inflammation suppurative même mise à part, une infection légère donnant à peine une réaction fébrile est encore nuisible en ce qu'elle peut amener du retard de la consolidation, de l'ostéite raréfiante, de l'intolérance pour les corps étrangers employés pour la fixation des fragments.

Tous ces phénomènes qu'on a imputés à l'ostéo-synthèse ne sont que des manifestations d'infection. Ils ne se présentent jamais dans une opération correctement conduite ; *ils ne sont en réalité imputables qu'à l'opérateur.*

L'aseptie n'étant pratiquement jamais absolue, les risques d'infection croîssent proportionnellement à la durée de l'opération. Réduire la durée de celle-ci ; la rendre mathématique, sans tâtonnements, sans incertitudes, c'est augmenter les chances d'aseptie. Plus l'opération est laborieuse, moins l'aseptie est rigoureuse, parce qu'on se laisse facilement aller à commettre des fautes lourdes. Ce seul fait prouve l'absolue nécessité d'une bonne technique et d'une préparation parfaite de l'acte opératoire.

Il est bon de dire, et de répéter, que *la chirurgie des fractures est souvent très difficile;* elle réclame de la part du chirurgien une grande préparation et une éducation toute spéciale. Il ne faut l'entreprendre qu'avec un matériel complet et une connaissance parfaite de la technique. Que de chirurgiens ont entrepris à la légère des ostéo-synthèses qu'ils croyaient faciles et se sont heurtés à des difficultés qu'ils n'ont pu surmonter ! Que de désastres passés sous silence et qui expliquent l'ostracisme féroce de certains opérateurs !

Cette difficulté n'est pas insurmontable, tant s'en faut, mais elle doit rendre prudent. Quelles que soient les conditions dans lesquelles on opère ; si rigoureuses que soient les précautions d'aseptie, on s'exposera à des insuccès chaque fois que la technique aura été défectueuse. Les moindres détails ont leur importance et ne doivent pas être négligés.

B. Local.

Toutes les fractures devraient être soignées dans des établissements spécialement affectés à cette destination. On pourrait dans ces conditions mettre en pratique le plus large éclectisme et traiter les fractures par la mobilisation simple, le massage, l'immobilisation par des bandages, l'extension continue ou enfin l'ostéo-synthèse suivant les indications propres à chaque cas.

Il est vraiment incroyable que, même dans les grands centres, de nombreux cas de traumatismes osseux soient encore traités empiriquement sans diagnostic radiographique. L'aboutissant de ces négligences impardonnables n'est que trop souvent irrémédiable.

Que dire des fractures des campagnes traitées par des praticiens isolés qui n'ont rien de ce qu'il faut pour soigner rationnellement de semblables lésions.

Quelle expérience ne faut-il d'ailleurs pas pour mener à bien le traitement des fractures et des luxations dont les variétés sont si nombreuses.

Que peut-on exiger d'un médecin qui rencontre de loin en loin un blessé dans sa clientèle et qui après de longues années de pratique aura soigné quelques fractures dissemblables et quelques entorses !

Et cependant dans cet ordre d'idées n'a-t-on pas à maintes reprises reproché à l'ostéo-synthèse d'être une chirurgie compliquée qui ne peut être mise à la portée de tous les médecins !

Triste argument et singulière critique ! La médecine est-elle pratiquée par tout le monde? Peut-on exiger d'un diplômé en art de guérir de soigner aussi bien une cataracte qu'un cancer du rectum ou qu'une insuffisance rénale ?

En réalité de toutes les branches de l'art médical, il n'en est peut-être aucune qui réclame plus impérieusement la spécialisation que la thérapeutique des fractures.

L'éternelle routine pèse ici lourdement sur le progrès. Il est à espérer, dans l'intérêt des travailleurs (les grands pourvoyeurs de fractures). que les médecins comprennent combien leur responsabilité morale est engagée, et que les compagnies d'assurances contre les accidents se pénètrent de cette vérité que la seule façon rationnelle d'éviter les invalidités permanentes est d'hospitaliser de suite les sinistrés et non d'attendre qu'ils soient inéluctablement estropiés avant de les adresser au chirurgien.

* * *

Je ne m'étendrai pas sur les conditions du local réclamées par l'acte opératoire lui-même. Elles n'ont de particulier ici, que l'absolu de leur nécessité et de leur rigueur. J'insisterai seulement sur quelques détails qui ont une importance capitale pour l'aseptie de l'opération.

Le chirurgien sera aidé par un seul assistant direct. Pour le membre inférieur un second aide est nécessaire pour manier l'appareil à tractions.

Le chirurgien doit prendre lui-même ses instruments, ainsi que ses ligatures. L'assistant doit se borner à un rôle purement passif : il écartera les tissus à point ; épongera la plaie avec des tampons de gaze montés sur pince.

Le chirurgien et son assistant seront munis d'un bonnet aseptique et d'un masque couvrant le nez et la bouche ; en plus ils éviteront de parler pendant l'opération. Il faut exiger le port d'un masque pour toutes les personnes approchant de la table d'opérations.

Les bras du chirurgien et de son assistant seront couverts jusqu'aux poignets et les mains gantées. Je suis resté fidèle aux gants de fil, changés plusieurs fois au cours de l'opération.

Il faut éviter tous les contacts des mains, même gantées, tant avec la plaie qu'avec les matériaux de la suture; une vis, par exemple, qui a frolé la peau du chirurgien ou celle du blessé est suspecte et doit être écartée.

Pour la stérilisation du matériel, j'emploie l'ébullition pendant une demi-heure au minimum pour les instruments. Pour les matériaux de suture abandonnés dans les tissus, je crois prudent de recourir à la stérilisation à l'autoclave ou à l'étude sèche à 180°. Cette dernière présente l'avantage de moins altérer le matériel.

C. Choix du moment de l'intervention et soins préopératoires.

Le choix du moment le plus favorable pour l'intervention a une grande importance : *Il faut autant que possible éviter les opérations d'urgence.*

J'insiste sur ce point parce qu'il va à l'encontre des idées généralement admises.

En intervenant de suite (soit dans les premières vingt-quatre heures) on se trouve dans de très mauvaises conditions : le blessé est généralement plus ou moins ébranlé par son accident ; il est sous le coup de complications telles que delirium tremens, pneumonie, troubles gastro-intestinaux. Outre sa fracture il peut présenter d'autres lésions importantes pouvant passer inaperçues pendant les premières heures (déchirures viscérales).

Localement on intervient sur un membre meurtri, dont les espaces conjonctifs décollés et infiltrés de sang sont tout disposés à s'infecter; dont la peau est généralement sale, œdématiée, couverte d'écorchures et de phlyctènes. L'aseptie dans ces conditions devient impossible et en intervenant quand même, on s'expose à de sérieux mécomptes.

Le seul avantage qu'on puisse attribuer à l'intervention d'urgence est la facilité de la réduction.

Cet avantage est théorique. Aussi longtemps qu'il n'y a pas un début d'ossification du cal, la réduction ne présente pas plus de difficulté après un certain nombre de jours que de suite après l'accident; à condition bien entendu d'être outillé convenablement.

Le début de l'ossification du cal est très variable, entre huit et dix jours (humérus, coude etc.) et plusieurs semaines, (col huméral, col fémoral). L'opération ne doit jamais être entreprise (sauf dans les cas exceptionnels dont je vais parler) qu'après plusieurs jours qui serviront à préparer l'acte opératoire, et le blessé.

Le blessé sera mis au repos, à une diète légère, et bien surveillé au point de vue médical. Presque tous les fracturés ont de la fièvre pendant les premiers jours. On attendra que la température soit revenue à la normale. Le membre blessé sera soigneusement nettoyé, savonné, rasé, enveloppé de compresses imbibées d'alcool camphré et placé dans une gouttière, après avoir été emmailloté dans un épais pansement aseptique. Cette *stérilisation* sera répétée plusieurs fois, de deux en deux jours, jusqu'au moment de l'opération. On jugera le moment favorable pour intervenir quand l'état général du blessé sera revenu à la normale et quand le gonflement dû à l'hématome sera résorbé ou franchement en voie de résolution. S'il y a des phlyctènes ou des érosions enflammées, quelques attouchements à la teinture d'iode seront très utiles.

J'ai l'habitude de faire injecter sous cutanément, la veille de l'opération, une dose de dix centigrammes d'acide nucléinique Deux ou trois injections du même produit sont faites les jours après l'opération. J'ai l'impression que cette médication préventive est utile.

Il va sans dire que les jours pré-opératoires seront employés à faire un diagnostic radiographique exact et à préparer le matériel instrumental nécessaire afin d'éviter toute surprise.

Le moment le plus propice pour l'intervention varie avec les régions : au membre inférieur l'opération sera en général plus tardive qu'au membre supérieur. En moyenne on comptera sur dix à quinze jours avant d'opérer. Pour le membre supérieur on interviendra de six à dix jours après l'accident. Pour les fractures des condyles du coude il ne faut pas trop prolonger la période d'expectation parce qu'il se forme vite du cal et que la réduction peut en être rendue difficile. Ces chiffres n'ont, bien entendu, rien d'absolu et il faut surtout se laisser guider par les circonstances.

Dans certains cas il faut intervenir le plus tôt possible après l'accident pour remédier à une complication sérieuse. Ces cas sont rares car sur ma statistique j'en compte à peine un pour cent.

L'intervention peut être requise d'urgence par l'une ou l'autre des circonstances suivantes :

a) *Hémorragie grave* par déchirure d'un gros vaisseau. Cette complication est extrêmement rare.

S'il y a plaie communicante l'hémorragie se fait à l'extérieur et ne peut être dangereuse que par son abondance en menaçant le blessé d'anémie.

Si la fracture est fermée la déchirure d'une grosse artère est plus grave parce qu'elle n'est pas reconnue aussi facilement ; il se produit alors un énorme épanchement de sang qui ne tarde pas à arrêter la circulation dans le membre blessé ; une tuméfaction considérable se développe avec cyanose et refroidissement de l'extrémité. Une intervention rapide peut seule sauver le membre en permettant le retour de la circulation. J'ai observé trois fois la gangrène par ce mécanisme (deux fois après fracture du tibia, une fois après fracture suscondylienne du genou ; trois décès après amputation !).

b) *Issue d'un fragment osseux au travers des téguments.*

S'il y a moyen de rentrer le fragment après l'avoir désinfecté, je crois préférable d'attendre comme dans une fracture simple en surveillant bien le blessé.

Si l'os saillant est irréductible sans débrider la plaie et qu'il faille recourir à l'anesthésie, on pourra être conduit à pratiquer d'emblée l'ostéo-synthèse. *Jamais on ne fera la résection de la partie saillante.*

c) *Menace de perforation de la peau* par une saillie pointue.

Il faut tâcher dans ce cas de réduire approximativement le déplacement, mais si on a des doutes sur la formation possible d'une escarre, il faut intervenir sans tarder. Cette éventualité se présente surtout au niveau de la malléole interne dans la fracture de Dupuytren.

d) *Compression nerveuse.*

Il faut toujours songer à cette complication dans certaines fractures (nerf radial dans les fractures de l'humérus; radial cubital et médian dans les fractures du coude; sciatique poplité externe dans les fractures du col du péroné, etc.).

Il est impossible le plus souvent de différencier la simple contusion du nerf par le traumatisme d'avec sa compression par un fragment osseux ou sa section complète. Dans le doute il vaut mieux opérer de suite pour tâcher de sauver le nerf.

*
* *

On est quelquefois dans l'obligation d'intervenir sur un membre infecté. Cette situation se présente surtout à la jambe : il y a eu fracture ouverte, et l'infection s'est produite; il y a des symptômes fébriles de plus en plus graves, le chevauchement des fragments augmente; parfois il y a issue d'un des bouts avec menace de nécrose étendue. Malgré le grave pronostic d'une opération pratiquée dans ces conditions, il faut intervenir pour sauver le membre autrement voué à l'amputation. On fera autant que possible l'opération au moyen du fixateur et on laissera la plaie largement ouverte.

*
* *

Pour l'opération le blessé sera anesthésié. J'emploie ordinairement le chloroforme ou le chloroforme-éther.

Pour le membre inférieur on peut recourir à l'anesthésie rachidienne. L'anesthésie locale me paraît devoir être toujours insuffisante. Le malade anesthésié sera couché sur la table d'opérations. En général on emploiera le décubitus dorsal horizontal. Dans certains cas le décubitus ventral peut être indiqué, par exemple pour attaquer l'articulation de l'épaule par voie postérieure.

Pour certaines fractures il sera prudent de pratiquer la narcose sous pression (fractures du sternum, des cartilages costaux et des côtes).

Le champ opératoire sera exactement limité par des draps stérilisés, l'extrémité du membre enfouie dans un bas stérile.

Si on opère sur le membre inférieur on fixera sur le pied le dispositif pour opérer des tractions (voir plus loin la description du tracteur).

Pour les opérations sur le membre supérieur, il est très utile de faire usage du support réglable qui sera décrit plus loin avec le matériel instrumental pour la réduction.

CHAPITRE II.

Technique générale de l'intervention sanglante.

La technique de l'intervention sanglante dans les fractures comprend une série de manœuvres qu'il est utile de séparer pour en faciliter la description.

Dans les *fractures récentes* l'opération comprend sept temps en général bien tranchés :

1. Incision des parties molles.
2. Préparation des bouts osseux.
3. Réduction.
4. Fixation temporaire.
5. Fixation définitive.
6. Suture des parties molles.
7. Pansement.

Cette succession de manœuvres se présente dans la plupart des cas d'une façon bien nette. Cependant elle est sujette à différentes variations :

Par exemple la *réduction* et la *fixation temporaire* sont souvent simultanées, confondues en un seul temps (fractures obliques des diaphyses, os courts, etc.).

Parfois la *fixation définitive* se fait partiellement avant la réduction (prothèse perdue et quelquefois fixateur).

Parfois enfin la fixation directe des fragments est inutile, l'opération consistant en une simple réduction à ciel ouvert.

Dans les *fractures anciennes* vicieusement consolidées, le deuxième temps comprend la section du cal et la résection du tissu osseux de nouvelle formation. Ces différentes éventualités seront examinées plus loin.

PREMIER TEMPS :

Incision des parties molles.

J'ai renoncé actuellement d'une façon presque absolue aux procédés de fixation sous-cutanée.

Cette méthode, que j'ai employée au début de mes recherches sur l'ostéo-synthèse, expose à des réductions imparfaites pour un avantage minime d'ordre purement esthétique.

La fixation sous-cutanée présente des avantages dans quelques rares circonstances; je l'ai encore employée récemment avec succès dans des fractures transversales des phalanges des doigts (voir partie spéciale).

D'une façon générale les cas où l'on croit devoir intervenir présentent des déplacements notables, difficiles à corriger et alors l'opération à ciel ouvert s'impose comme seule certaine. Les incisions seront presque toujours longitudinales et simples.

Les sections rectilignes donnent partout un jour suffisant quand elles sont longues et leur réunion est meilleure. Il faut éviter d'opérer dans une plaie trop courte où on ne peut y voir qu'avec des rétracteurs; les incisions parcimonieuses conduisent nécessairement à des dilacérations regrettables des muscles et rendent laborieuses les opérations les plus simples. Avant tout il faut avoir un jour suffisant et ne pas être gêné par les parties molles. Les incisions pour l'ostéo-synthèse seront presque toujours celles utilisées pour les résections; elles emprunteront les interstices musculaires le plus souvent au côté dorsal et externe du membre.

La peau sera incisée seule dans un premier coup de bistouri et les bords cutanés saisis de part et d'autre avec des pinces de Muzeux.

On incisera ensuite les interstices musculaires et on gagnera prudemment la surface de l'os. A l'humérus il y a quelques précautions à prendre pour le nerf radial. De même on n'oubliera pas la branche motrice du nerf radial en opérant une fracture haute du radius, ni le nerf sciatique poplité externe en incisant au niveau de l'extrémité supérieure du péroné, etc.

Dans quelques cas l'incision d'approche est plus complexe et nécessite une ostéotomie préalable : arthrotomie du genou dans les fractures intra-articulaires de cette articulation ; arthrotomie de l'épaule par voie postérieure; arthrotomie du coude, etc. Ces diverses éventualités seront passées en revue dans la partie spéciale.

Dans les fractures ouvertes on recommande habituellement d'utiliser la plaie traumatique en l'agrandissant suffisamment. Je ne suis pas partisan de cette façon de faire. En général, dans une fracture ouverte la plaie est étroite et due à l'embrochage de la peau par un fragment pointu ; cette plaie contuse est toujours plus ou moins suspecte d'infection ; on la touchera à la teinture d'iode et on la protégera avec de la gaze. On incisera au lieu d'élection comme s'il s'agissait d'une fracture fermée.

La situation serait différente s'il s'agissait d'une large ouverture des parties molles exposant tout le foyer de fracture. Ici on n'aurait pas l'embarras du choix et il faudrait bien utiliser la plaie traumatique elle-même.

DEUXIÈME TEMPS :

Préparation des bouts osseux.

Les parties molles étant écartées de façon à bien voir le foyer de la fracture, on enlèvera, avec des tampons de gaze montés sur pince, les reliquats de l'épanchement. Souvent il sera utile d'employer une petite curette pour extraire les caillots en voie d'organisation.

Si de petits éclats osseux sont libres dans le foyer, il faut les enlever *avec une pince* et les placer dans une compresse stérile pour pouvoir les réimplanter au besoin.

La plaie étant bien dégagée, on incise longitudinalement le périoste, d'abord sur le fragment le plus superficiel. On écarte le périoste au moyen d'une large rugine et sans le dilacérer. On dégage ensuite le fragment profond et on le prépare de la même manière.

Le dépériostage doit être limité au strict nécessaire. En général dans les fractures des diaphyses il n'est pas nécessaire de dépériоster plus de la moitié du contour de l'os et sur une longueur juste suffisante pour pouvoir placer commodément les daviers à tractions.

Le dépériostage étendu ne présente cependant pas les grands inconvénients qu'on lui attribue habituellement. Dans les fractures anciennes il faut souvent décortiquer entièrement les extrémités osseuses sur une distance de plusieurs centimètres pour pouvoir obtenir la réduction; j'ai exécuté des quantités de fois cette manœuvre sans jamais en observer d'inconvénients.

Pour les os courts et les épiphyses, le dépériostage est généralement inutile. L'intime adhérence du périoste et des insertions tendineuses rendraient ici la dénudation de l'os très difficile ; on se contentera généralement de bien mettre à nu les bords de la section osseuse.

Lorsque l'opération est faite un peu tardivement on trouve souvent un début d'ossification du cal autour des fragments. Dans ce cas on abrasera exactement les bouts au moyen d'une petite cuiller tranchante, de façon à retrouver exactement les surfaces de fracture. Le tissu du cal se laisse facilement enlever à la curette pendant plusieurs semaines; il se différencie toujours nettement de l'os ancien.

Il faut aussi enlever soigneusement les masses de formation osseuse qui infiltrent parfois les muscles voisins de la fracture. Dans les fractures du fémur ces masses sont parfois très volumineuses et ne pourraient que nuire au retour des fonctions.

Cette préparation des bouts est très importante pour arriver à un affrontement correct, particulièrement dans les fractures articulaires.

Dans aucun cas *il ne faut commencer les manœuvres de réduction* avant d'avoir terminé la toilette des fragments. Il faut qu'on voie nettement la disposition des surfaces de fracture ; qu'on soit certain qu'il n'y a rien d'interposé, ni parties molles, ni cal, ni petits éclats osseux; il faut que les bouts soient assez dégagés pour pouvoir commodément être saisis avec les daviers.

Dans les fractures épiphysaires il est fréquent de voir les fragments coiffés par des débris fibreux. Il faut relever ces lambeaux et, s'ils sont fort déchiquetés, les exciser pour éviter leur interposition entre les fragments au moment de la réduction. On observe surtout cette disposition au niveau de la malléole interne dans la fracture de Dupuytren, ainsi que dans les fractures de la rotule.

J'emploie pour le temps de l'opération que je viens de de décrire, des rugines courbes de différentes grandeurs suivant les régions.

La figure 1 représente la rugine que j'emploie pour l'ostéo-synthèse; je l'ai fait construire en quatre grandeurs ayant respectivement 7, 10, 15 et 20 millimètres de largeur de lame.

Le dépériostage exécuté avec une rugine large et bien tranchante est plus régulier, plus rapide et dilacère moins le périoste.

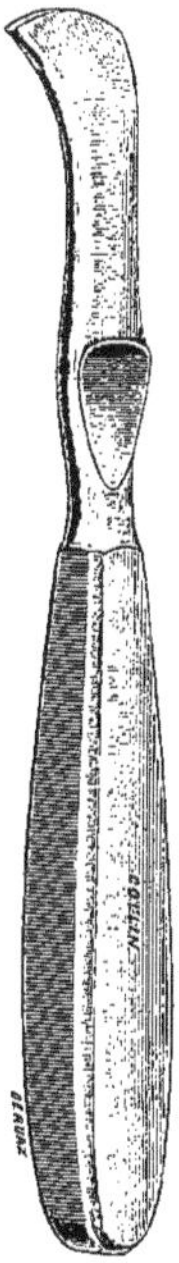

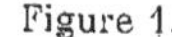

Figure 1.

TROISIÈME TEMPS :

Réduction.

Ce temps de l'opération est le plus important, car c'est de sa bonne exécution que dépend tout le succès du traitement. C'est la réduction parfaite qui justifie l'intervention sanglante et la fera accepter par tous les esprits non prévenus.

La fixation n'est qu'un complément, parfois même inutile, de cette manœuvre capitale. Si on ne parvient pas à exécuter la réduction correctement, l'opération manque son but principal et fait courir un inutile danger au blessé.

Tout d'abord que faut-il entendre par réduction opératoire

Faut-il la comparer à la réduction telle que nos prédécesseurs la comprenaient, réduction qui se bornait à corriger la direction des fragments afin de restituer approximativement la forme extérieure du membre? Faut-il se contenter d'une amélioration de la position des fragments ou y a-t-il intérêt à réaliser la reposition géométrique?

Le plus élémentaire bon sens indique de rechercher la reconstitution anatomique normale de l'os traumatisé, et ceux-là mêmes qui déclarent la reposition exacte inutile font tout leur possible pour y arriver!

Il est certain que tous les déplacements n'ont pas la même importance. Un chevauchement diaphysaire sans déviation angulaire et sans rotation des fragments sur l'axe du membre peut être compatible avec un bon résultat fonctionnel; le membre est raccourci mais les fonctions peuvent rester sensiblement normales. Cependant, même dans cette alternative éminemment favorable, j'estime qu'il faut ériger en loi la nécessité de la réduction mathématique. S'il y a un chevauchement au niveau du membre inférieur, le retour des fonctions ne pourra se faire que par une série de compensations qui auront des répercussions lointaines : l'individu deviendra scoliotique; s'il est jeune il modifiera la statique de tout son squelette pour rétablir l'équilibre rompu en un point, mais il n'y arrivera qu'en devenant difforme. Si le patient est âgé l'adaptation ne sera plus aussi facile et on observera des troubles éloignés plus ou moins graves, qui seront la conséquence du changement de statique créé par la déformation; les points de pression sur les cartilages étant changés il se produira, même de longues années après le traumatisme, des phénomènes d'arthrite sèche déformante, soit dans les articulations du membre lésé, soit dans celles du membre sain.

Je citerai ici le cas d'une femme que j'ai observée à l'hôpital Stuyvenberg et qui, 28 ans après une fracture de la jambe *droite* consolidée avec un chevauchement et une déviation angulaire, dut subir une résection du genou *gauche* pour arthrite déformante avec genu valgum. Il s'était dans ce cas produit une usure lente du cartilage du condyle interne du genou gauche par suite de la déformation de la jambe droite et un genu valgum rétablissant l'égalité de longueur des deux membres; la malade elle-même se rendait parfaitement compte de la parenté des deux lésions.

A la jambe, en cas de consolidation en réduction imparfaite, on observe souvent des douleurs à distance (dans le genou ou le cou-de-pied). Ces douleurs sont dues à l'inégalité de répartition des pressions sur les cartilages pendant la station debout; elles sont rebelles à tous les traitements.

Considérée à un point de vue local, la réduction géométrique réduit le travail d'ossification au minimum; on obtient alors une consolidation rapide et sans cal apparent. Si la réduction n'emboîte pas exactement les surfaces fracturées, l'espace interfragmentaire doit se combler par une formation osseuse abondante, ce qui demande parfois un temps fort long; dans ces conditions on s'expose à avoir un cal volumineux et longtemps mou; d'où possibilité de déviation secondaire ou de fracture itérative, si des efforts sont faits prématurément.

Du côté des diaphyses la consolidation en mauvaise position laisse un point faible et une fracture nouvelle se produit au même niveau à l'occasion d'un traumatisme minime. Le pronostic de ces fractures itératives est souvent fâcheux et l'aboutissant une pseudarthrose grave. J'ai observé maintes fois cette évolution.

A côté des déplacements dont je viens de parler et qui n'entraînent que des troubles relativement minimes, puisque le blessé arrive à la consolidation avec un rendement fonctionnel plus ou moins satisfaisant, il existe des cas nombreux où la moindre altération de la forme anatomique entraîne des conséquences fonctionnelles graves. Par exemple, dans les fractures diaphysaires du membre inférieur la déviation suivant l'axe est très redoutable pour la marche; de même les déviations suivant la direction qui modifient totalement les points d'appui normaux. Dans les fractures articulaires le moindre changement de forme des surfaces cartilagineuses amène des troubles sérieux dans les mouvements de la jointure.

Malgré toutes les affirmations optimistes des adversaires de l'ostéo-synthèse *la reconstitution anatomique exacte doit être la base du traitement des fractures et en principe il faut toujours rechercher la réduction absolue, mathématique.*

Dans la majorité des cas la reposition géométrique est possible; on pourrait dire qu'elle peut toujours être obtenue, car les seules exceptions à cette règle sont fournies par les écrasements osseux et les fractures très comminutives (coups de feu) où la reconstitution de l'os devient matériellement irréalisable.

Dans aucune circonstance on ne réséquera les bouts osseux pour réduire une fracture récente. Cette mutilation n'est jamais nécessaire.

Pour arriver à la réduction parfaite des déplacements par voie sanglante, une instrumentation spéciale et complexe est indispensable. Sans outils appropriés la reposition correcte est *impraticable* dans de nombreux cas; j'en ai fait l'expérience au début de ma pratique en ostéo-synthèse.

Ce fait explique les réticenses de certains chirurgiens pour la réduction sanglante. L'extrême difficulté de la réduction dans certaines circonstances provient surtout de l'absence d'outillage suffisant ou de technique rationnelle.

Depuis que je possède mon instrumentation complète je n'ai plus rencontré de vraies difficultés et la réduction parfaite est obtenue dans tous les cas.

Instrumentation de l'auteur pour la réduction sanglante.

Mon instrumentation actuelle pour la réduction comprend les instruments suivants :

1. Un appareil à tractions que j'ai baptisé du nom de Tracteur à levier et qui sert à pratiquer l'extension pour la réduction des fractures et luxations du membre inférieur.
2. Un support réglable utilisé pour les fractures du membre supérieur.
3. Un jeu de daviers à crémaillères servant pour la réduction et la fixation temporaire.
4. Un jeu de crochets à tractions.
5. Un jeu de leviers variés.
6. Un tire-fond.
7. Un jeu de rugines (figure 1, page 12).

J'ai souvent utilisé d'autres instruments et appareils que ceux décrits ici. Je les passe sous silence pour ne pas compliquer la situation. Je considère qu'avec le matériel dont je donne l'énumération, et qui a fait ses preuves, on peut se tirer honorablement des situations les plus difficiles.

1. Tracteur à levier.

Dans maintes circonstances il est nécessaire de recourir à des tractions puissantes pour obtenir la réduction des fractures ou des luxations.

Pour le membre thoracique la traction manuelle m'a toujours largement suffi.

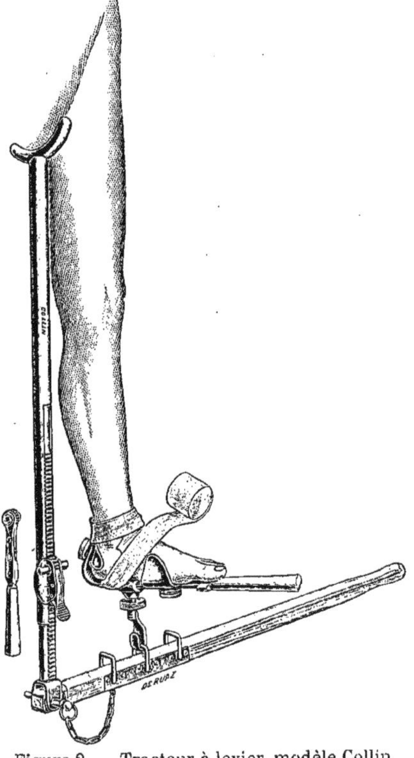

Figure 2. — Tracteur à levier, modèle Collin.

Au membre inférieur la traction instrumentale est *indispensable* dans beaucoup de circonstances (fractures obliques du fémur et du tibia, luxations de la hanche, etc.).

Les appareils à traction ne manquent pas dans l'arsenal chirurgical; je me bornerai à citer parmi les plus connus : les moufles, l'appareil à cliquet de Collin et la vis de Lorenz.

Ces appareils sont très puissants, trop puissants même, mais ils sont d'un maniement incommode ou sont encombrants; ils nécessitent une contre-extension toujours plus ou moins difficile à appliquer; leur effort est brutal: ils n'ont surtout pas cette sensibilité, on pourrait dire cette intelligence de la traction manuelle qui se rend compte de ce qu'elle fait et peut constamment varier son effort.

Le tracteur que j'ai imaginé présente tous les avantages de la traction manuelle en remédiant à son seul inconvénient, sa faiblesse. Grâce au levier, par l'intermédiaire duquel se fait la traction, l'effort est multiplié par 4, 5 ou 6, ce qui est suffisant et ne doit jamais être dépassé sans risquer des accidents graves (avec une main le tracteur produit un effort allant jusque 180 kilogrammes, avec les deux mains on arrive facilement à 250 kilogrammes).

Le tracteur est représenté figure 2 (dernier modèle construit par Collin). Il se compose d'un tuteur en acier terminé par une crosse que l'on place entre les jambes du sujet. La crosse prend point d'appui sur la branche ischio-pubienne servant ainsi de contre-extension.

Le tuteur est formé de deux tubes d'acier glissant l'un dans l'autre à frottement doux et commandés par une crémaillère à cliquet qui permet d'adapter l'appareil à la taille du sujet.

L'extrémité du tuteur dépasse un peu le pied du patient et donne attache à un levier en bois commandé avec la main. Le pied du patient est attaché au levier près de son articulation, ce qui multiplie la force des tractions exercées à l'extrémité du dit levier.

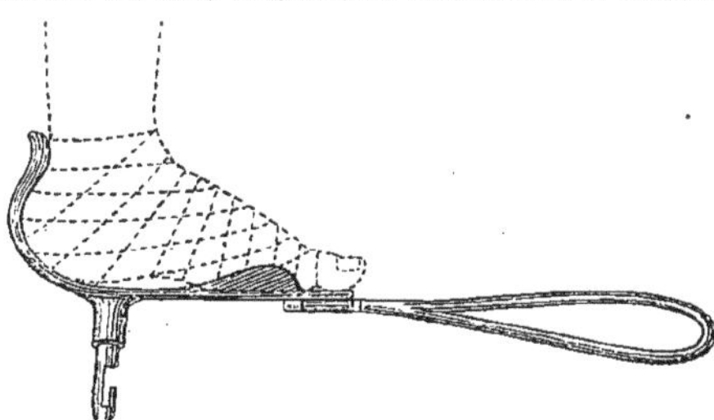
Figure 3. — Patin réglable.

La préhension du pied du blessé est réalisée par une sorte de patin réglable d'après la taille du sujet et qu'on fixe au moyen de fortes bandes roulées (figure 3). Ce patin porte à sa face inférieure un crochet tournant s'articulant avec le levier. L'extrémité du patin correspondant aux orteils est disposée pour recevoir une manette stérilisable, grâce à laquelle le chirurgien peut produire lui-même un mouvement de rotation sur l'axe du membre pendant qu'un aide exerce des tractions soutenues. Cette manœuvre est éminemment utile pour la réduction des fractures spiroïdes.

J'ai adopté cette disposition de préférence à une guêtre, plus facile à construire, pour pouvoir utiliser le tracteur dans les fractures basses de la jambe; le patin bien appliqué ne dépasse pas la base des malléoles, laissant ainsi à jour toute la longueur de la jambe.

J'avais songé à utiliser pour la préhension du pied une sorte de forte pince à griffes dont on aurait planté les pointes dans le calcanéum.

Ce dispositif était tentant par sa simplicité, mais je l'ai abandonné parce que son emploi me paraissait dangereux en cas de raréfaction osseuse comme cela s'observe si souvent dans les fractures anciennes.

2. Support réglable pour les opérations sur le membre supérieur.

Cet appareil se compose d'un pied en fonte muni d'une tige verticale à coulisse pouvant être fixée à différentes hauteurs.

Le support proprement dit est formé par une gouttière en laiton nickelé, longue de 35 centimètres sur 12 centimètres de largeur. Cette gouttière est stérilisée avec les instruments. Au moment de l'opération on la fixe au pied au moyen d'une articulation à genou qui permet d'obtenir toutes les inclinaisons nécessaires.

Cet appareil est indispensable pour opérer commodément les fractures de la main, de l'avant-bras, du coude et de l'humérus. Outre qu'il permet de fixer le membre dans la position la plus favorable, il permet d'atteindre facilement aussi bien le côté interne que le côté externe.

J'emploie actuellement ce support pour toutes les opérations sur le membre supérieur, ainsi que pour les interventions sur l'épaule et pour l'amputation du sein.

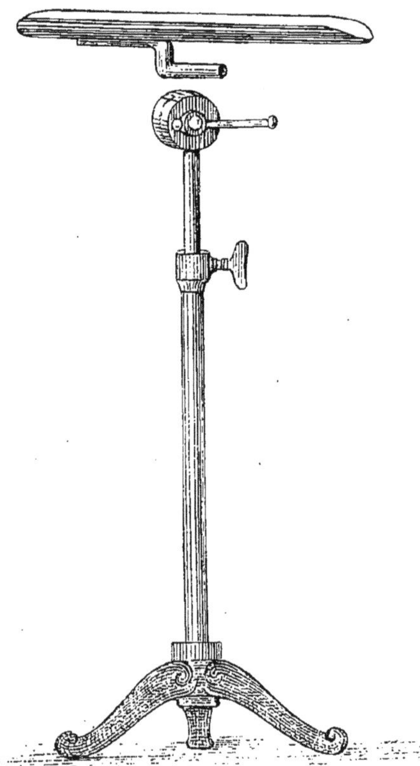

Figure 4.

3. Daviers.

Un jeu complet de ces instruments est indispensable pour arriver facilement à la réduction. Ils sont aussi nécessaires pour réduire une fracture qu'une aiguille pour suturer une plaie.

Ces instruments servent à deux fins : Ils sont utilisés d'une part pour saisir et manipuler les fragments pendant les manœuvres de la réduction ; ils servent d'autre part à réaliser la fixation temporaire une fois la reposition obtenue.

La forme des os est aussi variable que leur volume, aussi est-il nécessaire de posséder tout un choix de ces instruments pour faire face à toutes les éventualités. J'ai beaucoup travaillé cette question des daviers et j'en ai essayé un grand nombre de modèles avant d'adopter les types que je décrits ici.

J'avais cherché au début de mes essais à construire un instrument universel pouvant s'adapter à toutes les dimensions d'os. J'ai abandonné cette idée parce qu'il faut que la dimension de l'outil soit en

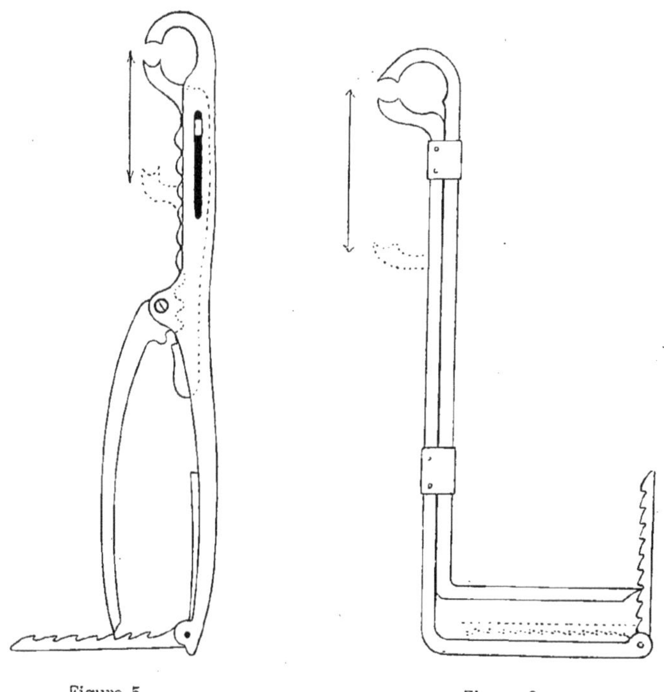

Figure 5. Figure 6.

proportion avec le travail à exécuter ; les pinces qui servent pour le fémur adulte par exemple doivent être assez grandes et assez puissantes pour supporter l'effort des deux mains.

A titre purement documentaire je donne ici le dessin de deux modèles de daviers universels (figures 5 et 6).

Mon jeu de daviers comprend trois modèles : Daviers droits, daviers coudés en L, daviers coudés en S. Chacun d'eux est construit en trois grandeurs, ce qui donne une série de neufs daviers différents. Tous sont munis de longues crémaillères.

A. Daviers droits.

Les daviers droits que j'emploie sont dérivés du davier de Farabeuf, modifié lui-même par Tuffier-Collin. J'y ai apporté successivement de notables modifications.

Trouvant le davier de Tuffier trop petit (fractures du fémur) ou trop grand (fractures de l'avant-bras), j'en ai fait construire trois numéros : le grand modèle, long de 32 centimètres, est nécessaire pour les fractures du fémur et du tibia chez l'adulte; le modèle moyen

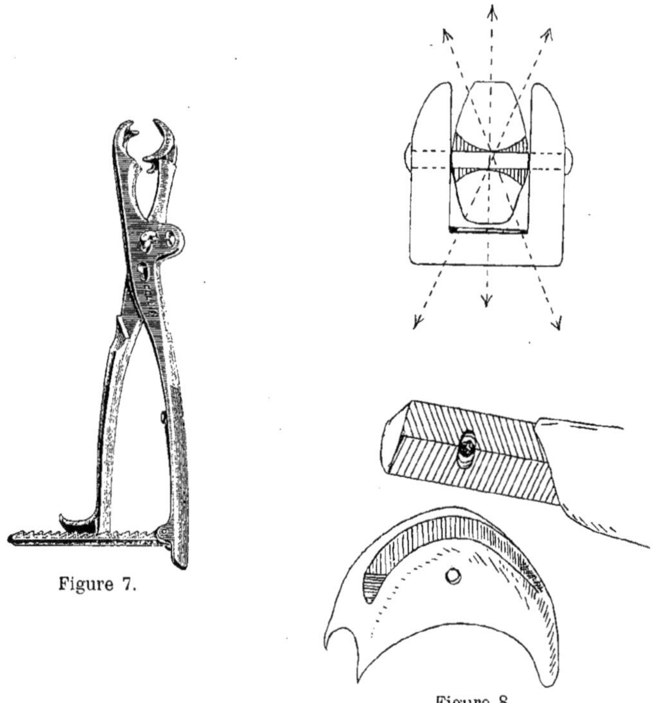

Figure 7.

Figure 8.

sert pour l'humérus et le tibia ; le petit est employé pour les fractures des petits os (avant-bras, clavicule). Les mors de ces daviers sont excavés sans dentelures et simplement striés intérieurement en deux sens perpendiculaires pour éviter le glissement. Le bout des mors porte deux fortes griffes pointues (figure 7).

L'un des mors est mobile; articulé sur la branche correspondante de façon à avoir seulement des mouvements suivant l'axe de l'instrument, dispositif qui permet d'avoir des prises correctes sur des surfaces obliques (figure 8).

Les branches de la pince se réunissent par une triple articulation, permettant de faire des prises plus ou moins larges ou de faire usage d'un porte-à-faux (figure 9).

La crémaillère est longue, et, comme dans le davier de Tuffier, une des branches est munie d'un ergot qui empêche la main de glisser pendant les tractions.

Le davier droit est des plus utiles. Il sert à opérer des tractions et à faire la coaptation dans les fractures diaphysaires. On le place alors à pleins mors (figure 9, a). Dans d'autres circonstances il sert de davier à bec de perroquet (figure 9, b); on articule alors les branches de façon que les pointes du mors mobile portent à faux sur l'autre mors; cette disposition rend service pour affronter en prise oblique certaines fractures épiphysaires (col huméral) ou pour maintenir une plaque de prothèse pendant le vissage.

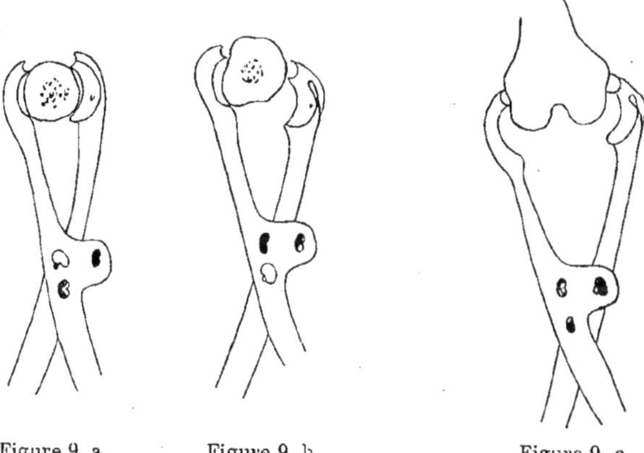

Figure 9, a. Figure 9, b. Figure 9, c.

En utilisant seulement les dents pointues des mors on retire de ce davier les mêmes services que d'un davier à dents de lion (fractures épiphysaires; figure 9, c).

Il est nécessaire de posséder deux exemplaires de chacun des trois daviers droits.

B. Daviers coudés.

Ces instruments sont destinés à la fixation temporaire des fractures diaphysaires, mais servent souvent aussi pour pratiquer la réduction elle-même. J'en ai construit deux modèles que j'ai dénommés d'après la forme de leur courbure : Davier en L et davier en S.

Daviers coudés en L.

Dans ce modèle les mors sont recourbés à angle droit sur le corps de l'instrument; ils se terminent par des surfaces larges, excavées en gouttières, de façon à embrasser la diaphyse à saisir.

Le premier modèle que j'ai construit présentait un défaut sérieux : à cause de leur largeur, les mors ne s'appliquaient pas toujours exactement sur les surfaces osseuses. Quelques explications sont ici nécessaires : Si l'on compare la diaphyse d'un os long à un cylindre, on trouve deux sortes d'inégalités dans la forme ; d'une part des

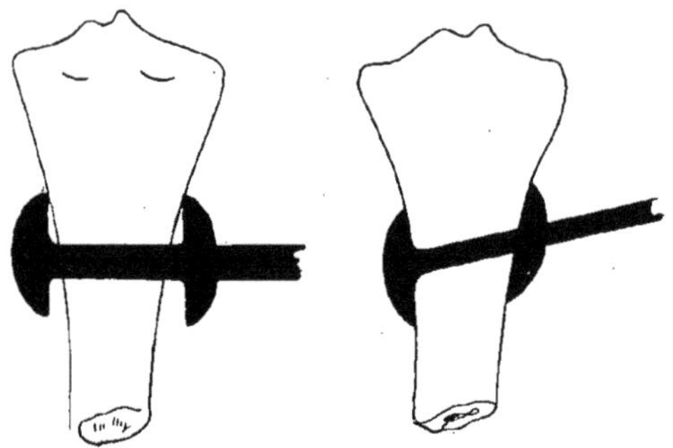

Figure 10, a. Figure 10, b.

inégalités suivant l'épaisseur (section ovalaire, aplatie, triangulaire, etc.) ; d'autre part des inégalités suivant la longueur (conicité vers les extrémités). Il est évident que dans ces conditions un davier simple à mors larges doit donner le plus souvent de mauvaises prises (figures 10, a, et 11, a).

Après des essais multiples je suis parvenu à supprimer cet inconvénient en rendant l'extrémité d'un des mors mobile suivant deux directions perpendiculaires au moyen d'une sorte d'articulation de Cardan. L'un des mouvements corrige l'inégalité suivant la longueur (figure 10, b), l'autre suivant l'épaisseur (figure 11, b). Grâce

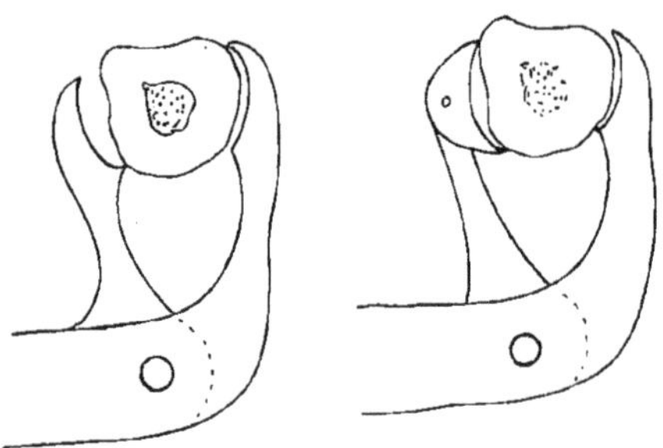

Figure 11, a. Figure 11, b.

à ce dispositif les deux mors s'appliquent toujours exactement sur les surfaces osseuses ; le dérapage est supprimé de même que le danger de faire éclater l'os ; ce qui pourrait arriver si la pression ne portait que sur une petite surface. L'adaptation exacte aux surfaces de l'os m'a en outre permis de supprimer les dentelures que portaient les premiers modèles ; les mors sont simplement striés sur leur surface portante ; sur l'un longitudinalement, sur l'autre perpendiculairement afin d'éviter le glissement quand on place le davier sur une diaphyse très conique.

Le davier en L est représenté figure 12.

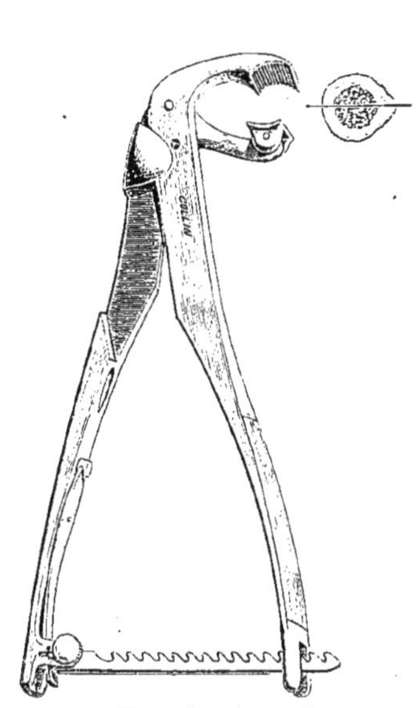

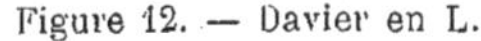

Figure 12. — Davier en L.

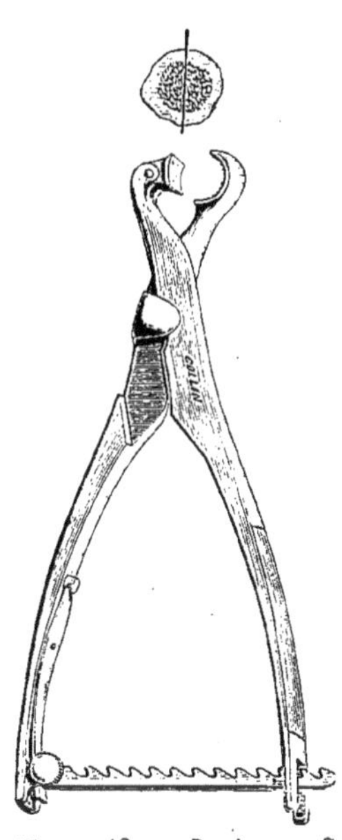

Figure 13. — Davier en S.

Daviers coudés en S.

Dans le davier en L, les mors agissent suivant une direction parallèle au corps de l'instrument (figure 12) ; dans le davier en S ils agissent au contraire perpendiculairement.

L'une des branches de cette pince fixatrice est recourbée en forme d'S ; son extrémité fortement recourbée et applatie se place au-dessous de la diaphyse à fixer. L'autre branche est à peu près rectiligne et seulement un peu incurvée à son extrémité (figure 13).

La même difficulté se présentait ici pour l'adaptation exacte des mors sur les surfaces osseuses que pour le davier en L. J'y ai également remédié en articulant la partie terminale de la branche droite.

Ces deux modèles de daviers coudés sont construits en trois grandeurs : les grands modèles servent pour les fractures du fémur et du tibia de l'adulte ; les moyens pour le tibia et l'humérus ainsi que pour les fractures du fémur chez l'enfant. Les petits modèles conviennent pour les os de l'avant-bras, la clavicule, le péroné, les os de la main et du pied.

Si la fracture est oblique deux alternatives se présentent :

Le trait de fracture est dans un plan parallèle au plan de la plaie ou bien il affecte une direction perpendiculaire.

Suivant les circonstances on emploiera soit le davier en L soit le davier en S : S'il s'agit d'une fracture transversale (fracture en rave)

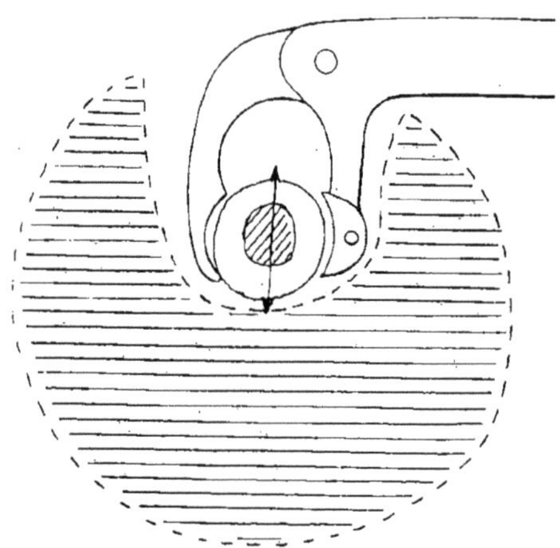

Figure 14.

le davier en L sera toujours employé. Grâce à la largeur de ses mors il assure une bonne fixation des fragments.

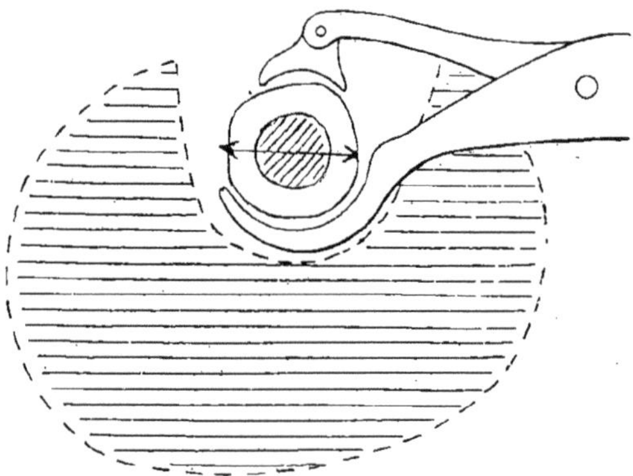

Figure 15.

Pour agir efficacement les mors du davier fixateur doivent se trouver normalement aux surfaces à coapter. Si donc le plan de fracture est parallèle à l'incision on affrontera le mieux au moyen du davier en L; dans le cas contraire avec le davier en S. Les figures 14 et 15 feront facilement comprendre cette particularité.

4. Crochets à traction.

Les crochets à traction sont utilisés pour soulever un fragment diaphysaire pour en faciliter le dépériostage. Ils sont surtout fort utiles pour aller harponner un fragment profondément enfoui dans les muscles et qu'il serait difficile de saisir au moyen d'un davier.

Ces instruments qui existent en quatre grandeurs se composent d'une tige d'acier montée sur un manche pourvu d'un ergot pour éviter le glissement de la main (figure 16).

Le bout de la tige est recourbé en crochet mousse. La figure 16 représente les crochets en grandeur naturelle.

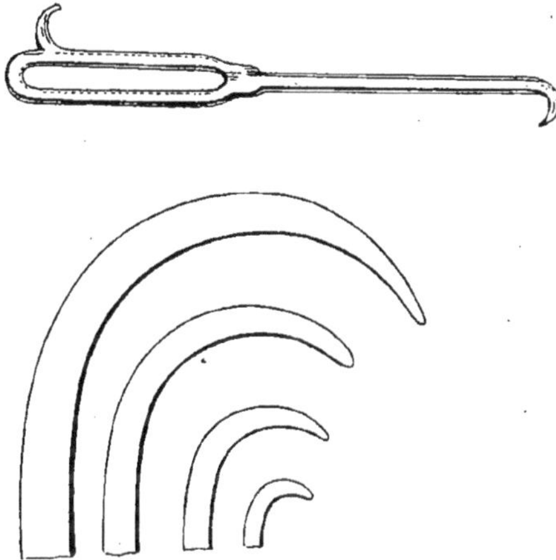

Figure 16.

5. Leviers et spatules.

Les leviers sont beaucoup moins utiles en chirurgie des fractures qu'on serait tenté de le croire à priori.

Pour les fractures diaphysaires il est toujours plus facile et plus précis de manœuvrer les fragments au moyen de daviers droits.

Pour les fractures épiphysaires le levier est plus souvent utile pour désenclaver les fragments, mais cette manœuvre est parfaitement exécutée au moyen d'une simple rugine interposée à plat entre les surfaces.

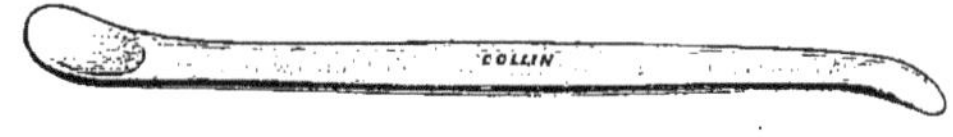

Figure 17.

Cependant j'emploie beaucoup une sorte de spatule représentée figure 17 et dont je possède trois grandeurs.

Cet instrument est formé d'une lame d'acier recourbée légèrement aux extrémités en forme d'S allongée. Les extrémités, l'une large, l'autre plus étroite, sont excavées légèrement en forme de cuiller; les bords sont mousses mais fort amincis. J'utilise ces spatules pour toute la chirurgie ; elles remplacent l'ongle pour la séparation mousse des plans conjonctifs et sont très utiles pour l'énucléation des tumeurs. En ostéo-synthèse elles sont d'un emploi constant ; elles servent de rétracteurs, elles permettent de faire levier pour soulever un fragment, etc.

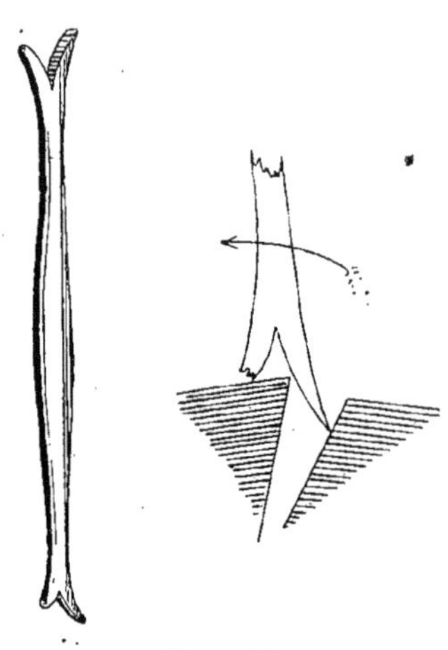
Figure 18.

Comme levier, je me sers souvent, surtout pour les fractures du tibia, d'un instrument en forme de *pied de biche* (figure 18). On introduit le bec pointu entre les fragments et on fait levier en appuyant le talon sur le fragment saillant. Cette manœuvre est souvent utile pour soulever un fragment enfoncé et encastré par ses dentelures.

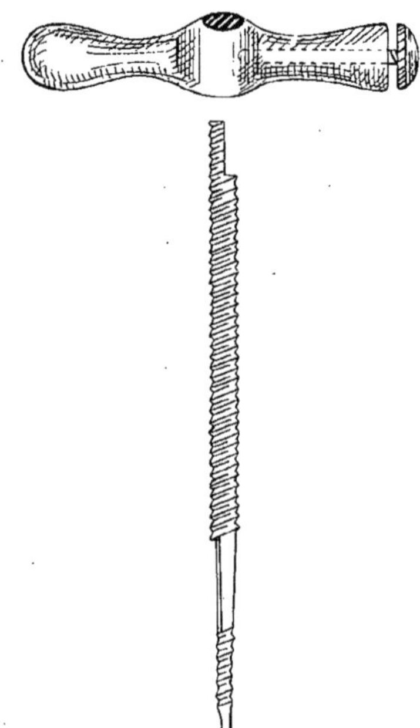
Figure 19.

6. Tire-fond.

Le tire-fond est parfois indispensable pour soulever un fragment enfoncé et qu'on ne peut pas agripper avec un davier : fractures composées juxta-épiphysaires du tibia, une grande esquille étant enfoncée en bloc dans le tissu spongieux ; enfoncement de l'os malaire, etc.

Voici la technique que j'emploie dans ces cas : Une petite fiche du fixateur (voir plus loin) est montée sur le perforateur. Je l'enfonce dans le fragment à soulever par quelques tours de manivelle. Sur la fiche plantée dans l'os, je visse alors une petite poignée transversale que l'on cale avec une vis de pression latérale (figure 19). On peut alors facilement faire des tractions directes avec la main.

Considérations générales sur la forme et les déplacements des fragments dans les fractures diaphysaires.

Les DÉPLACEMENTS des fragments dans les fractures du corps des os longs se produisent suivant quatre modalités :

1. Suivant l'épaisseur.
2. Suivant la longueur.
3. Suivant l'axe.
4. Suivant la direction (figure 20).

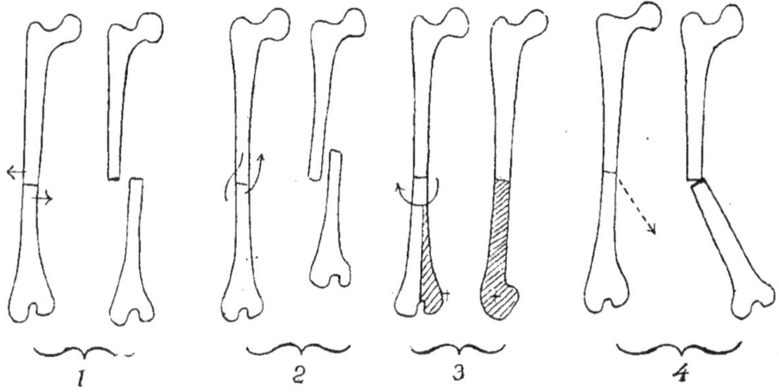

Figure 20.

Généralement ces différents déplacements se combinent entre eux.

La forme du trait de fracture présente une plus grande importance au point de vue de la réduction. Les difficultés que l'on rencontre pour la reposition sanglante ne proviennent presque toujours que de la disposition du trait de fracture.

L'interposition de parties molles qui constitue un obstacle invincible pour la réduction non sanglante n'a aucune importance au cours de l'opération à ciel ouvert. On en vient toujours à bout soit en écartant simplement les tissus interposés; soit en les sectionnant; soit en faisant basculer les fragments quand il y a embrochement des muscles.

La rétraction des parties molles ne crée jamais de difficulté dans les fractures récentes. Dans les opérations secondaires ou tardives (quelques semaines à quelques mois après l'accident), le chevauchement est plus difficile à combattre et il faut recourir à des manœuvres de force pour vaincre la rétraction des tissus mous.

Classification des fractures diaphysaires d'après la forme du trait de fracture.

Au point de vue opératoire une classification est nécessaire pour pouvoir décrire clairement les différentes manœuvres de réduction et de fixation.

Je divise les différentes formes en trois groupes :

1. Les fractures diaphysaires à traits simples.
2. Les fractures diaphysaires à traits composés.
3. Les fractures diaphysaires doubles.

1° *Fractures diaphysaires à traits simples.*

La disposition du trait de fracture varie d'après la région de l'os qui est intéressée; d'après la texture de l'os ; d'après le mécanisme de l'accident; d'après l'âge, etc.

Je laisserai cette étude étiologique de côté n'en ayant que faire au point de vue opératoire, la radiographie donnant toujours toutes les indications utiles.

Je n'envisagerai ici que les fractures complètes, les seules qui soient du ressort de l'intervention opératoire.

Les fractures diaphysaires simples comprennent quatre types bien tranchés :

a) Le type transversal (figure 21, a).

b) Le type en V, fracture à encoche (figure 21, b).

c) Le type légèrement oblique (figure 21, c).

d) Le type en biseau, très oblique (figure 21, d).

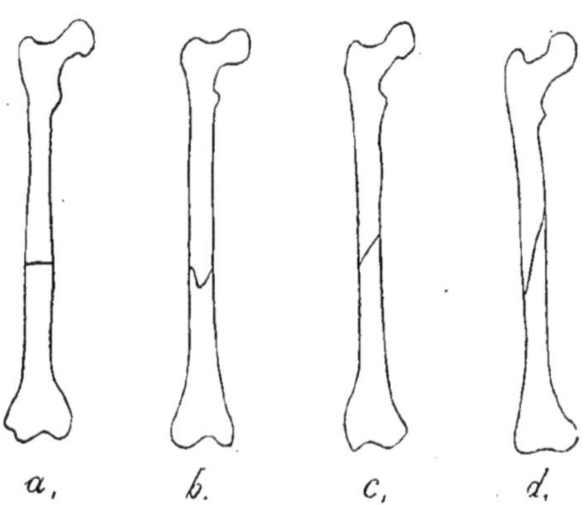

Figure 21.

2° *Fractures diaphysaires composées ou esquilleuses.*

Je donne ce nom pour éviter la confusion avec les fractures ouvertes, appelées improprement fractures compliquées.

Dans les fractures composées la solution de continuité est formée par plusieurs traits, isolants un ou plusieurs fragments intermédiaires entre les fragments principaux.

Ces fractures sont souvent difficiles à réduire et souvent aussi malaisées à fixer comme nous le verrons plus loin ; aussi demandent-elles à être étudiées avec soin.

La forme de ces fractures peut varier à l'infini, mais on peut les ramener toutes aux quatre types de fractures simples en ajoutant un ou plusieurs traits secondaires.

a) *Fractures transversales composées.* — Le trait principal est transversal; un des bouts présente un trait secondaire détachant un fragment en général fort petit. Figure 22, a.

b) *Fractures légèrement obliques composées.* — Dans cette forme le trait secondaire sépare un gros fragment en forme de coin comprenant souvent la moitié de l'épaisseur de l'os. Figure 22, b.

c) *Fractures en V composées.* — Il y a ici plusieurs traits secondaires séparant les saillies de l'encoche. Figure 22, c.

Suivant les cas on trouvera de deux à quatre morceaux isolés entre les fragments principaux.

Quand les quatre saillies de l'encoche sont fracturées les deux bouts diaphysaires sont absolument séparés et ne peuvent être coaptés directement, ce qui rend la reposition extrêmement délicate.

Cette forme s'observe presque exclusivement au tibia, rarement au fémur.

d) *Fractures en biseau composées.* — Il y a dans ce type un second trait oblique séparant du corps de l'os une longue esquille intermédiaire, esquille qui est elle-même parfois fracturée soit transversalement soit suivant sa longueur.

Cette fracture est fréquente au tibia et au fémur. Figure 22, d.

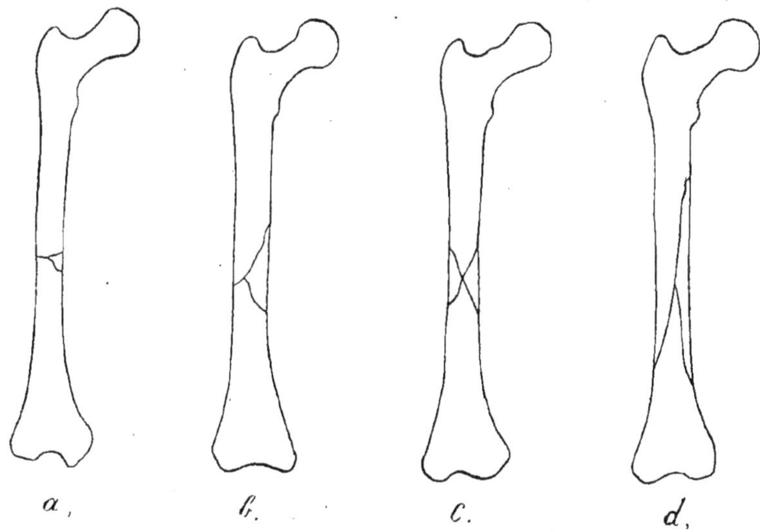

Figure 22.

3° *Fractures diaphysaires doubles.*

Dans les fractures doubles il y a deux foyers entièrement distincts séparés par une portion intacte de la diaphyse.

Cette disposition n'est pas rare ; je l'ai rencontrée 12 fois au tibia ; 3 fois au fémur ; une fois à l'avant-bras ; on l'observe fréquemment aussi au péroné.

Le fragment intermédiaire est plus ou moins long et parfois luimême fissuré longitudinalement.

Dans les fractures doubles les traits supérieur et inférieur sont ordinairement transversaux; parfois ils sont obliques, mais plus rarement.

Dans ce même groupe des fractures doubles on peut cataloguer les cas de fractures diaphysaires avec fracture d'une des épiphyses voisines; ainsi que les fractures diaphysaires compliquées de luxation sus- ou sous-jacente.

Ces différentes éventualités cliniques sont importantes à connaître car elles rendent parfois la situation embarrassante.

Outre les indications générales que je donnerai ici sur les manœuvres de la réduction, je reviendrai sur certains détails dans la partie spéciale.

Avant de décrire la technique de la réduction je résumerai dans le tableau suivant les différentes formes des fractures diaphysaires :

1. Fractures simples	a) transversales. b) obliques. c) à encoche ou en V. d) en biseau (très obliques).
2. Fractures composées ou esquilleuses	a) transversales (une petite esquille). b) obliques (un gros fragment libre). c) à encoche (1 à 4 fragments libres). d) en biseau (1 longue esquille).
3. Fractures doubles	a) double transversale. b) double oblique. c) diaphysaire et épiphysaire. d) diaphysaire avec luxation.

Technique de la réduction dans les fractures diaphysaires à trait simple.

a) *Fractures transversales simples.*

Ces fractures ne présentent aucune difficulté pour la réduction même dans les cas anciens.

On peut suivre deux techniques; la première sera utilisée dans les cas les plus simples, c'est-à-dire dans les fractures récentes avec déplacement modéré et des surfaces de fracture non dentelées (jambe, avant bras, clavicule, humérus, métacarpiens).

Première manière : Après avoir bien préparé les bouts osseux, on saisit les deux fragments à une petite distance de la fracture avec deux daviers droits. On fait exercer une traction sur le membre de façon à supprimer le chevauchement, c'est-à-dire jusqu'à amener les deux bouts au même niveau.

Agissant alors sur les daviers on amène facilement les surfaces fracturées en contact. On place finalement sur le siège de la fracture un davier en L qui complète la réduction et en même temps réalise la fixation temporaire.

On peut aussi réduire en insinuant un levier entre les fragments et en les amenant ainsi en contact, on achève la réduction avec le davier en L.

Cette première manière d'exécuter la réduction est insuffisante quand il y a des dentelures qui empêchent les fragments de glisser l'un sur l'autre et surtout quand il s'agit d'une intervention retardée ou d'une fracture ancienne. Il faut dans tous ces cas recourir à la manière suivante :

Deuxième manière : Mise en angle des fragments. — La plaie étant bien exposée on saisit chaque fragment à deux ou trois centimètres de la fracture avec un davier droit. Il faut placer les daviers à traction à

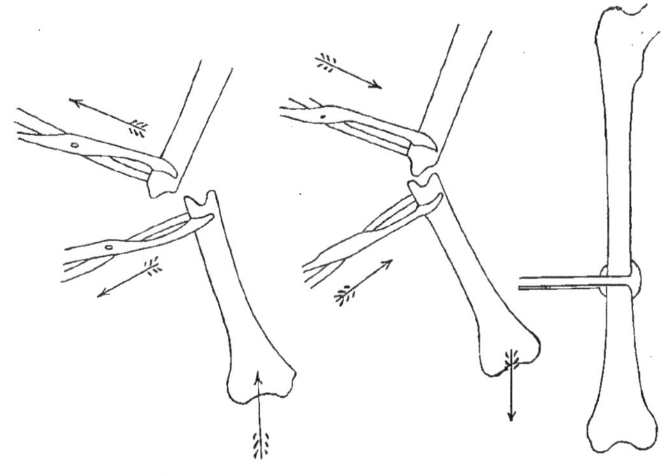

Figure 23, a. b. c.

une certaine distance des extrémités pour pouvoir mettre le davier en L sur la fracture une fois le bout à bout obtenu; il faut prendre l'os à pleins mors pour éviter le dérapage. On commence par opérer des tractions sur les daviers pris à pleines mains, ce qui a pour résultat de fléchir le membre dans le foyer de la fracture; un aide repousse en même temps le membre vers sa racine de façon à faire saillir hors de la plaie les extrémités fracturées (figure 23, a).

Quand on juge la flexion suffisante on arc-boute les deux fragments et on redresse progressivement le membre par traction longitudinale et par pression sur les daviers droits (figure 23, b).

Une fois la réduction obtenue, on confie les daviers droits à l'assistant et on place sur la fracture le davier en L.

On enlève finalement les daviers à traction (figure 23, c) et on procède à la fixation définitive.

La manœuvre de la mise en angle avec arc-boutement des fragments est puissante. Elle s'applique à de nombreux cas (fractures dentelées, fractures à encoche, fractures anciennes, etc.). Elle reproduit, en somme, en sens inverse, le mécanisme de production de la fracture par flexion.

b) *Fractures obliques simples.*

Dans les fractures obliques simples, les fragments sont ordinairement *déplacés dans le sens de l'obliquité* (figure 24, a). La réduction est alors facile : Il suffit de supprimer le chevauchement par une traction longitudinale et d'affronter les surfaces avec un davier réduisant et fixant simultanément.

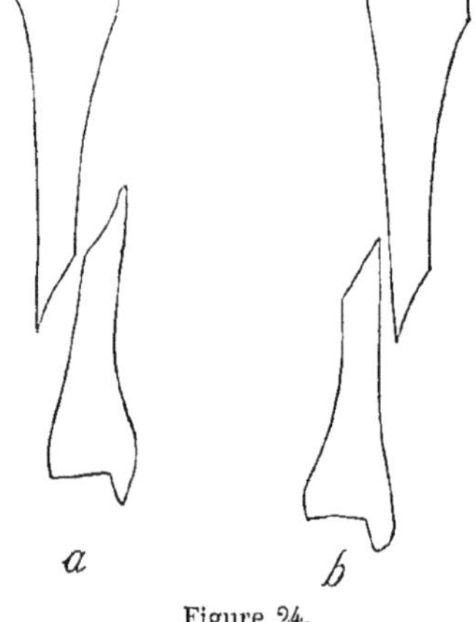

Figure 24.

Dans quelques rares circonstances les fragments se sont inversés ; le chevauchement s'est produit du côté opposé à l'obliquité et les fragments se touchent par leurs surfaces périostiques opposées (figure 24, b).

On remédie à cette anomalie en fléchissant un peu dans le foyer de fracture pour relâcher les muscles ; au moyen d'un levier ou d'une spatule on fait alors passer l'un des fragments au dessus de l'autre, de façon à obtenir la forme habituelle, qu'on réduit dès lors facilement. Suivant que le plan du trait de fracture est parallèle ou perpendiculaire au plan de la plaie on fera l'affrontement des fragments au moyen du davier en L ou du davier en S, comme il a déjà été dit page 23 (figures 25 et 26).

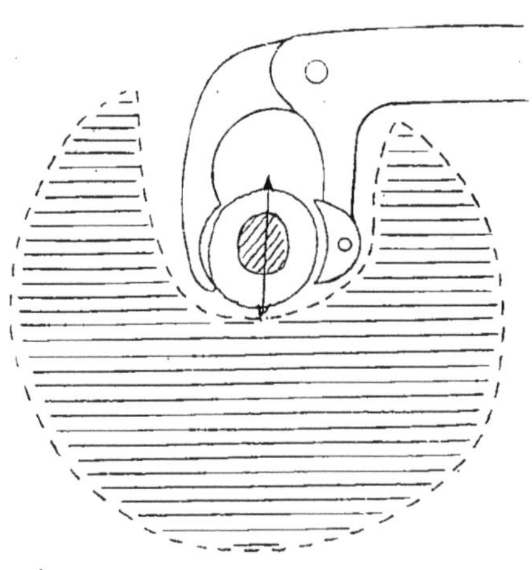
Figure 25.

Une difficulté se présente parfois pour la fixation temporaire dans ces fractures :

Les deux plans obliques étant plus larges que les mors du davier, il arrive (quand les surfaces sont lisses sans dentelures) que les fragments glissent l'un sur l'autre sous la pression de la pince et dépassent la réduction (figure 27, a).

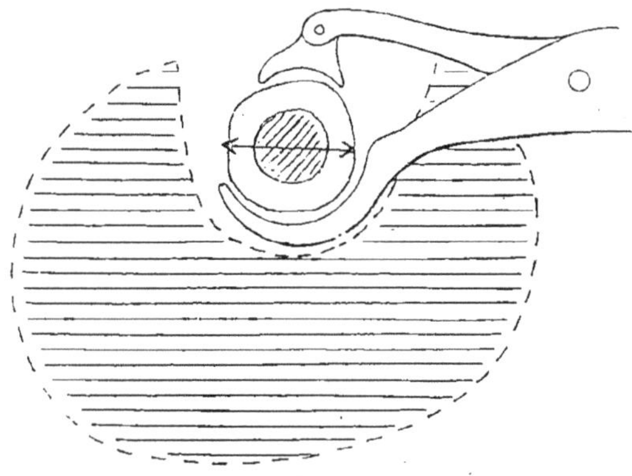

Figure 26.

Il faut dans ce cas faire la réduction et la fixation temporaire au moyen de deux daviers droits placés aux limites de la fracture comme le montre la figure 27, b. On place prudemment un davier à une extrémité, on le fait soutenir par l'assistant, puis on place le second davier et on serre simultanément des deux côtés jusqu'à ce que la coaptation soit géométrique

c) *Fractures diaphysaires simples en V.*

Les surfaces de fracture présentent dans ces formes la disposition d'une mortaise. L'un des bouts porte une saillie qui correspond à une échancrure sur l'autre.

La reposition par simple traction longitudinale et affrontement direct ne serait réalisable qu'en sur-allongeant le membre d'une longueur égale à celle de l'encoche; ce qui n'est pas toujours possible.

A la jambe et à l'avant-bras la réduction par sur-allongement est matériellement impossible à cause de l'inextensibilité du ligament interosseux.

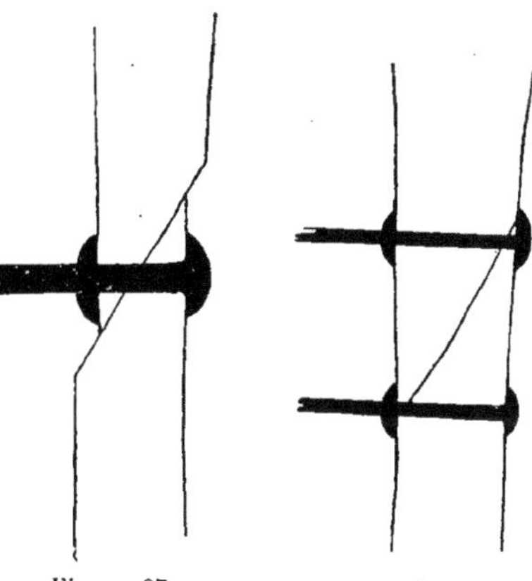

Figure 27, a. b.

C'est cette disposition en mortaise qui a souvent conduit à la résection des pointes osseuses pour obtenir une réduction qui paraissait autrement impossible ! Cette mutilation qui raccourcit le membre et expose à la pseudarthrose doit être absolument proscrite.

La réduction des fractures simples à encoche ne présente aucune difficulté en employant la manœuvre de la mise en angle décrite à propos des fractures transversales, elle s'exécute absolument de la même façon. (Voir figure 23.)

d) *Fractures obliques simples à long trait* (fractures spiroïdes, fractures en biseau).

Très facile dans les cas récents, la réduction de ces fractures devient au contraire très difficile dans les interventions tardives et surtout dans les fractures anciennes.

Dans les cas récents on s'assurera avec soin de l'absence d'interposition entre les surfaces (caillots organisés, brides musculaires ou fibreuses, petits éclats osseux).

Au membre inférieur (fémur et tibia) on fera une traction longitudinale progressive avec le tracteur jusqu'à amener les surfaces de fracture au même niveau. Au membre supérieur la traction manuelle suffit.

A ce moment on placera au milieu de la longueur de la fracture un davier, perpendiculairement aux surfaces à coapter; suivant les cas on emploiera un davier droit ou un davier coudé (figure 28).

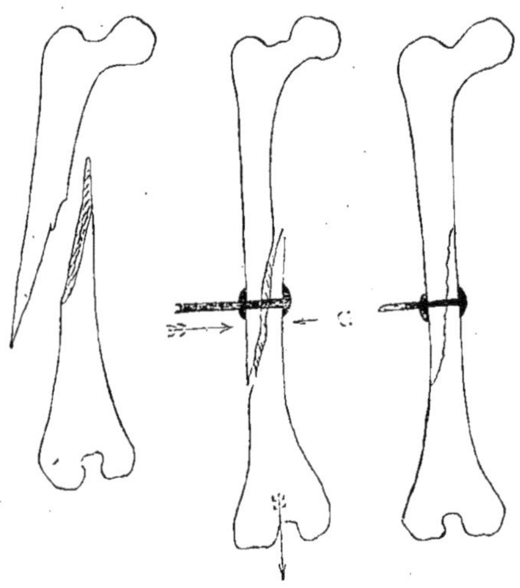

Figure 28.

On fermera progressivement l'instrument en corrigeant en même temps la rotation du fragment inférieur suivant l'axe; on obtiendra cette correction au moyen de la manette mobile s'adaptant au patin du tracteur.

Si la coaptation exacte n'est pas obtenue du premier coup, on desserrera le davier et on recommencera la manœuvre en combinant la traction, la coaptation et la rotation sur l'axe. On est averti que la réduction géométrique est obtenue par la hernie que font les caillots sanguins le long de la ligne de fracture laquelle doit devenir absolument imperceptible.

L'intervention est la même dans les interventions retardées; il faut avant de commencer les manœuvres de réduction écarter les surfaces et abraser le cal avec beaucoup de soin au moyen d'une petite curette tranchante.

Dans les fractures anciennes il faudra dépérioster largement et exciser le cal interfragmentaire avec une gouge bien tranchante.

On devra parfois recourir à des tractions énormes et soutenues pour corriger le chevauchement. Je reviendrai sur ces détails à propos des fractures anciennes du fémur.

Technique de la réduction dans les fractures diaphysaires composées.

La réduction des fractures à fragments multiples constitue la plus grande difficulté de l'ostéo-synthèse.

Les cas cliniques se présentent sous les aspects les plus variés. J'ai tâché de les synthétiser le plus possible afin de faire comprendre les manœuvres complexes que ces cas difficiles comportent.

a) *Fractures transversales composées.*

Dans les fractures transversales composées le fragment isolé est en général petit. C'est une simple esquille latérale détachée du bord d'un des bouts.

Ce fragment détaché peut contrarier la réduction en s'interposant entre les fragments principaux ou d'autres fois en empêchant de placer le davier fixateur.

La conduite à tenir est simple : il faut extraire l'esquille, en général d'ailleurs tout à fait détachée. On l'enlèvera avec une pince et on l'enfouira dans une compresse aseptique.

On fera alors la réduction et la fixation temporaire comme dans une fracture transversale simple. (Voir plus haut).

Une fois la fixation définitive des fragments terminée on réimplantera l'esquille à sa place en la chassant prudemment entre les fragments à petits coups de marteau. Parfois la suture des parties molles suffira à la maintenir en place.

Si l'esquille est fort petite et se replace mal il vaudra parfois mieux la sacrifier. On la sacrifiera aussi quand le foyer est septique ou douteux (fracture ouverte) car son élimination serait certaine et elle ne pourrait dans ces conditions que gêner la réparation en faisant office de corps étranger.

b) *Fractures obliques composées.*

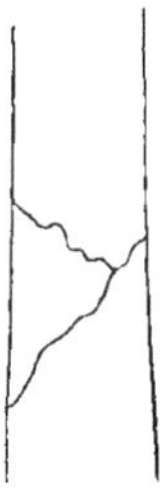

Figure 29.

Dans cette catégorie de cas le fragment secondaire est gros, en forme de coin. Il représente souvent le tiers ou la moitié de l'épaisseur de la diaphyse; (figure 29). Aussi son extraction laisserait-elle un déficit osseux dangereux pour la consolidation.

La réduction se présente dans différentes conditions :

Parfois le fragment secondaire est resté adhérent à l'un des bouts, au point même que la radiographie n'avait pas permis de le reconnaître Dans ce cas on se comportera comme s'il s'agissait d'une fracture oblique simple en prenant toutefois beaucoup de précautions pour ne pas arracher l'esquille. On dépériostera avec prudence et le moins possible au niveau du petit fragment. On réduira par traction longitudinale et affrontement avec le davier en L placé au niveau du fragment intermédiaire (figure 30).

Si le petit fragment, séparé des bouts diaphysaires, est resté adhérent par son périoste on agira de la façon suivante : On fixera d'abord l'esquille à l'un des bouts au moyen d'un davier droit, puis ce davier étant soutenu avec précaution par l'assistant on fera la réduction par traction longitudinale et affrontement avec un second davier droit prenant appui sur l'esquille et sur le fragment diaphysaire (figure 31). Cette manœuvre est souvent difficile parce que les surfaces étant obliques les fragments tendent à glisser sous la pression des pinces ; aussi faut-il choisir pour fixer premièrement l'esquille le côté qui se prête le mieux au placement du davier, c'est-à-dire le côté le plus oblique ou le plus dentelé.

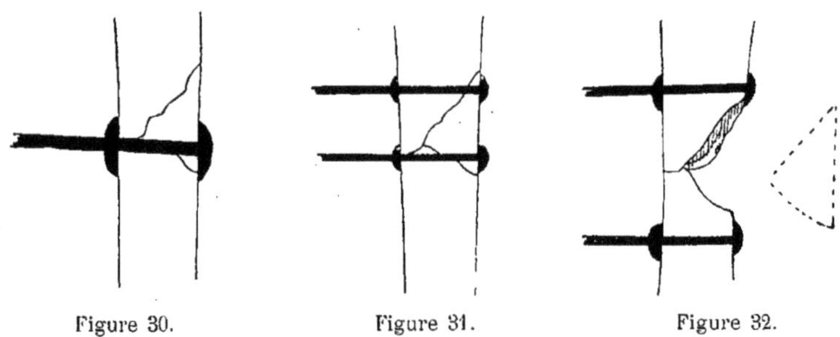

Figure 30. Figure 31. Figure 32.

Quand la manœuvre précédente échoue, ou n'est pas pratiquable, on en sera réduit à extraire temporairement le fragment intermédiaire. On fera ensuite la réduction au moyen de deux daviers droits placés près des bouts osseux; on coaptera les surfaces par lesquelles les bouts se correspondent et on fera tenir les daviers par l'assistant pendant qu'on placera le fixateur (voir plus loin); il est impossible de placer un davier fixateur à cause de la perte de substance laissée par l'extraction de l'esquille (figure 32).

Une fois la fracture fixée on remettra l'esquille en place; on la coaptera aussi exactement que possible avec un davier droit et on la fixera par un ou deux cerclages au fil assez fin. Parfois le rapprochement des parties molles suffit à maintenir le fragment à sa place.

Dans certaines fractures à gros fragment intermédiaire on arrivera le mieux à la reconstitution géométrique en employant la prothèse perdue comme mode de fixation. Pour ne pas faire de redites inutiles je décrirai la technique de la réduction dans ces cas avec la prothèse perdue; les deux manœuvres, la réduction et la fixation étant combinées entre elles.

c) *Fractures en V composées.*

Ces fractures sont particulièment graves et difficiles à opérer.

Elles sont graves parce que si les esquilles s'éliminent par nécrose, il en résulte une perte de substance considérable aboutissant à un raccourcissement ou à une pseudarthrose. Si la réduction est mauvaise il se produit un cal volumineux dont les conséquences sont parfois très fâcheuses (ulcères rebelles, névrites, etc.).

La réduction est ici particulièrement difficile parce que les deux portions de la diaphyse ne peuvent plus être affrontées directement.

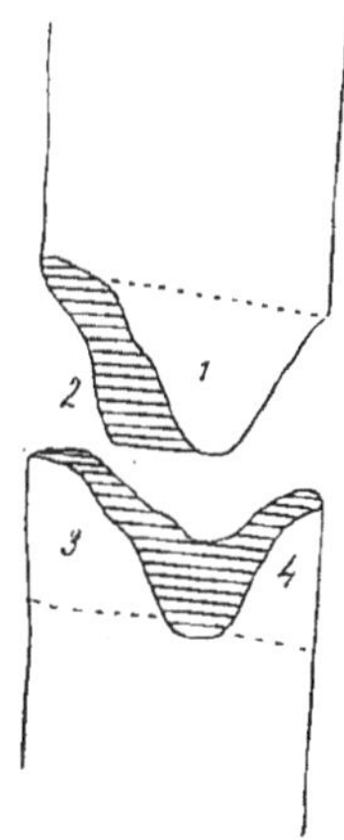

Figure 33.

Si les fragments intermédiaires ont conservé leurs connexions périostiques il faut se garder de les extraire. On réduira aussi exactement que possible en exerçant des tractions et en manœuvrant les bouts diaphysaires avec deux daviers droits placés près des extrémités. On veillera à placer les bords de l'os suivant un bon alignement. On confiera ensuite les daviers à l'assistant qui maintiendra la fracture pendant que l'opérateur placera le fixateur (voir plus loin). Une fois le fixateur bloqué on enlèvera les daviers ; on rapprochera les esquilles et on les fixera au besoin par un fil de cerclage.

Si les esquilles libres dans la plaie gênent pour faire la réduction, il faut les extraire temporairement. On fera la réduction et la fixation temporaire comme je viens de l'exposer, puis on replacera les esquilles en les emboitant exactement et en les fixant par cerclage.

J'ai observé trois fois cette forme grave de fracture, toujours au milieu du tibia. Deux fois il y avait trois fragments, une fois quatre. J'ai dans tous ces cas obtenu la reconstitution parfaite et la consolidation en quatre semaines sans exubérance du cal (voir fractures du tibia).

d) *Fractures en biseau ou spiroïdes composées.*

Le fragment intermédiaire est souvent long de dix à quinze centimètres (fémur). Il comprend le tiers ou la moitié de l'épaisseur de la diaphyse.

Ordinairement ce fragment a conservé ses connexions périostiques. Cette forme de fracture se rencontre souvent au fémur ; plus rarement au tibia, à l'humérus ou à l'avant bras.

Le point important pour la réduction de ces fractures est de conserver les connexions périostiques du fragment intermédiaire.

On fera une grande incision d'approche afin de ne pas être gêné pendant les manœuvres et, ce qui est essentiel, pour bien voir la disposition des surfaces fracturées. On réduira d'abord la demi-fracture d'un côté (figure 34), c'est-à-dire qu'on réduira et qu'on fixera par cerclage l'esquille à l'un des bouts diaphysaires. On choisira pour ce premier temps le côté où l'esquille est le moins déplacée (au fémur c'est généralement le côté supérieur).

Pour réduire on agrippera l'esquille par son extrémité avec un petit davier droit ou une pince de Muzeux et on fera une traction pour mettre les surfaces correspondantes à niveau. On affrontera avec un davier droit collant l'esquille à sa place, et, sans tarder on la fixera solidement par deux fils de cerclage.

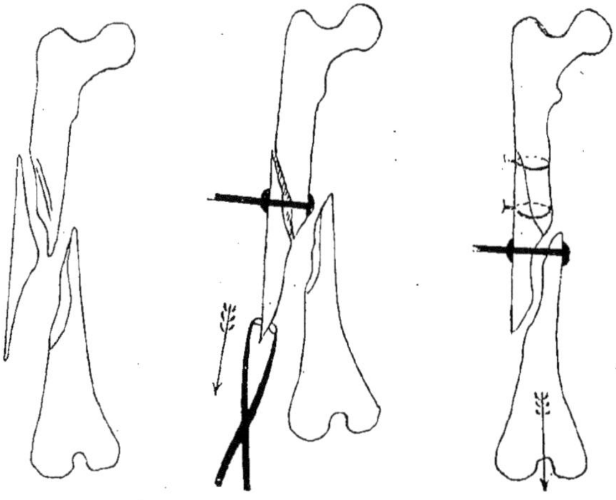

Figure 34.

Ce temps terminé heureusement la situation ne présente plus de difficulté car on se trouve en présence d'une fracture oblique simple qu'on réduira comme je l'ai indiqué plus haut. (Page 33, figure 28).

Parfois l'esquille n'est pas détachée entièrement d'un côté. Il faut alors commencer par cercler solidement cette partie pour se mettre en garde contre un arrachement possible pendant la réduction.

La réduction des fractures spiroïdes composées, relativement facile dans les cas récents opérés méthodiquement, devient extrêmement laborieuse dans les interventions retardées ou tardives. Il faut dans ces cas dépérioster largement les extrémités diaphysaires en respectant le plus possible les attaches périostiques du fragment intermédiaire. Il faut préparer les surfaces avec soin en excisant à la curette ou à la gouge tout le tissu nouveau interposé entre les fragments. La forte rétraction des tissus gêne ici beaucoup la réduction en longueur, qu'on ne parvient souvent à obtenir qu'au prix de tractions énormes. C'est dans ces cas terribles que le tracteur m'a rendu les plus précieux services.

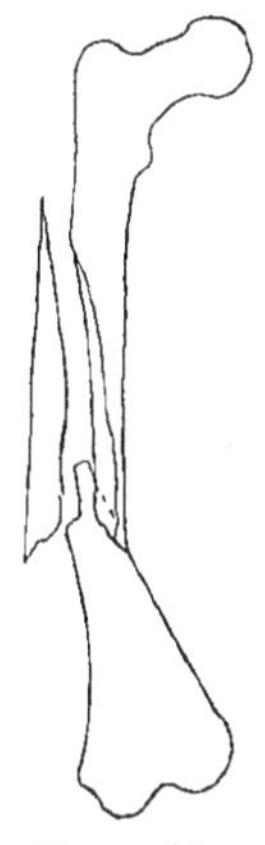
Figure 35.

Avant de quitter ce chapitre des fractures en biseau composées, je dirai encore quelques mots d'une variété rare de fracture oblique composée. Je veux parler d'une combinaison d'une fracture transversale avec une fracture en biseau : Il y a une fracture transversale, ou à encoche et l'un des bouts diaphysaires est fendu en longueur isolant ainsi une longue esquille. (Figure 35).

Dans cette forme, que je n'ai pas encore eu l'occasion d'opérer, il faudrait réduire et cercler la partie oblique dans un premier temps. On se comporterait ensuite comme s'il s'agissait d'une fracture transversale simple c'est-à-dire qu'on ferait la réduction par mise en angle des fragments et qu'on placerait le fixateur ou la prothèse perdue.

Technique de la réduction dans les fractures diaphysaires doubles.

Il faut se mettre en garde, au cours de la réduction des fractures diaphysaires doubles, contre l'arrachement possible du fragment intermédiaire.

Cet accident m'est arrivé deux fois, une fois à la jambe (observation 307) et une fois à la clavicule (observation 357). (Voir ces observations dans la partie spéciale).

Si possible on fera l'incision cutanée en deux fois : on incisera d'abord au niveau d'un des foyers et après avoir réduit et fixé temporairement cette première fracture. on prolongera l'incision vers la seconde fracture pour la réduire à son tour.

Cette conduite est facile à suivre au tibia où se rencontrent le plus souvent les fractures doubles. On s'expose moins en agissant ainsi à arracher le fragment moyen de sa loge périostique pendant la réduction.

On attaquera d'abord le côté où le déplacement est le moindre.

S'il s'agit d'une fracture double transversale on réduira en faisant des tractions directes sur les fragments, en usant au besoin d'un levier ; on affrontera finalement les fragments avec un davier en L, bien appliqué et fortement serré.

Ce premier temps terminé on prolongera l'incision cutanée vers le second foyer. On en fera la réduction par traction longitudinale après avoir mis les fragments en angle avec beaucoup de précautions pour ne pas décapsuler le fragment intermédiaire. Une fois les deux fractures réduites on place le fixateur (figure 36).

S'il s'agit d'une fracture double oblique on réduira le premier foyer en faisant des tractions directes sur le fragment intermédiaire

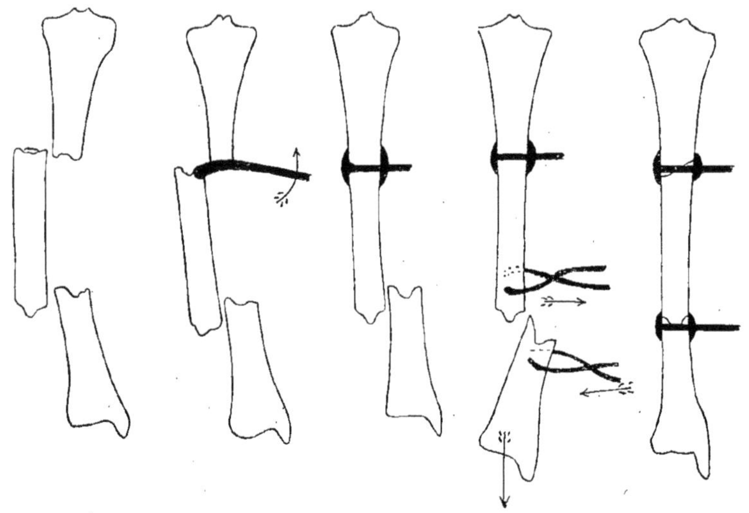

Figure 36.

et en coaptant avec un second davier (de préférence un davier coudé pour avoir une solide fixation temporaire) figure 37.

Si le trait de fracture était fort oblique il est évident que c'est au cerclage qu'on recourrait pour la fixation définitive; on ferait alors

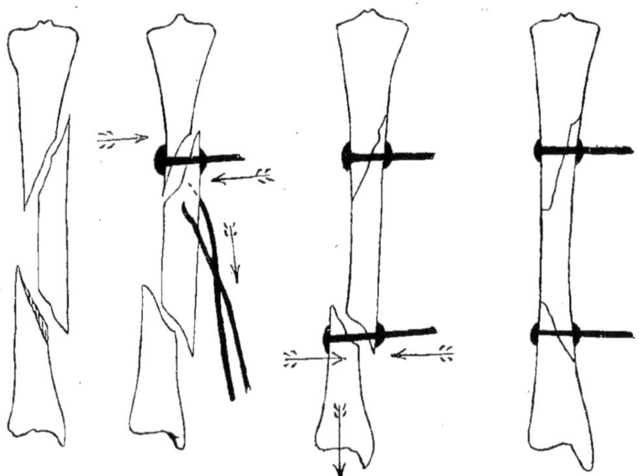

Figure 37.

la réduction et la fixation définitive (par cerclages) de cette première fracture; puis on s'attaquerait au second foyer et on le traiterait comme s'il s'agissait d'une fracture oblique simple.

Dans les fractures doubles où les deux foyer sont très rapprochés et où par conséquent le fragment intermédiaire est court, la prothèse perdue est la meilleure technique pour arriver à la reconstitution parfaite. La réduction et la fixation définitive se font ici en même temps. Je décrirai cette technique à propos de la prothèse perdue.

Dans les fractures diaphysaires compliquées de luxation (luxation de l'épaule avec fracture de l'humérus, luxation de la hanche avec fracture du fémur, luxation du coude avec fracture du cubitus, etc.) on fera d'abord la réduction de la luxation, puis on réduira la fracture par les moyens indiqués précédemment.

En général ces luxations se réduisent facilement, *le principal est de ne pas méconnaître leur existence !*

Dans les cas de fracture diaphysaire avec fracture simultanée d'une des épithyses on commencera toujours par réduire et restaurer l'épiphyse et on terminera par la réduction de la fracture du corps de l'os.

Réduction des fractures juxta-épiphysaires.

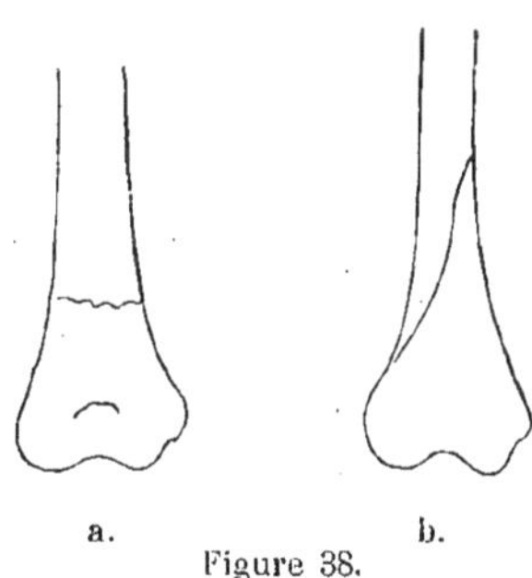

Figure 38.

Les fractures juxta-articulaires sont simples ou composées suivant qu'il y a un trait de fracture unique ou qu'un ou plusieurs traits secondaires partent du trait principal.

Les fractures juxta-épiphysaires simples affectent deux formes principales :

a) Elles sont transversales, ou à peu près, (figure 38, a.)

b) Elles sont obliques, en biseau (figure 38, b.)

a) *Réduction des fractures juxta-épiphysaires transversales simples.*

En général le chevauchement est moins prononcé que dans les fractures transversales siégeant sur le corps de l'os. Ce fait s'explique par la plus large surface des bouts osseux et aussi parce que les fragments sont bridés par un périoste épais et des tendons nombreux.

On fera facilement la réduction en combinant des tractions longitudinales avec des manœuvres au levier ou des tractions directes sur les fragments avec des daviers droits.

La fixation définitive des fragments dans les fractures juxta-épiphysaires doit se faire le plus souvent au moyen d'une plaque de prothèse aussi la réduction se fera-t-elle dans beaucoup de cas en deux temps : Dans un premier temps on fixera la plaque au *fragment diaphysaire.* On fera ensuite la réduction par une sorte de mise en angle suivie de redressement en amenant le fragment épiphysaire avec un crochet à traction ; on achèvera la réduction et on fera en même temps la fixation temporaire avec un davier fixant la plaque à l'épiphyse (figure 39).

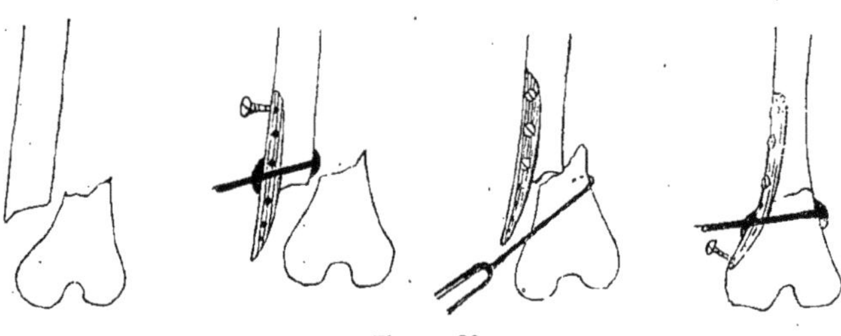

Figure 39.

b) *Réduction des fractures juxta-épiphysaires obliques simples.*

Les fractures juxta-articulaires obliques présentent souvent un long biseau. Le chevauchement est souvent considérable avec embrochement des parties molles par le fragment diaphysaire pointu.

La réduction de ces fractures ne présente pas de difficulté dans les cas récents :

On fera une forte extension longitudinale pour supprimer le chevauchement. Une fois les surfaces de fracture en regard on affrontera les fragments avec un davier approprié ; généralement le davier droit est le plus commode (figure 40).

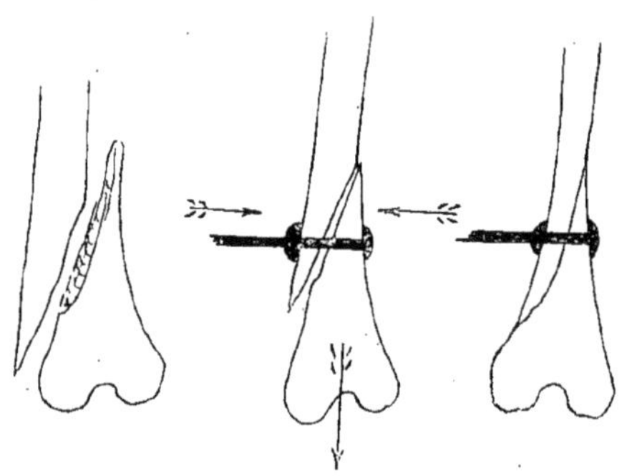

Figure 40.

Réduction des fractures juxta-épiphysaires composées.

Les fractures composées juxta-épiphysaires dérivent généralement d'une *fracture transversale ;* il y a, suivant les cas, un gros fragment isolé, souvent enfoncé dans le tissu spongieux de l'épiphyse ; ou bien la fissure secondaire pénètre dans l'articulation voisine en donnant lieu à une fracture en V, en Y, en X etc. (figure 41). Ces dernières seront examinées plus loin (fractures épiphysaires).

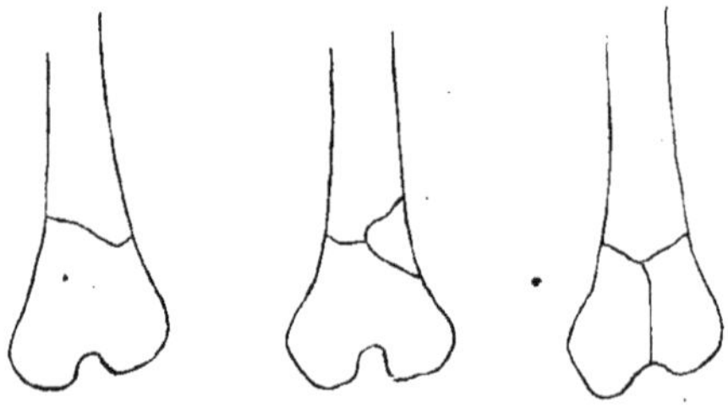

Figure 41.

Les fractures juxta-épiphysaires avec fragment intermédiaire sont souvent d'un traitement difficile.

Si, ce qui est fréquent, le fragment détaché est enfoncé dans le tissu spongieux, on le relèvera au moyen du tire-fond, ou d'un levier (voir page 25, figures 18 et 19) ; le tire-fond est préférable parce que le levier écrase facilement le tissu spongieux qu'il faut au contraire respecter le plus possible.

C'est le plus souvent à la prothèse perdue qu'on devra s'adresser comme fixation. On combinera la fixation avec la réduction elle-même : on fixera d'abord la plaque au bout diaphysaire (voir fig. 39) ; puis on soulèvera le fragment intermédiaire et s'il est gros on le fixera à la plaque par une ou deux vis ; on terminera comme dans une fracture simple en réduisant le déplacement de l'épiphyse par traction et affrontement au davier droit.

Les fractures juxta-épiphysaires obliques composées sont plus rares. On en fera la réduction en commençant par coapter et cercler l'esquille à la diaphyse (voir figure 34, page 37). On réduira ensuite sans difficulté et on fixera la fracture juxta-épiphysaire ainsi simplifiée.

Réduction des fractures articulaires.

Le déplacement des fragments se présente dans des conditions diverses suivant la région intéressée. En général il est moindre que dans les fractures diaphysaires, les fragments étant maintenus par les tissus fibreux périarticulaires.

Ces fractures peuvent être *simples*, n'intéressant qu'une partie de la surface cartilagineuse, ou *composées* formées alors par plusieurs traits isolants plusieurs fragments.

a) *Fractures articulaires simples.*

Ces fractures se présentent sous des aspects si variés qu'il est impossible de donner une technique d'ensemble (fractures isolées des condyles du coude, fracture sous capitale du fémur, etc.).

En général l'ouverture de l'articulation sera nécessaire pour faire la réduction. On fera la coaptation au moyen de daviers à dents pointues, en s'aidant d'un levier ou du pied de biche pour réduire les déplacements.

La technique des différents cas sera décrite dans la partie spéciale de cet ouvrage.

b) *Fractures articulaires composées* (fractures diaphyso-articulaires, fractures en V, en Y, en X, etc.)

Dans ces fractures qu'on observe sur presque toutes les articulations il y a souvent pénétration de la diaphyse dans l'épiphyse.

On désenclavera d'abord la diaphyse en exerçant des tractions sur le membre et des mouvements de torsion suivant l'axe. Parfois il est nécessaire de faire usage d'un levier pour dégager les fragments; ce dernier moyen doit être employé avec circonspection pour éviter de dilacérer le tissu spongieux et il est à recommander de faire usage d'une large spatule qui détériorera moins le tissu médullaire qu'un instrument étroit.

Une fois les fragments dégagés, on fera la réduction et le vissage du bloc articulaire. On terminera par la réduction de la fracture diaphyso-articulaire une fois l'épiphyse reconstituée (coude, genou, etc.).

Pour réduire la fracture articulaire elle-même on affrontera les fragments avec des daviers à dents pointues (daviers droits) et on usera d'un levier ou d'un pied de biche pour orienter convenablement les surfaces.

La réduction de la diaphyse se fera comme dans une fracture simple juxta-épiphysaire : tractions sur le membre et tractions directes sur les fragments avec des daviers droits.

Réduction des fractures épi- et apophysaires avec écartement.

Ces fractures se produisent habituellement par action musculaire. Le fragment osseux, arraché par une violente contraction musculaire, se déplace plus ou moins fortement dans la direction de la traction.

Le type de cette fracture est fourni par la rotule; on peut l'observer sur toutes les saillies osseuses donnant insection à un gros tendon : grand et petit trochanters, épines iliaques, tubérosité antérieure du tibia, tête du péroné, calcanéum, 1er et 5e métatarsiens; tubérosités humérales, épitrochlée, épicondyle, olécrane, etc.

Pour réduire ces fractures on exercera sur le fragment arraché des tractions directes, soit avec un petit davier droit, soit avec des pinces de Muzeux appliquées sur le tissu fibreux périosseux. On pourra souvent compléter la réduction et faire une fixation temporaire avec les dents pointues d'un davier droit.

Ces cas d'une physionomie très variable d'après les régions seront revus dans la partie spéciale.

Il est souvent utile pour réduire facilement de placer le membre dans une position qui relâche le muscle intéressé (par exemple fléchir le genou et étendre le pied pour réduire une fracture de la grosse tubérosité du calcanéum).

Réduction des fractures des os courts.

Elle ne présente en général aucune difficulté. Le déplacement est toujours peu prononcé et la reposition s'obtient en manœuvrant les fragments directement avec des daviers droits, le levier ou le pied de biche.

Les *fractures comminutives* par écrasement s'observent assez souvent sur les os spongieux, surtout au calcanéum.

Il est difficile de donner une règle de conduite nette pour ces cas malheureux. Dans bien des circonstances la lésion est irrémédiable, l'os étant vraiment écrasé. Quand il y a deux ou trois fragments principaux on tentera la reposition avec des daviers droits et la manœuvre des leviers ou du tire fond.

QUATRIÈME TEMPS :

Fixation temporaire.

Dans la plupart des fractures, les fragments sollicités par la tonicité musculaire, ou bridés par la rétraction des parties molles (fractures anciennes) ont de la tendance à se déplacer après avoir été réduits. Les abandonne-t-on à eux-mêmes une fois la réduction faite ils se déplacent immédiatement.

La fixation temporaire est un intermédiaire nécessaire entre la réduction et la fixation définitive. Grâce à elle on peut, une fois la reposition obtenue, pratiquer l'ostéo-synthèse avec précision et sécurité. Pour réaliser la fixation temporaire on peut employer les différents daviers à crémallière décrits plus haut.

Dans beaucoup de cas la fixation provisoire se confond avec le temps de la réduction. Le davier qui a servi à remettre les fragments en place sert en même temps à les maintenir réduits jusqu'à la fin de l'opération (fractures diaphysaires obliques).

Dans les *fractures diaphysaires transversales* on fera en général la fixation temporaire au moyen d'un davier en L, proportionné à la taille de l'os. Pour pouvoir commodément placer ce davier fixateur, je rappellerai qu'il faut mettre les daviers droits servant à la réduction à une certaine distance des extrémités fracturées, afin de garder une place suffisante pour les mors du davier en L. Une fois celui-ci en place on enlève les pinces à traction et on procède à la fixation définitive.

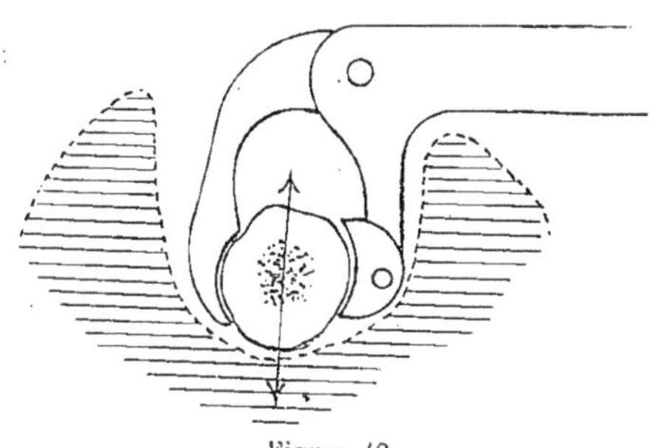

Figure 42.

Dans les *fractures diaphysaires obliques* on emploiera suivant les circonstances le davier en L (figure 42), le davier en S (figure 43) ou le davier droit (figure 44).

Les figures feront facilement comprendre la nécessité de ce choix de daviers.

Dans les *fractures composées* il faudra souvent employer deux daviers droits pour maintenir le fragment intermédiaire (figure 45). De même dans les fractures obliques simples comme nous l'avons déjà exposé à propos de la réduction.

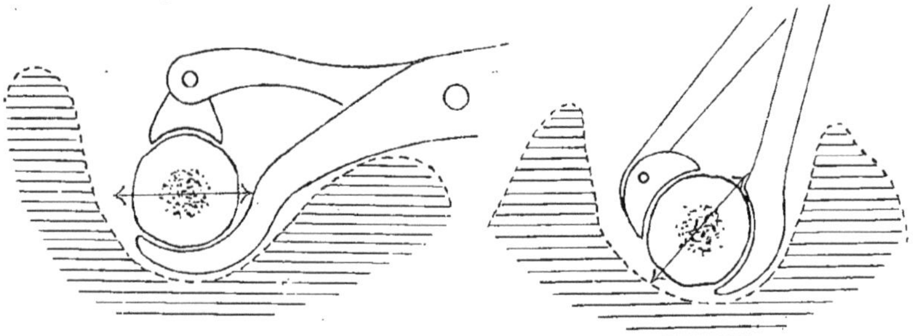

Figure 43. Figure 44.

Lorsque l'on emploie la prothèse perdue comme moyen de fixation la coaptation temporaire se fait de deux manières :

1° S'il s'agit d'une fracture transversale dentelée ou à encoche on fait la *réduction première* au moyen de deux daviers droits et de mise en angle des fragments suivie de redressement. Grâce aux inégalités des surfaces exactement engrénées les fragments tiennent en place, ce qui permet d'enlever les daviers à traction sans que les fragments se déplacent. On prend la plaque de prothèse au moyen d'une pince, on la dépose sur l'os au niveau de la fracture. On place alors un davier (droit ou coudé) fixant temporairement la plaque et les deux bouts osseux, davier placé de telle sorte qu'il appuie d'une part au milieu de la prothèse, d'autre part sur les deux bouts osseux au niveau de la fracture (figure 46). Cette technique est souvent applicable aux os de l'avant-bras.

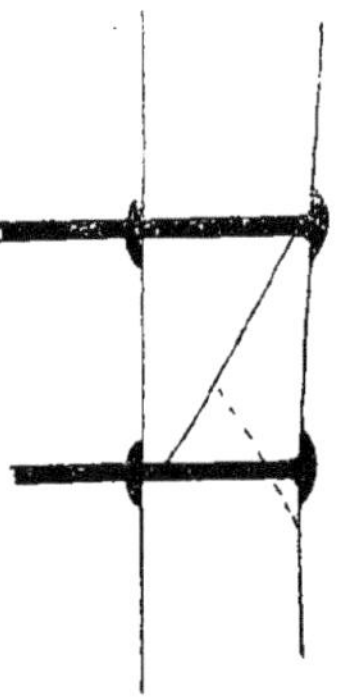

Figure 45.

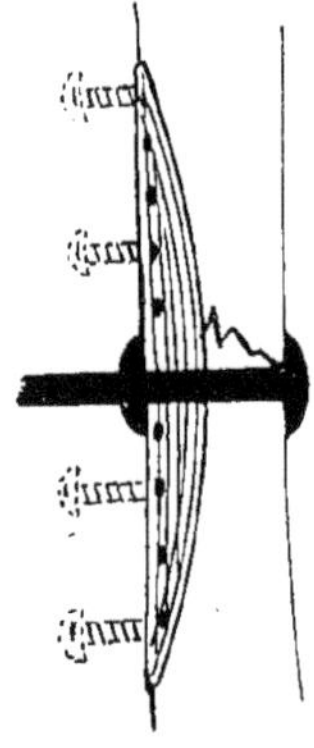

Figure 46.

S'il s'agit d'une fracture à trait oblique la manœuvre de la *réduction première* n'est pas possible parce que le déplacement se reproduit aussitôt qu'on abandonne les fragments ; d'autre part la présence des daviers à traction empêche de placer la plaque de prothèse.

2° Dans cette seconde alternative on fait la manœuvre en deux temps : 1° *Fixation première* de la plaque à un des bouts osseux suivie immédiatement de sa fixation définitive par vissage. 2° Réduction et fixation temporaire de la plaque au second fragment (figure 47). Il faut toujours fixer la plaque en premier lieu du côté du biseau autrement on pourrait avoir des difficultés pour réduire le second fragment.

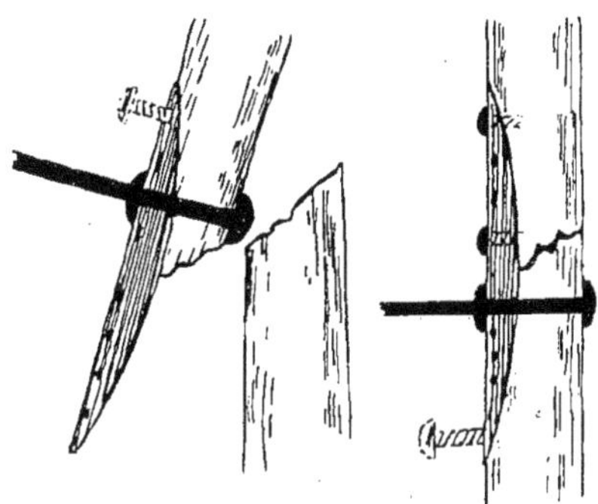

Figure 47.

Fixation temporaire dans les fractures épiphysaires.

Au niveau des épiphyses et pour les os courts on utilisera uniquement les daviers droits et le plus souvent les griffes terminales des mors. Ces daviers suppléent complètement aux daviers à dents de lion que j'employais autrefois. Je renvoie à la partie spéciale pour les détails concernant chaque région.

Pour les petits os de la main et du pied on peut employer comme instruments de fixation temporaire l'un ou l'autre modèle de pinces de Muzeux ou de pinces tire-balles (épiphyses des métacarpiens et phalanges des doigts).

CINQUIÈME TEMPS :

Fixation définitive ou ostéo-synthèse proprement dite.

La fixation des fragments est le complément logique et nécessaire de la réduction sanglante. Il est en effet bien rare que les fragments une fois réduits tiennent suffisamment en place pour qu'un nouveau déplacement ne soit pas à craindre.

Il faut avoir ouvert peu de foyers de fracture pour affirmer, comme certains chirurgiens le font, que la réduction une fois obtenue les fragments peuvent rester coaptés sans moyens de fixation directe.

Le fait est exact pour certaines fractures transversales simples dentelées ou à encoche, encore que dans ces circonstances favorables un bandage plâtré soit de rigueur.

Par contre dans les fractures diaphysaires obliques; dans les fractures esquilleuses; dans les fractures par contraction musculaire; c'est-à-dire dans presque tous les cas où une intervention est nécessaire la fixation des fragments est *indispensable* pour maintenir la réduction.

D'ailleurs les faits cliniques abondent pour prouver la nécessité d'une fixation solide. Que de fois n'a-t-on pas observé la rupture des fils d'argent autrefois employés pour la suture osseuse, avec un chevauchement définitif ou une pseudarthrose pour aboutissant? J'ai personnellement eu l'occasion d'opérer un homme atteint de fracture de la jambe et qui avait subi une réduction sanglante primitive sans ostéo-synthèse; le résultat était lamentable : Il y avait à ce moment (6 mois après l'opération) pseudarthrose par chevauchement et énorme déviation angulaire.

A deux reprises j'ai dû réintervenir chez des opérés où la rupture d'une fiche du fixateur avait été immédiatement suivie d'un nouveau chevauchement.

Ceux qui prétendent la fixation inutile ont d'ailleurs bien soin de parfaire leur opération en plaçant un bandage plâtré. Ce mélange de vieux et de neuf enlève à l'opération sanglante toute sa valeur en la rendant incertaine dans ses résultats et en supprimant ses deux grands avantages, la reconstitution anatomique parfaite et la mobilisation immédiate.

De nombreux griefs ont été reprochés à la fixation directe des fragments. On l'accuse de retarder la consolidation, d'amener de la raréfaction osseuse, des ostéites fistuleuses, etc., etc.

Tous ces accidents sont évidemment des manifestations d'infection. Ceux qui les invoquent contre l'ostéo-synthèse s'accusent eux-mêmes d'impéritie!

Le tissu osseux n'a pas de vertus spéciales à ce point de vue et il tolère parfaitement, comme les autres tissus, les *corps étrangers aseptiques.*

Le degré de tolérance de l'os pour le corps étranger dépend indirectement de certaines conditions physiques : La composition chimique du corps étranger ne semble pas avoir d'influence (les corps ayant une action chimique mis à part). J'ai employé toutes sortes de métaux sans voir de différence dans la tolérance (fer; acier; acier nickelé, doré, étamé; argent; aluminium; cuivre jaune; cuivre rouge, etc.). Les corps à surface lisse, polie et inoxydables s'enkystent plus facilement que les corps poreux; ils peuvent même s'enkyster après suppuration s'ils ne sont pas trop volumineux (fils de cerclage), alors que les métaux oxydables, à surface rugueuse, ne s'enkystent plus s'il y a eu infection, même légère.

Ce qui influe le plus sur la tolérance, c'est le volume du corps étranger, ce qui est facile à comprendre puisque les chances d'infection croissent avec les surfaces. Les chiffres suivants que j'ai relevés dans ma statistique sont édifiants à ce point de vue :

Sur 52 prothèses perdues, la plaque dut être extraite de quelques semaines à quelques mois après l'opération dans 24 cas (46 %). Sur 153 vissages perdus les vis furent extraites 58 fois (37 %). Enfin sur 81 cas de cerclages et sutures au fil métallique les fils ont été extraits dans 19 cas seulement (23 %).

Les inconvénients de l'intolérance sont d'ailleurs minimes. Dans aucun cas je n'ai dû faire l'extraction prématurément, avant la consolidation. L'extraction elle-même comporte peu d'inconvénients et est en général fort simple.

Conditions que doit remplir le mode de fixation.

Le dispositif destiné à maintenir la coaptation des fragments jusqu'à la consolidation doit :

1° Etre facile à appliquer.

2° Etre facile à extraire.

3° Réaliser une union solide.

La première condition se passe de commentaires. Toute difficulté dans l'application prolonge inutilement l'opération et aggrave le pronostic en augmentant les risques d'infection de la plaie.

La seconde condition est également très importante, car on ne peut jamais affirmer que le corps étranger sera toléré indéfiniment; nous n'en sommes pas encore à l'aseptie idéale et constante. Il faut éventuellement que l'extraction puisse se faire sans trop d'inconvénients pour le blessé et sans délabrements des parties molles

Tous les systèmes de bagues entourant les fragments, d'enchevillement central, de boulonnages sur plaques, etc., rentrent dans cette catégorie et doivent être absolument abandonnés.

La troisième condition est une question de sécurité et de garantie. Il faut que le moyen d'union soit assez solide pour maintenir les fragments jusqu'à la consolidation *et autant que possible pour rendre inutile toute espèce de bandage immobilisateur*.

Cette condition peut être remplie dans presque tous les cas; elle est essentielle comme importance en permettant, par la mobilisation immédiate d'éviter les atrophies musculaires et les raideurs articulaires.

Toutes les techniques d'ostéo-synthèse qui ne satisfont pas à ces trois conditions fondamentales doivent être écartées.

Choix des moyens de fixation.

Les moyens d'immobilisation directe des fragments sont aussi nombreux que variés. On pourrait d'ailleurs les augmenter encore!

Je n'entreprendrai pas de les décrire tous, la plupart présentent des inconvénients qui doivent les faire rejeter et n'ont plus qu'une valeur historique.

L'idéal serait d'arriver à un matériel résorbable de façon à éviter les opérations secondaires d'extraction, ce qui aurait surtout de l'importance pour la prothèse perdue. Je suis convaincu qu'on résoudra ce problème en faisant des recherches méthodiques sur les animaux. J'ai fait quelques essais avec le magnésium, malheureusement ces expériences sont restées incomplètes et sans signification définitive. Peut-être y aurait-il lieu d'essayer des plaques résorbables en os décalcifié, rendu plus ou moins dur par le formol ou l'acide chromique.

*
* *

Après avoir expérimenté un grand nombre de procédés de fixation, j'en suis arrivé à ne plus en admettre que deux pour la généralité des cas : Le *vissage* et le *cerclage*. Ce n'est qu'exceptionnellement que j'emploie encore l'agrafage, le clouage, le boulonnage et la suture classique.

Je décrirai comme techniques de première importance :

1. Le vissage direct.
2. Le vissage sur plaque (prothèse interne).
3. Le vissage sur tuteur (prothèse externe).
4. Le cerclage.

Comme techniques à employer exceptionnellement :

5. L'agrafage.
6. Le clouage.
7. Le boulonnage.
8. La suture classique.

Considérations générales sur le vissage des os et matériel instrumental.

La texture du tissu osseux est très variable. Entre l'os éburné et épais des grandes diaphyses de l'adulte et le tissu spongieux mou et gras des épiphyses des vieillards il y a tous les intermédiaires. Il faut tenir largement compte de ces différences au point de vue de la technique du vissage

Pour l'os dur condensé, qui se rapproche du métal par sa résistance, il faut faire usage de vis à pas petit et peu profond. Le pas anglais des vis à métal (dit pas Whitworth) convient parfaitement (figure 48, a).

L'os spongieux des épiphyses et des os courts par contre doit être comparé au bois tendre comme texture. On peut ici employer des vis à pas plus large et plus profond sur le modèle des vis à bois (figure 48, b).

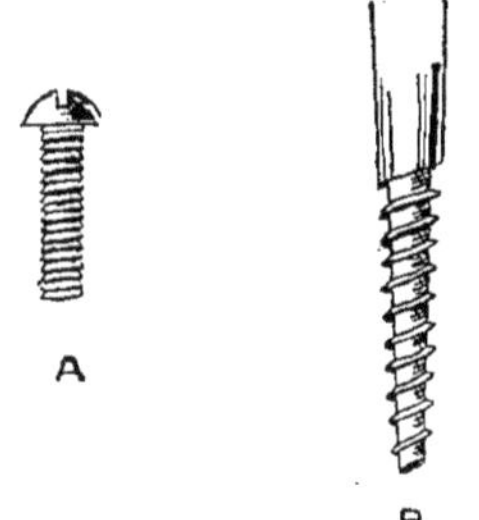

Figure 48.

Pour éviter de compliquer le matériel, j'emploie un pas intermédiaire entre celui des vis à métal et celui des vis à bois. Suivant le calibre les vis ont de 8 à 12 filets par centimètre. Ces vis tiennent parfaitement bien dans le tissu spongieux des épiphyses à cause de leur longueur qui peut toujours être plus considérable que dans les os durs.

Dans l'os dur éburné il est impossible d'enfoncer une vis sans avoir préalablement foré un trajet. En plus, si on veut obtenir un vissage correct il faut, comme pour le métal, *tarauder* le trou, c'est-à-dire creuser la rainure de la vis dans le canal foré.

Si on ne prend pas cette précaution, ou bien le trou sera trop large et la vis ne tiendra pas solidement, elle tournera follement quand on voudra la bloquer; ou bien si le trou est trop étroit la vis se grippera et se rompra au ras de l'os, sans pouvoir être enfoncée.

Pendant longtemps j'ai employé le *taraudage*. Je forais d'abord un trou (bien calibré d'après les vis à employer), puis je passais un taraud tranchant faisant la voie à la vis. Cette façon de faire qui est celle des mécaniciens, est la plus parfaite comme exécution. Elle a l'inconvénient d'être un peu longue et de nécessiter l'introduction successive de trois corps étrangers dans l'os (la mèche perforatrice, le taraud et la vis), d'où augmentation des risques d'infection.

Je suis arrivé à simplifier considérablement la technique du vissage de la façon suivante : J'ai prolongé le bout de la vis en une pointe de forêt triangulaire. La vis montée sur le perforateur sert

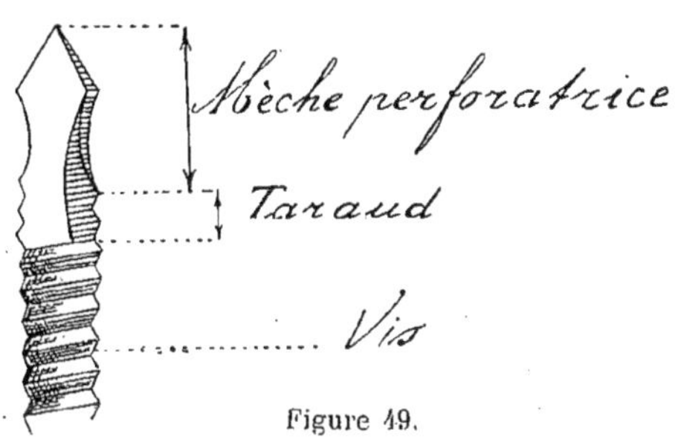

Figure 49.

elle-même de forêt. (Voir plus loin la description du mandrin porte-vis.) La longueur du forêt doit être calculée et correspondre à l'épaisseur du tissu compact à traverser (figure 50, a et b). Entre la mèche et le corps de la vis une petite étendue de la pièce est taillée en forme de taraud tranchant (figure 49).

Le mécanisme du fonctionnement de ce dispositif est facile à comprendre. Le forêt fait la percée de l'os; le taraud entre ensuite, faisant le filet dans le canal creusé, et le corps de la vis entre ainsi sans difficulté, sans risque de rupture et tient d'une façon parfaite (figure 50).

J'ai adapté ce système aux fiches du fixateur et à toutes les vis pour les épiphyses et les os spongieux.

Pour la prothèse perdue et le vissage direct des diaphyses, j'ai supprimé la flèche perforatrice pour les raisons suivantes :

D'une part les petites vis destinées à la prothèse perdue se montent difficilement sur le mandrin du perforateur à cause de leur brièveté.

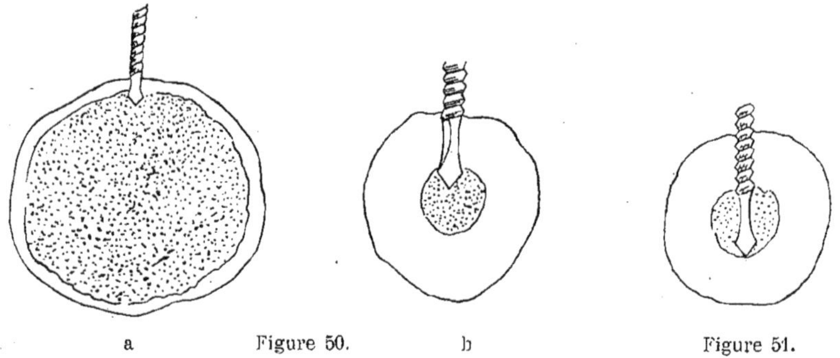

a Figure 50. b Figure 51.

D'autre part pour le vissage direct des diaphyses la flèche perforatrice a des inconvénients, parce qu'il faut perforer l'os d'outre en outre. Or, la pointe de la vis après avoir traversé le canal médullaire vient buter contre la paroi profonde et, ne pouvant pénétrer assez rapidement, se brise dans le canal médullaire (figure 51). On peut éviter cet écueil en forant la première paroi d'un trou assez large pour permettre à la vis d'entrer sans frottement, la mèche perfore alors sans accidents la paroi profonde et le vissage se fait à ce niveau ; mais exécuté ainsi le vissage est plus compliqué et moins solide.

Matériel instrumental pour le vissage des os.

Vis : Pour les raisons que je viens d'exposer, les vis que j'utilise pour le vissage direct sont de deux sortes :

a) Les vis à mèche perforatrice.
b) Les vis sans mèche perforatrice.

a) *Vis à mèche perforatrice :* Ces vis sont d'un emploi très fréquent. Elles servent pour le vissage direct des fragments de tous les os spongieux (os courts, clavicule, sternum, côtes, épiphyses et apophyses.

J'en ai construit toute une série pour pouvoir faire toujours un choix adéquat à la région.

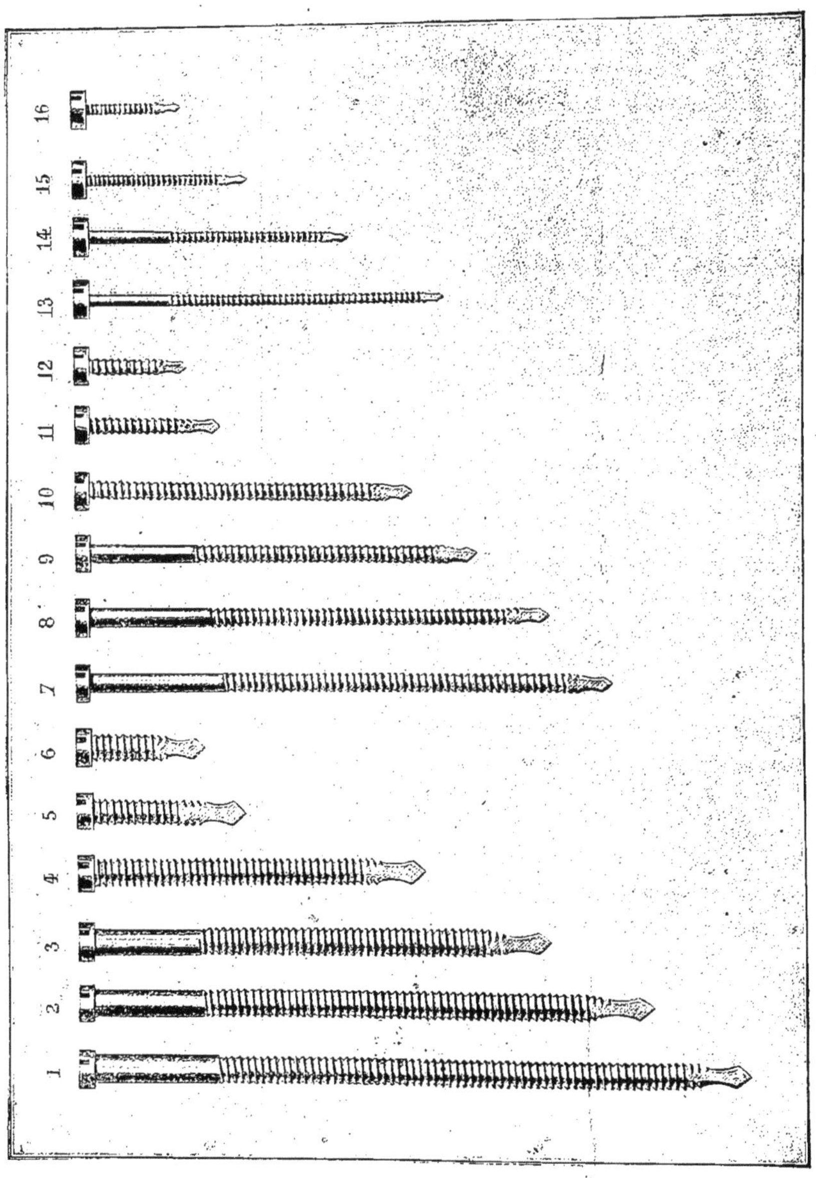

Figure 52.

Elles existent en trois grosseurs 2, 3 et 4 millimètres d'épaisseur. Leur longueur varie de 2 à 10 centimètres. Le corps est cylindrique, la tête forte et plate ; toutes les têtes ont les mêmes dimensions pour pouvoir s'adapter au mandrin porte-vis. Elles sont faites d'acier fin, doré au feu et *non trempé* pour éviter de casser (figure 52).

Pour la fracture sous-trochantérienne du fémur, j'ai deux fois employé des vis de 13 centimètres de longueur.

b) *Vis sans mèche perforatrice :* Ces vis sont destinées à visser directement les fragments de certaines fractures diaphysaires (fractures obliques où l'obliquité est insuffisante pour pouvoir être efficacement cerclées). Elles sont d'un usage beaucoup plus restreint que les vis à mèche perforatrice, parce que les cas où leur emploi est possible peuvent toujours être opérés par une autre technique.

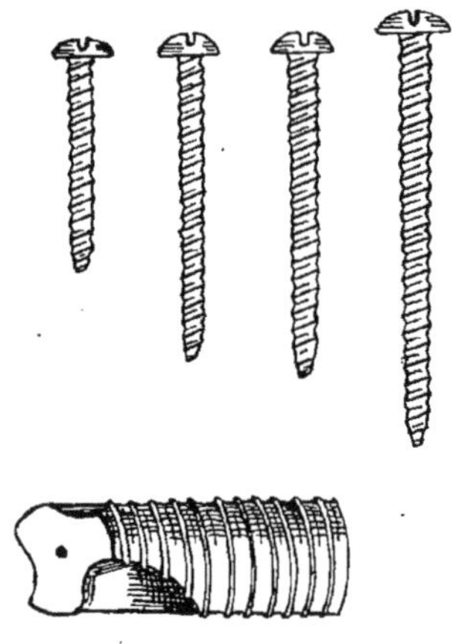

Figure 53.

J'ai construit quatre grandeurs de vis pour le vissage direct des diaphyses. Elles ont une épaisseur de 3 et 4 millimètres et une longueur de 2 ½, 3, 3 ½ et 4 centimètres. Le bout est taillé en forme de taraud tranchant triangulaire (figure 53).

A chacune de ces vis correspond une mèche américaine pouvant se monter sur le perforateur (voir plus loin).

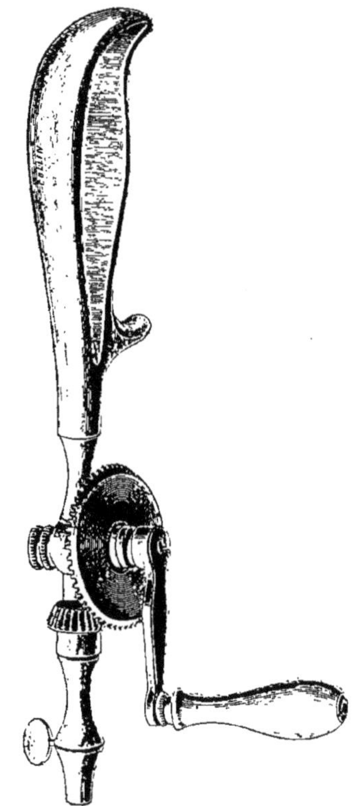

Figure 54.

Perforateur. J'ai pendant longtemps utilisé pour le placement des vis et le forage des os, le perforateur à manivelle de Collin (figure 54).

C'est un excellent instrument. Il présente cependant quelques aléas pour l'ostéo-synthèse : La manœuvre de la manivelle est parfois gênée par la présence des daviers fixateurs. D'autre part, l'effort latéral que l'on doit faire avec la manivelle se transmet toujours plus ou moins au corps de l'instrument; il en résulte des mouvements de balance qui enlèvent de la précision et peuvent occasionner un faussage des vis longues et fines, ou exposer à déplacer les fragments.

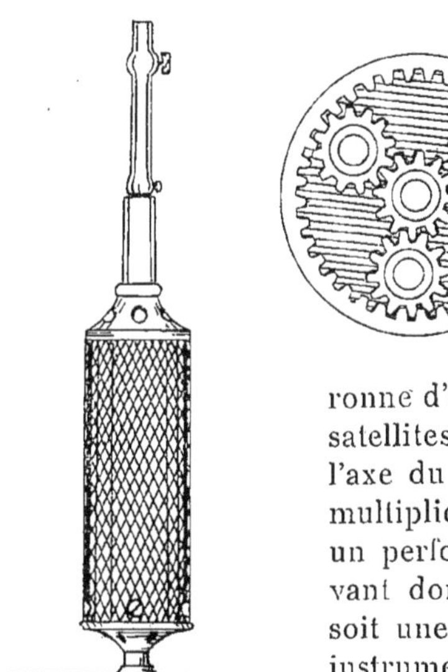

Figure 55.

Pour remédier à ces défauts j'ai construit un *perforateur à multiplication centrale,* dont le mouvement est commandé par un volant fixé dans l'axe de l'instrument et tournant dans le même sens (figure 55).

La transmission et la multiplication ont été obtenues au moyen d'une couronne d'engrenage et d'un jeu de trois pignons satellites entraînant le pignon central fixé sur l'axe du perforateur. Dans cet instrument la multiplication est de trois. L'idéal serait d'avoir un perforateur à multiplication centrale pouvant donner à volonté soit la prise directe, soit une multiplication par 2 ½ ou 3. J'ai un instrument de cette sorte à l'étude.

Le perforateur est employé pour le vissage direct, pour le placement des fiches du fixateur, pour forer les trous dans la prothèse perdue. Il sert également à forer les trous pour la suture classique, le boulonnage, l'hémicerclage, etc.

Mandrin porte-vis. Ce petit instrument est un raccord permettant de monter les vis sur le perforateur (figure 56).

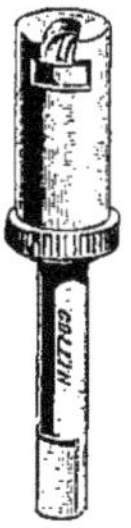

Figure 56.

Il se compose : 1° d'une pièce mâle (figure 57, a); pièce cylindrique d'acier pouvant s'emboîter par une extrémité amincie sur le perforateur et garnie d'un pas de vis à sa surface. Le bout libre de cette pièce présente une saillie destinée à s'engager dans la rainure de la tête de la vis.

2° D'une pièce femelle en forme de capuchon se vissant sur la pièce mâle. L'extrémité libre de ce capuchon est taillé latéralement d'une ouverture ayant la forme et les dimensions de la tête de la vis (figure 57, b).

Voici le mode d'emploi de ce mandrin :

On le fixe au perforateur (figure 57, c); la pièce femelle est légèrement dévissée pour dégager l'ouverture qu'elle porte à son extrémité. On introduit la tête de la vis par cette fenêtre et on serre le capuchon.

La vis est dès lors solidement unie au perforateur. On l'enfonce directement dans l'os par quelques tours de volant. Lorsque la pénétration est presque complète, on devisse légèrement le capuchon et on libère la vis par un mouvement latéral. On achève le serrage à fond avec le tourne-vis à main.

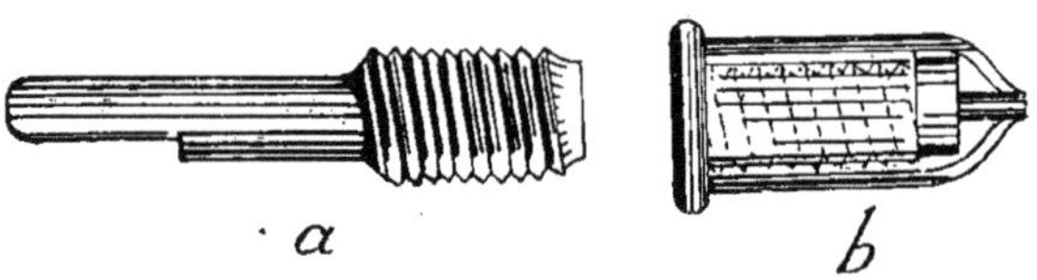

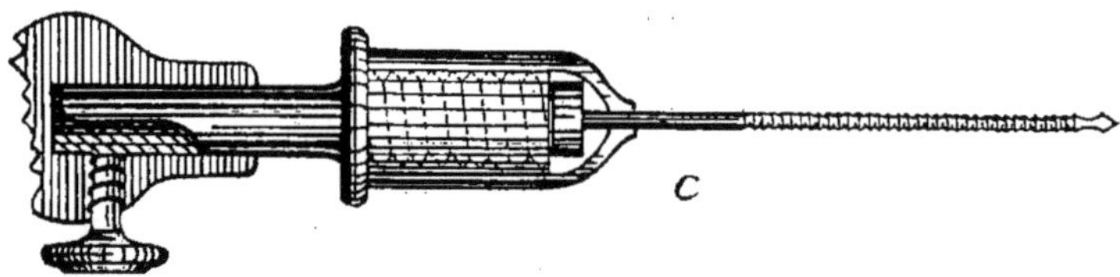

Figure 57.

Le mandrin porte-vis est surtout précieux pour placer les vis longues de 5 à 10 centimètres. Avec le tourne-vis à main le placement serait long, fatiguant, et manquerait de précision ; ce qui exposerait à briser la vis ou à déplacer les fragments à réunir.

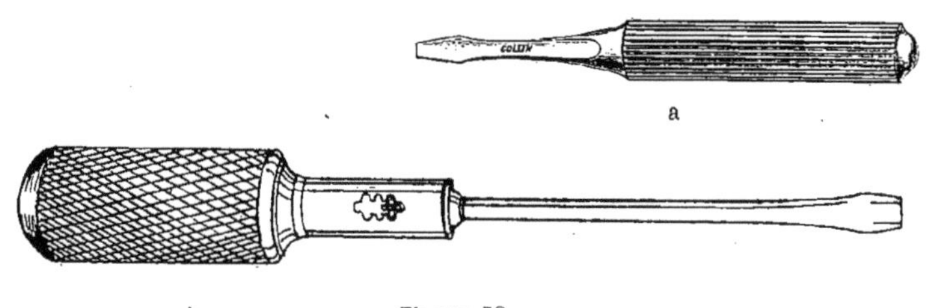

Figure 58.

Tourne-vis. J'emploie deux modèles de tourne-vis :

L'un est à lame simple et assez menu. Il sert à placer les petites vis employées pour la prothèse perdue (figure 58, a).

Pour les vissages épiphysaires, j'emploie un tourne-vis plus puissant et muni d'un cliquet donnant à volonté la rotation à droite ou à gauche (modèle américain). Le bout de la lame porte en outre deux saillies empêchant l'instrument de glisser (tourne-vis anti-dérapant) (figure 58, b).

Pince porte-vis. Cet instrument sert à prendre les vis et à les maintenir pendant le vissage avec le tourne-vis à main. J'emploie dans ce but une pince hémostatique coudée, dont les mors sont munis d'une encoche près de l'extrémité (figure 59). Cette pince est surtout utile pour placer les vis dans la prothèse perdue (voir plus loin).

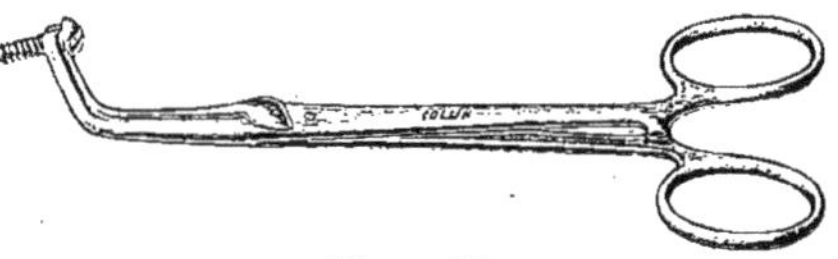

Figure 59.

Mèches américaines calibrées. Pour les cas où le forage préalable de l'os est nécessaire (prothèse perdue, vissage direct des diaphyses), j'emploie des mèches hélicoïdales, dites mèches américaines. J'en utilise quatre numéros calibrés avec soin; les deux numéros inférieurs correspondent aux petites vis destinées au vissage direct des diaphyses. Ces mèches sont pourvues d'un talon qui permet de les monter directement sur le perforateur; elles portent un numéro d'ordre destiné à éviter toute erreur (figure 60).

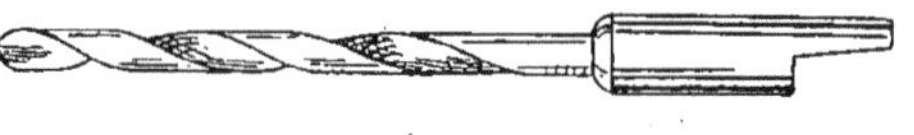

Figure 60.

I. Vissage direct des fragments.

La vis doit être la base des moyens d'union des os. La soudure mise à part, c'est le moyen mécanique idéal pour unir deux corps solides.

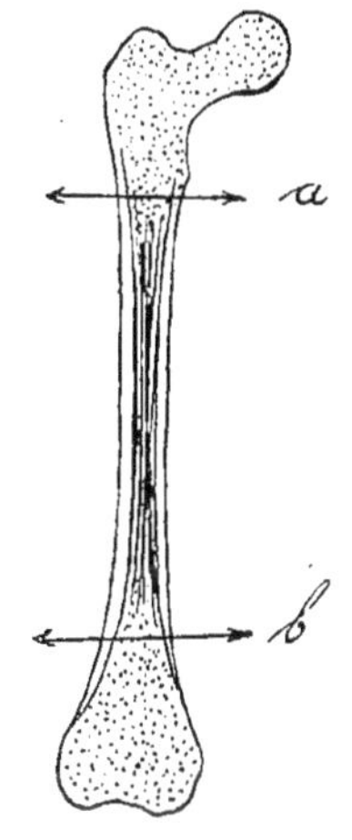

Figure 61.

Pratiquement la vis répond à tous les desiderata de l'ostéo-synthèse : facilité d'application, facilité d'extraction, solidité extrême, minimum de corps étrangers. Aussi, de tous les procédés d'ostéo-synthèse, le vissage simple des fragments est-il le plus précieux, celui dont les applications sont les plus fréquentes.

Pour que le vissage direct soit réalisable, il faut que la disposition de la fracture soit telle que la vis puisse être placée perpendiculairement au trait de fracture.

Au niveau des épiphyses et des os formés de tissu spongieux en général, les vis peuvent être enfoncées dans toutes les directions, grâce à l'homogénéité de consistance du tissu. La conséquence en est que le vissage direct est toujours applicable au niveau des os spongieux (épiphyses, apophyses, os courts, sternum, clavicule, côtes et bassin). Sur la figure 61, représentant la coupe d'un fémur adulte, les flèches indiquent les limites du tissu spongieux, là où les vis peuvent être enfoncées dans toutes les directions. La partie diaphysaire comprise entre les flèches *n'admet que le vissage perpendiculaire à l'os.*

A. *Technique du vissage des os spongieux.*

On monte sur le perforateur le mandrin porte-vis. On choisit une vis adéquate à la région comme longueur et épaisseur et on la fixe au mandrin (figure 62).

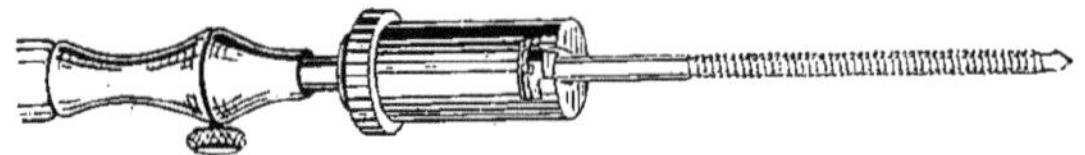

Figure 62.

On présente la vis à l'os et on l'enfonce directement en tenant le perforateur exactement dans la direction du vissage pour éviter de fausser la vis. Une fois la pénétration presque complète, on dégage la vis du mandrin en dévissant légèrement le capuchon. On termine le vissage avec le tourne-vis anti-dérapant et on serre prudemment à fond.

Soit à visser une fracture condylienne du coude (figure 63). La fracture est supposée réduite et fixée temporairement par un davier à crémaillère (premiers temps de l'ostéo-synthèse) :

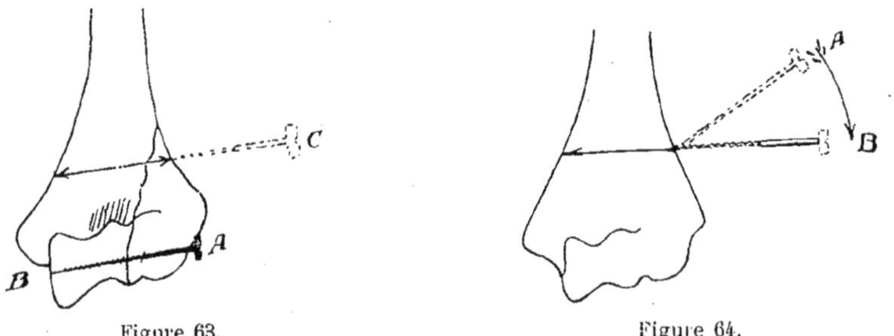

Figure 63. Figure 64.

On prend une vis dont la longueur correspond au diamètre A, B (figure 63). On la présente bien perpendiculairement au point A ; par quelques tours de volant on l'enfonce presque complètement. On dégage la vis du mandrin et on serre à fond avec le tourne-vis à main. On place, si c'est nécessaire, une seconde vis au point C (figure 63) en suivant la même technique.

Une difficulté se présente fréquemment : la vis doit être enfoncée dans une direction oblique par rapport à la surface de l'os. Dans ce cas la pointe tend à glisser sur la couche corticale dure et un dérapage est à craindre. Il faut pour éviter cet écueil commencer par présenter la vis perpendiculairement au plan osseux (figure 64, A); une fois que la pointe a mordu dans la couche corticale on rectifie la direction sans danger de déraper (figure 64, B). Cette petite manœuvre doit être exécutée très fréquemment.

On peut aussi, et c'est à recommander quand l'obliquité est fort grande, commencer par enlever un petit coin osseux avec le bec d'une pince coupante droite. La vis est alors enfoncée avec sécurité dans cette petite encoche (voir vissage longitudinal de la clavicule et des côtes).

B. *Vissage direct des diaphyses.*

Le vissage simple peut être employé dans les fractures des diaphyses, mais *seulement dans les fractures obliques*. En effet, la fixation des fragments par vissage simple n'est pas à recommander dans les *fractures transversales*. La vis placée obliquement ne donnerait aucune solidité à la réparation et le corps étranger, nécessairement assez volumineux, compromettrait gravement la nutrition des bouts fracturés. Le placement d'une vis obliquement dans l'os dur est d'ailleurs

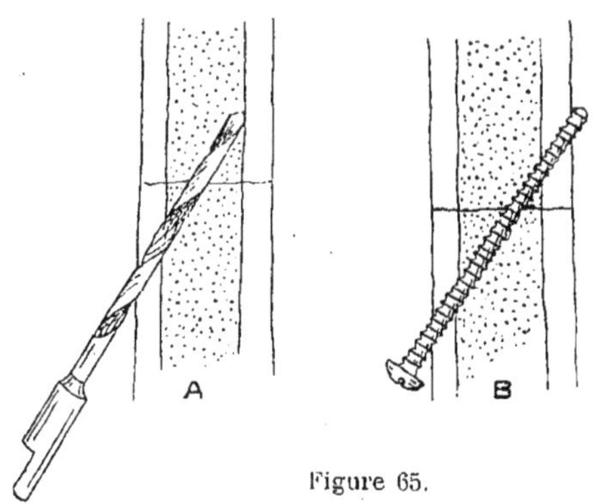

Figure 65.

difficile à exécuter et expose à des accidents : le forage préalable, qui est indispensable, expose à briser le forêt dans le canal médullaire, la pointe de l'instrument glissant sur le plan oblique de la paroi profonde (figure 65).

Le vissage simple est, par contre, un moyen de fixation solide et recommandable dans les fractures diaphysaires obliques, les vis pouvant être placées normalement aux surfaces à coapter. Je suis cependant peu partisan de ce mode de synthèse osseuse dans les fractures diaphysaires obliques pour les raisons suivantes :

Si la fracture est fort oblique, en biseau allongé, le cerclage est incontestablement supérieur. Il donne une grande solidité, est facile à appliquer, et ne nécessite pas de perforation osseuse. D'autre part, le vissage simple n'est guère applicable quand il y a fracture esquilleuse.

On pourra recourir au vissage direct dans les fractures diaphysaires obliques simples, là où l'obliquité est insuffisante pour pouvoir employer le cerclage avec sécurité.

Le seul inconvénient du vissage direct est de nécessiter une double perforation totale de l'os et d'exposer de ce chef à du retard de la consolidation en cas d'infection de la plaie. C'est pourquoi dans ces cas, lorsque la fracture siège au milieu du corps de l'os, je préfère recourir au fixateur ou à la prothèse perdue.

Par contre, le vissage simple est à recommander dans les fractures obliques juxta-épiphysaires, là où le fixateur n'est plus applicable et où la conicité de l'os rend le cerclage moins bon.

Technique du vissage direct des diaphyses.

Soit une fracture oblique simple du milieu de la diaphyse du tibia. La fracture est supposée réduite et coaptée par un davier (figure 66).

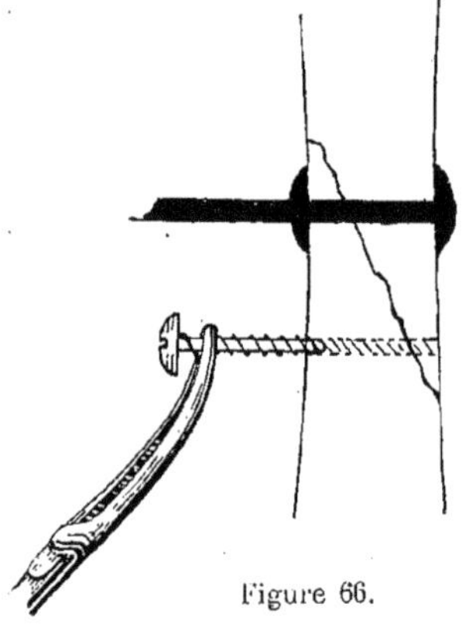

Figure 66.

Un trou est foré perpendiculairement, près de la limite de la fracture, d'outre en outre des deux fragments. Une vis sans pointe, de 2 $\frac{1}{2}$ centimètres, est prise au moyen de la pince porte-vis, présentée à l'os et enfoncée directement avec le tourne-vis à main. Il faut visser doucement, mais avec force, jusqu'à ce que la tête soit appliquée à l'os. On recule alors le davier fixateur et on place une seconde vis de la même manière à l'autre extrémité du trait de fracture (figure 67).

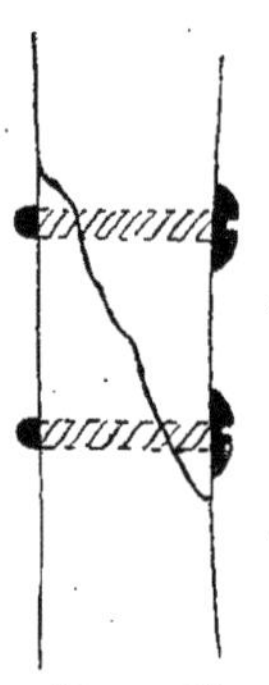

Figure 67.

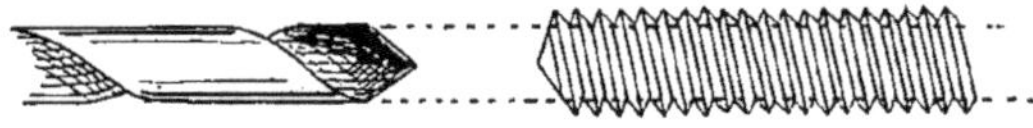

Figure 68.

Il est essentiel pour que ce vissage soit solide que le forêt soit exactement calibré. Il doit avoir un diamètre égal à la partie centrale de la vis, de façon que les filets pénètrent à fond dans le tissu osseux (figure 68).

La longueur de la vis doit être calculée un peu supérieure à l'épaisseur de la diaphyse; le bout de la vis peut sans inconvénient dépasser la surface de l'os de quelques millimètres.

Voici un moyen d'apprécier approximativement la longueur de la vis à employer :

Au niveau d'un os à diaphyse cylindrique (fémur, humérus, clavicule), la vis doit avoir une longueur un peu supérieure au diamètre d'os qu'on voit dans la plaie.

Au tibia, dans son $^1/_3$ supérieur, on prendra une vis d'une longueur égale à la moitié de la largeur de la face interne de l'os. Au milieu du tibia on prendra une vis mesurant environ les $^2/_3$ du diamètre visible. Au $^1/_3$ inférieur de la jambe l'os devient cylindrique, la vis devra avoir la longueur du diamètre visible dans l'incision.

J'ai employé rarement le vissage direct pour les fractures diaphysaires (seulement sept fois, cinq fois au tibia et deux fois au fémur).

Cette technique doit être mise en parallèle avec l'agrafage et le boulonnage. Elle est incomparablement supérieure à l'agrafage comme précision et solidité et doit lui être préférée. Comparée au boulonnage, le vissage simple en présente tous les avantages (solidité, précision et minimum de métal perdu), mais il n'en a pas les inconvénients (difficulté de placer et d'extraire les boulons).

II. Vissage sur plaque.

(PROTHÈSE MÉTALLIQUE PERDUE, PROTHÈSE INTERNE.)

Ce mode de suture déjà ancien consiste à réunir les fragments osseux au moyen d'une lame rigide fixée par des vis, des boulons ou des cerclages.

La prothèse perdue est un excellent moyen d'ostéo-synthèse. Elle a constitué à un moment donné un grand progrès dans la chirurgie des fractures, et, si le fixateur que j'ai imaginé lui a enlevé une bonne partie de ses indications, elle n'en reste pas moins une acquisition précieuse dont les applications sont nombreuses.

Matériel instrumental.

Plaques de prothèse. On peut employer toutes sortes de substances pour former l'attelle perdue, des substances organiques telles que l'os décalcifié, la celluloïde, etc., ou des métaux (or, argent, platine, cuivre jaune, cuivre rouge, aluminium, magnésium, acier doré, étamé ou nickelé, etc.).

L'aluminium, l'argent, le cuivre sont caractérisés par leur malléabilité; ce qui est un avantage parce qu'on peut facilement modeler la plaque; mais par contre, ce qui constitue le plus souvent un inconvénient grave en exposant à des incurvations secondaires. J'ai eu deux fois cet accident avec des plaques d'aluminium et de laiton !

Il faut avant tout que la prothèse soit rigide et ne puisse se déformer, c'est pourquoi je n'emploie plus que des plaques faites de bon acier et d'une épaisseur suffisante pour ne pas s'incurver après l'opération.

Les premières plaques que j'ai utilisées étaient des lames d'aluminium à bords parallèles, légérement creusées en gouttières et percées de trous nombreux.

Dans la première édition de cet ouvrage je préconisais comme tuteurs perdus, d'étroites attelles faites d'acier doux, doré, et percées de trous nombreux (figure 69). Ces attelles présentaient l'avantage de

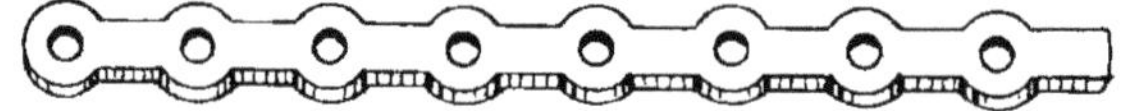

Figure 69.

pouvoir être modelées et cisaillées extemporanément. J'ai abandonné ce modèle d'attelles parce qu'elles manquent de rigidité, à moins que de les faire très massives. Les plaques que j'emploie actuellement sont en acier trempant recuit. Elles sont excavées en gouttières pour bien se modeler sur les os. Elles sont affilées aux extrémités et larges au milieu, là où l'effort est le plus grand.

Elles sont perforées tous les 5 millimètres de façon à pouvoir toujours placer les vis aux endroits les plus propices.

Leur longueur varie de 2 à 15 centimètres, l'épaisseur va de 1 à 2 millimètres suivant la grandeur (figure 70).

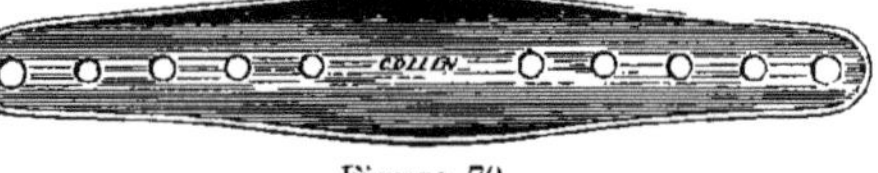

Figure 70.

Toutes ces plaques de prothèse sont rectilignes, sauf celles destinées à la diaphyse fémorale, lesquelles doivent présenter une courbure suivant la longueur, pour s'adapter exactement.

Dans certains cas spéciaux, surtout dans les fractures juxta-articulaires, il faut recourir à des prothèses de formes spéciales. Dans ces cas je conseille de modeler au marteau une gouttière d'acier sur un os sec similaire (figure 71). Il serait utile que les fabricants d'instruments aient toujours en magasin un choix de plaques variées, s'adaptant aux différentes régions du squelette. Je reviendrai sur ce point dans la partie spéciale.

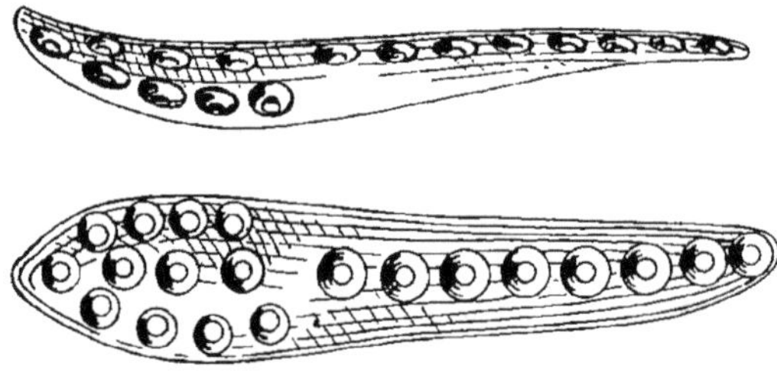

Figure 71.

Vis pour la prothèse perdue.

Pour fixer la prothèse on peut employer le vissage, le cerclage ou le boulonnage.

Le cerclage n'est pas mauvais, mais présente l'inconvénient d'accumuler une grosse épaisseur de métal et de gêner ainsi l'application des parties molles sur l'os. La fixité est aussi moins bonne qu'avec le vissage, et l'extraction plus malaisée.

Le boulonnage doit être proscrit ; il est d'un placement très difficile dans presque toutes les régions, et l'extraction des boulons est toujours extrêmement laborieuse, nécessitant souvent deux grandes incisions. Le boulonnage ne présente d'ailleurs aucun avantage sur le vissage simple de la plaque.

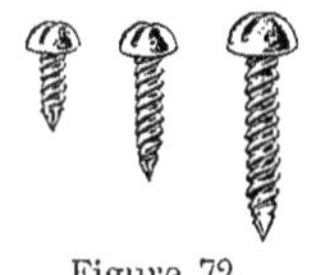

Figure 72.

Les vis que j'emploie pour la prothèse perdue sont cylindriques à têtes demi-rondes, filetées d'un pas assez fort; la pointe est taillée triangulairement en forme de taraud pour leur permettre de mordre dans l'os dur (comme les vis décrites plus haut pour le vissage direct des diaphyses).

Les plus grandes, destinées à fixer les prothèses du fémur, mesurent 10 millimètres de tige sur 3 millimètres d'épaisseur ; les moyennes ont 7 millimètres sur $2\,{}^1/_2$; les petites 5 millimètres sur $2\,{}^1/_2$ (figure 72).

J'ai abandonné les petites vis, munies d'une mèche perforatrice, pour la prothèse perdue (figure 73). Leur maniement était incommode à cause de leur brièveté, et la perforation des os épais, comme le fémur, plus longue qu'avec une bonne mèche américaine. Dans les os ostéoporeux et dans les régions juxta-épiphysaires, il faut employer des vis plus longues pour avoir une solidité suffisante. On emploiera alors, suivant les cas, soit les vis décrites pour le vissage direct des diaphyses, soit les vis à mèche perforatrice employées pour le vissage des épiphyses.

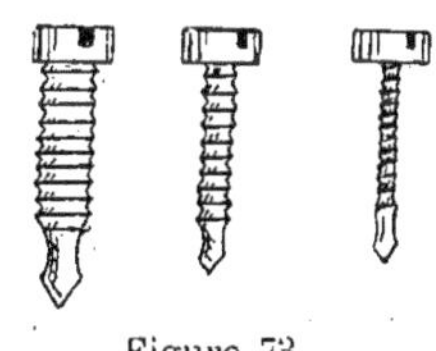

Figure 73.

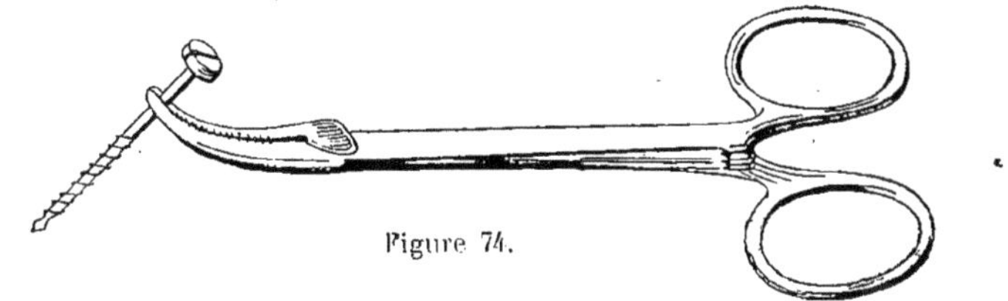

Figure 74.

Les instruments spéciaux nécessaires pour la prothèse perdue ont été déjà décrits; ce sont les mèches américaines calibrées, la pince porte-vis (figure 74) et le tourne-vis simple.

Indications de la prothèse perdue.

La prothèse *ne doit jamais être employée, ni pour les os courts, ni pour les épiphyses.* On peut *toujours* fixer ces fractures plus simplement, par un vissage direct, voire par un agrafage, un clouage, un cerclage ou un boulonnage.

La prothèse *peut* s'employer dans les fractures des diaphyses. Tous les cas où on emploie le fixateur (fémur, tibia, humérus) peuvent être opérés au moyen d'une plaque perdue.

Le fixateur présente, comme je le dirai plus loin, des avantages décisifs qui doivent le faire préférer dans beaucoup de cas.

Les fractures où la prothèse perdue est le procédé de choix sont, à mon avis actuel :

1° Les fractures diaphysaires des deux os de l'avant-bras.

2° Les fractures juxta-épiphysaires du fémur, du tibia et de l'humérus, là où l'utilisation du fixateur est impossible par la proximité d'une articulation.

3° La prothèse perdue présente des avantages dans certaines fractures diaphysaires anciennes, avec ostéoporose, où les fiches du fixateur tiendraient mal et dans certaines fractures comminutives des grands os.

Technique de la prothèse perdue.

La prothèse nécessite plus que toute autre technique une aseptie sévère, la tolérance du corps étranger étant d'autant plus difficile à obtenir qu'il est plus volumineux. Il est de première nécessité d'opérer sans toucher aux matériaux de la suture. On évitera autant que possible de recourir à la plaque perdue s'il s'agit d'une fracture ouverte suspecte d'infection ; si on doit néanmoins y recourir dans ces conditions un drainage de la plaie sera prudent.

Prothèse perdue dans les fractures simples (non esquilleuses).

Le placement de la prothèse peut se faire de deux manières différentes :

a). On peut fixer premièrement la plaque à l'un des bouts osseux ; faire ensuite la réduction et finir par le vissage de la plaque au second fragment.

b). Ou bien, on peut faire d'abord la réduction exacte de la fracture ; puis poser la plaque sur l'os et faire la fixation en une fois.

Cette seconde façon n'est possible que si les fragments peuvent être engrenés suffisamment pour ne pas se déplacer au moment de la prothèse.

a). *Technique de la prothèse par fixation première de la plaque.*

Ce modus faciendi sera le plus souvent employé. Je décrirai ici comme type de ce genre la prothèse perdue appliquée à une fracture transversale du fémur.

Je passerai sous silence les premiers temps déjà décrits (incision et préparation des bouts osseux).

La prothèse elle-même comprend les manœuvres suivantes :

1° Le fragment le plus superficiel est soulevé avec un crochet à traction (figure 75). Le crochet à traction est confié à l'assistant qui maintient l'os hors de la plaie.

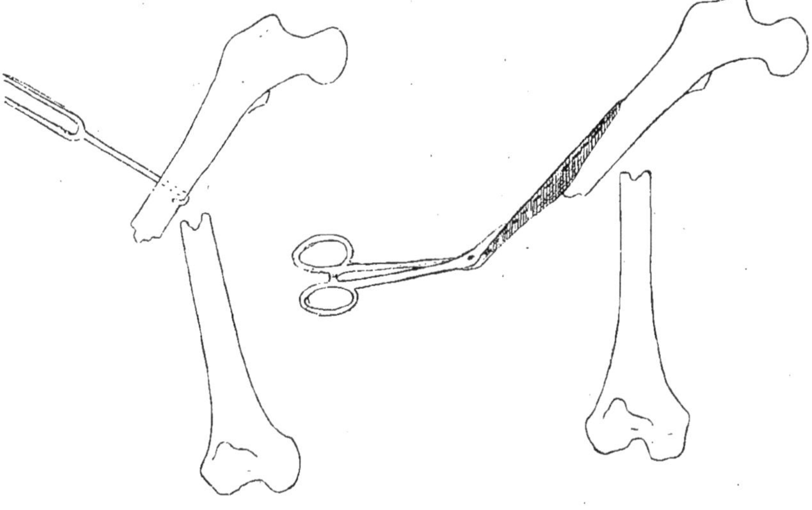

Figure 75. Figure 76.

2° La plaque de prothèse saisie à une extrémité par une pince coudée est présentée au fragment osseux et fixée temporairement par un davier à crémaillère placé près du bout de l'os (figures 76 et 77).

3° Perforation de l'os dans le dernier trou de la plaque jusque dans le canal médullaire. Une vis prise avec la pince coudée est présentée au trou et enfoncée avec le tourne-vis à main (figure 77).

Une deuxième vis est placée de la même façon, un peu plus bas ; puis une troisième près du bout de l'os, après avoir un peu reculé le davier fixateur. Celui-ci est laissé en place jusqu'à ce que la réduction soit obtenue ; je ne l'ai pas représenté dans la figure 78 pour ne pas encombrer le dessin.

4° Au moyen d'un crochet à traction on harponne le fragment inférieur. On fléchit progressivement le fémur dans le foyer de la fracture et on amène le bout intérieur dans l'angle formé par la plaque avec le fragment supérieur (mise en angle des fragments). On réduit la fracture en redressant peu à peu le membre (figure 78).

Quand la réduction est presque complète on place un davier près

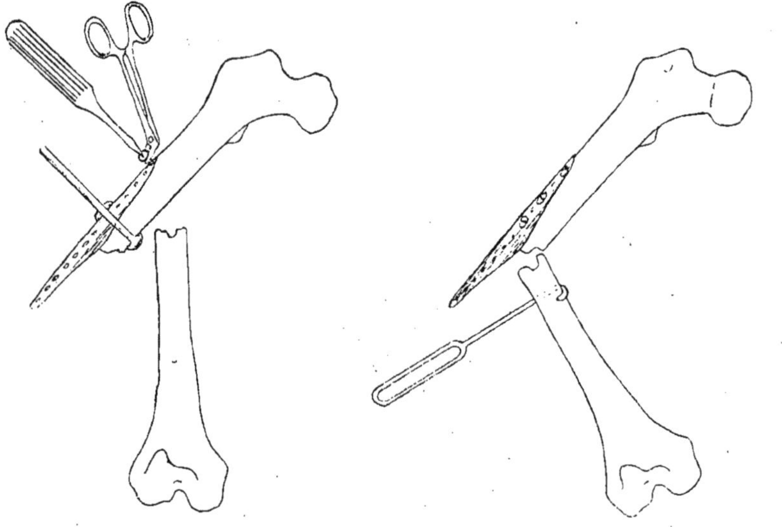

Figure 77. Figure 78.

du bout du fragment inférieur de façon à fixer la plaque et on le ferme progressivement jusqu'à ce que la coaptation soit mathématique (figure 79). On enlève alors le davier placé sur le fragment supérieur et devenu inutile.

5° On place trois vis sur le fragment inférieur comme il a été dit ci-dessus; on enlève le davier fixateur. L'opération est terminée.

En suivant cette technique à la lettre, la prothèse perdue peut facilement être exécutée en dix à quinze minutes; les contacts des doigts sont absolument supprimés tant avec la plaie, qu'avec les matériaux de la prothèse ce qui donne une garantie quasi absolue d'aseptie.

La figure 80 donne une idée de la solidité de la prothèse ainsi pratiquée.

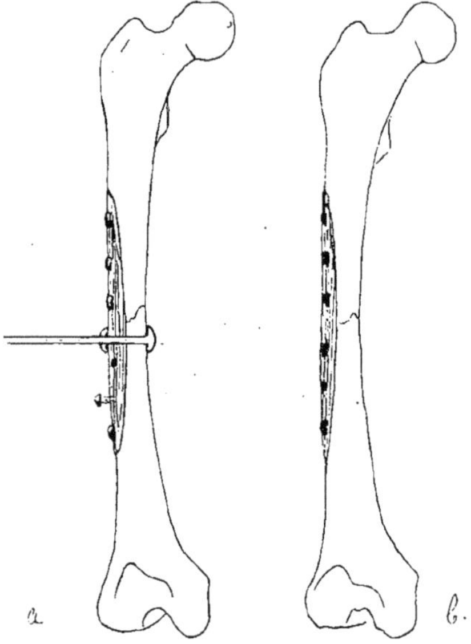

Figure 79.

La technique que je viens de décrire, (fixation première), s'adresse à presque tous les cas : fractures transversales et obliques des diaphyses et des régions juxta-épiphysaires.

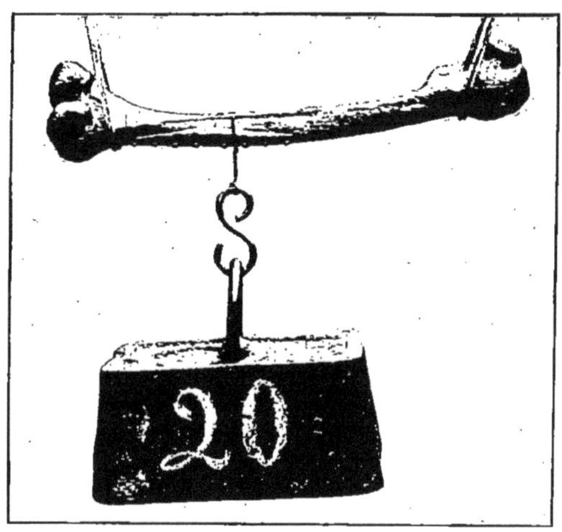

Figure 80.

S'il s'agit d'une fracture oblique il faut toujours commencer par fixer la plaque au fragment dont le biseau est du côté superficiel (fig. 81, a) car autrement on aurait des difficultés pour faire la réduction (figure 81, a et b).

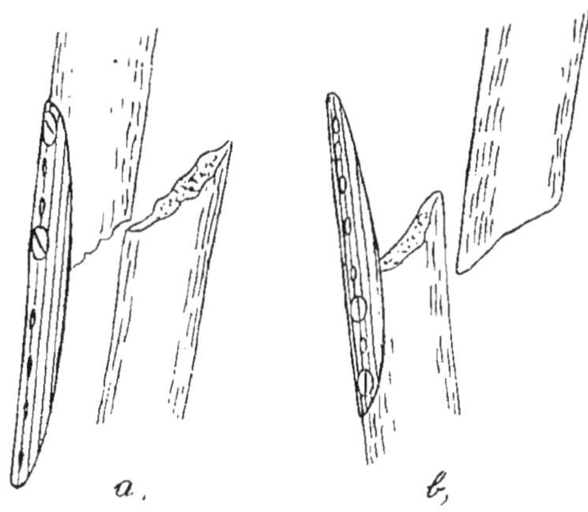

Figure 81.

b). *Technique de la prothèse perdue par réduction première.*

Cette technique s'adresse aux fractures transversales simples à traits dentelés ; ce qui se rencontre surtout à l'avant bras. On fera la réduction au moyen de deux daviers droits placés près des extrémités osseuses et en employant la mise en angle suivie d'engrènements des surfaces et de redressement.

Une fois la fracture réduite, on enlève les daviers avec précaution en soutenant bien le membre. La fracture reste réduite à cause de l'engrènement des dentelures.

On prend la plaque de prothèse et on la pose sur l'os, son milieu corespondant au siège de la fracture.

On place alors un davier, droit ou coudé suivant les circonstances, de façon à prendre point d'appui d'une part au milieu de la plaque et d'autre part sur les deux fragments au niveau de la fracture (figure 82).

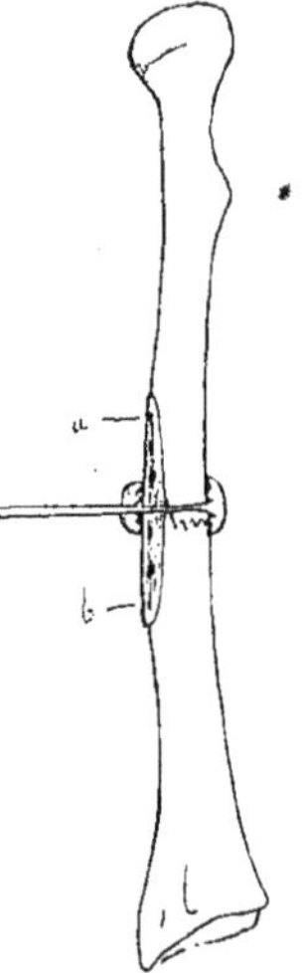

Figure 82.

La suite de l'opération est très simple : on place deux vis extrêmes, en a et b (figure 82). Une fois ces vis serrées on enlève le davier fixateur et on place deux dernières vis près de la ligne de fracture.

Pour la prothèse du corps du fémur, il est nécessaire de placer au moins six vis, trois sur chaque fragment. A l'humérus et au tibia quatre vis sont suffisantes, si elles tiennent bien. A l'avant-bras, on placera quatre vis également, mais parfois trois ou même deux suffiront, par exemple, s'il y a fracture d'un seul os avec fortes dentelures des surfaces. On peut aussi à l'avant-bras dans les fractures des deux os, fixer la prothèse d'un des os avec quatre vis et la prothèse de l'autre avec deux vis seulement.

c). *Technique de la prothèse perdue dans les fractures composées.*

Dans les fractures esquilleuses à gros fragments la prothèse interne est parfois le procédé le meilleur pour arriver à une restauration parfaite : fractures transversales ou légèrement obliques composées. Voici comment on procédera dans ces cas difficiles : On prendra une plaque de prothèse assez longue pour dépasser suffisamment les limites de la fracture. Pour ne pas faire d'erreur sur la longueur nécessaire de la plaque, on peut employer deux moyens :

1° On découpera dans du carton et d'après un décalque de la radiographie le profil des fragments; en ajustant les cartons découpés, on peut se faire une idée exacte de leur emboîtement et mesurer la grandeur que doit avoir la plaque de prothèse.

2° On peut plus simplement mesurer sur la radiographie la longueur du fragment intermédiaire et ajouter cette longueur à celle de la plaque qu'on employerait dans une fracture simple du même os.

Pour appliquer la prothèse on fera les premiers temps de l'opération comme il a été exposé précédemment (incision et préparation des bouts osseux).

On aura soin de limiter le décollement du périoste aux bouts diaphysaires et de respecter le plus possible les connexions périostiques du fragment intermédiaire. La plaque de prothèse sera ensuite fixée à l'un des bouts diaphysaires, comme il a été dit à propos des fractures simples (page 64) :

La plaque sera présentée à l'os ; fixée par un davier placé près du bout et vissée solidement. On mettra deux ou trois vis d'après l'importance de l'os (Voir figures 75, 76, 77).

Ce premier temps exécuté, on amènera l'esquille vers sa place au moyen d'un crochet à traction. On la réduira finalement entièrement et on la fixera temporairement avec un davier prenant point d'appui sur la plaque (figures 83 et 84).

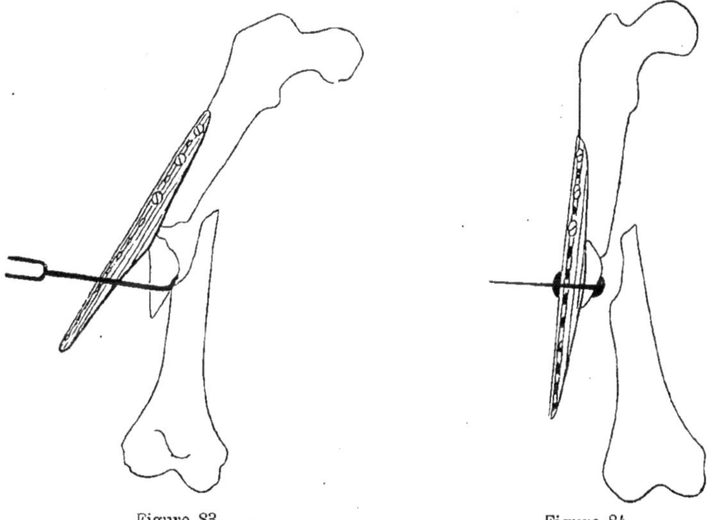

Figure 83. Figure 84.

Le fragment intermédiaire étant bien réduit sera fixé à son tour à la plaque par une ou deux vis.

Dès lors on se trouve dans les conditions d'une fracture simple qu'on réduira et qu'on fixera facilement suivant les indications données plus haut (page 65, figures 78 et 79).

Les figures 85 et 86 représentent un cas de fracture composée du fémur opéré suivant la technique que je viens d'exposer. Malgré la terrible complexité de ce cas, aggravé encore par l'époque tardive de l'intervention (8 semaines après l'accident), la reconstitution anatomique eut été géométrique, n'avait été une esquille qui a été *oubliée* et qui aurait pu facilement être cerclée.

Dans les cas où il y a des fragments multiples, on devra parfois combiner le vissage avec le cerclage de la plaque. On fixera par vissage les plus gros fragments et on *ramassera* les esquilles profondes au moyen d'un ou deux cerclages placés au dessus de la plaque, comme cela a été le cas dans mon observation 532 (fracture comminutive du tibia traitée par la prothèse perdue (figures 87 et 88).

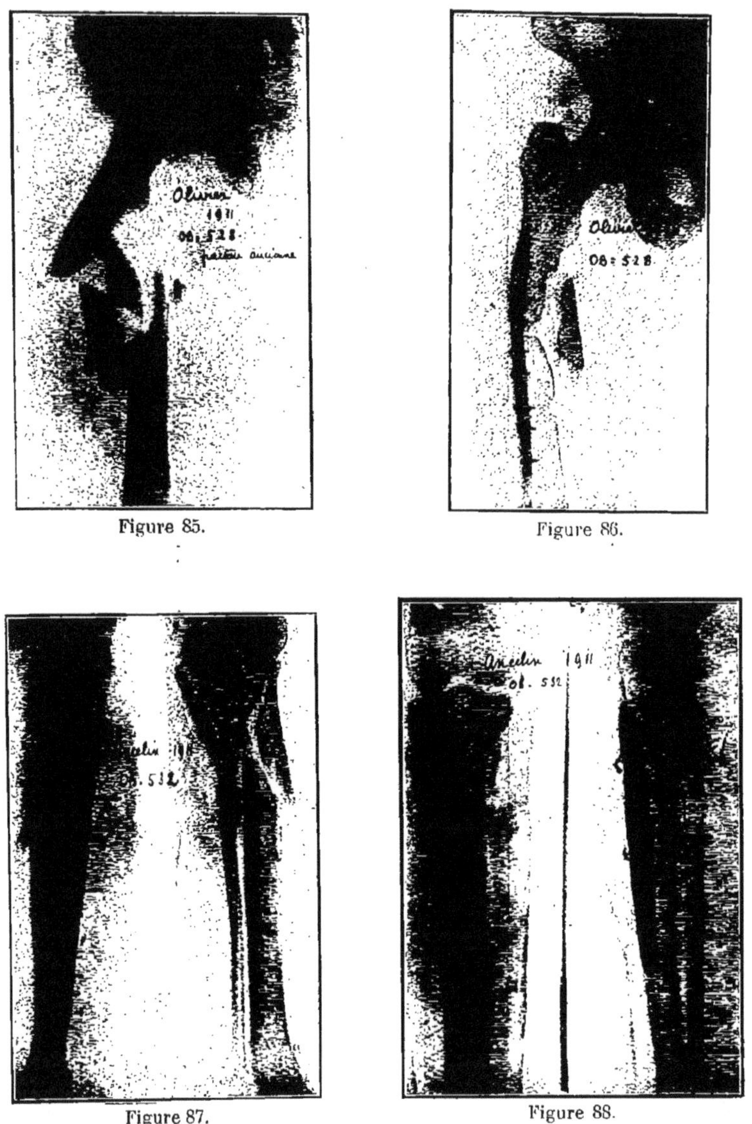

Figure 85. Figure 86.

Figure 87. Figure 88.

La technique de la prothèse perdue dans les *fractures juxta-épiphysaires* ne diffère pas de celle utilisée pour les fractures diaphysaires. On ne recourra à la prothèse dans ces fractures que quand le trait sera transversal. Les fractures obliques seront toujours plus avantageusement fixées par le vissage ou le cerclage.

On fera la *fixation première* s'il s'agit d'une fracture dentelée; on posera la plaque sur la fracture réduite; on la fixera temporairement avec un davier placé au niveau de la fracture, puis on placera les vis.

Si les fragments ne peuvent être maintenus réduits, même un instant, sans le secours du davier fixateur, on fixera d'abord la plaque à l'un des bouts *(fixation première)* (¹), puis on réduira et on terminera le vissage. Suivant les circonstances on fixera la plaque d'abord au bout diaphysaire ou bien à l'épiphyse. Il est en général plus facile de fixer d'abord la prothèse au fragment le plus superficiel. Ces cas ne présentent ordinairement aucune difficulté particulière.

Comme vis on en employera de deux sortes : du côté de l'épiphyse on mettra des vis plus ou moins longues à mèche perforatrice (vis épiphysaires); du côté diaphysaire on emploiera les vis courtes comme pour les fractures de la diaphyse et on fera le forage préalable.

La prothèse perdue présente des indications et une technique spéciales dans certains cas de *fractures anciennes* : Quand il y a ostéoporose étendue, la prothèse me paraît préférable au fixateur parce qu'elle assure la contention des fragments pendant tout le temps nécessaire à la consolidation, qui peut dans ces circonstances tarder plusieurs mois. Il est bien entendu qu'on ne recourra dans ces fractures anciennes à la prothèse perdue que si le trait est transversal, les fractures obliques étant justiciables du cerclage. On utilisera dans ces cas une plaque assez longue pour prendre point d'appui sur les parties encore solides de l'os. Comme vis il faut employer des vis longues traversant l'os de part en part pour avoir une plus grande solidité. Il faut éviter de placer des vis près des bouts, parce qu'elles nuiraient au travail de réparation sans donner plus de solidité à la fixation, l'os étant sans résistance à ce niveau en cas de raréfaction osseuse (figure 89). Dans ces fractures anciennes il faudra toujours commencer par une préparation soigneuse des bouts (sciage d'une tranche osseuse, excision du cal). On placera la prothèse en faisant la fixation première de la plaque au fragment le moins altéré.

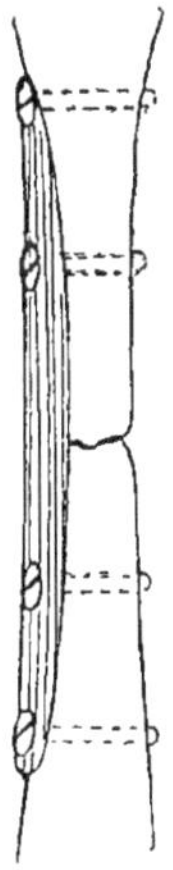

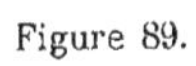
Figure 89.

(¹) La fixation première de la prothèse à l'un des bouts n'est pas encore l'idéal comme technique, parce que la plaque cache le trait de fracture et qu'il est parfois difficile de s'assurer de l'exactitude de la réduction. J'ai un instrument à l'étude qui comblera cette lacune en permettant de faire toujours la réduction première : c'est un davier à trois branches, grâce auquel on peut fixer temporairement la plaque sur la fracture réduite.

Si la raréfaction était extrême on placerait seulement deux vis aux extrémités de la prothèse et on fixerait près du siège de la fracture au moyen de deux cerclages avec du fil métallique très souple pour ne pas écraser l'os.

III. Prothèse externe ou Fixateur.

Cet appareil que j'ai imaginé en 1900 et réalisé en 1902 (1) est *destiné uniquement aux fractures diaphysaires.* Le principe du fixateur consiste à enfoncer dans les fragments de longues vis qui sont rendues solidaires par un tuteur externe.

L'idée de la prothèse externe n'est pas nouvelle ; on peut la retrouver à l'état embryonnaire dans le procédé de Rigaud (de Strasbourg) :

« Dans une fracture de l'olécrane, Monsieur Rigaud a enfoncé » une vis dans le fragment entrainé par le triceps brachial, et une » autre dans le cubitus ; il rapprocha les deux vis à l'aide d'une » simple ficelle et laissa le membre pendu sans appareil le long du » corps. Au bout de deux mois, il enleva les vis et la guérison était » parfaite ; les plaies produites par les vis, ne produisaient aucune » suppuration » (2), et plus loin, à propos des fractures multiples sans plaie, Bérenger-Féraud continue sur ce sujet : « Dans les cas où les » fragments multiples auraient une tendance si obstinée au déplace» ment que tous les autres moyens de traitement seraient impuissants, » il serait utile d'appliquer la modification suivante du procédé de » Mr Rigaud, de Strasbourg : des vis, au nombre de trois, quatre, etc. » etc., suivant la quantité de fragments principaux, seraient introduites » et puis réunies en faisceau comme je l'ai dit précédemment de » manière à immobiliser tous les fragments et à permettre la consoli» dation régulière ».

La pointe de Malgaigne a également de la parenté avec mon appareil puisqu'il y a un tuteur extérieur permettant d'agir sur les fragments.

Parkill a décrit un appareil basé sur le même principe (3).

Le premier modèle de mon fixateur comportait quatre fortes vis de fer qui étaient fixées dans les fragments osseux à une distance de quatre centimètres environ les unes des autres et dont la partie sortante des chairs était enserrée dans un étau formé de deux lames parallèles rapprochées par trois fortes vis (mai 1902, Société belge de Chirurgie) (figures 90 et 91).

(1) Communication à la Société belge de Chirurgie, mai et septembre 1902.

(2) BÉRENGER-FÉRAUD. *Traité de l'immobilisation directe dans les fractures.* Paris, 1870. Pages 630 à 632.

(3) *Annals of Suregery.* 1898, part 65, p. 553.

Je ne possédais à cette époque aucun instrument de réduction ; aussi, si les vis n'étaient pas exactement placées en parallélisme, ce qui était difficile à réaliser, il se produisait au moment du serrage de l'étau un déplacement incorrigible des fragments. En outre l'instrument était fort lourd.

C'est pour remédier à ce défaut capital que j'ai combiné le fixateur réglable que j'ai présenté en septembre 1902 au Congrès de la Société belge de Chirurgie. Je n'ai rien trouvé à modifier à l'appareil depuis

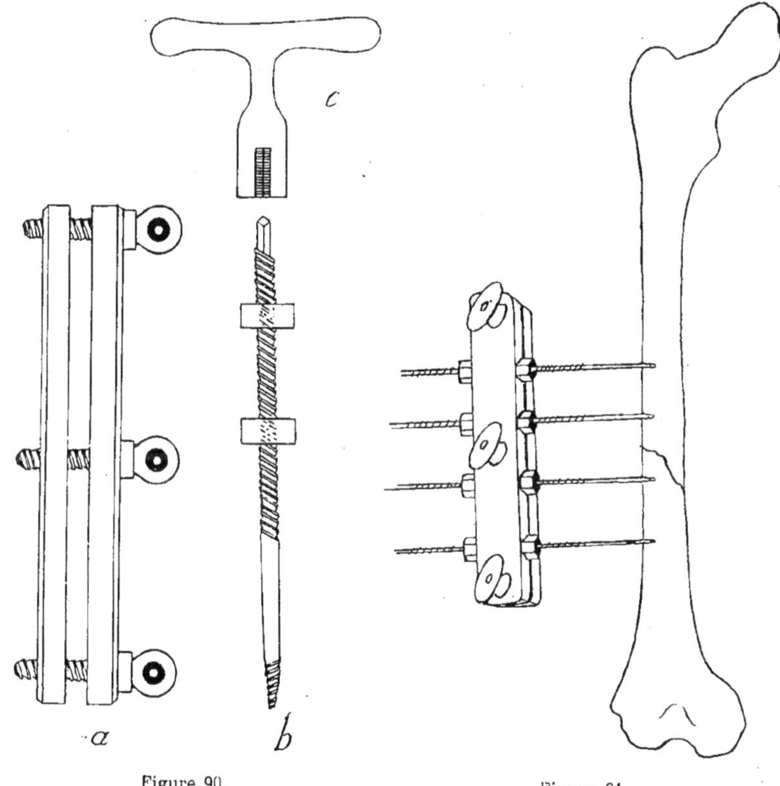

Figure 90. Figure 91.

cette date ; les fiches seules ont été améliorées. Je parlerai plus loin des modifications principales que j'ai tenté d'apporter au fixateur que je vais décrire.

Description du fixateur.

L'appareil comprend deux parties :

1° Les fiches, tiges d'acier se fixant dans les fragments osseux.

2° L'appareil immobilisateur ou fixateur proprement dit.

Les Fiches (figure 92, a. b.) sont des tiges d'acier vissées dans l'os par une extrémité et assez longues pour dépasser largement les parties molles. Elles sont au nombre de quatre, deux pour chaque fragment.

L'extrémité libre est taillée pour s'adapter au perforateur ou à une clef de serrage.

L'extrémité destinée à pénétrer dans l'os est pourvue d'un pas de vis conique. Cette vis se termine par une flèche de forêt qui permet d'enfoncer la fiche dans l'os sans perforation préalable; le forage et le vissage se font en un seul temps. Pour faciliter la pénétration de la vis une petite portion est taillée en forme de taraud comme je l'ai expliqué page 50 (figure 49).

Le corps de la fiche est cylindrique, de 6 ½ millimètres d'épaisseur et fileté sur toute sa longueur d'un pas de vis (pas Whitworth de ¼ de pouce). Il porte deux écrous (c, d, figure 92) destinés à bloquer la fiche dans le fixateur.

Je n'emploie plus actuellement que deux modèles de ces fiches : les plus grandes destinées au fémur adulte, mesurent 18 centimètres de longueur. Les petites ont 12 centimètres et servent pour le tibia et l'humérus. La flèche perforatrice mesure 2 ½ à 3 millimètres d'épaisseur.

Les fiches doivent être construites en *bon acier trempant recuit*. Le recuit est nécessaire pour éviter les ruptures qui peuvent avoir des conséquences fâcheuses.

Pour protéger le métal de la rouille, j'ai essayé successivement du dorage, du nickelage et de l'étamage. Aucun de ces moyens ne m'a réussi ; outre que les vis nickelées ou dorées ont leur tranchant émoussé et pénètrent plus difficilement, toujours la partie restant dans les tissus s'oxyde fortement, au point que les fiches ne peuvent servir qu'une fois. J'ai tout récemment fait des essais avec des vis d'acier poli, non nickelé, et j'ai observé que le métal est beaucoup moins attaqué; aussi suis-je convaincu que c'est par un phénomène électrolytique entre l'acier et la couche de couverture que l'attaque violente du métal se produit.

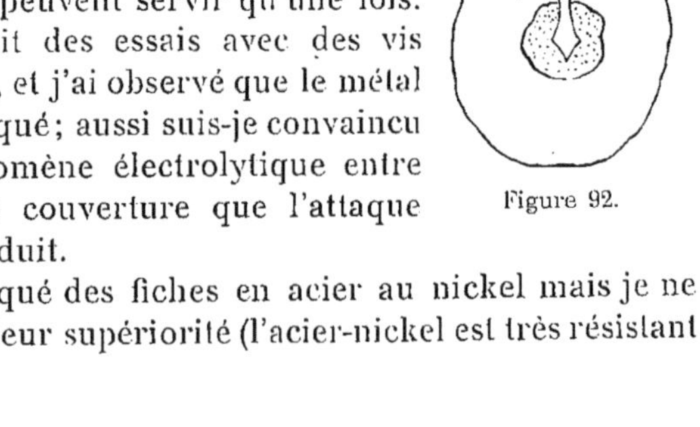

Figure 92.

J'ai également fabriqué des fiches en acier au nickel mais je ne suis pas encore fixé sur leur supériorité (l'acier-nickel est très résistant et peu oxydable.)

Fixateur proprement dit (figure 93) :

Il se compose de deux parties : un tuteur et une série de quatre pièces de raccordement permettant d'unir les fiches au tuteur. Le tuteur est formé par un tube d'acier de 22 à 25 millimètres de

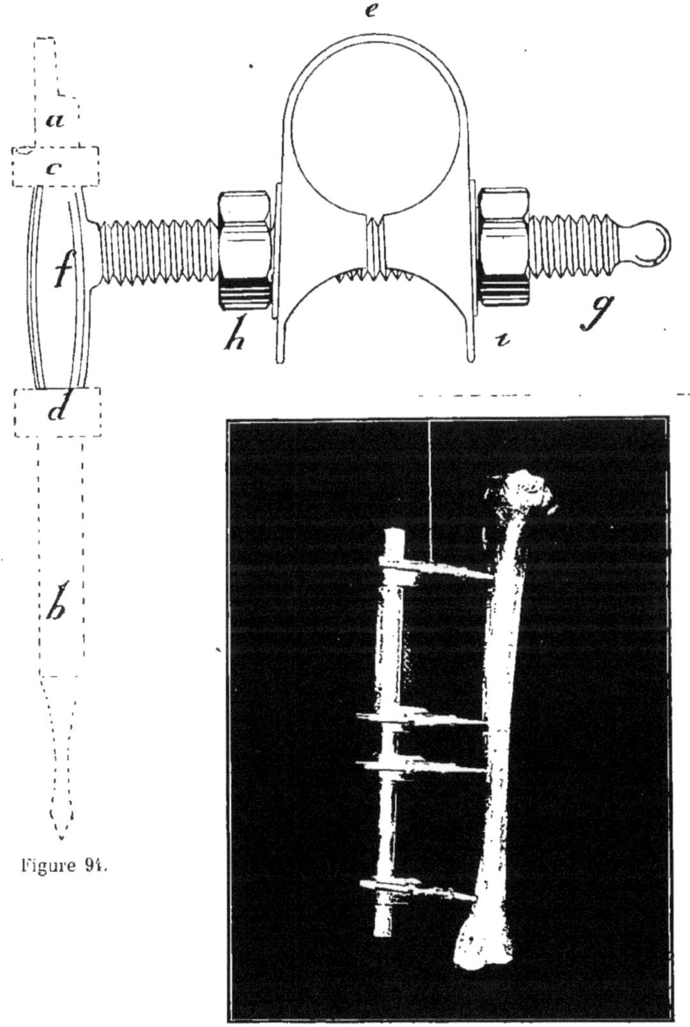

Figure 94.

Figure 93.

diamètre et de 30 à 40 centimètres de longueur. Les pièces de raccordement servent de trait d'union entre le tuteur et les fiches (figure 94). Elle se composent d'une pièce d'acier en forme de T, dont une des branches est creuse et reçoit la fiche correspondante que l'on cale par les deux écrous c et d (figure 94). L'autre branche (f, g) est filetée et s'engage dans une bague de serrage (e) commandée elle-même par les deux écrous h et i.

Les quatre bagues de serrage se fixent sur le tuteur placé parallèlement à l'os fracturé et formant attelle ou support. (Figure 93).

Grâce au jeu des quatre écrous (c, d, h, i, figure 94), toutes les inclinaisons peuvent être données aux fiches. Leur distance d'implantation sur l'os se règle par glissement des bagues de serrage sur le tuteur.

Le fixateur a été construit en deux grandeurs par M. Collin, à Paris. Le grand modèle est destiné aux fractures du fémur, du tibia et de l'humérus chez l'adulte. Le petit modèle peut servir pour les fractures de l'avant-bras et les fractures du fémur et du tibia chez l'enfant.

Les figures 95, 96, 97 représentent les accessoires pour le placement du fixateur : clef de serrage des fiches (figure 95), clef creuse pour les écrous des fiches et des bagues de serrage (figure 96) et clef anglaise pour le blocage des différents écrous (figure 97).

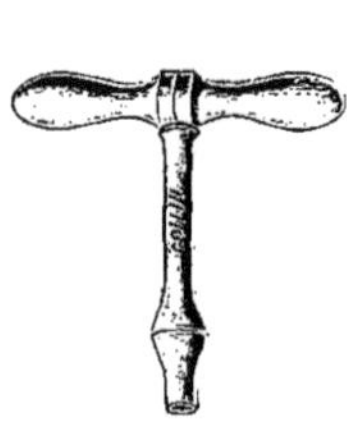

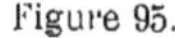

Figure 95.

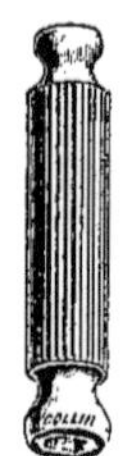

Figure 96.

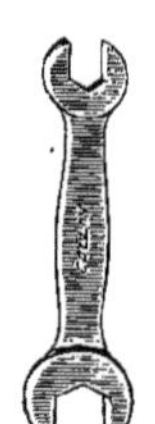

Figure 97.

J'ai cherché à modifier la construction du fixateur dans le but de le simplifier. Bien que je sois finalement resté fidèle au modèle que je viens de décrire je crois intéressant de figurer ici deux des dispositifs que j'ai essayés, ne fût-ce que pour éviter des recherches inutiles sur ce sujet.

Dans les deux modèles représentés figures 98 et 99, et dont le mécanisme est facile à comprendre en examinant les dessins, le blocage des différentes pièces s'obtient pour chaque fiche par le serrage simple de deux écrous. Toutes les positions géométriques peuvent être données aux fiches.

Ces deux dispositifs sont bons ; ils présentent deux avantages : il n'y a que huit écrous au lieu de seize ; les fiches n'ont pas besoin d'être filetées sur leur longueur ce qui en diminue le prix de revient.

Le fixateur ordinaire présente cependant une supériorité, importante dans certains cas et qui doit le faire préférer : c'est de pouvoir corriger une réduction défectueuse en faisant jouer les écrous des fiches. Cette alternative se présente rarement mais il faut cependant la prévoir.

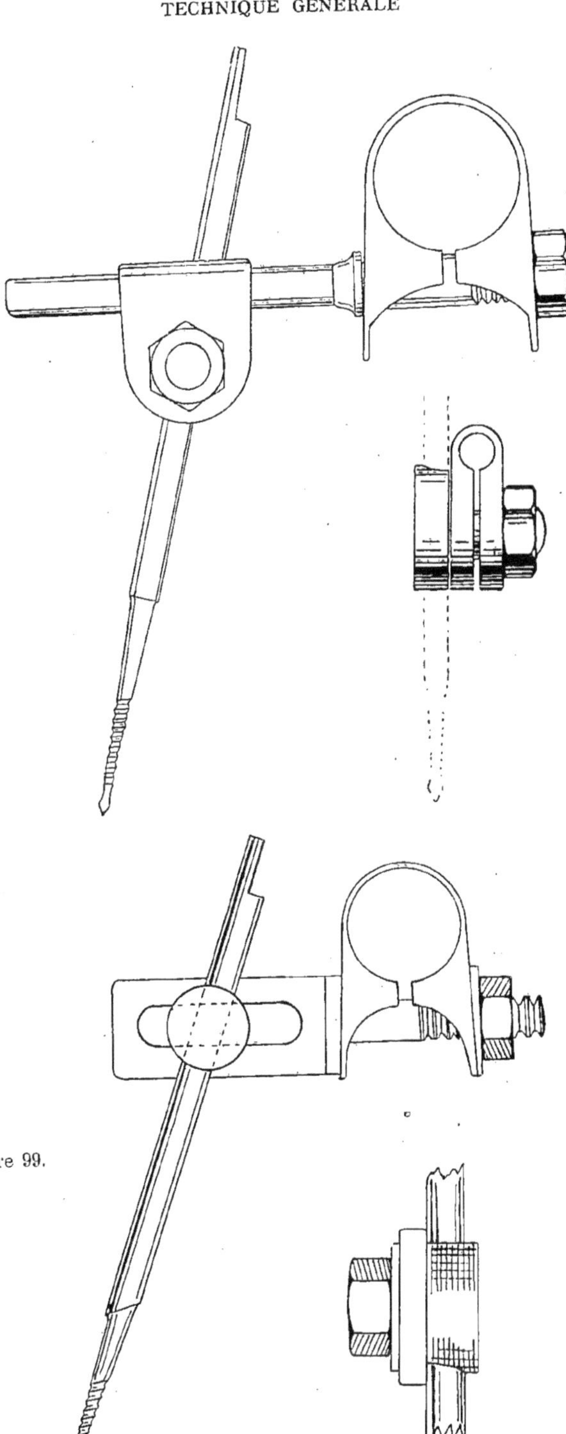

Figure 98.

Figure 99.

Fixateur pour les petits os.

J'ai construit un fixateur très réduit pour les fractures des os de l'avant bras, la clavicule, les métacarpiens, etc.

La figure 100 montre le détail des pièces de raccordement.

Le tuteur est un tube métallique de 6 millimètres de diamètre; il faut en avoir de différentes longueurs.

Les bagues de serrage sont du même modèle que dans le grand fixateur. La pièce de raccordement est la même que celle représentée figure 99; dans la fenêtre que porte cette pièce de raccordement se place un petit crochet commandé par un écrou (figure 100, b) et dans lequel on introduit latéralement la tige de la vis à fixer. Le serrage des deux écrous a et b, bloque tout le système dans n'importe quelle position. On utilise dans ce petit fixateur les vis en acier doré employées pour le vissage des épiphyses.

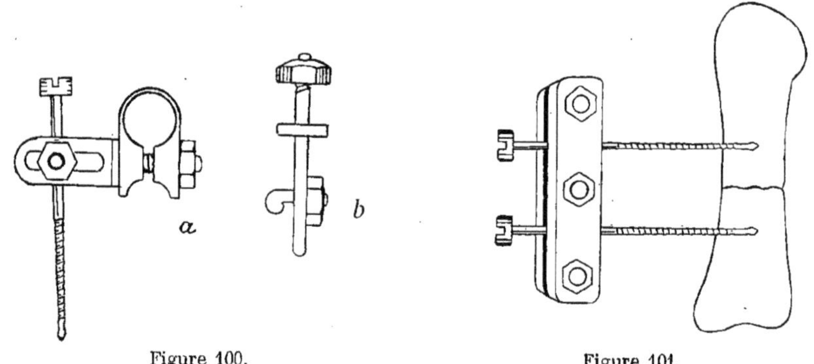

Figure 100. Figure 101.

J'ai eu recours plusieurs fois à ce modèle de fixateur pour des fractures de l'avant bras. Pour les os de la main il est encore trop volumineux et encombrant. Je recommande plutôt pour les fractures transversales des phalanges et des métacarpiens un simple petit étau formé de deux lames parallèles serrées par trois écrous. On plante deux vis fines dans les fragments et on les fixe au moyen de l'étau (figure 101).

Il faut seulement avoir soin de placer les vis dans un parallélisme suffisant pour ne pas déranger la réduction en fermant l'étau.

Pour les phalanges des doigts et les métacarpiens deux vis sont ordinairement suffisantes.

Technique de l'emploi du fixateur.

Soit une fracture diaphysaire du tibia. Les téguments ont été incisés; la fracture est réduite et fixée provisoirement au moyen du grand davier en L; (1er, 2e et 3e temps de l'ostéo-synthèse) (figure 103).

On monte une fiche sur le perforateur ; on la présente perpendiculairement à l'os, bien au milieu de la face interne, à 2 ½ centimètres du trait de fracture (figure 102).

On donne quelques tours de manivelle au perforateur jusqu'à ce qu'on ait la sensation nette de pénétration dans le canal médullaire

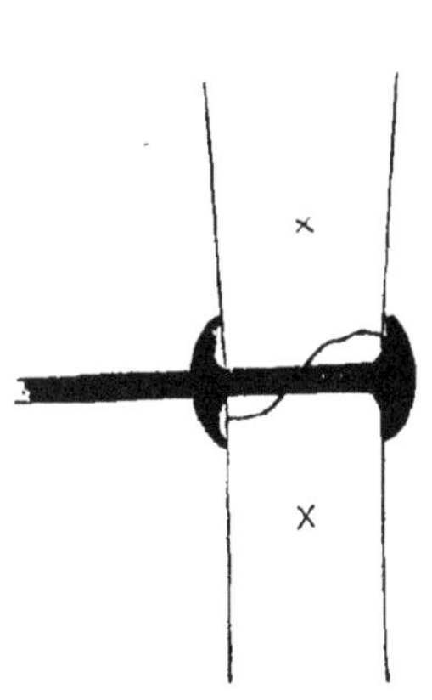

Figure 102.

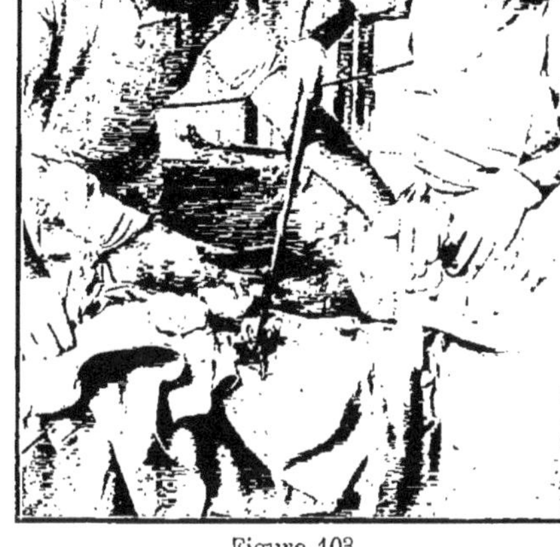

Figure 103.

(figure 104). On enlève alors le perforateur et au moyen de la clef de serrage on visse prudemment jusqu'à ce que la fiche soit solidement

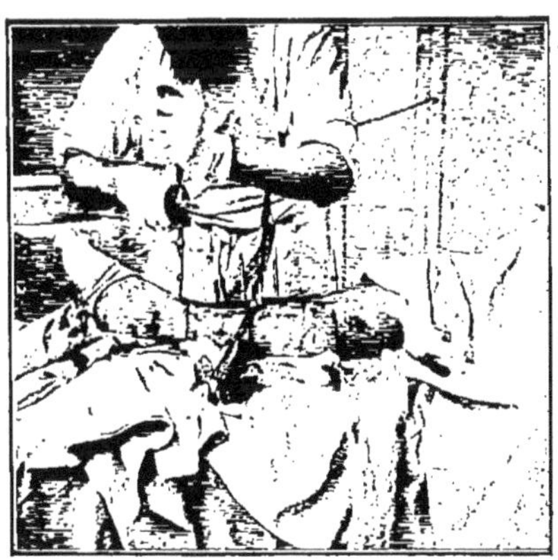

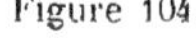

Figure 104.

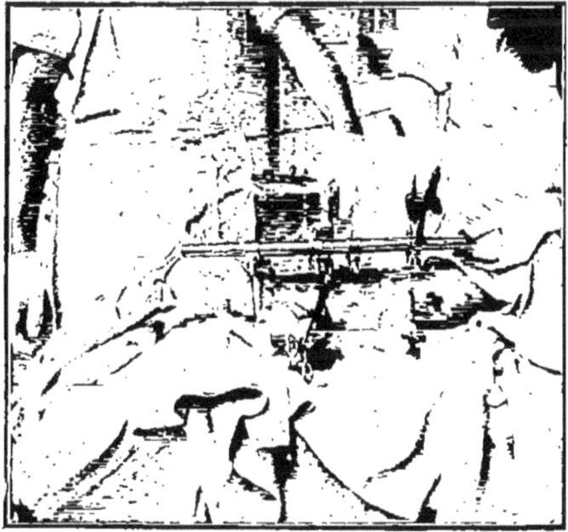

Figure 105.

plantée dans l'os. On place de même la deuxième fiche dans le second fragment en ayant soin de rester autant que possible dans le parallélisme avec le première.

Ces deux premières fiches (fiches proximales) sont placées dans la plaie opératoire ; les deux fiches distales doivent être plantées à longue distance afin d'augmenter la solidité de la fixation. Ces vis distales sont placées à quatre travers de doigts de l'articulation du genou et de cou de pied ; on fait une simple boutonnière à la peau et on enfonce la vis comme ci-dessus : ces vis distales doivent être enfoncées plus profondément, le tissu osseux étant moins dense à ce niveau et prêtant une moins grande résistance.

Les quatre fiches étant placées et solidement vissées dans l'os, on enlève leur écrou supérieur et on abaisse le plus possible l'inférieur. On place les quatre pièces de raccordement, puis on glisse le tuteur dans les bagues. *Il faut que le tuteur entre sans aucun effort ;* il faut donc s'assurer que tous les écrous sont libres car toute manœuvre de force à ce moment risquerait de briser l'une ou l'autre fiche dans l'os.

Le tuteur placé, on serre tous les écrous d'abord à la main, puis avec la clef anglaise *en allant successivement et en plusieurs fois d'une pièce à l'autre.* On termine en serrant tous les écrous à bloc. (figure 105).

Il est nécessaire de procéder comme je viens de l'indiquer pour qu'il ne se produise pas de tractions inégales sur les fiches pendant le serrage des écrous.

La fracture est dès lors absolument fixée. On enlève le davier fixateur en le désarticulant sur place. Il ne reste plus qu'à suturer la plaie.

Quelques mots encore sur le placement du fixateur :

Si la fracture est transversale, située environ au milieu de la diaphyse, on place les deux fiches proximales dans la plaie à 1 ½, 2, 2 ½ centimètres du trait de fracture d'aprés la taille de l'os.

Si l'un des bouts était fissuré en longueur, il faudrait commencer par placer un cerclage bien serré près du bout pour éviter de faire éclater l'os en plaçant la fiche (figure 106). Si possible on placera la fiche à côté de la fissure.

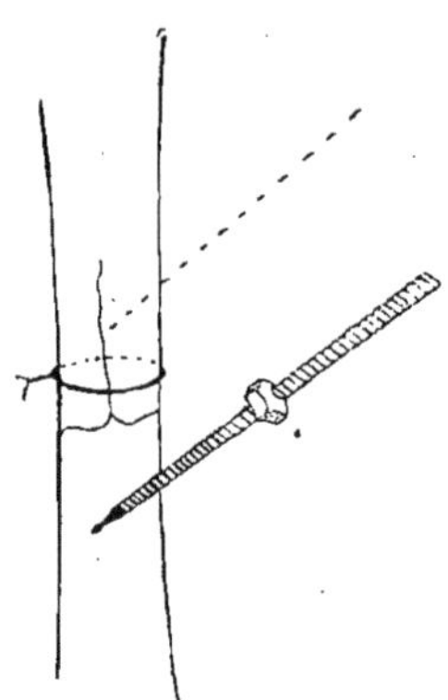

Figure 106.

Comme je l'ai dit plus haut les vis distales sont placées par voie sous-cutanée : on fait à la peau une boutonnière de un centimètre et demi, et on enfonce la fiche directement jusque contre l'os, en se repérant bien sur les vis proximales qu'on doit garder parallèles. On s'assure d'une bonne prise en appuyant d'abord légèrement sur l'os, puis on enfonce la fiche avec le perforateur.

Pendant cette manœuvre il faut avoir soin d'éviter le contact des bords cutanés de la boutonnière avec la fiche qui pourrait ainsi s'infecter. La meilleure façon d'éviter ce danger est de saisir les bords cutanés de la petite plaie avec deux pinces à griffes avec lesquelles l'assistant éverse les bords pendant le placement de la fiche (figure 107). Ce détail est important car avant de prendre cette précaution j'avais souvent observé de la suppuration au niveau des fiches distales.

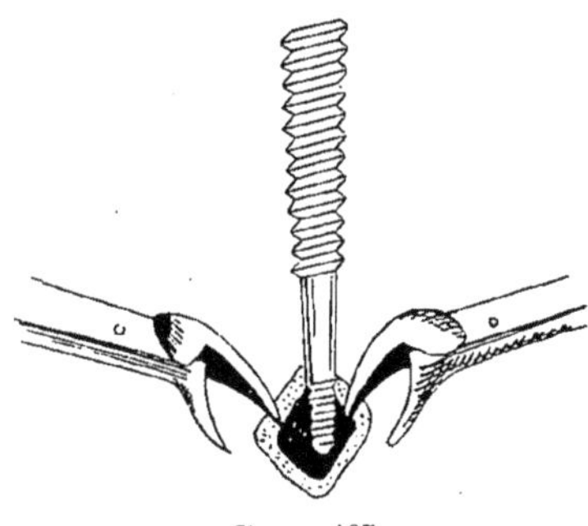

Figure 107.

Le point d'implantation et le nombre des fiches varient suivant les fractures. La figure 108 montre les principales combinaisons qui peuvent se présenter. Les numéros 1, 2 et 3 montrent la situation des fiches dans les fractures transversales simples. Dans les fractures doubles, on placera cinq fiches si le fragment intermédiaire est engrené ou à encoche (figure 108, 4); si les traits sont disposés de telle façon que le fragment intermédiaire puisse glisser on placera six fiches (figure 108, 5).

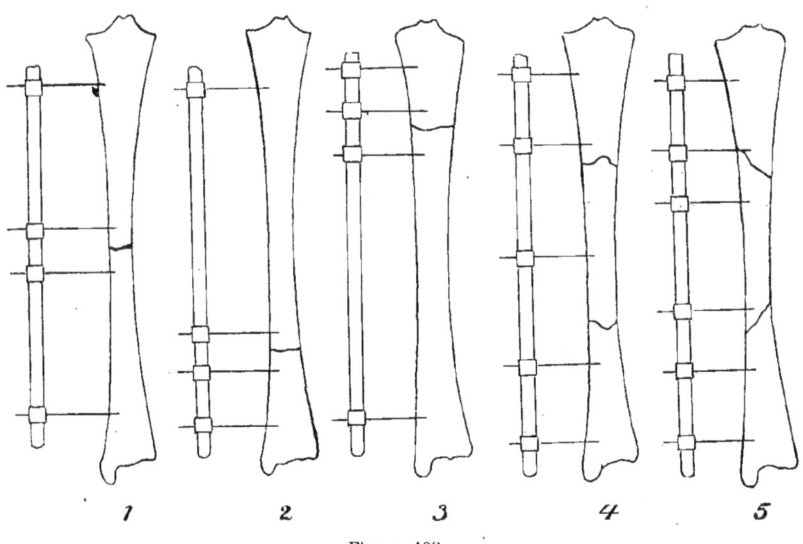

Figure 108.

Dans les fractures légèrement obliques on pourra combiner l'emploi du fixateur avec le cerclage; trois fiches et parfois même deux peuvent suffire dans ces cas pour assurer une solide contention (figure 109).

Il me reste encore à parler de l'emploi du fixateur dans les *fractures composées*.

J'en ai déjà dit un mot à propos des manœuvres de réduction (pages 34 à 38) : Quand il n'y a qu'une petite esquille *(fractures transversales composées)* on fera l'extraction temporaire du fragment détaché; on fera la réduction et on placera le fixateur comme dans une fracture simple, puis on réimplantera l'esquille à sa place. Ces cas sont très fréquents au niveau du tibia.

S'il y a un gros morceau détaché *(fractures obliques composées)* on tâchera de réduire sans dépériosler le fragment intermédiaire et on placera sans difficulté le fixateur. Si cette manœuvre échoue on fera l'extraction temporaire de l'esquille; la réduction, la fixation et la réimplantation se feront comme ci-dessus.

Les *fractures à encoche composées* sont les plus difficiles, les deux bouts n'ayant plus de surface de contact direct. On fera la réduction au jugé, en se guidant sur les repères généraux suivant la longueur et

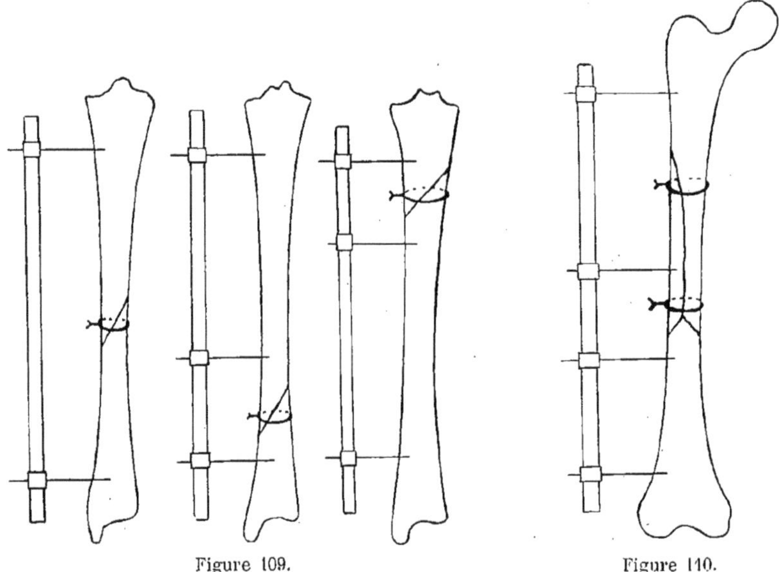

Figure 109. Figure 110.

suivant l'axe du membre. L'assistant maintiendra les fragments dans un bon alignement au moyen de deux daviers droits et on placera le fixateur en vissant les fiches bien symétriquement. Après avoir bloqué les écrous on replacera les esquilles le plus correctement possible. Si la réduction était imparfaite on pourrait corriger la déviation dans l'un ou l'autre sens en faisant jouer les écrous de différentes manières. Cette manœuvre ne laisse pas que d'être très difficile et il est bon de s'y exercer préalablement sur un os sec.

Les *fractures à long biseau composées* sont presque toujours uniquement justiciables du cerclage.

Dans un cas cependant on pourrait devoir recourir au fixateur : fracture avec encoche et long biseau sur l'un des bouts (figure 110). Dans cette alternative on réduirait d'abord la partie oblique et on cerclerait solidement l'esquille. On se trouverait alors dans les conditions d'une fracture simple à encoche qu'on réduirait par mise en angle et qu'on maintiendrait réduite au moyen du fixateur placé comme il a été exposé pour les fractures simples.

Pour en finir avec les généralités sur l'emploi de la prothèse externe je signalerai un détail très important sur lequel mon attention a été attirée récemment : Au niveau de l'humérus et du fémur, l'épaisseur des parties molles traversées par les fiches me semblait constituer un grand inconvénient pour l'emploi du fixateur.

J'avais souvent observé de la nécrose des tissus mous au niveau des fiches avec forte suppuration consécutive.

Je considérais cette complication comme une réaction normale des tissus vis-à-vis du corps étranger et j'y voyais un réel grief contre l'emploi de la prothése externe.

J'ai eu l'idée que cette nécrose était due simplement à la *pression rigide* des fiches et qu'on pourrait l'éviter en interposant une pression élastique ; en effet les drains de caoutchouc placés dans les tissus mous ne provoquent jamais de sphacèle et peuvent séjourner un temps illimité sans amener de phénomènes d'intolérance. J'ai donc essayé de garnir les fiches du fixateur de tubes en caoutchouc et j'en ai retiré un bénéfice énorme. Voici comment je procède :

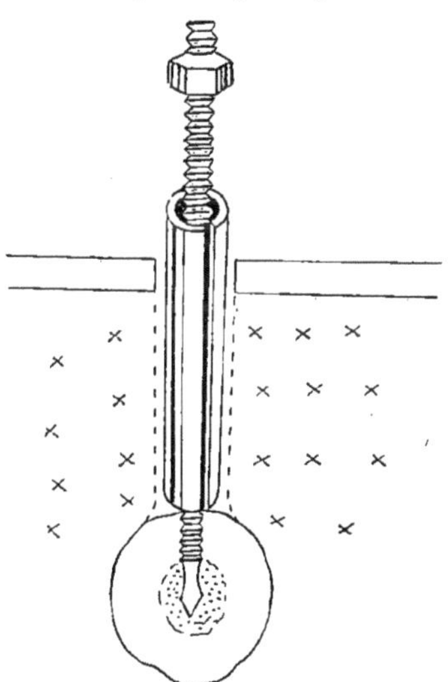

Figure 111.

Une fois le fixateur calé et avant de suturer la plaie, je place sur les fiches, entre l'écrou inférieur et l'os un tube de caoutchouc, plus large que la fiche et fendu en long. Pour les fiches distales on insinue le caoutchouc entre les bords de la petite plaie (figure 111).

Outre leur office de coussins élastiques, ces caoutchoucs assurent le drainage de la plaie dans toute son étendue.

Indications du fixateur.

L'emploi du fixateur n'est indiqué que pour les fractures des diaphyses et seulement pour celles qui ne peuvent efficacement être cerclées (fractures transversales, fractures légèrement obliques, fractures dentelées et à encoche, fractures composées et fractures doubles). Dans toutes ces fractures il faut faire un choix entre le fixateur et la prothèse perdue.

Les avantages du fixateur sont nombreux et très réels : l'appareil est d'un placement facile et rapide ; il est d'une grande solidité. Il permet de panser facilement en cas de plaies suppurées. Il présente sur tous les autres modes de fixation l'avantage d'être entièrement enlevable sans aucune difficulté. Il présente enfin l'avantage de permettre de contrôler l'état de la consolidation avant son ablation. Pendant tout le cours du traitement on peut faire de la mobilisation active et passive. Ces qualités sont surtout appréciables pour les fractures graves de la jambe. Dans de nombreux cas, j'ai pu éviter, grâce au fixateur, des amputations qui paraissaient indispensables.

Les inconvénients du fixateur sont d'exposer à l'infection secondaire le long des fiches. Ce danger est minime si l'on prend les précautions voulues. Il n'existe d'ailleurs qu'à la cuisse par suite de l'épaisseur des parties molles ; au tibia, à cause de la superficialité de l'os le danger d'infection secondaire est absolument nul.

Les cicatrices que laisse le fixateur sont aussi plus marquées qu'avec les techniques à matériaux perdus, où l'on peut recoudre entièrement la peau.

Le fixateur est de loin le procédé de choix pour les fractures transversales de la jambe.

Pour les fractures de l'avant-bras et de la clavicule, je préfère actuellement la prothèse perdue et le vissage simple. Pour les petits os de la main le fixateur est souvent très utile (voir partie spéciale). Le fixateur ne doit pas être employé dans les fractures voisines des articulations (fractures juxta-épiphysaires) ; la pénétration d'une fiche dans l'articulation pourrait amener de l'arthrite et de l'ankylose consécutive.

Je recommande à tous ceux qui voudront faire usage du fixateur quelques précautions, faute desquelles ils pourraient avoir des mécomptes dont la méthode ne serait pas responsable. Il faut que l'instrumentation soit bonne et bien vérifiée. Il est utile d'essayer les vis sur des os secs comparables ou semblables aux os à suturer. Je conseille surtout de pratiquer un bon nombre de fois l'ostéo-synthèse sur le cadavre après avoir fait des fractures artificielles.

C'est seulement quand on sera familiarisé avec l'emploi de l'appareil et qu'on sera sûr de sa technique qu'on s'attaquera aux cas cliniques. Je conseille aussi de commencer par faire quelques sutures du tibia, qui est l'os le plus facile à opérer ; on fera ensuite les ostéo-synthèses de l'humérus. Quand on aura une expérience suffisante on pourra s'attaquer aux fractures du fémur et de l'avant-bras. J'engage aussi ceux qui pourront le faire à assister à quelques opérations sur le vivant, les descriptions les plus minutieuses ne valant jamais une démonstration pratique.

Ces conseils sont ceux de la prudence et de l'expérience. En les suivant on s'évitera des mécomptes qui sont graves pour les malades et désolants pour le chirurgien qui a conscience de ses devoirs.

IV. Cerclage des os ou ligature osseuse.

Ce moyen de réunion des os fracturés est fort ancien ; c'est vraisemblablement le premier en date de tous les procédés d'ostéosynthèse.

D'après Bérenger-Féraud il remonte à l'antiquité, et, chose curieuse, est encore pratiqué actuellement par certains peuples « sauvages ». Singularité des faits, alors que nous, chirurgiens modernes, nous devons lutter pour faire admettre ce traitement si logique et si utile ! ([1]).

Le cerclage des os est un de nos plus précieux moyens d'ostéosynthèse ; c'est incontestablement le procédé de choix dans toute une catégorie de cas.

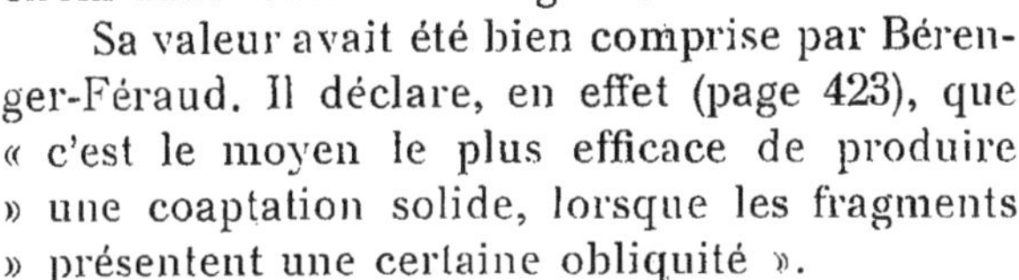

Sa valeur avait été bien comprise par Bérenger-Féraud. Il déclare, en effet (page 423), que « c'est le moyen le plus efficace de produire » une coaptation solide, lorsque les fragments » présentent une certaine obliquité ».

La ligature osseuse consiste à entourer l'os fracturé d'un cercle solide, tel le cercle des tonneaux. Ce mode de réunion n'est applicable que pour autant que la direction du cercle soit perpendiculaire au trait de fracture, de façon à appliquer les surfaces de section l'une contre l'autre (figure 112).

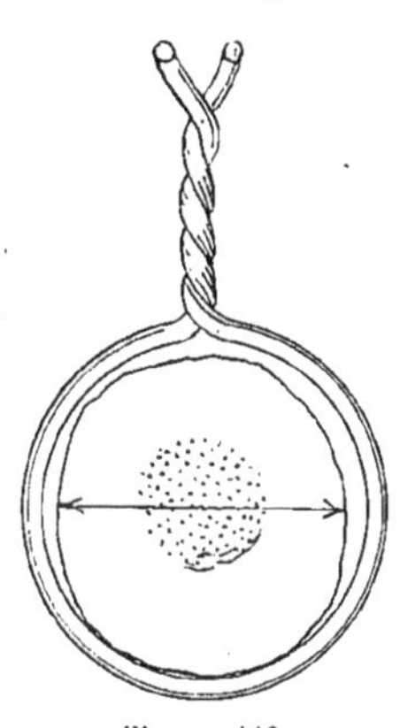

Figure 112.

Instrumentation pour le cerclage.

Le *fil* à employer comme ligature doit être stérilisable par la chaleur. Les fils organiques sont à rejeter entièrement : le catgutt est mauvais ; il est difficile à stériliser ; son élasticité et sa rapide résorbabilité contre-indiquent formellement son emploi.

La soie est également à rejeter ; sa porosité fait qu'elle est facile à infecter ; sa solidité ou plutôt sa rigidité est insuffisante. Le crin de Florence peut être utilisé pour les petits os mais je ne vois pas bien sa supériorité sur le fil métallique.

Il faut que le fil soit inextensible et très solide, aussi est-ce le métal qui doit être préféré.

([1]) Bérenger-Féraud. *De l'Immobilisation directe dans les fractures.* Paris, 1870, pages 365 et suivantes.

Le choix en est assez indifférent pourvu qu'il soit souple, solide et inoxydable.

Le fil d'argent a eu pendant longtemps toutes les faveurs; il faut lui reprocher sa faible ténacité; aussi ne peut-on l'employer pour les cas où il faut une grande résistance.

Le bronze d'aluminium est solide et peu oxydable. Je lui reproche d'être trop raide et difficile à manier.

Pendant longtemps j'ai employé le fil de fer doux recuit, étamé ou galvanisé. Ce fil est excellent, il est souple et quasi incassable Je lui préfère cependant encore le cuivre rouge doré ou argenté.

Le fil de cuivre rouge est souple comme le plomb, quand il a été trempé; il est d'une résistance presque égale à celle du fer.

La grosseur du fil doit naturellement être proportionnée aux forces qui tendent à déplacer les fragments. Généralement on a employé jusqu'ici des fils beaucoup trop faibles. Les fils que j'emploie mesurent 1, 1¼, 1½, 1¾ et 2 millimètres d'épaisseur; ils sont coupés en bouts de 30 centimètres de longueur.

Passe-fils.

Pour placer les ligatures osseuses j'emploie des passe-fils simples en acier de différentes grandeurs; j'en possède six numéros dont la courbure correspond aux différentes diaphyses. Les passe-fils doivent être rigides si on veut employer de gros fils (figure 113.)

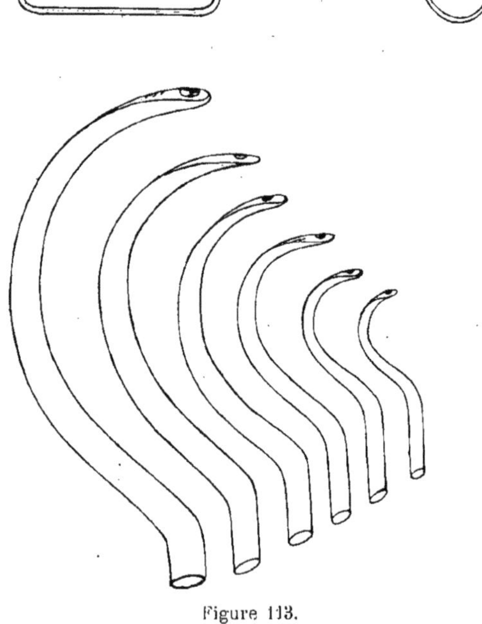

Figure 113.

Pince tord-fils et pince coupante.

Pour tordre et serrer à fond les grosses ligatures osseuses il faut une pince puissante. J'ai toujours employé jusqu'ici une pince américaine à vis de pression latérale; c'est un instrument solide et bon marché (figure 114).

J'ai fait de nombreux essais de tord-fils spéciaux, mais jusqu'ici je ne suis arrivé à aucun résultat supérieur à la torsion simple à la pince.

La figure 115 représente une pince coupante plate, à double multiplication ; elle est indispensable pour couper sans effort les torsades faites avec les fils de gros calibre.

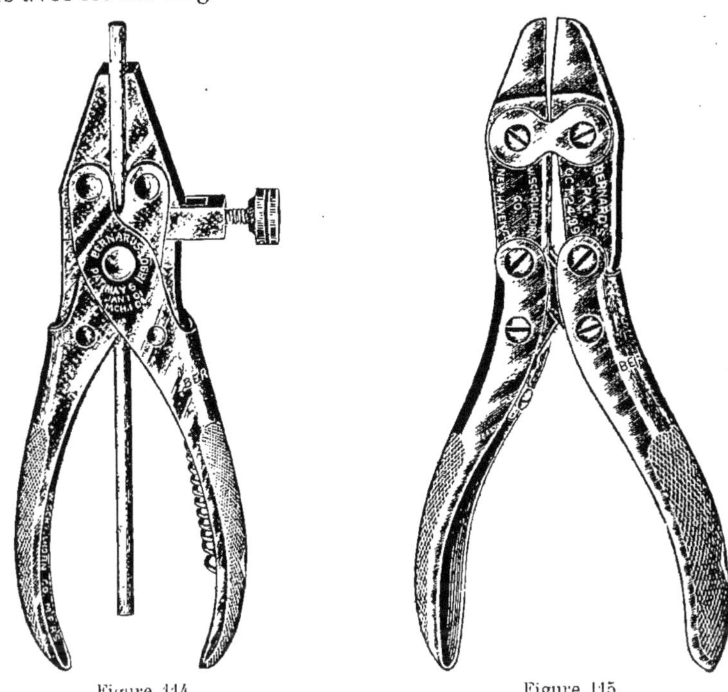

Figure 114. Figure 115.

Indications et technique du cerclage.

La ligature osseuse est le procédé de choix dans les fractures en biseau des diaphyses. Facilité d'application, solidité, pas de perforation de l'os, corps étrangers extra osseux réduits au minimum, facilité d'extraction des fils, une fois la consolidation obtenue : tels sont les avantages décisifs qui lui donnent une importance majeure en ostéo-synthèse.

Pour que le cerclage puisse être utilisé, il faut que la fracture ait une obliquité suffisante. En règle générale, on peut dire que *la longueur du trait doit égaler deux fois le diamètre de l'os*. Si l'obliquité est moindre, le cerclage est insuffisant et il faut traiter la fracture comme si elle était transversale (fixateur ou prothèse perdue).

Si le trait de fracture est fort oblique, les cerclages multiples (2 à 4) suffisent à eux seuls pour obtenir une solide coaptation, même pour le fémur de l'adulte. La guérison dans ces cas est extraordinairement rapide et parfaite, à cause de la grande surface de soudure : une jeune fille opérée par moi de fracture de l'humérus par cerclage, quittait l'hôpital entièrement consolidée et jouissant de tous les mouvements normaux après 15 jours; de nombreux cas de cerclages pour fractures du fémur ont été guéris en trois à quatre semaines, etc.

Dans le paragraphe traitant de la réduction j'ai déjà décrit une partie de la technique du cerclage, je n'en dirai plus que quelques mots pour compléter la description.

a. *Technique du cerclage dans les fractures obliques simples.*

La fracture a été réduite et est fixée par un davier à crémaillère (figure 116).

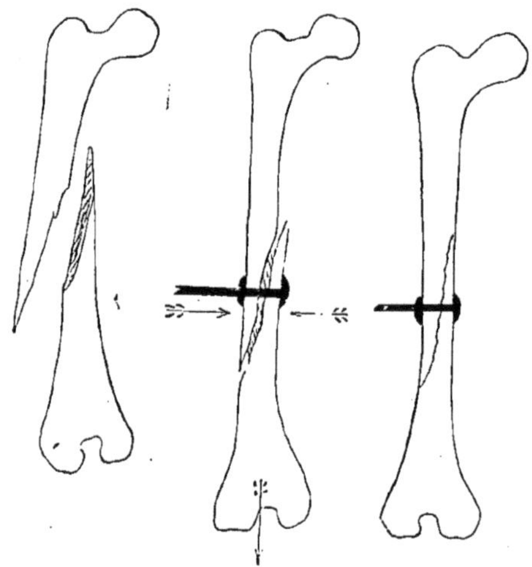

Figure 116.

A la limite supérieure de la fracture on introduit le passe-fils sous l'os, que l'on contourne en suivant sa courbure. On place un rétracteur sous les parties molles antérieures et on éponge avec soin pour voir l'œillet de l'instrument. Le fil de cerclage, dont on a recourbé l'extrémité en crochet, est présenté avec une pince. On introduit le bout du fil dans l'œillet *d'avant en arrière*, de façon que le crochet regarde en haut (autrement le fil se dégagerait de l'œillet). On fait alors décrire au passe-fils un mouvement circulaire en tenant le fil bien tendu; on entraîne ainsi sans coup férir la ligature autour de l'os (figures 117 et 118).

Les deux bouts du fil sont ensuite fortement tendus, puis tordus ensemble avec la pince-étau.

Il faut, pour que la torsion soit correcte, que le mouvement de rotation soit absolument perpendiculaire au cercle de la ligature. On obtient dans ces conditions des torsades régulières et la constriction peut être poussée à fond sans rompre le fil.

Une fois le fil serré on le sectionne à trois ou quatre centimètres

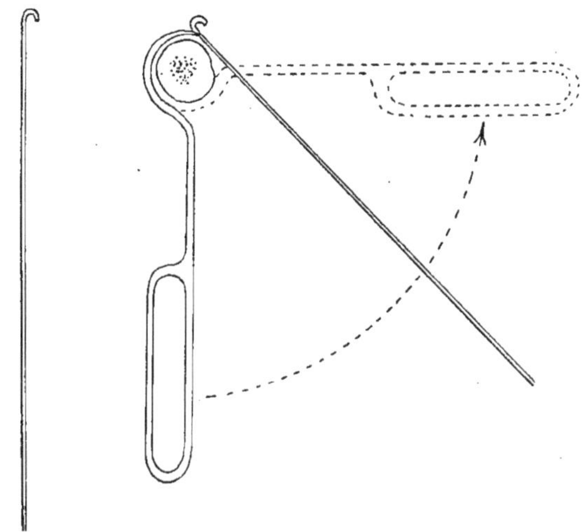

Figure 117.

de l'os et on en recourbe l'extrémité doucement vers l'os. Il ne faut pas couper près du cercle, sous peine de voir la ligature se dérouler

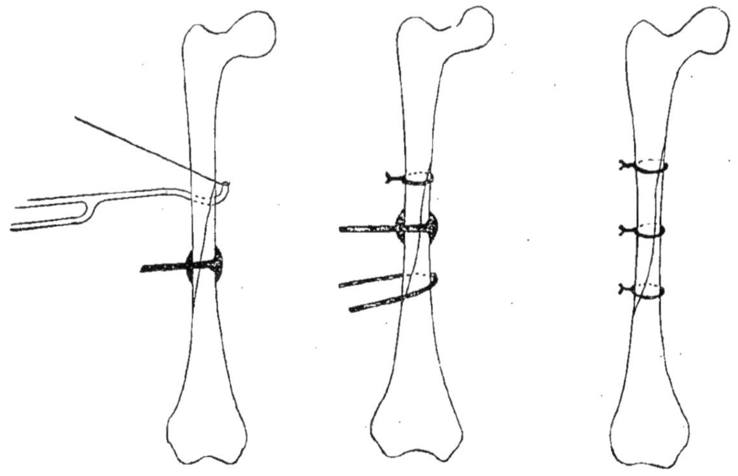

Figure 118.

au moindre effort. Il ne faut pas, non plus, vouloir appliquer la torsade complètement contre l'os en la martelant; en agissant ainsi on arrive presque toujours à briser le fil ou à détendre le cercle; il faut se borner à recourber l'excédent de la ligature de façon que la section en soit dirigée vers l'os et ne puisse blesser les parties molles.

Pour que la ligature soit correcte il faut qu'elle soit bloquée sur l'os et qu'on ne puisse pas la faire ballotter.

Le premier fil placé, on exécute la même manœuvre à l'autre extrémité de la fracture. On enlève ensuite le davier fixateur et on place une troisième ligature de sûreté au milieu du trait (figure 118).

Deux cerclages sont suffisants au tibia et à l'humérus; au fémur j'en place ordinairement trois et parfois quatre.

Dans les *fractures en biseau composées* (voir page 37) la technique suivie sera exactement la même : on réduira et on cerclera d'abord l'esquille à l'un des bouts diaphysaires; puis, ayant ainsi transformé la fracture composée en fracture oblique simple, on réduira et on cerclera comme il est dit ci-dessus.

Le cerclage est parfois utile pour certaines *fractures des os courts :* rotule, olécrane, calcanéum. Je renvoie pour la description de la technique dans ces cas à la partie spéciale.

Cerclage à vis.

J'ai fait de nombreuses recherches pour améliorer la technique du cerclage.

La technique, telle que je viens de la décrire, présente l'avantage d'une grande simplicité, mais elle comporte un certain nombre de défauts.

Pour que le cerclage soit correct, il faut que la ligature soit énergiquement serrée sur l'os et ne puisse se détendre. Or, l'emploi de fils de fort calibre rend la torsion pénible; on est toujours plus ou moins exposé à avoir un serrage insuffisant et un cercle ballottant.

Un autre inconvénient du cerclage par simple torsion, c'est qu'on est obligé de laisser une torsade assez longue, ce qui peut blesser les chairs; si on replie contre l'os les bouts tordus, on court le risque de desserrer la ligature ou, ce qui est plus fâcheux, de la briser. Si on coupe trop court, on s'expose à voir la torsade se desserrer.

Pour remédier à ces défauts, j'ai cherché le moyen de remplacer le serrage par torsion par un serrage à vis, réunissant une précision mathématique à une grande solidité.

J'ai expérimenté trois dispositifs dont voici la description :

Première manière : Le fil de cerclage, formé de laiton souple, est fileté sur toute sa longueur On le passe autour de l'os et on engage ses deux extrémités dans une petite plaque transversale percée de deux trous. On serre le système au moyen de deux écrous et on sectionne l'excédent du fil (figure 119).

J'ai abandonné ce premier procédé à cause de sa complication.

Deuxième manière : Ici il n'y a plus qu'un écrou de serrage. Le fil, pourvu d'un pas de vis, se termine par un petit bloc de métal percé d'un trou et destiné à servir d'appui à l'écrou. L'autre extrémité est percée d'un œillet qu'on munit de fil souple et grâce auquel on place facilement la ligature autour de l'os. Le fil souple est passé au travers du bloc terminant la ligature et entraîne la partie filetée. On fixe au moyen d'un écrou à six pans, serré avec une clef creuse (figure 120).

Ce système est parfait au point de vue mécanique. L'application est irréprochable, quelle que soit la forme de l'os.

Le seul grief à lui adresser est que le placement du cercle autour de l'os est assez malaisé et peut exposer à contaminer la plaie avec les doigts.

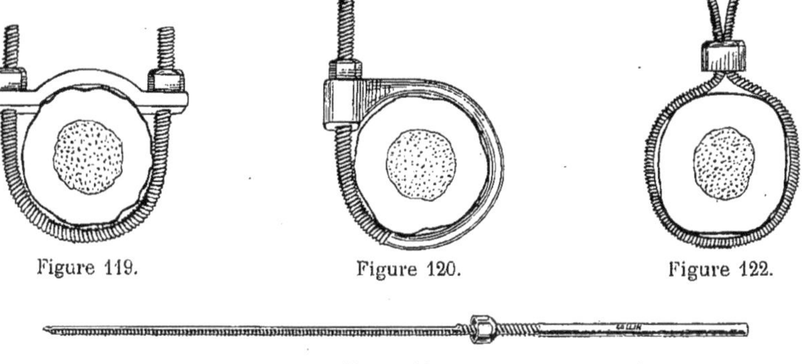

Figure 119. Figure 120. Figure 122.

Figure 121.

Troisième manière : Le fil employé comme cerclage est ici constitué par une longue vis coupée en deux, suivant son épaisseur ; on a ainsi un ruban en forme de demi-cylindre fileté sur sa convexité (figure 121). En repliant ce ruban et en appliquant les faces planes l'une contre l'autre, on obtient une vis complète.

Ce ruban étant placé autour de l'os, ses extrémités s'engagent dans un écrou qui, par son serrage, fixe le système étroitement contre l'os (figure 122).

Une difficulté se présentait dans ce modèle de cerclage : la coudure brusque du fil au niveau de l'écrou amenait un grippage de la vis lorsque le serrage était presque complet. J'ai surmonté cette difficulté de la façon suivante :

1° L'écrou est évidé en cône dans la moitié de son épaisseur, du côté de l'os, de façon à diminuer l'angle de coudure du fil.

2° La vis est à deux filets, ce qui allonge ses spires et atténue l'influence fâcheuse de la coudure brusque.

Grâce à ces deux artifices on peut obtenir un serrage énergique sans risquer de fausser le filet de la vis.

La figure 121 montre l'aspect des fils de cerclage que je propose : ils sont constitués par une tige filetée sur les trois-quarts de la longueur. La partie non filetée sert de manche pour faciliter le placement. La partie filetée est coupée en deux, en forme de demi-cylindre, sauf sur une petite longueur où est placé l'écrou. Le bout libre est percé d'un œillet.

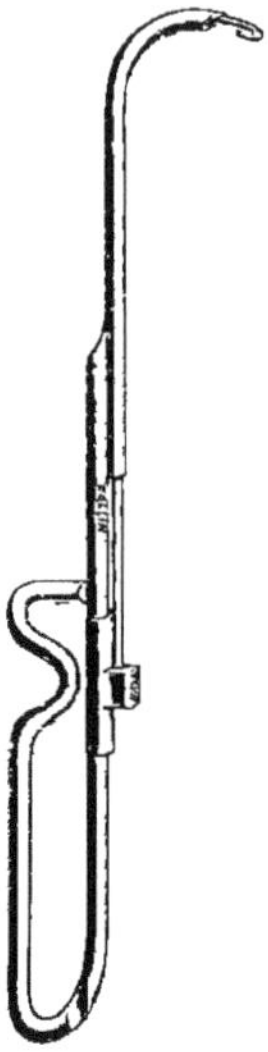

Voici la technique que je propose pour les fractures diaphysaires :

Le fil à cerclage est garni à son extrémité d'une anse de soie passée dans l'œillet. On entraîne le fil de soie autour de l'os au moyen d'un passe-fil spécial (figure 123), puis, à sa suite, le ruban de cerclage. Le ruban, maintenu de la main gauche par son extrémité pleine, est recourbé, et son extrémité libre ramenée près de l'écrou. On descend alors l'écrou et, au moyen d'une clef creuse à six pans (figure 124), on serre à fond jusque contre l'os. La partie du cerclage dépassant l'écrou est sectionnée à la pince coupe-net.

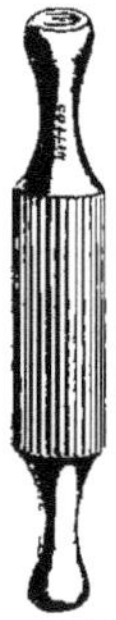

En suivant cette technique on évite absolument tout contact de la peau avec le cerclage perdu.

Figure 123. Figure 124.

J'ai employé ce nouveau cerclage dans trois cas de fractures du fémur, avec des résultats parfaits, comme on peut en juger d'après les radiographies ci-jointes (figure 125 et 126).

Le seul inconvénient que j'ai trouvé à ce cerclage provient de la construction, qui est fort délicate. La moindre inégalité de surface amène un grippage de l'écrou ; aussi ne puis-je encore en recommander l'emploi, de nouveaux perfectionnements étant encore nécessaires.

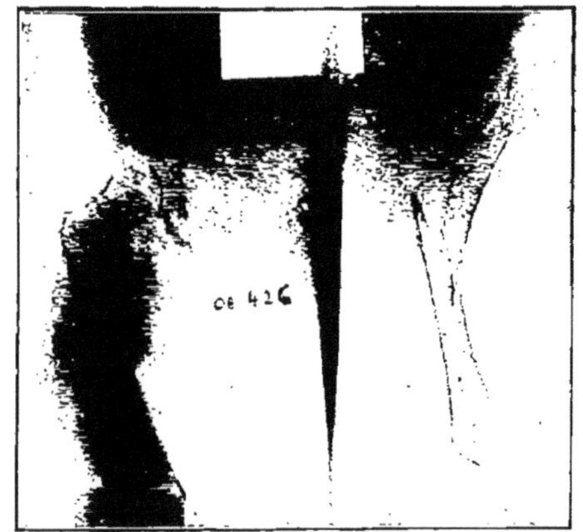

Figure 125. — Obs. 426, I.

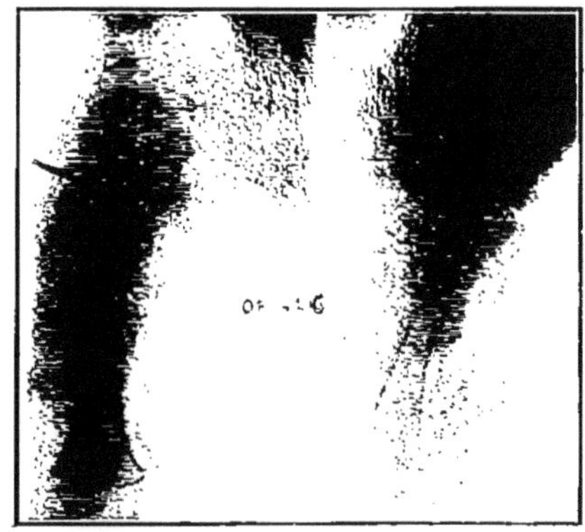

Figure 126. — Obs. 426, II.

Obs. 426 : Fracture oblique ancienne (2 mois). — Enfant de 18 mois. Réduction et cerclage à vis.

V. Agrafage des fragments.

Les crampons ou agrafes sont formés d'une tige d'acier recourbé en forme d'U ; ils sont destinés à être cloués dans les fragments, à cheval sur la ligne de fracture.

Güssenbaüer les avait préconisés, il y a de longues années, pour la fixation des os après la résection du genou. Personnellement je les utilise dans cette opération depuis vingt ans.

Jacoël a proposé l'emploi des agrafes pour le traitement des fractures (*Presse médicale*, décembre 1901, février 1902, et Thèse de Doctorat). L'idée a été poursuivie par Dujarier, qui a perfectionné l'outillage et bien réglé la technique de ce mode de fixation.

L'agrafage des fragments est certainement une acquisition précieuse, constituant un réel progrès sur la suture classique. Le seul tort qu'ont eu, à mon avis, Jacoël et Dujarier, a été de vouloir en généraliser l'emploi et de l'appliquer aux fractures des grandes diaphyses. *L'agrafage doit être réservé exclusivement aux os spongieux;* il ne faut jamais l'employer dans les fractures diaphysaires des os longs. Voici les raisons sur lesquelles je base cette appréciation :

1° L'application de l'agrafe est délicate. Il faut forer au préalable les deux fragments d'une façon mathématiquement exacte; ce qui est difficile, soit à cause de la mobilité des fragments, soit par suite de la profondeur de la plaie. Si les trous sont trop écartés, ou non parallèles, on faussera l'agrafe en l'enfonçant; si les trous sont trop rapprochés on écartera les fragments osseux.

2° La perforation des bouts osseux près du trait de fracture est une mauvaise pratique. Elle compromet la vitalité des parties qui doivent se souder. Elle expose, à la moindre infection, à l'ostéite raréfiante, qui peut compromettre gravement la formation du cal ou, en tout cas, la retarder. Il est surtout mauvais de placer deux agrafes sur une fracture diaphysaire.

3° La solidité est tout à fait insuffisante, au point qu'il est indispensable d'immobiliser le membre dans un bandage plâtré. Ce fait résulte de ce que l'agrafe n'immobilise que dans le sens de la longueur, sans empêcher les mouvements de latéralité. Les fragments peuvent jouer sur l'agrafe comme sur une charnière.

D'autre part, par suite de la longueur du bas du levier, représenté par la diaphyse, l'effort produit au niveau du foyer de fracture est tel, qu'au moindre effort l'agrafe se brise, se plie, ou l'os se fissure.

L'agrafage ne peut être efficace que si le fragment périphérique est petit; encore, dans ces conditons, la solidité est-elle fort problématique (fractures juxta-articulaires et épiphysaires).

4° Il existe souvent, dans les fractures des diaphyses, un petit fragment intermédiaire ou une fissure que la radiographie n'avait pas indiqué. L'agrafage peut alors être impossible à pratiquer.

Sans contester que des succès complets puissent être obtenus (les observations de Dujarier le prouvent), je ne puis que condamner sans appel ce mode de fixation pour les fractures des grandes diaphyses.

Dans les fractures des os spongieux, par contre l'agrafage peut rendre des services, bien que rarement, car le vissage direct est, en général, bien préférable.

Je citerai comme pouvant être fixées par des agrafes : les fractures en dos de fourchette du radius ; certaines fractures de l'extrémité supérieure de l'humérus, de l'extrémité tibiale supérieure, etc.

Après la résection du genou, les agrafes constituent un excellent moyen d'ostéo-synthèse.

Instrumentation et technique de l'agrafage.

Les agrafes de Jacoël (figure 127, a) et de Dujarier (figure 127, b) sont beaucoup trop fortes pour les fractures des os spongieux, seuls cas où j'emploie encore quelquefois l'agrafage.

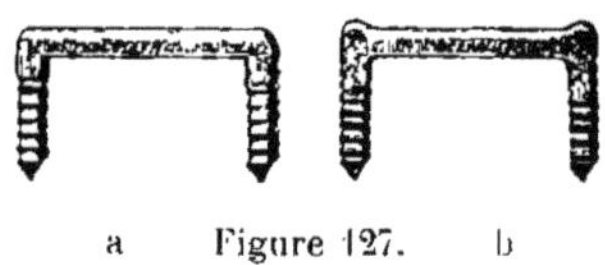

a Figure 127. b

Les agrafes que j'utilise sont beaucoup plus minces ; j'ai même abandonné le modèle que je recommandais dans ma première édition et je n'utilise plus que de fins crampons formés d'un fil d'acier trempé, recourbé en U (les mêmes que ceux que Roux emploie pour la cure de la hernie crurale). Le placement de ces crampons est des plus simples : comme on ne les emploie que pour les os spongieux, la perforation préliminaire est inutile. Le crochet est saisi dans une pince hémostatique et présenté à l'os en le mettant à cheval sur le trait de fracture. On l'enfonce à petits coups de marteau, appliqués alternativement sur un angle puis sur l'autre, jusqu'à complète pénétration. Il faut éviter de frapper au milieu de la branche transversale sous peine de la fausser ou de la briser.

Le marteau de Dujarier (figure 128) est un instrument indispensable pour le placement des agrafes et des clous.

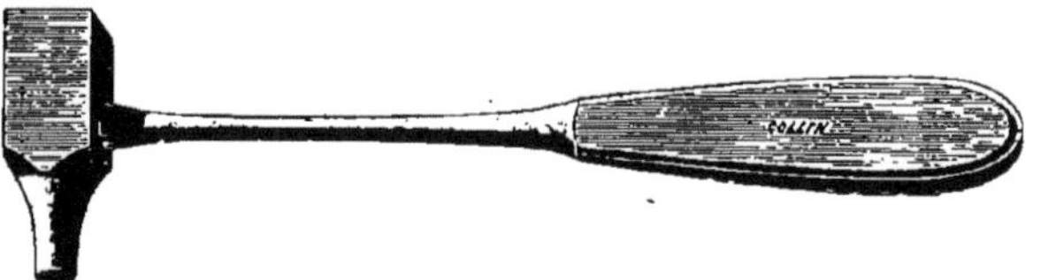

Figure 128.
Marteau du Dr Dujarier pour ses agrafes (modèle Collin).

VI. Clouage des os.

Je n'emploie le clouage que pour certaines fractures articulaires. La vis est théoriquement toujours préférable, parce qu'on la place sans secousses et parce qu'elle tient mieux. Aussi le simple clou n'est-il indiqué que dans des cas rares, là où il ne faut pas une grande solidité et où il serait difficile d'employer une vis assez fine.

C'est le cas pour certaines fractures des surfaces cartilagineuses, pour fixer de petits éclats détachés.

Le clou est également utile dans certaines fractures chez les enfants jeunes (fractures des condyles du coude, disjonctions épiphysaires), ainsi que dans les fractures des phalanges et des têtes des métacarpiens (voir partie spéciale).

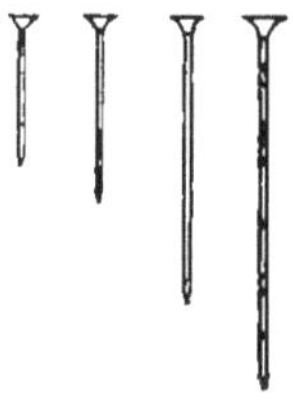

J'emploie comme clous, de fines pointes de menuisier de un à deux centimètres et demi de longueur (figure 129).

Figure 129.

Pour pratiquer le clouage on prend le clou dans une pince hémostatique ; on le présente à l'os et on l'enfonce à petits coups de marteau ; le côté aminci du marteau de Dujarier convient très bien pour cet emploi. Si le clou est placé sur une surface cartilagineuse (opération transarticulaire), comme dans le cas représenté figures 130 et 131, il faut avoir soin d'enfoncer la tête au-dessous du niveau de la surface articulaire au moyen d'un chasse-clou. Une pointe de menuisier de grande taille peut très bien remplir cet office.

Les clous n'étant employés qu'au niveau des os spongieux, il n'est jamais nécessaire de forer préalablement.

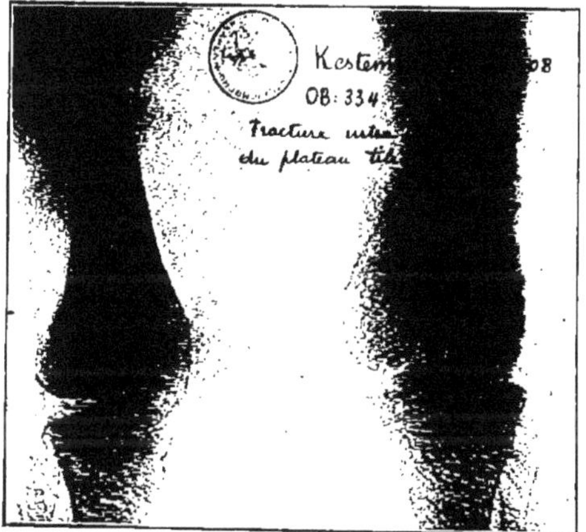

Figure 130.
(Fracture intra-articulaire du plateau tibial.)

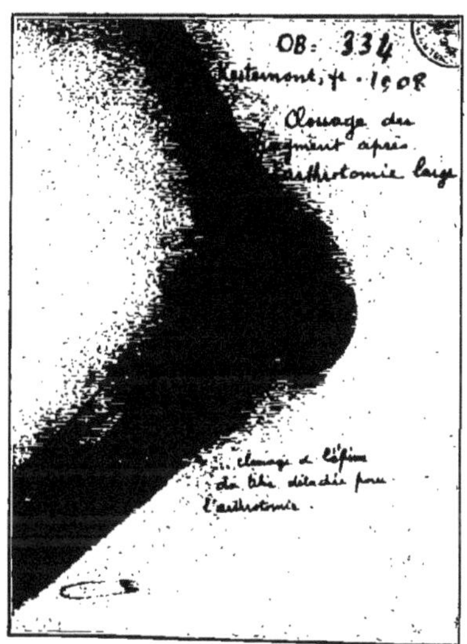

Figure 131.
(Même fracture. Clouage du fragment.)

VII. Boulonnage des os.

Le boulonnage des os, imaginé par Depage, est très ingénieux. Il donne une fixation solide avec un minimum de métal perdu.

A priori le boulonnage semble réaliser un grand progrès et être applicable à ne très nombreux cas.

Malheureusement il présente des inconvénients sérieux : le placement des boulons est souvent très difficile, nécessitant un grand décollement des parties molles ou même une double incision. L'extraction, après consolidation, est encore plus difficile.

En regard de ses inconvénients il faut remarquer que le boulonnage peut toujours être remplacé par une technique plus simple et meilleure. Par exemple, le boulonnage est le plus efficace dans les fractures en biseau, mais ici le cerclage est tout aussi solide, est plus facile à placer, plus facile à extraire et n'introduit pas de corps étranger dans l'os.

Pour les fractures des épiphyses le vissage simple des fragments est aussi solide, sans avoir les inconvénients du boulonnage.

Description et technique du boulonnage.

« Les boulons que j'ai fait construire sont en fer ou en tout autre
» métal malléable [1]; ils mesurent 1 millimètre à 2 millimètres de
» diamètre et ont une longueur variable, suivant les os qu'ils doivent
» coapter et la façon dont ils doivent être appliqués. L'une de leurs
» extrémités, la tête, est arrondie en crochet ou agrafe ; l'autre est
» terminée par un fil métallique de 20 à 30 centimètres de long, qui
» permet le placement facile de l'appareil (figure 132).

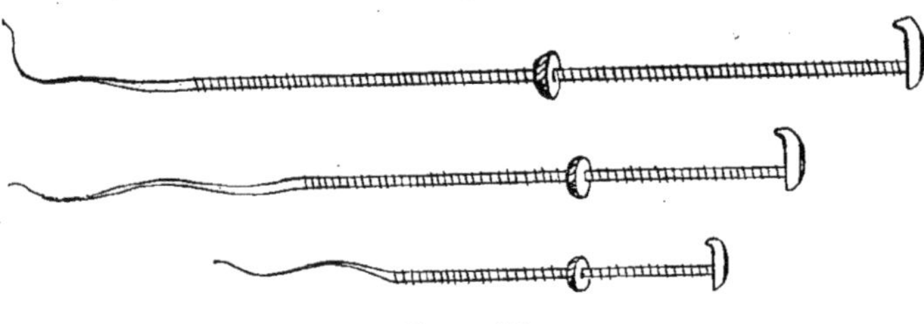

Figure 132.

« Voici comment on l'applique :

« On commence par perforer l'os au moyen d'un forêt dont le
» diamètre est légèrement supérieur à celui du boulon. Ce foret est
» muni d'un chas sur lequel on charge le fil métallique. En retirant
» l'instrument, on attire en même temps le boulon à travers l'os, de

[1] Depage. Congrès français de Chirurgie, 1906, page 470. Loc. cit.

» la profondeur vers la périphérie. On glisse l'écrou sur le fil et on le » fixe sur le boulon au moyen d'un fixe-écrou qui présente comme » particularité d'être creux sur toute son étendue, de façon à se laisser » traverser par le fil et à pouvoir ainsi être ajusté sur l'écrou. » (Depage.)

J'ai personnellement appliqué le boulonnage dans toute une série de cas. Les boulons que j'ai employés présentent quelques différences avec ceux de Depage. J'ai supprimé le fil terminal et l'ai remplacé par chas placé au bout de la tige filetée (figure 133).

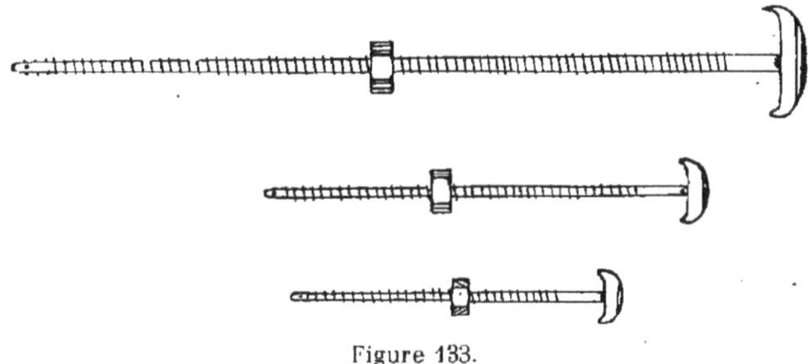

Figure 133.

Au moment de l'emploi on garnit l'œillet d'un fil souple (fil de soie ou fin fil métallique), qui sert au placement. Les boulons, ainsi transformés, sont moins encombrants à conserver.

Bien que j'aie eu des résultats parfaits, dans tous les cas où j'ai utilisé le boulonnage, je n'y aurai plus recours dans les fractures des diaphyses. Les qualités de ce moyen de fixation ne compensent pas

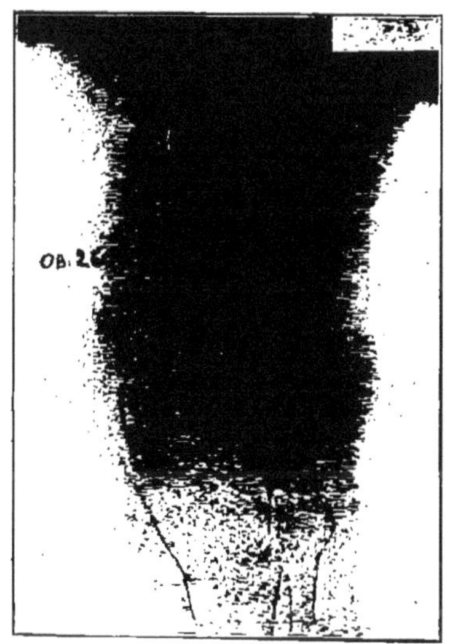

Figure 134. Fracture oblique sus-condylienne du fémur (récente).

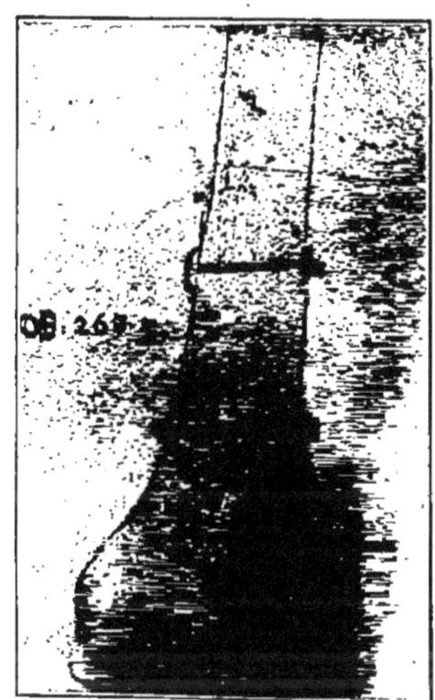

Figure 135. (Même cas que 134, après boulonnage.)

ses réels inconvénients. Pour la fracture de la rotule les inconvénients sont moindres et il y a peut-être avantage à y recourir; j'en reparlerai dans la partie spéciale. Les figures 134 à 139 représentent quelques applications du boulonnage.

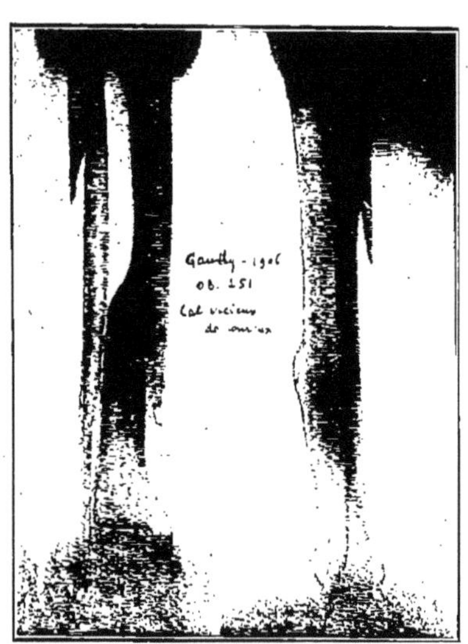

Figure 136.
Cal vicieux douloureux à la jambe.

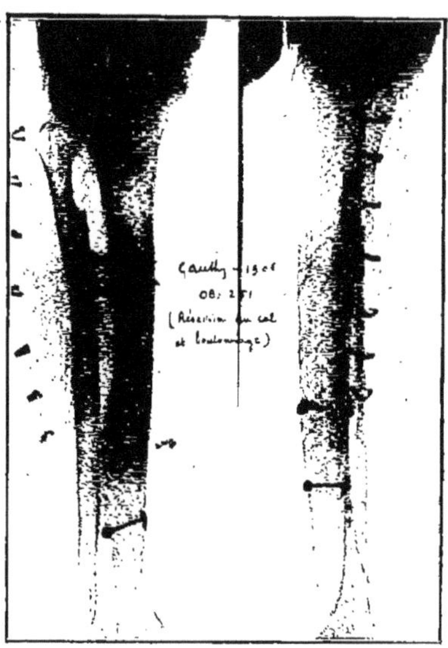

Figure 137. (Même cas que 136, après résection du cal et boulonnage.)

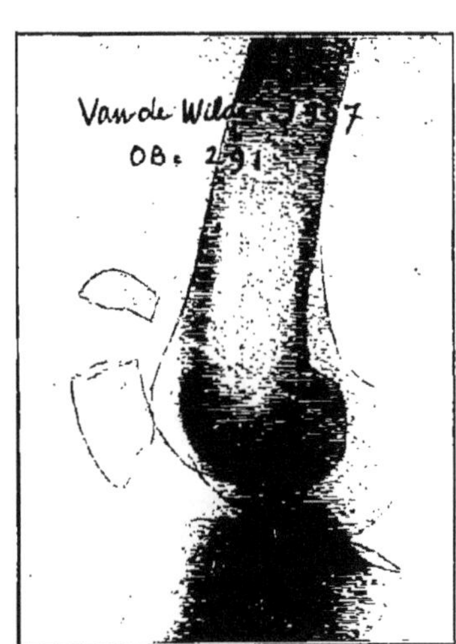

Figure 138.
Fracture récente de la rotule.

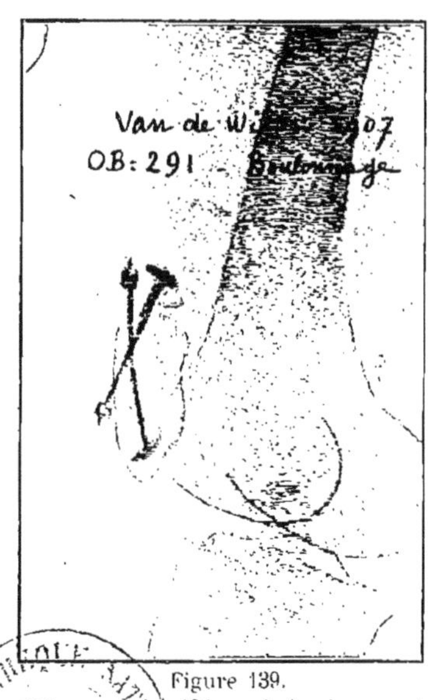

Figure 139.
(Même cas que 138, après boulonnage.)

VIII. Suture osseuse proprement dite.

La suture osseuse proprement dite est le mode de réunion des os le plus connu. En général quand on parle de suture osseuse, sans spécifier la technique employée, c'est à ce procédé qu'on fait allusion.

Il consiste à perforer les fragments et à les réunir par un lien passant par les trous. C'est en somme l'analogue de la suture de tous les tissus en général.

La suture peut s'appliquer partout et elle n'exige pas d'instrumentation compliquée ou coûteuse. Ainsi s'explique l'importance qu'elle a acquis en chirurgie osseuse ; fait plutôt malheureux, car c'est à l'emploi inconsidéré de cette technique qu'il faut attribuer le discrédit du traitement opératoire des fractures ; c'est surtout la suture osseuse qu'il faut accuser des désastres reprochés à l'ostéosynthèse et qui ont retardé de vingt-cinq ans l'évolution de cette branche de la chirurgie.

La suture est, en effet, un mode déplorable de réunion des os, et s'il y a encore quelques rares circonstances où son emploi peut présenter certains avantages, il serait néanmoins à souhaiter de la voir disparaître de la pratique.

La suture doit être *bannie du traitement des fractures diaphysaires* pour les raisons suivantes :

1° Elle est absolument insuffisante comme solidité. Prenant simplement point d'appui sur les bouts fracturés, il se produit au moindre mouvement, un phénomène de levier qui amène la rupture du fil ou dans tous les cas un relâchement de la suture avec déplacement des fragments. Si on emploie la suture dans ces cas (fractures diaphysaires) il faut la combiner avec un bandage immobilisateur et jamais on n'est certain d'avoir une coaptation complète.

2° La perforation des bouts osseux compromet leur nutrition. Le trou que l'on doit forer est toujours beaucoup plus grand que le diamètre du fil à employer. La moindre infection est suivie d'ostéite raréfiante des parties qui doivent produire le cal. De là viennent les retards de la consolidation qu'on a si souvent observés et qu'on impute à tort à l'ouverture du foyer de la fracture.

3° La suture dans les fractures des os longs peut toujours être remplacée avantageusement, soit par la ligature ou cerclage (fractures obliques) soit par la prothèse perdue ou le fixateur (fractures transversales).

La suture trouve encore quelques indications (bien rares d'ailleurs) dans certaines *fractures épiphysaires* (rotule, olécrane). Encore est-elle dans ces cas abandonnée avec raison par la plupart des chirurgiens en faveur du cerclage, du vissage ou du boulonnage.

La suture classique a été diversement combinée au cerclage par quelques auteurs. Ces procédés, très ingénieux d'ailleurs (ligature en cadre de Lejars, nœud de Senn) ne sont guère à recommander et sont sans avenir. Ils ne sont vraiment efficaces que dans les fractures à traits obliques, là où le cerclage ordinaire suffit. Ils nécessitent la perforation complète des bouts osseux, sont d'une application délicate et compromettent ainsi l'asepsie de la plaie. La ligature en cadre ne s'adapte bien qu'avec un lien très souple ce qui empêche d'employer un solide fil de métal (figures 140 et 141).

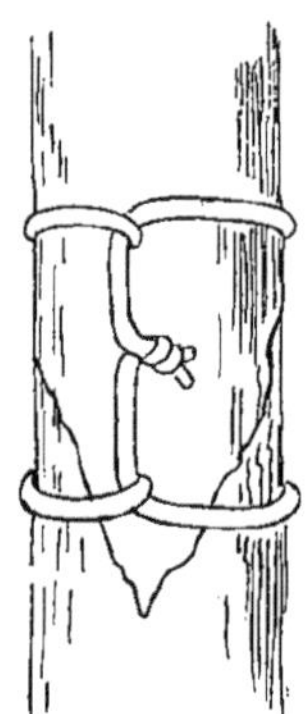

Figure 140.
Ligature en cadre de Legars.

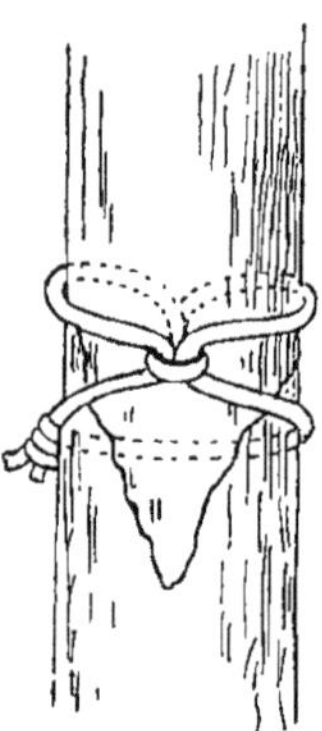

Figure 141.
Nœud de Senn.

Je n'insisterai pas sur la technique de la suture au fil. Elle est suffisamment connue et décrite d'ailleurs dans tous les traités de médecine opératoire. D'autre part je ne la recommande pas, autre raison de ne pas insister.

Je crois cependant nécessaire d'attirer l'attention sur un détail d'exécution qui pourra être utile dans les cas où on croira devoir recourir à la suture classique :

Le passage du fil se fait généralement de la façon suivante : On perfore l'os avec une mèche aiguillée ; on passe le fil dans le chas et on le ramène ainsi au travers de l'os. Il en résulte qu'on doit forer un trou très large et qu'on ne peut passer qu'un fil fin et souple, qui manque alors de solidité.

Voici ma façon de procéder :

Je prends un fil métallique souple (cuivre rouge doré) ayant à peu près le calibre du forêt. Ce fil porte à ses deux extrémités un chas qu'on garnit d'une anse de fil souple (soie ou fin fil métallique). Je perfore l'os avec une mèche aiguillée ; je passe le fil conducteur dans le chas du forêt et j'entraîne ainsi au travers de l'os, sans difficulté, un fil métallique de gros calibre. La même opération est répétée pour l'autre bout du fil.

SIXIÈME TEMPS :

Suture des parties molles

Sauf dans les cas d'interventions pour fractures ouvertes infectées, la plaie sera toujours fermée sans drainage.

Dans certaines régions il est nécessaire de placer quelques sutures profondes pour restaurer des ligaments, des tendons ou des aponévroses.

En général on affrontera largement les parties molles au moyen de grands points en masse et on suturera la peau exactement en surjet.

Il est préférable de ne pas employer les agrafes de Michel parce qu'elles contrarient la radiographie après l'opération.

Il est rare qu'il y ait une hémostase par ligature à exécuter ; les incisions d'approche se faisant presque toujours dans des interstices non vasculaires. Si on sectionnait des vaisseaux tant soit peu importants il faudrait bien entendu en faire la ligature avec soin, car les hématomes sont toujours fâcheux et peuvent être l'occasion d'infections secondaires.

Il vaut mieux faire les ligatures nécessaires au commencement de l'opération pour ne pas encombrer le champ opératoire d'instruments inutiles.

Dans les cas de fractures infectées, comme cela s'observe fréquemment à la jambe, il faut réunir partiellement la plaie et au besoin la drainer par un tube perforant.

Dans les cas graves il faut laisser la plaie largement ouverte et la panser à plat avec de la gaze neutre journellement renouvelée.

Les sutures cutanées ne seront enlevées que du 10e au 15e jour quand la cicatrisation sera assez avancée pour que la déhiscence de la plaie ne soit plus à craindre.

SEPTIÈME TEMPS :

Pansement.

L'ostéo-synthèse pratiquée suivant les techniques que je viens de décrire suffit à elle seule comme contention des fragments. Je ne place jamais ni attelles, ni bandage platré sauf dans les rares circonstances où la solidité me semble insuffisante.

Le membre opéré doit être enveloppé dans un pansement épais, absorbant et légèrement compressif. Je n'emploie jamais l'ouate qui absorbe mal, se tasse facilement et dont les peluches voltigeant dans l'air constituent un danger d'infection. Je n'emploie que la gaze neutre stérilisée et des serviettes fixées par de nombreux tours de bande.

La position à donner au membre blessé est variable, en général indifférente. On laisse le membre dans la situation la plus commode pour le blessé. Au coude et au genou il faut, autant que possible, *panser en flexion*, pour éviter les raideurs qui viennent si facilement dans la position en extension et qui sont si redoutables pour les fonctions du membre. Je reviendrai sur ces détails dans la partie spéciale.

Quand on a employé le fixateur, il faut appliquer un très gros pansement cachant tout l'appareil et s'étendant en amont et en aval jusqu'au delà des articulations. Il est souvent utile d'occlure les limites du bandage avec de l'emplâtre adhésif au caoutchouc.

CHAPITRE III.

Traitement consécutif à l'ostéo-synthèse.

Les soins post-opératoires doivent remplir deux indications : Le traitement de la plaie et la mobilisation des articulations voisines. Dans un certain nombre de cas le traitement comportera un temps final : L'extraction des matériaux de l'ostéo-synthèse.

A. *Traitement de la plaie.*

Dans les cas simples le traitement consécutif se réduit à peu de chose et on peut dire qu'une fois l'opération terminée, le blessé guérit de lui-même.

Tous les procédés à matériaux perdus (vissages simples, cerclages, prothèses perdues) ne nécessitent que peu de soins pour ce qui regarde la plaie. Si celle-ci reste aseptique, il n'y a rien à faire qu'à enlever les sutures cutanées du dixième au quinzième jour. Cependant il est utile de changer le premier pansement après 36 ou 48 heures. A ce moment l'hémostase est faite, il n'y a plus de suintement à craindre et on peut se contenter d'un pansement plus léger et moins serré. Ce changement de pansement est avantageux au point de vue de la mobilisation et procure du bien-être au blessé.

Pour les fractures traitées au moyen du fixateur, les pansements consécutifs sont plus importants et *demandent beaucoup de sollicitude pour éviter les infections secondaires*. En général le suintement est abondant pendant les premiers jours (surtout à la cuisse). Il faut placer un pansement très épais au moment de l'opération et le *changer tous les jours à la salle d'opérations,* en prenant toutes les précautions requises par l'aseptie. A chaque pansement on lavera le membre à l'alcool.

Ce pansement sera renouvelé journellement jusqu'à ce que le suintement séro-sanguin soit tari. A partir de ce moment, si le blessé n'a ni fièvre, ni douleurs, on pourra laisser le pansement plusieurs jours sans y toucher.

Pour les fractures de la jambe, traitées au moyen du fixateur, le suintement est ordinairement presque nul et beaucoup de blessés guérissent sous deux pansements.

Les fiches du fixateur seront enlevées de trois à cinq semaines après l'opération. On comptera, en moyenne, trois semaines pour l'humérus ; quatre semaines pour le tibia ; quatre à cinq semaines pour le fémur. J'ai l'habitude de contrôler l'état de la consolidation avant d'enlever l'appareil. Pour cela je desserre les écrous des bagues de serrage jusqu'à ce que le tuteur soit mobile. J'explore alors le membre avec les deux mains pour rechercher s'il y a encore de la mobilité. Si je constate une bonne consolidation, j'enlève l'appareil, sinon les écrous sont bloqués à nouveau et l'appareil laissé en place pendant quelques jours de plus.

Il faut naturellement faire cette exploration avec douceur et précautions, pour éviter de rompre un cal encore fragile ou briser une vis par le desserrage brutal d'un écrou.

Après avoir enlevé le fixateur, il est prudent de placer pendant quelques jours une attelle en carton, ou un léger appareil plâtré, pour se mettre en garde contre l'incurvation possible d'un cal encore mou, ou d'un ramollissement du cal, ce qui s'observe quelquefois.

Si après l'opération, en dépit de toutes les précautions prises, il se déclare de la fièvre et de la suppuration, il faut traiter la plaie par les moyens ordinaires : incision et drainage des collections ; pansements fréquents à sec avec de la gaze neutre stérilisée. *Même s'il y a de la fièvre, il ne faut jamais toucher à l'appareil de l'ostéo-synthèse avant que la consolidation soit obtenue.* Dans ma longue série d'opérations, *jamais* je n'ai dû enlever le fixateur avant la consolidation.

B. *Mobilisation des articulations*

C'est une des grandes supériorités de l'ostéo-synthèse de pouvoir supprimer toute espèce de bandage inamovible. Dans la plupart des cas on pourra mobiliser les articulations dès l'opération.

Au moment de l'intervention on se sera assuré par une série de mouvements de la solidité de la coaptation des fragments. Quand on a constaté une contention parfaite on peut y aller avec assurance.

Dès le lendemain de l'opération on recommandera au blessé de mobiliser activement ses articulations, dans la mesure permise par les douleurs et on fera des mouvements passifs légers.

Aussitôt que l'état des parties molles le permettra (du dixième au quinzième jour) on supprimera toute espèce de pansement et on fera la mobilisation méthodique active et passive en augmentant progressivement la force et l'amplitude des mouvements. Les appareils mécanothérapiques sont très utiles à ce moment, de même que le massage manuel des muscles.

Dans certains cas où la mobilisation a été entravée par l'une ou l'autre cause il sera utile de faire une mobilisation forcée sous chloroforme (articulation du genou et du coude). On pourra en rompant les adhérences des muscles gagner beaucoup de temps.

Un moyen utile également pour récupérer les mouvements de flexion c'est l'emploi d'une bande de caoutchouc modérément tendue, sollicitant la flexion de l'articulation et qu'on place pendant quelques heures chaque jour.

C. *Extraction des matériaux de l'ostéo-synthèse*

De tous les procédés que je recommande pour la fixation opératoire des fractures il n'y a que le fixateur qui ne laisse aucun corps étranger à demeure dans les tissus après la consolidation.

Pour les autres (vissage, cerclage, prothèse perdue), quelle conduite faut-il tenir ? A mon avis il ne peut y avoir actuellement de règle fixe à cet égard.

Il est certain que la tolérance de l'os vis-à-vis du corps étranger n'est qu'une question d'aseptie. Quand la tolérance a été parfaite, absolue pendant les semaines qui ont suivi l'opération on peut prédire une tolérance indéfinie (il faut pour cela qu'il n'y ait eu aucune réaction thermique ni aucune douleur). J'ai observé depuis des années des opérés portant des fils, des vis, voire même de grandes plaques métalliques et où la présence du corps étranger ne donne lieu à aucun phénomène réactionnel quelconque.

Dans ces conditions je ne vois aucune raison de vouloir extraire le corps étranger quand même.

La tolérance est variable avec les régions, avec l'âge, avec l'état général des blessés, etc... Les os profonds enkystent mieux que les os superficiels. Le corps étranger est d'autant plus facile à faire tolérer qu'il est moins volumineux, ce qui est la conséquence de la facilité plus grande d'éviter l'infection opératoire avec un corps menu qu'avec un corps étranger volumineux.

Les corps étrangers extra osseux donnent moins de réaction que les corps placés dans l'os (vissage). Le tissu osseux dur semble plus tolérant que le tissu spongieux.

L'intolérance peut se manifester par de la suppuration produisant une fistule. Quand l'infection est moins violente on observe simplement des douleurs, soit localisées au niveau du fil ou de la vis, soit des douleurs vagues à forme névralgique ou rhumatismale. Parfois on constate une hyperthermie locale, parfois une hyperostose manifeste. Dans ces conditions il est indiqué de procéder à l'extraction du corps étranger, bien que j'aie observé parfois l'enkystement tardif même après suppuration abondante.

Il est parfois indiqué d'extraire le matériel perdu de la synthèse même quand la tolérance semble devoir être parfaite : par exemple les plaques de prothèse volumineuses, si elles peuvent être extraites sans inconvénient sérieux. De même il peut être indiqué de faire l'ablation de parti pris, pour éviter tout ennui à distance, chez des gens exposés à manquer de soins chirurgicaux à un moment donné (marins, explorateurs, etc.).

Ablation du fixateur.

On décalera d'abord les quatre écrous des bagues de serrage de façon à rendre le tuteur mobile. Pendant cette manœuvre il faut soutenir le tube fermement de la main gauche. On enlève alors le tube avec précaution en le faisant tourner sur son axe et en soutenant les différentes pièces de raccordement. On décale ensuite les écrous supérieurs des fiches et on les dévisse entièrement; il faut bien soutenir la fiche pendant cette manœuvre pour éviter d'en briser l'extrémité plantée dans l'os. On enlève ensuite toutes les pièces de raccordement; puis, on dévisse les fiches avec la clef en tournant exactement dans leur axe.

Une fois le fixateur enlevé on lave le membre à l'alcool et on panse à plat les petites plaies. La cicatrisation des orifices est en général rapide ; parfois deux ou trois jours suffisent (tibia).

Parfois il reste une fistulette pendant quelques semaines. Il est rare de voir s'éliminer un petit débris nécrotique. Les fiches que j'emploie actuellement sont beaucoup plus minces que celles que j'utilisais au début de ma pratique et je n'ai plus guère observé de fistulisation prolongée.

Extraction des vis perdues.

On se repère aussi exactement que possible par la radiographie. Souvent on sent la tête de la vis formant un relief perceptible à la palpation (coude, olécrane, malléole). On incise la peau à ce niveau, dans une étendue de un centimètre et demi, jusque sur la vis dont on apprécie le contact avec le bistouri. On introduit un tourne-vis dans l'incision et, en général, on fait l'extraction sans difficulté. Quand la vis est superficielle, perceptible sous la peau, l'anesthésie est inutile.

Si la vis tourne follement dans son trajet, on peut l'extraire en saisissant la tête au moyen d'une pince hémostatique et en faisant une traction directe. Ce qui vaut mieux, c'est de recourir au petit instrument représenté figure 142 et dont le mode d'emploi est facile à comprendre.

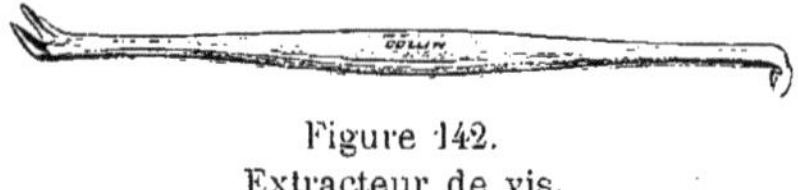

Figure 142.
Extracteur de vis.

Dans les cas où les vis sont profondes et multiples, il est bon de recourir à l'anesthésie générale et de faire une incision suffisante de la cicatrice (col du fémur, vissages du genou, col huméral, etc.).

Extraction des fils de cerclage.

Cette extraction se fait presque toujours facilement en suivant la technique que voici :

On fait sur la cicatrice (qui est toujours perpendiculaire aux cerclages) une incision de un centimètre et demi jusque sur l'os, au niveau de la ligature à extraire. On sent le relief du fil en promenant la pointe du bistouri sur l'os. Si possible, on saisit la torsade dans une pince hémostatique. On saisit alors le burin coupe-fils représenté figure 143; la gorge du burin glisse le long de la torsade et le tranchant

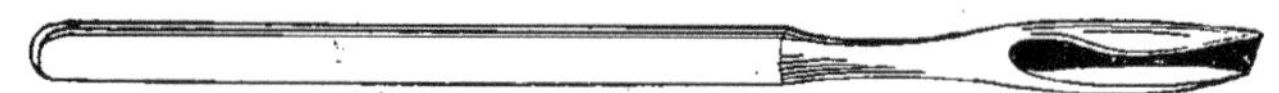

Figure 143.
Burin coupe-fils à gorge conductrice.

arrive ainsi sans erreur sur le cerclage. D'un coup sec de maillet on sectionne le fil; on l'extrait facilement en tirant sur la torsade. Cette petite opération se fait facilement sans anesthésie, s'il s'agit d'un os superficiel.

Extraction des plaques de prothèse.

L'anesthésie générale est le plus souvent nécessaire pour extraire les plaques de prothèse. On incisera la cicatrice jusque sur la plaque; on enlèvera successivement les différentes vis, puis la plaque elle-même. Cette ablation ne présente jamais aucune difficulté. On fermera toujours la plaie par première intention au moyen de grands points en masse, affrontant les tissus profondément.

On trouve souvent sous la plaque de prothèse un liquide d'apparence puriforme ; cependant, même dans cette circonstance, il faut réunir la plaie sans drainage et la cicatrisation se fera par première intention.

En somme, les adversaires de l'ostéo-synthèse font un grief énorme à l'intervention, de l'abandon de corps étrangers dans le tissu osseux. Or, dans plus de 50 % des cas la tolérance est complète, sans aucun inconvénient. Dans les cas où il y a intolérance, le seul inconvénient est de nécessiter une petite intervention secondaire, sans gravité. Jamais, dans ma statistique, je n'ai dû enlever prématurément les matériaux de l'ostéo-synthèse. L'opération d'extraction n'a jamais eu de conséquences fâcheuses quelconques.

En somme, l'extraction des matériaux perdus n'a que peu d'importance et dût-on la faire dans tous les cas que cela n'enlèverait rien à la valeur de l'ostéo-synthèse dans la cure des fractures.

CHAPITRE IV.

Technique de l'ostéo-synthèse dans les interventions retardées et dans les fractures anciennes.

J'entends par interventions retardées, celles qui sont pratiquées plusieurs semaines après l'accident. Par fractures anciennes, celles qui sont arrivées à un état d'organisation stationnaire ou définitif.

A. Interventions retardées.

Les interventions retardées sont très fréquentes, soit parce qu'on adresse le blessé au chirurgien après des tentatives trop longues de traitement non sanglant, soit parce que le blessé hésite à recourir à une intervention, soit enfin parce qu'il existait, en même temps que la fracture, d'autres lésions contre-indiquant momentanément une intervention.

L'opération retardée ne diffère de l'ostéo-synthèse précoce que par une difficulté plus grande. Les différents temps sont les mêmes et seront pratiqués de la même manière.

La difficulté provient de l'infiltration des tissus, de la rétraction des muscles et de la formation du cal englobant les fragments, masquant leurs dentelures et empêchant leur coaptation exacte.

Certaines fractures forment, en quelques semaines, des masses osseuses considérables (humérus, coude, fémur, etc.). D'autres, par contre, restent longtemps sans produire de cal. J'ai remarqué, à maintes reprises, que les fractures du col du fémur (fractures sous-capitales) et celles du col huméral ne produisent que très tardivement des ossifications périphériques. J'ai opéré récemment une fracture du col fémoral chez un vigoureux campagnard de 18 ans ; la fracture datait de quatre semaines; or, il n'y avait pas de traces de formation de cal, même embryonnaire ; les fragments étaient restés mobiles et avaient l'apparence d'une fracture récente. Après le vissage, la consolidation se fit en moins de trois semaines!

Quand on trouvera, à l'opération, un début d'ossification, on enlèvera le tissu osseux nouveau avec une petite curette tranchante. Ce tissu, de nouvelle formation, se laisse facilement enlever et se différencie nettement de l'os normal. Au niveau des épiphyses cette préparation est toujours plus difficile.

Dans les fractures diaphysaires transversales on réduira par la manœuvre de l'arc-boutement, après mise en angle des fragments. Cette manœuvre est si puissante qu'on réduira ces fractures aussi facilement que si elles étaient toutes récentes.

La difficulté de la réduction est plus grande dans les *fractures obliques*. Il faudra ici largement dégager les fragments et faire la réduction par des tractions fortes et soutenues sur le membre tout en affrontant les surfaces avec un davier. Si la rétraction est très forte il faut y aller lentement, procéder par étapes successives pour permettre aux tissus de s'allonger.

Après chaque traction on serrera le davier pour garder le terrain gagné ; on arrivera ainsi peu à peu à la réduction intégrale qui parfois semblait impossible en commençant.

La fixation se fera comme dans les fractures récentes : vissage, cerclage, fixateur ou prothèse perdue.

Dans les fractures épiphysaires et articulaires on se comportera comme dans les cas récents. Le point capital est de bien exciser le cal déjà formé.

Il est malheureusement souvent difficile d'arriver à une reposition intégrale et une ankylose plus ou moins prononcée est souvent la conséquence du retard apporté à l'opération.

B. Fractures anciennes.

Le traumatisme date ici de quelques mois à plusieurs années et le travail naturel de réparation est achevé.

Le traitement de ces lésions est très variable ; je n'envisagerai que les opérations visant la fracture elle-même laissant de côté les interventions orthopédiques destinées à parer à l'une ou l'autre infirmité créée par la fracture.

J'examinerai successivement le traitement opératoire dans les fractures diaphysaires anciennes, puis dans les fractures épiphyso-articulaires.

Fractures anciennes diaphysaires.

L'intervention se présente différemment suivant qu'il y a consolidation ou non, c'est-à-dire suivant qu'il s'agit d'un *cal vicieux* ou d'une *pseudarthrose.*

Dans les deux cas l'impotence fonctionnelle, ou les douleurs, sont dues au manque de réduction. (Je n'envisage pas dans ce travail les fractures pathologiques non plus que les pseudarthroses d'origine dyscrasique).

Les fractures anciennes non réduites sont habituellement compliquées de lésions connexes qui les aggravent : ankyloses articulaires, atrophie osseuse et musculaire, troubles vasculaires ou nerveux par compression.

Ces lésions secondaires peuvent parfois guérir ou s'améliorer après la cure de la fracture (paralysies et atrophies), mais, trop souvent, il existe des altérations telles des tissus, que la restitution fonctionnelle complète n'est plus possible ; le blessé facilement et entièrement curable au moment de son accident est devenu un irrémédiable infirme.

Technique de l'intervention dans les cals vicieux diaphysaires.

La conduite à tenir et le pronostic opératoire sont très différents suivant qu'il s'agit de fractures anciennes *transversales* ou *obliques.*

a) *Fractures anciennes transversales.*

Dans ces fractures le traitement opératoire est relativement facile et le pronostic thérapeutique assez favorable ; dans certains de ces cas on pourra obtenir la *guérison complète, le « restitutio ad integram »* même de longues années après l'accident (fractures du fémur).

On pourra toujours arriver à réduire intégralement quand il n'y aura pas d'ostéo-porose.

Technique.

L'incision des téguments et des muscles se fera comme dans une fracture récente.

Le dépériostage sera fait minutieusement et sera étendu suffisamment pour bien voir les deux fragments et le cal intermédiaire.

Ostéotomie du cal.

On sectionne le bloc osseux au moyen d'une gouge large (aussi large que l'os) et conduite en suivant la face profonde du fragment le plus superficiel (figure 144). Pour ne pas faire éclater l'os, il faut une gouge mince et fort tranchante; on l'enfoncera à petits coups de maillet, sans faire de reprises pour avoir une section nette. Il faut éviter, pendant cette ostéotomie, de faire levier avec la gouge, car cela pourrait fracturer malencontreusement l'un des bouts ou briser la lame. Cette section doit être faite en plein cal, sans entamer l'os normal.

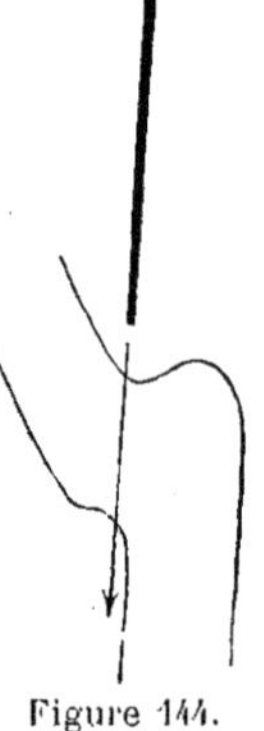

Figure 144.

Une fois l'ostéotomie faite, on saisit le fragment le plus superficiel avec un davier droit, on le soulève et on le dégage entièrement dans une étendue de deux ou trois centimètres, en travaillant avec la rugine. On excise à la gouge les parties du cal restées adhérentes, puis, avec une scie à amputation, on excise une mince tranche du bout de l'os. *Il faut faire cette section bien perpendiculairement à l'axe du fragment.*

La même préparation est répétée sur l'autre fragment ; quand celui-ci est profond, peu accessible, il faut commencer par le soulever avec un crochet à traction passé sous lui.

On passe ensuite à la réduction, qui se fera en sortant les bouts (mise en angle) et en les arc-boutant. On redresse, peu à peu, en maintenant fermement les bouts avec des daviers droits ; au besoin on s'aide du tracteur pour obtenir le redressement, qu'il faut faire très lentement mais avec force.

Si la résistance des tissus était insurmontable, on reluxerait les bouts et on ferait une nouvelle section sur l'un d'eux, mais sans jamais exciser plus de quelques millimètres, pour ne pas sacrifier inutilement de la longueur. On fera cette nouvelle section sur le bout dont l'aspect est le moins bon.

Une fois la réduction obtenue suivant la longueur et avant de faire la fixation définitive, *il faut avoir soin de vérifier la position des fragments par rapport à l'axe longitudinal;* les surfaces de section ne donnant aucune indication il faut, pour la correction suivant l'axe, s'en rapporter aux repères anatomiques connus.

On fera la fixation définitive soit avec le fixateur soit avec la prothèse perdue.

On pourra employer le fixateur si le tissu osseux est ferme, non atrophié et s'il s'agit d'une grande diaphyse (fémur, tibia, humérus). S'il y a ostéoporose la prothèse perdue est préférable de même que s'il s'agit d'os de petite taille (avant bras).

Il n'y a rien de particulier à dire sur ce temps de l'opération qui se pratiquera comme dans une fracture récente.

b) *Fractures anciennes obliques.*

Ces fractures sont d'un pronostic opératoire beaucoup moins favorable que les fractures transversales (c'est le contraire dans les fractures récentes).

La préparation des bouts est plus difficile ; souvent il y a de l'ostéo porose des extrémités exposant à des écrasements osseux pendant les manœuvres opératoires; la réduction est toujours laborieuse à cause de l'étendue des adhérences fibreuses.

La conduite à tenir variera suivant les cas. On commencera toujours par inciser largement les parties molles et par dépériostér avec soin toute la région de la fracture de façon à se rendre parfaitement compte de sa disposition.

On sectionnera ensuite le cal en passant exactement entre les fragments avec une gouge large et mince. Il faut prendre les plus grandes précautions pour ne pas faire éclater le bout superficiel.

Une fois la fracture ainsi reproduite, trois alternatives principales doivent être considérés :

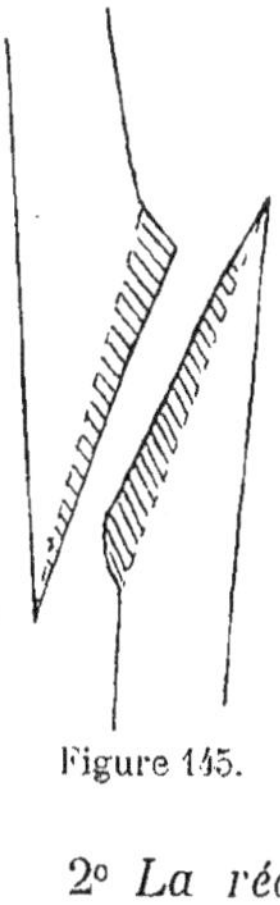

1° *La réduction intégrale est possible* : On s'en assure en faisant une traction énergique et soutenue sur le membre. Il faut en outre que l'état des bouts osseux soit assez satisfaisant pour pouvoir escompter une solide coaptation.

Dans ce cas, on cessera l'extension; on écartera les surfaces de section par un mouvement de torsion du segment inférieur.

Au moyen d'une gouge bien tranchante on excisera une tranche de chaque fragment de façon à reproduire autant que possible la forme de l'ancienne fracture, c'est-à-dire qu'on s'efforcera de réaliser une résection complète du cal. On réduira et on cerclera finalement comme s'il s'agissait d'un cas récent (figure 145).

Figure 145.

2° *La réduction intégrale est impossible* : Les adhérences se montrent telles que le chevauchement ne peut être supprimé complètement.

Je conseille alors de faire une section des fragments en escalier.

Cette intervention est délicate et demande beaucoup de coup d'œil pour pouvoir être correctement exécutée.

On s'attaquera en premier lieu au bout le plus superficiel. On abattra d'abord d'un trait de scie, l'extrême pointe du fragment. On soulèvera ensuite le fragment avec un davier droit, puis au moyen d'une scie à lame étroite insinuée sous le fragment on fera à la limite de l'ancien trait de fracture une section transversale allant jusqu'à la moitié de l'épaisseur de l'os (figure 146). Par quelques coups de gouge bien tranchante on abattra le coin osseux ainsi délimité.

La même manœuvre sera répétée sur le second fragment après l'avoir luxé dans la plaie. Le point difficile est de bien orienter les sections ; il n'y a qu'à faire preuve d'adresse et de coup d'œil, les conseils ne servent à rien !

Il faut aussi tailler l'escalier de façon à gagner le plus possible de longueur, c'est-à-dire n'enlever que ce qui est indispensable pour obtenir la réduction.

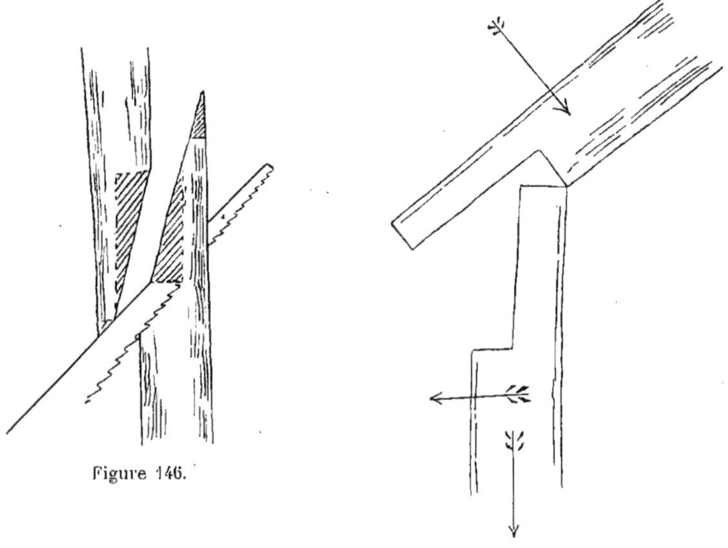

Figure 146.

Figure 147.

On pourra approximativement déterminer le niveau des sections en faisant une forte traction avant d'y procéder et en repérant les futurs points de contact ; on fera les sections un peu en deçà de ces repères pour être certain de ne pas trop sacrifier.

Pour faire la réduction, une fois les sections osseuses achevées, on pourra *s'il n'y a pas d'ostéoporose* employer la manœuvre de la mise en angle. Si l'os n'est pas raréfié on fera la résection aussi économique que possible, la réduction par arc-boutement étant très puissante (figure 147).

S'il y a un certain degré d'atrophie osseuse il faut être prudent et faire plutôt la réduction par simple traction et affrontement des surfaces avec un davier.

Pour la fixation on pourra parfois se contenter du cerclage, si l'os est solide et les surfaces suffisantes (figure 148). Le plus souvent il faudra recourir au fixateur et compléter la fixation par un ou deux cerclages au niveau de la fracture (figure 149).

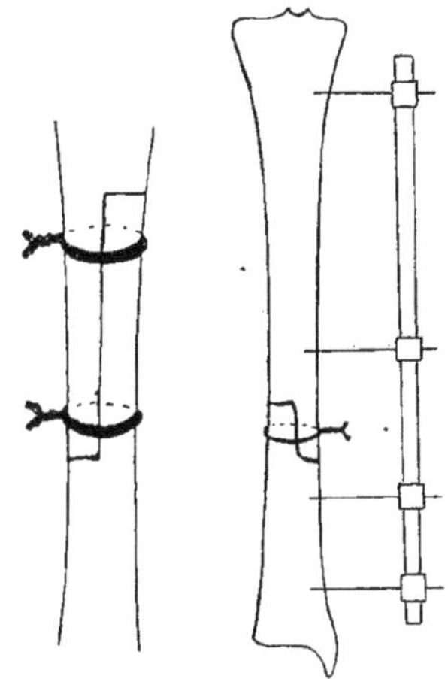

Figure 148. Figure 149.

3° *Dans la troisième alternative* les os sont tellement *ostéoporeux* que toute tentative de réduction ou de fixation risquerait d'amener un désastre par effondrement des fragments. Dans cette circonstance je crois qu'il faut faire à ciel ouvert l'ostéotomie du cal et libérer le mieux possible les adhérences des bouts osseux. On refermera la plaie sans plus, et on recourra à l'extension continue.

Dans ces cas la méthode de Codivilla (extension sur un clou planté dans l'os) pourra rendre de grands services. Je reviendrai sur ce point à propos des fractures du fémur.

Fractures anciennes diaphysaires non consolidées. Pseudarthroses.

Les pseudarthroses se présentent dans des conditions extrêmement variables et on pourrait écrire un gros volume sur leur histoire et leur traitement.

Je me bornerai à indiquer leur traitement opératoire comme complément des interventions dans les fractures.

Les pseudarthroses peuvent reconnaître des causes très diverses; les seules qui nous intéressent dans cette étude sont celles d'origine traumatique et sans causes dyscrasiques ou dystrophiques.

La pseudarthrose d'origine traumatique est un accident d'ordre local. La consolidation ne s'est pas faite parce que la fracture n'a pas été réduite ou parce qu'il y a eu nécrose d'une esquille interposée entre les fragments principaux. Je distinguerai donc deux groupes de cas :

a) Les pseudarthroses par manque de réduction.

b) Les pseudarthroses par perte de tissu osseux.

a) *Pseudarthroses par manque de réduction.*

Ces cas devraient disparaître de la pratique, car ils constituent une honte chirurgicale ! Il faut, en effet, un déplacement bien considérable pour que la soudure des os ne se fasse pas et la radiographie de la fracture récente permet de prévoir une semblable évolution.

Les fractures diaphysaires non consolidées par manque de réduction, s'observent surtout sur les fractures en biseau, simples ou composées, Ces fractures sont généralement arrivées à la pseudarthrose par suite de l'embrochement d'un muscle dont les fibres se sont interposées entre les surfaces de fracture.

Les fractures transversales donnent moins souvent la pseudarthrose directement, même quand il y a un grand chevauchement, parce que les bouts restent dans le voisinage l'un de l'autre et qu'il peut se produire ainsi un cal latéral. Ce cal périostique est d'ailleurs fragile et peut se rompre soit aux premiers essais de marche, deux à trois mois après l'accident (fractures du fémur), soit plus tardivement à l'occasion d'un nouveau traumatisme même minime. Cette rupture de cal vicieux est alors souvent suivie de pseudarthrose.

Je suis intervenu dans de nombreux cas de ce genre; ils se présentent surtout à la cuisse et à l'avant-bras.

Technique opératoire.

Les pseudarthroses par manque de réduction sont d'une façon générale faciles à opérer et d'un bon pronostic thérapeutique.

Dans les *formes transversales*, on fera l'opération comme dans les fractures récentes.

Après avoir soigneusement dépériosté les bouts osseux et excisé les jetées d'ossification périphériques, on avivera les extrémités en enlevant une mince tranche osseuse à la scie.

On réduira facilement en manœuvrant les fragments avec deux daviers droits.

On réalisera l'ostéo-synthèse soit au moyen du fixateur soit avec la prothèse perdue. Quand il y a ostéoporose je préfère placer une plaque perdue assez longue et la fixer solidement par des vis perforantes. Cette prothèse sera laissée jusqu'à consolidation complète. (Voir page 70).

Dans les pseudarthroses consécutives à des *fractures en biseau*, l'opération sera facile et d'un pronostic avantageux dans la plupart des cas.

Si l'état du tissu osseux est satisfaisant, on fera l'opération comme dans une fracture oblique récente : On préparera avec soin les surfaces à affronter en excisant les tissus interposés (brides fibreuses, ostéophytes). On réduira intégralement et on fixera par cerclage.

Si le cas est ancien avec amincissement des bouts et ostéoporose, je crois préférable *de ne pas rechercher une réduction exacte suivant la longueur*. On excisera simplement les tissus interposés entre les fragments ; on raclera à la curette tranchante les surfaces destinées à s'accoler et on les réunira par deux ou trois cerclages bien serrés.

Je reviendrai sur tous ces détails à propos des pseudarthroses du fémur et de l'humérus.

b) *Pseudarthroses par perte de substance.*

Ces cas s'observent après des fractures composées infectées, où les fragments intermédiaires se sont éliminés, ou ont été (cas habituels !!) malencontreusement extirpés.

Parfois la pseudarthrose est consécutive à une tentative malheureuse de *suture osseuse.* On observait assez souvent autrefois la pseudarthrose après la suture au fil d'argent de triste mémoire. J'en ai, pour ma part, rencontré au moins deux douzaines de cas (humérus, tibia, rotule, avant-bras).

On n'entreprendra la cure de ces pseudarthroses qu'après cessation de toute suppuration et cicatrisation parfaite depuis un temps assez long.

S'il y a des fistules il faut en faire un curage préalable, extraire les corps étrangers et les petits séquestres et attendre la cicatrisation. On ne gagnerait rien à opérer dans du pus !

Deux ordres de faits sont à considérer pour la cure de ces pseudarthroses :

1° La perte de substance est petite et le raccourcissement du membre n'a pas d'importance.

2° La perte de substance est telle qu'il est impossible de remettre les fragments bout à bout.

1° *Pseudarthroses avec petite perte de substance.*

La technique est ici simple et facile. On mettra les fragments à nu ; après les avoir dépériostés on réséquera une tranche des extrémités, de façon à avoir une bonne surface d'affrontement. On fixera au moyen d'une plaque de prothèse (figure 150).

Si les bouts sont amincés, terminés en cônes effilés, on aura parfois de l'avantage à les tailler en escalier (figure 151).

Au membre supérieur un certain raccourcissement du squelette n'a pas grande importance au point de vue fonctionnel ; on peut donc tailler les fragments de façon à obtenir une large coaptation. Il en serait de même pour une pseudarthrose de la cuisse ou de la jambe chez un blessé amputé de l'autre membre.

2° *Pseudarthroses avec grand déficit osseux.*

Quand la perte de substance est grande il faut recourir à la greffe osseuse, qui est susceptible de donner ici des résultats absolument parfaits. On devra toujours l'employer avant de recourir à l'amputation. Personnellement je n'ai jamais du faire une opération mutilante pour une pseudarthrose.

Greffe osseuse.

La question de la greffe osseuse doit être absolument révisée. Depuis bon nombre d'années de nombreux travaux ont été faits sur cette question et la conclusion qui semblait définitive jusqu'en ces derniers temps était que la greffe constituait un procédé aléatoire et incertain dans ses résultats. La résorption plus ou moins rapide du transplant était considérée comme un fait certain ; bref on niait la possibilité de la greffe pure et simple d'un fragment osseux transplanté.

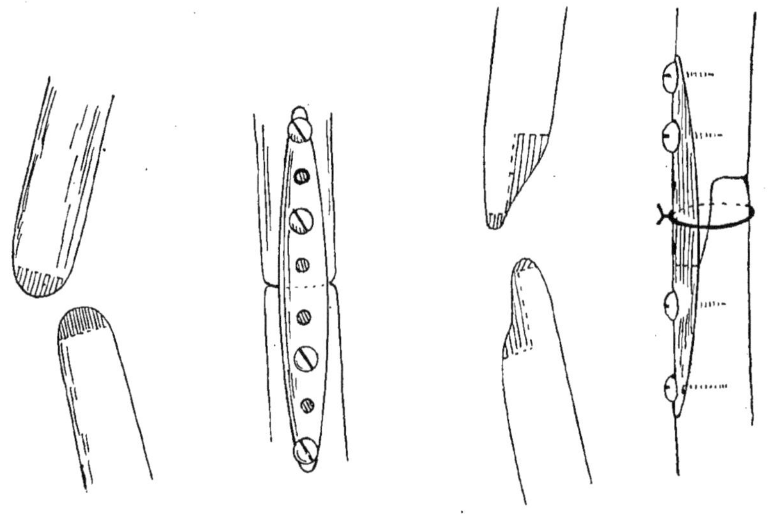

Figure 150. Figure 151.

Les quelques résultats favorables qu'on avait obtenus étaient attribués à une substitution du greffon par une ossification nouvelle partie de l'os ancien et du périoste du greffon.

Je suis convaincu que tous les échecs de la greffe osseuse sont dus à une aseptie insuffisante. D'après de nombreux faits que j'ai observés *je suis certain* que l'os vivant se greffe parfaitement et continue à vivre de sa vie propre. Je ne crois pas qu'il soit nécessaire d'avoir une greffe ostéo-périostique.

La réimplantation de fragments entièrement détachés au cours de l'ostéo-synthèse pour fractures composées est en somme une greffe typique sans périoste. J'ai exécuté cette réimplantation un très grand nombre de fois et toujours avec une soudure rapide comme dans une fracture simple.

Deux points me paraissent inéluctablement acquis :

La greffe hétéroplastique est mauvaise et doit être abandonnée. Ce fait n'a rien qui puisse surprendre ; il serait aussi contraire à la physiologie de voir un os de chien se greffer sur un squelette humain que de voir la transfusion du sang du même animal à l'homme ne donner lieu à aucun trouble. La greffe hétéroplastique ne peut pas s'identifier à nos tissus et si elle ne s'élimine pas d'emblée, elle doit finir par se résorber. Un cas d'Arbuthnot Lane prouve qu'elle peut être dangereuse en devenant le point de départ d'un néoplasme.

La *greffe autoplastique* est bonne et d'un succès certain si l'aseptie est parfaite.

La *greffe homoplastique* semble également susceptible de donner des succès complets. Il semble logique de croire que la greffe a plus de chances de réussir si le greffon est emprunté à un membre de la même famille et à un sujet d'un âge approchant de celui du récepteur.

Les expériences de greffes homoplastiques massives faites en Allemagne dans ces dernières années (Lexer, Kütner, etc.) prouvent qu'on peut même utiliser des fragments osseux volumineux prélevés sur des cadavres. Il est cependant préférable de ne pas recourir à des greffons aussi douteux comme santé !

Technique de la greffe osseuse.

On mettra à nu les bouts osseux de la pseudarthrose par une *longue incision*. On ouvrira la gaîne fibreuse entre les fragments de façon à pouvoir loger le greffon et le recouvrir de tissus bien vascularisés. Il peut être utile d'arquer l'incision de la peau pour que la ligne de suture ne soit pas directement au-dessus de la greffe ; cette précaution est surtout bonne à prendre s'il y a une cicatrice au niveau de l'ancienne fracture.

Les bouts osseux sont souvent terminés en pointes et fort raréfiés. On les dépériostera seulement sur leur face superficielle et dans une étendue de quelques centimètres. Les surfaces osseuses mises à nu seront égalisées (rabottées) avec une gouge bien tranchante pour que l'application de la greffe se fasse exactement et sans difficulté.

Prélèvement du greffon : La place la plus favorable pour prélever le greffon est la face interne et la crète du tibia. L'os est superficiel et on peut sans danger et sans inconvénient exciser une solide lame osseuse pouvant mesurer jusque 15 et même 20 centimètres.

On incisera sur la face interne du tibia, près de la crète sur une longueur suffisante pour ne pas être gêné. On écartera les bords cutanés avec des pinces à griffes pour éviter la contamination par l'épiderme. Sur le périoste on tracera une incision délimitant le futur greffon en le mesurant plutôt un peu trop grand que trop juste. La conservation du périoste, qui a toujours été considérée comme nécessaire pour le succès de la greffe, n'a pas d'importance à mon avis ; les réimplantations d'esquilles le prouvent. La conservation du périoste a cependant un avantage, mais d'un tout autre ordre, c'est de rendre la taille du lambeau osseux plus facile et d'empêcher qu'il ne se fissure pendant son extirpation.

Pour détacher le greffon la scie circulaire marchant au moteur est le moyen le plus rapide et le plus parfait. Je lui préfère cependant l'instrumentation à main, plus simple, et partant, plus sûre au point de vue de l'aseptie.

Voici comment je conseille de procéder : Avec une scie à manche de Doyen pour la craniectomie, on trace un trait tout autour du

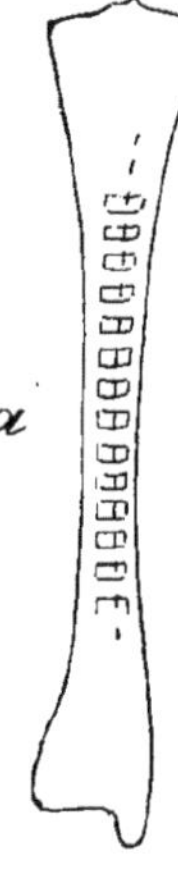

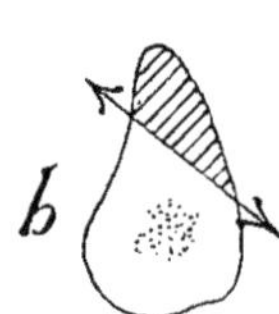

Figure 152.
a. Lieu d'élection pour la prise de la greffe.
b. Coupe du tibia. La flèche délimite la partie à enlever.

lambeau osseux ; on pénètre à une profondeur de 2 à 3 millimètres ; aux deux extrémités on entaille un peu plus profondément. On prend ensuite une gouge très mince et bien tranchante (comme une lame de couteau) et, à petits coups de maillet, on détache peu à peu le lambeau osseux. Il faut absolument éviter le mouvement de levier qui fracturerait le fragment osseux ; on tourne tout autour de l'entaille jusqu'à ce que la lame osseuse se détache entièrement (figure 152).

La lame osseuse prélevée sera saisie par une de ses extrémités avec une pince hémostatique et transportée dans le foyer de la pseudarthrose préparé pour la recevoir.

On l'appliquera sur les fragments et on la fixera par quelques vis fines comme une plaque de prothèse.

Le placement de la greffe se fera différemment, suivant que les fragments de la pseudarthrose seront flottants (humérus et fémur) ou fixes (tibia).

Dans le premier cas on fera la fixation première du greffon à l'un des fragments ; puis on réduira et on fixera la greffe au second fragment.

Au tibia les bouts sont assez fixes pour pouvoir se comporter autrement, on déposera simplement la greffe dans la loge qu'on lui a préparée et on la fixera directement par quelques vis.

J'emploie, pour la fixation de la greffe, de fines vis d'acier doré enfoncées directement au moyen du perforateur muni du mandrin porte-vis. La greffe bien fixée, on suture exactement la plaie ; quelques points en masse seront souvent utiles pour supprimer les espaces morts. On place un pansement aseptique légèrement compressif et au-dessus un appareil plâtré pouvant être fénêtré au niveau de la plaie. Ce bandage sera maintenu jusqu'à la consolidation. Celle-ci peut se faire très vite (trois semaines dans un de mes cas) ; si après trois à quatre semaines la consolidation n'est pas obtenue, il faut placer un nouveau plâtré et attendre les événements.

On peut parfois prélever le greffon sur un des fragments de la pseudarthrose. J'ai pu agir ainsi dans deux cas de pseudarthroses de la jambe où j'ai pris le greffon sur le ⅓ supérieur du tibia. En cas de nécessité on pourrait prendre la greffe sur l'épine de l'omoplate ou même utiliser un bout de côte du même sujet.

Fractures anciennes épiphyso-articulaires.

Les fractures articulaires anciennes, non réduites, aboutissent généralement à l'ankylose, par soudure des différents fragments, ou à la limitation de certains mouvements, par altération de la forme de la jointure.

Dans beaucoup de fractures anciennes il est impossible d'obtenir la reconstitution de l'état normal de l'articulation, et, c'est à des opérations plus ou moins complexes de résections orthopédiques ou de modelage osseux qu'on devra s'adresser pour améliorer la situation du blessé.

Certaines fractures articulaires aboutissent au contraire à la pseudarthrose et sont justiciables de l'ostéo-synthèse (rotule) ou de la résection (col fémoral, fracture sous-capitale).

Ces différentes interventions ne se prêtent pas à une description d'ensemble. Elles seront examinées dans la partie spéciale de cet ouvrage.

Les *fractures anciennes apophysaires et celles des os courts*, peuvent être guéries par l'ostéo-synthèse dans beaucoup de cas. Je veux parler des arrachements osseux terminés par pseudarthrose avec cal fibreux (rotule, épitrochlée, olécrane, etc.).

La technique opératoire de ces cas est simple et facile : on excisera le cal intermédiaire avec une tranche d'avivement des fragments osseux, puis ceux ci seront coaptés et fixés en place au moyen du vissage direct ou du cerclage.

DEUXIEME PARTIE.

—

Fractures en particulier.

Dans cette seconde partie j'examinerai successivement toutes les fractures du squelette susceptibles d'être traitées opératoirement.

Le lecteur m'excusera des redites fréquentes que j'ai du faire, la difficulté de l'exposition en est la cause. Outre les détails déjà donnés dans les généralités, certaines régions présentent de grandes simulitudes (fémur et humérus); les considérations qui s'appliquent à l'une, doivent se répéter pour l'autre, avec de légères variantes. J'ai cru cependant plus utile de faire quelques répétitions que de laisser passer inaperçus des détails d'importance majeure.

Quelques-unes de mes techniques sont encore du domaine de la théorie : je n'ai pas eu l'occasion de les appliquer; cependant elles me paraissent si rationnelles que je n'ai pas hésité à les indiquer.

J'ai, chaque fois que la chose était possible, adjoint à toutes les descriptions, des documents cliniques, radiographies et photographies.

Fractures du crâne.

Les fractures du crâne sortent du cadre de cet ouvrage ; elles sont du domaine de la chirurgie générale et de la neurologie. Celles de la voûte seules sont, par elles-mêmes, tributaires d'une intervention opératoire.

Les fractures de la voûte du crâne sont généralement comminutives et s'accompagnent d'enfoncement des fragments. On les traitera par le rélèvement (la *réduction)* des parties enfoncées *sans jamais faire la résection,* CE QUE L'ON *fait encore presque toujours !*

Si la fracture est ouverte, on fera une désinfection soigneuse, réséquant au besoin les bords de la plaie et les lambeaux périostiques souillés. On relèvera ensuite les fragments enfoncés en les soulevant avec un élévatoire ou une rugine ; souvent il est nécessaire de placer, pour commencer, une petite couronne de trépan à la limite de la fracture. On enlèvera entièrement un des éclats pour pouvoir exposer la dure mère et s'assurer qu'il n'y a pas de fragments enfoncés dans l'écorce cérébrale. Les petits fragments de la table interne seront enlevés avec une curette et sacrifiés. Finalement, une fois la plaie nette et tous les fragments relevés on replacera celui, ou ceux qu'on aura du enlever provisoirement, ainsi que la rondelle de trépan. On suturera exactement la peau ; s'il y a plaie contuse difficile à réunir il est d'une bonne pratique de faire un débridement de façon à pouvoir faire glisser la peau au devant de la fracture pour protéger celle-ci contre l'infection secondaire.

La réimplantation des fragments de la voûte cranienne doit toujours être tentée ; elle réussit d'ailleurs d'une façon presque constante. L'extirpation des esquilles a de grands inconvénients et peut être l'origine d'épilepsie Jacksonienne par rétraction cicatricielle et compression de l'écorce cérébrale.

Fractures des os de la face.

Certaines fractures du massif facial peuvent nécessiter des interventions pour réduire ou fixer les fragments : Les fractures de l'os malaire, des os du nez, du maxillaire supérieur et surtout enfin celles de la machoire inférieure peuvent nécessiter des opérations pour corriger un déplacement ou fixer les fragments.

Fractures de l'os malaire.

A la suite d'un coup violent, l'os malaire peut être enfoncé dans le massif maxillaire. Cette lésion est rare.

J'en ai observé un exemple typique : il s'agissait d'un jeune homme qui reçut dans une rixe un violent coup de poing sur la pommette droite. Il vint malheureusement me consulter six semaines après l'accident et je ne jugeai plus à propos de tenter une réduction qui s'annonçait comme très difficile. La déformation de la face était caractéristique ; le côté droit était absolument affaissè ; il existait de l'anesthésie du nerf sous orbitaire, mais peu de troubles fonctionnels et les mouvements de la machoire inférieure n'étaient pas compromis.

Dans les cas cités dans la littérature il se produisit parfois de l'exophtalmie par enfoncement de la paroi inférieure de l'orbite ; souvent il est mentionné que les mouvements de la machoire inférieure sont gênés.

La réduction de cette fracture doit toujours être tentée (dans les cas récents).

On essayera d'abord de la réduction manuelle en s'aidant au besoin de l'anesthésie, mais on échouera dans les cas de fort enfoncement avec engrênement des fragments.

Une intervention opératoire s'impose alors sans aucun doute. On peut obtenir la réduction opératoire par différents moyens : Si les dents molaires du côté de la fracture ont été brisées ou arrachées par le traumatisme on pourra tenter la réduction en perforant une alvéole et en exerçant, par l'intérieur du sinus maxillaire, des pressions sur l'os malaire enfoncé. Cette manœuvre me semble peu recommandable parce qu'elle est d'une efficacité douteuse et expose à infecter le sinus.

Je crois préférable de recourir au procédé du tire-fond indiqué par Hamilton [1] : On fait à la peau de la pommette une petite incision, sur le centre de l'os malaire; par cette ponction on visse solidement un tire-fond et on peut alors avec la plus grande facilité soulever l'os et le remettre en place.

Si cette manœuvre échouait il faudrait faire une incision au bord antérieur du masséter et par là introduire un petit crochet d'acier, avec lequel on accrocherait le bord inférieur de l'os. En combinant ces diverses tractions avec des pressions sur les bords de l'os, je crois qu'on arrivera dans tous les cas à réduire le déplacement.

Toute espèce de fixation semble devoir être inutile, l'os replacé devant rester réduit grâce à ses nombreux points de contact avec le massif maxillaire.

La technique d'Hamilton me paraît tout à fait recommandable ; elle semble très efficace, n'expose à aucun danger et ne laisse pas de cicatrice visible.

Fractures des os du nez.

Ces fractures sont fréquentes et toujours consécutives à des coups directs.

Dans beaucoup de cas le pronostic est favorable et la guérison s'obtient rapidement et sans traitement particulier.

Cependant les fractures du nez demandent beaucoup d'attention car elles peuvent entraîner des conséquences graves, soit primitivement (suppuration, nécrose, emphysème, etc.), soit tardivement (déviations de la cloison, obstruction du canal lacrymal).

Quand le traumatisme a été violent il peut y avoir des lésions de voisinage plus ou moins graves : fracture des branches montantes des maxillaires, fracture du vomer et de l'ethmoïde.

La réduction doit toujours être faite aussi exactement que possible. Dans beaucoup de cas on y arrivera par des pressions extérieures exercées du côté du déplacement. Si on échoue il faut mettre le blessé sous anesthésie et redresser les fragments par des pressions exercées par l'intérieur des narines avec un instrument approprié.

[1] *Traité des fractures et des luxations*, page 110.

Une fois les fragments réduits ils tiennent généralement en place. Extérieurement on peut employer l'un ou l'autre appareil pour soutenir la charpente du nez et empêcher une déviation latérale.

Un masque en toile métallique imprégnée de celluloïde et fixée par des lacets peut donner d'excellents résultats (Robert Danis).

Dans les cas graves avec enfoncement du squelette nasal les appareils de Martin (de Lyon) semblent devoir rendre des services.

Dans les fractures anciennes consolidées avec un fort déplacement latéral on pourra corriger la difformité par une ostéotomie sous cutanée. Par une petite incision faite de chaque côté du nez on sectionnera le squelette nasal jusqu'à obtenir un redressement complet (méthode de Mosher recommandée, par Scudder [1]).

Fractures du maxillaire supérieur.

Les fractures du maxillaire supérieur donneront rarement d'autres indications que le relèvement des fragments (effectué par la bouche) et l'esquillotomie des petits fragments libres.

Les fractures du rebord alvéolaire sont plutôt du domaine de l'art dentaire. Il faut dans ces fractures pousser la conservation très loin : Dans un cas que j'ai observé il existait une fracture étendue du bord alvéolaire au niveau des molaires droites; le blessé, un jeune garçon de 15 ans, arriva à l'hôpital avec le fragment osseux flottant dans la bouche et retenu seulement par un lambeau de muqueuse. Le fragment fut remis en place et maintenu par une fronde mentonnière appliquant les deux arcades dentaires l'une contre l'autre. La consolidation s'est faite très rapidement sans nécrose.

FRACTURES DU MAXILLAIRE INFÉRIEUR.

Elles siégent le plus souvent sur le corps de l'os dans la partie garnie de dents. Plus rarement en arrière de la dernière molaire; exceptionnellement au niveau des branches montantes, de l'apophyse coronoïde ou du condyle (figure 153).

Fractures du corps de la mâchoire.

Elles se rencontrent rarement sur la ligne médiane à cause de l'épaisseur et de la dureté de l'os au niveau de la symphyse. Généralement le trait passe aux environs du trou mentonnier et se dirige un peu obliquement en bas et en arrière.

Les fractures du corps de la mâchoire sont toujours des fractures

(1) SCUDDER : *The treatment of fractures*. Philadelphie 1911, page 65.

ouvertes du côté de la muqueuse buccale. Elles exposent de ce chef à des accidents d'infection : ostéite et nécrose, fusées purulentes dans le cou, pneumonie par déglutition.

Ces fractures demandent à être réduites d'une façon parfaite, la moindre anomalie de la forme du squelette pouvant avoir des conséquences graves pour la mastication.

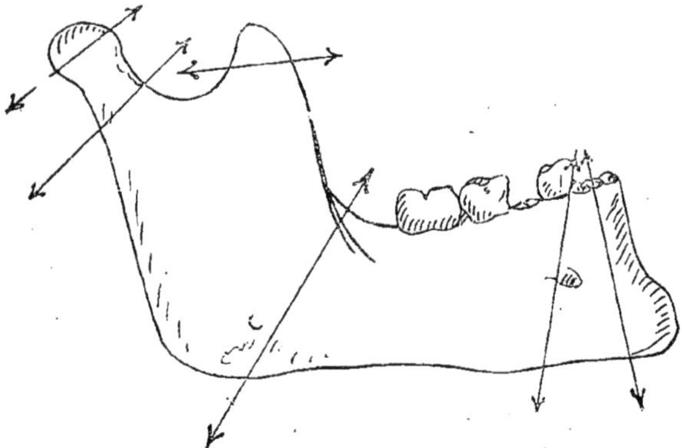

Figure 153.

Dans les cas où il n'y a pas grand déplacement, on peut arriver à des résultats parfaits par l'emploi de pièces intra-buccales plus ou moins compliquées et coûteuses.

La ligature des dents bien exécutée peut réussir à maintenir les fragments, mais elle n'est pas toujours efficace ni partout applicable (figure 154, d'après Pringle).

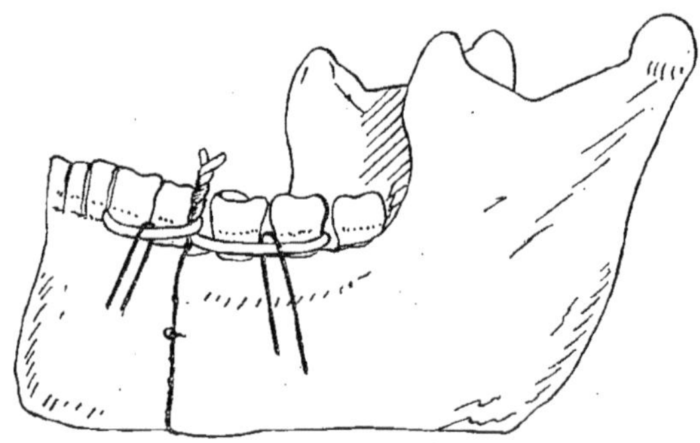

Figure 154.

D'une façon générale le traitement opératoire me semble le meilleur dans les fractures de la mâchoire. Le seul reproche qu'on puisse lui adresser est de laisser une petite cicatrice extérieure. Par contre l'opération présente une série d'avantages décisifs : elle assure une réduction et une coaptation parfaites; elle permet de drainer le foyer par le point le plus déclive, écartant ainsi le danger des complications infectieuses; enfin elle est moins pénible au blessé que tous les autres traitements car une fois les os fixés, les douleurs disparaissent et toute autre immobilisation devient inutile.

Technique opératoire.

Une seule technique est vraiment bonne pour les fractures de la mâchoire, c'est la prothèse perdue.

La suture au fil métallique n'est pas recommandable; le placement du fil est toujours plus ou moins laborieux et nécessite un dépériostage sur les deux faces de l'os; ce qui est un inconvénient dans un foyer toujours plus ou moins infecté. La solidité de la coaptation avec la suture au fil est insuffisante, les fragments pouvant

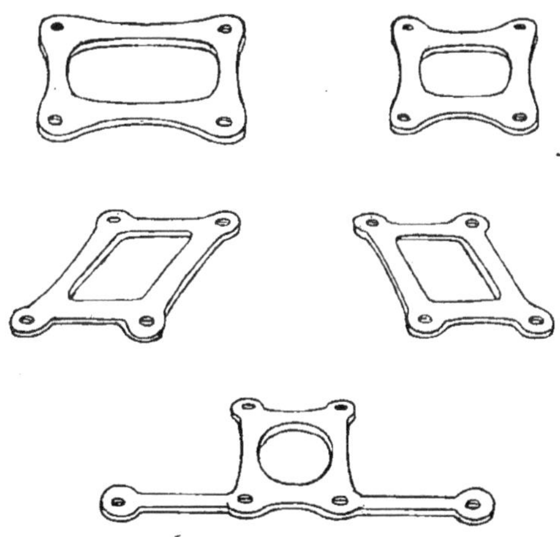

Figure 155.
Prothèse en dur-aluminium pour la mâchoire inférieure.

jouer sur la suture comme sur une charnière. On n'aurait une bonne fixation qu'en employant deux sutures espacées, ce qui en pratique est difficile à réaliser à cause du voisinage des racines des dents.

Voici comment je conseille de pratiquer la prothèse, pour l'avoir appliquée plusieurs fois, tant après des fractures qu'après des ostéotomies pour tumeurs de la langue.

J'emploie pour la prothèse de la mâchoire de petites plaques fenêtrées en dura-aluminium; ce métal est inoxydable et, tout en ayant une grande résistance, se laisse facilement travailler. Ces plaques sont de différents modèles les unes droites, les autres obliques (figure 155),

Pour l'opération on fera le long du bord inférieur de la mâchoire une incision de quatre à cinq centimètres, ayant la fracture pour centre. On dégagera parostalement le bord inférieur de l'os pour pouvoir placer un davier fixateur. On dépériostera la face antérieure de la mâchoire dans l'étendue nécessaire pour placer la plaque. Cela fait on prendra la plaque de prothèse par un côté dans une pince hémostatique ; on la placera sur le fragment le plus saillant et on la fixera temporairement avec un petit davier droit dont l'un des mors sera placé sous le bord de l'os. On forera un trou et on placera une première vis du côté supérieur de la plaque ; on enlèvera le davier et on placera une seconde vis dans le même fragment.

La plaque étant ainsi solidement vissée dans le premier fragment. on fait la réduction en refoulant par la bouche le fragment profond ; on fixe temporairement la plaque à celui-ci et l'on achève le vissage de ce côté.

Comme vis j'emploie les petites vis à têtes rondes décrites dans les généralités sur la prothèse perdue (figures 156 et 157).

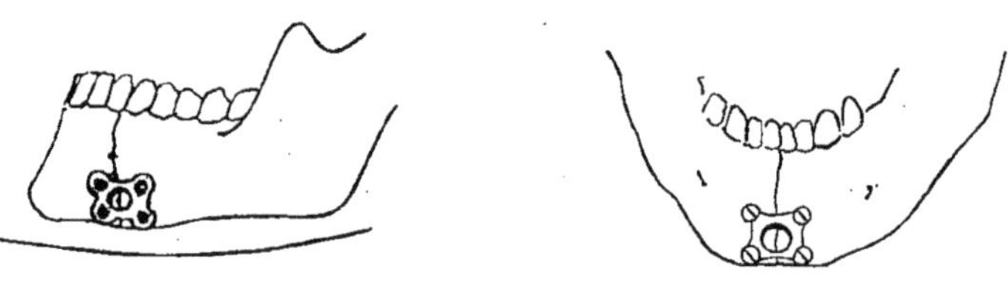

Figure 156. Figure 157.

La même technique serait suivie dans les cas de fracture bilatérale du corps de l'os ; l'opération est ici grandement nécessaire pour garantir une bonne réduction.

Après la fixation je crois qu'il est prudent de placer un tube à drainage en arrière du maxillaire au niveau de la fracture afin de mettre à l'abri des fusées purulentes possibles.

L'opération devra être faite d'urgence, le plus tôt possible après l'accident, pour calmer les souffrances du blessé, pour permettre de le nourrir et surtout pour prévenir les fusées puruleuses si redoutables dans ces cas.

Fractures de la mâchoire inférieure en arrière.

Le trait passe obliquement en bas et en arrière à l'union du corps de l'os avec la branche montante. Le fragment postérieur est attiré en avant par le massèter et les ptérygoïdiens ; le corps de l'os se déplace en arrière et de côté. Ce déplacement est difficile à corriger sans opération.

L'intervention se présente ici dans des conditions plus favorables que dans les fractures du corps de l'os, car le foyer ne communique pas avec la cavité buccale. On l'exécutera en suivant la même technique que pour les fractures du corps.

Fractures des condyles et du col.

Ces fractures sont très rares. Elles peuvent siéger d'un seul côté ou des deux côtés en même temps ou être accompagnées de fracture du corps de l'os.

En cas de fracture sans déplacement, on immobiliserait simplement par une fronde mentonnière.

Si les fragments sont déplacés on pourrait songer à une intervention directe qui consisterait, après avoir ouvert l'articulation, à clouer les fragments avec de petites pointes de menuisier (fracture du condyle) ou à les fixer au moyen d'une vis fine enfoncée obliquement en bas et en dedans (fracture du col).

La *fracture de l'apophyse coronoïde* est exceptionnelle. Elle semble devoir exposer à l'ankylose de la mâchoire en donnant un cal volumineux.

La meilleure thérapeutique serait certainement de faire la suture des fragments. Malheureusement l'abord de l'os est difficile. Il faudrait pour avoir un jour suffisant, faire l'ostéotomie de l'arcade zygomatique, rabattre l'arcade en bas avec le massèter. On aurait alors à jour l'apophyse coronoïde; on réunirait les fragments par une suture classique au fil métallique ou au crin de Florence (l'os est trop mince pour employer un autre mode de fixation).

Après avoir restauré la fracture on rabattrait le lambeau musculo-osseux et on fixerait l'arcade soit par une suture perforante soit par une suture para-osseuse.

FRACTURES DU BASSIN.

Les fractures de la ceinture pelvienne sont ordinairement produites par des traumatismes violents : chutes d'un lieu élevé, accidents de chemin de fer, écrasement par une roue de voiture, etc.; on peut y ajouter actuellement les accidents d'automobiles et d'aéroplanes.

Presque toutes ces fractures sont de cause indirecte, le traumatisme ayant pour effet de comprimer la ceinture pelvienne, soit d'avant en arrière, soit transversalement.

Dans d'autres cas la force du traumatisme se transmet au bassin par l'intermédiaire des fémurs ou de la colonne vertébrale (chutes sur les pieds ou sur le siège).

Ces fractures indirectes sont généralement complexes (fractures systématisées) et souvent accompagnées de lésions viscérales (rupture ou compression de l'urèthre, rupture de la vessie, lésions intestinales, rénales, hépatiques, etc.).

Les fractures par action directe ou par contraction musculaire sont localisées à un seul os, généralement à la crète iliaque.

Les fractures du bassin sont plus fréquentes qu'on ne le supposait autrefois. Comme pour les fractures du crâne et de la colonne vertébrale il y a des cas nombreux sans complications où la lésion peut passer inaperçue ou être prise pour une simple contusion ; le diagnostic ne peut souvent être fait que par la radiographie.

Fractures isolées de l'os iliaque.

Elles s'observent par ordre de fréquence au niveau de la crète iliaque, au niveau du cotyle, exceptionnellement au niveau de l'ischion.

On peut aussi observer des fractures par arrachement produites par contraction musculaire, au niveau des épines iliaques antéro-supérieures et antéro-inférieures; plus rarement en arrière au niveau de l'épine iliaque postéro-supérieure.

Fractures de l'aile iliaque.

Sans être communes, ces fractures ne sont pas rares. J'en ai observé un certain nombre de cas typiques. Elles se produisent par coup ou pression directe sur la crète iliaque.

Le trait de fracture siège à différents niveaux sur l'aile iliaque, séparant soit simplement la partie antérieure de la crête avec l'épine iliaque antéro-supérieure (cas le plus fréquent), soit une portion plus ou moins étendue de l'aile iliaque elle-même (figure 158).

Le trait peut aussi être postérieur, emportant l'épine iliaque postéro-supérieure et la partie postérieure de l'aile iliaque.

On peut enfin rencontrer une combinaison de ces différents traits (fractures comminutives, fractures en T de la fosse iliaque).

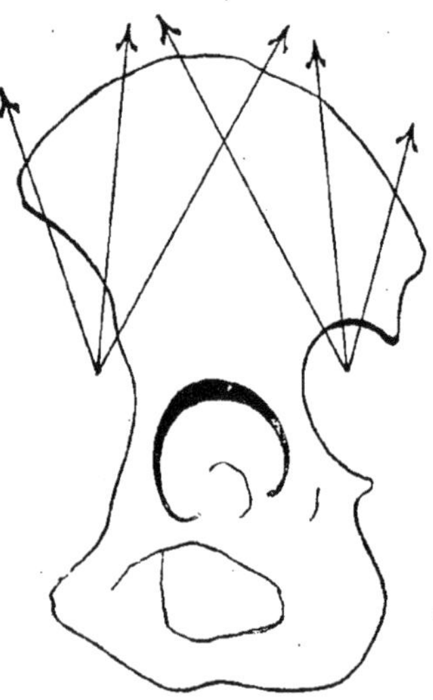

Figure 158.
Schéma des fractures de l'aile iliaque.

Les fragments se déplacent en haut et en dedans sous l'influence de la contraction des muscles abdominaux. Dans les fractures antérieures de la crête on peut observer un fort basculement du fragment en dedans.

Les fractures isolées de l'aile iliaque sont peu graves en ce sens qu'elles ne s'accompagnent généralement pas de lésions viscérales et que la vie du blessé n'est pas menacée. Par contre au point de vue fonctionnel il n'en est pas ainsi et des troubles graves permanents peuvent en être la suite si la consolidation n'est pas obtenue en bonne réduction. Le fragment détaché étant sollicité surtout vers le haut par les muscles abdominaux, il se produit un déplacement progressif et la consolidation ne se fait pas, ou se fait en position vicieuse.

L'observation suivante, que j'ai publiée en 1894, est intéressante à ce point de vue :

« La nommée H., âgée de 52 ans, fit une chute dans un escalier » le 2 juin 1891. On l'amena à l'hôpital Stuivenberg dans un état très » grave. On constatait une mobilité très prononcée de la crête iliaque » droite, ainsi qu'une forte crépitation.

« Vu l'état précaire de la malade on ne pratiqua pas de tentatives » violentes de réduction. On pratiqua seulement l'extension continue » et quinze jours plus tard, le fragment restant mobile on plaça la » malade dans un grand appareil amidonné.

« En dépit de ces soins la fracture ne se consolida pas et deux » mois plus tard, Monsieur le docteur Rochet (dont j'étais l'interne à » cette époque) proposa la suture des fragments, vu l'impotence com- » plète qui résultait de leur mobilité.

« L'opération fut refusée et la malade quitta l'hôpital,

« Depuis cette époque j'avais eu souvent l'occasion de la rencon- » trer et j'avais constaté une impotence fonctionnelle complète du » membre inférieur : la malade ne se trainait que péniblement avec » des béquilles.

« Cette femme rentra à l'hôpital, en septembre 1894, pour un » érysipèle de la face, et succomba le 21 septembre, de complications » pulmonaires. Le 23 septembre je pratiquai l'autopsie. Au niveau de » la crête iliaque droite se remarquait l'ancienne fracture : Le tiers » antérieur de la crête était isolé et uni au reste de l'os iliaque par un » cal fibreux mince, aponévrotique, long de 4 centimètres. Cette laxité » du cal rendait inefficace l'action des muscles abdominaux et des » muscles de la cuisse, qui s'insèrent à ce niveau. Une telle lésion » était nécessairement incurable autrement que par une intervention » directe; d'autre part la situation anatomique de la fracture rendait » la suture osseuse facile et efficace. Aussi pensons-nous, que dans » des cas semblables, l'intervention chirurgicale s'impose » (1).

(1) *Annales de la Société de Médecine*, Anvers, 1894, page 267.

La pièce anatomique de ce cas intéressant fut présentée à la Société de Médecine d'Anvers; elle a malheureusement été détruite.

L'intervention chirurgicale est indiquée dans tous les cas de fracture de l'aile iliaque où il y a déplacement des fragments, la non-réduction pourrait entraîner des troubles graves. L'intervention est d'ailleurs simple et anodine, l'os étant partout facilement accessible.

Technique opératoire.

On incisera, en suivant la crête illiaque, sur une étendue plus ou moins grande suivant les cas.

Si le trait va en avant jusqu'aux environs de l'épine iliaque antéro-inférieure on ajoutera une incision verticale descendant vers le trochanter en suivant le bord antérieur du petit fessier (figure 159).

Pour obtenir la réduction on exercera des tractions sur le fragment au moyen de pinces à griffes et au besoin au moyen d'un crochet à traction passé au-dessus de la crête iliaque au travers des muscles y insérés.

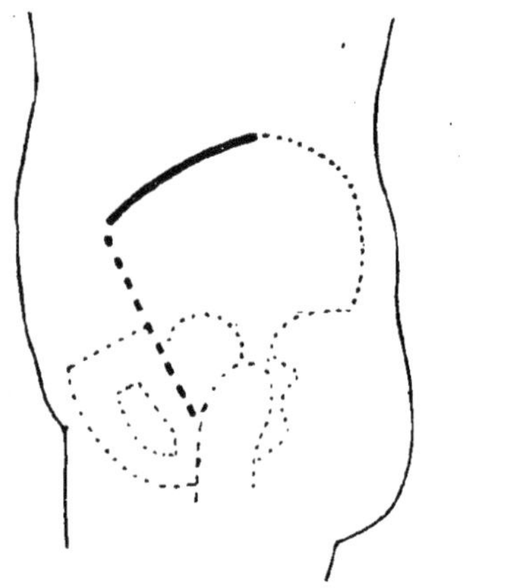

Figure 159.
Tracé de l'incision pour les fractures de la crête iliaque.

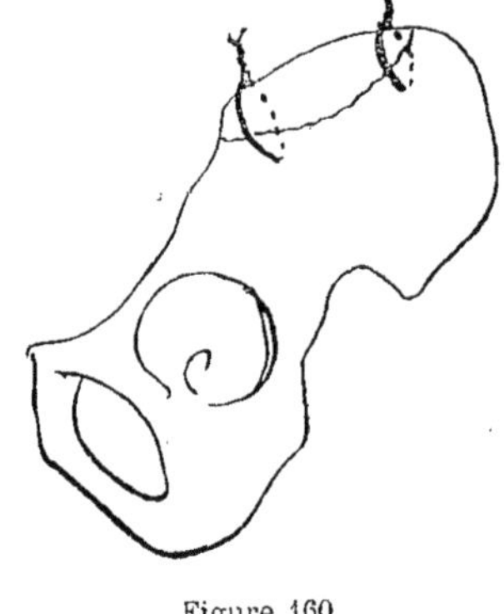

Figure 160.

Dans la première édition de cet ouvrage, je recommandais la suture métallique, ou plutôt un hémicerclage. Les fils étaient passés au travers de l'aile iliaque et tordus au-dessus de la crète. J'ai employé une fois cette fixation, représentée figure 160. Cette technique n'est pas bonne et doit être remplacée par le vissage direct; le fil est difficile à passer et la fixation obtenue n'est jamais aussi correcte que celle que donne le vissage.

Si un simple fragment de la crète est arraché on le fixera, après l'avoir abaissé, au moyen d'une ou deux vis suivant son étendue ; on aura soin de placer les vis suivant l'épaisseur de l'os dans le tissu spongieux (figure 161, a).

Si le morceau brisé est plus considérable on le fixera au moyen de deux vis l'une en avant l'autre en arrière (figure 161, b).

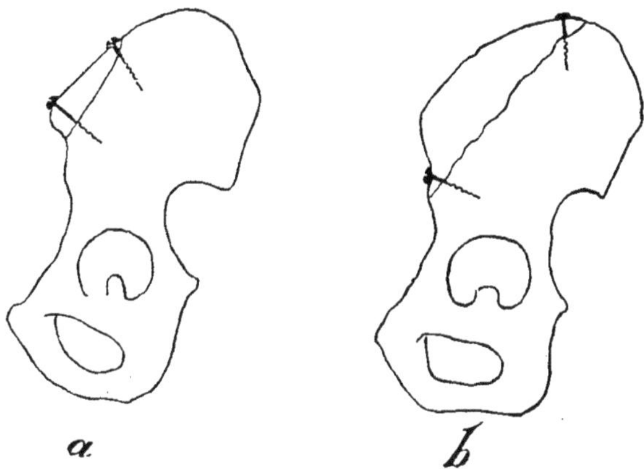

Figure 161.

On traiterait de même par le vissage direct les arrachements de l'épine iliaque antéro-inférieure ou les fractures de la tubérosité iliaque. Le vissage à ce niveau ne présente aucune difficulté.

Fractures du sourcil cotyloïdien.

La fracture du rebord de la cavité cotyloïde doit toujours être soupçonnée en cas de luxation de la hanche facilement réductible.

L'arrachement siège en arrière et en haut du cotyle et le fémur est luxé en arrière et en haut.

L'arrachement antéro-supérieur du cotyle doit s'accompagner presque toujours de fracture de la branche horizontale du pubis, l'os étant fort mince à ce niveau ; il se produit alors une luxation intra pelvienne du fémur (voir plus loin).

Dans les arrachements limités du sourcil siègeant en haut et en arrière et qui compliquent parfois la luxation de la hanche, on obtiendra la guérison en maintenant le blessé au lit pendant quelques semaines. Les bandages et l'extension continue ne sont d'aucune utilité.

Si la radiographie montrait un déplacement d'une notable portion du rebord cotyloïdien et si la facile reproduction de la luxation confirmait la destruction étendue du cotyle il y aurait lieu de recourir au vissage du fragment.

On atteindrait le mieux la lésion en opérant dans le décubitus ventral. On tracerait une incision de la tubérosité iliaque au trochanter et on arriverait sur l'articulation en passant entre les fibres du grand fessier. Le vissage du fragment ne présenterait aucune difficulté l'os étant spongieux et épais à ce niveau.

Fractures du cotyle avec pénétration de la tête fémorale dans le bassin.

Cette forme clinique n'est pas rare; j'ai personnellement eu l'occasion d'en observer plusieurs cas. Elle affecte différents degrés :

Dans les formes légères, où la lésion est seulement reconnue à la radiographie, il y a simplement un enfoncement limité de la paroi antéro-supéro-interne de la cavité cotyloïde et la tête fémorale n'est guère déplacée (figure 162).

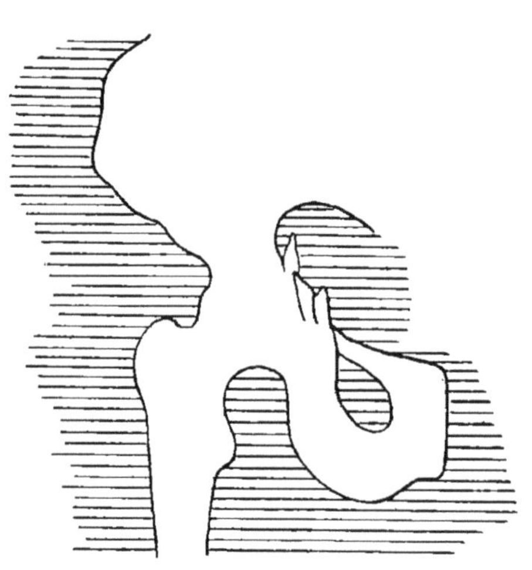

Figure 162.
Fracture du cotyle. — Premier degré.
(Décalque radiographique.)

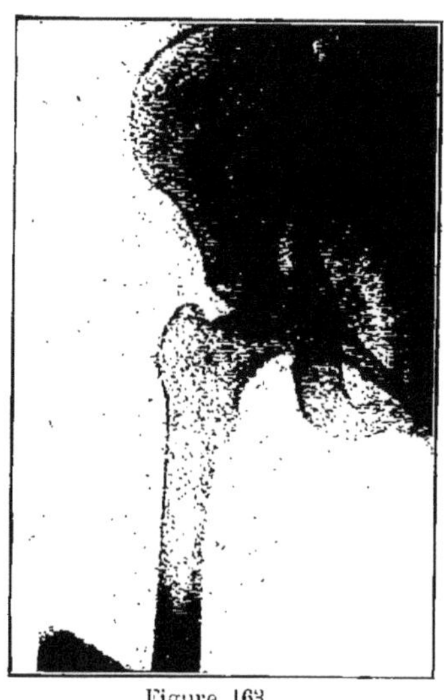

Figure 163.
Fracture du cotyle avec sub-luxation du fémur (second degré).

Dans un second degré, la tête fémorale est sub-luxée dans le bassin, le fond du cotyle étant refoulé en dedans. Parfois il y a basculement de l'aile iliaque avec diastasis sacro-iliaque (figure 163).

Dans le troisième degré, le cotyle est défoncé, avec ou sans fracture concomittante de la ceinture pelvienne et la tête fémorale entièrement luxée dans le pelvis (luxation centrale du fémur) (figure 164).

Dans les formes du *premier degré* toute intervention est inutile Le blessé guérira par le repos au lit.

Les cas du *second degré* réclament une intervention, une ankylose de la hanche pouvant en résulter. Dans le cas représenté figure 163, et qui concernait une jeune fille, je me suis cependant abstenu, car il n'y avait quasi pas de symptômes physiques. J'ai peut-être eu tort de ne pas intervenir; je ne connais pas le résultat éloigné de ce traumatisme. Actuellement j'interviendrais sans hésiter dans un cas semblable.

Les formes du *troisième degré* sont graves. Elles réclament impérieusement un traitement opératoire, sans lequel le patient est voué à l'invalidité.

Je suis intervenu deux fois dans des cas de ce genre. J'ai échoué dans une première intervention et le blessé est resté boiteux (opération en septembre 1905); mon second cas (figure 164) a été réduit facilement

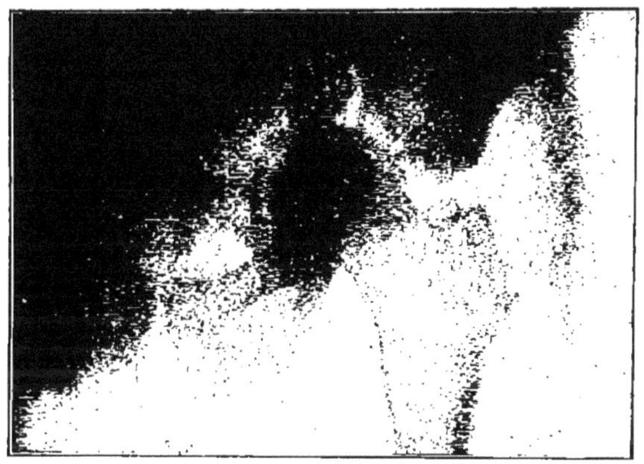

Figure 164. — Obs. 269.

Fracture du cotyle (troisième degré). Luxation intra-pelvienne.

et m'a donné un résultat parfait (mai 1907). L'insuccès de ma première opération, où je n'ai pu obtenir la réduction, a été dû à une mauvaise technique (incision de Lüecke, qui donne trop peu de jour) et à une instrumentation insuffisante ; je ne possédais, à ce moment, ni le tracteur, ni les crochets à traction.

Technique opératoire.

On trace une grande incision, partant de l'épine iliaque antéro-supérieure, se dirigeant vers le trochanter, puis s'incurvant, en se portant en bas et en avant sur la face antéro-externe de la cuisse (figure 165). On passe en haut, entre le tenseur du *fascia lata* et le petit fessier, et on tombe directement sur le col du fémur sans couper aucun vaisseau ni aucun nerf importants.

Cette incision donne un jour énorme et est absolument précieuse pour toutes les opérations portant sur la région de l'articulation de la hanche : réduction sanglante des luxations congénitales ou acquises ; fractures de la tête et du col fémoral, etc.

Avec un instrument mousse (grande spatule) on écartera les parties molles antérieures, jusqu'à atteindre le détroit supérieur du bassin.

On fera la réduction de la façon suivante : un crochet à traction sera glissé sous le fémur, au-dessus du petit trochanter; il permettra de faire une traction énergique transversale et de désenclaver la tête fémorale ; en même temps on fera des tractions longitudinales sur le membre, au moyen du tracteur. En combinant ces deux efforts, la réduction n'est plus qu'un jeu ; elle sera certainement obtenue dans tous les cas (figure 166).

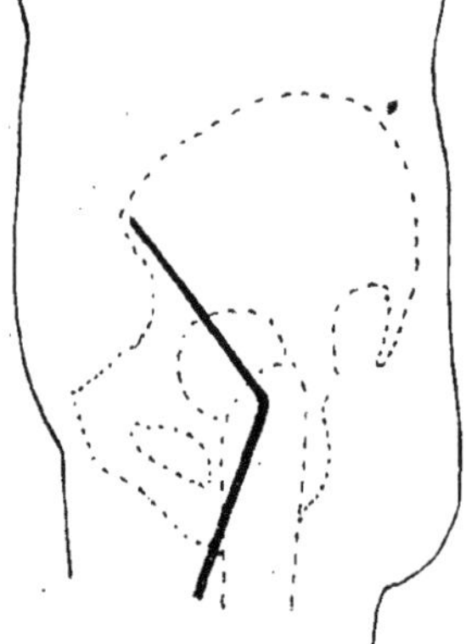

Figure 165.
Incision angulaire antéro-externe (fractures centrales du bassin, luxations de la hanche, fractures du col fémoral).

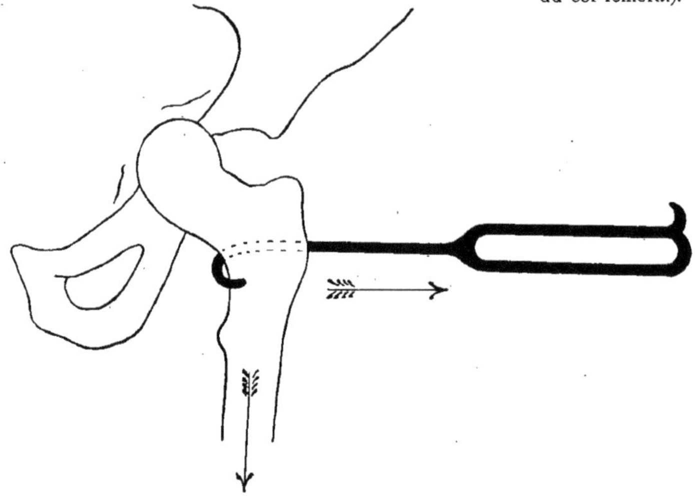

Figure 166.
Manœuvre de la réduction des luxations intra-pelviennes du fémur.

Une fois la reposition obtenue la luxation ne se reproduira probablement pas, ce dont on se rendra compte en exécutant différents mouvements avec le fémur. Si telle est la situation, on fermera simplement la plaie. Au dessus du pansement on placera un spica plâtré qui sera laissé pendant quelques semaines, jusqu'à la consolidation.

Si on se trouvait en présence d'un déplacement incoërcible, la luxation se reproduisant aussitôt qu'on cesserait les tractions, il faudrait luxer entièrement la tête du fémur; réparer par vissage direct la partie enfoncée de l'os iliaque puis remettre la tête fémorale en place.

On ferait la luxation du fémur au moyen d'une grande spatule glissée sous la tête et faisant levier en même temps qu'on exécuterait une forte rotation externe du membre.

Fractures isolées de l'ischion.

Elles sont exceptionnelles. Je n'en ai jamais rencontré. Le fragment détaché semble devoir se déplacer fortement en bas par la traction des muscles longs de la cuisse.

Le traitement opératoire indiqué en cas de déplacement notable ne présenterait pas ici de difficultés spéciales. Le vissage direct est tout indiqué comme mode de fixation.

Fracture isolée du sacrum.

Lésion extrêmement rare produite par un violent coup direct (chute sur le siège).

Le fragment, détaché par un trait transversal passant par les trous sacrés, bascule en avant dans le bassin.

Des troubles graves de compression des organes pelviens en sont la conséquence.

Le déplacement est incoërcible.

La suture osseuse a été pratiquée dans un cas avec succès par Gaudier (de Lillle) [1].

Technique opératoire.

Incision médiane assez longue pour pouvoir écarter les parties molles latéralement jusqu'aux bords de l'os. Au besoin on ajouterait deux petits débridements en haut.

La réduction se fera en ramenant l'os en arrière au moyen d'une pince de Muzeux plantée dans le tissu fibreux médian.

Comme fixation le vissage est le meilleur procédé. On a tout l'espace nécessaire pour placer de chaque côté une vis verticale en dehors des trous sacrés. On pourrait éventuellement consolider la fixation au moyen d'une suture métallique para-osseuse placée sur le tissu fibreux de la crète sacrée (figure 167).

(1) *Thèse* de Briche, Lille 1896.

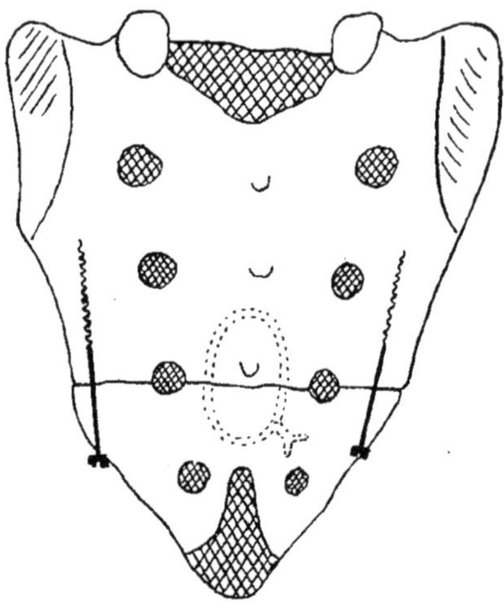

Figure 167.
Schéma de l'ostéo-synthèse du sacrum : Vissage bilatéral et cerclage médian.

Fractures complexes du bassin.

Ces fractures sont souvent accompagnées de lésions viscérales nécessitant des interventions chirurgicales diverses (déchirure de l'urèthre, rupture de la vessie, lésions viscérales, abdominales, etc.). Dans ces cas graves on ne pourra souvent pas songer à une intervention portant sur la lésion osseuse elle-même.

Les fractures systématisées du bassin sont produites par des pressions antéro-postérieures ou bilatérales amenant un aplatissement de la ceinture pelvienne, soit d'avant en arrière, soit transversalement. Le résultat est toujours une fracture double, parfois quadruple (fracture double verticale).

On peut observer plusieurs types se présentant eux-mêmes avec des variations.

Type A : Les traits de fracture traversent d'une part la région pubienne, d'autre part la région sacro-iliaque, d'un seul où des deux côtés (fracture double verticale). Les traits antérieurs occupent une place variable, le plus souvent ils intéressent les branches ischio-pubiennes; parfois on a une diastase des pubis avec diastase sacro-iliaque sans fracture proprement dite (luxation totale des os iliaques) (figure 168).

Type B : Fracture des branches du pubis des deux côtés, avec enfoncement du bloc ainsi isolé dans le bassin (figure 169).

Type C : Arrachement de la symphyse, avec trait de fracture transversal traversant le cotyle. Renversement du bloc ischio-pubien dans le pelvis (figure 170).

Type D : Fracture transversale au niveau du cotyle, avec arrachement sacro-iliaque (figure 171).

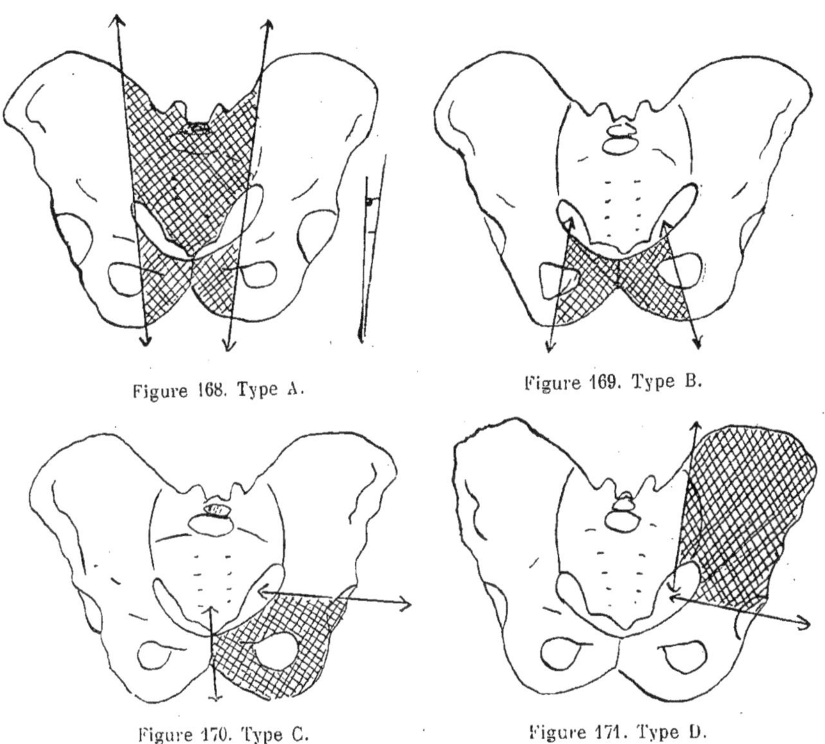

Figure 168. Type A.

Figure 169. Type B.

Figure 170. Type C.

Figure 171. Type D.

Ces deux derniers types peuvent s'accompagner de luxation intra-pelvienne du fémur.

Quand ces différentes fractures existent sans grand déplacement, elles donnent peu de symptômes et pourraient passer inaperçues sans le secours de la radiographie.

Quand il y a peu ou pas de déplacement, le traitement ne comporte pas d'autre indication que le repos au lit. Une ceinture, serrée autour du bassin, peut être utile dans certains cas pour combattre les douleurs (fractures doubles verticales); par contre, la ceinture peut être nuisible en faisant basculer un fragment vers la cavité pelvienne.

Dans d'autres circonstances l'état du blessé est si grave, qu'une intervention primitive ne peut être en question et qu'on devra se borner à placer un bandage autour du bassin, avec ou sans extension continue sur les membres inférieurs.

Dans d'autres cas encore le tableau clinique est dominé par une lésion grave des parties molles, nécessitant une opération d'urgence (rupture vésicale, etc.).

On a fait jusqu'ici peu de tentatives de traitement direct des lésions de la ceinture pelvienne. Je crois cependant que dans de nombreux cas, une réduction à ciel ouvert, suivie de fixation directe, est possible et pourrait rendre de grands services.

Chez la femme jeune, les déplacements dans les fractures de la ceinture pelvienne présentent de graves inconvénients en prévision de l'accouchement. Chez l'homme, les fractures du pubis sont redoutables au point de vue des fonctions urinaires, en amenant une stricture de l'urèthre, soit primitivement par compression directe, soit tardivement par une exubérance du cal.

Plusieurs opérations sont possibles pour remédier aux fractures intéressant la ceinture pelvienne :

1° L'ostéo-synthèse des pubis au niveau de la symphyse.

2° L'ostéo-synthèse des branches iléo- et ischio-pubiennes.

3° Le vissage de la branche horizontale du pubis dans l'ilium dans les fractures intéressant le cotyle.

4° Le vissage de l'os iliaque dans le sacrum, dans les arrachements sacro-iliaques.

1° *Ostéo-synthèse de la symphyse pubienne.*

Indiquée dans les diastases avec écartement notable des pubis.

Technique opératoire.

On tracera une incision transversale longeant le bord supérieur des deux pubis et allant latéralement jusqu'au milieu des arcades crurales. L'écartement des pubis fait qu'on tombe directement dans le foyer traumatique après avoir divisé les plans cutanés. On nettoiera la cavité traumatique, renfermant souvent beaucoup de sang, avec une curette et des tampons montés.

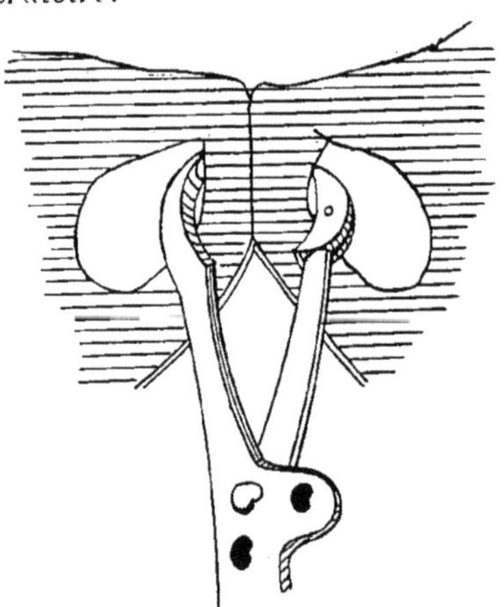

Figure 172.
Fixation temporaire de la symphyse pubienne.

Pour obtenir la réduction on fera exercer des pressions sur les deux crêtes iliaques. Une fois les pubis assez rapprochés on achèvera la coaptation et on fera la fixation temporaire avec un grand davier droit dont on plantera les griffes dans les trous obturateurs (figure 172).

On peut aussi faire la fixation temporaire en plantant les griffes du davier de part et d'autre en dehors des épines des pubis.

La fixation définitive de la symphyse peut être obtenue de différentes manières.

a) *Suture osseuse proprement dite.* Il faut ici passer le fil avant de faire la réduction pour avoir plus de facilité. Voici comment je conseille de procéder :

On fait un trou au travers du pubis d'un côté avec une mèche aiguillée. On prend pour la suture un gros fil de cuivre doré (2 m/m) muni d'œillets à ses deux bouts et garni de fils conducteurs souples. Les deux bouts de fil souple d'un côté sont passés dans le chas du foret et le fil de cuivre est ainsi entraîné d'arrière en avant au travers de l'os (figure 173). La même manœuvre est répétée sur le pubis opposé.

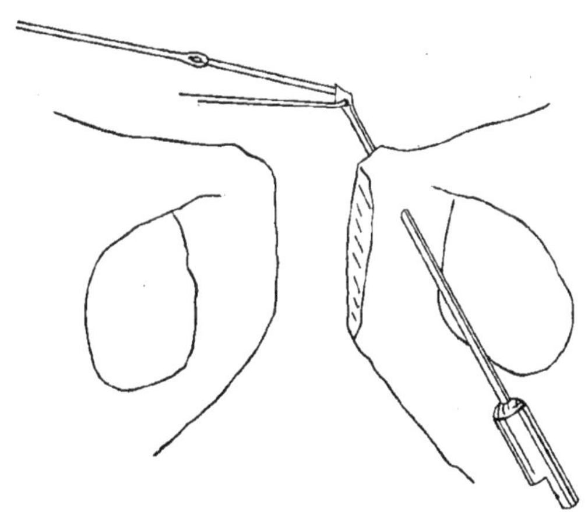

Figure 173.
Façon de passer le fil pour faire la suture de la symphyse.

Une fois le fil passé au travers des deux pubis on fait la réduction en ayant soin de tenir les bouts du fil de suture bien tendus. La coaptation exacte obtenue on tord le fil jusque contre l'os et on en recourbe la torsade derrière le pubis.

Cette technique est très simple et bonne comme solidité.

Un seul point de suture peut suffire en prenant un fil assez gros ; je crois préférable de ne placer qu'un fil parce que le second point de suture serait plus difficile à passer.

Si la fixation semblait insuffisante on pourrait consolider la réunion par un des procédés suivants.

b) *Cerclage de la symphyse pubienne.* Après avoir réduit la diastase et fixé temporairement, on passe un gros fil métallique derrière le corps des deux pubis en pénétrant par un trou obturateur et en sortant par l'autre. Le fil est tordu à fond et replié contre l'os (figure 174).

c) *Vissage direct de la symphyse pubienne.* On peut placer une vis de 7 à 8 centimètres pénétrant d'un côté en dehors et un peu en bas de l'épine du pubis et se dirigeant transversalement vers l'épine pubienne du côté opposé. Au lieu d'une vis on pourrait recourir au boulonnage de Depage qui me paraît devoir être ici facile à appliquer (figure 175).

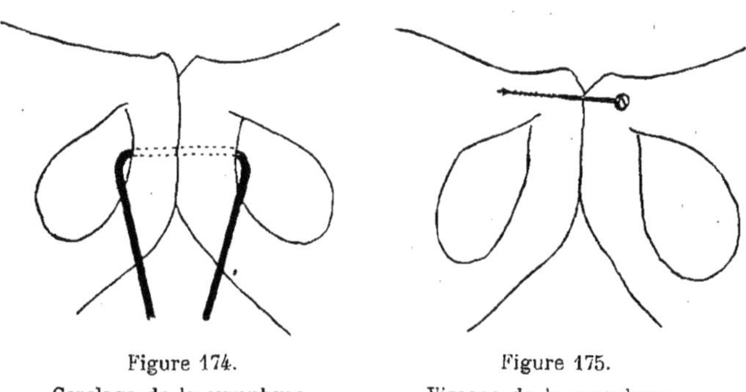

Figure 174.
Cerclage de la symphyse.

Figure 175.
Vissage de la symphyse.

d) *Agrafage des pubis.* Après réduction et fixation temporaire on enfoncerait sur la face antérieure de la symphyse une grande agrafe de Dujarier à un centimètre et demi au-dessous du bord supérieur.

On pourrait enfin fixer la symphyse au moyen d'une plaque de prothèse semblable à celle que je recommande pour le maxillaire inférieur, mais de plus grande dimension.

2° *Ostéo-synthèse au niveau des branches des pubis.*

On pourra atteindre la branche horizontale du pubis en traçant une incision parallèle à l'arcade crurale et commençant en dedans de l'épine du pubis. On écartera les vaisseaux fémoraux en haut et en dehors en fléchissant légèrement la cuisse.

On réduira la fracture en saisissant le fragment interne dans un davier droit. On fera la fixation temporaire soit avec un davier droit soit avec un davier en L.

Pour la fixation un seul procédé me semble pratique et recommandable, c'est le vissage direct (figure 176) : Après avoir réduit et fixé temporairement les fragments on enfoncera une vis de 6 à 8 centimètres au dessous de l'épine du pubis et on la dirigera en dehors et un peu en arrière suivant l'axe de la branche iléo-pubienne.

Dans les cas de fracture bilatérale des branches pubiennes avec déplacement du bloc pubien en arrière, il faudrait faire des deux côtés le vissage que je viens d'indiquer. On ferait bien entendu la réduction et la fixation temporaire des deux côtés avant de pratiquer le vissage.

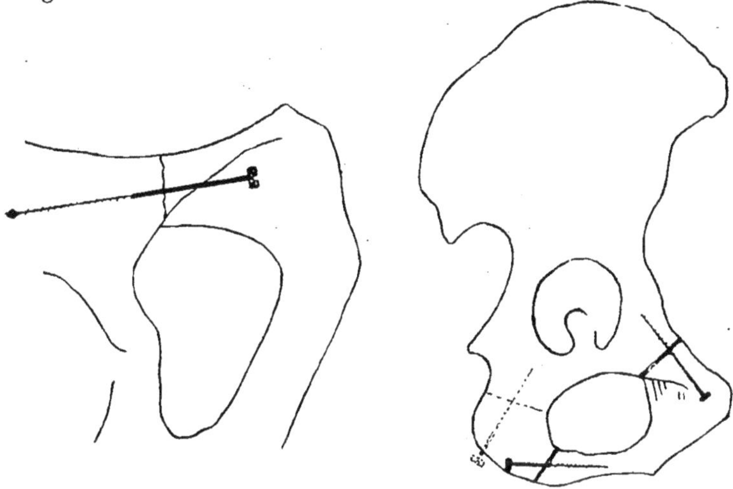

Figure 176.
Vissage iléo-pubien.

Figure 177.
Vissage iléo- et ischio-pubien.

S'il existait en même temps que la fracture de la branche horizontale une fracture avec déplacement au niveau de la branche ischio-pubienne on pourrait y remédier par les vissages représentés schématiquement figure 177.

3° *Ostéo-synthèse au niveau de la cavité cotyloïde.*

Je renvoie pour la technique à ce que j'ai dit à propos des fractures isolées du cotyle. Dans les fractures systématisées passant au niveau de la cavité articulaire on pourrait songer à recourir au vissage pour maintenir les fragments. Il y a au-dessus et en avant du cotyle une épaisseur d'os suffisant pour rendre le vissage possible et efficace.

4° *Ostéo-synthèse sacro iliaque.*

Dans les fractures doubles verticales l'ostéo-synthèse de la symphyse ou des branches pubiennes semble devoir suffire à rendre sa forme à la ceinture pelvienne.

Si la nécessité s'en présentait on pourrait facilement pratiquer un vissage sacro-iliaque en enfonçant une vis au travers de la tubérosité iliaque et pénétrant dans l'aileron du sacrum. Il y a à ce niveau une masse osseuse spongieuse se prêtant admirablement au vissage direct. Le point de pénétration de la vis se trouve au milieu d'une verticale, allant de l'échancrure sciatique à la crête iliaque. On enfoncerait horizontalement et transversalement une vis assez forte et longue de 5 à 6 centimètres (figure 178).

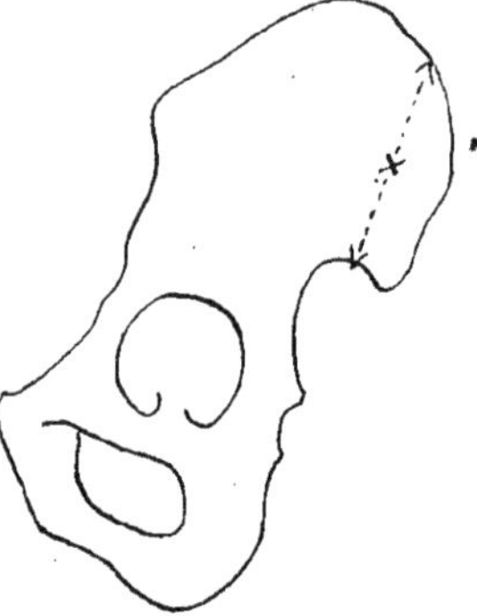

Figure 178.
Point de pénétration pour le vissage sacro-iliaque (X).

Le vissage sacro-iliaque bilatéral serait indiqué dans le cas de luxation totale du sacrum en avant.

En résumé, dans les fractures du bassin il y a actuellement deux opérations principales à considérer : Le vissage direct dans les fractures isolées de la crête iliaque et l'ostéo-synthèse de la symphyse pubienne dans les dislocations du bassin. Les autres interventions ne seront pratiquées qu'exceptionnellement; je ne les ai décrites que pour être complet. Je n'ai, jusqu'ici, eu l'occasion d'intervenir que cinq fois pour des traumatismes du bassin : une fois pour une fracture de la crête iliaque où j'ai fait la suture classique; deux fois pour des luxations intra-pelviennes du fémur, avec fracture du cotyle; deux fois pour des dislocations graves de la ceinture pelvienne. Je crois intéressant de relater ces deux dernières observations.

Premier cas : Luxation complète des deux os iliaques, avec déchirure du rectum (1). « Le 28 novembre 1894, Joséphine V., âgée de 7 ans, fut » renversée par une charrette à bras lourdement chargée. Les roues » du véhicule lui passèrent sur le corps au niveau du bassin. On la » transporta à l'hôpital Stuivenberg où je fus mandé d'urgence.

» Je trouvai l'enfant pâle, en état de choc intense; le pouls faible » et précipité. La conscience était parfaite et la petite blessée déclarait avec un calme sinistre qu'elle ne ressentait aucune douleur.

» Du premier coup d'œil on constatait des lésions de la plus haute » gravité du côté du bassin : une vaste déchirure partait de la com- » missure antérieure de la vulve, se portait en arrière allant jusqu'au » coccyx. Cette énorme blessure saignait assez abondamment et on y » apercevait la vessie faisant hernie; des matières fécales s'en écou- » laient également. Tout l'hypogastre et les régions inguinales étaient » ecchymosées bleuâtres et crépitantes d'emphysème.

« Les deux os iliaques, absolument disloqués, présentaient une

(1) Dr A. Lambotte : Société de Médecine, Anvers, 1895, page 45.

» mobilité absolue; lorsque l'on déposait la blessée sur la table, après » l'avoir soulevée, la région du bassin s'applatissait littéralement, les » deux os iliaques se couchant sur le côté, les cuisses en rotation » complète en dehors. A la place de la symphyse pubienne, on sentait » au travers de la peau tendue et prête à se mortifier, un espace de » dix à douze centimètres.

« La petite blessée étant anesthésiée, j'explorai la plaie pour me » rendre compte de l'étendue des lésions. Je constatai que la vessie » était intacte; la plaie, qui commençait à la commissure antérieure » de la vulve, passait à droite de la vessie; plus en arrière, le vagin » avait été arraché de la grande lèvre droite; il était refoulé à gauche, » avec l'urèthre, et restait adhérent à la partie gauche de la vulve. Le » rectum était déchiré sur une longueur de quatre centimètres, de » même que le sphincter.

« Par l'exploration digitale de la plaie, on sentait une fracture » incomplète de la branche ischio-pubienne droite, et plus haut, on » tombait, à la place de la symphyse, dans un vaste décollement » remontant vers l'ombilic.

« Je commençai par nettoyer minutieusement le rectum au moyen » d'une copieuse irrigation boriquée.

« Je vidai la vessie sans difficulté.

« Je pratiquai ensuite une longue incision transversale au-dessus » des pubis, d'une région crurale à l'autre. (Je fis cette incision trans- » versale pour désinfecter les tissus sous-cutanés, qui étaient déjà » emphysémateux; d'autre part, je respectai ainsi la commissure anté- » rieure de la vulve.) Deux petits débridements en bas durent être » ajoutés à l'incision première, pour permettre d'atteintre toute la » symphyse.

« La séparation des os iliaques s'était opérée juste au niveau de » la symphyse; l'écartement des pubis atteignait 10 à 12 centimètres !

« La branche ischio-pubienne droite était en outre fracturée in- » complètement au niveau du cartilage de conjugaison.

« Je passai deux gros fils d'argent au travers des pubis et je parvins » sans peine à remettre solidement les os en place. Quatre sutures au » crin de Florence furent placées sur les tuniques du rectum et un » point profond affronta le périnée. Le vagin ne fut pas suturé. Je » drainai avec une mèche de gaze la déchirure du périnée et je plaçai » une sonde à demeure pour les premiers jours.

« Les suites de ce grave traumatisme furent des plus simples. Les » plaies restèrent aseptiques; 28 jours après l'opération la consolida- » tion du bassin était obtenue et la petite blessée pouvait marcher » sans claudication. Un mois après l'accident, j'enlevai les fils métal- » liques placés sur la symphyse.

» J'ai revu cette opérée deux ans plus tard et lui ai fait une » restauration définitive du périnée. Son développement n'a en rien » souffert de ce traumatisme formidable. La marche est absolument » normale et on ne se douterait pas que la ceinture pelvienne a été » aussi gravement lésée ».

Deuxième cas : Diastase complète des pubis et des articulations sacro-iliaques. Le sujet de cette observation est un homme âgé de 50 ans qui fut blessé le 21 mai 1908 dans un accident de chemin de fer. On l'amena à l'hôpital Stuivenberg dans un état très grave; il y avait un choc intense et de vives douleurs abdominales qui faisaient craindre des lésions viscérales. Le blessé d'une santé assez précaire (obèse et cardiaque) se releva néanmoins de son état de choc et le diagnostic put être établi le lendemain par un examen complet.

Il existait une énorme dislocation de la ceinture pelvienne, avec hématome de la cavité de Retzius, ce qui avait simulé une lésion intra-abdominale.

La radiographie montrait une diastase complète de la symphyse, avec large écartement des pubis; l'os iliaque droit était remonté en masse (arrachement sacro-iliaque). Il n'y avait pas de lésions viscérales.

L'état général du blessé se releva peu à peu, tout en restant précaire; il y avait une dépression nerveuse profonde et le blessé restait convaincu qu'il ne pouvait guérir.

Le 6 juin 1908 (15 jours après l'accident), je pratiquai l'ostéosynthèse : Une large incision transversale fut faite au-dessus des pubis; je tombai dans une vaste cavité remplie de caillots, qui furent enlevés à la curette et au moyen de tampons de gaze.

Avec deux crochets à traction, je pus ramener les os iliaques en place; je pus faire une coaptation temporaire à l'aide d'un grand davier droit.

Je fis la fixation au moyen d'un cerclage au fort fil de fer, passant par les trous obturateurs et fortement serré. Par prudence je consolidai la coaptation par une grande agrafe d'acier (figures 179 et 180).

Les suites immédiates de l'opération furent normales et la guérison semblait obtenue. Malheureusement le blessé restait déprimé et il ne réagissait pas favorablement. Une fièvre lente s'établit vers le 15e jour, avec suppuration dans la cavité de Retzius. Le blessé succomba le 11 juillet, dans le marasme.

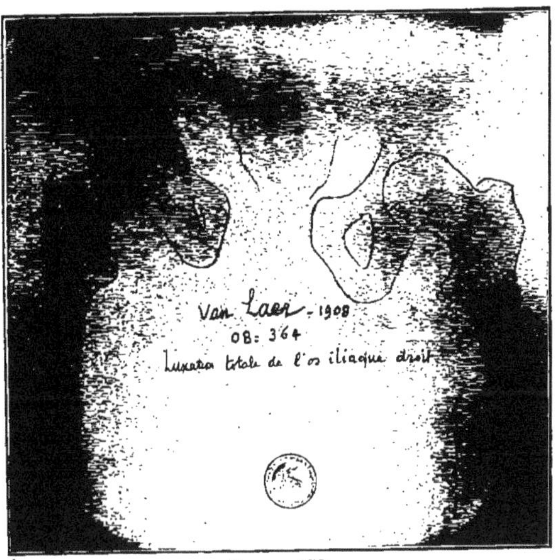

Figure 179.
Diastase de la symphyse pubienne et de l'articulation sacro-iliaque droite par accident de chemin de fer.

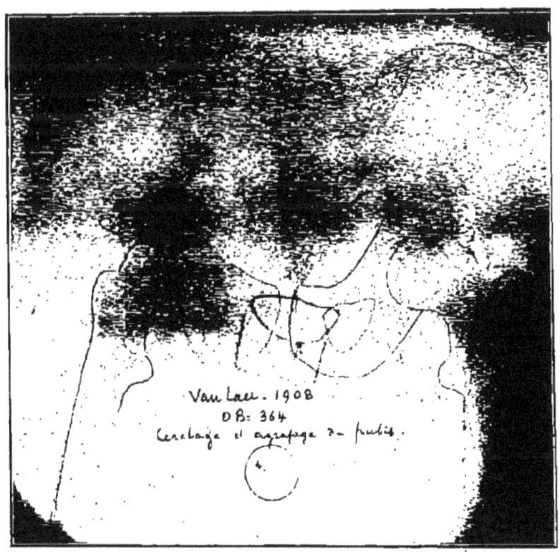

Figure 180. (Même sujet que figure 179.)
Cerclage et agrafage de la symphyse pubienne.

FRACTURES DE L'ÉPIPHYSE FÉMORALE SUPÉRIEURE

« Le pronostic des fractures de l'épiphyse fémorale supérieure » n'est pas très réjouissant, dit Kocher. La fracture est d'un diagnostic » malaisé, d'un traitement difficile, le siège peu accessible. Outre le » grand danger de la lésion au point de vue vital (thrombose, embolie,

» hypostase, escarres, etc.). Les troubles durables de la fonction sont » beaucoup plus fréquents que dans les autres fractures » [1].

Le pronostic est mauvais au point de vue fonctionnel du fait du siège de la lésion. Il est grave surtout par le fait que ces fractures s'observent le plus souvent chez les individus âgés, d'une résistance vitale fort diminuée. La mortalité directement en rapport avec le traumatisme est élevée : 10 % pour Braun, 25 % pour Scheide, 30 % d'après Malgaigne, etc.

Les fractures du col fémoral se présentent surtout chez l'adulte et chez le vieillard. Cependant elles ne sont pas exceptionnelles chez les individus jeunes ; deux de mes opérés avaient 16 et 18 ans. Je n'en ai jamais rencontré chez l'enfant, mais on peut observer des disjonctions épiphysaires dans l'enfance.

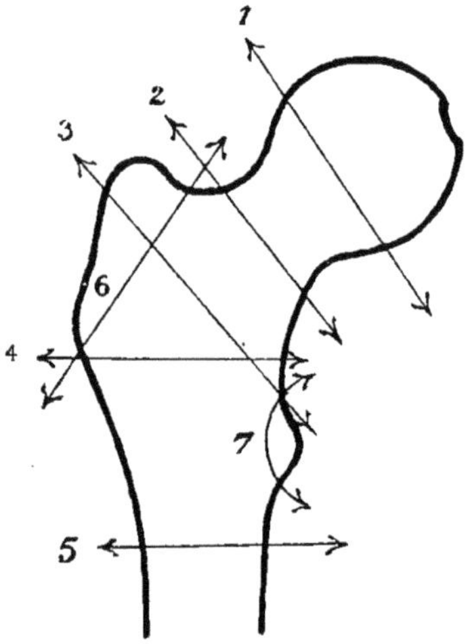

Les formes suivantes sont à considérer au point de vue du traitement opératoire :

1. La fracture sous-capitale.
2. La fracture à la base du col.
3. La fracture trans-trochantérienne.
4. La fracture inter- ou dia-trochantérienne.
5. La fracture sous-trochantérienne.
6. La fracture du grand trochanter.
7. La fracture du petit trochanter (figure 181).

Figure 181.
Schéma des fractures de l'épiphyse fémorale supérieure.

1. Fracture sous-capitale.

Dans cette fracture la solution de continuité traverse le col à la limite de la tête articulaire. La tête reste dans la cavité cotyloïde encapuchonnée par le bourrelet cotyloïdien et la capsule articulaire; le col remonte plus ou moins haut dans la fosse iliaque externe (figure 182).

Cette fracture s'observe surtout chez les vieillards à la suite d'une chute sur les pieds ou sur la hanche. On peut cependant l'observer chez les individus adultes ou adolescents (j'en ai opéré un cas typique sur un garçon de 16 ans) et même chez les enfants (disjonction épiphysaire).

[1] Kocher. *Fractures du fémur et de l'humérus*, page 271.

Généralement il y a absence d'engrènement des surfaces fracturées et il se produit un chevauchement qui augmente encore dans la suite quand le blessé essaye de marcher.

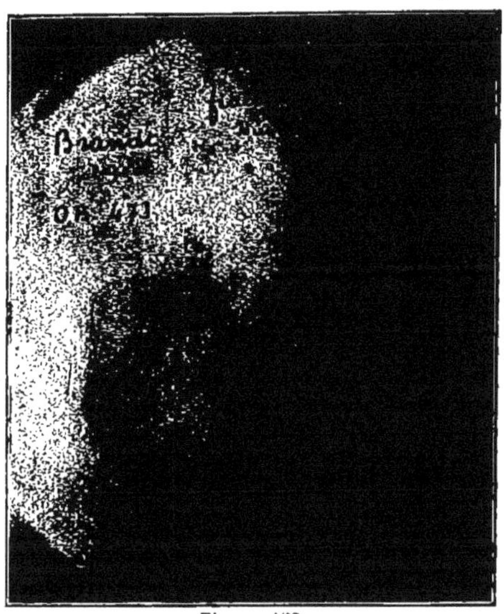

Figure 182.

Bien que rarement il peut y avoir engrènement ou pénétration des surfaces (probablement dans les fractures par chute sur le grand trochanter). Il n'y a pas alors de déplacement notable ; la fracture peut facilement passer inaperçue et la lésion être prise pour une simple contusion. J'en ai observé plusieurs exemples très démonstratifs, diagnostiqués à la radiographie et terminés favorablement sans autre traitement que le repos au lit pendant quelques semaines.

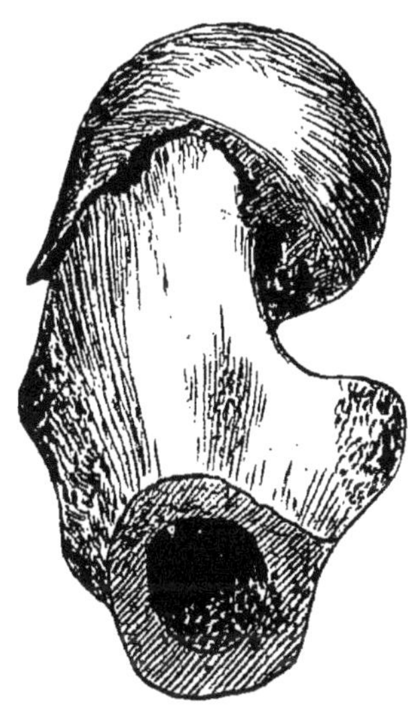

Figure 183.

Cette difficulté du diagnostic dans les fractures avec pénétration explique que beaucoup d'auteurs anciens nient la possibilité de la consolidation après la fracture sous-capitale.

La figure 183 empruntée au traité des fractures de Hamilton est un bel exemple de fracture avec engrènement des fragments.

Quand il y a absence d'engrènement le pronostic est mauvais. Il est grave pour la vie si le patient est âgé : « Un patient âgé peut mourir » de shock en deux ou trois jours, ou endéans une semaine par » pneumonie hypostatique » [1].

Si le patient échappe aux graves complications qui le menacent il reste généralement estropié. Le relevé suivant de Scudder est tristement édifiant à ce point de vue :

« Sur 16 cas examinés de deux ans et demi à vingt-quatre ans » après l'accident et traités par les méthodes classiques, 14 blessés » étaient restés estropiés ; ils présentaient : de la faiblesse nécessitant » l'emploi de béquilles; de la limitation des mouvements de la » hanche; des atrophies musculaires étendues à la fesse, à la cuisse » et à la jambe ; des douleurs même la nuit ; de la claudication très » prononcée, etc. Deux blessés seulement avaient un membre fonc- » tionnellement utile. Ces cas ont été observés impartialement et les » résultats actés avec exactitude. La conclusion évidente, déclare » Scudder, est que les vieilles méthodes de traitement des fractures du » col du fémur ne sont pas productives de résultats satisfaisants [2]. »

Il est de règle après la fracture sous-capitale d'observer une absence complète de consolidation. Les surfaces de fracture entièrement séparées ne peuvent se souder. La tête fémorale subit peu à peu de l'atrophie et l'articulation présente souvent les lésions de l'arthrite sèche.

J'ai présenté en 1894 à la Société de médecine d'Anvers [3] une autopsie de décapitation du fémur : le sujet était âgé de 76 ans. La fracture avait eu lieu en 1893; la mort suivint cinq mois plus tard. L'impotence fonctionnelle était restée complète après l'accident. Sur la pièce receuillie à l'amphithéâtre on constate que le fémur a chevauché vers le haut; l'ascension a été limitée par la capsule restée intacte; la tête isolée du reste de l'os s'est réunie au col par quelques trousseaux fibreux peu résistants, ce qui explique facilement l'impotence fonctionnelle observée pendant la vie; le fragment osseux jouait le rôle de corps étranger articulaire. Dans ce cas malgré le grand âge du sujet la nutrition de la tête était restée normale. J'avais (en 1894) conclu de ce cas à la légitimité de l'ostéo-synthèse dans les fractures sous-capitales.

Les raisons d'intervenir sont majeures dans les fractures sous-capitales. Malheureusement l'âge des patients, les complications graves et précoces sont souvent des contre-indications absolues. Cependant même chez les sujets âgés l'intervention est susceptible de rendre de grands services.

Deux ordres d'opérations peuvent être pratiquées : la résection

[1] SCUDDER. *Traitment of fractures*, page 385.
[2] SCUDDER. 1911, page 387.
[3] *Annales de la Société de Médecine*. Anvers, 1894, page 71.

pure et simple de la tête, ou l'ostéo-synthèse. D'une façon générale c'est plutôt la résection qu'on fera chez les vieillards et le vissage des fragments chez les individus jeunes. La résection devra également être la règle dans les interventions tardives à cause de l'ostéo-porose de la tête rendant la fixation par vissage illusoire.

On interviendra du huitième au douzième jour si l'état général du blessé le permet, l'intervention peut dans la sous-capitale être plus tardive sans inconvénient parce que le travail de réparation est ici très lent. Par contre dans les fractures de la zône trochantérienne le travail d'ossification est souvent précoce et l'opération retardée peut présenter des difficultés.

Technique opératoire. — A. *Tracé des incisions d'approche.*

On abordera l'articulation par la voie antérieure. J'y vois l'avantage d'opérer dans le décubitus dorsal; les parties molles à traverser sont beaucoup moins épaisses en avant qu'en arrière; l'asepsie de la plaie est plus facile à maintenir après l'opération.

Dans mes premières publications sur le traitement opératoire des fractures du col fémoral je recommandais l'incision de Lüecke pour les fractures sous-capitales et l'incision de Hüeter pour les fractures de la région trochantérienne.

L'incision de Lüecke commence à un travers de doigt en dedans et au-dessous de l'épine iliaque antérieure et supérieure et descend obliquement en bas et en dedans en suivant le bord interne du couturier. Dans la profondeur on passe en dehors du nerf crural, puis entre le psoas et le droit antérieur. On tombe sur la capsule articulaire entre ces deux muscles sans avoir coupé d'organe important (figure 184, a).

L'incision de Lüecke est malheureusement limitée en bas par le nerf et les vaisseaux du triceps, qui abordent parfois très haut le droit antérieur, ne laissant ainsi qu'un champ opératoire très restreint.

L'incision de Hüeter (figure 184, b) commence en haut, en dehors de l'épine iliaque et descend obliquement entre le tenseur du *fascia lata* et le couturier. Elle présente les mêmes inconvénients que l'incision de Lüecke.

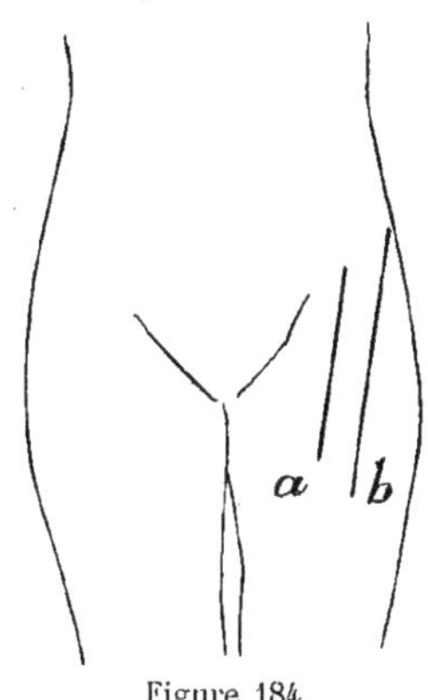

Figure 184.
a. Incision de Lüecke.
b. Incision de Hüeter.

Quand j'employais ces incisions antérieures je plaçais les vis dans l'axe du col, par une boutonnière faite à la face externe du grand trochanter.

Ces deux incisions (Lüecke, Hüeter) sont mauvaises et doivent être abandonnées au moins pour l'ostéo-synthèse; l'incision de

Lüecke peut à la rigueur être conservée quand on entreprend de propos délibéré l'extraction de la tête fracturée.

D'après des recherches faites sur le cadavre et un certain nombre d'opérations récentes je me suis convaincu de la supériorité du tracé suivant :

L'incision part de l'épine iliaque antéro-supérieure et descend en bas et en dehors jusqu'à la face externe du trochanter, puis faisant un angle obtus se dirige en bas et en avant sur la face antéro-externe de la cuisse. La peau, avec le tenseur du *fascia lata* et le couturier sont réclinés en avant. En haut on traverse plus profondément les fibres antérieures du petit fessier et l'on arrive ainsi sur l'articulation; la tête, le col et le grand trochanter sont facilement accessibles (fig. 185). Cette incision doit remplacer l'incision de Hüeter. Elle est surtout avantageuse dans les fractures inter- et sous-trochantériennes. Je l'ai également employée avec avantage pour la réduction opératoire des luxations congénitales de la hanche chez l'adulte.

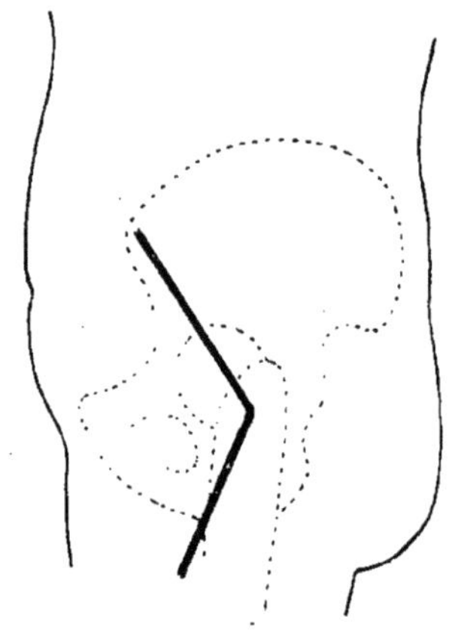

Figure 185.
Tracé de l'incision antéro-externe.

Technique de la résection dans les fractures sous-capitales.

Dans tous les cas où j'ai pratiqué l'extraction de la tête fémorale fracturée, j'ai eu recours à l'incision de Lüecke. Je crois que l'incision angulaire antéro-externe que je viens de décrire est également préférable ici ; mais ne l'ayant pas encore essayée pour la résection je ne puis trancher la question en ce moment.

Qu'on ait employé l'incision antérieure de Lüecke ou l'incision antéro-externe, une fois arrivé sur l'articulation, on place un rétracteur en avant, sous les vaisseaux fémoraux de façon à bien exposer l'articulation. On incise la capsule articulaire depuis le rebord cotyloïdien jusqu'à la base du col; au besoin on débride la capsule en travers pour gagner du jour. On enlève à la curette les caillots organisés et les débris osseux contenus dans le foyer; on assèche avec des tampons de gaze de façon à bien voir la surface de fracture de la tête.

Pour faire l'extraction de la tête fémorale j'emploie le tire-fond représenté figure 186. Il faut visser l'instrument profondément, tant qu'on sent la tête fémorale rouler facilement dans sa cavité afin d'avoir d'emblée une préhension solide. Si l'instrument lâchait prise, faute d'avoir été enfoncé suffisamment, on ne parviendrait plus à le fixer dans le tissu médullaire écrasé; (on peut comparer cette manœuvre au débouchage d'une bouteille).

Une fois le tire-fond solidement fixé, on prend la spatule tranchante représentée figure 187, et on l'introduit en avant et en haut du cotyle en l'insinuant sous la tête dont on tâche de contourner la courbure. Par quelques mouvements de la spatule, combinés avec une rotation de la tête articulaire, on sectionne le ligament rond.

Faisant alors un mouvement de levier avec la cuiller en même temps que des tractions sur le tire-fond on amène sans coup férir la tête articulaire au dehors.

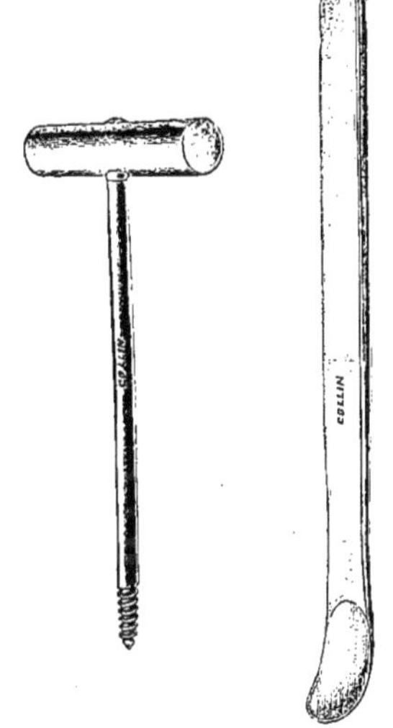

Figures 186 et 187. Tire-fond et spatule tranchante pour l'extraction de la tête fémorale dans les fractures sous-capitales.

Les deux instruments employés ici sont extrêmement précieux, car, sans eux, l'extraction de la tête fémorale est extraordinairement difficile.

Une fois la tête fracturée extraite, on exerce une traction sur le membre pour amener le bout du col au niveau du cotyle, puis on place le membre en abduction pour conduire le col dans la cavité articulaire. On suture la plaie sans drainage et l'on place au-dessus du pansement un spica plâtré en abduction.

Si la plaie reste aseptique la guérison sera rapide et la marche pourra être permise avec des béquilles roulantes, quatre à cinq semaines après l'opération. On fera porter encore pendant quelques semaines un spica plâtré pour se mettre en garde contre une déformation en adduction. Chez les individus âgés il faut faire le lever plus précoce pour éviter les complications d'hypostase.

Cette opération m'a donné de très bons résultats. C'est évidemment un pis aller, le blessé reste plus ou moins invalide; le membre est légèrement raccourci; mais la hanche est solide, la marche sans appui est possible, il n'y a plus de douleurs, on obtient en somme un résultat dont les patients sont satisfaits. Le résultat favorable de l'opération est surtout apprécié dans les résections faites tardivement, plusieurs semaines ou plusieurs mois après l'accident. Le pronostic opératoire de la résection est beaucoup moins grave que celui de l'ostéo-synthèse, la nécrose de la tête pouvant amener de la suppuration grave. Il faut tenir compte de cette différence de pronostic chez les individus âgés.

Les figures 188 et 189 se rapportent à une résection tardive pour fracture sous-capitale. La fracture fut méconnue au début; trois mois plus tard il se déclara une arthrite suppurée grave, qui guérit par la résection et le drainage. La figure 189 montre l'aspect radiographique après trois ans et demi ; il s'est produit une ankylose osseuse en bonne position, le résultat fonctionnel est très bon, le raccourcissement minime, la marche sans appui, facile. Le sujet était âgé d'une quarantaine d'années.

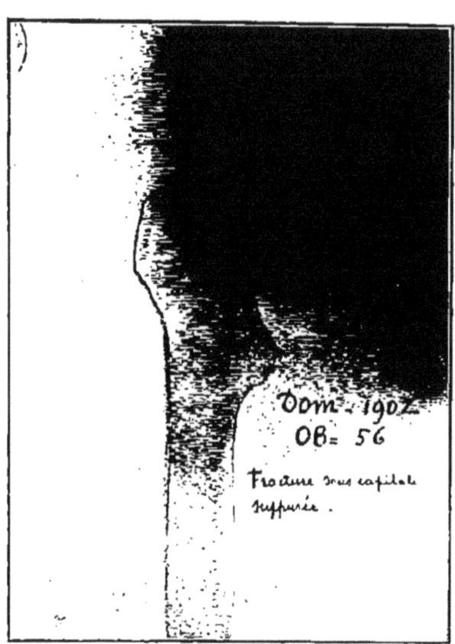

Figure 188. — Obs. 56, I.

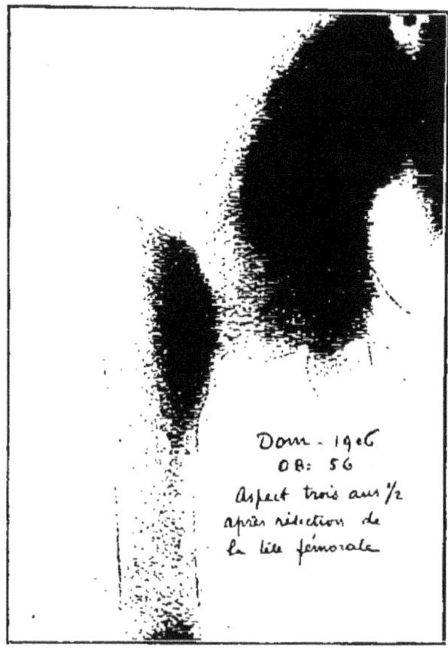

Figure 189. — Obs. 56, II.

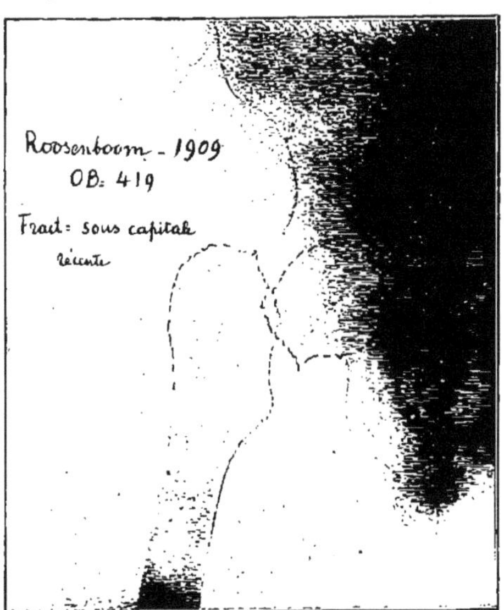

Figure 190. — Obs. 419, I.

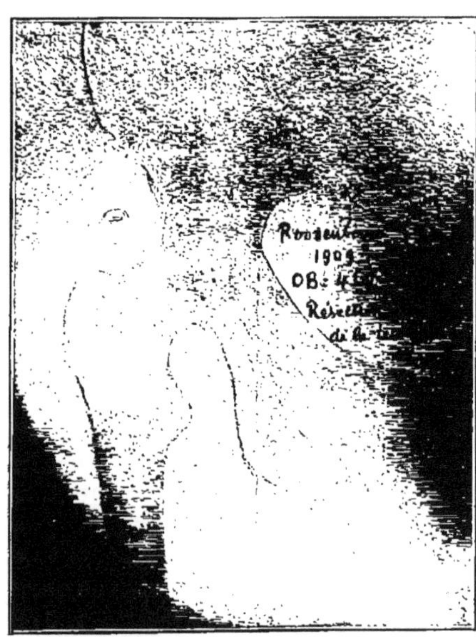

Figure 191. — Obs. 419, II.

Les figures 190 et 191, 192 et 193 concernent deux cas de fractures sous-capitales traitées par la résection primitive. Dans l'observation 419 (figures 190 et 191), il s'agissait d'une femme de 66 ans. L'opération fut faite le 8me jour ; la tête fémorale fut trouvée nécrosée et extirpée. Guérison rapide et bon fonctionnement du membre.

Dans l'observation 423 la résection fut faite cinq semaines après l'accident (femme de 52 ans). La guérison fut également rapide (5 semaines) et le résultat très bon ; marche avec une canne sans douleurs à la sortie de l'hôpital (figures 192-193).

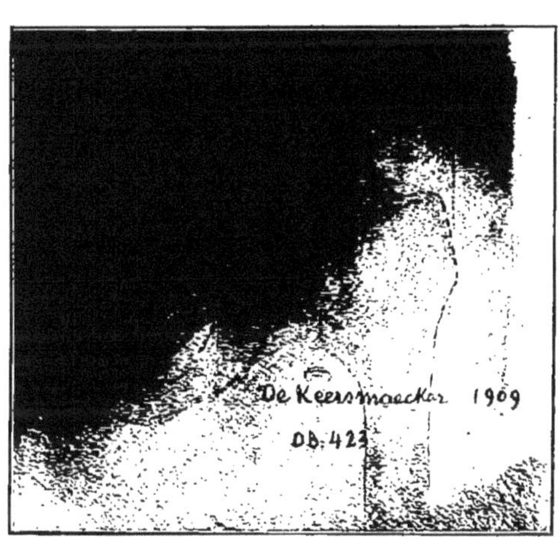

Figure 192. — Obs. 423, I.

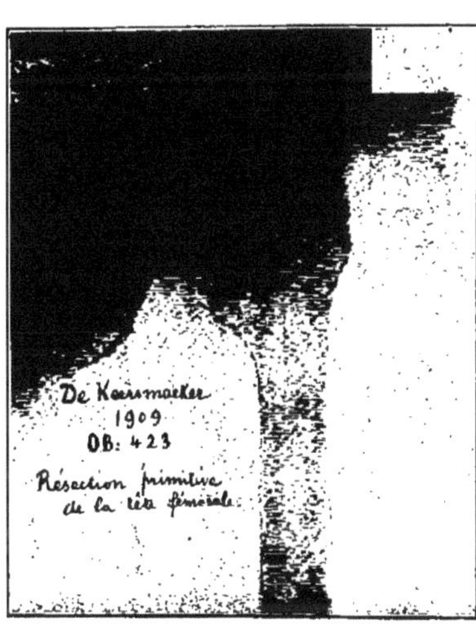

Figure 193. — Obs. 423, II.

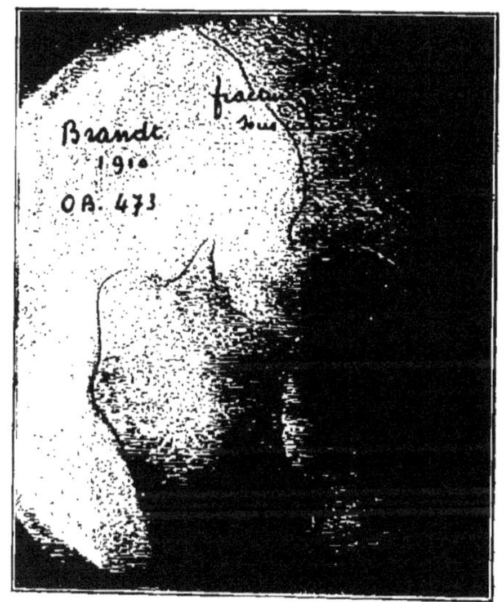

Figure 194. — Obs. 473, I.

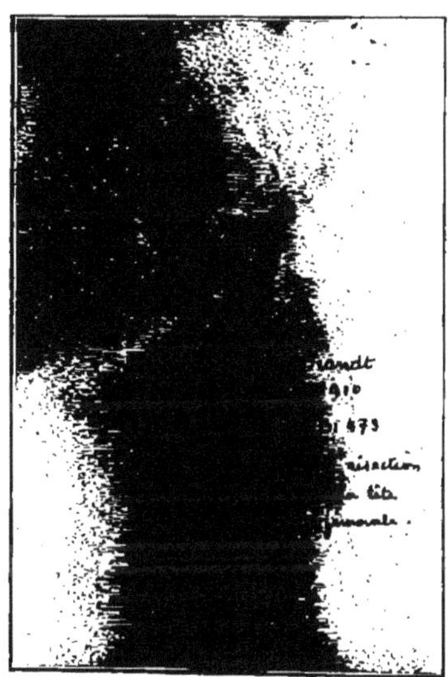

Figure 195. — Obs. 473, II.

Mon observation 473 (figures 194 et 195) concerne un cas de fracture sous-capitale ancienne. La malade, âgée de 62 ans, s'était fracturée la tête fémorale dix mois auparavant ; elle avait été traitée par l'extension continue et le massage. L'impotence fonctionnelle était restée absolue, il n'y avait pas de formation de cal et les douleurs étaient très vives.

La résection pratiquée le 2 mars 1910 fut suivie d'un résultat excellent. La malade put quitter le lit trois semaines après l'opération, la région opérée soutenue par un spica plâtré. Trois mois plus tard la marche était facile sans fatigue avec une claudication minime. Les douleurs ont entièrement disparu.

Technique de l'ostéo-synthèse dans les fractures sous-capitales.

Chez les individus encore jeunes on pratiquera l'ostéo-synthèse si les conditions générales et locales sont favorables.

Par conditions locales favorables j'entends une fracture nette du col, sans écrasement de la tête et tissu osseux non atrophié. S'il y a de l'ostéo-porose, ou si la tête articulaire est en miettes il serait illusoire de vouloir tenter le vissage.

Dans mes publications antérieures sur ce sujet je préconisais l'incision de Lüecke pour aborder l'articulation et je pratiquais le vissage par une petite incision faite à la face externe du grand trochanter. Comme je l'ai dit plus haut l'incision de Lüecke est mauvaise pour le vissage de la tête; elle donne trop peu de jour, est très hémorragique et ne permet pas le drainage du foyer.

On fera donc de préférence l'incision angulaire antéro-externe. On réclinera avec une valve large et courte les parties molles antérieures de façon à exposer la face antérieure de trochanter, du col et de la tête articulaire.

Si la capsule n'est pas déchirée, on l'incisera en longueur et on ajoutera, si c'est nécessaire, deux débridements perpendiculaires exposant ainsi largement le foyer de fracture. Les caillots et les débris osseux seront enlevés à la curette et avec des tampons montés; les lambeaux effilochés de la capsule seront excisés.

On examinera attentivement les surfaces de fracture avant de faire le vissage : Si la tête paraît trop écrasée ou présente des signes de nécrose commençante (cartilage jaunâtre) il faut en faire l'excision pure et simple. Si on juge le vissage possible on l'exécutera de la façon suivante :

On réduira la fracture en exerçant une extension sur le membre avec le tracteur, et en plaçant le membre en légère abduction et rotation interne. Il est difficile d'affronter les fragments avec un davier et de faire une fixation temporaire, la tête étant souvent cachée par le

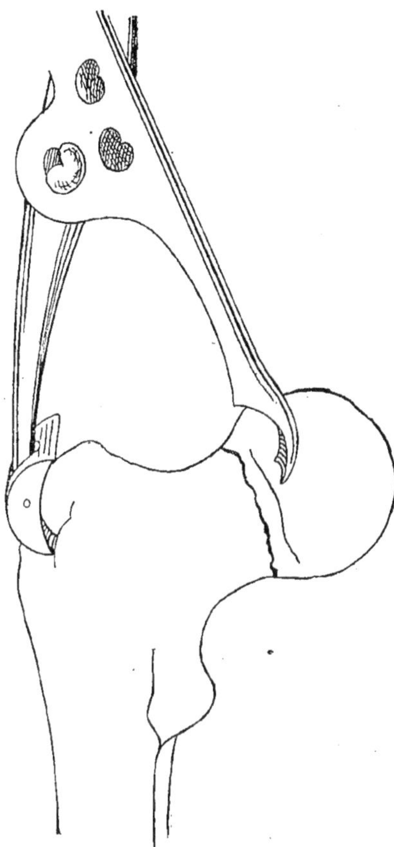

Figure 196.
Coaptation et fixation temporaire dans la fracture sous-capitale.

bourrelet cotyloïdien. On y arrivera cependant parfois en plantant les griffes d'un grand davier droit d'une part sur le rebord visible de la tête articulaire, d'autre part sur la face externe du grand trochanter (figure 196). Si la fixation temporaire avec un davier n'est pas possible, on affrontera les surfaces de fracture en faisant exercer une pression directe sur le trochanter par l'assistant, au moyen d'une rugine ou d'un tournevis pendant que le membre sera maintenu en extension et en abduction par le tracteur.

Fixation : Il n'y a pas à choisir dans cette fracture, il n'y a que l'enchevillement ou le vissage de pratiquables.

L'enchevillement ou l'enclouage ne présentent aucun avantage et sont moins solides que le vissage.

On prendra une vis de 9 à 10 centimètres de longueur et épaisse de 4 millimètres, fixée au perforateur par le mandrin porte-vis. On l'enfoncera par la face externe du trochanter en la dirigeant suivant l'axe du col.

Une vis pourrait, à la rigueur, suffire, mais je crois préférable de toujours en placer deux parallèlement, l'une rasant le bord supérieur du col, l'autre, le bord inférieur, là où le tissu est le plus dense (figure 197).

Avant de fermer la plaie on s'assure de la solidité de la coaptation en mouvant prudemment le fémur sur son axe. Si la réunion n'était pas solide, il vaudrait mieux ne pas s'entêter et pratiquer séance tenante le sacrifice de la tête articulaire.

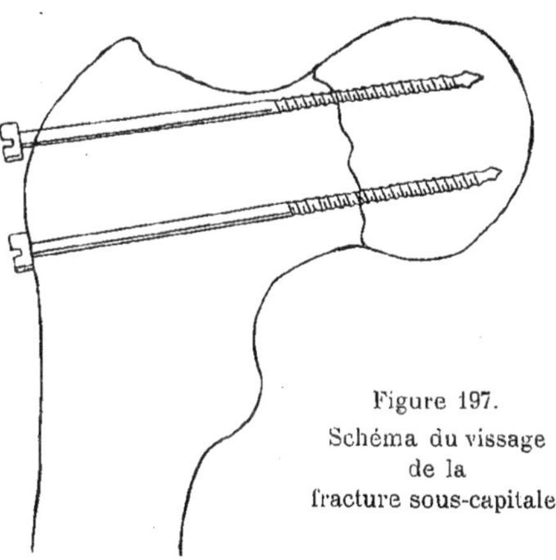

Figure 197.
Schéma du vissage de la fracture sous-capitale.

On suturera la plaie entièrement par de grands points en masse affrontant bien dans la profondeur. Si l'opération a été laborieuse on placera un drain transversalement en avant du col et sortant au devant du trochanter. Il est prudent de placer au-dessus du pansement un spica plâtré, qu'on fenêtrera au bout de quelques jours pour enlever les sutures.

Le blessé sera couché sur un lit absolument plat, la jambe bien calée par de gros sacs de sable.

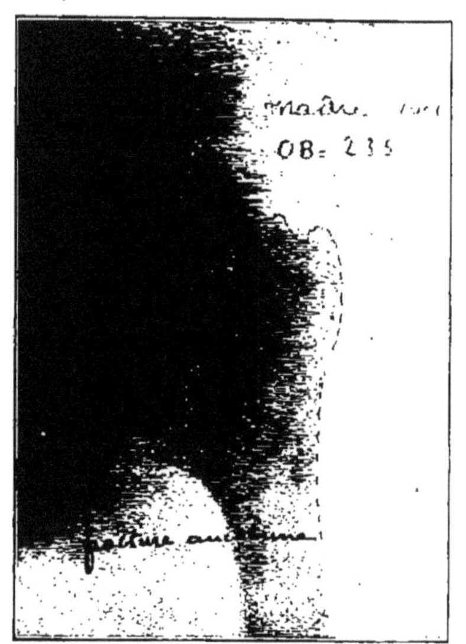

Figure 198. — Obs. 235. I.

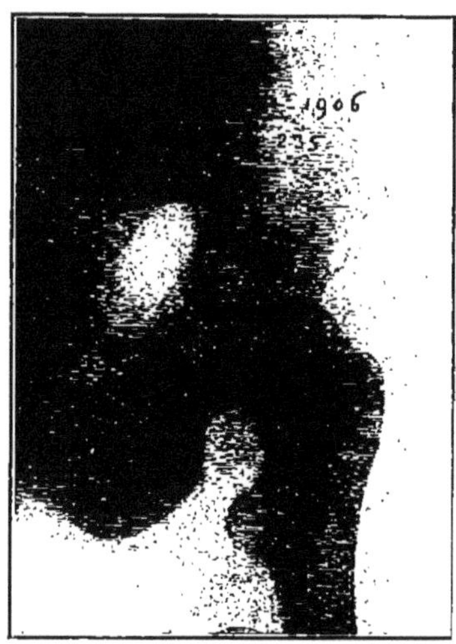

Figure 199. — Obs. 235. II.

Quatre à cinq semaines après l'opération on permettra la marche avec les béquilles roulantes.

Si de la suppuration se déclarait il faudrait sans tergiverser faire l'ablation de la tête fémorale et drainer largement l'articulation. Quand de la suppuration se produit après l'opération on peut considérer la nécrose de la tête comme fatale; la temporisation pourrait alors être funeste au malade.

Je suis intervenu seulement quatre fois par l'ostéo-synthèse dans la fracture sous-capitale. Sur ces quatre opérations j'ai perdu un malade par infection et septicémie lente (femme de 76 ans!), je suis intervenu trop tard par la résection secondaire de la tête et le drainage (observation 247, figures 200 et 201).

Dans un cas j'ai eu un insuccès de la fixation, il s'agissait d'une fracture sous-capitale datant de 3 mois (adulte de 35 ans). L'opération s'exécuta dans les meilleures conditions et la plaie resta aseptique (figures 202-203, obs. 433). Le déplacement se reproduisit brusquement trois semaines après l'opération, probablement par suite de l'imprudence d'un infirmier qui souleva sans précautions le blessé. Je fis une extirpation secondaire de la tête articulaire avec un bon résultat.

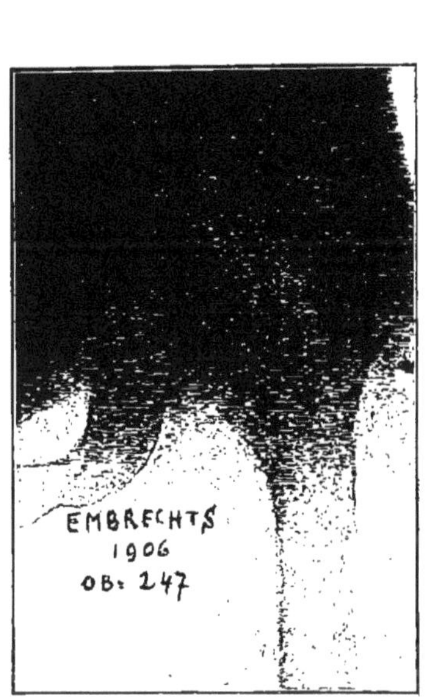

Figure 200. — Obs. 247, I.

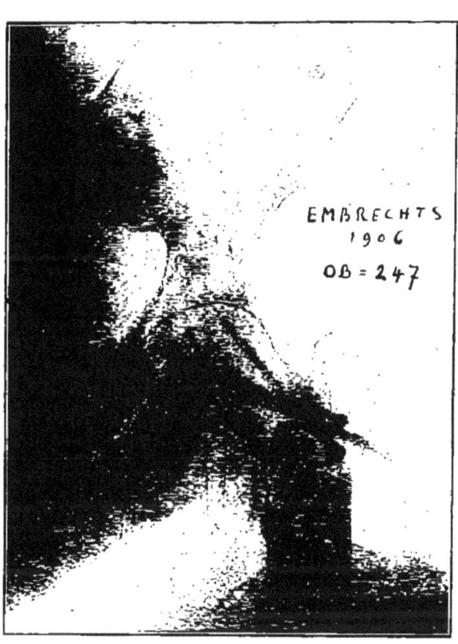

Figure 201. — Obs 247, II.

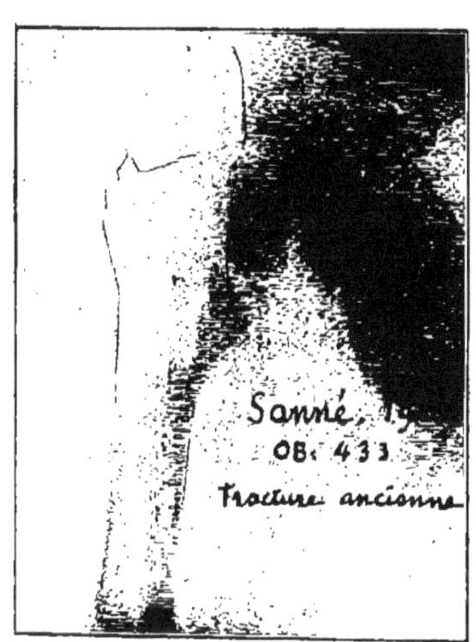

Figure 202. — Obs. 433, I.

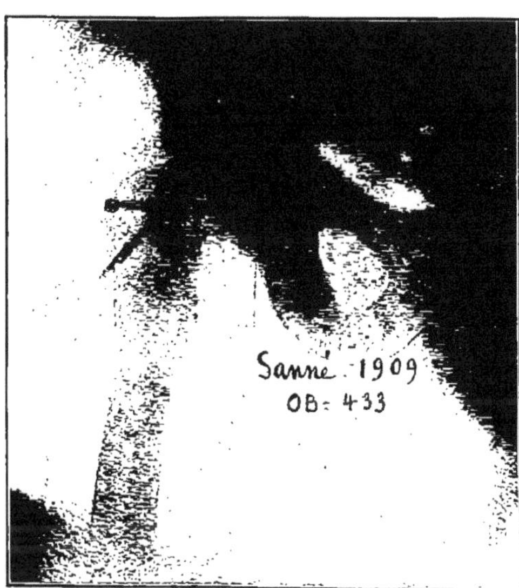

Figure 203. — Obs. 433, II.

Dans deux cas j'ai obtenu la guérison intégrale anatomique et fonctionnelle. Ces deux blessés étaient âgés, l'un de 35 ans et l'autre de 17 ans (figures 198 et 199, observation 235; figures 204 et 205, observation 554). Ce dernier opéré put quitter l'Institut cinq semaines après l'ostéo-synthèse marchant sans canne et jouissant de tous les mouvements normaux.

En somme, malgré les conditions très difficiles dans lesquelles se présente l'ostéo-synthèse dans les fractures sous-capitales, des succès complets peuvent être obtenus par le vissage, au moins chez les individus encore jeunes.

Nul doute que le pronostic ne s'améliore grandement par une bonne sélection des cas et une technique bien appliquée.

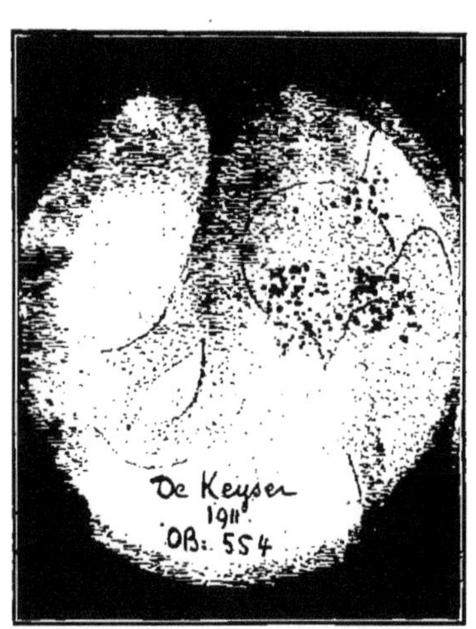

Figure 204. — Obs. 554, I.

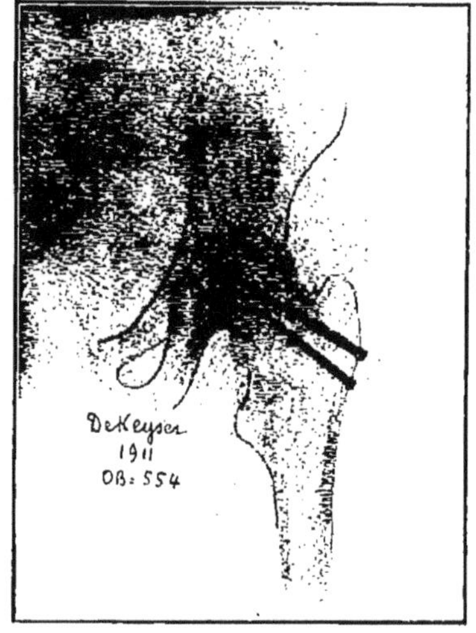

Figure 205. — Obs. 554, II.

Obs. 554 : Jeune homme de 17 ans. Fracture datant de six semaines. Incision angulaire antéro-externe. Vissage. Guérison intégrale en cinq semaines.

2. Fracture à la base du col (fracture sub-capitale).

Les fractures siégeant à la base du col comportent les mêmes considérations que les fractures sous-capitales avec cette différence que le pronostic opératoire est beaucoup plus favorable.

Le trait de fracture siège à un niveau variable plus ou moins près du trochanter (figure 206).

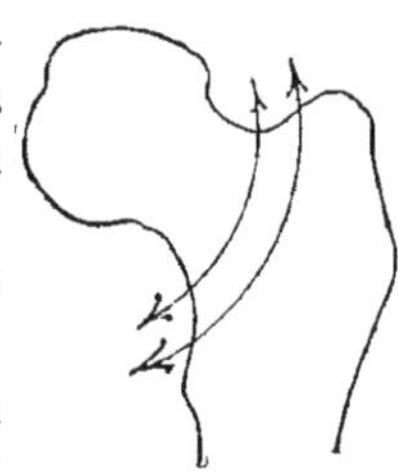
Figure 206.

Il est assez fréquent d'observer l'engrènement des fragments; le pronostic de cette fracture n'en est pas moins fâcheux et l'indication opératoire est formelle dans presque tous les cas, quand l'âge et l'état général le permettent.

Au point de vue de la technique opératoire on se comportera comme dans la fracture sous-capitale avec cette différence que la résection de la tête doit être ici *exceptionnelle*, le fragment articulaire étant bien nourri et favorablement disposé pour un vissage.

L'opération est beaucoup plus facile que dans la fracture sous-capitale.

On abordera la fracture par l'incision antéro-externe. On fera la fixation au moyen de deux vis de 8 à 9 centimètres, enfoncées dans l'axe du col (figure 207).

Je n'ai eu qu'une fois l'occasion d'intervenir pour une fracture située à la base du col et, malheureusement, avec un insuccès du vissage. Il s'agissait d'un homme de 30 ans atteint de fracture récente. Le patient était gras et albuminurique. L'opération fut laborieuse (parce que j'avais employé l'incision de Hüeter). J'obtins cependant une réduction et un vissage irréprochables et j'escomptais une guérison rapide et complète. Malheureusement la plaie suppura et, pour sauver le patient d'une mort par septicémie, je dut faire deux mois plus tard l'extraction de la tête articulaire et un large drainage.

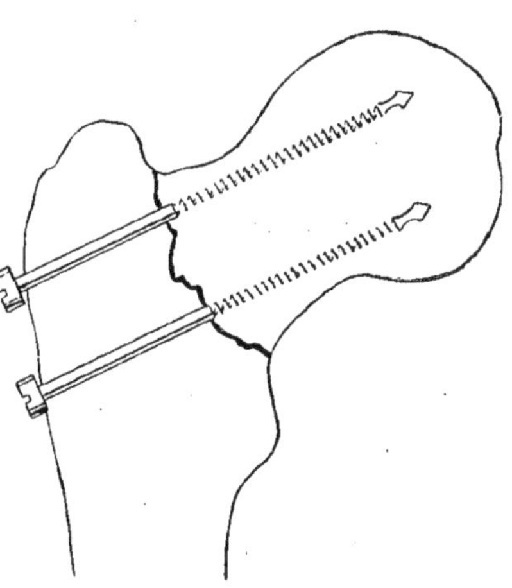

Figure 207.
Schéma du vissage de la fracture à la base du col (fracture sub-capitale).

Le résultat définitif est néanmoins très bon ; le membre est raccourci, mais l'union osseuse est solide et la marche facile et sans douleur.

A l'opération secondaire j'avais trouvé le col consolidé en parfaite position, avec une nécrose partielle de la tête ! Cet insuccès est imputable à une mauvaise technique (incision de Hüeter) et à l'état général mauvais du blessé (figures 208 et 209).

3. Fracture trans-trochantérienne (fracture extra-capsulaire).

Dans cette forme, la plus fréquente de toutes les fractures de l'épiphyse fémorale supérieure, le trait passe obliquement au travers du massif trochantérien en se dirigeant en bas et en dedans (fig. 210).

Cette fracture est généralement causée par une chute directe sur la hanche ; le choc amène une pénétration de la partie plus dure du col

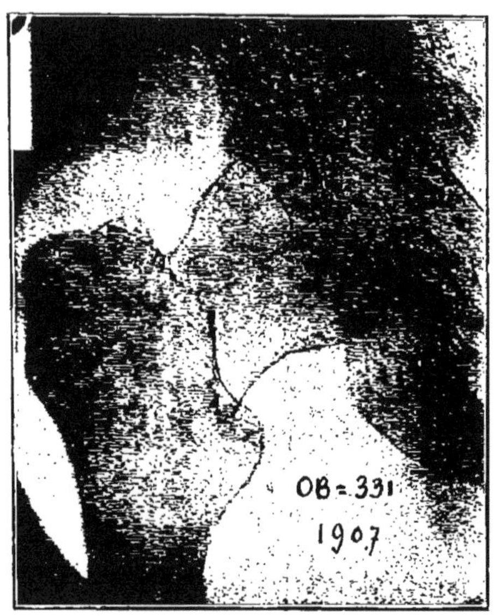

Figure 208. — Obs. 331, I.

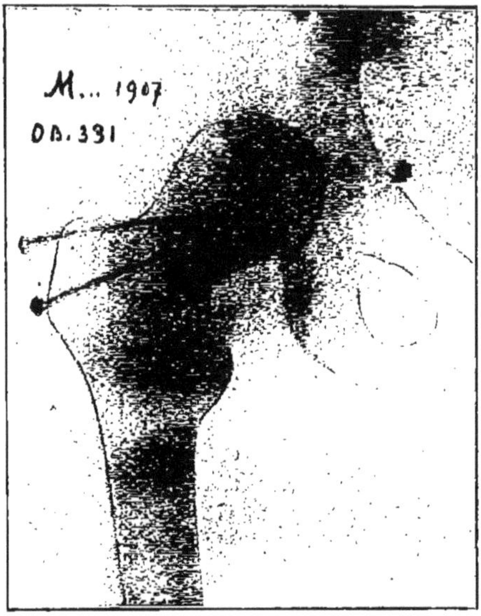

Figure 209. — Obs. 331, II.

dans la partie renflée et spongieuse du trochanter. La pénétration se produit en arrière et en bas ; l'inclinaison normale du col fait place à un angle droit ou même aigu, le membre est raccourci et en rotation externe plus ou moins forte.

La fracture trans-trochantérienne non réduite est moins grave fonctionnellement que la sous-capitale. L'engrènement des fragments assure toujours une consolidation rapide ; mais il persiste, du fait de la non-réduction, des troubles fonctionnels considérables : Le membre est raccourci et il y a une rotation en dehors qui gêne énormement la marche.

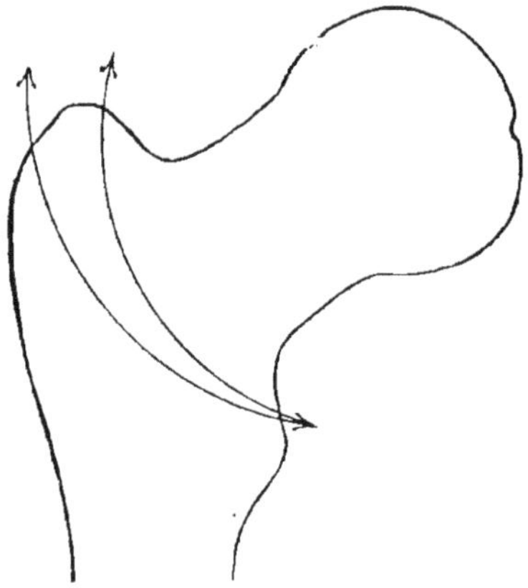

Le cal volumineux qui se produit amène des douleurs par compression et de la raideur de l'articulation.

Figure 210.

L'ostéo-synthèse est indiquée dans tous les cas où il y a un déplacement, *même minime ;* bien entendu en tenant compte des contre-indications tirées de l'état général et de l'âge.

L'opération dans la fracture au niveau du trochanter est beaucoup moins grave et moins difficile que dans les fractures sous-capitales; elle m'a donné dans les cas que j'ai opérées des guérisons anatomiques et fonctionnelles rapides et complètes.

Technique opératoire.

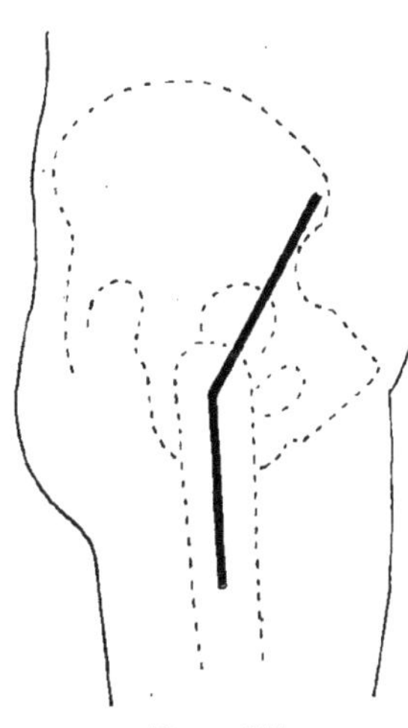

Figure 211.

On fera l'incision angulaire antéro-externe décrite pour les fractures sous-capitales. Il est bon de la faire largement, car cela facilite beaucoup l'opération (figure 211).

On désenclavera les fragments au moyen d'une forte extension, exercée au moyen du tracteur. On corrigera la rotation sur l'axe en manœuvrant la manette du tracteur. Au besoin on fera levier entre les fragments au moyen d'une large spatule.

Dans presque tous les cas on peut faire la coaptation exacte et la fixation temporaire au moyen d'un grand davier droit, agissant sur les fragments par les dents pointues, et placé comme l'indique la figure 212.

Le vissage direct est le procédé de choix pour la fixation. On placera deux vis traversant le trochanter et pénétrant profondément

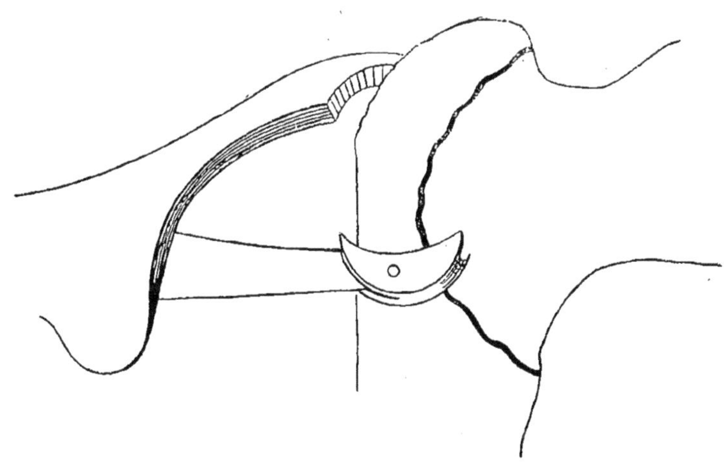

Figure 212.
Fixation temporaire dans la fracture trans-trochantérienne.

dans l'axe du col (vis de 8 à 9 centimètres). Un excellent moyen de fixation consiste à placer une forte et longue vis dans l'axe du col, puis une seconde vis perpendiculairement d'avant en arrière ; cette seconde vis ainsi placée s'oppose au mouvement suivant l'axe du membre (figure 213).

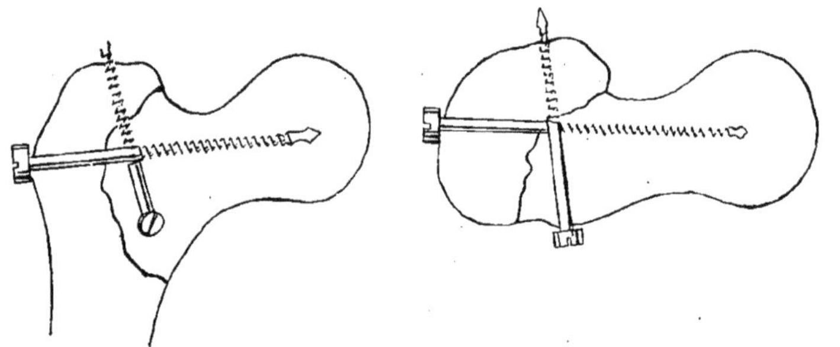

Figure 213.
Schéma du vissage de la fracture trans-trochantérienne.

On se guidera d'ailleurs dans chaque cas en particulier sur la disposition des surfaces de fracture pour placer les vis aux endroits les plus propices à une solide coaptation.

Si le trait, traversant le massif trochantérien, se prolongeait jusqu'au-dessous du petit trochanter, en forme de fracture spiroïde, on placerait, avec avantage, un gros fil de cerclage ramassant les fragments juste au-dessus du petit trochanter ; une seule vis, placée transversalement dans l'axe du col, serait dans ce cas suffisante (figure 214).

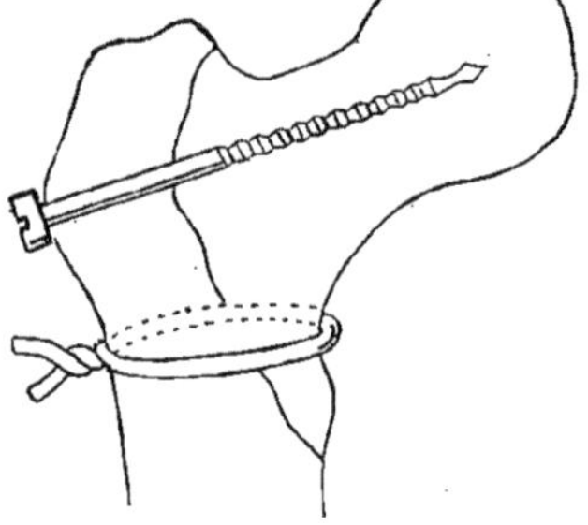

Figure 214.

J'ai pratiqué cinq fois le vissage de fractures trans-trochantériennes, avec cinq guérisons anatomiques et fonctionnelles parfaites (figures 215 à 226).

Deux fois seulement j'ai dû ultérieurement faire l'extraction des vis (une fois après trois mois et une fois après cinq ans) à cause des douleurs vagues qu'elles provoquaient.

Mes cinq opérés étaient âgés respectivement de 17, 32, 35, 45 et 60 ans.

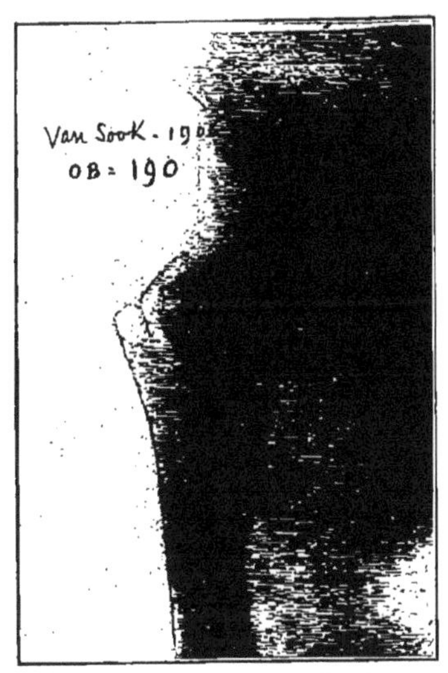

Figure 215. — Obs. 190, I.

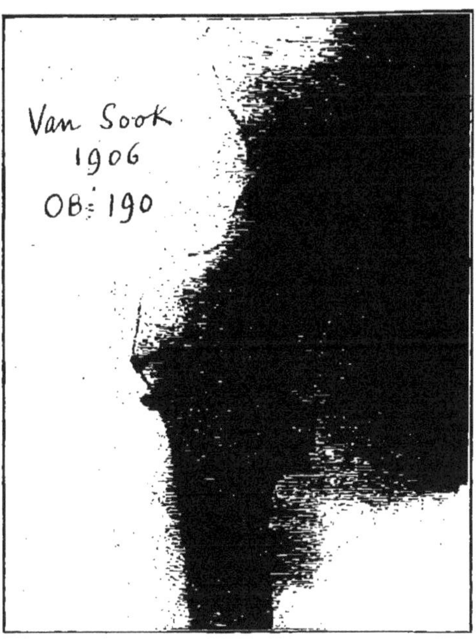

Figure 216. — Obs. 190, II.

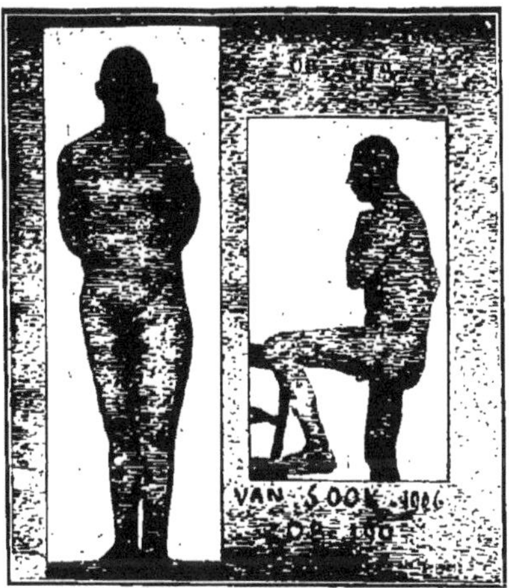

Figure 217. — Obs. 190, III.

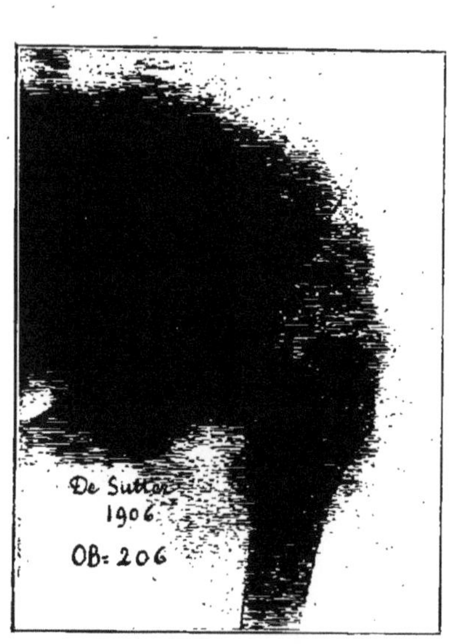

Figure 218. — Obs. 206, I.

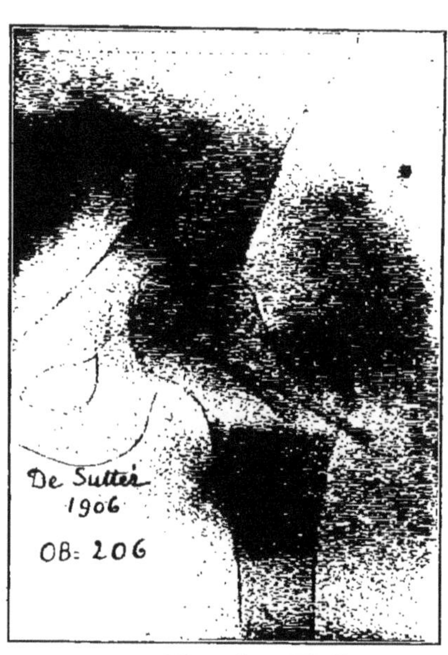

Figure 219. — Obs. 206, II.

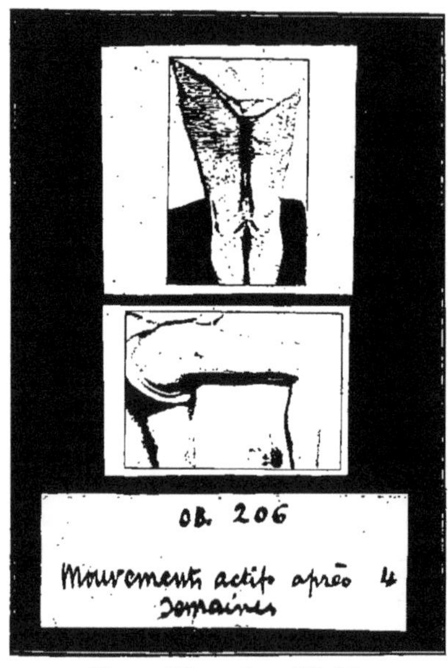

Figure 220. — Obs. 206, III.

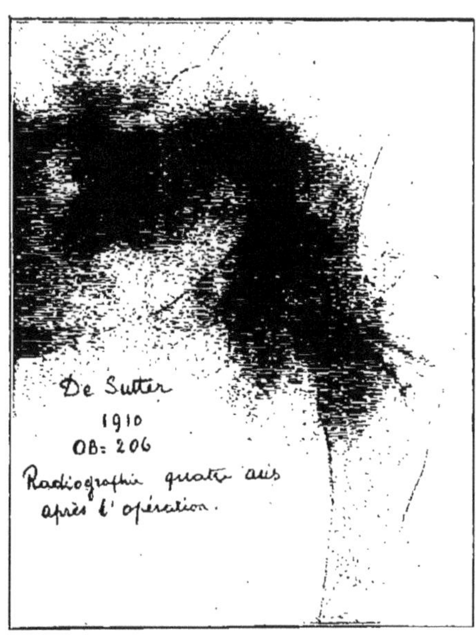

Figure 221. — Obs. 206, IV.

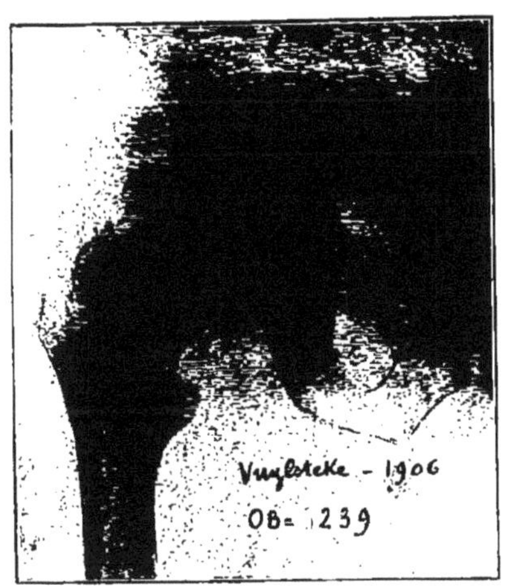

Figure 222. — Obs. 239, I.

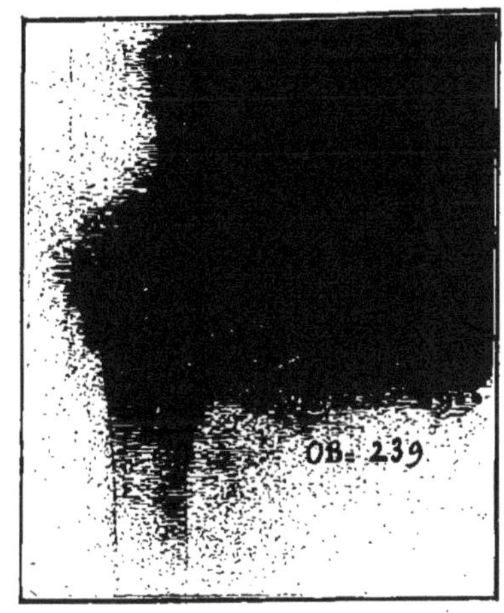

Figure 223. — Obs. 239, II.

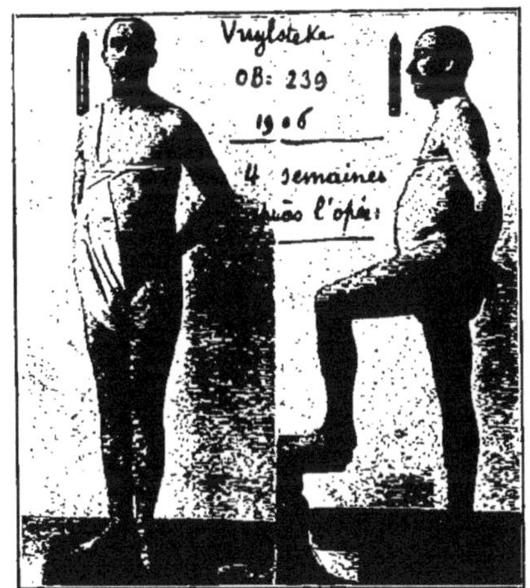

Figure 224. — Obs. 239, III.

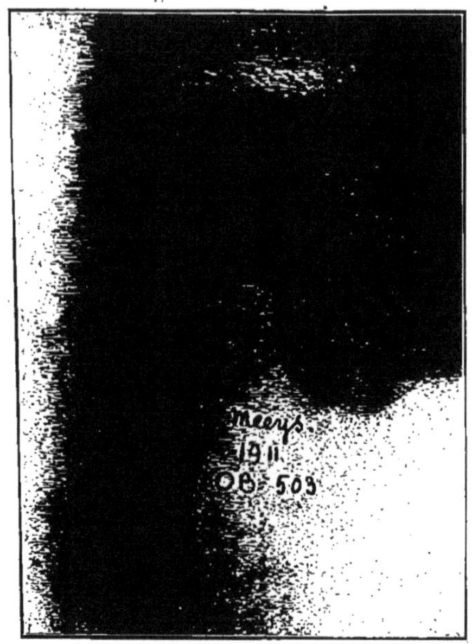

Figure 225. — Obs. 503, I.

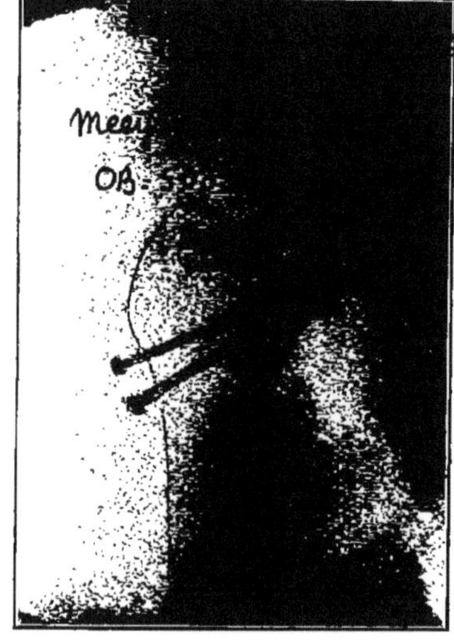

Figure 226. — Obs. 503, II.

4. Fracture inter- ou dia-trochantérienne.

Le trait de fracture généralement dentelé et irrégulier passe transversalement entre les deux trochanters (figure 227).

Cette fracture est grave. Elle s'accompagne ordinairement d'un déplacement considérable : le fragment supérieur est relevé, attiré qu'il est, en haut et en arrière, par les muscles fessiers et pelvi-trochantériens ; le fragment diaphysaire est attiré en haut, en dedans et en rotation externe par le psoas et les adducteurs.

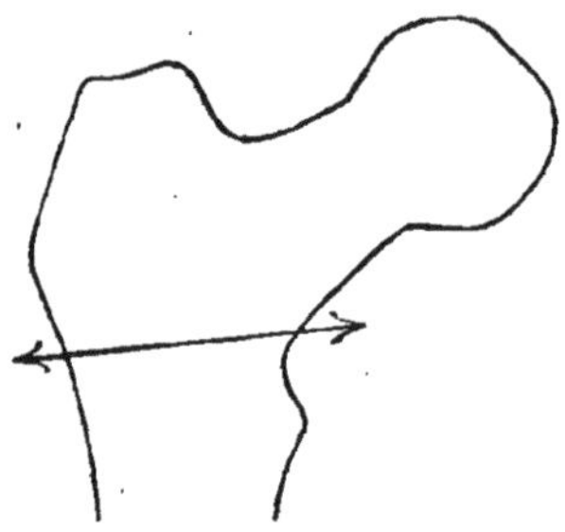

Figure 227.
Fracture inter-trochantérienne.

Le traitement de la fracture dia-trochantérienne est difficile parce que le fragment épiphysaire est court et parce que la fixation doit être extrêmement solide pour résister à la tendance au déplacement.

J'ai obtenu dans deux cas des résultats parfaits avec la technique suivante :

Grande incision angulaire antéro-externe, exposant bien la fracture; on enlève les caillots organisés, les débris osseux et on excise les lambeaux fibreux flottants.

On fait la réduction par une forte traction longitudinale combinée avec de la rotation suivant l'axe pour corriger le déplacement en dehors. Une fois les surfaces en regard on les coapte avec un grand davier droit. Le grand davier en L peut parfois servir pour la fixation temporaire.

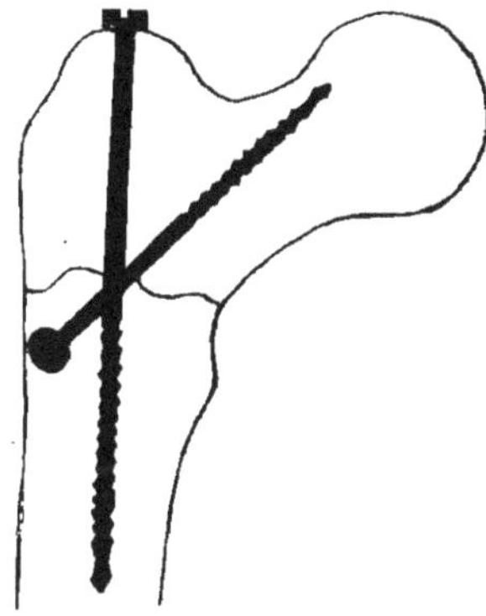

Figure 228.
Vissage
de la fracture inter-trochantérienne.

Pour réaliser la fixation une longue vis est enfoncée verticalement au travers du grand trochanter et pénètre profondément dans la diaphyse. Une deuxième vis, plus courte, est placée d'avant en arrière, de bas en haut et de dehors en dedans. Cette seconde vis complète la fixation en s'opposant aux mouvements de rotation sur l'axe (figure 228).

La vis que j'ai employée dans ces cas mesurait 13 centimètres de longueur sur 4 ½ millimètres d'épaisseur.

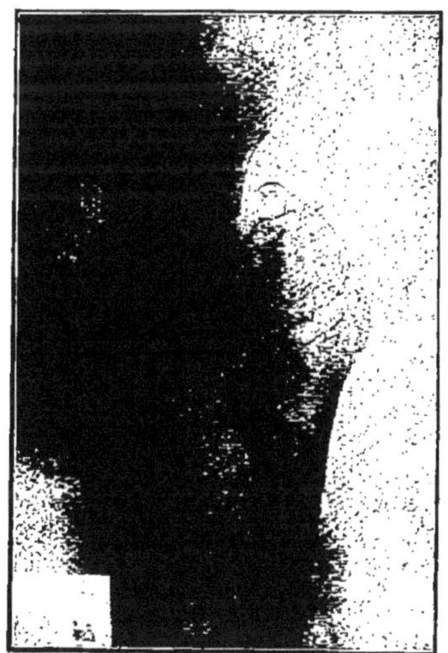

Figure 229. — Obs. 460, I,
Fracture dia-trochantérienne transversale.

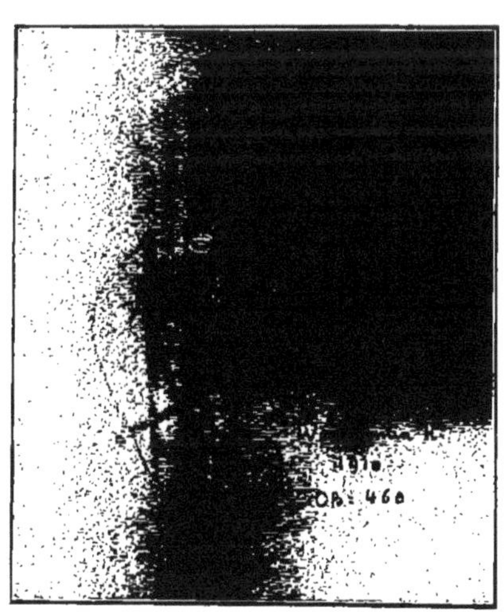

Figure 230. — Obs. 460, II.
(Même cas, après l'ostéo-synthèse.)

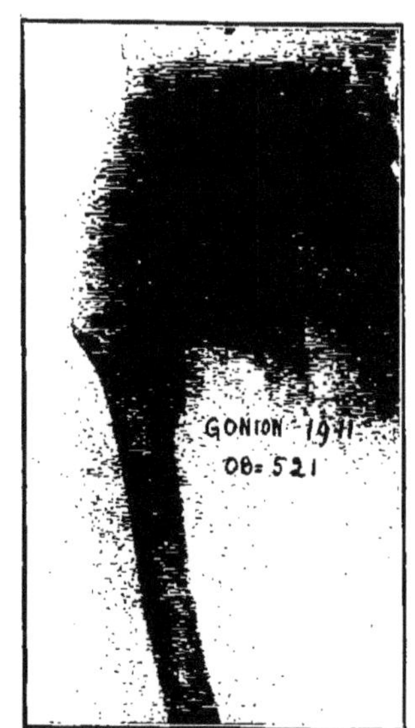

Figure 231. — OBS. 521, I.
Fracture inter-trochantérienne.

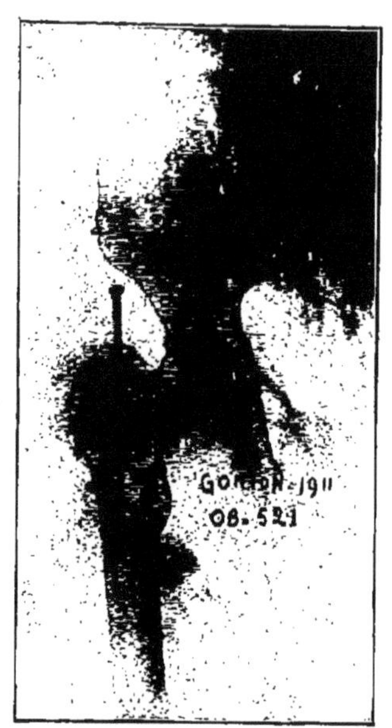

Figure 232. — OBS. 521, II.
(Idem.) Vissage direct.

5. Fractures sous-trochantériennes.

Les fractures sous-trochantériennes peuvent être transversales ou obliques à long trait spiroïde.

Elles présentent une gravité exceptionnelle, car elles s'accompagnent habituellement d'un fort déplacement des fragments et leur réduction, même approximative, est difficile ou impossible sans opération.

Le fragment supérieur, attiré par le psoas et les muscles fessiers, se redresse en flexion et abduction. Le fragment diaphysaire chevauche vers le haut et se place en adduction.

Dans les formes transversales le déplacement suivant la direction peut atteindre l'angle droit, la cuisse prend alors la forme d'une crosse et le raccourcissement peut être énorme.

Dans les fractures sous-trochantériennes à trait spiroïde le fragment diaphysaire glisse généralement en dehors du bout épiphysaire, parfois en dedans ; le chevauchement est souvent considérable ; il atteignait dix centimètres dans une de mes observations.

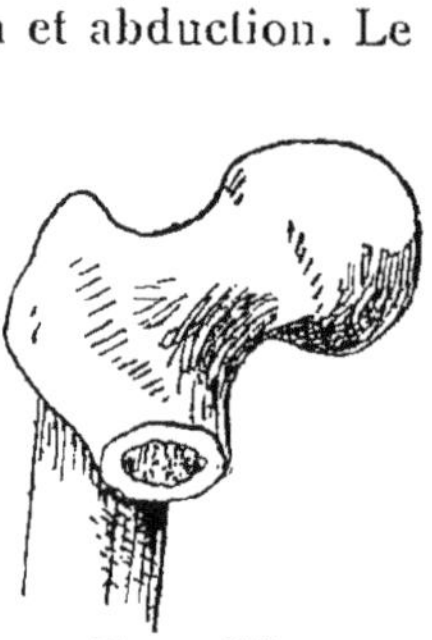

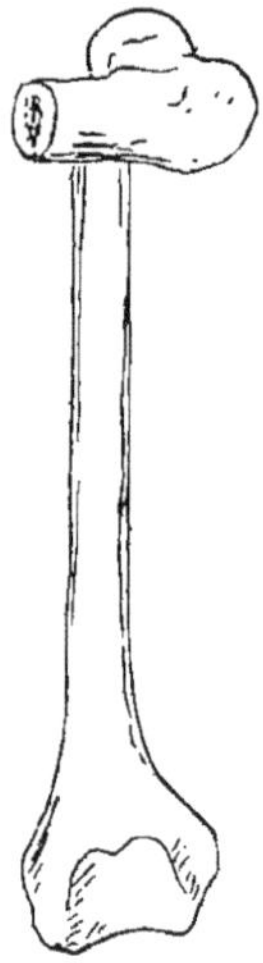

Figure 233. Figures 234.
(D'après Kocher.)

Les figures 233 et 234, empruntées à l'ouvrage de Kocher, montrent quels déplacements formidables on peut observer dans cette fracture (1).

On fera l'opération du douzième au quinzième jour, après résorption de l'épanchement qui est ordinairement considérable. L'extension continue est utile pendant cette période préopératoire; elle calme les douleurs du blessé en immobilisant plus ou moins les fragments et s'oppose à un trop grand chevauchement. Si on n'y recours pas il faut caler le membre dans le lit au moyen de gros sacs de sable.

Technique opératoire.

On fait une grande incision antéro-latérale externe; on la commence à mi-chemin entre l'épine iliaque et le trochanter; arrivée sur la saillie du trochanter l'incision se recourbe et descend sur la face externe de la cuisse. On atteint le foyer de fracture en traversant les fibres supérieures du muscle vaste externe.

Le foyer ouvert on en fait la toilette, en enlevant les caillots et les débris interposés entre les surfaces. A partir de ce moment la technique varie suivant qu'il s'agit d'une fracture transversale ou d'une fracture spiroïde.

a) *Fracture sous-trochantérienne transversale.*

Cette fracture est une des plus difficiles à fixer à cause de la forte tendance au déplacement. Il faut une coaptation très solide.

Dans les cas où le trait de fracture passe juste au dessous du petit trochanter la meilleure technique est celle que j'ai indiquée pour les fractures dia-trochantériennes : La fracture est réduite par une forte extension, coaptée par des daviers droits et fixée temporairement (davier droit ou grand davier en L). On réalise la fixation par vissage direct : une longue et forte vis (13 à 14 centimètres) est enfoncée verticalement au travers du trochanter ; une seconde vis est placée perpendiculairement du fragment diaphysaire vers l'épiphyse.

Les radiographies 235 et 236 représentent un bel exemple de cette fracture ; le vissage direct a été suivi d'une consolidation en quatre semaines avec guérison intégrale.

Quand le trait de fracture passe à un ou deux travers de doigts au-dessous du petit trochanter il n'y a plus qu'une technique de possible, c'est la prothèse perdue.

La meilleure place pour fixer la prothèse est la face antérieure de la région trochantérienne; il existe là une surface relativement plane qui se prête bien à l'application d'une plaque.

(1) KOCHER. *Fractures du fémur et de l'humérus.*

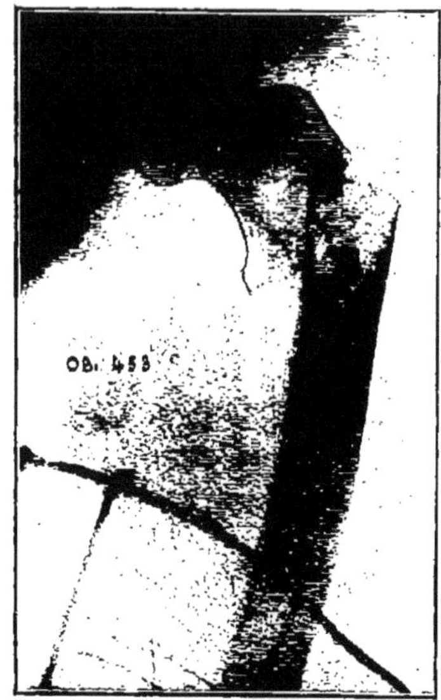

Figure 235. — Obs. 453, I.
Fracture sous-trochantérienne transversale.

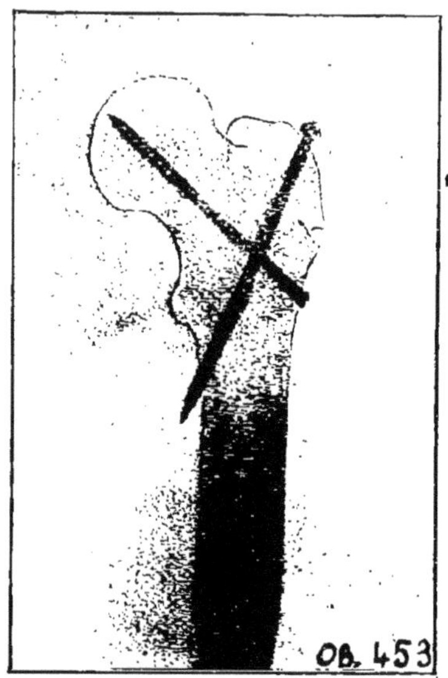

Figure 236. — Obs. 453, II.
(Idem.) Vissage direct.

Les plaques que je recommande sont faites en acier ou en duraluminium, elles ont la forme représentée figure 237. La partie supérieure de la plaque, élargie et modelée pour s'adapter exactement à la région trochantérienne, porte trois rangées de trous; la moitié inférieure est plus étroite et n'en porte qu'un seul rang.

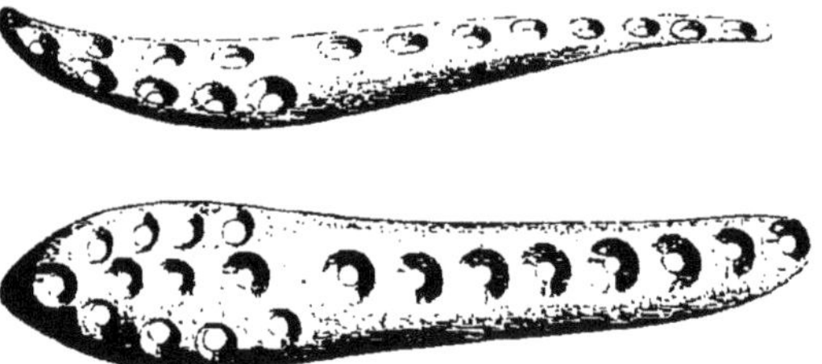

Figure 237.

On fixera d'abord la plaque à l'épiphyse par quatre ou cinq vis assez longues pour perforer l'os d'outre en outre, car il faut ici une grande solidité et l'os spongieux à ce niveau prête peu de résistance. Le mieux est d'employer des vis épiphysaires de quatre à cinq centimètres qu'on enfonce directement avec le perforateur.

Une fois la plaque solidement fixée à l'épiphyse, on réduira la fracture par la manœuvre de la mise en angle : On amènera le bout diaphysaire avec un crochet à traction et une fois les surfaces de fracture en contact on redressera par traction sur le pied ; on achèvera la coaptation avec un grand davier droit fixant la plaque à la diaphyse.

Une fois la reposition exacte obtenue on serrera énergiquement le davier pour maintenir la réduction et on placera trois ou quatre vis fixant la moitié inférieure de la plaque à la diaphyse. On emploiera pour cette partie de l'opération les vis courtes décrites dans les généralités sur la prothèse perdue; on les placera après avoir foré préalablement des trous dans l'os.

Le membre sera pansé en demi flexion de la hanche et du genou et en abduction légère pour diminuer l'effort supporté par la prothèse (figures 238 et 239).

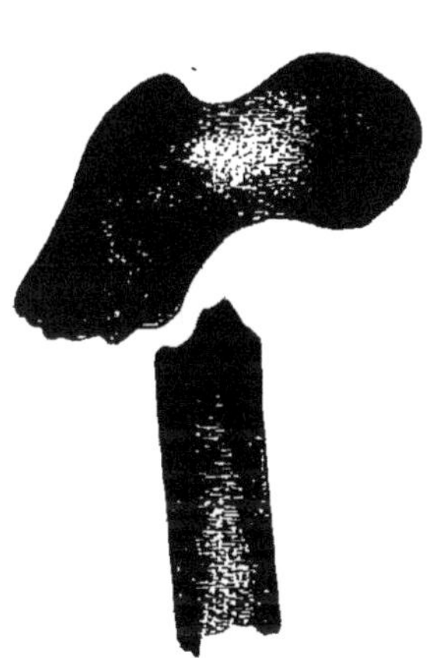

Figure 238.

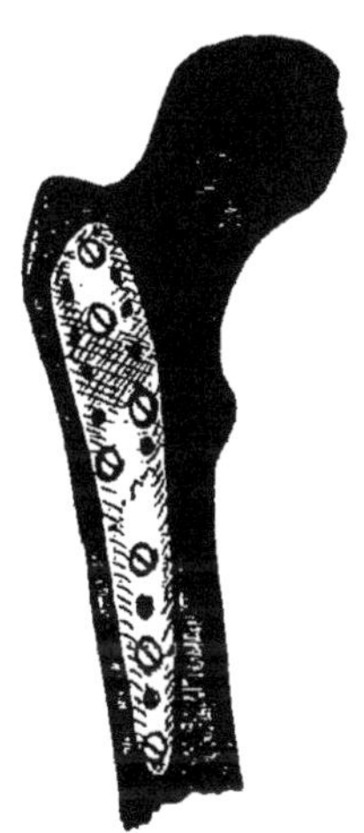

Figure 239.

Je n'ai eu qu'une fois l'occasion de recourir à la prothèse perdue dans la fracture sous-trochantérienne transversale. L'opération avait été irréprochable et la prothèse est restée tolérée; malheureusement j'avais employé une lame trop mince, qui céda, et il en résulta une déviation angulaire des fragments. Cet insuccès relatif a été dû à mon inexpérience (cette opération remonte à 9 ans déjà); il doit servir de leçon et il montre qu'il faut employer, pour les fractures du fémur surtout, des plaques d'une grande rigidité.

b. *Fractures sous-trochantériennes obliques.*

Les fractures sous-trochantériennes obliques sont plus fréquentes que les transversales, ce qui est heureux car leur traitement est beaucoup plus facile. La réduction et la fixation sont faciles dans les cas récents et le pronostic absolument favorable, la restitution intégrale peut être obtenue dans tous les cas.

Technique opératoire.

On emploie la même incision angulaire antéro-externe que pour les fractures transversales. Il faut la faire largement ce qui facilite beaucoup l'opération. Il faut, avant de commencer les manœuvres de réduction et de fixation, bien nettoyer le foyer et s'assurer de l'absence de toute interposition.

On fera la réduction par une forte extension longitudinale avec le tracteur; une traction énergique et soutenue peut être nécessaire car le chevauchement est parfois énorme (10 centimètres dans un de mes cas).

On fera la coaptation exacte avec un grand davier droit en s'aidant de mouvements de rotation, suivant l'axe du membre.

Une fois que la fracture est géométriquement réduite et bien fixée par le davier, on placera deux ou trois cerclages au fort fil métallique, en suivant la technique qui a été exposée dans les généralités.

Si le trait oblique remonte haut, sur la face externe du grand trochanter on pourra combiner avantageusement le vissage avec le cerclage, comme le représente la figure 240.

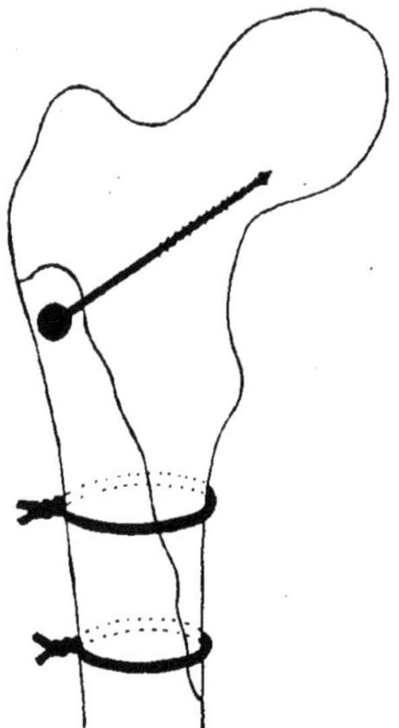

Figure 240.
Vissage et cerclage combinés dans la fracture sous-trochantérienne oblique.

L'ostéo-synthèse de la fracture sous-trochantérienne oblique est d'un excellent pronostic, comme je viens de le dire.

Elle peut cependant présenter des difficultés pour la réduction dans les cas où il y a double fissure avec grande esquille intermédiaire (fracture en biseau composée), ou quand il y a en même temps arrachement du petit trochanter.

Dans les fractures avec grande esquille intermédiaire, on commencera par réduire et cercler l'esquille à l'un des deux fragments principaux. On aura ainsi transformé la fracture composée en fracture oblique simple dont la réduction et la fixation ne présentent plus de difficulté.

Quand il y a arrachement simultané du petit trochanter il faut s'efforcer de passer un fil de cerclage au-delà de cette saillie osseuse de façon à la comprendre dans la fixation.

Les figures 241 à 246 représentent trois cas d'ostéo-synthèse pour fractures sous-trochantériennes obliques.

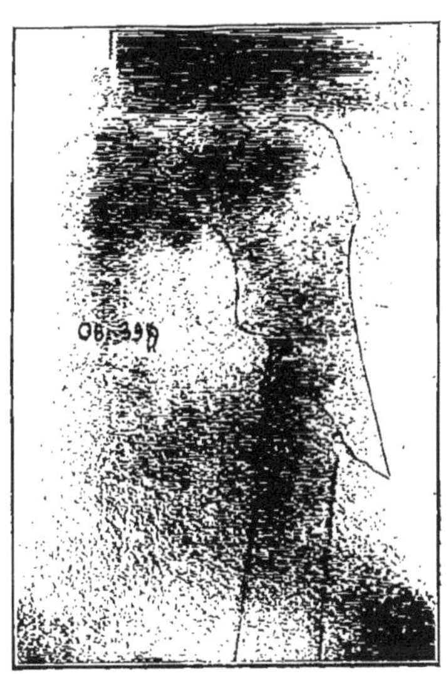

Figure 241. — Obs. 399, I.
Fracture sous-trochantérienne oblique.

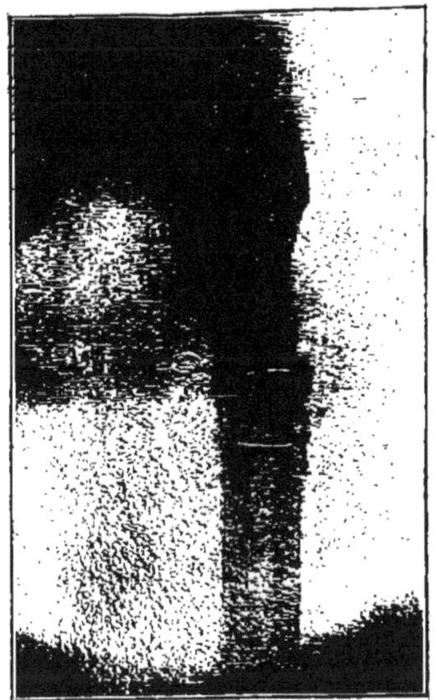

Figure 242. — Obs. 399, II.
(Idem.) Cerclage et vissage combinés.

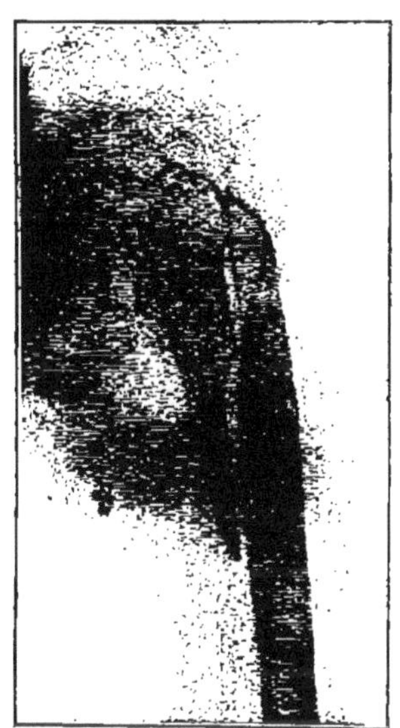

Figure 243. — Obs. 481, I.
Fracture sous-trochantérienne oblique à grand chevauchement.

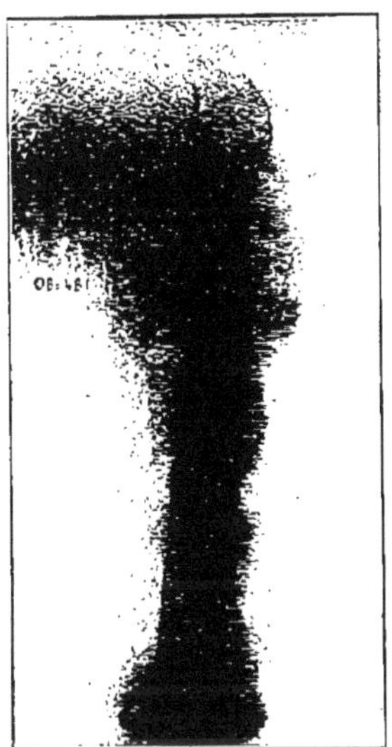

Figure 244. — Obs. 481, II.
(Idem.) Réduction idéale; cerclage à vis.

Figure 245. — OBS. 506, I.
Fracture sous-trochantérienne oblique avec arrachement du petit trochanter.

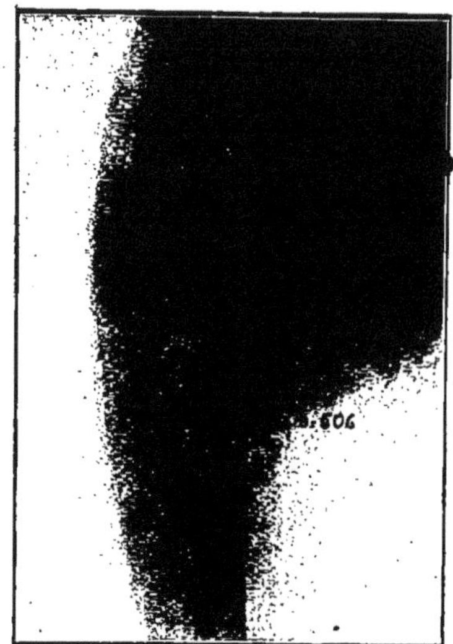

Figure 246. — OBS. 506, II.
(Idem.) Double cerclage.

6. Fractures du grand trochanter.

La fracture ISOLÉE du grand trochanter est peu commune ; personnellement je n'en ai jamais observé. On donne comme mécanisme de sa production un choc violent sur la saillie osseuse. Il semble qu'il faille aussi admettre une fracture par arrachement.

La fracture isolée du trochanter peut exister sans déplacement, les fragments étant solidement maintenus par les tissus fibreux épais péri-trochantériens (fractures par coup direct),

On cite des cas où le fragment entièrement détaché était fortement déplacé en haut et en arrière (fractures par contraction musculaire).

Les cas sans déplacement ne réclament d'autres soins que le séjour au lit jusqu'à consolidation et le massage des muscles.

Quand il y a arrachement, avec mobilité du trochanter, il faut intervenir par l'ostéo-synthèse (figure 247).

L'opération dans la fracture isolée du grand trochanter se présente dans les conditions les plus simples et les plus favorables.

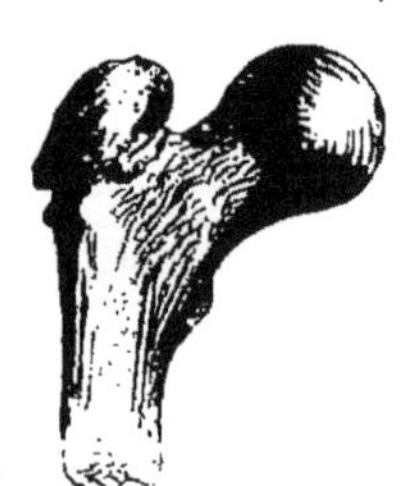

Figure 247.

On abordera le foyer par une incision angulaire antéro-externe, comme dans les fractures du col. On réduira en abaissant le fragment avec des pinces à griffes et en plaçant le membre en abduction. La fixation par deux vis transversalement placées est le procédé de choix (figure 248). Il vaut mieux placer les vis transversalement que verticalement parce qu'ainsi elles résistent mieux à l'effort qui tend à déplacer le fragment vers le haut.

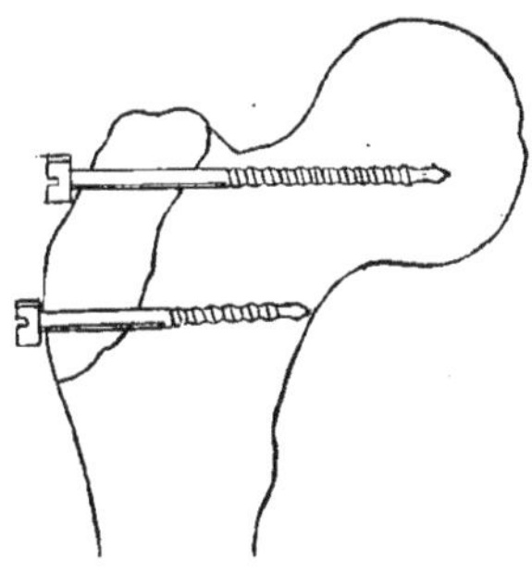

Figure 248.
Vissage de la fracture isolée du grand trochanter.

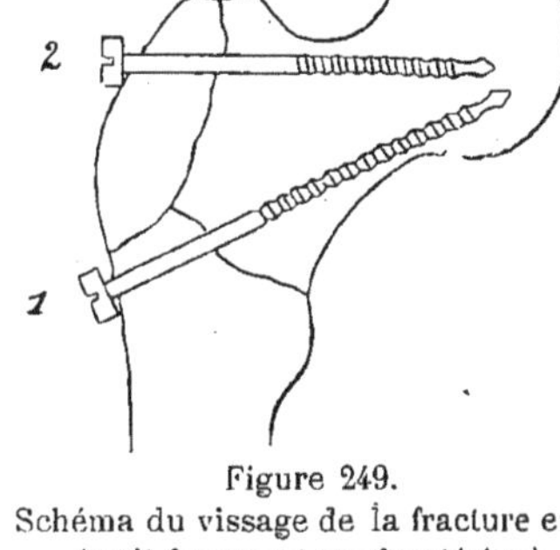

Figure 249.
Schéma du vissage de la fracture en Y (petit fragment trochantérien).

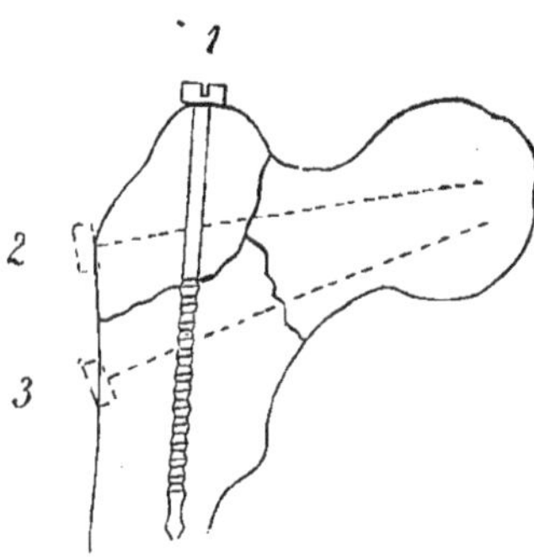

Figure 250.

La fracture du grand trochanter se présente plus souvent comme complication d'une fracture inter- ou trans-trochantérienne du col (fractures en Y).

Ces cas très différents comme disposition des fragments devront être réparés par vissage direct. Suivant les circonstances, on fixera d'abord le fragment diaphysaire à l'épiphyse; on réduira et fixera ensuite le trochanter (figure 249) ; ou bien on fixera d'abord le trochanter à la diaphyse, puis on réduira et on fixera l'épiphyse (figure 250). Ces cas sont très difficiles !

7. Fractures du petit trochanter.

La fracture isolée du petit trochanter est extrémement rare. Elle se produit par une contraction violente du muscle psoas-iliaque (chute en arrière). Le fragment est entrainé en haut, en dedans et en avant.

Il serait utile de pratiquer la réduction et la fixation de ce fragment dans les cas où il y a un grand déplacement, l'absence de réduction pouvant occasionner des troubles fonctionnels sérieux. Malheureusement l'abord de l'os à ce niveau est très difficile. Le temps m'a fait défaut pour étudier sur le cadavre la meilleure technique à appliquer à cette fracture.

Assez souvent la fracture du petit trochanter complique les fractures inter- ou sous-trochantériennes, soit transversales, soit obliques.

Cette complication aggrave le pronostic de ces fractures en exposant à un cal exubérant gênant les mouvements de la hanche et paralysant l'action du psoas-iliaque. La suture du petit trochanter serait un complément utile de l'ostéo-synthèse de la fracture principale dans ces cas; malheureusement l'exécution de cette fixation semble difficile à réaliser. Dans certains cas de fractures spiroïdes sous-trochantériennes avec arrachement du petit trochanter, on pourra ramasser celui-ci dans un cerclage et le fixer ainsi à la diaphyse. Cela a été le cas dans mon observation 506 (figure 246) où le fragment trochantérien a été plus ou moins fixé par son extrême limite inférieure.

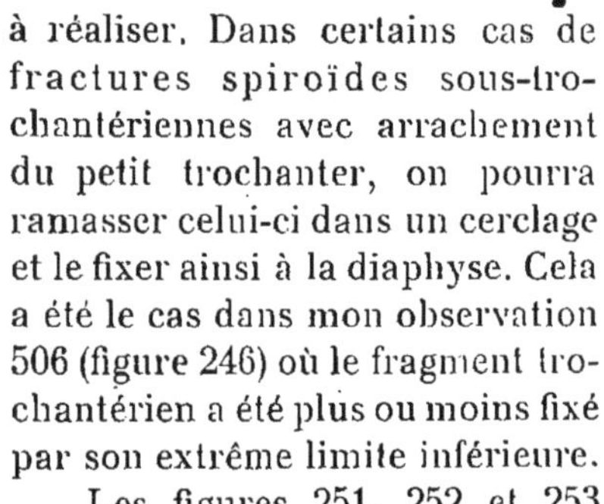

Les figures 251, 252 et 253 représentant différentes fractures inter- et sous-trochantériennes, avec fracture simultanée du petit trochanter. Dans tous ces cas, j'ai dû m'abstenir d'opérer à cause du mauvais état général (individus âgés et bronchitiques).

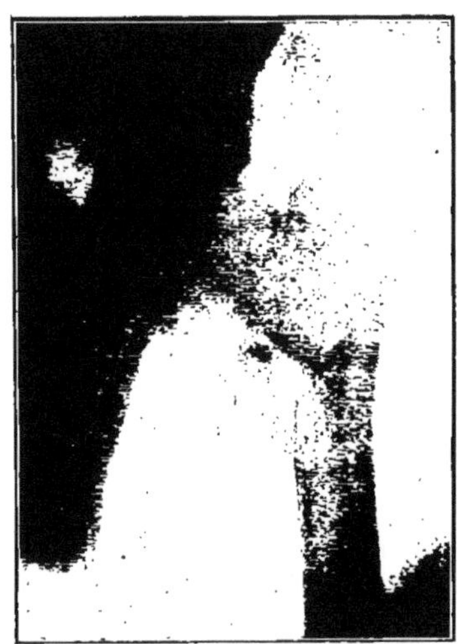

Figure 251.

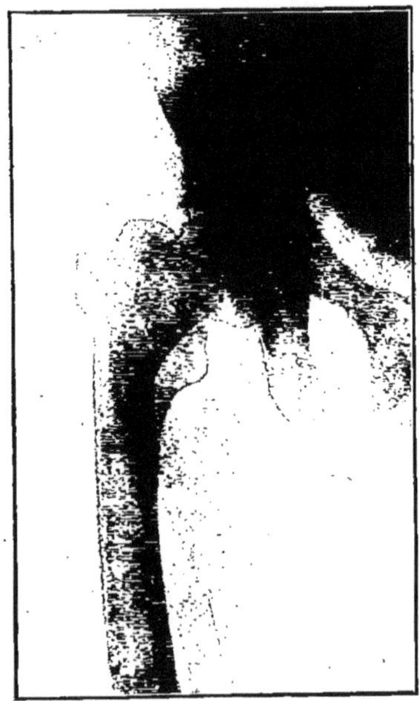

Figure 252.

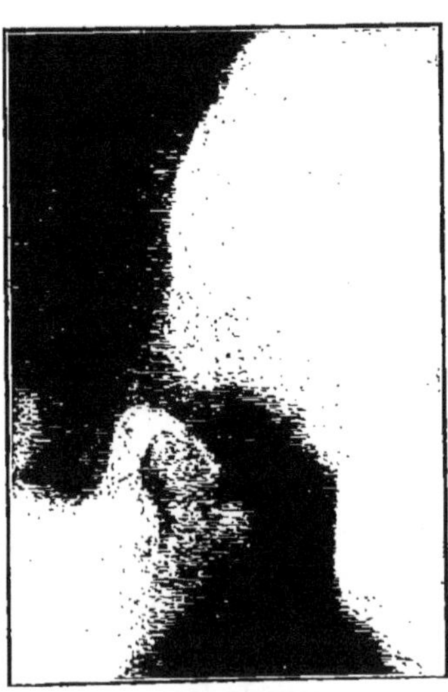

Figure 253.

FRACTURES DU CORPS DU FÉMUR.

Les fractures de la diaphyse fémorale se rencontrent sur toute la longueur de l'os et à tous les âges de la vie. Leurs variétés en sont fort nombreuses.

J'envisagerai d'abord les fractures récentes puis je consacrerai un chapitre aux interventions secondaires ou tardives qui se présentent fréquemment.

Les fractures de la cuisse ne guérissent dans la généralité des cas qu'au prix d'une déformation plus ou moins grande du squelette.

Les fractures sous-périostées des enfants mises à part il persiste toujours après la consolidation un raccourcissement ou une déviation de l'os.

On peut cependant observer, même chez l'adulte, des fractures sans déplacement qui fournissent leurs plus beaux succès aux traitements non sanglants. Ces cas exceptionnels ne peuvent infirmer la proposition suivante : *La réduction sanglante suivie d'ostéo-synthèse permet seule d'obtenir la reconstitution anatomique.*

Le traitement opératoire est, à mon avis, indiqué dans toutes les fractures du corps du fémur accompagnées de déplacement; c'est-à-dire dans presque tous les cas chez l'adulte.

En dépit des incontestables progrès réalisés par les traitements par les bandages et par l'extension continue la reposition anatomique n'est jamais ou presque jamais obtenue et il reste un pourcentage élevé d'invalidités permanentes.

Scudder donne, dans son beau traité des fractures, un relevé qu'il a fait personnellement sur les résultats éloignés dans 35 fractures du corps du fémur traitées au Massachusetts General Hospital. Ces 35 cas comprennent 14 fractures dans l'enfance (âge moyen 7 ½ ans), 16 fractures chez l'adulte et 5 fractures chez le vieillard. Chez les 14 enfants il estime les résultats parfaits, encore que quatre d'entre eux présentent des douleurs et trois ont une raideur du genou (soit 50 % de guérisons parfaites et 50 % d'invalidités légères permanentes).

Sur les 16 cas chez l'adulte, 5 seulement pouvaient être taxés résultats parfaits (31 %), les 11 restants avaient les uns des mouvements limités du genou, les autres des douleurs dans la cuisse, des douleurs après exercices ou pendant les temps humides, de la faiblesse de toute la jambe, etc., soit 70 % d'invalidités permanentes.

Des 5 cas observés chez des sujets âgés (âge moyen 58 ans), aucun ne présentait un bon résultat; l'un n'était pas consolidé; deux ne marchaient qu'avec un appui.

Comme le fait observer Scudder, cette série est relativement minime, mais elle a été examinée avec beaucoup de soin et d'impartialité et il semble hautement probable qu'une série plus longue donnerait sensiblement les mêmes conclusions; c'est-à-dire que le pourcentage des guérisons incomplètes est plus élevé que celui des résultats favorables. On peut obtenir beaucoup mieux que cela par le traitement opératoire et il faut y recourir avec confiance.

L'opération, cela va sans dire, demande les plus grandes précautions. On n'y recourra qu'après avoir acquis déjà une notable expérience de la chirurgie des fractures.

Il serait *inexcusable* de recourir à l'ostéo-synthèse du fémur ailleurs que dans un institut bien outillé suivant les données modernes. Il faut posséder des renseignements radiographiques précis sur la lésion et recourir à une préparation soigneuse du champ opératoire (voir généralités). Pour la fracture du corps du fémur surtout j'attribue une grande importance à n'intervenir que du douzième ou quinzième jour après l'accident.

D'après mon expérience il n'y a que trois modes d'ostéo-synthèse qui méritent d'être utilisés pour les fractures de la cuisse : Le fixateur et la prothèse perdue dans les formes transversales ; le cerclage dans les formes en biseau.

Fractures transversales récentes.

A. *Ostéo-synthèse au moyen du fixateur.*

Avant de commencer l'opération il faut pratiquer la mobilisation forcée du genou pour rompre les adhérences déjà formées. Les raideurs du genou sont extraordinairement précoces et graves dans les fractures du fémur; déjà 10 à 15 jours après l'accident il existe une raideur prononcée de l'articulation.

Cette pseudo ankylose est exclusivement d'origine musculaire et ne dépend pas de l'état des surfaces articulaires elles-mêmes: elle est produite par des synéchies des muscles de la cuisse. A plusieurs reprises j'ai pu vérifier le fait en faisant la flexion forcée du genou après avoir ouvert le foyer de fracture; j'ai pu alors observer de visu la rupture des adhérences et des fibres musculaires au niveau du vaste externe.

L'ankylose du genou est une des conséquences graves des fractures du corps du fémur. Le traitement doit tâcher d'y remédier. Au début de mes opérations d'ostéo-synthèse j'avais eu de grands ennuis après les sutures du fémur du fait des raideurs du genou. Il fallait parfois des mois de traitement par le massage et la mécano-thérapie pour récupérer une certaine mobilité de l'articulation. Grâce à la mobilisation forcée au moment de l'opération et au pansement en flexion cette conséquence fâcheuse peut actuellement être évitée.

Voici comment on procède à la rupture des adhérences : On prend à pleines mains, d'une part la cuisse, d'autre part la jambe à leur partie moyenne et on fléchit lentement mais avec force jusqu'à ce que le talon touche la fesse. On apprécie très nettement la rupture des adhérences et brusquement la mobilité de l'articulation redevient normale. On replace alors le membre dans l'extension et on procède à l'opération elle-même.

Premier temps : Incision. Une entaille de 15 à 18 centimètres est faite à la face externe de la cuisse; il faut en proportionner la longueur à la taille et à la musculature du sujet. Le milieu de l'incision doit correspondre au foyer de la fracture.

Les bords cutanés sont saisis de chaque côté de l'incision avec des pinces de Muzeux, puis, couche par couche, on incise le vaste externe jusque sur l'os.

Il faut réduire l'incision du muscle au strict nécessaire, en général une boutonnière musculaire de 8 à 9 centimètres suffit pour les manœuvres de réduction.

Pour ne pas encombrer inutilement le champ opératoire il est bon de lier de suite les quelques vaisseaux qui saignent.

On pourrait atteindre le fémur sans sectionner de muscles en incisant en arrière entre le vaste externe et le biceps; mais outre que la position du blessé serait incommode (décubitus ventral), on ne pourrait placer par une incision postérieure les fiches du fixateur. L'incision du muscle n'a d'ailleurs aucune espèce d'importance.

Deuxième temps : Préparation des bouts osseux. Un grand rétracteur est placé en avant et relève les masses musculaires jusque contre l'os; une valve courte à hystérectomie vaginale constitue un excellent rétracteur pour ce temps de l'opération.

La plaie ainsi bien exposée, on enlève les caillots organisés, avec une petite curette et on éponge à sec avec des tampons de gaze montés sur des pinces. (Il ne faut jamais éponger la plaie avec un tampon que la main a touché; il faut prendre la gaze directement dans la boîte avec la pince.) Une fois le champ opératoire bien asséché on prépare les bouts osseux.

Avec une large rugine on récline le périoste de la quantité strictement nécessaire pour pouvoir saisir les fragments. On fait d'abord cette préparation sur le bout superficiel (bout supérieur presque toujours). Pour le fragment profond il faut commencer par le soulever avec un crochet à traction passé au-dessous de lui.

La recherche du second fragment est parfois délicate, la plaie étant très profonde. Il faut aller à sa recherche, quand on ne le voit pas, avec un instrument mousse, avec lequel on explore par pressions le fond de la plaie; une fois le fragment repéré, on incise sur lui les fibres musculaires qui le recouvrent encore et on le harponne avec le crochet à traction; on l'amène doucement vers la surface et on le dépérioste à son tour.

Troisième temps : Réduction. Les deux bouts étant ainsi préparés, on les saisit au moyen de deux grands daviers droits, placés à 3 ou 4 centimètres de leurs extrémités. Il faut, pour éviter des dérapages désagréables, placer les daviers à pleins mors, comme le montre la figure 254, et serrer fortement.

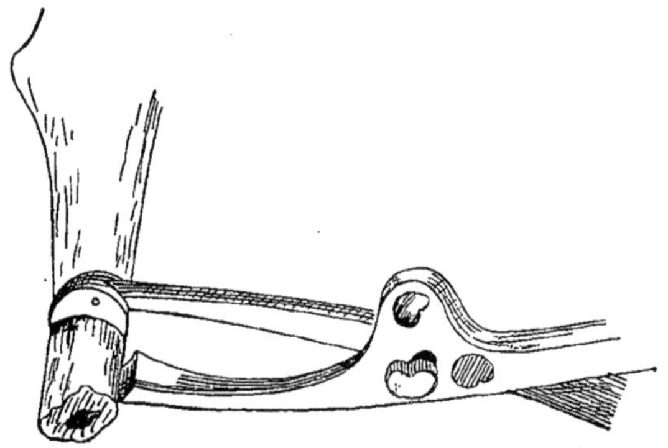

Figure 254.
Manière dont les daviers à traction doivent être placés.

On fait la réduction en tirant à soi les daviers pendant qu'un aide repousse le membre vers sa racine (figure 255, a), ce qui a pour résultat de faire saillir les bouts fracturés dans la plaie. Ces bouts sont

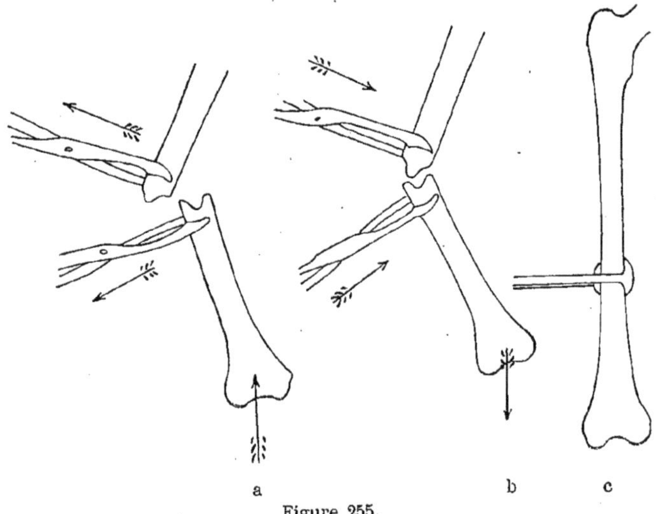

Figure 255.

arc-boutés puis on redresse le membre par traction sur le pied et pression sur les daviers droits (figure 255, b). La traction manuelle suffit amplement ici.

Quatrième temps : Fixation temporaire. Une fois la reposition exacte obtenue, les daviers droits sont confiés à l'assistant, pendant que le chirurgien place sur le siège de la fracture le grand davier en L et le serre fortement. On enlève alors les daviers droits devenus inutiles (figure 255, c).

Avant de placer le fixateur on *fléchit* à nouveau le genou à angle aigu pour rompre les dernières adhérences des muscles; la réduction de la fracture ramène en effet toujours une raideur du genou qu'il faut combattre par une nouvelle flexion forcée. Pendant cette manœuvre il faut maintenir solidement les fragments au moyen du davier en L.

Cinquième temps : Placement du fixateur. On place d'abord les deux fiches proximales de part et d'autre des mors du davier fixateur, à 2 ½ centimètres environ du trait de fracture. *Il faut avoir soin de placer les fiches dans le plan de l'incision,* afin que les parties molles ne soient pas bridées par les tiges rigides. La meilleure façon d'apprécier la direction à leur donner est de rapprocher provisoirement les parties molles des deux côtés de l'incision (figure 256). On a généralement une tendance à placer les fiches trop en avant et on ne peut corriger cette faute qu'au prix de débridements transversaux toujours disgracieux pour la cicatrice.

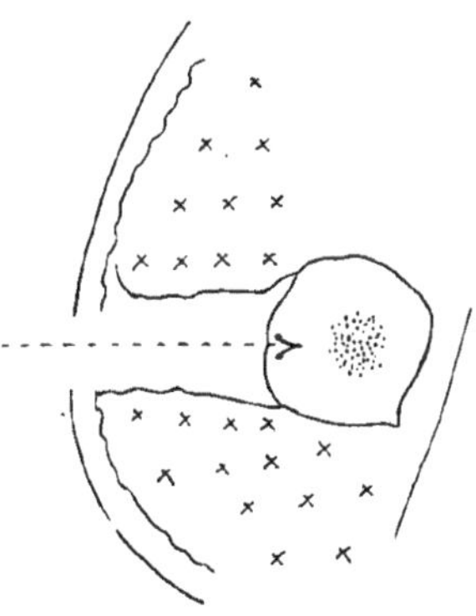

Figure 256.

Pour placer les fiches distales il faut faire une boutonnière de deux centimètres à la peau. On conduit la fiche contre l'os en ayant soin de faire éverser par l'assistant les bords de la boutonnière avec deux pinces à griffes; faute de cette précaution des particules épidermiques sont entraînées dans la profondeur et amènent de la suppuration. Il faut amorcer doucement le vissage pour éviter de déraper et placer la fiche bien parallèlement avec les fiches proximales. Ces vis distales seront plantées dans les zones juxta-épiphysaires ; il faut éviter d'approcher trop des articulations, parce que le tissu osseux est moins résistant. Cependant dans les fractures hautes on peut hardiment planter la fiche supérieure dans le grand trochanter, et dans les fractures basses on peut enfoncer la fiche inférieure dans le condyle externe, en évitant cependant d'approcher trop de la synoviale du genou. Ces fiches distales doivent être enfoncées plus profondément que les proximales, le tissu spongieux donnant un appui peu solide à la vis.

Les quatre fiches étant solidement fixées dans l'os, on enlève leur écrou supérieur; on place les pièces de raccordement puis on glisse avec précaution le tuteur dans les bagues de serrage. On bloque finalement tous les écrous et on enlève le davier en L en le désarticulant sur place.

Pour éviter la nécrose des parties molles par pression sur les fiches, je place sur la partie perdue dans les chairs un tube de caoutchouc fendu en long et jouant librement de façon à former coussin élastique (figure 257).

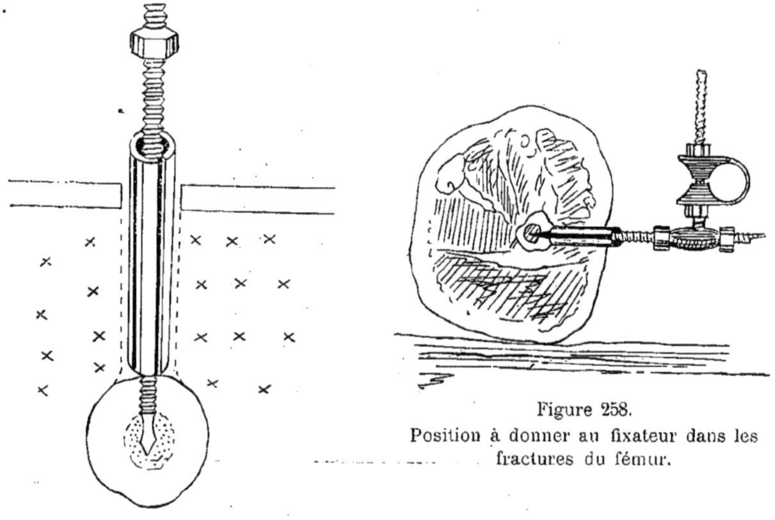

Figure 258.
Position à donner au fixateur dans les fractures du fémur.

Figure 257.

Pour éviter le contact du matelas une fois l'opéré remis au lit il faut avoir soin de placer l'appareil en avant des fiches (figure 258).

Sixième temps : Suture des parties molles. J'ai abandonné les sutures étagées des muscles et de l'aponévrose, que j'employais dans mes premières opérations; la suture en étages est longue et difficile à exécuter, gêné qu'on est par la présence du fixateur.

Je préfère à la suture en étages des sutures profondes, en masse, pénétrant jusqu'à l'os.

Les fils sont passés au moyen d'une grande aiguille de Reverdin introduite à 4 ou 5 centimètres des bords de la plaie et ramassant largement le vaste externe. Quatre à six grands points sont ainsi placés et modérément serrés. La peau est ensuite affrontée exactement avec un surjet à la soie.

Septième temps : Pansement. Une première bande est roulée directement sur la peau en passant entre les fiches du fixateur, elle exerce une pression régulière, assurant l'hémostase et soutenant les masses musculaires. Au-dessus de cette première bande on place une bonne quantité de gaze stérile, entourant les fiches du fixateur. On fixe cette seconde couche par des bandes. *On fléchit alors la jambe sur la cuisse aussi loin qu'on peut le faire sans effort* (à angle droit ou même à angle aigu). On recouvre tout le membre de serviettes stérilisées et on entoure le tout de nombreux tours de bandes.

Le pansement doit comprendre le bassin et être fixé par des tours de bandes en *spica* (figure 259).

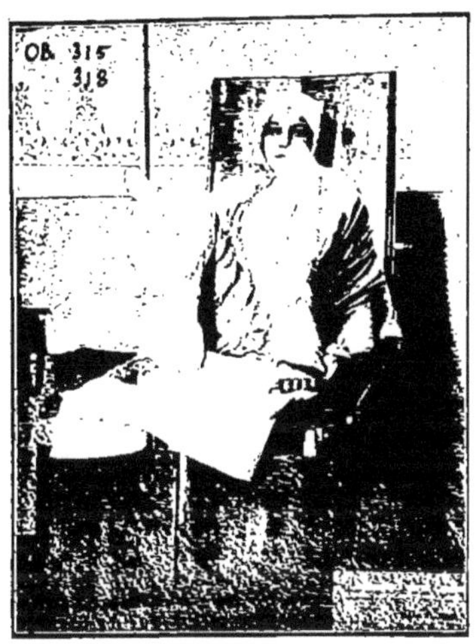

Figure 259.
Fracture des deux cuisses. Ostéo-synthèse bilatérale. Aspect du pansement.

Soins consécutifs.

Le suintement séro-sanguin est toujours abondant pendant les premiers jours. Il faut se mettre en garde contre l'infection secondaire possible, en garnissant le lit d'épais draps stérilisés.

Le pansement, s'il est percé par la sérosité, sera changé le lendemain ainsi que les jours suivants, avec les plus grandes précautions d'aseptie. Après deux ou trois pansements le suintement cesse et dès lors on peut laisser le tout en place pendant 8 à 15 jours, en surveillant bien la température.

Il y a souvent un peu de réaction fébrile, les premiers jours et parfois même tout le temps que le fixateur est en place (38° le soir). Il ne faut pas s'en alarmer si la température n'est pas accompagnée de douleurs ou de symptômes plus graves d'infection.

Il ne m'est jamais arrivé de devoir enlever prématurément le fixateur. S'il se produit un peu de suppuration, celle-ci se fait jour le long des fiches et il suffit de faire les pansements soigneusement pour enrayer l'inflammation.

Tous les jours on fera quelques mouvements passifs dans l'articulation du genou; avec beaucoup de douceur, bien entendu. Il ne faut avoir aucune crainte de voir se produire une ankylose en flexion, comme suite de la position donnée au membre. Aussitôt qu'on cesse de maintenir le membre fléchi, l'extension se récupère extrêmement vite.

On fera l'ablation du fixateur quatre semaines après l'opération. En général la consolidation complète sera obtenue à ce moment. S'il persistait une certaine mobilité, ce dont on s'assurera avant d'enlever l'appareil, après avoir simplement desserré les écrous des bagues, on bloquerait à nouveau les écrous et on laisserait le fixateur en place huit jours de plus.

Après avoir enlevé le fixateur il faut placer une gaîne plâtrée pour éviter une incurvation secondaire ou un ramollissement du cal. Le plus facile est de placer le *spica* plâtré avant d'enlever les fiches : On enlèvera d'abord le tuteur du fixateur ; puis les pièces de raccordement. On enroulera un peu de gaze autour des fiches, pour protéger les petites plaies, puis on appliquera l'appareil plâtré (figure 260). Une fois le plâtre bien sec, on dévisse les fiches et on place de petits tampons de gaze dans les trous.

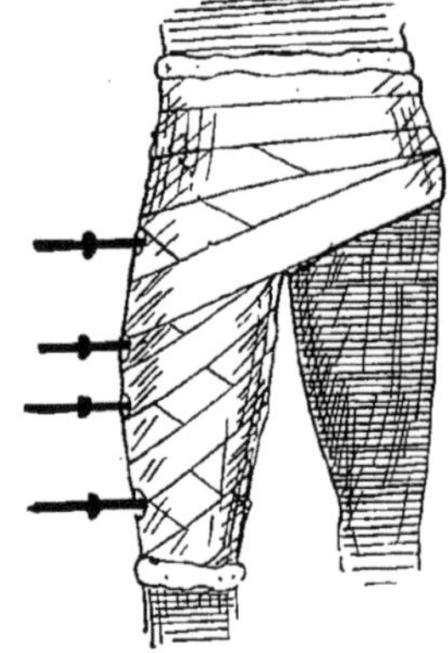
Figure 260

La marche avec des béquilles sera permise peu de jours plus tard.

La gaîne plâtrée est enlevée après 15 jours ; il n'y a plus qu'à mobiliser méthodiquement le genou et à masser les masses musculaires.

* * *

Le traitement des fractures transversales du fémur est plus difficile que celui des fractures obliques *dans les cas récents ;* la consolidation est plus lente, la raideur du genou plus difficile à éviter. Les conditions changent dans les cas anciens, qui sont au contraire plus favorables au point de vue opératoire, comme nous le disons plus loin, dans les formes transversales que dans les fractures obliques.

J'ai exposé la technique de l'ostéo-synthèse avec le fixateur dans les fractures transversales récentes. On emploiera de même le fixateur dans les fractures à encoche et dans les fractures obliques dont le trait n'est pas assez long pour pouvoir être efficacement cerclées.

Dans quelques-uns de ces derniers cas, il peut être utile de compléter la contention par le fixateur au moyen d'un cerclage au niveau de la fracture.

Radiographies de fractures transversales récentes simples, traitées par le fixateur :

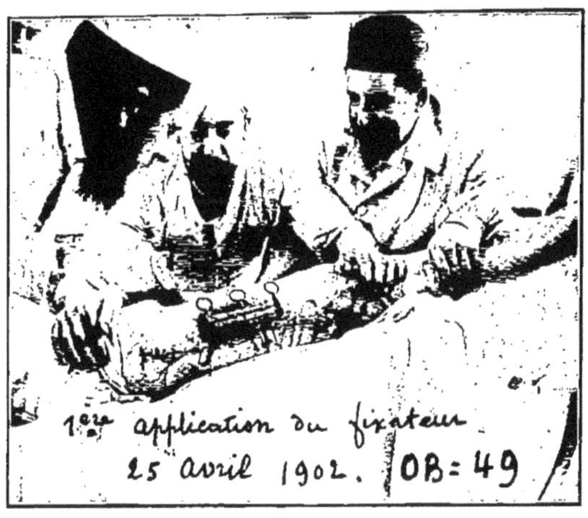

Figure 261.

Fracture transversale récente du fémur.
Fixateur primitif, constitué par un simple étau.

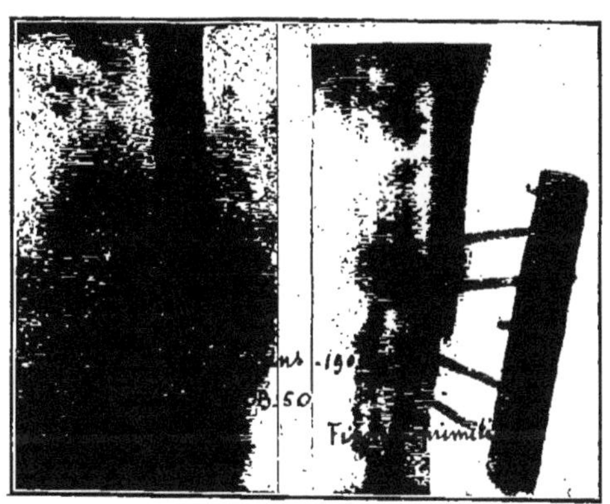

Figure 262. — Obs. 50.
Fixateur primitif; réduction imparfaite.

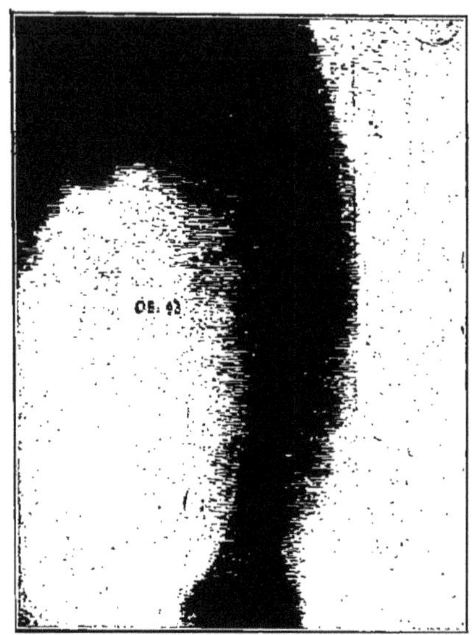

Figure 263. — Obs. 93, I.

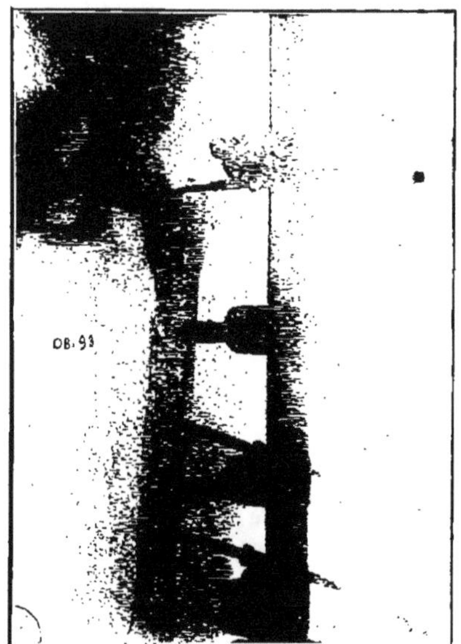

Figure 264. — Obs. 93, II.

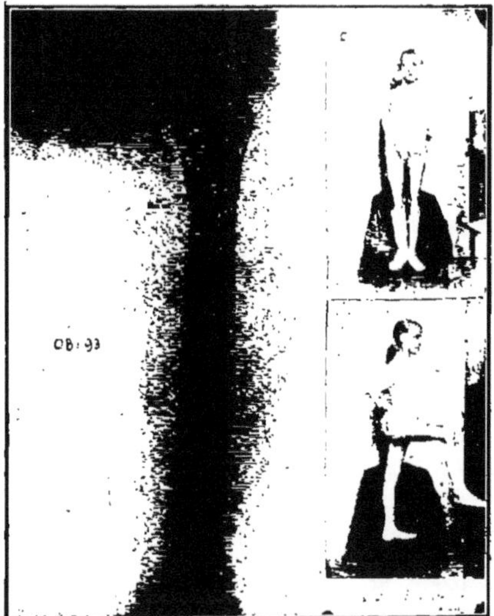

Figure 265. — Obs. 93, III.

I. Fracture oblique récente.
II. Fixateur en place.
III. Aspect après consolidation (5 semaines après l'ostéo-synthèse).

(Ce cas aurait pu être cerclé.)

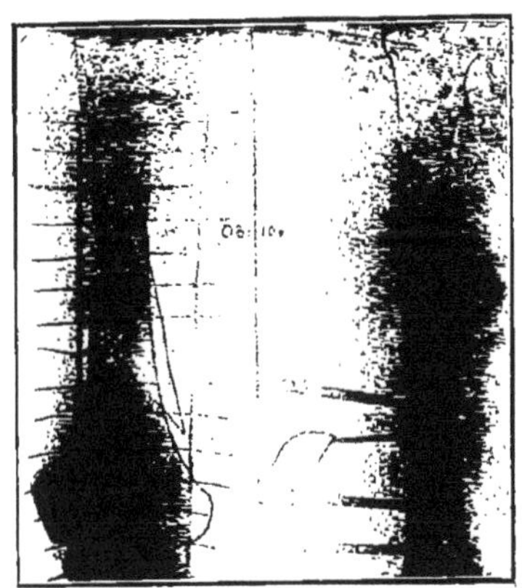

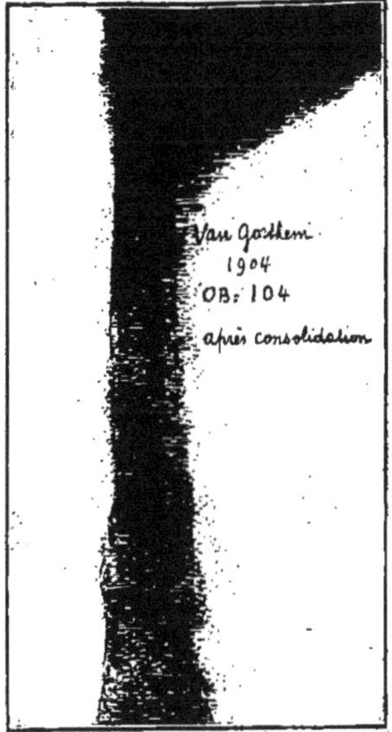

Figure 266. — Obs. 104, I-II. Figure 267. — Obs. 104, III.
Fracture oblique du tiers inférieur. Fixateur et cerclage.

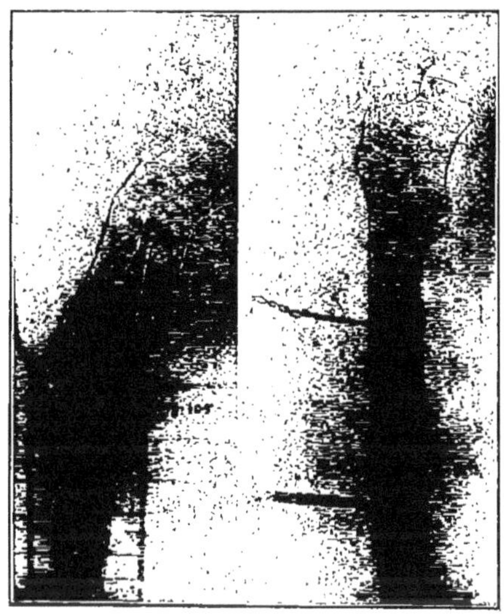

Figure 268. — Obs. 105, I-II.

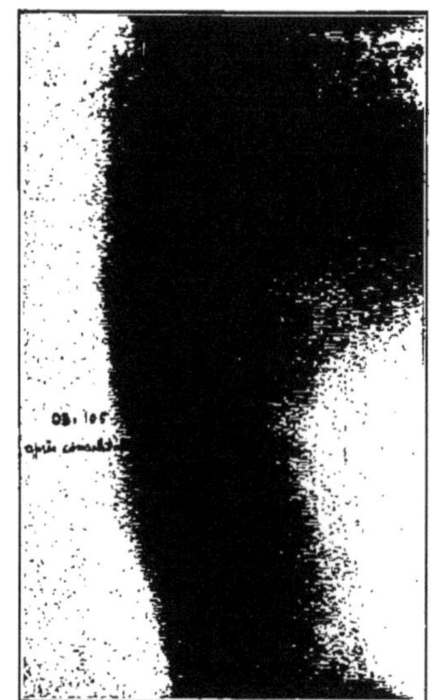

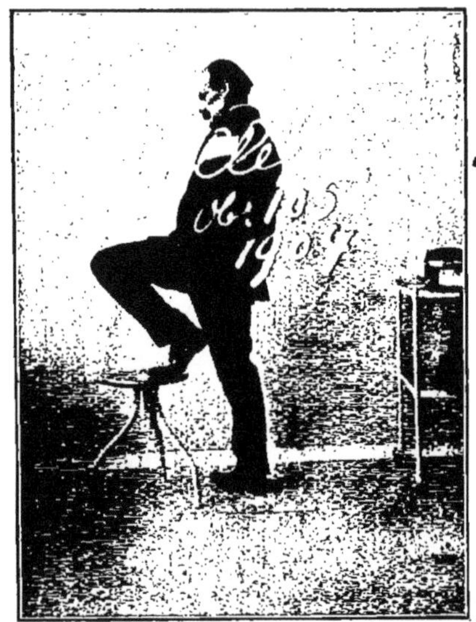

Figure 269. — Obs. 105, III. Figure 270. — Obs. 105, IV.
Fracture oblique du tiers supérieur. Fixateur et cerclage combinés.

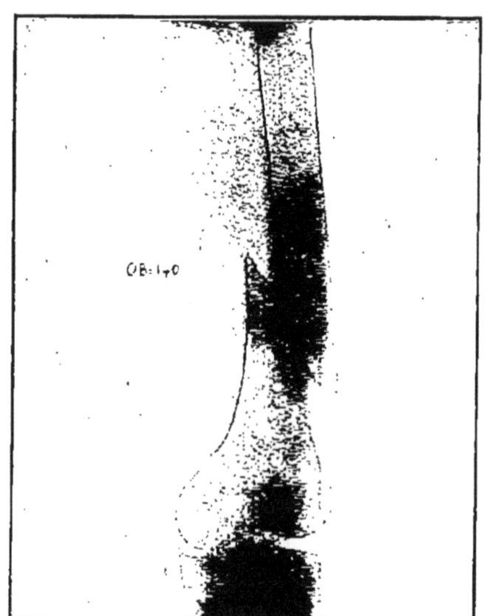

Figure 271. — Obs. 140, I.

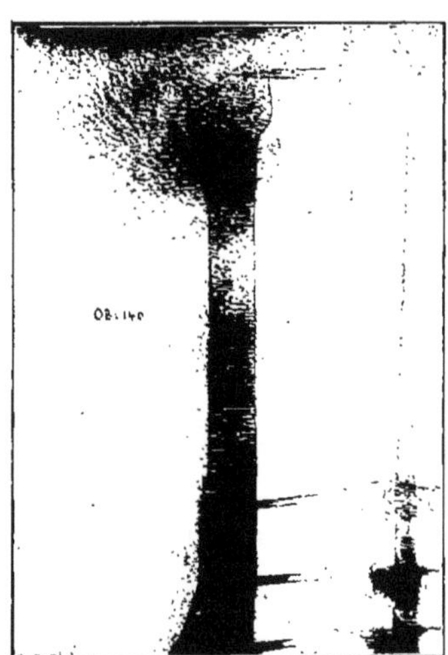

Figure 272. — Obs. 140, II.

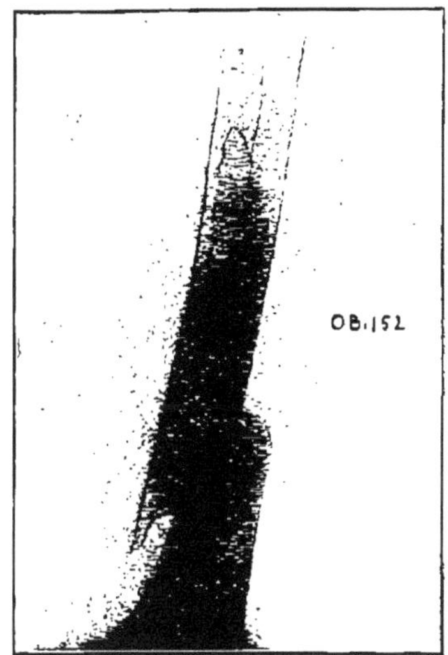

Figure 273. — Obs. 152, I.

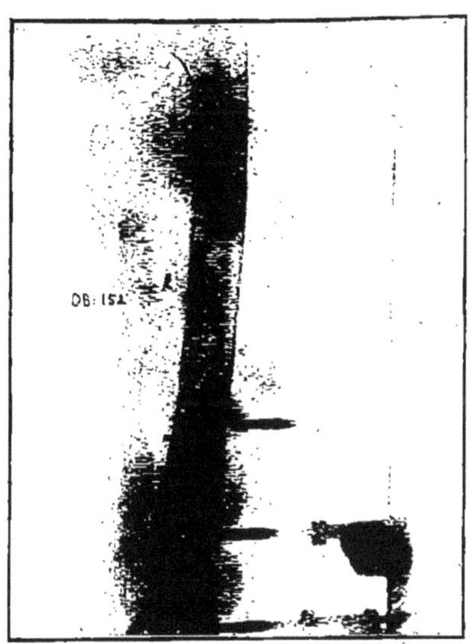

Figure 274. — Obs. 152, II.

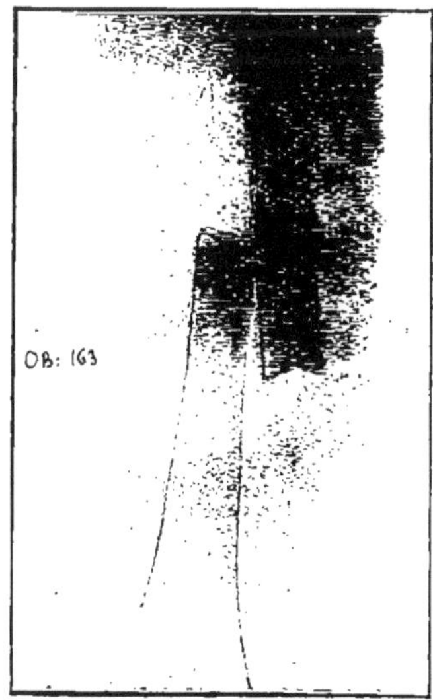

Figure 275. — Obs. 163, I.

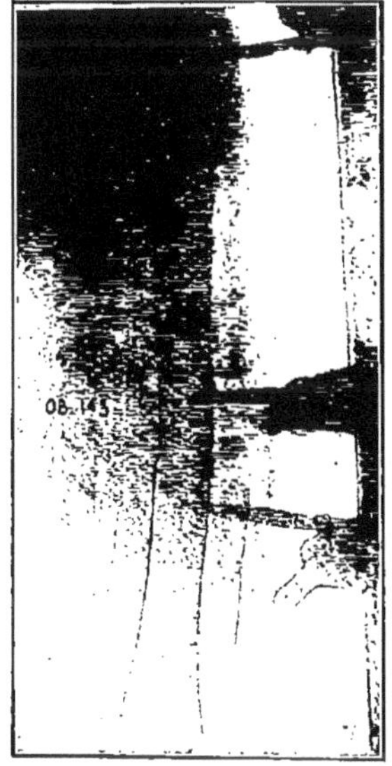

Figure 276. — Obs. 163, II.

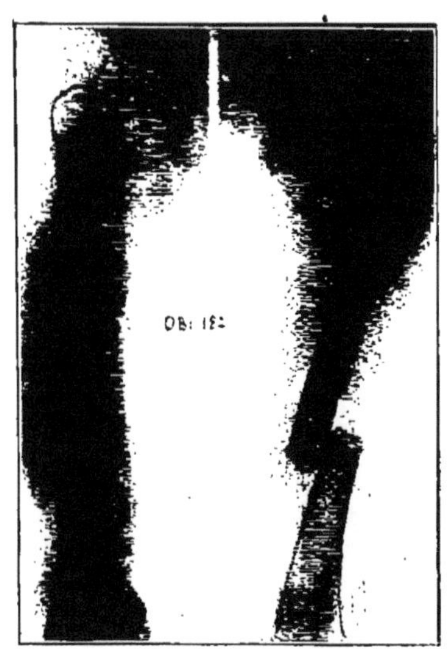

Figure 277. — Obs. 182, I.

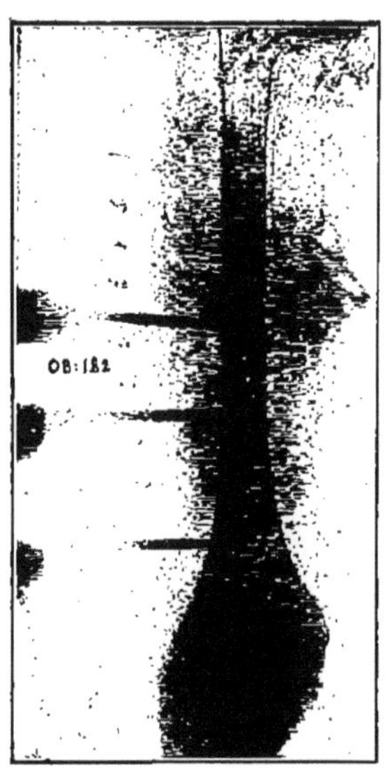

Figure 278. — Obs. 182, II.

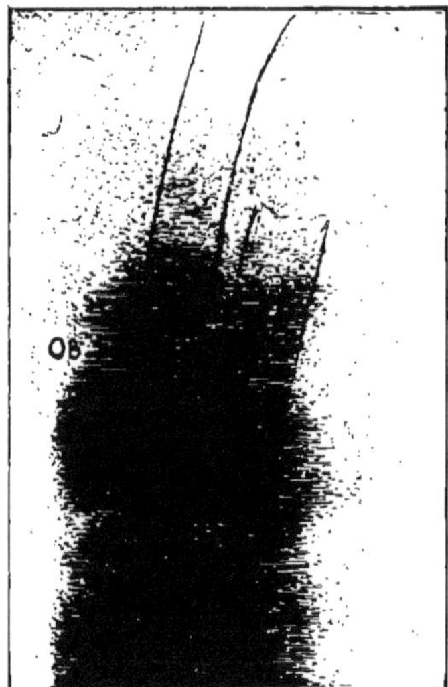

Figure 279. — Obs. 216, I.

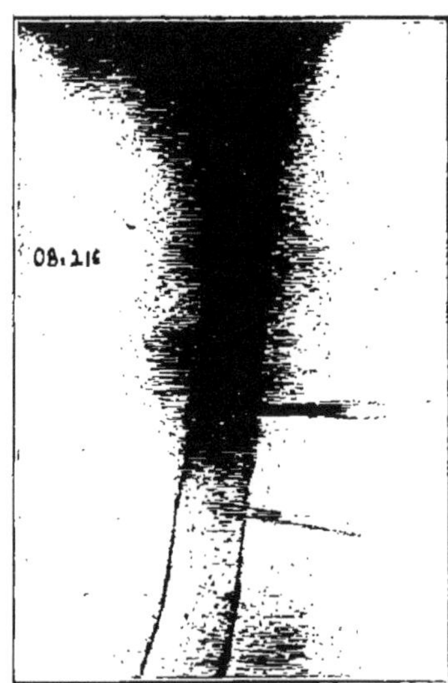

Figure 280. — Obs. 216, II.

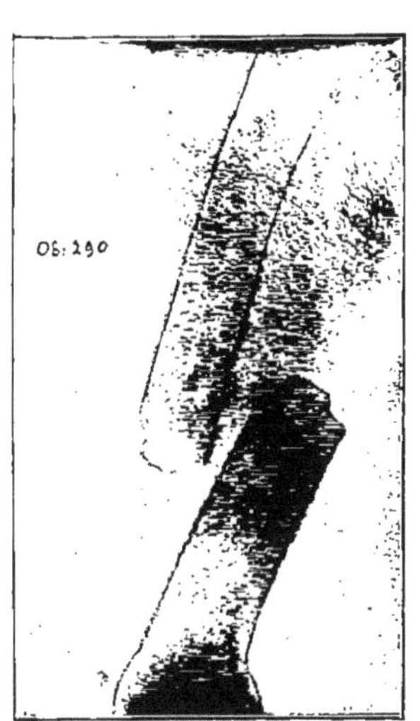

Figure 281. — Obs. 290, I.

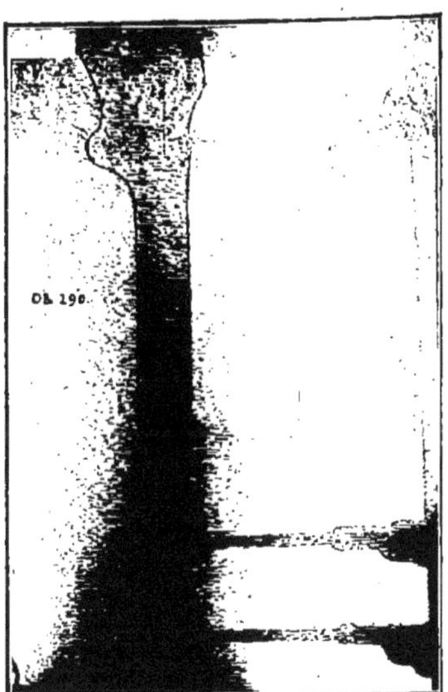

Figure 282. — Obs. 290, II.

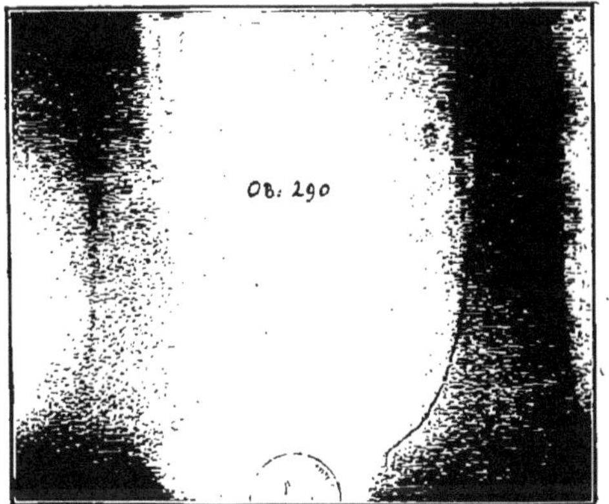

Figure 283. — Obs. 290, III (après consolidation).

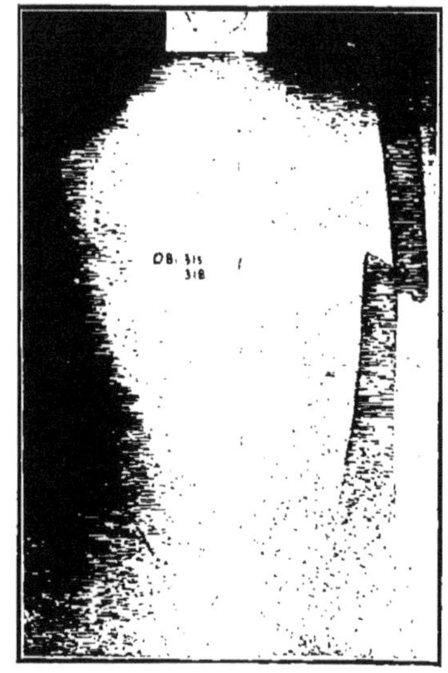

Figure 284. — Obs. 315-318, I.

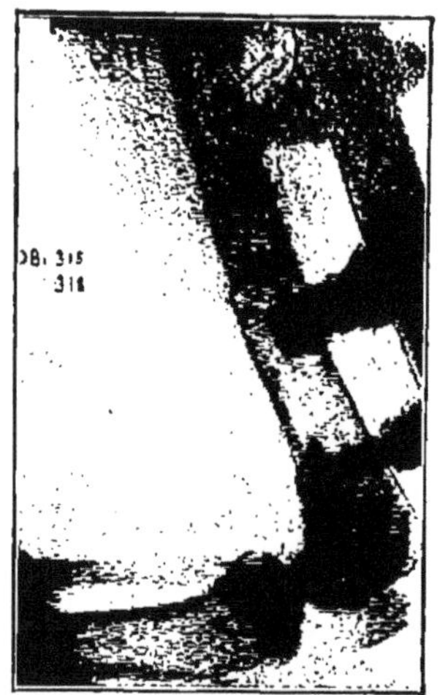

Figure 285. — Obs. 315-318, II.

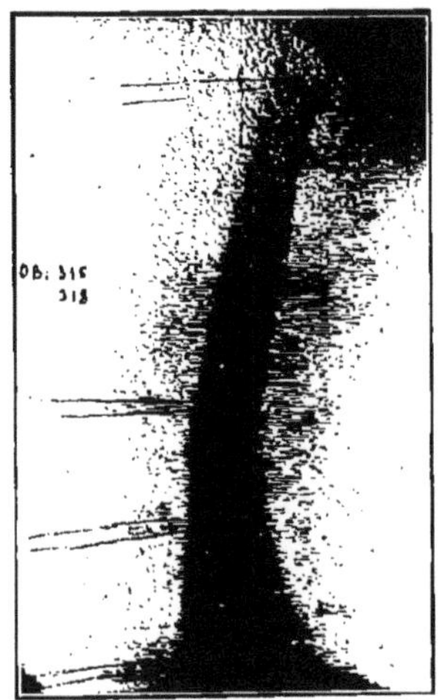

Figure 286. — Obs. 315-318, III.

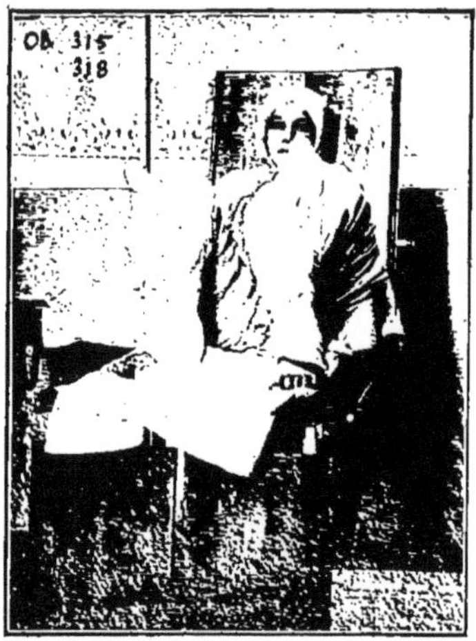

Figure 287. — Obs. 315-318, IV.

Fracture des deux fémurs; ostéo-synthèse bilatérale avec le fixateur.

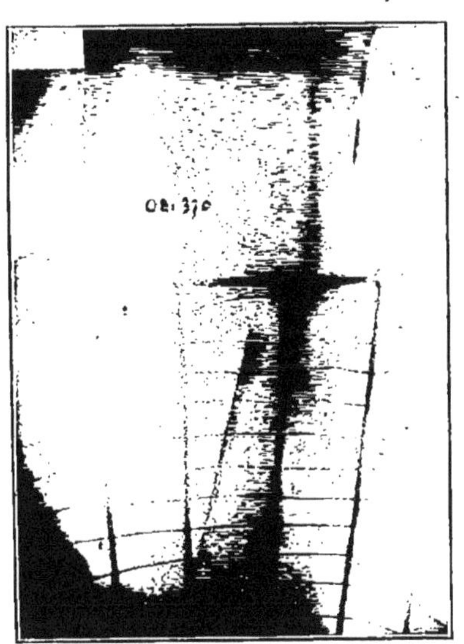

Figure 288. — Obs. 370, I.

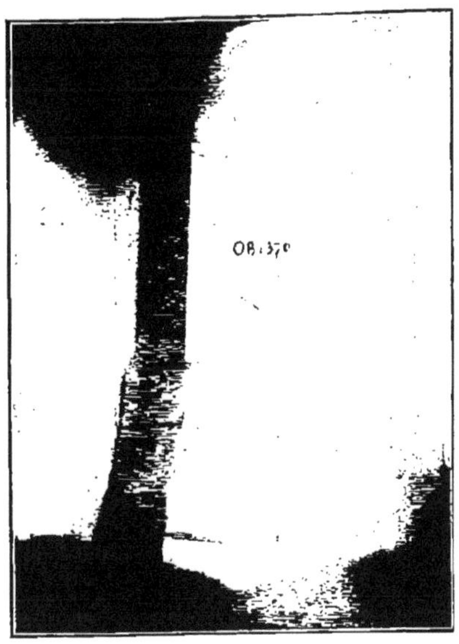

Figure 289. — Obs. 370, II.

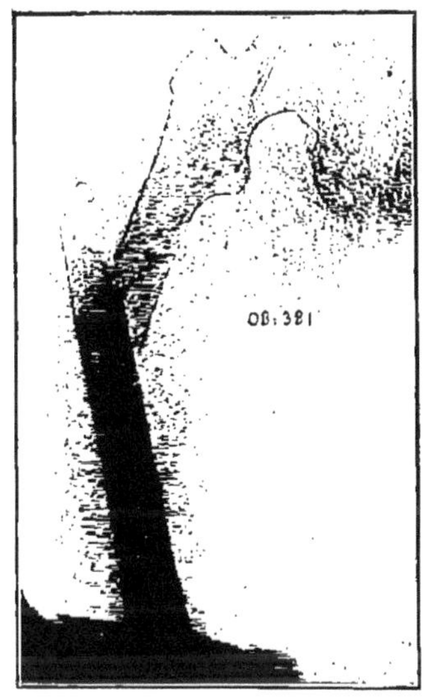

Figure 290. — Obs. 381, I.

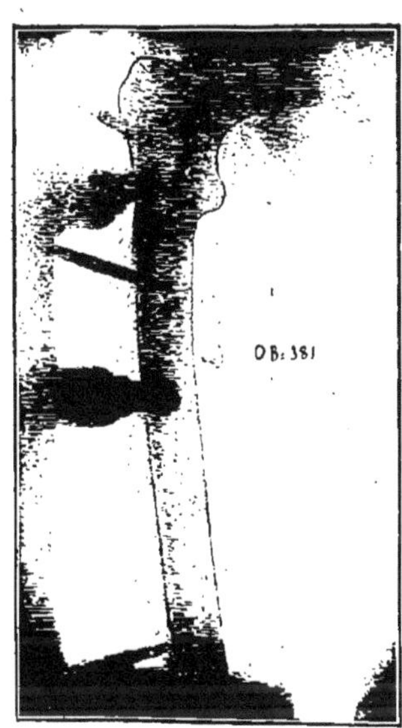

Figure 291. — Obs. 381, II.

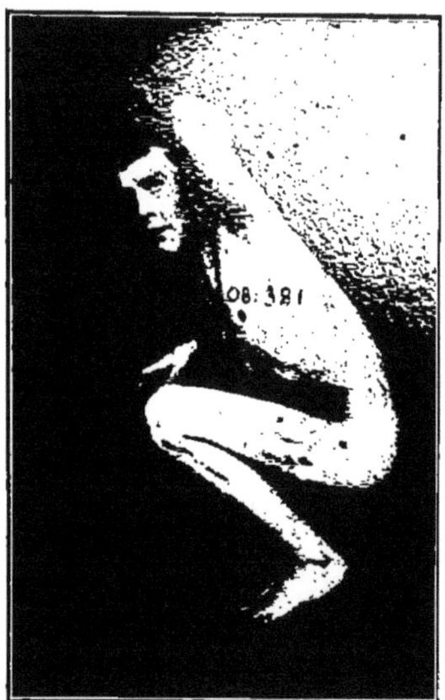

Figure 292. — Obs. 381, III.
(Cinq semaines après l'ostéo-synthèse.)

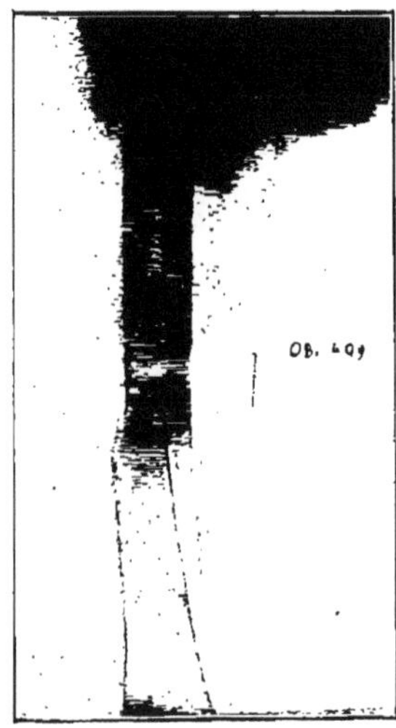

Figure 293. — Obs. 409, I.

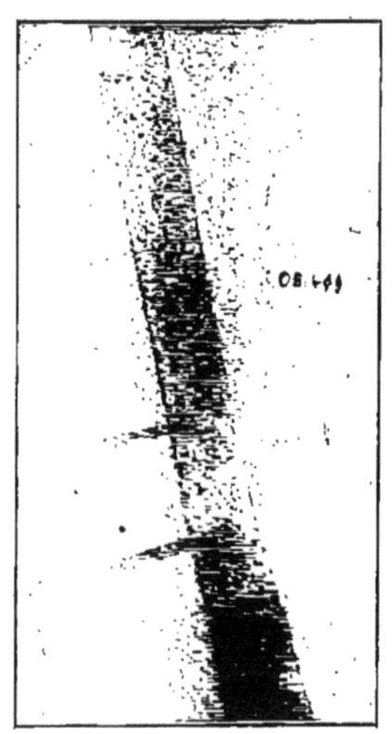

Figure 294. — Obs. 409, II.

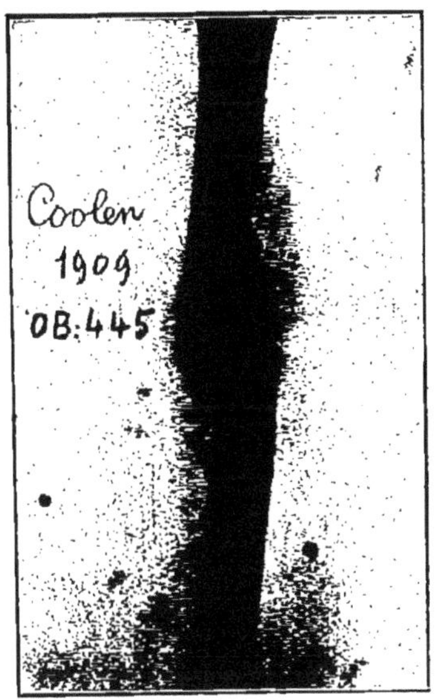

Figure 295. — Obs. 445, I.

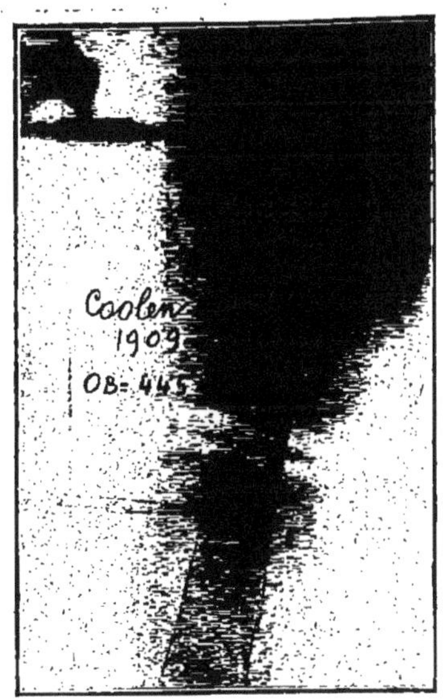

Figure 296. — Obs. 445, II.

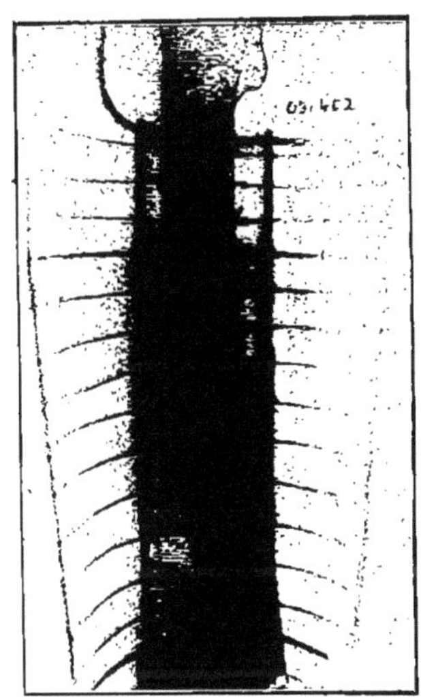

Figure 297. — Obs. 452, I.

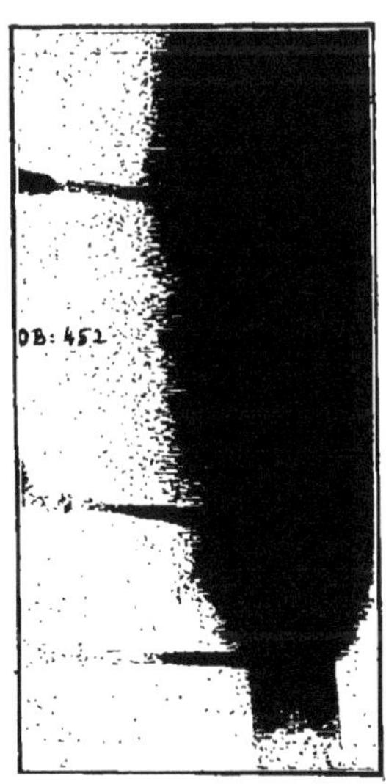

Figure 298. — Obs. 452, II.

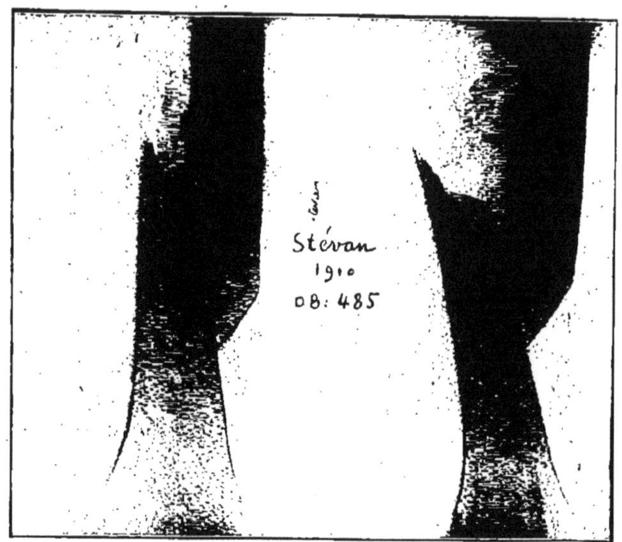

Figure 299. — Obs. 485, I.

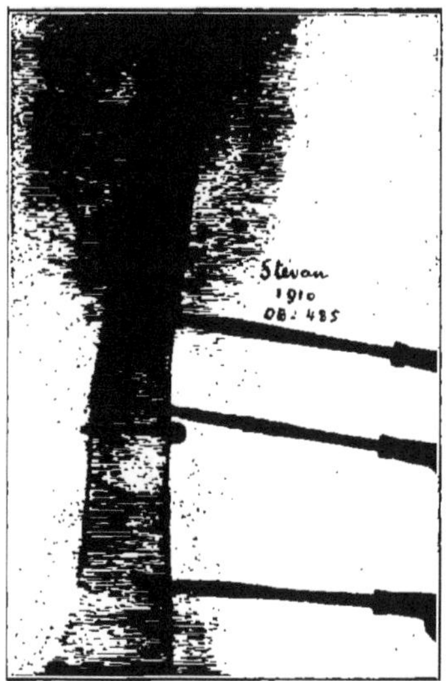

Figure 300. — Obs. 485, II.
(Fixateur et cerclage à vis.)

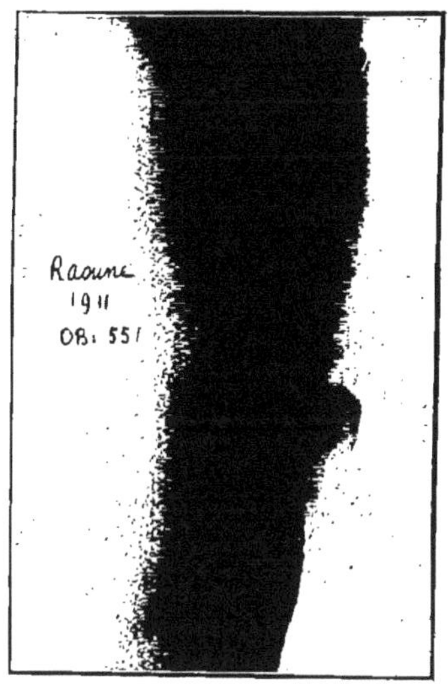

Figure 301. — Obs. 551, I.

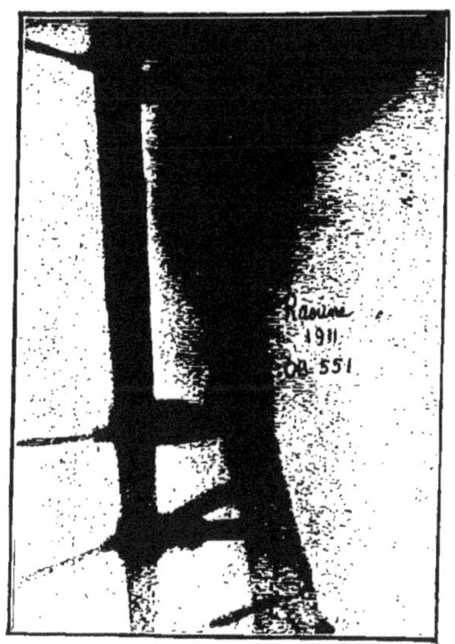

Figure 302. — Obs. 551, II.

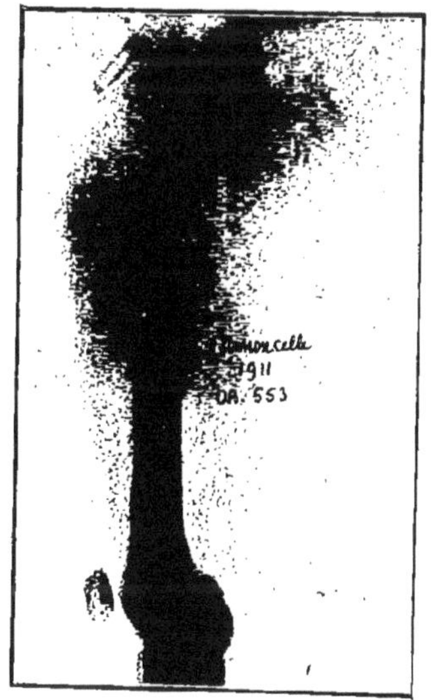

Figure 303. — Obs. 553, I.

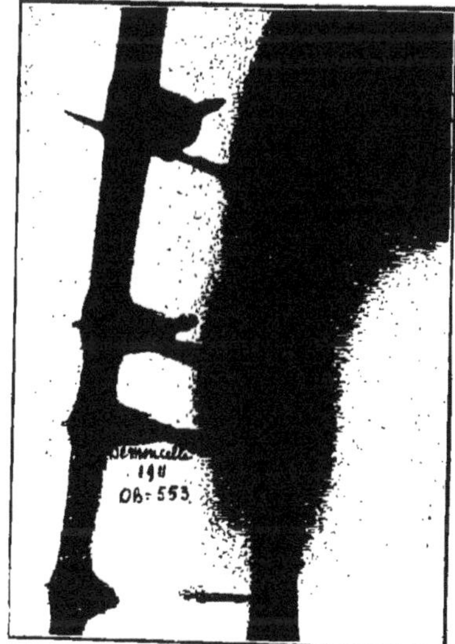

Figure 304. — Obs. 553, II.

B. *Fractures transversales récentes. Ostéo-synthèse au moyen de la prothèse perdue.*

La technique de la prothèse perdue du fémur a été décrite en détails dans les généralités je n'y reviendrai pas. (Voir page 90).

Les indications réciproques du fixateur ou de la prothèse perdue sont difficiles à déterminer dans les fractures récentes. Le fixateur présente le grave inconvénient d'exposer pendant plusieurs semaines à l'infection secondaire. Il présente par contre l'avantage de ne pas laisser de corps étrangers à demeure. L'observation de longues séries de cas, pourra seule montrer la supériorité de l'une ou de l'autre méthode.

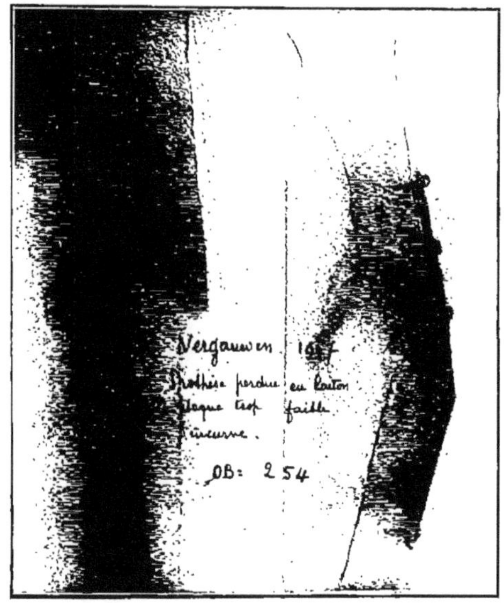

Figure 305. — Obs. 254.
Prothèse perdue avec une plaque trop mince.
Incurvation de la prothèse.

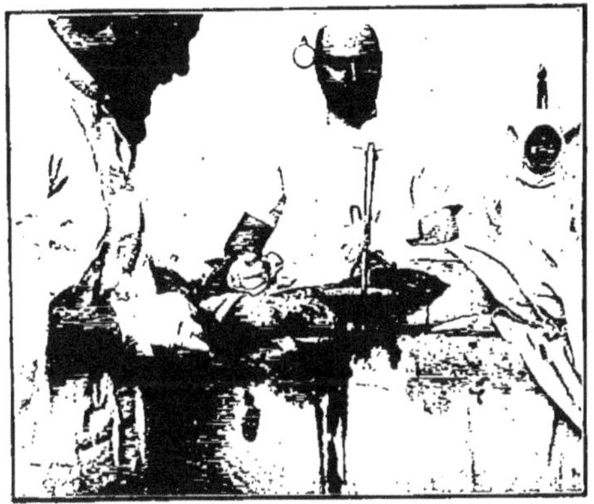
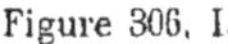
Figure 306, I.

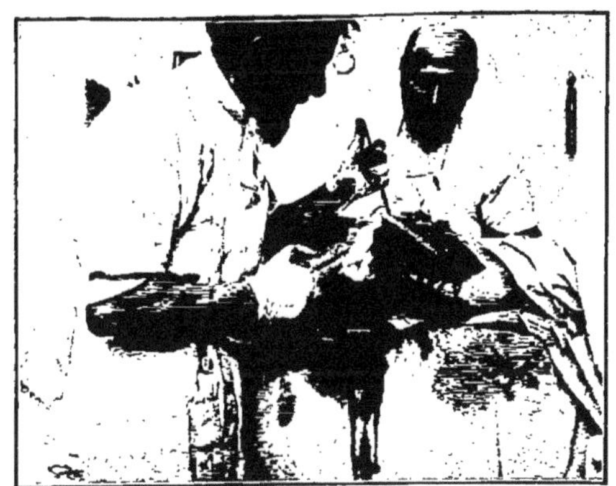
Figure 307, II.

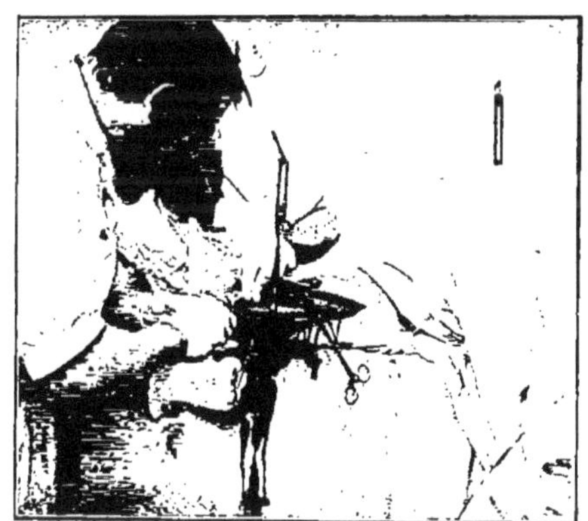
Figure 308, III.

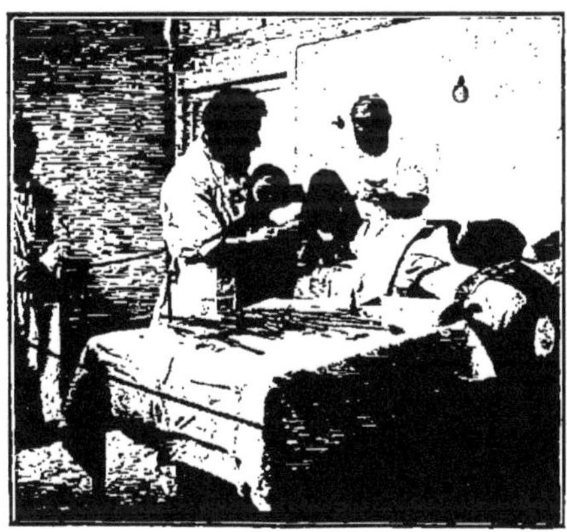
Figure 309 IV.

Les photographies 306, 307, 308 et 309 ont été prises pendant une opération de prothèse perdue pour fracture récente du fémur (Obs. 264) : I. Fixation temporaire de la plaque au bout supérieur ; II. La plaque est vissée au fragment supérieur ; III. Vissage de la plaque au fragment inférieur ; IV. Prothèse terminée, le genou est fléchi au maximum en surveillant la prothèse.

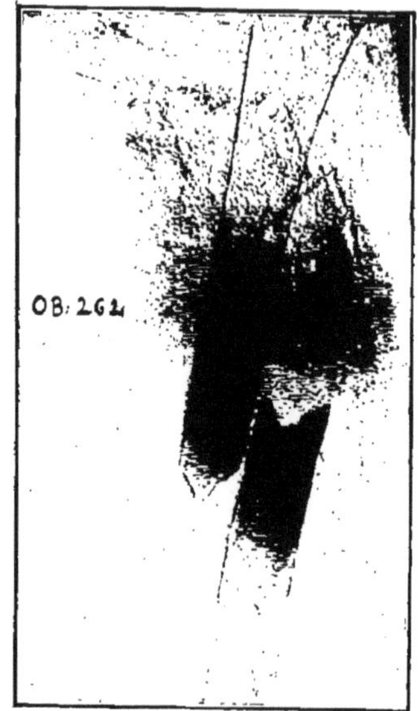

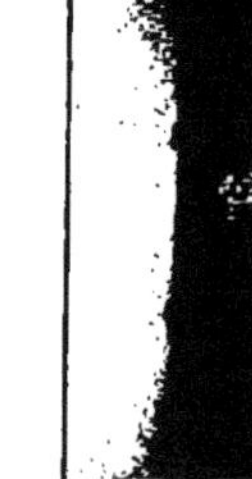

Figure 310. — Obs. 264, I. Figure 311. — Obs. 264, II.
Prothèse perdue avec une plaque d'acier; tolérance parfaite depuis cinq ans.

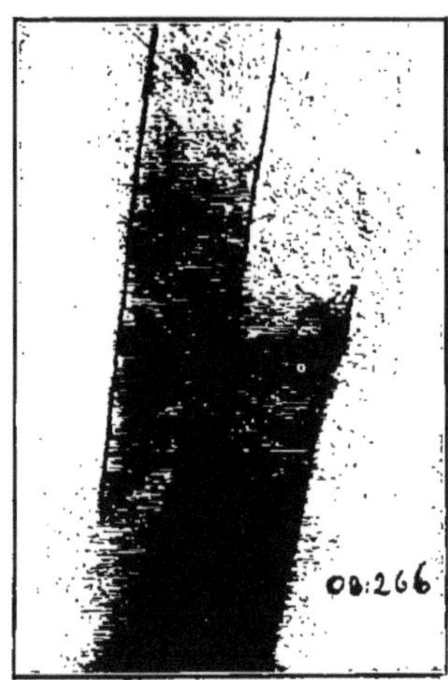

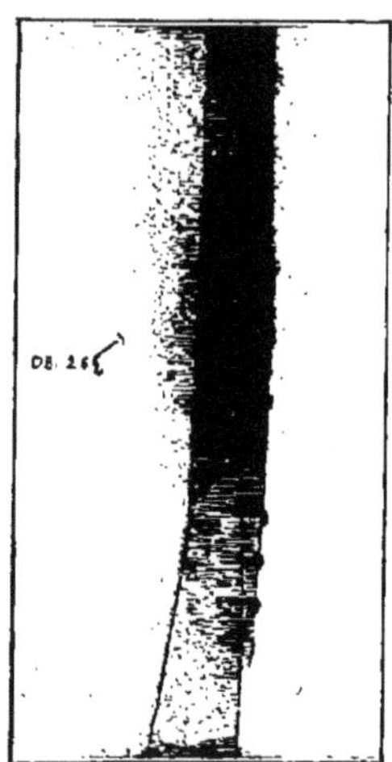

Figure 312. — Obs. 266, I. Figure 313. — Obs. 266, II.
Prothèse perdue. Plaque extraite deux mois plus tard.

C. *Fractures transversales composées à gros fragments.*

Dans ces fractures je crois qu'on obtiendra de meilleurs résultats par la prothèse perdue que par le fixateur. Il est en effet très difficile de faire une réduction parfaite et une fixation temporaire de tous les fragments de façon à pouvoir placer le fixateur.

J'ai exposé la technique de la prothèse perdue dans ces cas page 67 et suivantes. Je n'y reviendrai pas. Je rappellerai seulement cette règle à appliquer aux fractures composées : Il faut toujours commencer par transformer la fracture composée en fracture simple en fixant le fragment intermédiaire à l'un des bouts diaphysaires; dès lors l'opération ne présente plus de difficulté et s'exécute comme dans les cas simples.

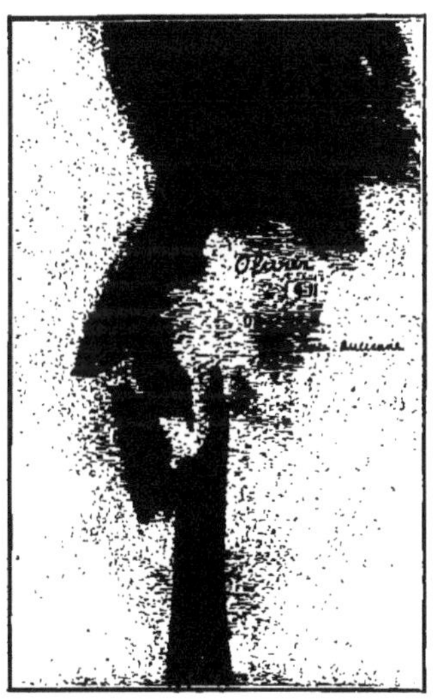

Figure 314. — Obs. 528, I.

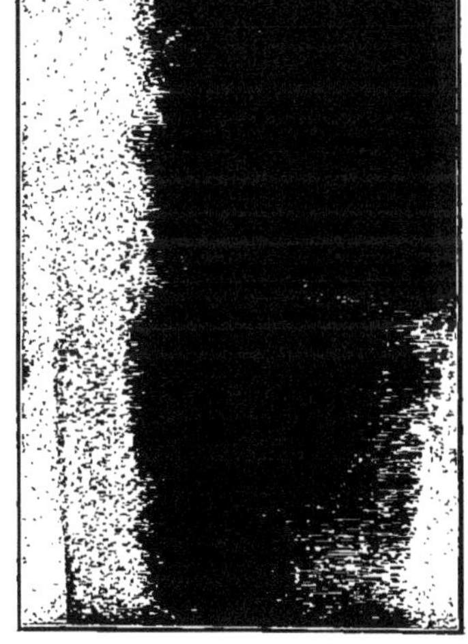

Figure 315. — Obs. 528, I.

Fracture comminutive traitée par la prothèse perdue.

(Ce cas aurait dû être placé dans le groupe des fractures anciennes ; je l'ai placé ici, parce que c'est le seul exemple que je possède de prothèse perdue pour fracture composée à gros fragments.)

D. *Fractures doubles de la diaphyse fémorale.*

Il existe dans cette forme deux fractures entièrement séparées, l'une au ⅓ supérieur, l'autre au ⅓ inférieur de l'os. Ces cas ne sont pas exceptionnels car j'en ai déjà observé trois cas.

Le fixateur est ici le meilleur mode de fixation.

On réduira d'abord une des deux fractures et on la maintiendra avec un grand davier en L; on réduira ensuite le second foyer et on placera un second davier fixateur à ce niveau. On placera le fixateur en mettant deux fiches dans chaque fragment. (Voir aussi généralités, page 38 et suivantes.)

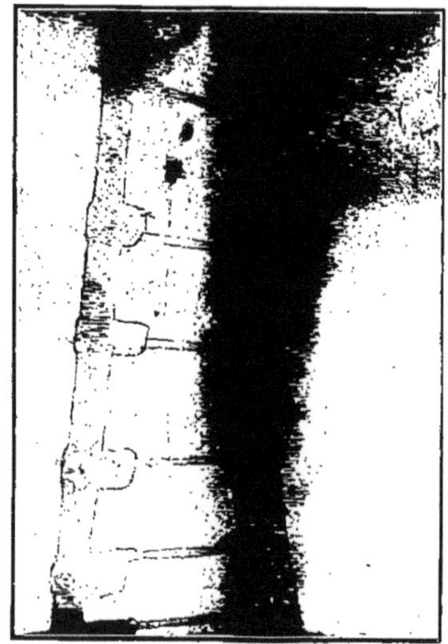

Figure 316. — Obs. 170, I.

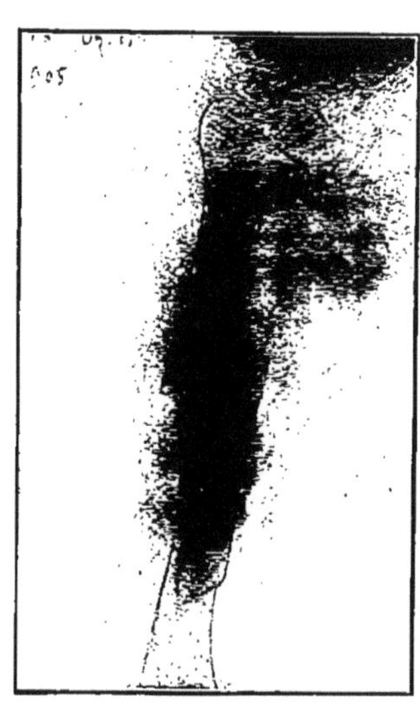

Figure 317. — Obs. 170, II.

E. *Fractures récentes obliques simples.*

Les fractures obliques simples sont fréquentes au fémur, ce qui est fort heureux car ces cas sont extrêmement avantageux au point de vue opératoire : L'opération est facile, la fixation solide, la consolidation rapide; la guérison intégrale est obtenue dans tous les cas.

On ouvrira le foyer de fracture par une incision assez longue pour pouvoir atteindre les deux extrémités du biseau.

On dépériostera d'abord le fragment supérieur, puis l'inférieur après l'avoir harponné avec un crochet à traction. Avant de faire la réduction il faut faire bailler la fracture en tournant le pied en dedans et enlever à la curette les caillots organisés et les petits éclats osseux qui pourraient être interposés. La figure 318 montre les manœuvres de la réduction. (Voir généralités.)

La fixation définitive des fractures en biseau *doit se faire par le moyen du cerclage;* il serait ridicule de recourir à des techniques plus compliquées toujours moins bonnes.

Dans de rares cas de traits peu obliques il peut être avantageux d'employer le vissage direct. J'y ai eu recours trois fois.

Le cerclage du fémur doit être fait avec de solides fils métalliques (fer doux ou cuivre rouge) ; il faut une épaisseur de fil de 2 m/m ; on

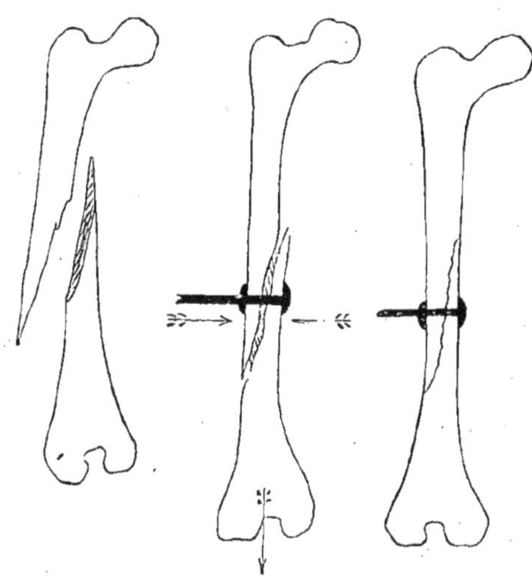

Figure 318.

placera au moins deux cercles et préférablement trois, si la place ne fait pas défaut. Il faut que les cercles soient serrés à fond et qu'ils ne ballottent pas sur l'os.

Une fracture en biseau, dont le trait mesure 10 à 12 centimètres, convenablement cerclée, est si solidement coaptée que je suis convaincu que la marche immédiate serait possible sans déplacement des fragments. Il n'est pas recommandable, bien entendu, d'en faire la démonstration clinique, mais cette solidité permet dans tous les cas un lever précoce et la mobilisation du genou dès l'opération.

La guérison après cerclage des fractures en biseau est extrêmement rapide. On peut en général permettre le lever après 3 semaines.

Le sujet de l'observation 146 (figures 319 à 321) marchait sans appui après 15 jours ; de même celui de l'observation 293 (figures 327 à 330). Le sujet de l'observation 304 (figures 331 à 333) pouvait *s'accroupir* quatre semaines après l'ostéo-synthèse, faite cependant un peu tardivement, etc...

La tolérance des fils de cerclage est très grande au fémur : il semble que les os profonds enkystent plus facilement les corps étrangers, comme si la nature prévoyante avait prévu les difficultés de l'extraction. Sur mes nombreux cerclages du fémur je n'ai dû faire l'extraction ultérieure que deux fois.

Radiographies et photographies de cerclages du fémur pour fractures simples et récentes :

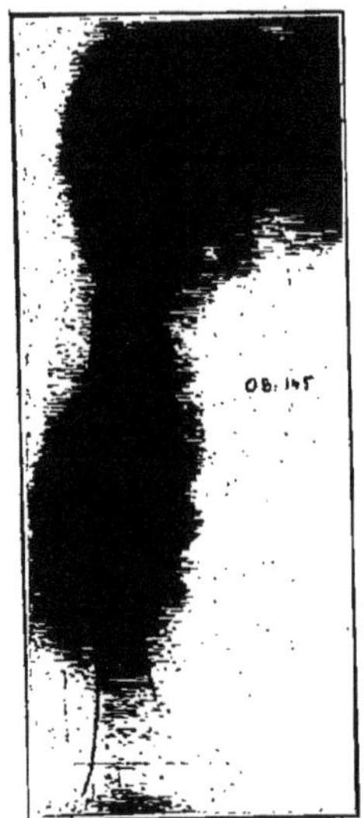

Figure 319. — Obs. 146, I.

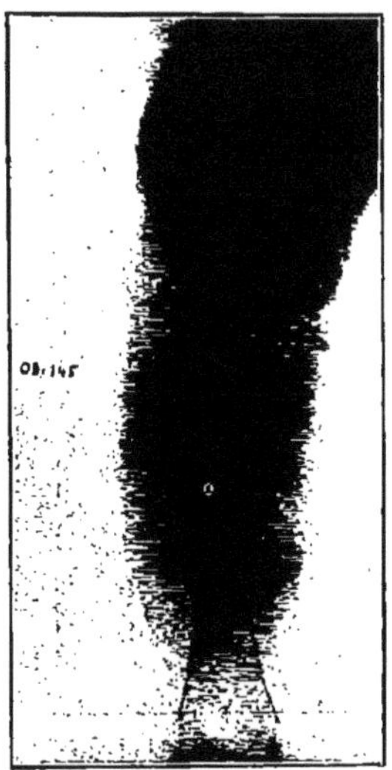

Figure 320. — Obs. 146, II.

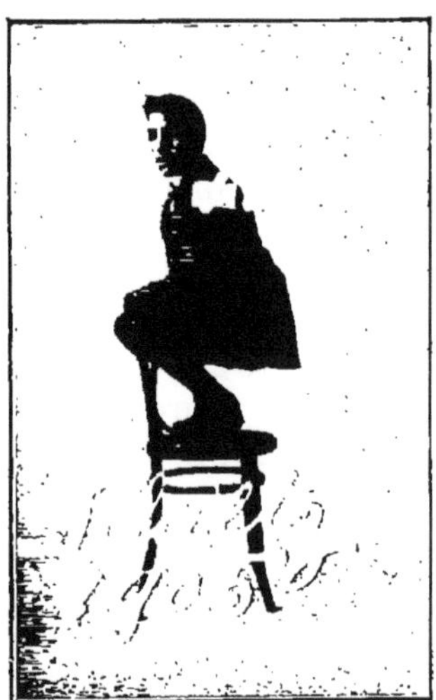

Figure 321. — Obs. 146, III.

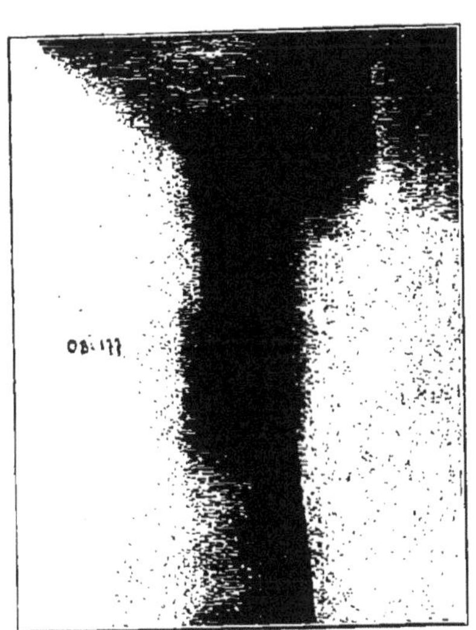

Figure 322. — Obs. 177, I.

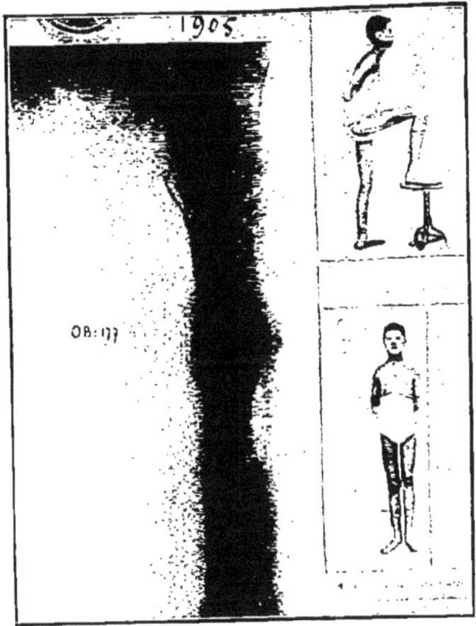

Figure 323. — Obs. 177, II.

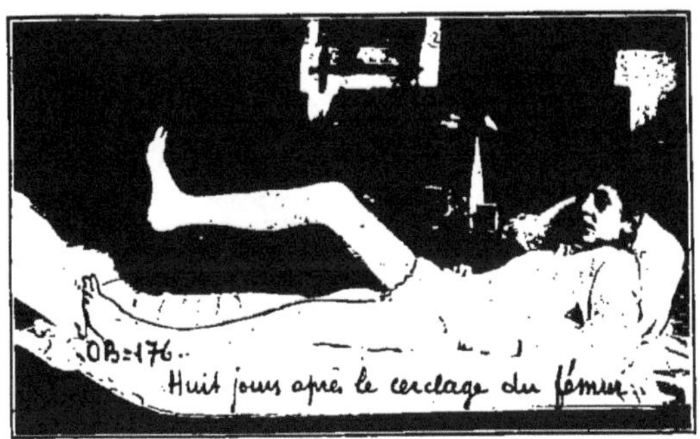

Figure 324. — Obs. 177, III.

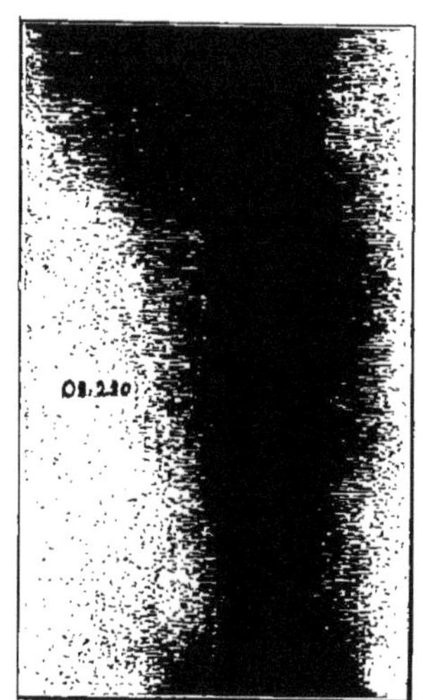

Figure 325. — Obs. 280, I.

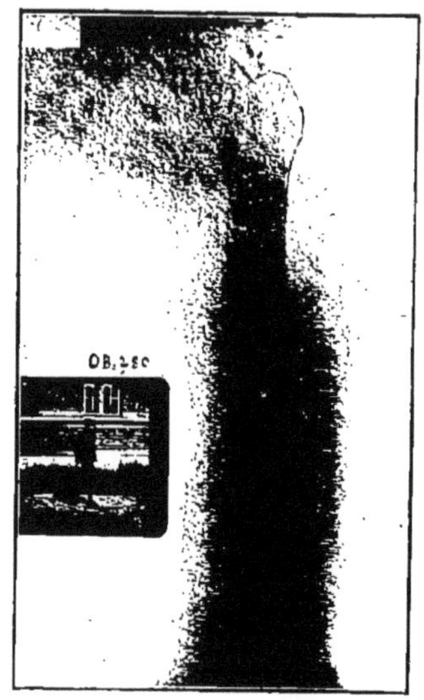

Figure 326. — Obs. 280, II.

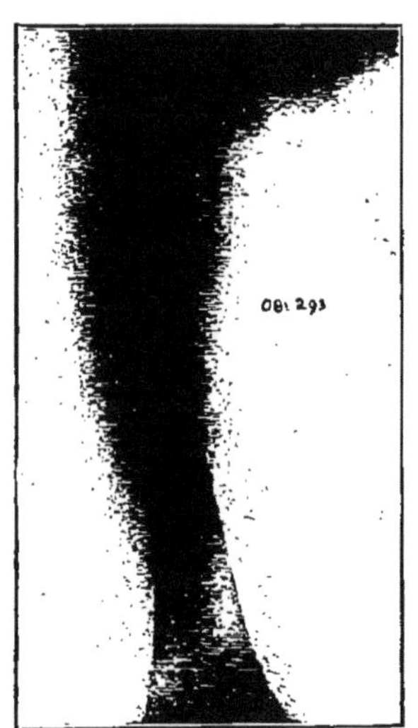

Figure 327. — Obs. 293, I.

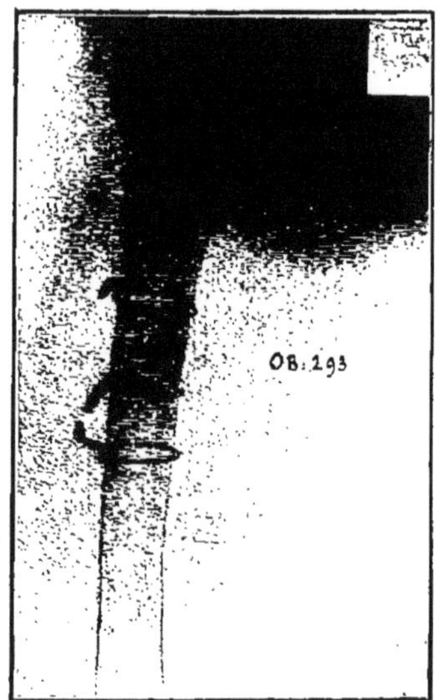

Figure 328. — Obs. 293, II.

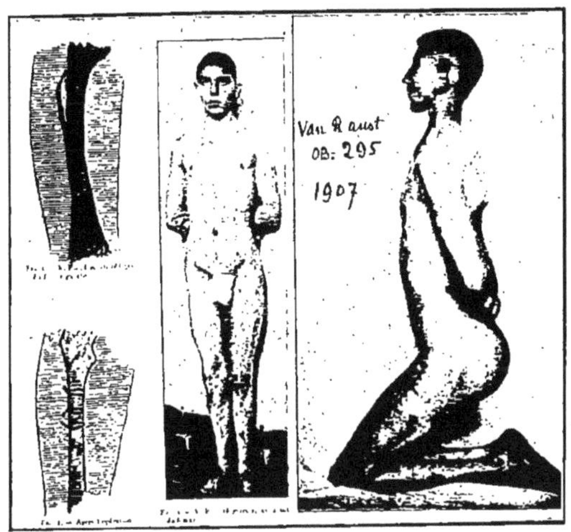

Figure 329. — Obs. 293, III.

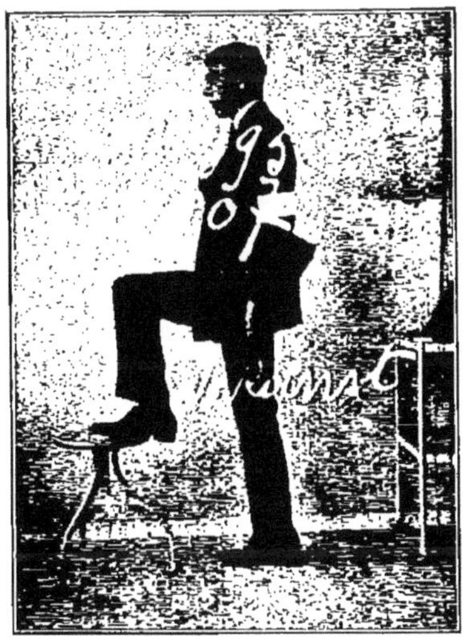

Figure 330. — Obs, 293, IV.

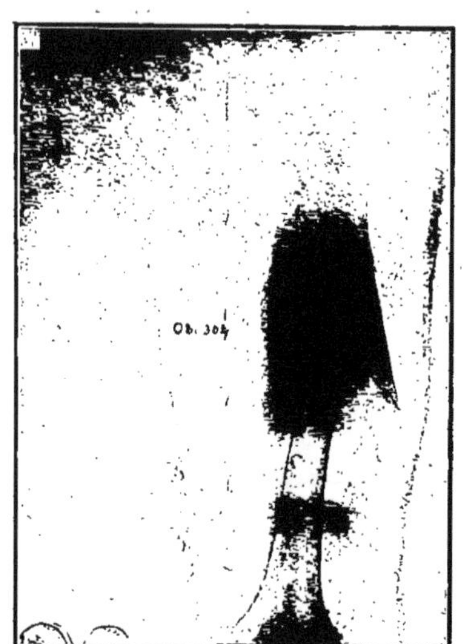

Figure 331. — Obs. 304, I.

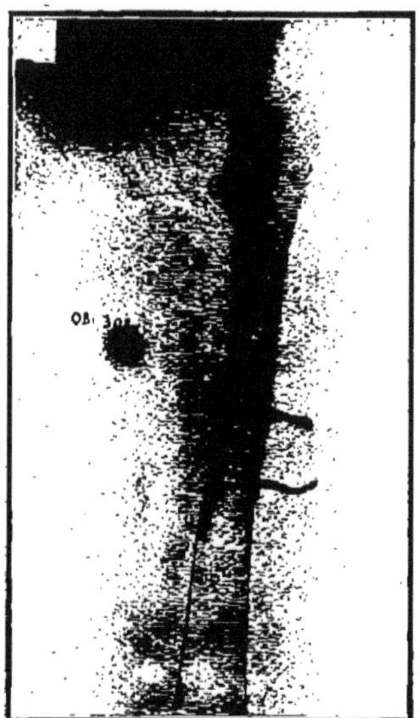

Figure 332. — Obs. 304, II

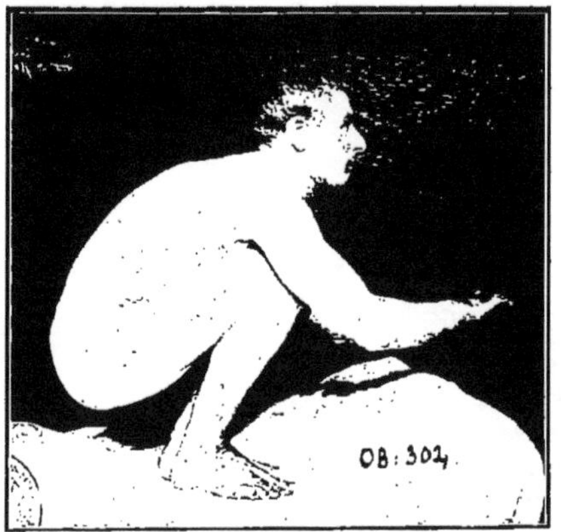

Figure 333. — Obs. 304, III.
(Quatre semaines après l'ostéo-synthèse du fémur.)

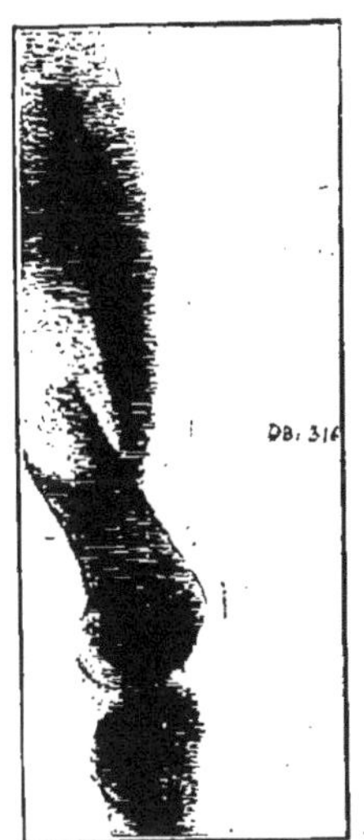

Figure 334. — Obs. 316, I.

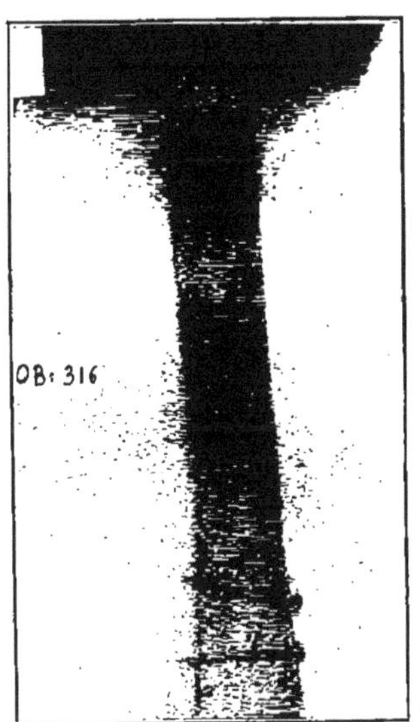

Figure 335. — Obs. 316, II.
Vissage direct.

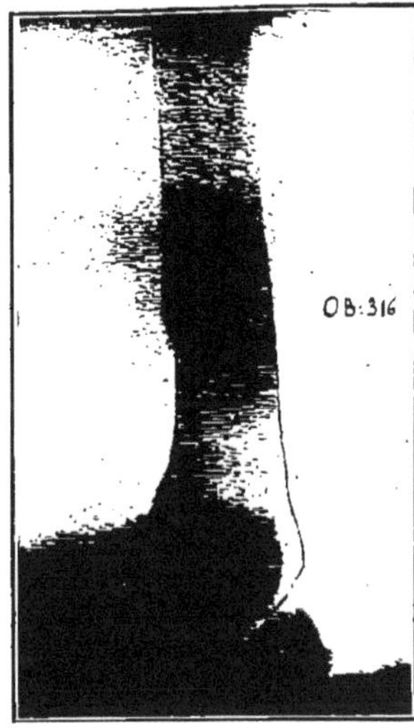

Figure 336. — Obs. 316, III.

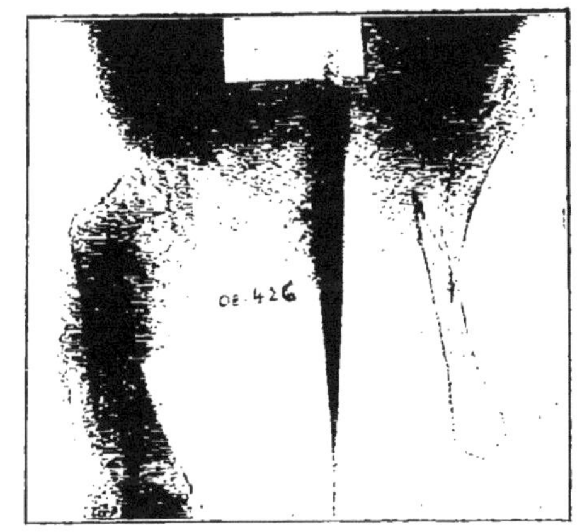

Figure 337. — Obs. 426, I.

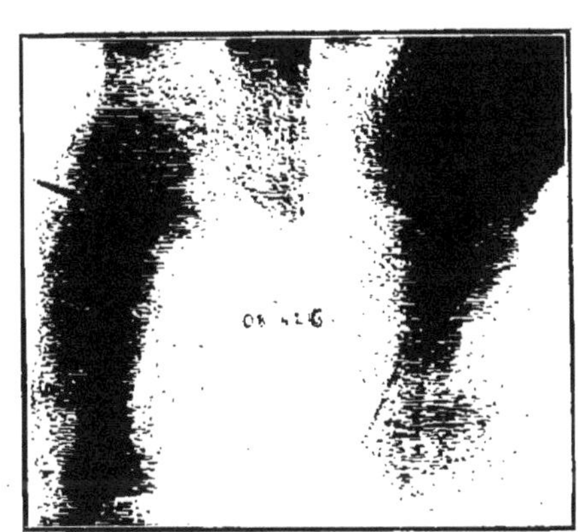

Figure 338. — Obs. 426, II.

Cerclage à vis. (Enfant de 18 mois.)

F. *Fractures récentes obliques composées.*

Ces cas sont beaucoup plus difficiles à opérer que les fractures spiroïdes simples. On ne peut arriver à une réduction correcte qu'en suivant une technique bien méthodique.

Il faut s'attacher à réduire et à fixer la fracture sans détacher les connexions périostiques du fragment intermédiaire.

En principe *il faut commencer par réduire et fixer l'esquille à l'un des bouts diaphysaires*, c'est-à-dire transformer la fracture composée en fracture simple qu'on réduira dès lors sans difficulté.

Avant d'aborder l'opération il faut bien étudier les radiogrammes; au besoin il faut découper dans du carton le modèle de la fracture pour bien se rendre compte des conditions de la juxtaposition.

On choisira, pour fixer premièrement, le côté de l'esquille le plus long, le plus dentelé et le moins déplacé, c'est-à-dire le côté où l'esquille a gardé des connexions avec la diaphyse. La figure 339 montre la technique de la réduction qui a été décrite en détail dans les généralités (page 37).

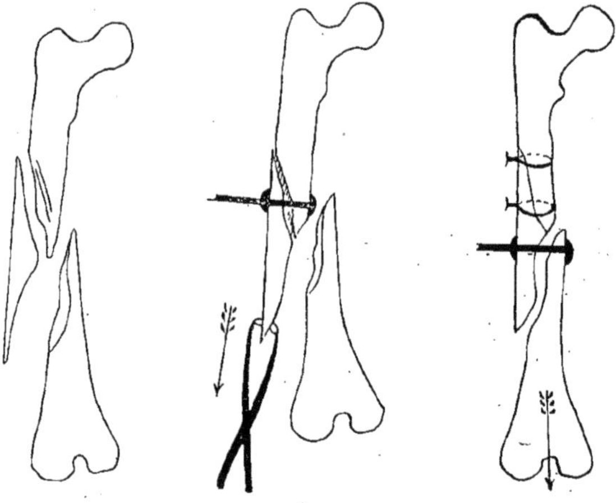

Figures 339.
Technique de la réduction des fractures spiroïdes composées.

La situation est encore plus difficile quand il y a deux esquilles intermédiaires. Mon observation 550 est un beau spécimen de cette forme de fracture; les radiographies montrent que même dans ces cas complexes on peut arriver à la reconstitution géométrique (figures 349 et 350).

Dans certains de ces cas il y aura avantage à fixer une esquille à un des bouts diaphysaires et la seconde esquille à l'autre bout; puis on fera la réduction et la fixation comme dans une fracture oblique simple (fracture oblique composée à esquilles divergeantes).

Dans une autre forme que j'ai observée, mais que je n'ai pas eu l'occasion d'opérer, l'esquille intermédiaire était fracturée transversalement en son milieu : On opérerait semblable cas en fixant d'abord les deux moitiés de l'esquille par cerclages à leurs places respectives ; puis on placerait le fixateur comme sur une fracture transversale simple (figure 340). Le même cas peut se présenter dans une fracture en biseau simple, compliquée d'un trait transversal d'un des côtés.

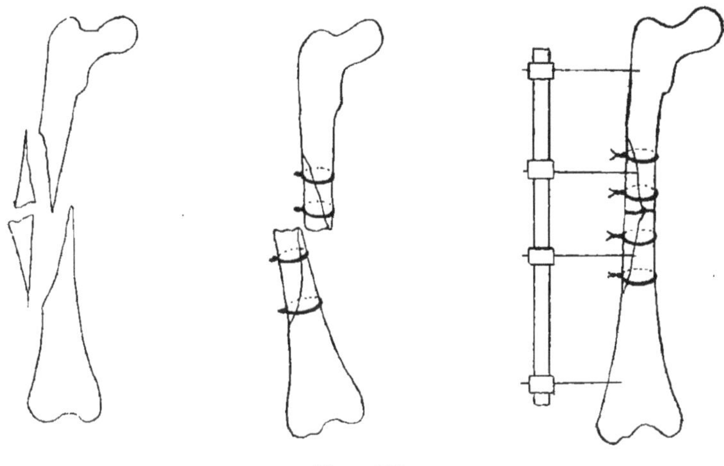

Figure 340.

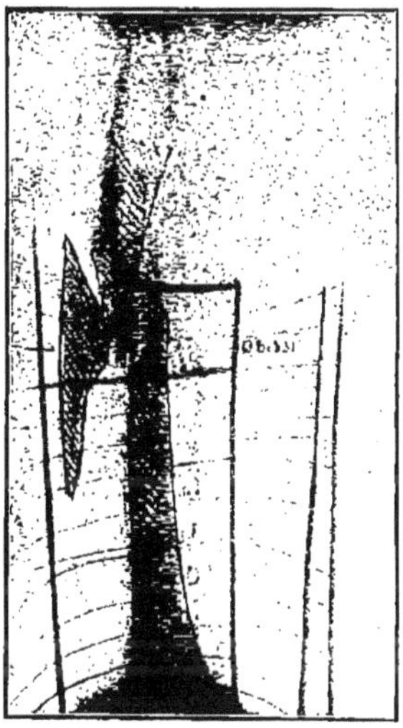

Figure 341. — Obs. 331, I.

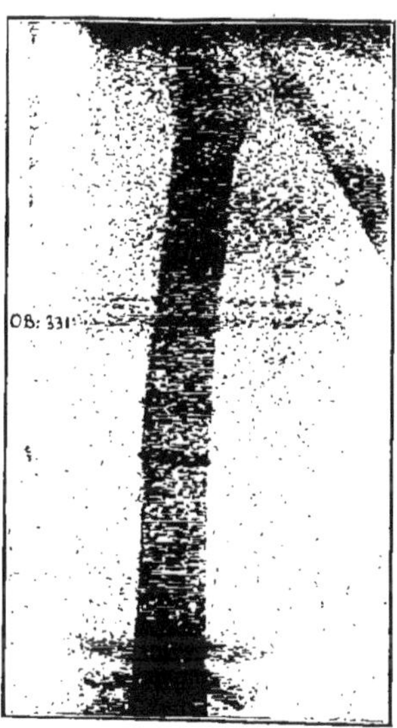

Figure 342. — Obs. 331, II.

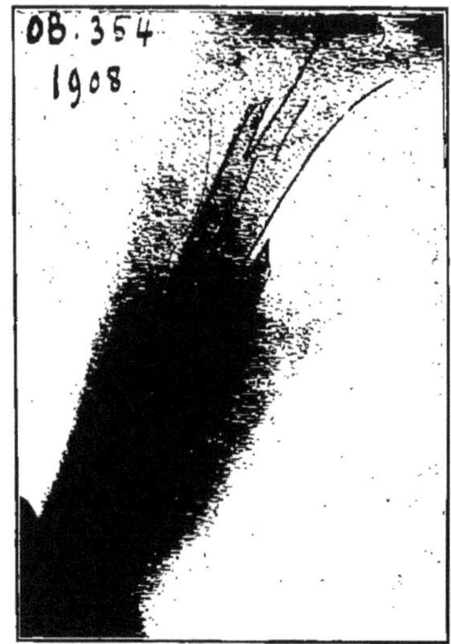

Figure 343. — Obs. 354, I.

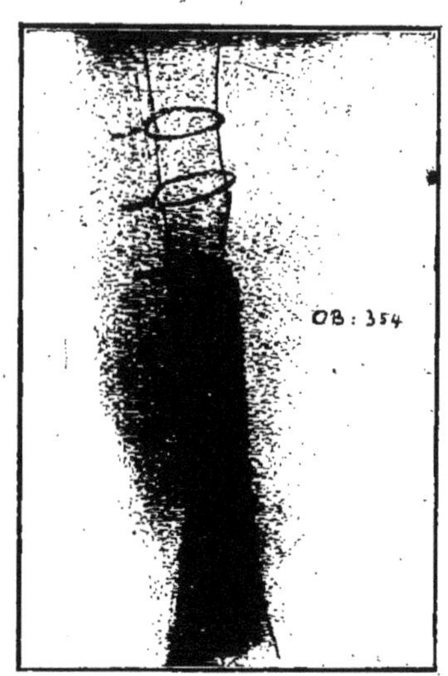

Figure 344. — Obs. 354, II.

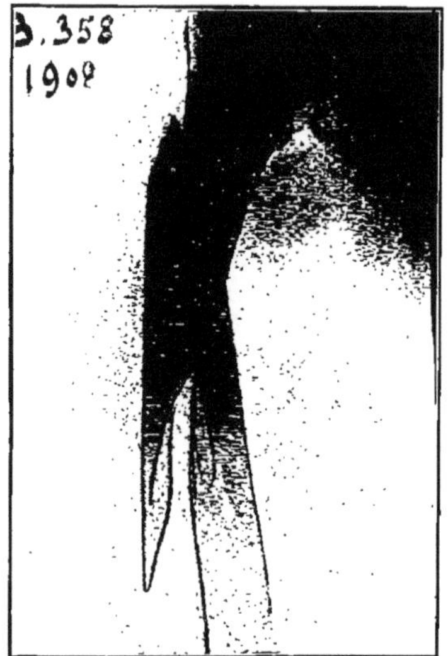

Figure 345. — Obs. 358, I.

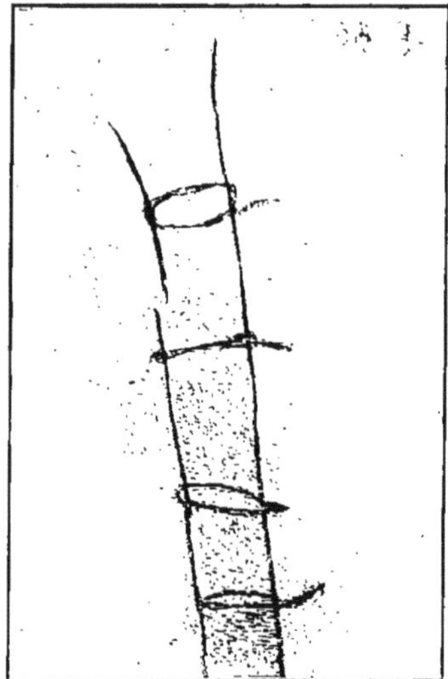

Figure 346. — Obs. 358, II.

Le sujet des observations 354 et 358, âgé de 17 ans, était atteint de fracture oblique composée des deux fémurs. Il a été reconnu apte au service militaire deux ans plus tard.

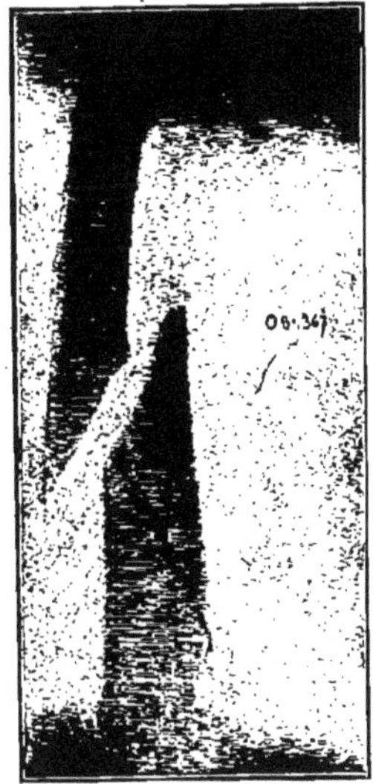

Figure 347. — Obs. 367, I.

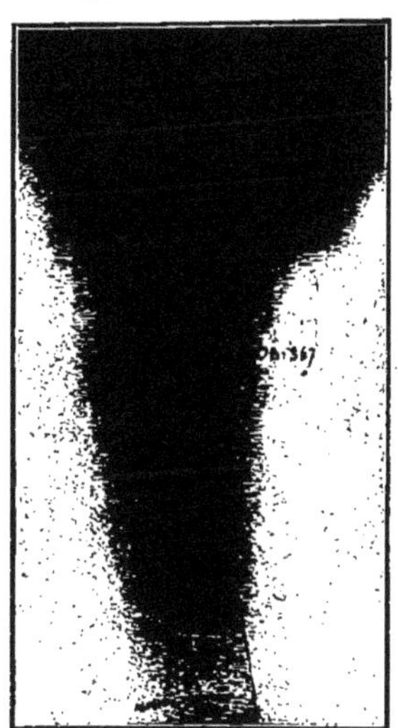

Figure 348. — Obs. 367, II.

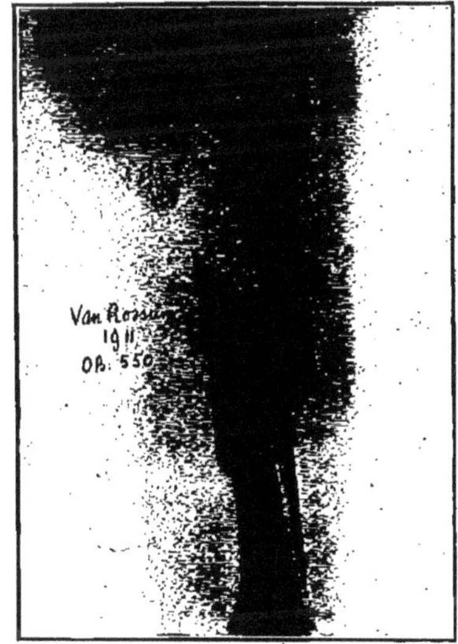

Figure 349. — Obs. 550, I

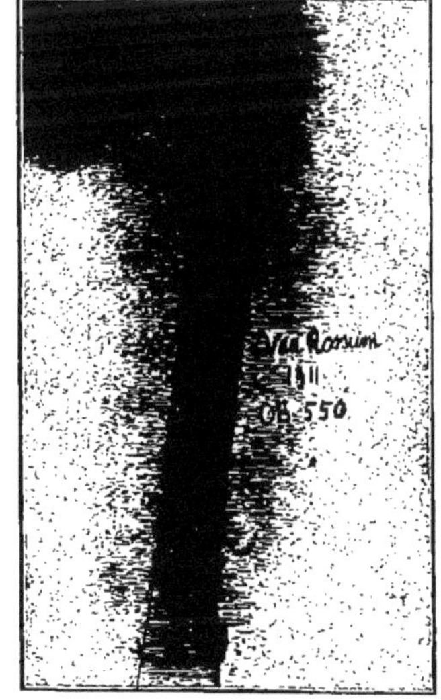

Figure 350. — Obs. 550, II.

Fracture oblique composée à deux esquilles. Réduction géométrique et cerclage. Consolidation en trois semaines. Guérison intégrale (observation 550).

G. *Fractures récentes du corps du fémur, compliquées d'une autre lésion du fémur.*

Avant de quitter le chapitre des fractures récentes du fémur, je signalerai un certain nombre d'éventualités qui peuvent se présenter.

1° *Luxation de la hanche en même temps qu'une fracture diaphysaire de la cuisse.* La conduite à suivre est simple : On fera d'abord la réduction de la luxation, si possible de suite après l'accident. L'ostéo-synthèse du fémur sera pratiquée dix à quinze jours plus tard.

Si la luxation était irréductible, on ferait la reposition par voie sanglante et l'ostéo-synthèse quelques jours plus tard. Je crois qu'il est prudent de faire l'intervention en deux temps, pour en diminuer le danger.

2° *Fracture de la diaphyse fémorale avec fracture d'un condyle du genou.* On fera l'opération en un temps; on commencera par le vissage du condyle, puis on fera l'ostéo-synthèse du fémur.

3° *Fracture du corps du fémur avec fracture simultanée du col, intra- ou extra-capsulaire.* Il faudra ici se laisser guider par les circonstances. A priori, si les deux fractures doivent être opérées, je crois qu'il faut commencer par la fracture du col et faire l'ostéo-synthèse de la diaphyse quinze à vingt jours plus tard. La fracture de la diaphyse souffre moins que celle du col d'un long retard dans l'intervention.

4° *Fracture simultanée des deux fémurs.* J'en ai observé plusieurs cas, dont deux que j'ai opéré personnellement. Je crois préférable de faire l'opération en deux temps, espacés de quelques jours, pour diminuer le danger opératoire. On opèrera pour commencer le côté le plus mauvais. Si l'une des fractures est oblique et l'autre transversale, on fera d'abord la suture de la fracture oblique, parce que celle-ci devient plus rapidement d'une réduction plus difficile.

7° Enfin, on peut observer la fracture du fémur sur un sujet atteint d'ankylose ancienne du genou en flexion. J'en ai observé deux cas, et chez l'un j'ai fait en un temps, avec plein succès, la résection cunéiforme du genou et l'ostéo-synthèse du fémur.

Interventions retardées dans les fractures du corps du fémur.

Les interventions retardées sont celles qui sont pratiquées quelques semaines après l'accident; il faut les distinguer des fractures anciennes au point de vue opératoire.

Les opérations tardives dans les fractures récentes du fémur sont malheureusement encore très fréquentes. Je dis malheureusement, parce que l'intervention en est rendue plus difficile, plus grave, et que le succès thérapeutique peut en être compromis partiellement. Les causes du retard apporté à l'opération sont variables. Parfois on a dû temporiser à cause de complications médicales; le plus souvent c'est la négligence ou l'hostilité pour l'opération qui en sont cause : des traitements non sanglants ont été *essayés*, et c'est seulement après de longues semaines que l'on envoie au chirurgien un blessé lamentable, le genou ankylosé, les muscles atrophiés, la jambe œdèmatisée ou ulcérée par les bandages !

L'intervention sera conduite comme dans les fractures récentes. S'il s'agit d'une *fracture transversale*, on n'aura, en général, pas trop de difficulté à mener l'opération à bonne fin. Il faudra préparer les bouts osseux avec beaucoup de soin; s'il y avait déjà du cal il faudrait l'extirper à la curette ou à la gouge. Quand l'accident ne date que de quelques semaines on retrouve toujours facilement l'ancienne surface de fracture, parce que le tissu du cal est mou et friable et se distingue nettement de l'os normal. On réduira en mettant les fragments en angle et en redressant de force.

C'est surtout dans ces fractures opérées trop tardivement que la *mobilisation forcée du genou* et le pansement en flexion sont utiles pour combattre l'ankylose menaçante.

Les *fractures obliques* sont plus difficiles à remettre. Il faut bien apprêter les bouts en raclant le cal formé entre les surfaces. Il faut réduire progressivement, par une extension puissante faite avec le tracteur, et affronter les surfaces avec un davier droit. On cerclera ces fractures comme les fractures obliques récentes.

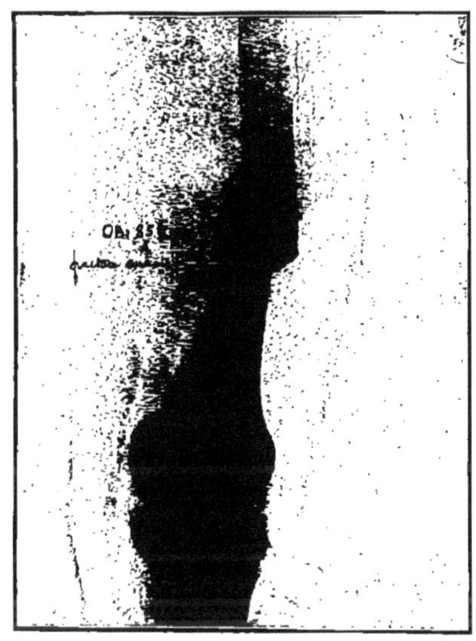

Figure 351. — Obs. 85, I.

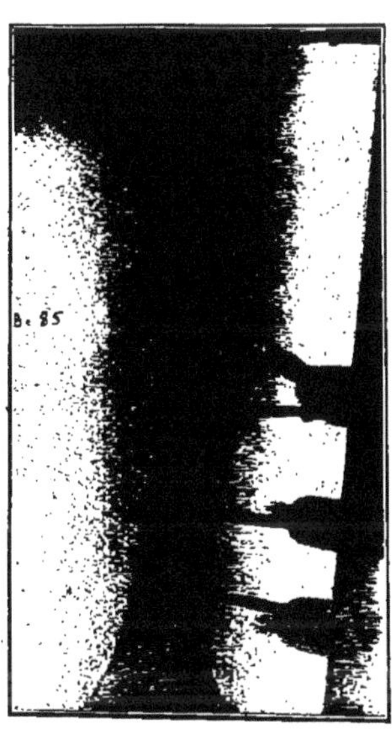

Figure 352. — Obs. 85, II.

Fracture datant de 12 semaines, rupture du cal encore mou. Réduction intégrale et placement du fixateur.

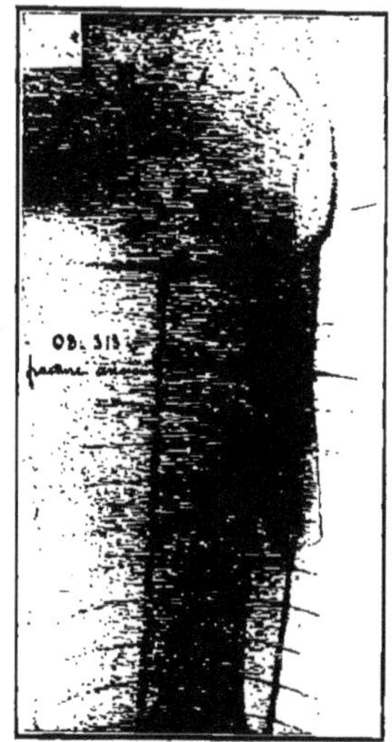

Figure 353. — Obs. 313, I.

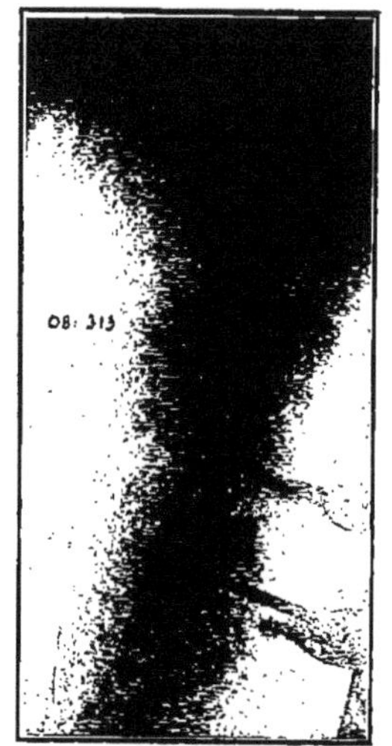

Figure 354. — Obs. 313, II.

Fracture non consolidée datant de 10 semaines.
Réduction intégrale et placement du fixateur.

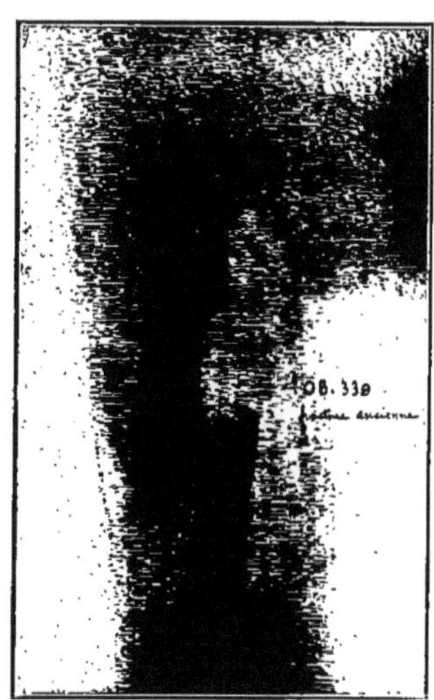

Figure 355. — Obs. 330, I.

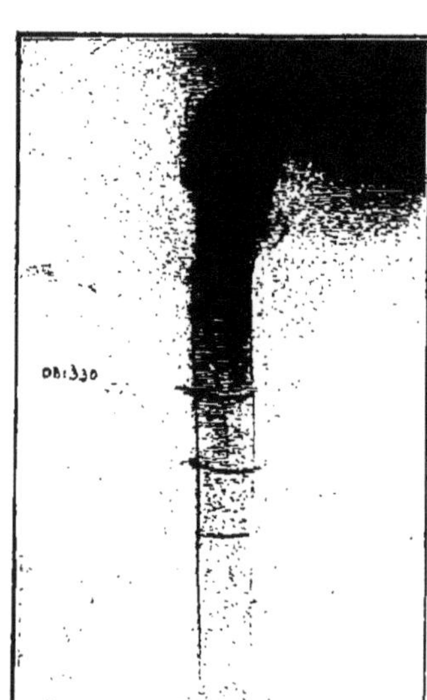

Figure 356. — Obs. 330, II.

Fracture non consolidée datant de 2 1/2 mois.
Réduction intégrale. Prothèse perdue.

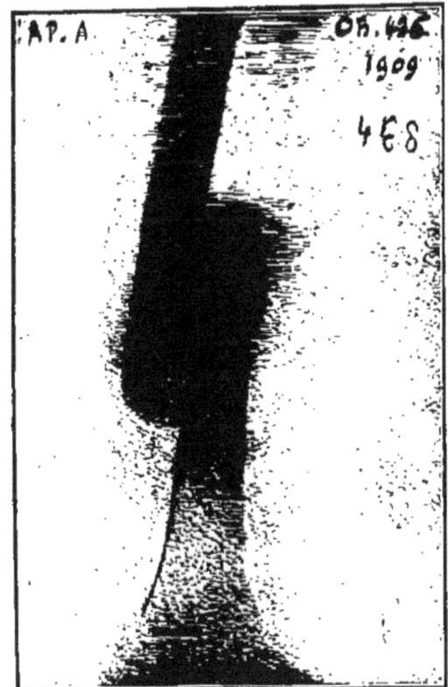

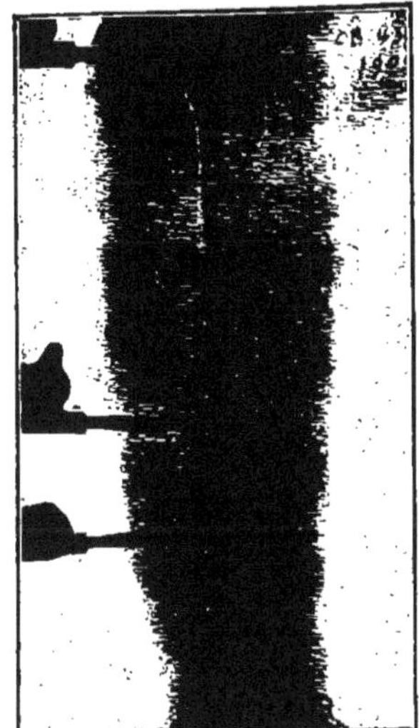

Figure 357. — Obs. 435, I. Figure 358. — Obs. 435, II.
Fracture datant de 2 mois. Rupture d'un cal encore mou.
Réduction intégrale. Ostéo-synthèse au moyen du fixateur.

La difficulté de la réduction devient extrême dans les *fractures obliques composées.* Les figures 359 à 362 montrent cependant que, même dans ces conditions mauvaises, on peut arriver à la reconstitution quasi géométrique.

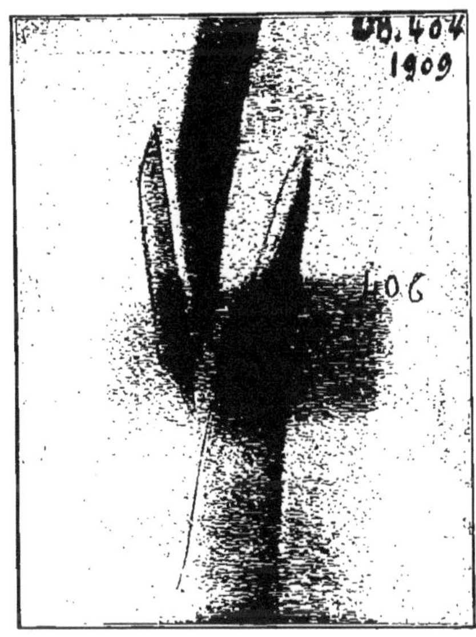

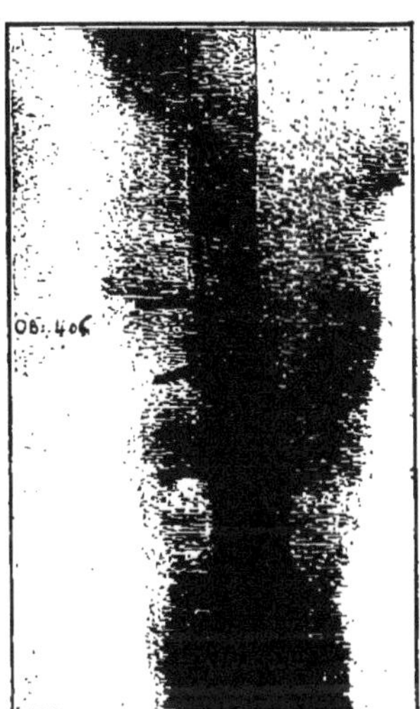

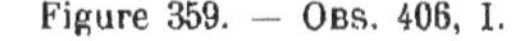

Figure 359. — Obs. 406, I. Figure 360. — Obs. 406, II.
Fracture oblique composée datant de trois mois. Réduction quasi-idéale et cerclage.

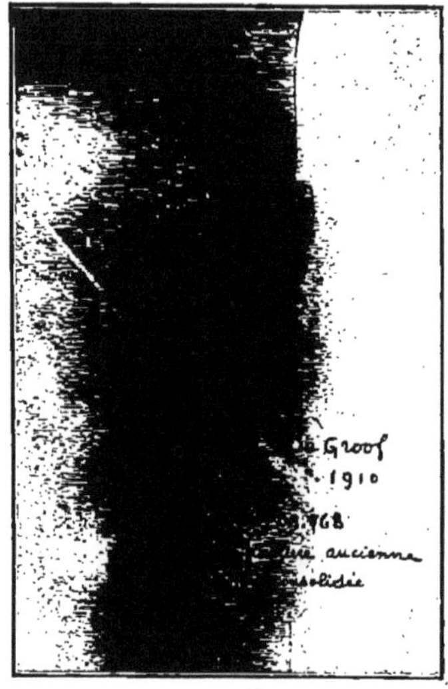

Figure 361. — Obs. 468, I.

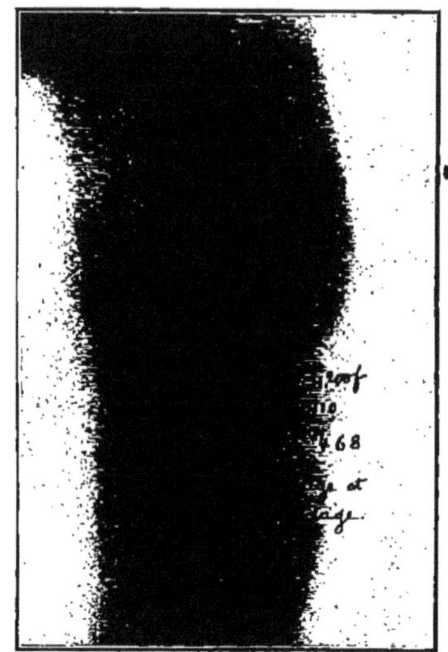

Figure 362. — Obs. 468, II.

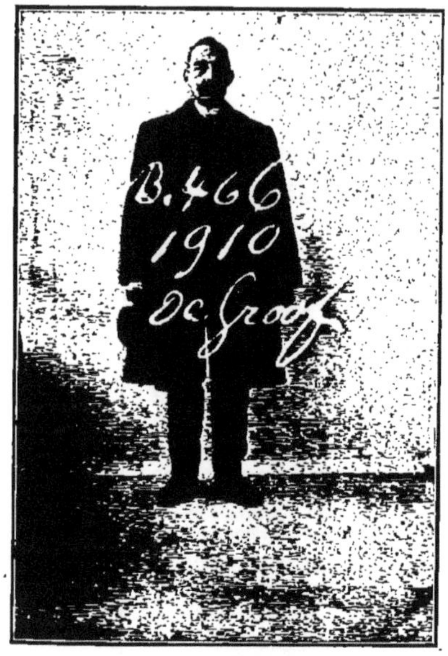

Figure 363. — Obs. 468, III.

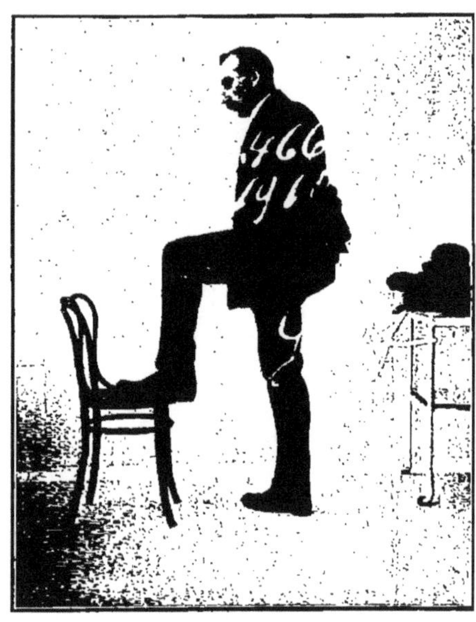

Figure 364. — Obs. 468, IV.

I. Fracture oblique composée datant de 3 $^1/_2$ mois. II. Réduction quasi-idéale. Cerclage et vissage combinés. III et IV. Photographies prises 8 mois après l'opération.

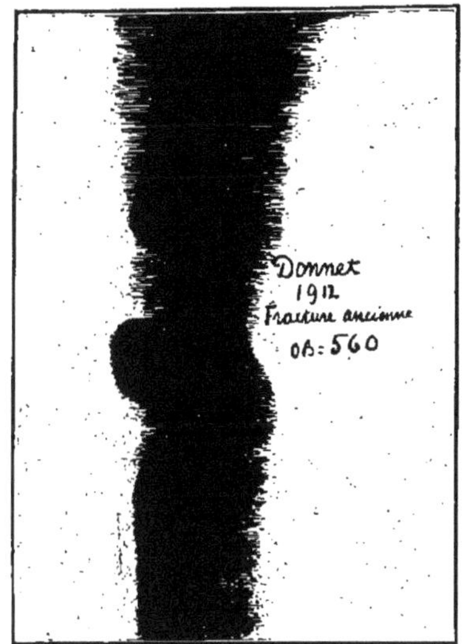

Figure 365. — Obs. 560, I.

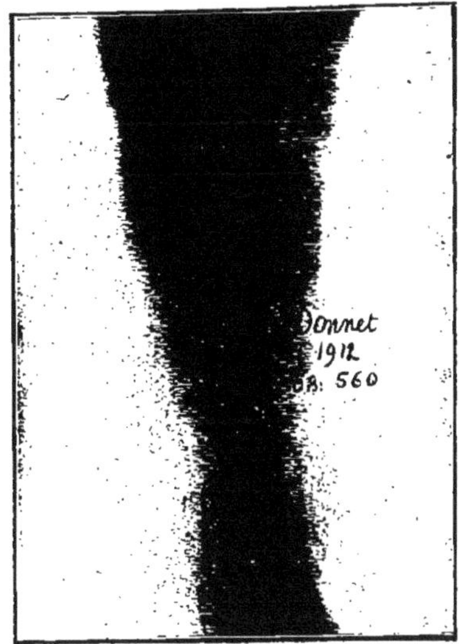

Figure 366. — Obs. 560, II.

Fracture datant de 5 semaines, déjà consolidée. Résection du cal et prothèse perdue en dur-aluminium.

Fractures anciennes vicieusement consolidées (cals vicieux).

L'intervention est commandée dans ces cas par un trouble notable de la fonction du membre. Généralement il y a du raccourcissement, de la déviation, suivant la direction ou suivant l'axe, et dans presque tous les cas de l'ankylose du genou.

Dans quelles conditions peut-on engager le patient à tenter une cure chirurgicale ?

Dans les cas à grands déplacements avec troubles fonctionnels considérables (par exemple marche impossible sans béquilles) l'intervention *doit être pratiquée* si l'état général le permet. On pourra toujours améliorer la situation. L'ancienneté de la lésion ne constitue pas une contre-indication ; j'ai opéré des cas datant de 1 an, 1 ½ et 2 ans et j'ai pu réduire intégralement ; la rétraction des parties molles est certainement arrivée à un état stationnaire après cette durée, *aussi suis-je convaincu de la possibilité de réduire même après de longues années.*

Pour les cas à déplacements modérés il faut surtout tenir compte de la forme de la fracture et de l'état du tissu osseux : Les fractures transversales, sans atrophie osseuse sont faciles à opérer et on peut presque affirmer la guérison intégrale ; on interviendra donc largement dans ces cas. Par contre il faudra être plus réservé pour les anciennes fractures obliques et surtout pour les fractures obliques composées, car ici l'intervention est plus difficile et plus incertaine dans ses résultats.

a) *Fractures anciennes transversales vicieusement consolidées.*

Technique opératoire.

Incision : Sur la ligne unissant le trochanter au condyle externe on trace une incision de 15 centimètres ; on incise rapidement jusque sur l'os au niveau du fragment supérieur saillant dans les muscles.

Avec une large rugine le fragment supérieur est dépériosté ; on poursuit le décollement du périoste sur le cal et sur le fragment inférieur. Il est nécessaire dans ces fractures anciennes de dépérioster largement de façon à bien se rendre compte de la disposition des fragments et pour ne pas être gêné pendant les manœuvres suivantes.

Ostéotomie du cal : Je fais ce temps de l'opération avec une gouge large de 3 à 4 centimètres et longue de 20. Ces dimensions sont nécessaires pour pouvoir sectionner le cal d'un seul trait et pour éviter d'arriver dans la plaie avec la main ; la lame de cette gouge doit être extrêmement mince et effilée, comme une lame de couteau. On peut facilement confectionner un excellent ostéotome avec un grand couteau de cuisine dont on abat le tranchant latéral à la meule et dont on affûte l'extrémité coupée en travers.

On pratique la section du cal de la façon suivante : Les parties molles sont rétractées fortement de chaque côté de l'os, de façon à bien voir la fracture. La gouge est alors présentée au bord inférieur du cal et enfoncée parallèlement à l'axe du fragment supérieur ou suivant la face interne de ce fragment. Il faut sectionner à petits coups de maillet, *sans faire d'efforts latéraux,* qui pourraient briser ou fausser la lame, ou faire éclater l'os (figure 367).

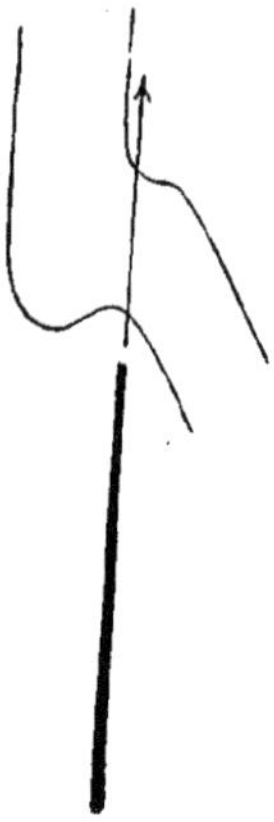

Figure 367.

Une fois la section du cal achevée, on soulève prudemment le fragment supérieur avec un grand davier droit, sans faire trop de violence, car pendant cette manœuvre on pourrait s'exposer à dépiauter l'os jusqu'à son extrémité On prend alors une scie à lame fine et on coupe une tranche du bout de l'os pour avoir une surface nette d'affrontement. Il faut avoir soin de faire cette section bien perpendiculairement à la diaphyse, tant dans le sens transversal que dans le sens antéro-postérieur. On achève la toilette de ce bout en excisant à la gouge les débris de cal restés adhérents à la face interne.

La même préparation doit être faite sur le bout inférieur ; ce bout est souvent caché profondément dans les muscles et peu accessible. Il faut commencer par le harponner avec un crochet tracteur et l'amener doucement vers l'extérieur (pour faciliter cette manœuvre il faut ramasser le membre sur lui-même en faisant refouler le pied par un aide). Comme pour le bout supérieur, on excisera une tranche mince de l'extrémité et on rabottera les fragments volumineux de cal restés adhérents.

Réduction : On fera la réduction par la manœuvre de la mise en angle. Prenant les fragments solidement avec deux grands daviers droits, on met les extrémités en contact, puis on fait redresser le membre par des tractions progressives en même temps qu'on refoule fortement l'angle saillant. Cette manœuvre est d'une grande puissance et peut venir à bout des plus grands chevauchements même invétérés Cependant il faut parfois se résoudre à ne pas pousser la réduction à fond : Si les os sont déminéralisés et d'une résistance amoindrie il faut se mettre en garde contre l'écrasement possible des extrémités; si donc on craint de voir l'os s'effondrer il vaut mieux retrancher une petite longueur d'un des bouts plutôt que de risquer un désastre en voulant trop gagner. Dans ce cas on cessera les tractions, on relèvera les bouts dans la plaie et on fera une nouvelle section osseuse; on ne résèquera qu'une petite couche (5 millimètres au maximum, quitte à recommencer si c'est encore insuffisant. On fera cette résection sur celui des deux bouts dont l'aspect est le moins satisfaisant.

Une fois le bout à bout définitivement obtenu et le membre redressé, il faut vérifier la position suivant l'axe, car n'ayant pas ici les dentelures qui servent de repères dans les fractures récentes, on pourrait s'exposer à fixer le membre dans une position vicieuse (rotation interne ou externe). Il faut se repérer avec soin d'après les saillies du bassin et la position du pied et d'après l'aspect du membre sain.

La réduction étant obtenue on fera la fixation temporaire en plaçant le grand davier en L sur la fracture; parfois l'irrégularité des bouts osseux rend l'emploi de ce davier impossible; on fera alors la fixation temporaire avec les deux daviers droits qui ont servi à faire la réduction et on les fera maintenir par l'assistant.

On placera le fixateur comme dans une fracture récente en ayant soin de visser solidement les fiches dans l'os, l'effort tendant à déplacer les fragments étant ici plus grand.

Dans les fractures anciennes il y a toujours une forte tendance à la production d'une courbure, convexe en dehors. Pour éviter cet inconvénient il faut rechercher plutôt une hypercorrection du déplacement c'est-à-dire incurver légèrement le fémur en dedans. Une fois le fixateur placé et les daviers fixateurs enlevés si on constatait une courbure en dehors on la corrigerait de la façon suivante : Les écrous supérieurs des deux fiches proximales (*a*, *b*, figure 368) seront desserrés de quelques tours, puis, prudemment, et en *allant de l'un à l'autre en plusieurs fois*, on remontera les écrous *C* et *D*, de façon à refouler l'angle saillant formé par la fracture jusqu'à avoir une légère hypercorrection.

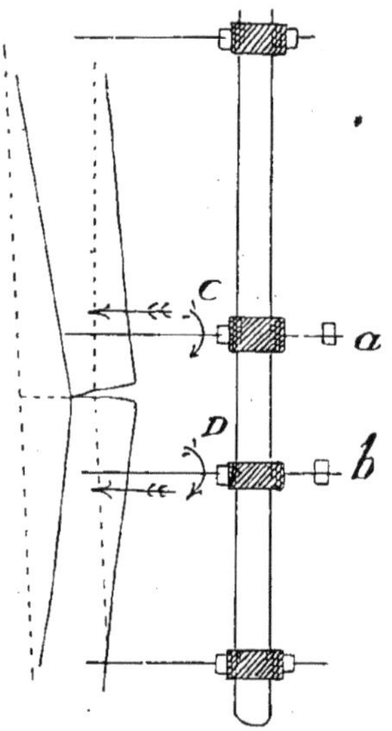

Figure 368.

J'ai obtenu des résultats parfaits au moyen du fixateur, dans les fractures transversales anciennes du fémur, et je considère cette intervention comme une des plus belles de la chirurgie orthopédique.

Dans quelles conditions extrêmes peut-on envisager son application possible? Peut-on espérer guérir radicalement des fractures du fémur, avec cals vicieux, datant de longues années?

Je crois pouvoir répondre par l'affirmative, quand les conditions suivantes sont réunies : *Fractures transversales* consolidées en chevauchement, soit parallèle, soit angulaire, *sans atrophie osseuse*. Cette dernière condition est la principale à considérer.

S'il s'agit d'une transversale avec chevauchement de 6 à 8 centimètres, sans déviation de l'axe, l'opération est recommandable pour supprimer la claudication ; la difformité est curable intégralement.

S'il s'agit d'une transversale avec cal vicieux angulaire, il y a souvent dans les cas très anciens de l'atrophie osseuse du fragment supérieur par résorption spontanée d'un bout inutile. Les conditions sont ici moins favorables, mais cependant l'opération aura encore pour effet utile de redresser la direction du membre, quitte à laisser après elle un léger raccourcissement.

Dans certains cas on pourra, pour diverses raisons, préférer recourir à la prothèse perdue plutôt qu'au fixateur. Bien que je préfère ici le fixateur, parce qu'il est plus facile à appliquer (l'inégalité de l'os rend parfois la prothèse difficile), j'ai eu recours plusieurs fois à la prothèse perdue dans les conditions suivantes : Dans un cas d'ostéo-synthèse pour cal vicieux chez un enfant indocile, j'ai préféré la prothèse parce qu'elle rendait le traitement consécutif plus facile et plus sûr. J'ai suturé la plaie sans drainage et placé un appareil plâtré, qui a été laissé jusqu'à consolidation (Obs. 492, figures 381, 382 et 383).

Quand il y a ostéoporose étendue, je crois que la prothèse interne, mise très aseptiquement, est préférable, parce qu'elle peut maintenir les fragments pendant tout le temps nécessaire à la consolidation. Il faut alors placer une plaque assez longue et la fixer par des vis perforant le fémur d'outre en outre (Obs. 379, figures 384 à 387).

Radiographies d'ostéo-synthèses pour fractures anciennes transversales du fémur avec cal vicieux.

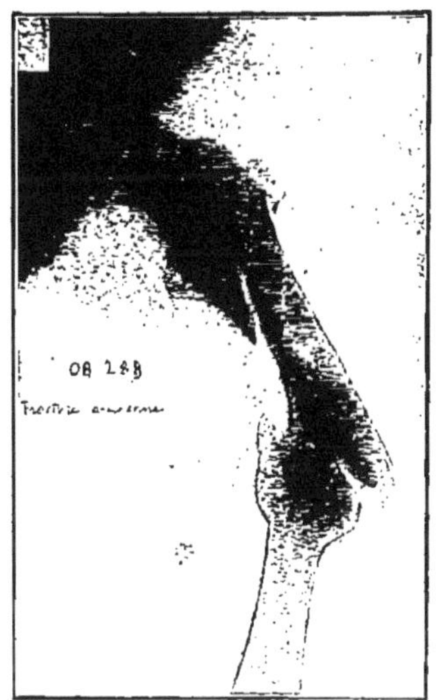

Figure 369. — Obs. 283, I.

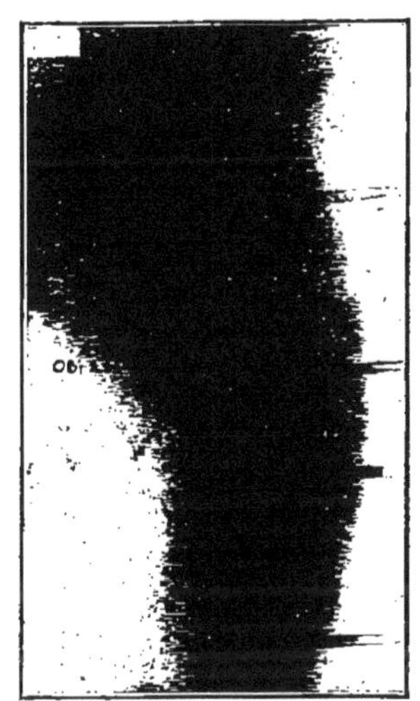

Figure 370. — Obs. 283, II.

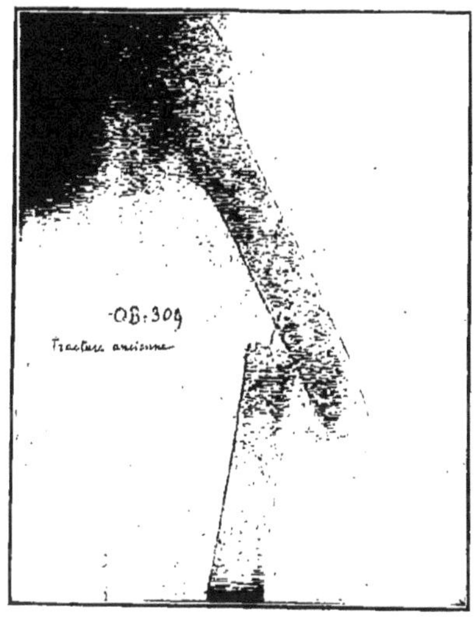

Figure 371. — Obs. 309, I.

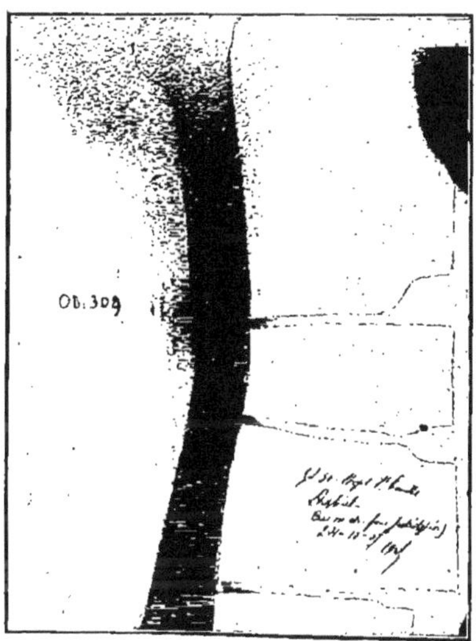

Figure 372. — Obs. 309, II.

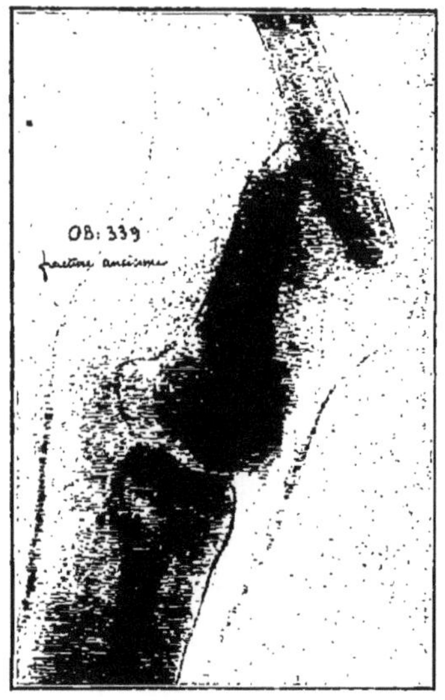

Figure 373. — Obs. 339, I.

Figure 374. — Obs. 339, III.

(La deuxième plaque a été égarée.)

Figure 375. — Obs. 387, I.

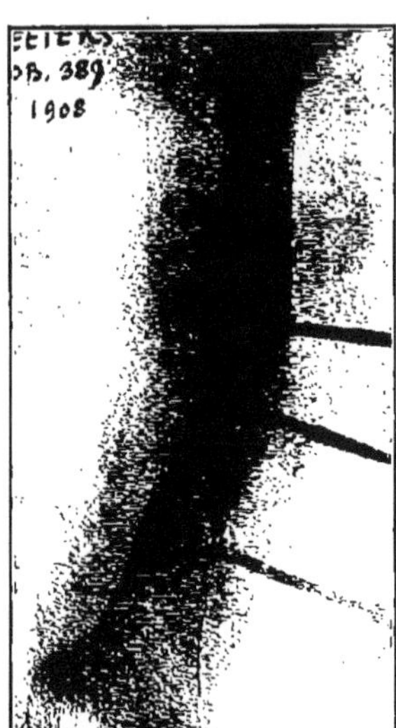

Figure 376. — Obs. 387, II.

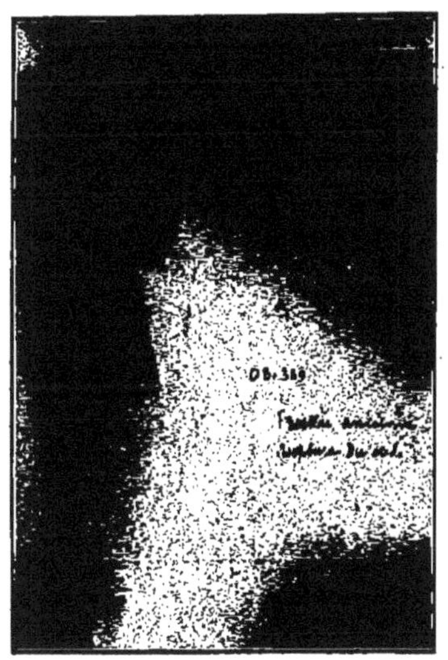

Figure 377. — Obs. 389, I.

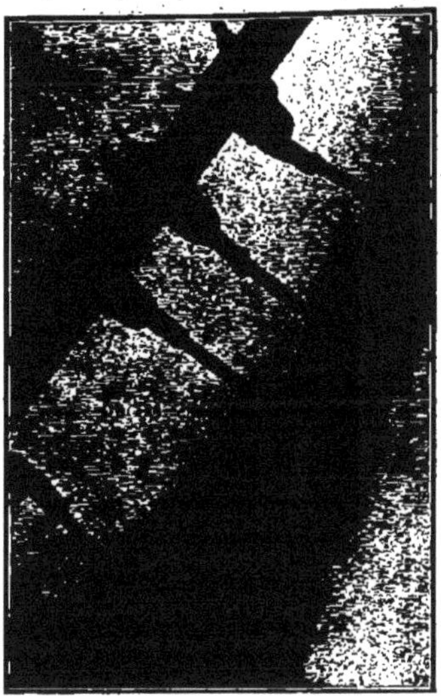

Figure 378. — Obs. 389, II.

Rupture du cal d'une ancienne fracture transversale avec cal vicieux.

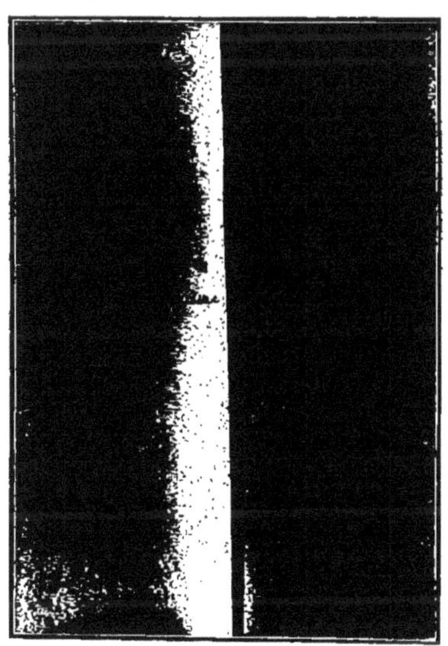

Figure 379. — Obs. 479, I.

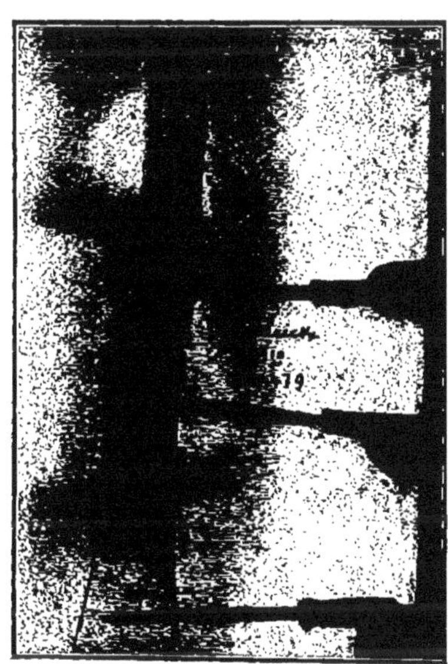

Figure 380. — Obs. 479, II.

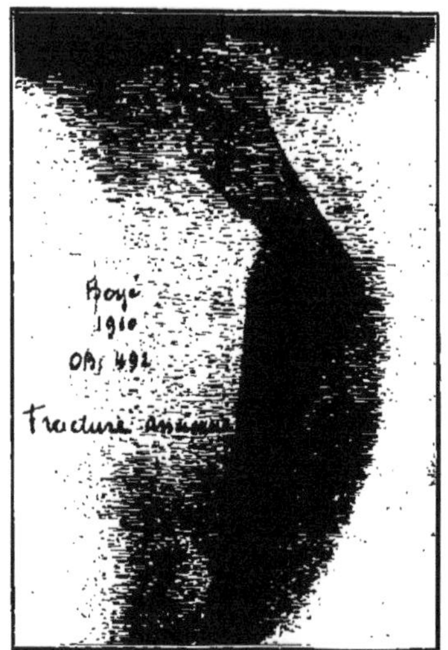

Figure 381. — Obs. 492, I.

Figure 382. — Obs. 492, II.

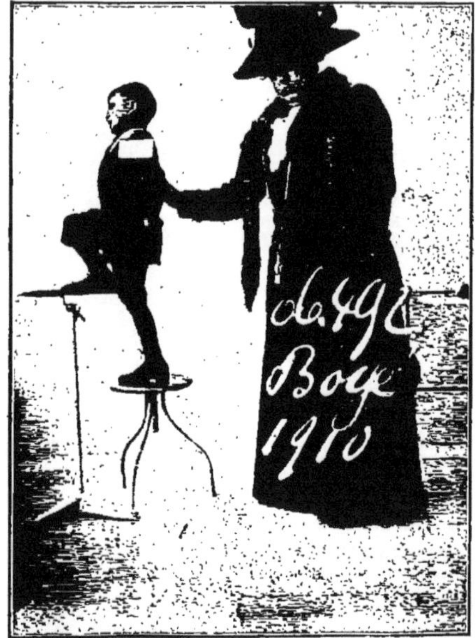

Figure 383. — Obs. 492, III.
Photographie, 5 mois après l'ostéo-synthèse, montrant la flexion complète du genou. Prothèse tolérée.

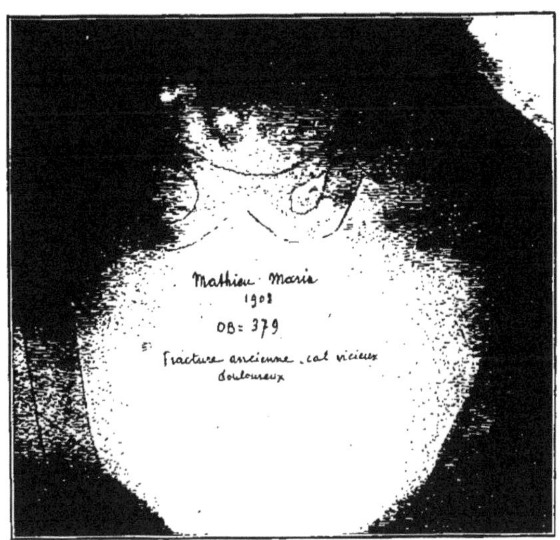

Figure 384. — Obs. 379, I.

Fracture ancienne, déjà opérée sans succès.
Cal vicieux douloureux et ostéoporose étendue.
Grand raccourcissement par incurvation de l'os.

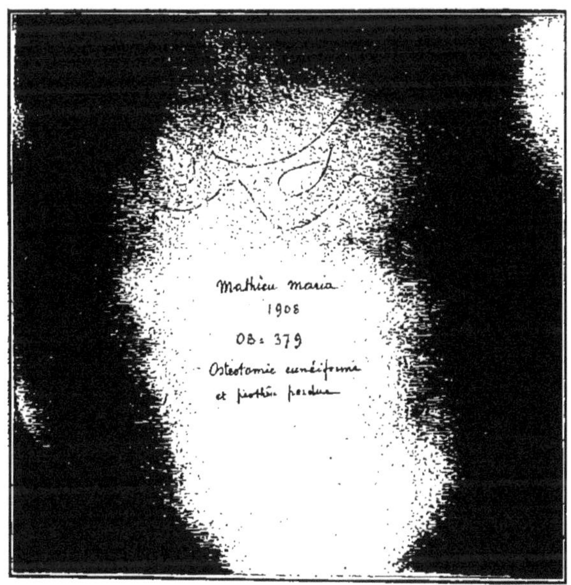

Figure 385. — Obs. 379, II.

Ostéotomie et grande prothèse perdue.
Plaque tolérée pendant un an et demi, malgré une scarlatine
et une appendicite suppurée intercurrentes.

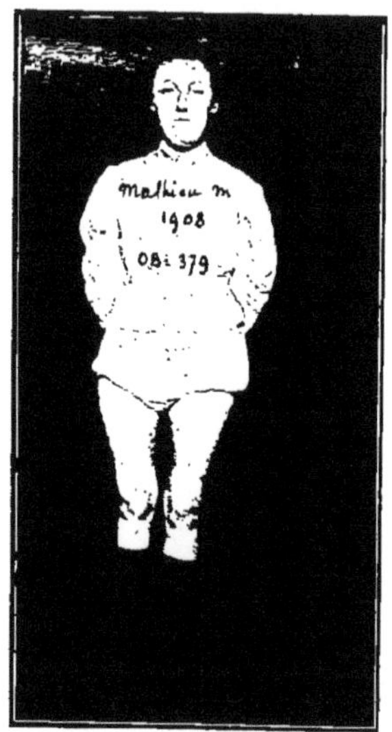

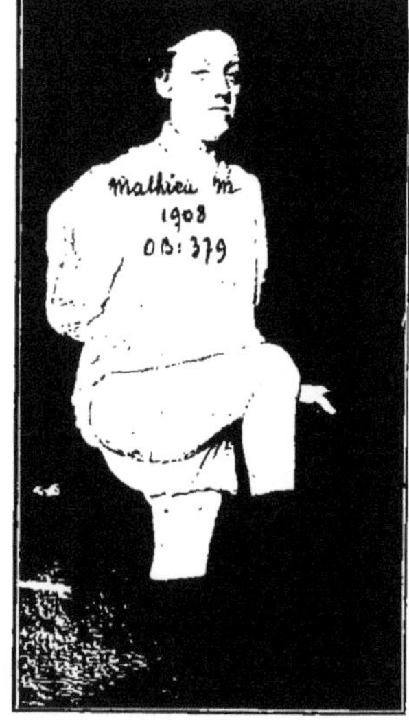

Figure 386. — Obs. 379, III. Figure 387. — Obs. 379, IV.
Résultat un an et demi après l'opération.

b) *Fractures obliques anciennes avec cal vicieux.*

Les fractures anciennes obliques sont beaucoup plus difficiles à opérer que les anciennes transversales.

On abordera le foyer et on dépériostera largement comme dans les fractures transversales. On fera, avec beaucoup de prudence pour éviter l'éclatement, la section du cal avec une gouge large et tranchante.

Une fois les bouts bien libérés, une forte extension avec le tracteur sera faite et soutenue quelques minutes. On se rendra compte ainsi de la possibilité de la réduction plus ou moins complète.

Si la traction donne un allongement suffisant on résèquera à la gouge une tranche des surfaces de section de façon à exciser autant que possible l'ancien cal ; cette résection doit être orientée de façon à corriger la déviation suivant l'axe, déviation qui est habituelle dans ces fractures. Cela fait on réduira par traction et affrontement avec un davier et on fixera par cerclage comme dans une fracture oblique récente.

Quand la réduction intégrale en longueur ne peut être obtenue, même au prix de fortes tractions, on recourra à la section des bouts en escalier avec réunion au moyen de cerclages ; cette technique a été exposée en détail dans les généralités (page 110) ; je ne crois pas nécessaire d'y revenir.

La technique suivante peut rendre service dans les fractures obliques à fort chevauchement et tissu osseux non atrophié :

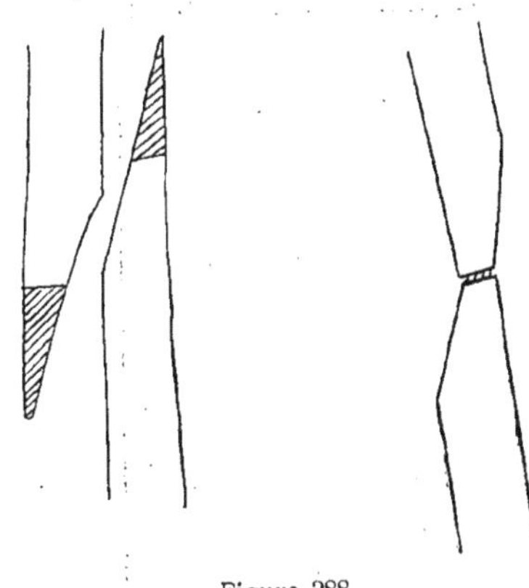
Figure 388.

Après avoir fait la préparation des bouts, on abat d'un trait de scie la moitié de chacun des biseaux ; on se trouve alors dans la situation d'une fracture transversale avec des bouts simplement un peu amincis. On réduit par la manœuvre de la mise en angle, comme dans une fracture transversale et on place le fixateur. J'ai employé une fois cette technique avec un succès complet ; le raccourcissement, qui était énorme, a été absolument corrigé (figure 388 et figures 390 et 391).

Dans les cas d'atrophie osseuse prononcée, l'ostéo-synthèse devient périlleuse ou impossible. En voulant réduire et fixer mécaniquement on risque un effondrement complet des bouts raréfiés; cette atrophie se rencontre surtout dans les vieilles fractures obliques avec déviation angulaire.

Je crois que, dans ces derniers cas, la meilleure conduite à suivre est de recourir à la méthode Codivilla : On fait la section du cal, on libère le plus possible les bouts des adhérences qui peuvent empêcher l'allongement, puis on ferme entièrement la plaie sans fixer les fragments osseux. On fait alors une traction continue avec un poids lourd au moyen d'une broche traversant le calcanéum.

Je signalerai ici une idée que je n'ai pas encore eu l'occasion de mettre en pratique mais qui, à priori, me parait bonne : Dans l'extension par la méthode de Codivilla, si on place le clou dans le tissu spongieux, on risque d'amener une raréfaction osseuse par pression, et, bien que ce danger soit assez minime, de l'ostéite par infection secondaire. Au lieu de placer dans l'os la broche servant pour l'extension je crois qu'il serait préférable de la placer en dehors de l'os, à un niveau où s'insèrent de forts tendons qui, par leur épanouissement fibreux, consolident leur point d'attache. Cette idée m'est venue en considérant à un étal de boucher la façon dont sont suspendues les pièces de viande : elles sont fixées à un crochet passé sous le tendon d'Achille. Chez l'homme je crois que c'est le même mode d'attache qu'il faut employer. On enfoncerait pour cela un crochet pointu sous le tendon d'Achille; ce crochet contournant la face supérieure du calcanéum, donnerait, sans préjudice pour l'os bien protégé à ce niveau, un point d'appui puissant; s'il en résultait une position gênante du pied en talus on corrigerait facilement cet inconvénient avec une sangle prenant en même temps point d'appui sur l'avant pied (figure 389).

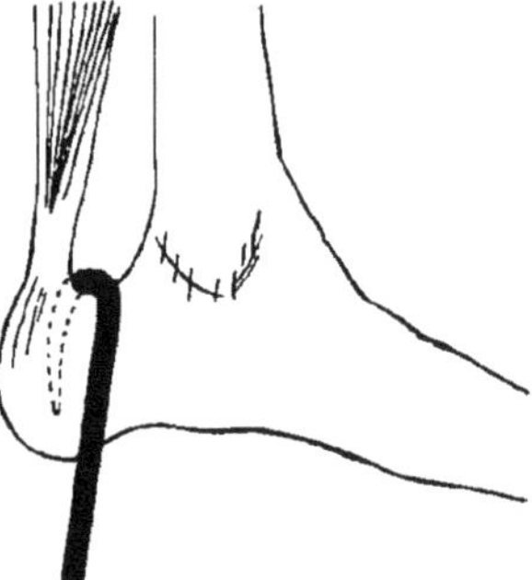

Figure 389.

La même méthode pourrait être employée au niveau du genou; le crochet tracteur serait passé sous le ligament rotulien au-dessus de son attache tibiale.

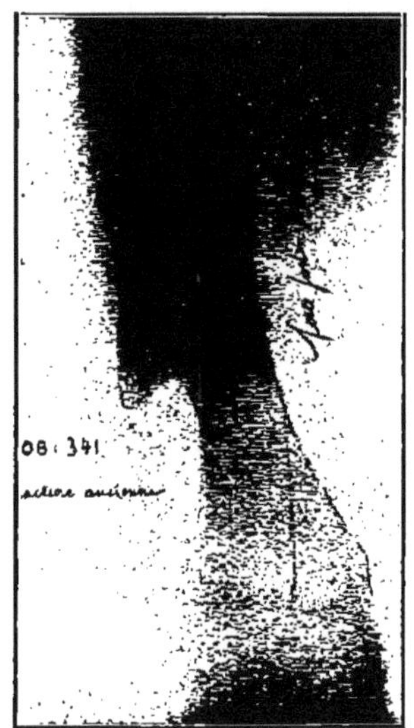

Figure 390. — Obs. 341, I.

Cal vicieux datant d'un an et demi, après fracture oblique.

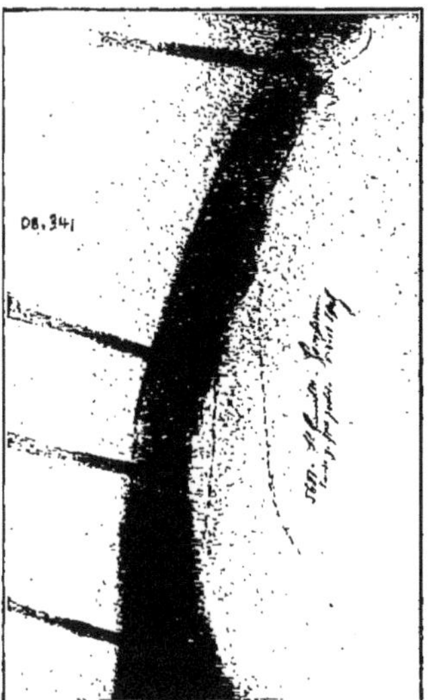

Figure 391. — Obs. 341, II.

Réduction intégrale.

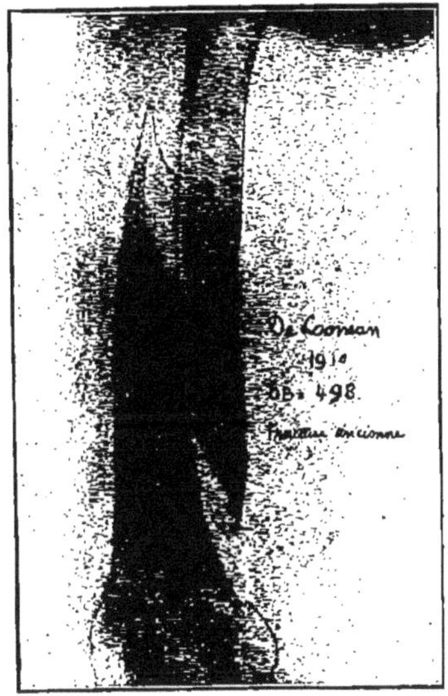

Figure 392. — Obs. 498, I.

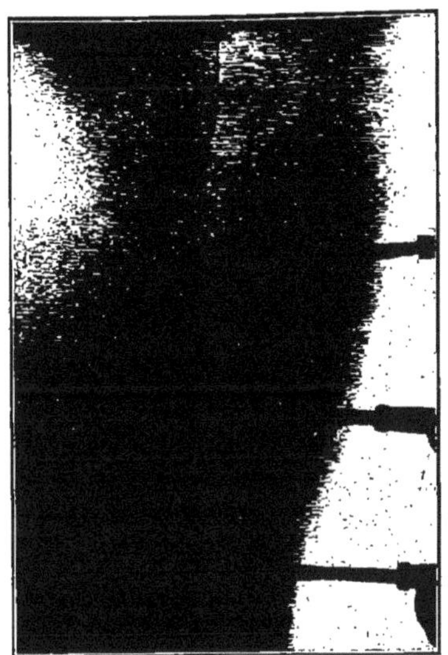

Figure 393. — Obs. 498, II.

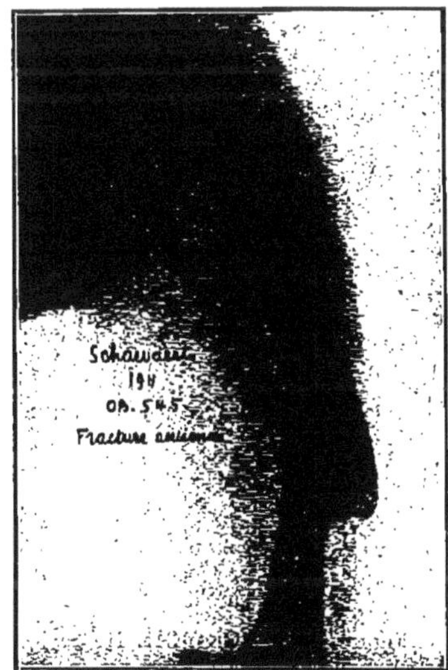

Figure 394. — Obs. 545, I.

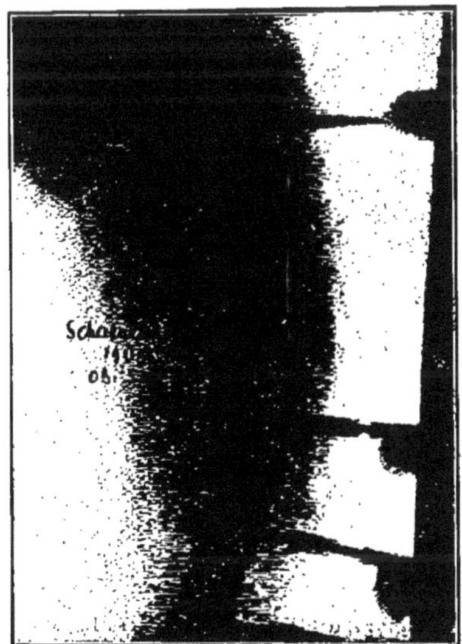

Figure 395. — Obs. 545, II.

Fracture oblique consolidée vicieusement (17 mois). Ostéoporose. Résection du cal. et réduction par mise en angle. Ecrasement partiel du bout supérieur. Légère incurvation interne. Consolidation en cinq semaines. Bon résultat fonctionnel.

Pseudarthroses du fémur.

Les pseudarthroses sont rares au fémur. Leur traitement ne présente rien de bien particulier.

Si l'absence de consolidation est due à une interposition de muscle et l'accident relativement récent (quelques mois) on pourra recourir à l'ostéo-synthèse comme dans une fracture récente et employer suivant qu'il s'agit d'une transversale ou d'une oblique, le fixateur ou le cerclage.

S'il s'agit d'une pseudarthrose ancienne après fracture en biseau avec amincissement des bouts, le meilleur traitement opératoire sera le suivant :

On avivera à la gouge tranchante les faces des fragments se regardant, et en enlevant le moins d'os possible. On mettra les surfaces en contact en coaptant avec un davier et on fixera par deux ou trois forts cerclages. Le raccourcissement passe ici au second plan ; il faut avant tout consolider le fémur et rechercher seulement la correction suivant la direction et suivant l'axe du membre.

J'ai employé cette technique dans un cas fort mauvais, où il y avait pseudarthrose flottante invétérée après une fracture oblique ; le blessé était fort corpulent et portait depuis son enfance une ankylose du genou à angle droit. J'ai fait avec un succès complet le cerclage de la pseudarthrose et la résection orthopédique du genou (figures 396 et 397, Obs. 287).

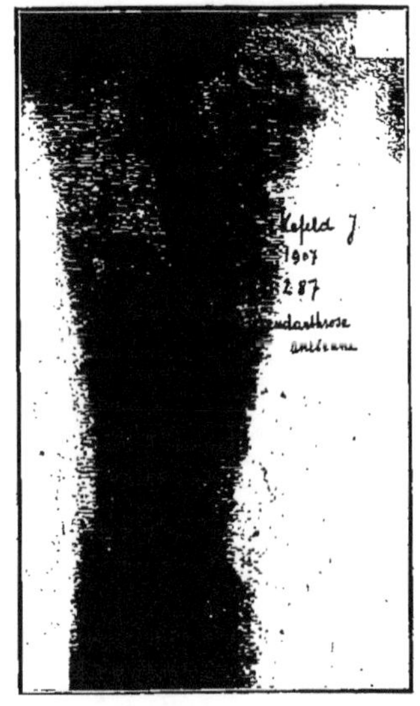

Figure 396. — Obs. 287, I.

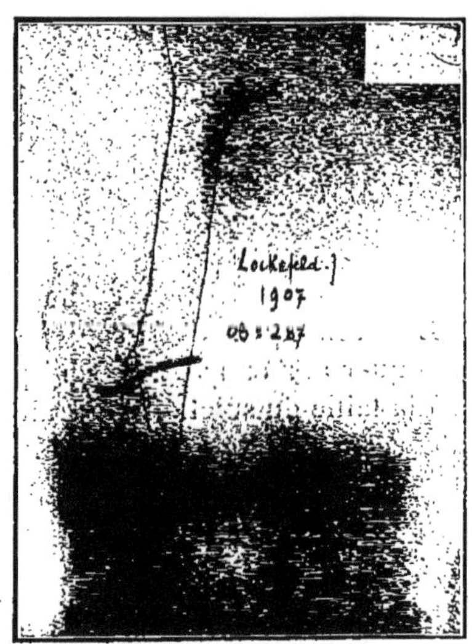

Figure 397. — Obs. 287, II.

S'il s'agissait d'une fracture peu oblique où le cerclage seul serait insuffisant on utiliserait la technique suivante :

On ferait à la gouge une section en escalier, utilisant l'obliquité des surfaces pour ne pas perdre trop d'étoffe. (Cette section est délicate et demande beaucoup d'attention pour être faite correctement). On réduirait par mise en angle et on fixerait en combinant le cerclage avec le fixateur. (Voir généralités.)

Enfin, dans les pseudarthroses flottantes avec grande perte de substance, on pourra être amené à tenter la greffe osseuse. On l'exécutera en suivant les indications données dans les généralités sur les pseudarthroses. On prendra, comme transplant, une longue lame osseuse prélevée sur le tibia du côté malade, à moins qu'on n'ait l'occasion de prendre la greffe sur un membre venant d'être amputé. Le transplant sera fixé, sur les bouts avivés, au moyen de vis ou de cerclages et le membre sera longtemps immobilisé dans un grand bandage plâtré.

Fractures du corps du fémur chez les enfants.

Je n'ai guère d'expérience des traumatismes des os chez les enfants. Il est certain que l'ostéo-synthèse trouvera des indications infiniment plus rares dans l'enfance que chez l'adulte.

Chez l'enfant le périoste est épais, formant une véritable écorce protectrice engaînant la diaphyse et s'opposant dans une large mesure au déplacement des fragments ; les muscles moins puissants ont moins de tendance à amener du chevauchement. Aussi, bien que les fractures soient fréquentes chez l'enfant, les grands déplacements y sont-ils exceptionnels.

Cependant ces cas existent et j'ai moi-même dû intervenir dans un cas de fracture obstétricale du fémur où il existait un déplacement énorme et où de multiples tentatives de réduction avaient échoué.

J'ai également dans un cas dû intervenir pour un cal vicieux chez un enfant de 6 ans (Obs. 492, figures 381, 382, 383).

Les techniques décrites pour les fractures de l'adulte peuvent s'appliquer aux enfants. Le seul point est de proportionner le matériel à la taille du sujet. Il faudrait chez les enfants jeunes utiliser un fixateur d'un modèle approprié. Je laisse ce champ de recherches à ceux qui ont fréquemment des fractures à soigner chez les enfants.

FRACTURES DE L'ÉPIPHYSE FÉMORALE INFÉRIEURE

Fractures sus-condyliennes.

Les fractures sus-condyliennes du fémur présentent beaucoup de variétés dans la disposition du trait de fracture. Au point de vue du traitement opératoire il faut les ranger en deux groupes : les formes transversales et les formes obliques.

Dans les *formes transversales* le trait peut être absolument perpendiculaire à l'axe de l'os ou être légèrement oblique en bas et en avant. Le déplacement peut être minime, négligeable. Le plus souvent cependant il est considérable. Le fragment épiphysaire peut glisser en arrière ou de côté (fractures à traits légèrement obliques), (figure 398 et figure 402, Obs. 191).

Quand le trait est en rave il peut se produire une vraie incarcération par basculement de l'épiphyse sous l'action combinée des gastro-gnémiens et du triceps (figure 399).

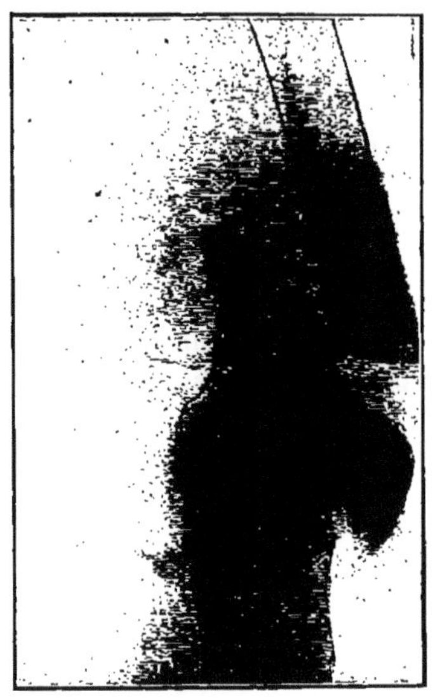

Figure 398.
Fracture sus-condylienne, légèrement oblique.
Déplacement de l'épiphyse en arrière.

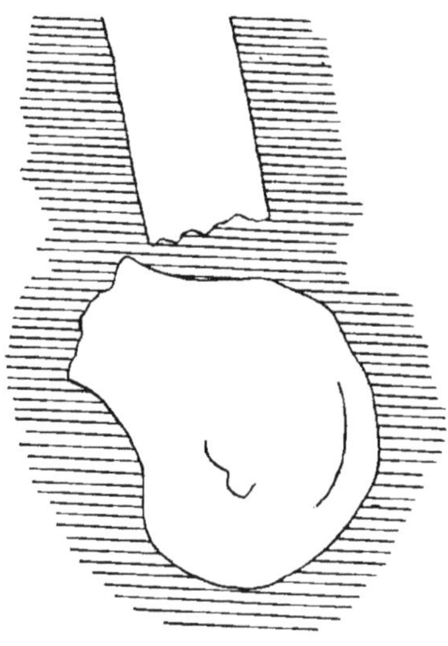

Figure 399.
Fracture sus-condylienne transversale avec incarcération des fragments.

Dans les *fractures sus-condyliennes en biseau*, le trait est ordinairement oblique en bas et en avant ou en bas et en dehors. Le déplacement ici est souvent considérable ; le fragment supérieur pointu perfore les muscles, déchire parfois la synoviale du genou ou fait issue au travers des téguments.

Les fractures sus-condyliennes du fémur avec déplacement sont toujours fort graves. Les fonctions du genou sont directement compromises; la pseudarthrose est à craindre quand il y a embrochement des parties molles. Quand il y a plaie communicante la lésion devient grave pour la vie, la suppuration pouvant aboutir à une arthrite suppurée du genou. Quand le fragment épiphysaire bascule en arrière il peut se produire (ce que j'ai observé) une gangrène foudroyante de la jambe par compression des vaisseaux poplités. On peut aussi craindre la gangrène par étranglement des tissus quand l'hématome est considérable.

L'intervention opératoire doit être pratiquée dans tous les cas où il y a déplacement des fragments. On interviendra du 10e au 15e jour; s'il y avait menace de gangrène, il faudrait, bien entendu, intervenir le plus tôt possible pour tâcher de sauver le membre.

Technique de l'ostéo-synthèse dans les fractures sus-condyliennes transversales.

On abordera la fracture par une longue incision externe descendant depuis le tiers inférieur de la cuisse jusqu'au niveau de l'interligne articulaire du genou. Le foyer ouvert on désenclavera les fragments avec une large rugine introduite entre eux et faisant levier; on amènera ainsi une réduction approximative qu'on complètera en saisissant les bouts avec deux daviers droits et en les manœuvrant

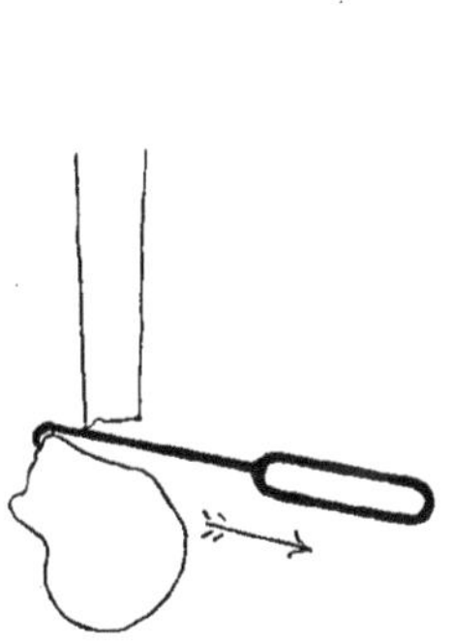

Figure 400.
Manœuvre du désenclavement dans la fracture sus-condylienne transversale.

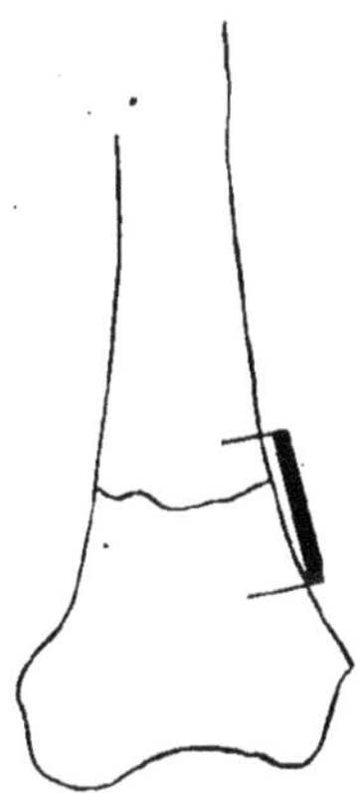

Figure 401.
Schéma de l'agrafage dans la fracture sus-condylienne transversale.

jusqu'à engrênement exact. Dans les cas de fort basculement de l'épiphyse avec incarcération, on amorcera la réduction en harponnant le fragment inférieur avec un crochet à tractions (figure 400).

Une fois la fracture réduite on peut réaliser une fixation simple et rapide au moyen d'une grande agrafe (figure 401) qui peut suffire à maintenir les fragments, car s'il y a des dentelures, la tendance au déplacement n'est pas très grande. On pourrait même se passer de toute espèce de fixation. Cependant je crois qu'une solide fixation est préférable. Elle met en garde contre des surprises désagréables; elle garantit mieux le résultat fonctionnel en permettant de faire le pansement en flexion et en rendant possible la mobilisation immédiate de l'articulation.

On recourra donc de préférence à la prothèse perdue. Il faut employer une plaque métallique modelée sur un fémur sec et la fixer par des vis, courtes du côté diaphysaire et longues au niveau de l'épiphyse. C'est la technique que j'ai suivie dans mon observation 191 (figure 402). La restitution intégrale a été obtenue dans ce cas.

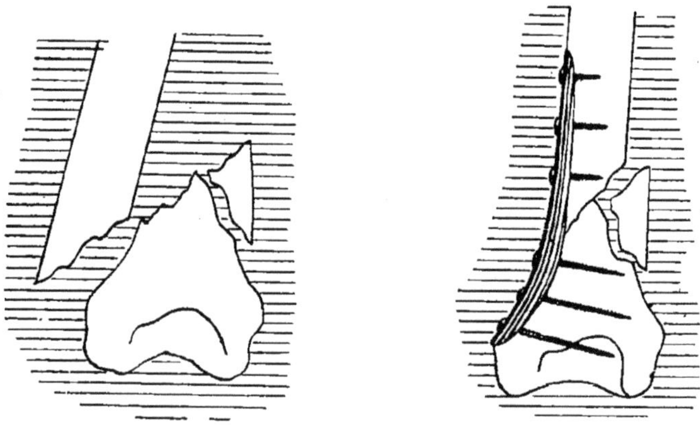

Figure 402. — OBS. 191.
(Décalque de radiographie.)
Fracture sus-condylienne du genou traitée par la prothèse perdue.

Technique de l'ostéo-synthèse dans les fractures sus-condyliennes obliques.

Dans les cas que j'ai observés, le biseau était oblique en bas et en dehors, ou en bas et en avant; la diaphyse chevauchait fortement en dehors du genou ou en avant sous la rotule.

Les fractures en biseau avec trait oblique en bas et en dedans, ou en bas et en arrière, doivent être exceptionnelles. Je n'en ai jamais rencontré.

On abordera la fracture par une longue incision externe; on fera une toilette minutieuse des surfaces de fracture, puis on réduira par tractions longitudinales combinées avec la coaptation avec un davier. La réduction ne présente pas de difficulté dans les cas récents.

Pour la fixation, le vissage perdu est tout indiqué : On prendra deux vis à mèches perforatrices assez longues pour traverser l'os de part en part (sans trop en dépasser l'épaisseur). On les enfoncera directement avec le perforateur en les dirigeant un peu obliquement en bas et en dedans pour tâcher de les placer perpendiculairement au trait de fracture. Ce vissage est facile et très solide (figure 403).

Si la fracture remontait haut vers la diaphyse, on fixerait avantageusement en cerclant la partie supérieure et en plaçant une vis vers l'épiphyse (figure 404). Le cerclage seul n'est pas à recommander parce

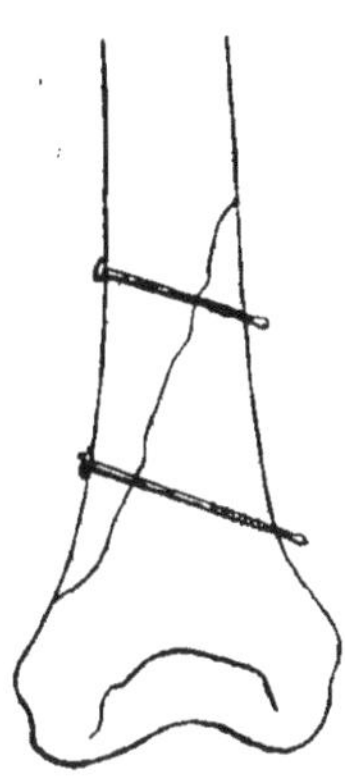

Figure 403.
Vissage simple dans la fracture sus-condylienne oblique.

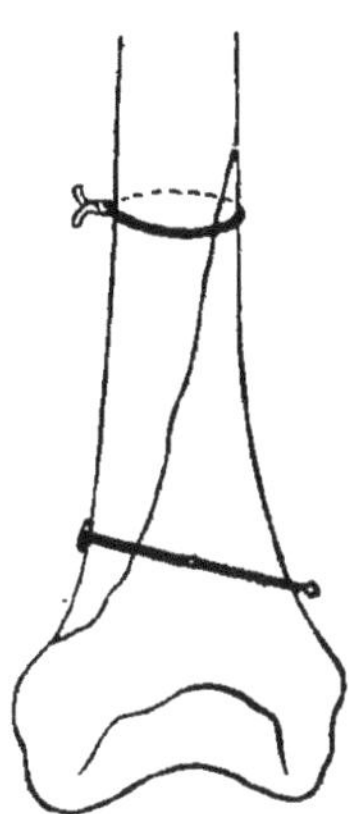

Figure 404.
Vissage et cerclage combinés.

que le fil inférieur serait difficile à passer sous l'os et que la conicité à ce niveau le ferait facilement glisser.

J'ai, dans un cas, employé avec un résultat parfait le boulonnage d'après Depage (Obs. 262, figures 405 et 406). Malgré ce succès je

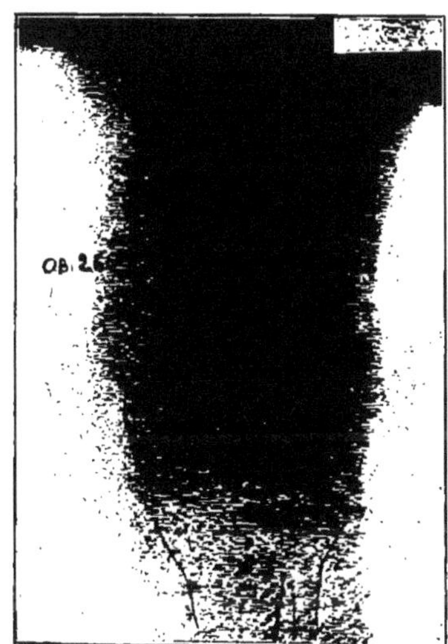

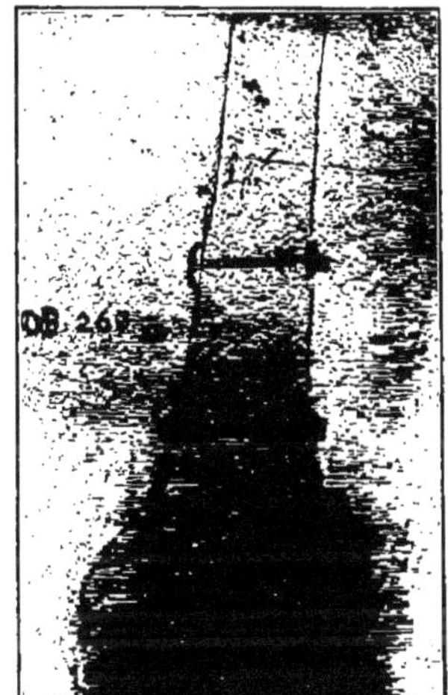

Figure 405. — Obs. 262, I. Figure 406. — Obs. 262, II.
Fracture oblique sus-condylienne. Boulonnage d'après Depage. Guérison intégrale.

ne recourrai plus à cette technique parce qu'elle ne présente aucun avantage sur le vissage simple et parce qu'elle présente l'inconvénient d'être d'une application très difficile; dans le cas en question j'ai eu également les plus grandes peines à extraire les boulons devenus douloureux après quelques mois.

Dans les différentes variétés de fractures sus-condyliennes du fémur il est essentiel de panser le genou en flexion. On mobilisera passivement tous les jours dans cette position et on redressera seulement, une fois la consolidation obtenue.

Fractures des condyles du fémur.

On peut rencontrer la fracture isolée du condyle externe, la fracture isolée du condyle interne et la fracture dia-intercondylienne ou fracture en Y.

Les fractures isolées des condyles sont rares; l'externe se présente plus souvent que l'interne.

Le trait de fracture part de l'espace inter-condylien et remonte plus ou moins haut vers la diaphyse en dehors ou en dedans. La fracture est intra-articulaire et s'accompagne d'une hémarthrose plus ou moins abondante (figure 407).

Il existe souvent un déplacement considérable du condyle fracturé vers le haut; il en résulte une déviation de la jambe en *genu valgum* ou en *genu varum,* suivant que c'est le condyle externe ou le condyle interne qui est intéressé.

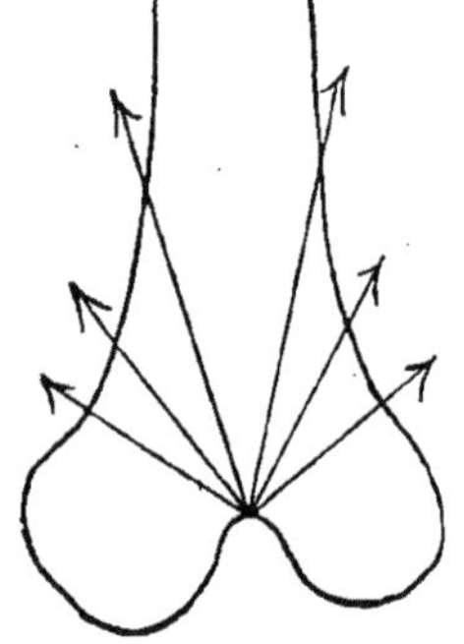
Figure 407.

On peut corriger *grosso modo* le déplacement en redressant le genou et, par une pression élastique, lutter contre la séparation des surfaces fracturées. Cependant, il y a une telle importance pour l'avenir à reconstituer intégralement la trochlée du genou, que je considère le traitement opératoire comme toujours indiqué quand il y a déplacement, *même minime.* Outre que le traitement opératoire assure avec sécurité une reposition géométrique, il permet de mobiliser de suite une articulation dont la raideur est aussi redoutable que fréquente après ces traumatismes.

La figure 408, montre une fracture du condyle interne avec un déplacement très minime; il existait en même temps une fracture du corps du fémur qui fut opérée au moyen du fixateur (Obs. 485). Dans ce cas, je ne jugeai pas à propos de pratiquer la réduction exacte et le vissage du condyle, parce que l'accident datait déjà de quatre semaines. Malgré la minime déformation de la trochlée, il en est résulté un léger *genu varum* avec limitation des mouvements de flexion du genou.

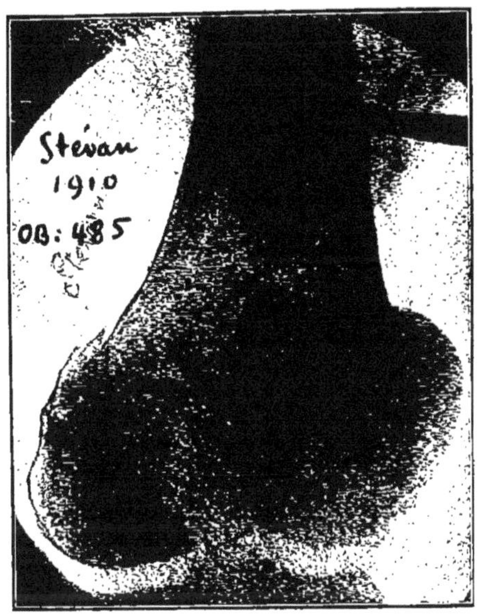

Figure 408.
Fracture du condyle interne du genou, compliquant une fracture du corps du fémur.

Technique de l'ostéo-synthèse dans les fractures isolées des condyles fémoraux.

S'il y a fracture du condyle externe, on incisera en dehors du genou; on tracera une incision courbe partant de l'espace sous rotulien externe, passant sur la saillie du condyle et remontant plus ou moins haut à la face externe de la cuisse.

On peut faire l'opération sans ouvrir l'articulation du genou ce qui peut être préférable. Cependant, s'il y avait une hémarthrose considérable je crois qu'il y aurait utilité à faire une petite incision au cul de sac synovial, près de la rotule, pour évacuer le sang.

On mettra d'abord à nu le fémur au-dessus du genou pour bien voir le trait de fracture. On réduira le déplacement en redressant le genou, ce qui aura pour effet de faire descendre le condyle fracturé. On fera la juxta-position exacte et la fixation temporaire avec un grand davier à dents de lion; les mors seront plantés, d'une part, sur le condyle sain, au travers de la peau, et, d'autre part, sur le condyle fracturé.

Si la fracture remonte haut vers la diaphyse on pourra se rendre compte de la réduction parfaite par l'engrènement exact des surfaces au-dessus de l'articulation. Si l'on doutait de l'exactitude de la coaptation il faudrait ouvrir sans hésiter la synoviale pour vérifier la parfaite réduction.

La fixation des fractures condyliennes du fémur doit se faire par vissage perdu : On placera, transversalement, deux longues vis, l'une au niveau de la partie la plus saillante du condyle, l'autre plus haut à la limite supérieure de la fracture. Le point de pénétration au niveau du condyle externe se trouve exactement à un centimètre et demi en avant de la partie la plus saillante du condyle. On peut placer des vis en avant de cette ligne ; en arrière on tomberait dans l'échancrure intercondylienne qu'il vaut mieux éviter (figures 409, 410).

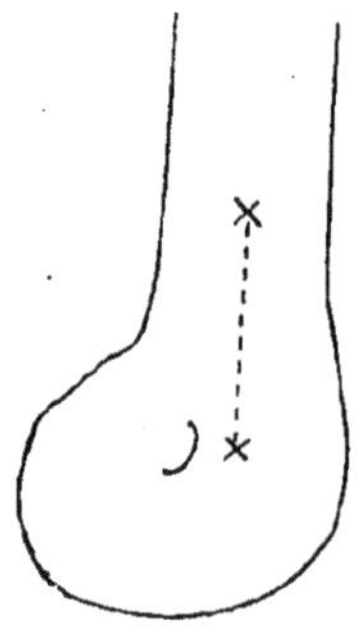

Figure 409.
Points de pénétration (×) des vis dans le condyle externe.

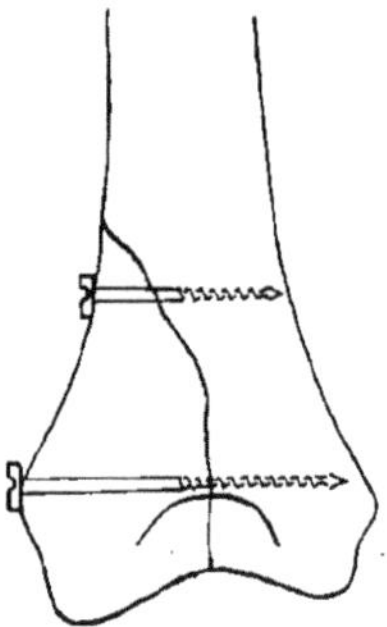

Figure 410.
Vissage du condyle externe.

La technique opératoire serait exactement la même pour les fractures du *condyle interne*. Le point de pénétration des vis se trouve ici exactement sur la saillie du condyle.

Fracture dia-condylienne du fémur.

Cette lésion est de la plus haute gravité. Elle est habituellement produite par une chute sur le genou fléchi; la diaphyse pénètre comme un coin entre les condyles et les fait éclater. Quand les choses se passent ainsi les dégâts sont toujours importants et le déplacement des fragments, considérable.

On peut aussi observer des fractures en Y par torsion ; un des condyles se brise et l'effort continuant, le second cède à son tour. Le déplacement dans cette forme peut être assez minime.

Dans les fractures produites par chute sur le genou il y a toujours une hémarthrose considérable; la région du genou est tendue au point que la sphacèle du membre peut résulter de l'étranglement des tissus.

Parfois la pointe de la diaphyse a perforé les parties molles et il y a une hémorragie extérieure plus ou moins abondante.

Cette fracture est justiciable presque toujours du traitement sanglant. On s'abstiendra seulement chez les individus âgés ou tarés, et quand le déplacement sera minime. Chez les sujets jeunes et bien portants, il ne faut pas hésiter à intervenir pour peu que la forme anatomique de la trochlée soit altérée. Il ne faut toutefois pas perdre de vue que l'opération est importante et réclame les précautions les plus minutieuses au point de vue de l'aseptie, car une infection opératoire serait ici particulièrement redoutable.

Voici intégralement la technique que j'ai suivie dans trois cas de ce genre et où j'ai obtenu trois guérisons complètes.

Technique opératoire.

On interviendra du 8e au 12e jour, après une préparation soignée de la région. Il ne faut pas trop tarder parce que des masses osseuses se forment rapidement et gênent la réduction.

Il faut, pour mener à bien cette intervention, avoir un large jour sur toute l'épiphyse du fémur. L'incision de Kocher, pour l'arthrotomie du genou, me parait la plus recommandable ; elle est rapide, ne lèse aucun organe important et donne un jour énorme.

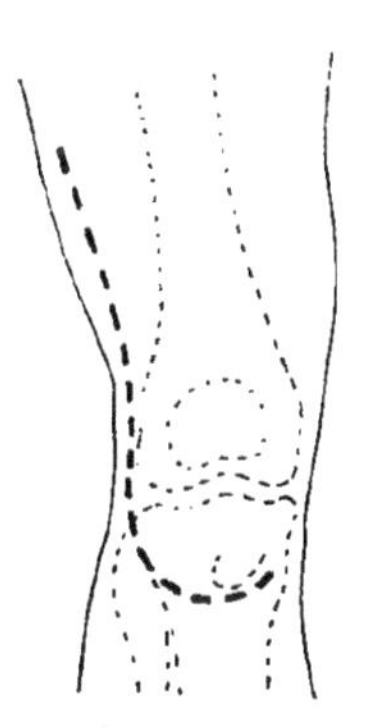

Figure 411. Incision pour l'arthrotomie latérale du genou.

On commence l'incision au niveau du tiers inférieur de la face externe de la cuisse; on passe au niveau de la saillie du condyle externe, puis on contourne, en passant au-dessous d'elle, la tubérosité antérieure du tibia. On termine l'incision à deux centimètres en dedans de cette saillie. On repasse le bistouri dans l'incision pour sectionner l'aponévrose en haut et la capsule articulaire au niveau du genou (figure 411).

Ostéotomie du tibia : Avec une gouge large et mince on détache la tubérosité antérieure du tibia ; on applique la gouge sous l'apophyse et on sectionne de bas en haut et un peu d'avant en arrière, de façon à avoir un bon fragment osseux emportant toute l'attache du ligament rotulien.

On place ensuite deux pinces de Muzeux sur la lèvre antérieure de la plaie et on incise profondément jusque sur le plan osseux. On relève tout le lambeau comprenant le ligament rotulien, la rotule et le triceps ; on sectionne la synoviale et on renverse le volet sur le côté interne du membre exposant ainsi largement les deux condyles.

On fait la toilette du foyer en enlevant à la curette les caillots organisés et les débris osseux et en épongeant à sec avec des tampons de gaze montés sur pince.

Réduction : Il faut toujours commencer par réduire la fracture inter-condylienne et fixer les deux fragments l'un à l'autre avant de s'occuper de la diaphyse. Si celle-ci a pénétré entre les condyles, il faut commencer par la désenclaver en faisant des tractions sur le pied et en se servant au besoin d'une spatule formant élévatoire.

On réduira la fracture inter-condylienne au moyen d'un grand davier à griffes (davier droit) placé par devant et affrontant transversalement les surfaces. Il sera le plus souvent nécessaire d'user en même temps d'un élévatoire pour faire basculer les fragments jusqu'à obtenir leur parfait engrênement.

Vissage des condyles : Avant de procéder à la réduction de la diaphyse il est préférable de fixer définitivement les condyles l'un à l'autre, car cela donne de la sécurité et simplifie la suite de l'opération. On enfoncera pour cela deux longues vis transversalement au travers des condyles. Il faut avoir soin de placer ces vis de telle sorte qu'il reste une place libre suffisante pour la plaque de prothèse qui réunira la diaphyse à l'épiphyse. On placera donc une première vis très bas, au-dessous de la saillie du condyle externe; la vis supérieure sera placée soit fort en avant, soit fort en arrière suivant la disposition de la fracture. Le vissage de l'épiphyse terminé, on laissera en place le davier fixateur car il doit servir à manœuvrer l'épiphyse dans le dernier temps de la réduction.

Reposition de la diaphyse : On exercera une traction sur le membre et on affrontera directement la diaphyse au bloc articulaire au moyen d'un grand davier droit. Cela se fera très facilement si le trait sus-condylien est oblique. Si la fracture sus-condylienne est transversale et dentelée, on arrivera à réduire en faisant une sorte de mise en angle : on basculera l'épiphyse en dehors, on soulèvera la diaphyse avec une spatule, ou en la saisissant dans un davier droit, puis, une fois les surfaces en regard, on redressera le membre.

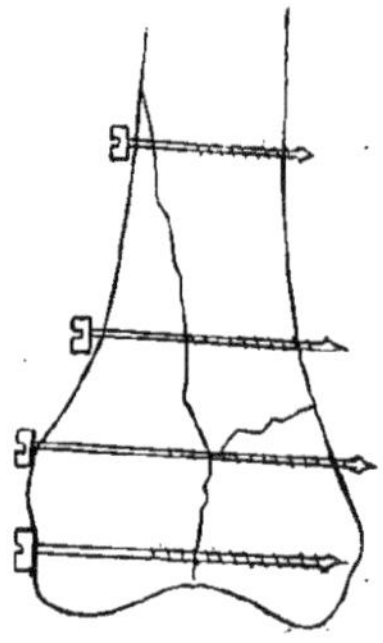

Figure 412. Schéma du vissage d'une fracture intra-condylienne avec trait oblique.

La fixation de la diaphyse à l'épiphyse reconstituée se fera par vissage direct ou par prothèse perdue.

Le vissage direct serait le meilleur mode de fixation si l'un des traits condyliens remontait haut vers la diaphyse, comme dans le schéma (figure 412). Cette disposition favorable se rencontre malheureusement fort rarement.

La fixation diaphyso-épiphysaire par agrafage n'est pas recommandable; l'union manquerait de solidité. Deux agrafes, interne et externe, seraient nécessaires, et le placement du côté interne serait difficile nécessitant une incision spéciale (figure 413).

C'est donc la prothèse perdue qui sera le plus souvent indiquée pour la fixation diaphyso-épiphysaire; c'est à elle que j'ai eu recours dans les trois cas que j'ai opérés.

Il faut pour cette prothèse une plaque spéciale modelée sur un os sec de taille similaire et s'appliquant exactement sur la région externe de l'os.

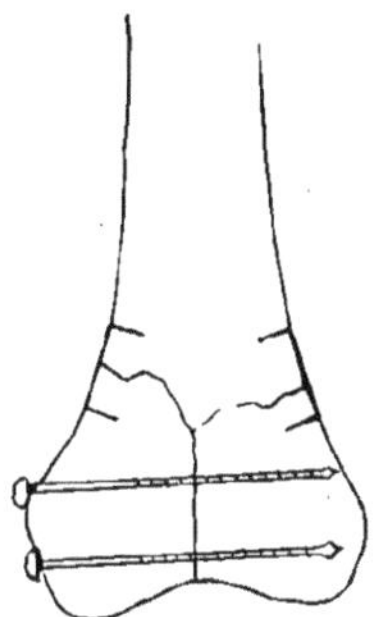

Figure 413.
Schéma. Vissage et agrafage combinés dans la fracture intra-condylienne.

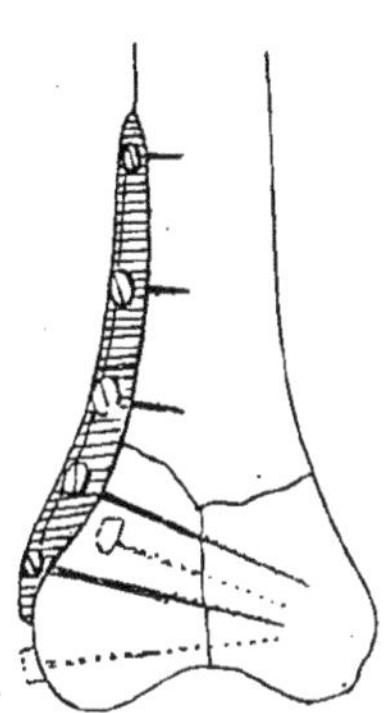

Figure 414.
Schéma de la prothèse perdue dans la fracture intra-condylienne.

La fixation de la plaque se fera de différentes manières suivant les cas. Si la diaphyse, une fois réduite, tient en place par ses dentelures, ce qui est habituel, on déposera la plaque sur l'os et on la fixera temporairement avec un grand davier droit.

Si cette façon de faire n'était pas possible, la diaphyse glissant sur l'épiphyse, on fixerait premièrement la plaque à l'extrémité diaphysaire puis on réduirait et on fixerait temporairement la plaque au bloc articulaire (méthode de la fixation première).

Pour le vissage de la plaque on mettra du côté diaphysaire des vis courtes, là où l'os est déjà épais et dur. Du côté de l'épiphyse il faut placer deux ou trois longues vis enfoncées transversalement et pénétrant les deux condyles (figure 414).

Avant de fermer la plaie on fléchira prudemment le genou, ce qui permettra de se rendre compte de la solidité et de la correction de la réparation.

Fermeture de la plaie : On rabattra le lambeau et on fixera par deux clous de menuisier la tubérosité antérieure du tibia à sa place. On suturera ensuite la synoviale par un surjet à la soie fine fermant hermétiquement la cavité articulaire. Quelques points de suture à la soie seront placés en bas sur la capsule articulaire. On fermera la plaie sans drainage ; du côté supérieur de l'incision trois ou quatre points profonds affronteront les masses musculaires. Le genou sera placé en flexion et un épais pansement absorbant et compressif entourera tout le membre.

Cette opération, malgré sa complication apparente, ne m'a pas paru difficile ; je dirai même que la fracture en Y du genou m'a semblé plus facile à opérer que les fractures similaires du coude, probablement parce que la voie d'accès est meilleure.

La mobilisation du genou doit être précoce. Dès les premiers jours il faut faire des mouvements légers dans l'articulation laissée en flexion. Vers la troisième semaine on redressera progressivement le genou en le replaçant en flexion pour la nuit.

La consolidation de cette fracture est très rapide (3 à 4 semaines). On fera l'extraction de la plaque 5 à 6 semaines après l'opération.

Je crois préférable d'enlever la plaque et les vis dans tous les cas, à cause de leur volume ; des inconvénients tardifs (hyperostose) pourraient résulter d'une intolérance même légère.

J'ai pratiqué trois fois l'ostéo-synthèse pour fractures intra condyliennes du genou. Ces trois cas cependant fort graves m'ont donné trois guérisons anatomiques et fonctionnelles complètes.

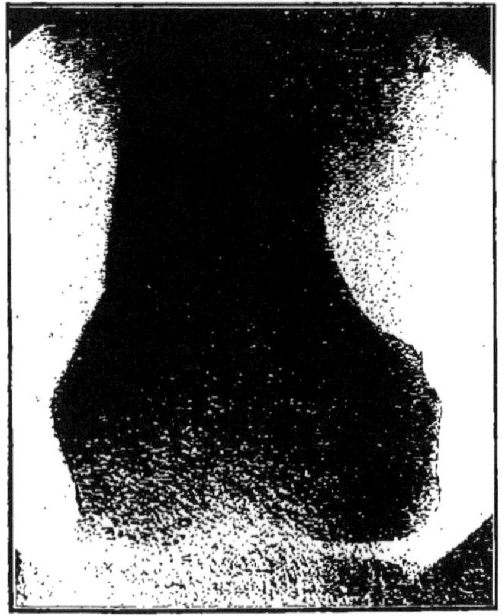

Figure 415. — Obs. 204, I.

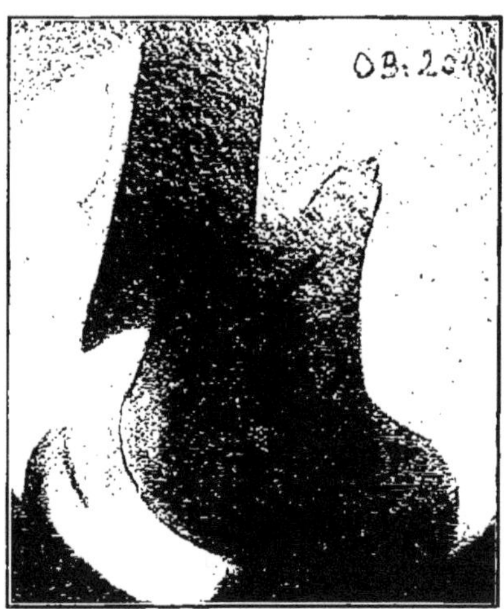

Figure 416. — Obs. 204, II.

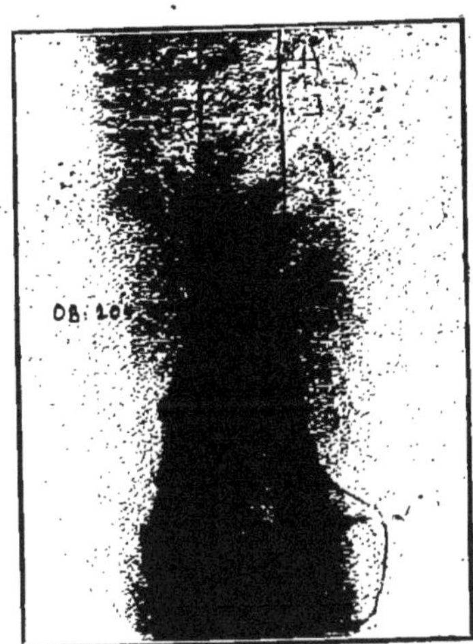

Figure 417. — Obs. 204, III.

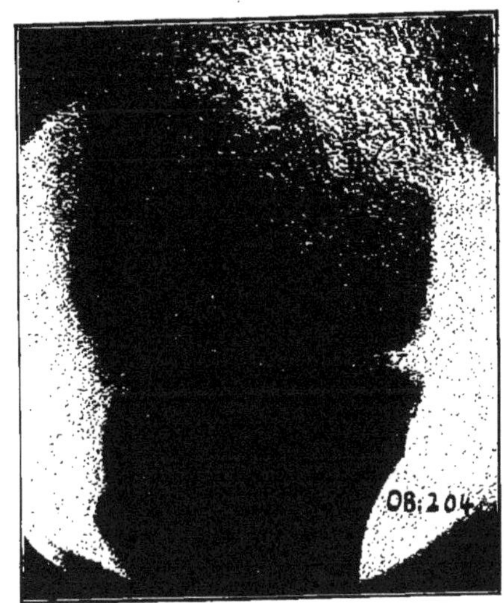

Figure 418. — Obs. 204, IV.

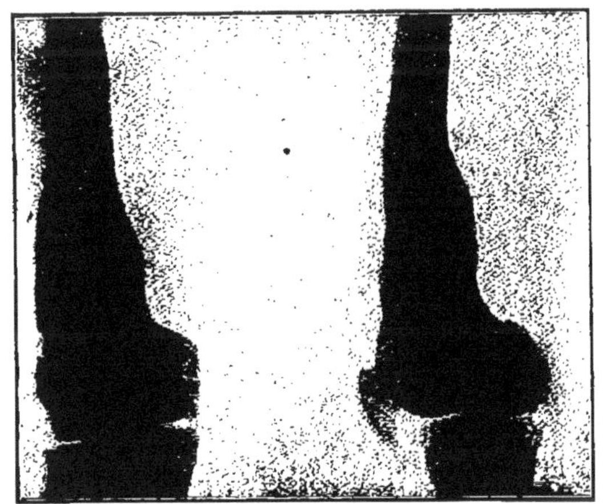

Figure 419. — Obs. 204, V.
(Radiographie 6 ans après l'opération.)

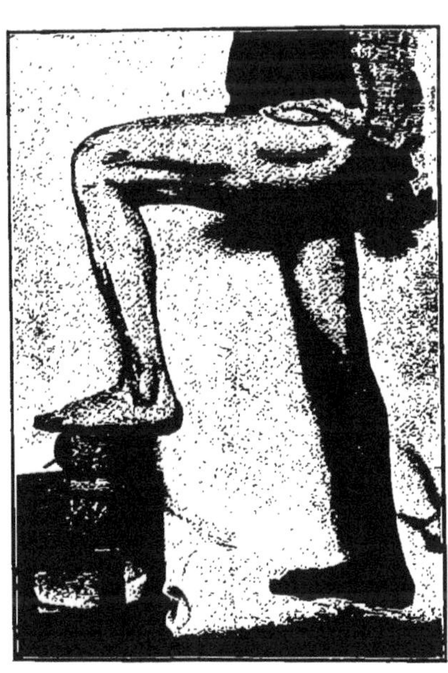

Figure 420. — Obs. 204, VI.

Obs. 204 : Rutten, 40 ans, cocher de fiacre. Fracture intra-condylienne.
Figures 415-416. Radiographies de la fracture.
Figures 417-418. Radiographies après l'ostéo-synthèse.
Figures 419-420. Radiographie et photographie 6 ans plus tard.

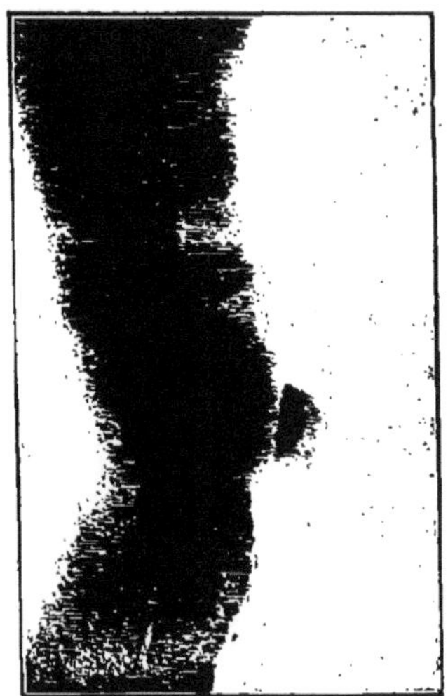

Figure 421. — Obs. 417, I.

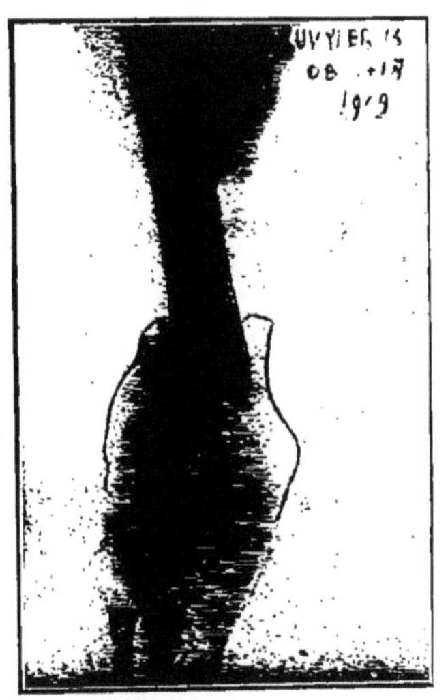

Figure 422. — Obs. 417, II.

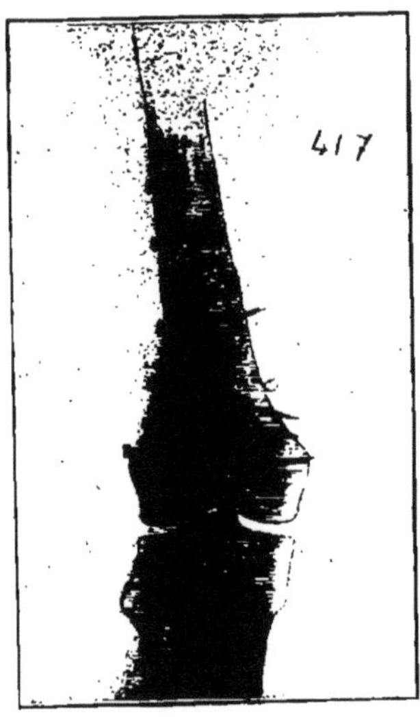

Figure 423. — Obs. 417, III.

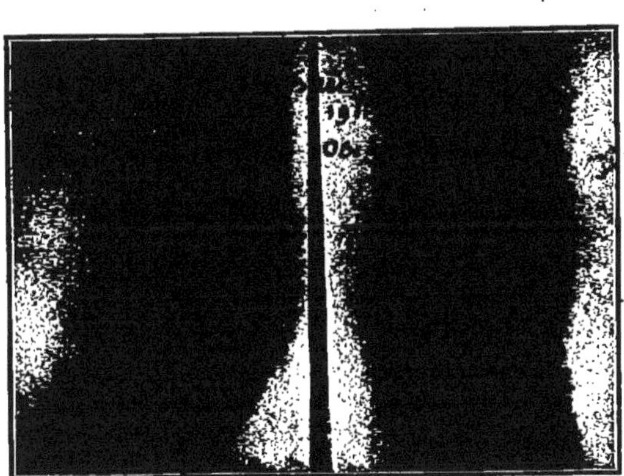
Figure 424. — Obs. 542, I.

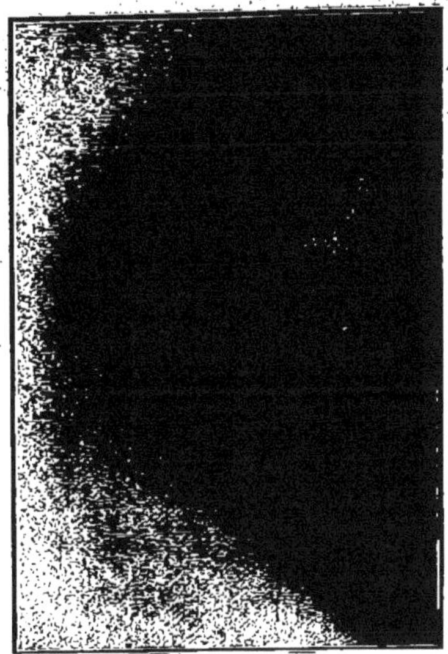
Figure 425. — Obs. 542, II.

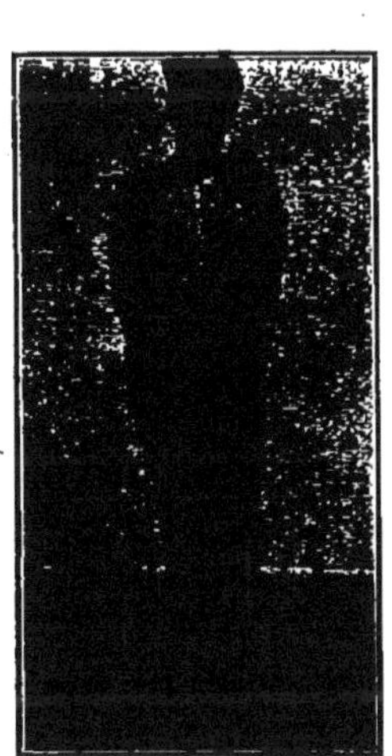
Figure 426. — Obs. 542, III.

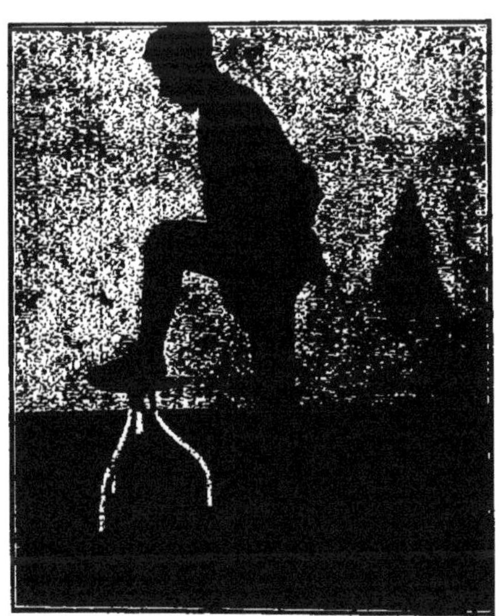
Figure 427. — Obs. 542, IV.

(Photographies prises 6 semaines après l'opération.)

Disjonctions épiphysaires du genou.

Ces traumatismes, relativement fréquents chez les enfants, seront traités suivant les mêmes principes que les fractures de l'adulte. Il faut, toutefois, tenir compte de ce que l'ankylose est beaucoup moins à craindre chez l'enfant que chez l'adulte, après une immobilisation.

On tâchera donc de réduire sans intervention sanglante et, si l'on obtient ainsi une bonne reposition, on immobilisera le membre dans un bandage plâtré pendant deux ou trois semaines. Si on peut faire l'immobilisation en flexion, sans reluxer les fragments, le résultat n'en sera que meilleur.

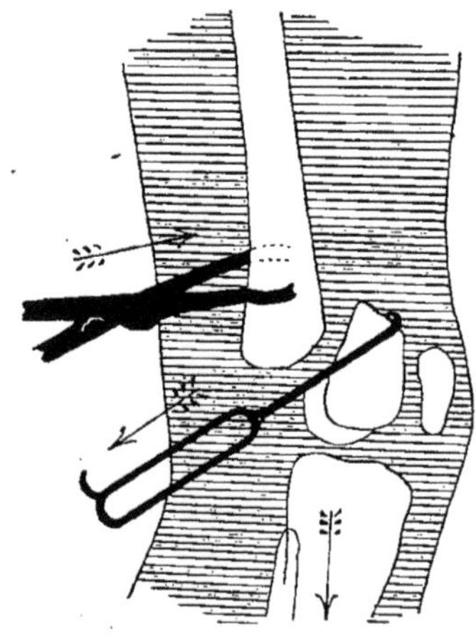

Figures 428.
Schéma de la réduction dans la disjonction épiphysaire du genou.

Dans les cas où la réduction parfaite ne peut être obtenue par des manœuvres faites sous anesthésie, il faut ouvrir l'articulation et fixer l'épiphyse, soit avec un clou (jeunes enfants), soit au moyen de vis ou d'une plaque de prothèse. L'incision latérale externe, avec ou sans ostéotomie de la tubérosité antérieure du tibia, est la meilleure. La figure 428 représente les manœuvres de la réduction sanglante dans la forme habituelle, avec déplacement de l'épiphyse en avant.

Fractures partielles des condyles du fémur.

Ces lésions ont une physionomie spéciale par le fait qu'elles sont entièrement intra-articulaires. Elles sont rares et surtout difficiles à diagnostiquer.

Un mouvement de torsion du genou peut déterminer l'éclatement d'une petite portion de la surface cartilagineuse et du tissus spongieux sous-jacent; la force traumatisante est quelquefois exceptionnellement petite, « quelquefois c'est même un faux mouvement [1] ».

Le fragment détaché peut être entièrement libre dans la cavité articulaire, comme dans la figure 429 (d'après Helferich). Il se comporte alors comme corps étranger articulaire. Le diagnostic est ici particulièrement délicat et ne peut être fait que par une radiographie très fine. La fracture peut être plus importante et détacher une portion

(1) HELFERICH. *Fractures et luxations*, page 394.

d'un des condyles; le fragment peut être libre ou rester attaché à la capsule ou à la synoviale.

Ces fractures sont graves par leurs conséquences au point de vue des mouvements du genou.

Quand on a pu faire un diagnostic précis une arthrotomie est indiquée. On emploiera, suivant la siège de la lésion, soit l'arthrotomie latérale, soit l'arthrotomie médiane antérieure trans-rotulienne. Je décrirai cette dernière technique à propos des fractures du plateau tibial.

Une fois l'articulation ouverte, on épongera le sang épanché dans l'articulation et on recherchera le fragment détaché s'il est tombé dans la cavité articulaire. On se comportera différemment suivant les cas.

Si le fragment est fort petit, l'ablation pure et simple est indiquée et l'opération aura en somme consisté en l'extraction d'un corps mobile articulaire.

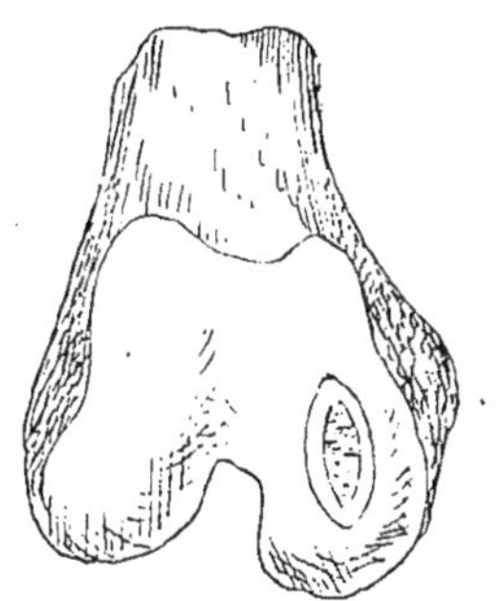

Figure 429.
Fracture partielle d'un condyle fémoral.

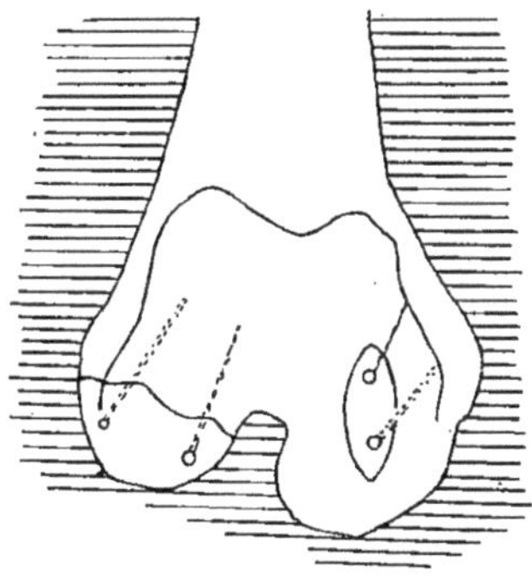

Figure 430.
Schéma du clouage des fractures intra-articulaires des condyles du fémur.

Si le fragment entièrement détaché est d'un certain volume, il faut le réimplanter et le fixer par clouage au moyen de fines pointes de menuisier. Il faut avoir soin de faire disparaître la tête du clou dans le cartilage en l'enfonçant avec un chasse-clou (figure 430).

La même fixation par clouage sera pratiquée en cas de fracture partielle intra-articulaire d'un des condyles (figure 430).

L'articulation sera fermée sans drainage; on fera une suture soignée de la synoviale et des différents plans. La mobilisation sera pratiquée très précocement après l'opération.

Je n'ai pas eu l'occasion de pratiquer cette opération sur les condyles fémoraux mais j'ai opéré un cas absolument similaire de fracture du plateau tibial (voir plus loin Obs. 334).

FRACTURES DE LA ROTULE.

La fracture de la rotule a été l'objet d'une quantité énorme de travaux. Il faudrait un volume pour en faire la bibliographie.

Actuellement on peut considérer la question du traitement opératoire comme jugée; la fixation directe est admise comme traitement de choix pour tous les cas où il existe de l'écartement des fragments. Certains, même, vont plus loin, et généralisent la suture à tous les cas « avec peu ou même pas d'écartement » [1] ce qui me semble aussi peu logique que possible !

Les cas de fractures sans déplacement ne sont pas rares; on s'en rendra rapidement compte si l'on veut se donner la peine de radiographier tous les blessés atteints de contusions du genou. Je donne ici la radiographie d'un des nombreux cas que j'ai rencontrés (figure 431). Ces cas de fractures sous périostées guérissent rapidement et

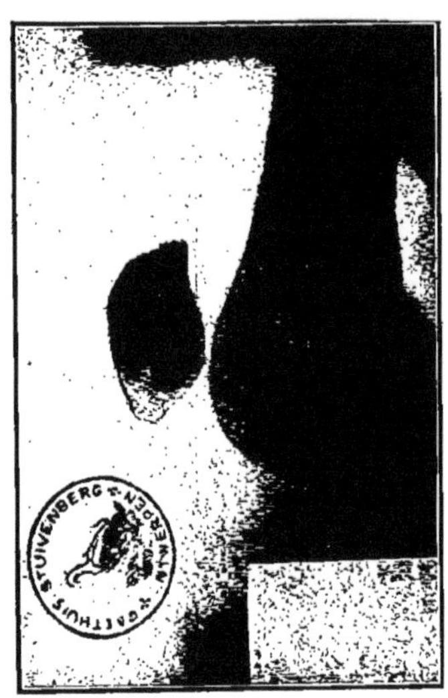

Figure 431.
Fracture de la rotule, sans déplacement.

intégralement par quelques semaines de repos, et il est pour le moins inutile de les taquiner.

Quand il y a arrachement des tissus fibreux et écartement même minime (½ centimètre) la suture est absolument logique, parce que, dans ces conditions, les fragments ne peuvent se réunir que par un cal fibreux, qui ne vaut jamais une consolidation osseuse.

[1] LUCAS CHAMPIONNIÈRE. *Journal de médecine et de chirurgie pratique*, 1911, page 806.

L'absence de cal osseux dans les cas à écartement provient, non seulement de la séparation des surfaces, de l'absence de tissus pouvant servir de support à une ossification, mais, aussi, de ce que les surfaces de fracture sont régulièrement coiffées par des débris du surtout fibreux antérieur (figure 432).

Le cal fibreux peut être compatible avec un fonctionnement quasi normal du genou. Il n'en constitue pas moins une faiblesse et un danger. Généralement ce cal s'allonge peu à peu au point de devenir une longue bandelette fibreuse. A mesure que cet allongement se

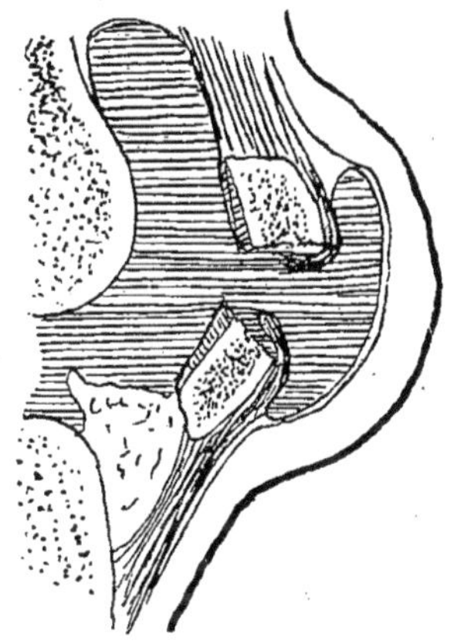

Figure 432.
Schéma de l'interposition fibreuse entre les fragments de la rotule.

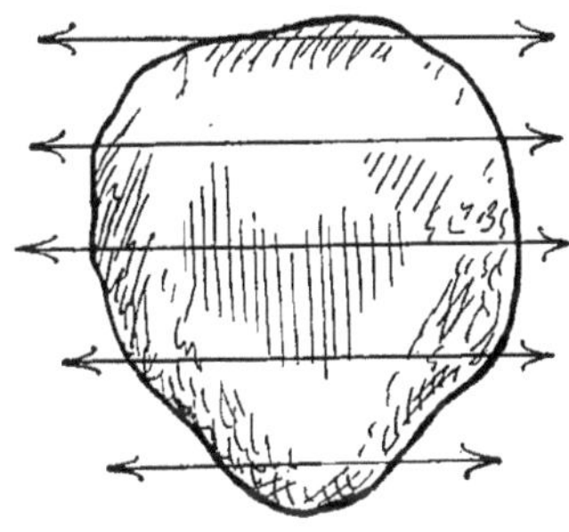

Figure 433.

produit le genou perd peu à peu de sa force et tel cas que l'on considérait comme guéri avec un excellent résultat finit par une invalidité considérable. Le cal fibreux est aussi exposé à la rupture à l'occasion d'un effort minime.

La disposition du trait de fracture est variable. Dans les fractures classiques par arrachement le trait est transversal; les fragments sont écartés plus ou moins fortement; la capsule fibreuse déchirée en dedans et en dehors sur une plus ou moins grande étendue. Le trait peut occuper toutes les hauteurs depuis la pointe inférieure jusqu'à la base (figure 433).

Chacun des fragments peut, en outre, être fissuré verticalement, mais sans déplacement latéral des fragments secondaires. Dans un cas, j'ai observé un arrachement du tendon rotulien au ras du bord supérieur de la rotule; une lamelle osseuse avait été entrainée avec le ligament, il existait un écartement de 5 à 6 centimètres (Obs. 519, figures 483 et 484).

Dans les lésions par coup direct on peut observer des traits de fracture de directions diverses (transversaux, verticaux, obliques, multiples). Dans ces fractures le tissu fibreux n'est généralement pas déchiré et les fragments, gardant leurs rapports, il n'y a aucune indication opératoire.

Technique de l'ostéo-synthèse de la rotule dans les fractures récentes.

Les procédés imaginés pour la suture de la rotule sont innombrables, probablement parce qu'aucun d'entre eux n'a une valeur définitive. Un classement est nécessaire.

L'opération peut se faire sous-cutanément ou à ciel ouvert.

Les procédés sous-cutanés, reliquats de la chirurgie préantiseptique ne méritent pas une grande discussion. Ils ne présentent plus aucun avantage sur l'opération faite au grand jour, en tant que danger. Ils présentent l'énorme aléa d'être aveugles et de n'aboutir qu'à des résultats incomplets : les fragments sont mal affrontés; les tissus fibreux interposés entre les fragments empêchent la consolidation, un cal fibreux plus ou moins serré est tout ce que la méthode peut donner.

Dans les procédés à ciel ouvert on ouvrira le foyer, soit par une longue incision médiane, soit par une incision transversale plus ou moins arquée passant sous la pointe de la rotule. L'incision transversale semble réunir actuellement presque tous les suffrages; elle présente l'avantage de mettre à découvert les déchirures latérales de la capsule.

Ayant donc tracé une incision en U encadrant la partie inférieure de la rotule on relève le lambeau cutané et on le fixe à la face antérieure de la cuisse avec une pince de Muzeux.

Une fois le lambeau de peau relevé, on voit la déchirure ostéo-fibreuse remplie de caillots et de sang liquide. On enlève les caillots avec une curette et on éponge le sang à sec avec des tampons montés.

Le lavage de l'articulation, qui était régulièrement pratiqué autrefois, n'a aucune raison d'être; il est pour le moins inutile et peut devenir dangereux. Il faut réduire le plus possible les contacts et les manœuvres dans l'articulation et se borner à enlever le sang encombrant le champ opératoire.

On fait ensuite la toilette des surfaces de fracture : toujours ces surfaces sont coiffées intimement par les lambeaux du surtout fibreux prérotulien. Il faut retrousser ces lambeaux et les exciser s'ils sont trop effilochés.

La réunion osseuse se fera de préférence par l'un des procédés suivants :

Suture para-rotulienne : J'ai employé autrefois cette technique dans un certain nombre de cas et j'en ai retiré de bons résultats. Certains chirurgiens lui sont restés fidèles et en font même la méthode de choix (Bérard).

Pour pratiquer la suture para-rotulienne, on affronte les fragments osseux au moyen d'un davier à griffes, puis on passe de chaque côté de la rotule et en commençant contre l'os, un, deux ou trois forts fils de soie ou de crin de Florence. Dans mes cas j'ai employé pour ces sutures le fort fil d'argent. On complète la réunion en suturant à points séparés le surtout fibreux antérieur (figure 434).

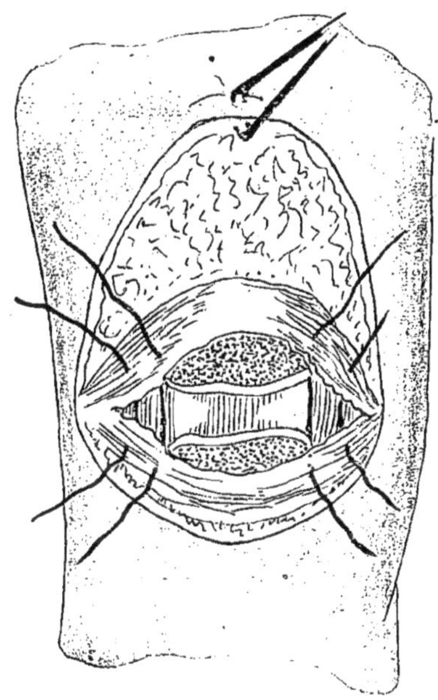

Figure 434.

Cette suture est simple ; elle présente l'avantage de respecter l'os et on n'a jamais de corps étrangers difficiles à extraire.

Je l'ai cependant abandonnée en faveur des fixations osseuses directes qui me semblent présenter plus de garanties de solidité et donnent un meilleur affrontement osseux. Je n'ai d'ailleurs abandonné la suture para-rotulienne qu'en partie car elle est le complément éminemment utile de tous les autres procédés et s'impose pour réparer les déchirures latérales.

Suture osseuse trans-rotulienne : Au moyen d'un perforateur aiguillé on fore deux trous dans chaque fragment de la surface périostique vers la surface de fracture sans atteindre le cartilage. Il faut avoir soin de forer ces trous bien symétriquement en face l'un de l'autre.

Pour la suture il faut un fil souple et très solide. Le fil d'argent, employé habituellement, manque de résistance et se brise régulièrement après peu de temps; ses débris peuvent tomber dans l'articulation. Je crois préférable d'employer des fils de cuivre rouge doré, de 1 ½ millimètre d'épaisseur. Ces fils doivent porter un œillet à chaque bout; on garnit ces œillets de fils fins qu'on entraine avec la mèche aiguillée. On arrive de cette façon à passer sans difficulté (parce qu'il n'y a pas de nœuds) des fils aussi gros que la mèche perforatrice employée.

Une fois les fils passés au travers des fragments, on amène ceux-ci en contact au moyen d'un davier à griffes et on serre les sutures prudemment à fond. On coupe les torsades à un centimètre de l'os et on les rabat de chaque côté. On complète la restauration par des points para-rotuliens à la soie ou au crin de Florence (figure 435).

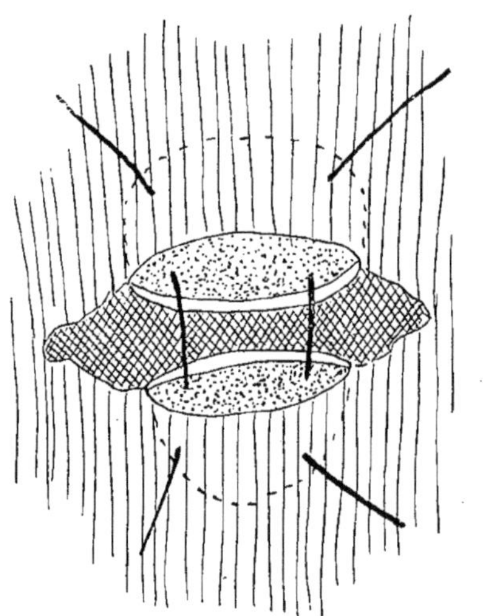

Figure 435.
Schéma de la suture trans-rotulienne.

La suture trans-rotulienne est une excellente technique; son grand défaut est d'être inapplicable dans beaucoup de cas, soit que l'un des fragments soit trop petit, soit qu'il y ait une fissure verticale ou un certain écrasement du tissu osseux. Elle n'est vraiment bonne que dans les fractures nettes de la partie moyenne de l'os.

Alglave et Fredet (communication orale) font la suture de la rotule au moyen de deux paquets de crins de Florence passés au travers des fragments et fortement liés. Ils font l'opération aussitôt que possible après l'accident. Leurs résultats ont été parfaits dans plus de 30 cas. Ils permettent la marche le sixième jour; le quinzième jour le blessé peut quitter l'hôpital.

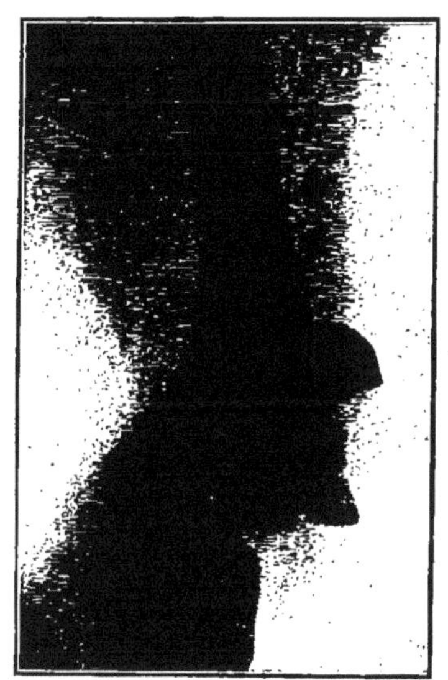

Figure 436. — Obs. 35, I.

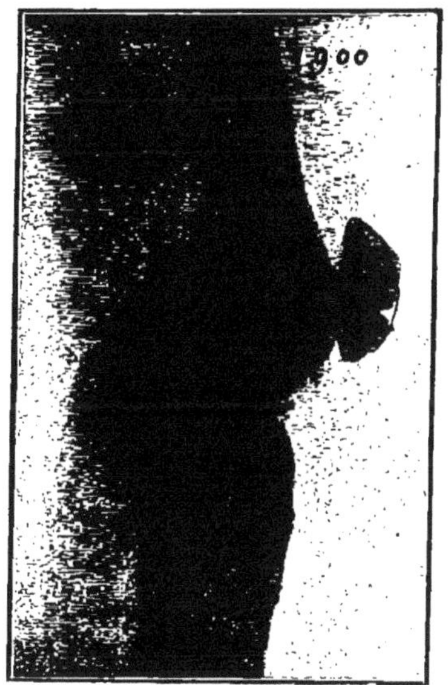

Figure 437. — Obs. 35, II.

(Suture trans-rotulienne.)

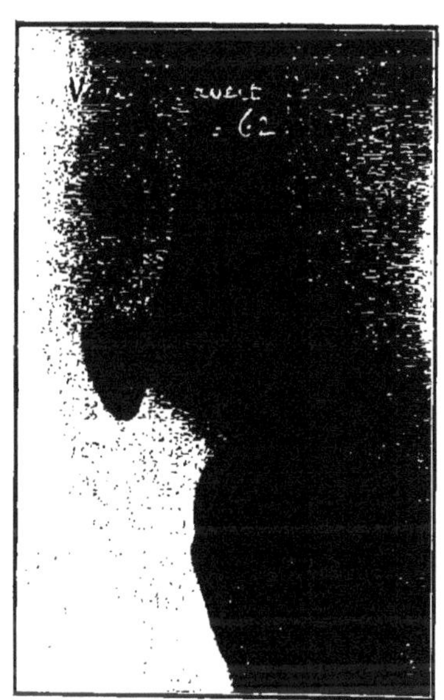

Figure 438. — Obs. 62, I.

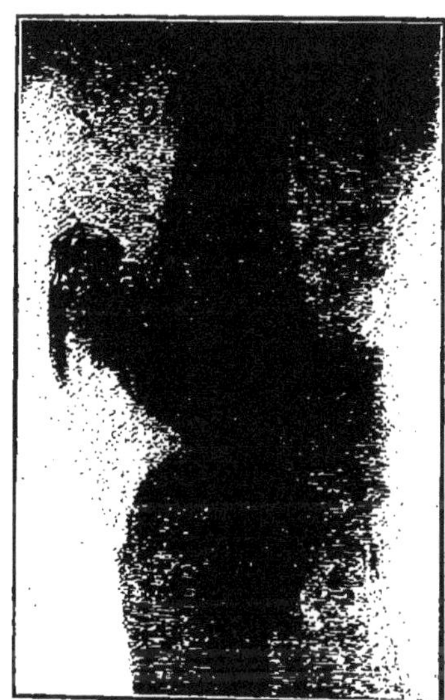

Figure 439. — Obs. 62, II.

(Suture trans-rotulienne.)

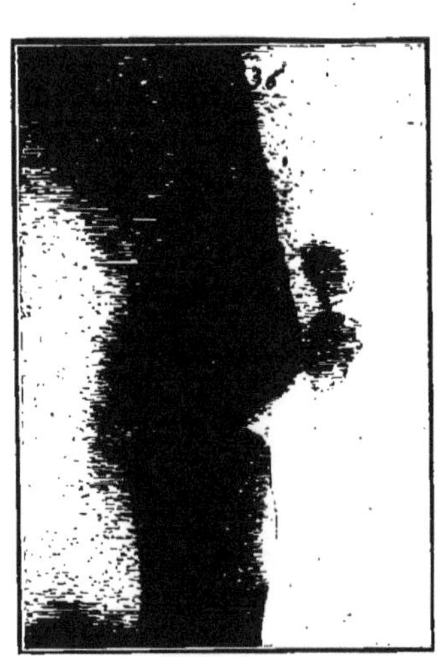

Figure 440. — Obs. 136, I.

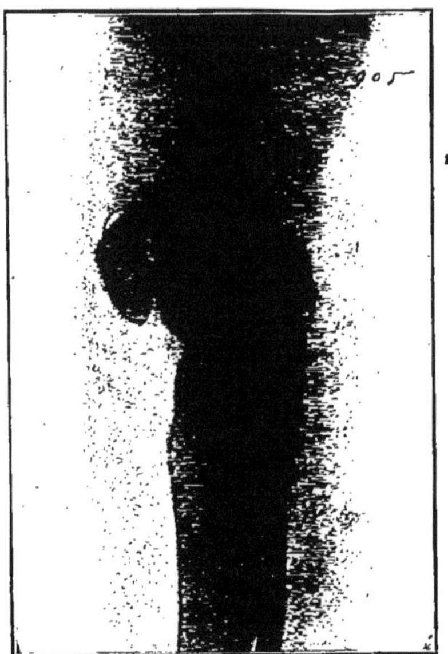

Figure 441. — Obs. 136, II.

(Suture trans-rotulienne.)

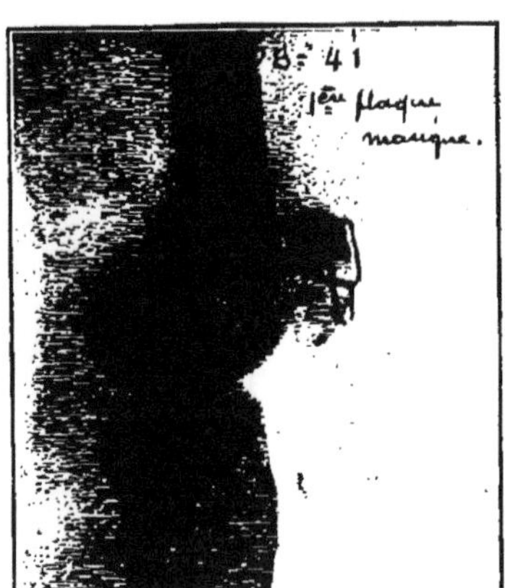

Figure 442. — Obs. 41.
(Suture trans-rotulienne.)

Cerclage de la rotule : Les premiers temps de l'opération sont exécutés comme ci-dessus.

Comme fil de cerclage, il faut un lien souple mais très solide et inextensible. J'emploie pour cela le fil de cuivre rouge de 1 ½ à 2 millimètres d'épaisseur. Comme pour la suture trans-rotulienne j'utilise un fil muni d'œillets qu'on garnit de fils fins servant d'entraineurs.

Avant de procéder au cerclage, je réduis et je fixe temporairement les fragments avec un davier droit dont les dents pointues sont plantées au-dessus et au-dessous de la rotule.

Pour placer le fil de cerclage, un perforateur aiguillé suffisamment long, est enfoncé transversalement au travers du tendon tricipital au ras du bord supérieur de l'os (figure 443).

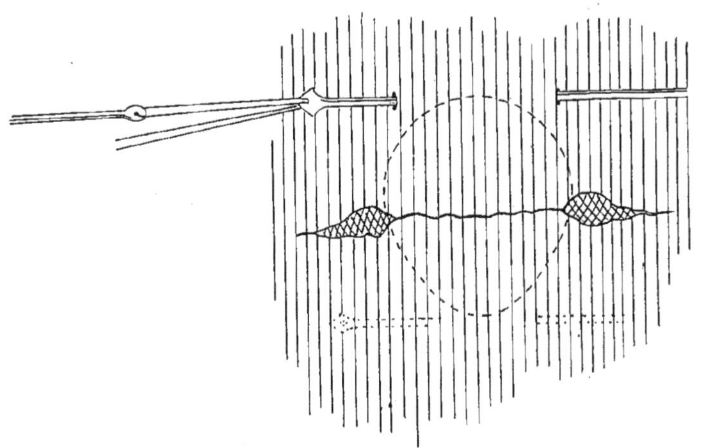

Figure 443.
Schéma du cerclage de la rotule.

On passe dans le chas de la mèche les deux bouts du fil fin garnissant l'un des bouts de la ligature et on entraine le tout au travers du tendon, en retirant le perforateur.

La même manœuvre est répétée sous l'extrémité inférieure de la rotule. Les deux chefs sont ensuite fortement tendus pour appliquer étroitement le cerclage contre l'os ; puis les deux bouts sont tordus à fond à l'angle supéro-externe de la rotule.

On complète la fixation par des sutures latérales placées sur les déchirures capsulaires.

Le cerclage de la rotule présente plusieurs avantages importants : l'opération est très facile et extrêmement rapide ; la réunion est très solide si on a employé un gros fil métallique ; il n'y a pas de perforation osseuse ; l'extraction du cerclage est aisée. Au revers de ces qualités, le cerclage présente l'inconvénient d'affronter souvent mal les fragments. Suivant que le fil est placé plus ou moins profondément, il se produit au moment du serrage un basculement en avant ou en arrière.

J'ai tâché d'obvier à ce défaut en faisant le cerclage avec un fil plus fin, passé plusieurs fois autour de l'os. J'ai eu plusieurs bons résultats par ce moyen, mais un autre inconvénient se présente, c'est la difficulté plus grande de l'extraction des fils.

Malgré son imperfection le cerclage est un procédé à retenir dans les fractures de la rotule. Il trouve des indications toutes spéciales, dans les fractures comminutives, là où l'os est si émietté que toute fixation directe est impossible.

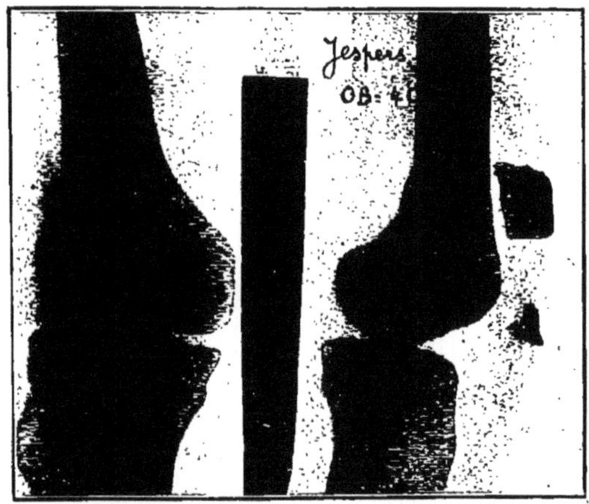

Figure 444. — Obs. 407, I.

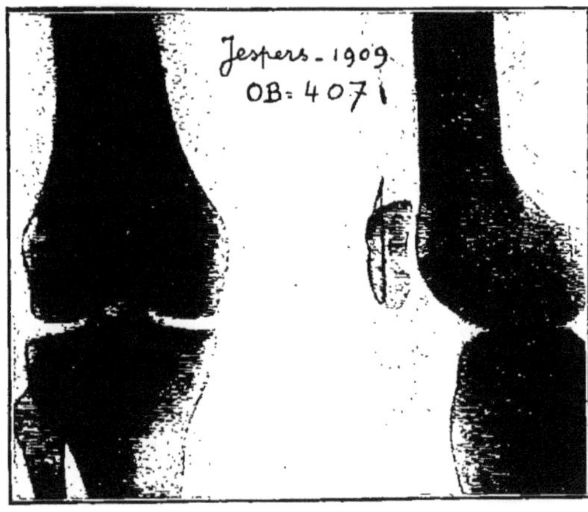

Figure 445. — Obs. 407, II.
(Cerclage simple.)

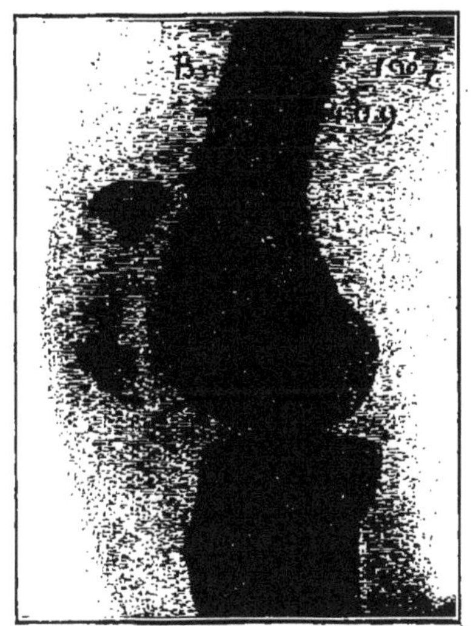

Figure 446. — Obs. 409, I.

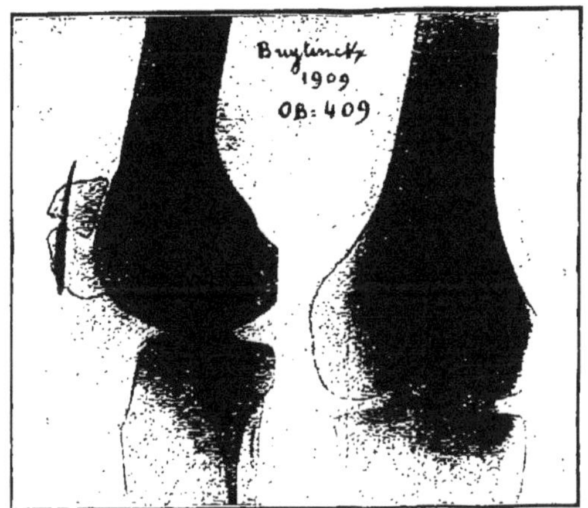

Figure 447. — Obs. 409, II.

(Cerclage simple.)

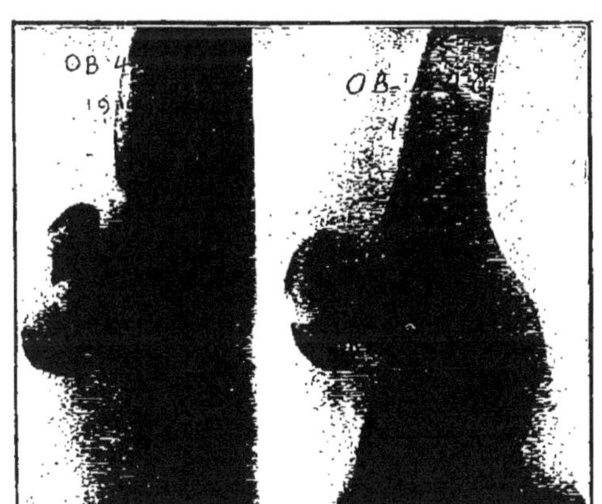

Figure 448. — Obs. 490.
(Cerclage simple.)

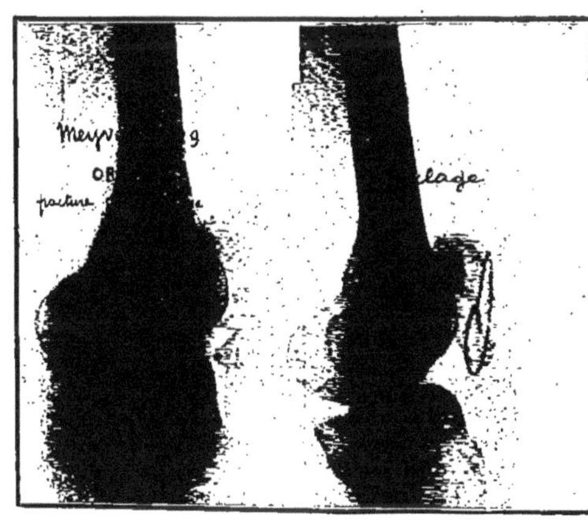

Figure 449. — Obs. 436,
(Cerclage simple.)

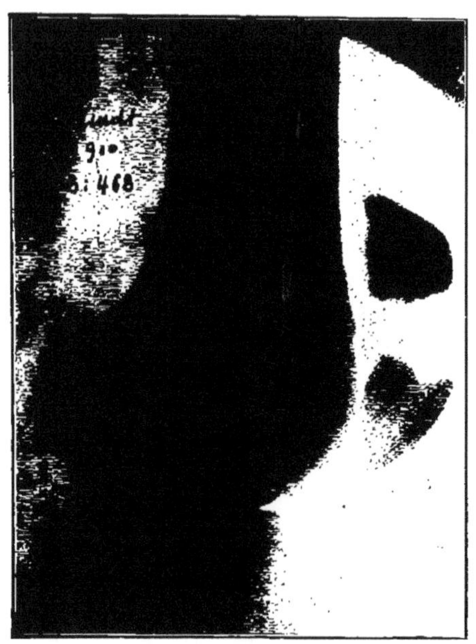

Figure 450. — Obs. 468, I.

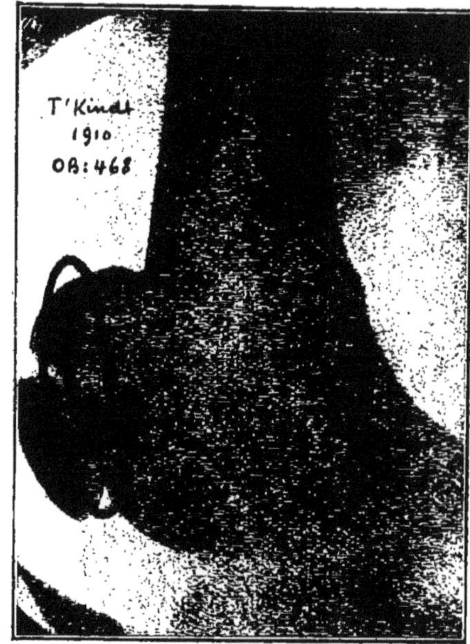

Figure 451. — Obs. 468, II.

(Cerclage simple.)

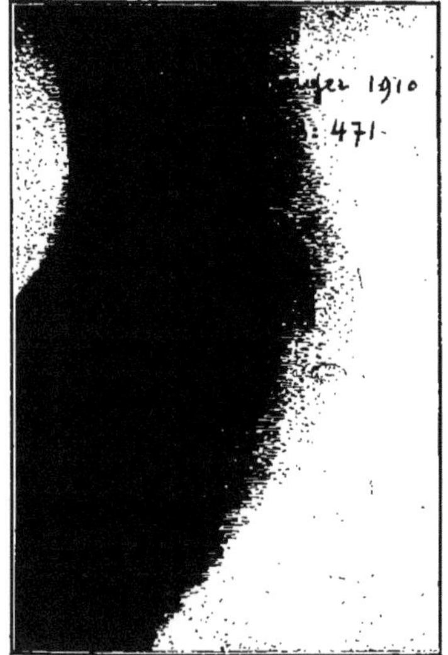

Figure 452. — Obs. 471, I.

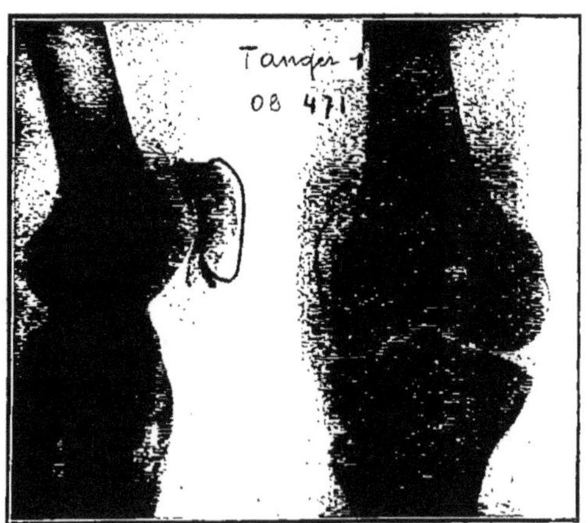

Figure 453. — Obs. 471, II.

(Cerclage simple.)

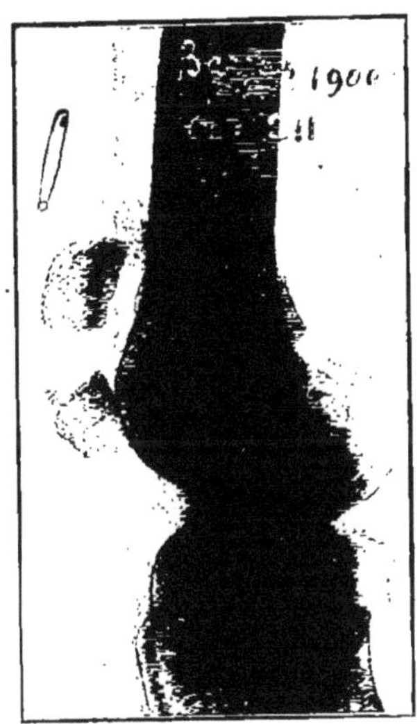

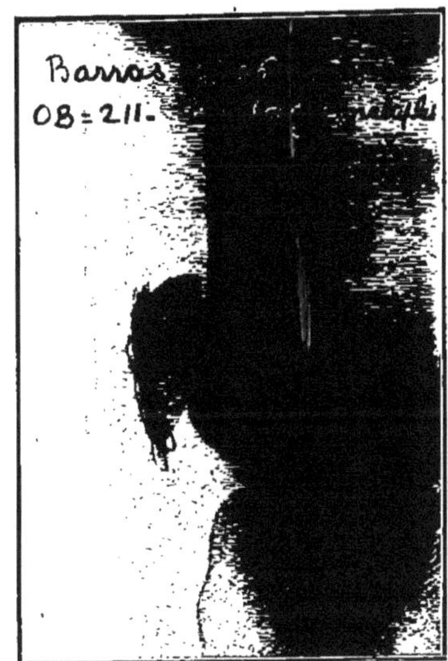

Figure 454. — Obs. 211, I. Figure 455. — Obs. 211, II.
(Cerclages multiples.)

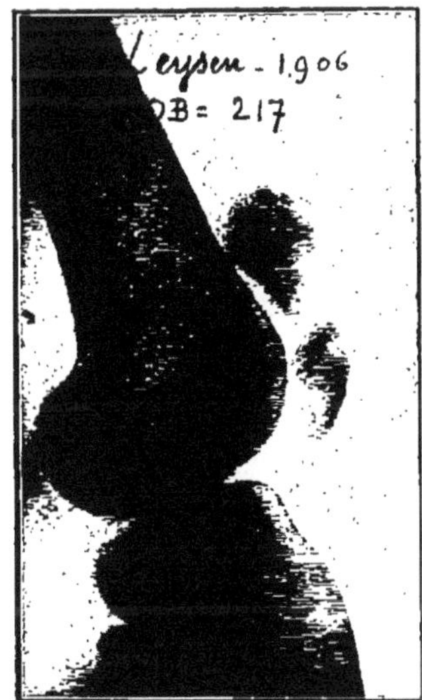

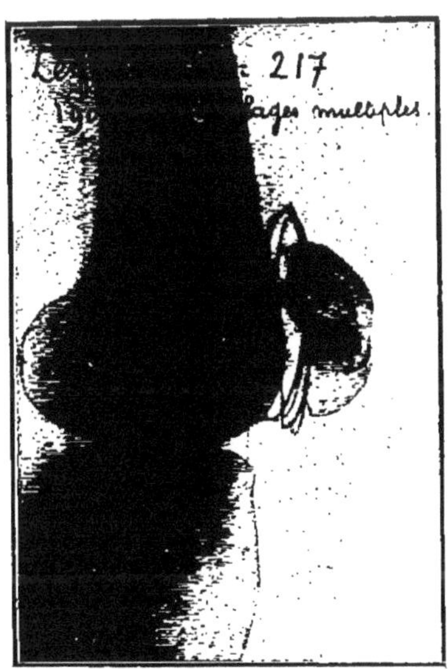

Figure 456. — Obs. 217, I. Figure 457. — Obs. 217, II.
(Cerclages multiples.)

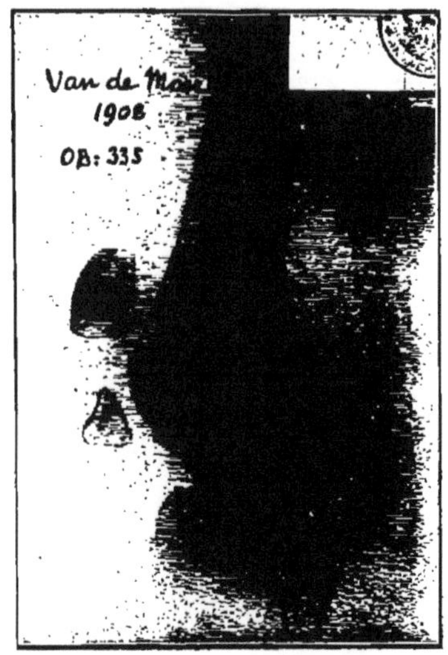

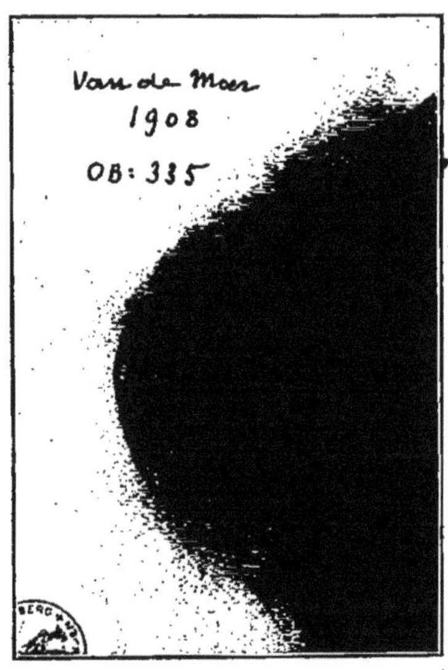

Figure 458. — Obs. 335, I. Figure 459. — Obs. 335, II.
(Cerclage double et pansement en flexion.)

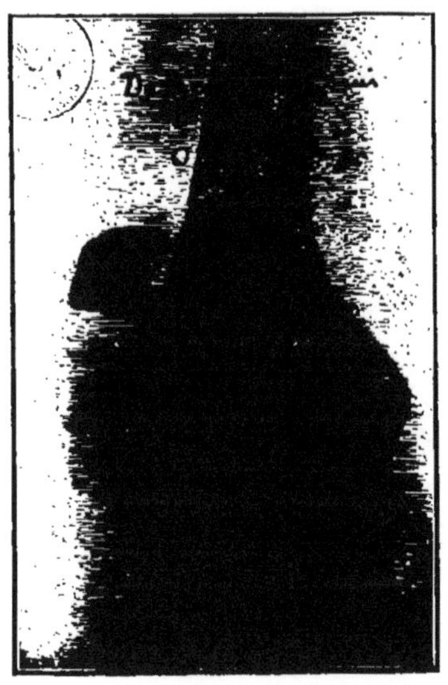

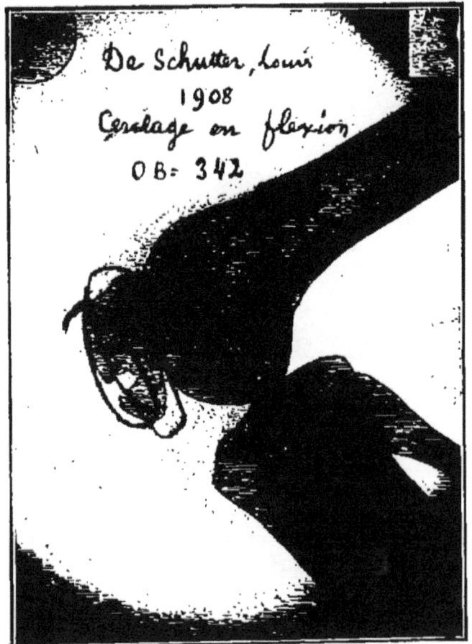

Figure 460. — Obs. 342, I. Figure 461. — Obs. 342, II.
(Cerclage double et pansement en flexion.)

Boulonnage de la rotule : J'ai eu plusieurs fois recours au boulonnage de la rotule avec d'excellents résultats : coaptation parfaite, grande solidité ; guérisons rapides.

Voici la technique que j'ai adoptée pour cette opération :

La fracture est réduite et maintenue coaptée par un grand davier droit.

Je passe une longue mèche aiguillée, diagonalement au travers des deux fragments comme l'indique la figure 462. Le fil souple du

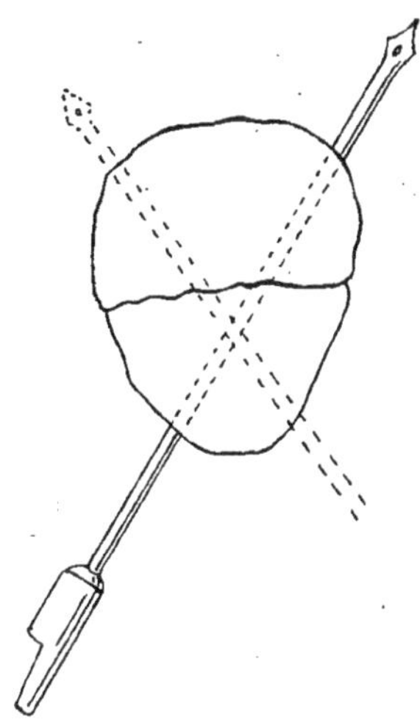

Figure 462.

boulon est introduit dans le chas du foret et le boulon attiré au travers de l'os.

On répète la même manœuvre suivant l'autre diagonale. On a ainsi deux boulons mis en croix. On serre les écrous jusque contre l'os. Pour avoir une bonne application de l'écrou il faut avoir soin de détacher le tissu fibreux des bords de la rotule au niveau des points d'appui ; faute de cette précaution le serrage laisserait à désirer et les fragments pourraient s'écarter par le tassement du tissu fibreux.

Cette façon de procéder me semble la plus facile. Dans mes premiers cas j'avais placé un seul boulon médian et j'avais constaté que le placement en était très difficile ; le tendon du triceps masque les bords supérieur et inférieur de la rotule et l'on ne parvient à placer le boulon qu'en perforant isolément chaque fragment.

Le boulonnage ne peut malheureusement s'appliquer qu'aux fractures du milieu de l'os et quand les fragments ne sont pas fissurés, Son grand inconvénient est la difficulté extrême de l'extraction. C'est cette dernière raison qui me l'a fait abandonner.

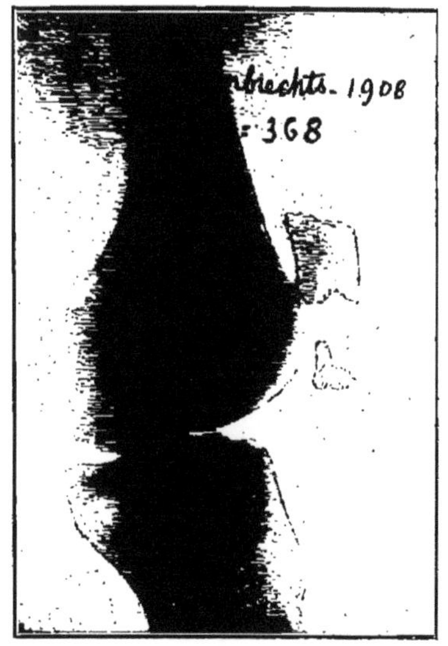

Figure 463. — Obs. 368, I. Figure 464. — Obs. 368, II.
(Boulonnage médian de la rotule.)

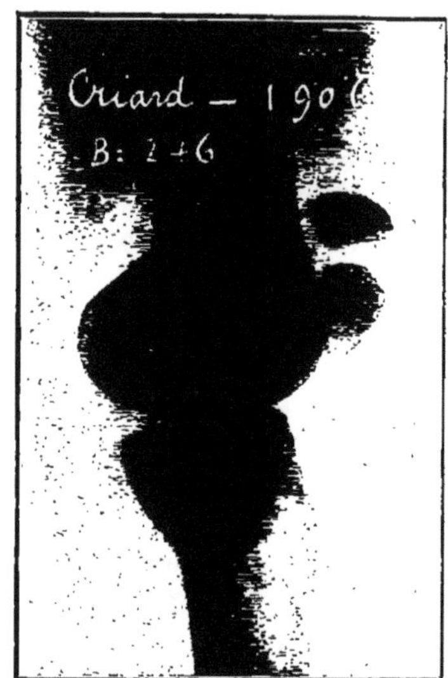

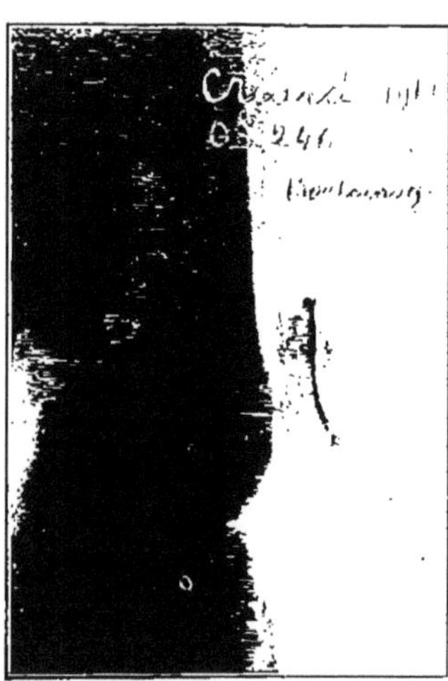

Figure 465. — Obs. 246, I. Figure 466. — Obs. 246, II.
(Boulonnage médian de la rotule.)

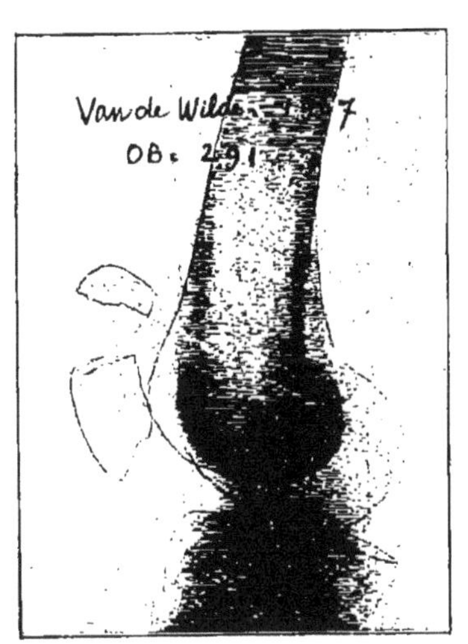

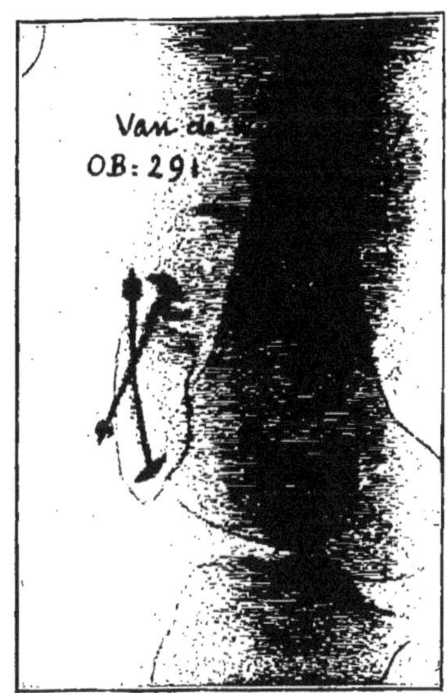

Figure 467. — Obs. 291, I. Figure 468. — Obs. 291, II.
(Boulonnage en croix de la rotule.)

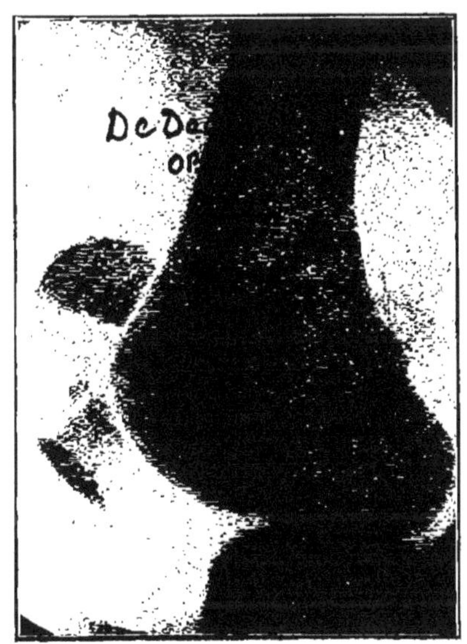

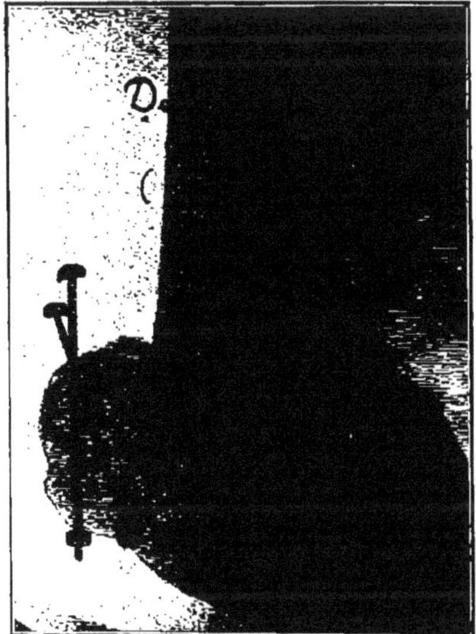

Figure 469. — Obs. 508, I. Figure 470. — Obs. 508, II.
(Boulonnage en croix de la rotule.)

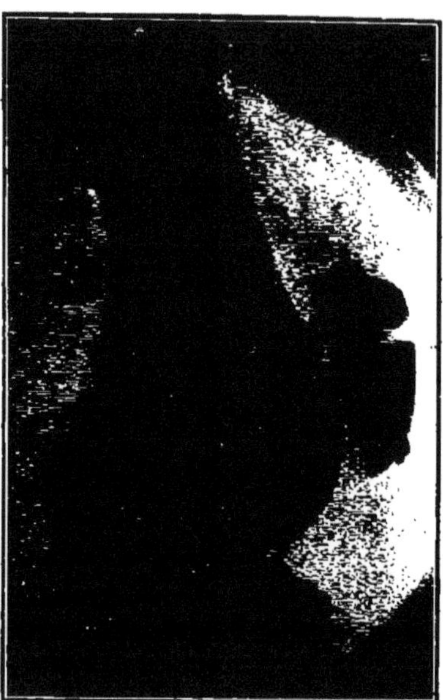

Figure 471. — OBS. 517, I.
(Boulonnage en croix de la rotule [premier cliché égaré].)

Vissage direct de la rotule : Le vissage direct me semble le plus simple et le meilleur mode de fixation quand les fragments ne sont pas écrasés.

Il présente les mêmes avantages que le boulonnage comme solidité; par contre, le placement est plus facile et l'extraction plus simple que dans tous les autres procédés. Il suffit de retrouver la tête de la vis pour extraire sans difficulté le corps étranger.

On placera toujours deux vis, une de chaque côté de l'os. Le vissage unique sur la ligne médiane est difficile parce qu'on est gêné par la saillie du ligament rotulien.

On placera les vis, soit de haut en bas, si le fragment supérieur est le plus petit; soit de bas en haut, dans le cas contraire.

Avant d'enfoncer les vis on fera la réduction et la fixation temporaire, puis, avec le bistouri, on détachera les tissus fibreux des bords de l'os au niveau des points de pénétration des vis. On enfoncera celles-ci suivant une diagonale parallèle au bord du côté opposé et en restant bien dans l'épaisseur du tissu spongieux. Il n'y a pas d'inconvénient à ce que les vis dépassent un peu l'os au point opposé, la solidité du vissage n'en est que plus grande.

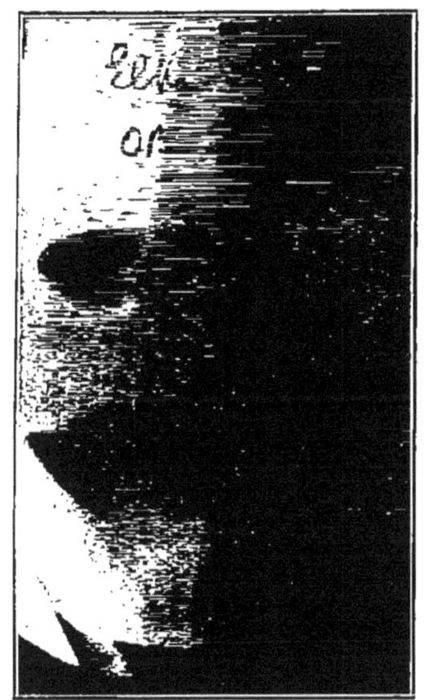

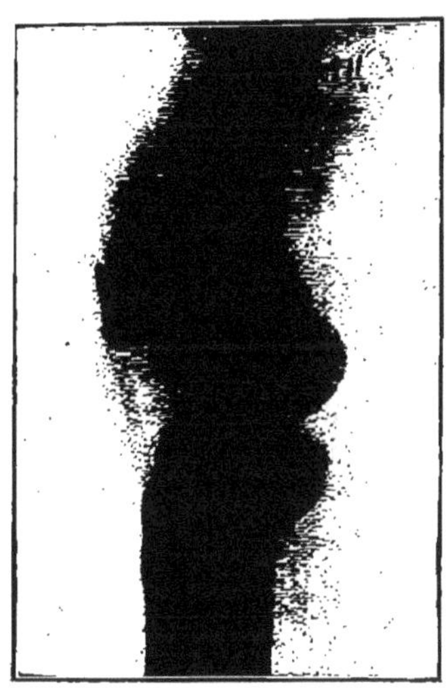

Figure 472. — Obs. 533, I. Figure 473. — Obs. 533, II.

(Vissage direct de la rotule, de bas en haut.)

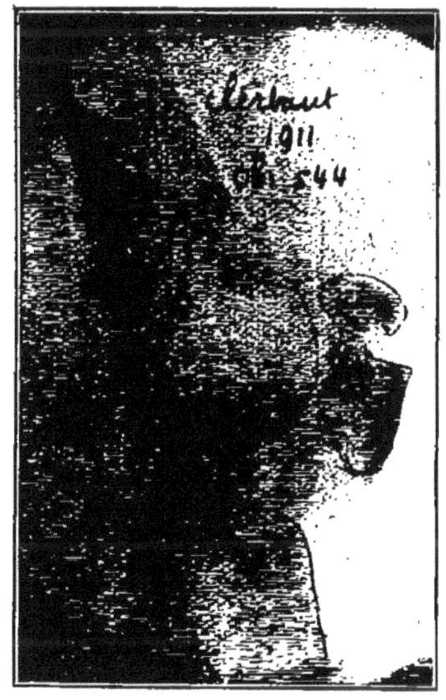

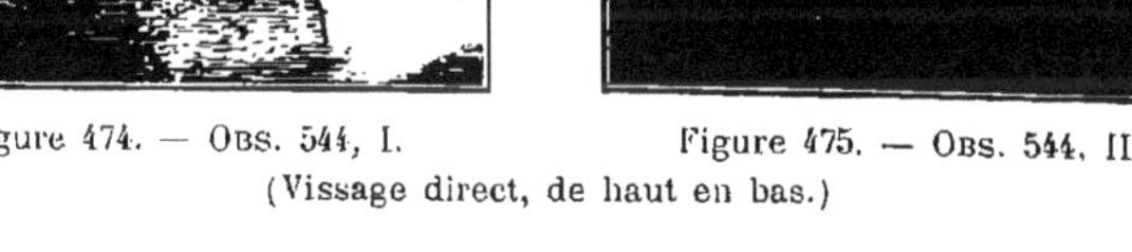

Figure 474. — Obs. 544, I. Figure 475. — Obs. 544, II.

(Vissage direct, de haut en bas.)

Tous les procédés que je viens de décrire pour l'ostéo-synthèse de la rotule sont susceptibles de donner de bons résultats. Je crois cependant devoir donner la préférence à deux d'entre eux :

Le vissage direct dans les fractures à deux fragments.

Le cerclage dans les fractures à fragments multiples.

Après l'opération, il faut envelopper le genou d'un pansement épais compressif et absorbant, sans attelles immobilisatrices. Le bandage plâtré que quelques chirurgiens appliquent après l'opération est une *hérésie* qui amène sûrement de l'ankylose. Mieux vaut ne pas suturer si c'est pour obtenir un genou raide.

Avant de suturer la plaie, on aura eu soin de s'assurer de la solidité de la coaptation des fragments en fléchissant prudemment le genou. Si la réunion est jugée assez solide on pansera le membre en flexion légère (120°).

J'ai, dans quelques cas, employé le pansement en flexion complète, mais j'ai dû y renoncer à cause des vives douleurs qu'endurent les blessés ainsi traités.

Dès le lendemain de l'opération on fera des mouvements passifs légers. Vers le cinquième ou le sixième jour on changera le pansement qui sera remplacé par quelques simples tours de bande *et on fera marcher le blessé avec des béquilles roulantes.* Dès le huitième jour on travaillera activement à fléchir le membre.

Mes derniers opérés, traités par la mobilisation d'emblée et le lever précoce, ont pu quitter l'Institut le quinzième jour marchant normalement sans appui et pouvant déjà fléchir le genou à angle droit.

S'il y a des douleurs on fera l'extraction des vis ou des fils, cinq à six semaines après l'opération.

Fractures anciennes de la rotule.

Le fait qu'on doit assez souvent intervenir pour des cals fibreux rotuliens prouve que ce mode de guérison (?) n'est pas aussi avantageux que le déclarent les adversaires du traitement au grand jour.

Le pronostic opératoire de la pseudarthrose de la rotule est en général très favorable.

Quand l'écartement des fragments n'est pas trop grand, quand il n'y a ni atrophie du triceps, ni adhérences du fragment supérieur au fémur, la guérison fonctionnelle complète sera obtenue par l'ostéo-synthèse.

Technique opératoire.

On fera une incision à lambeau si le cal fibreux est court. Si les fragments sont très écartés il vaut mieux faire une longue incision rectiligne médiane.

Après avoir récliné la peau, on incise le cal fibreux suivant sa longueur pour déterminer exactement ses limites et ne pas s'exposer à sacrifier inutilement du tissu osseux. Ayant bien repéré les limites des fragments, on fait sur chacun d'eux, avec une scie à lame mince, une section transversale complète.

Avec le bistouri on excise en bloc le cal fibreux et les deux tranches osseuses par deux sections latérales en forme de V (figure 476). On obtient ainsi une plaie hexagonale qui se prête bien à une réunion linéaire.

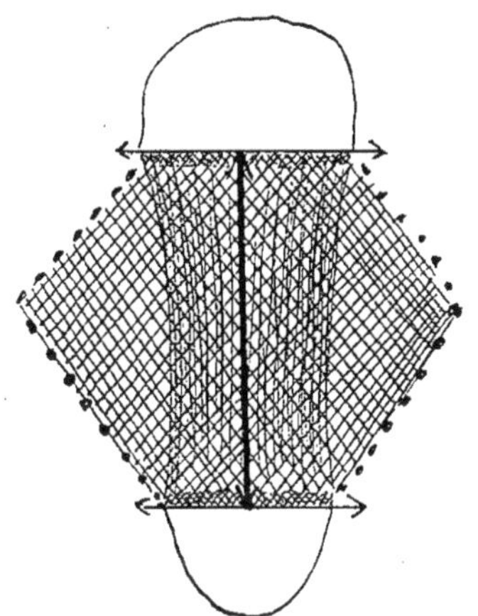

Figure 476.
Schéma de l'excision du cal dans les fractures anciennes de la rotule.

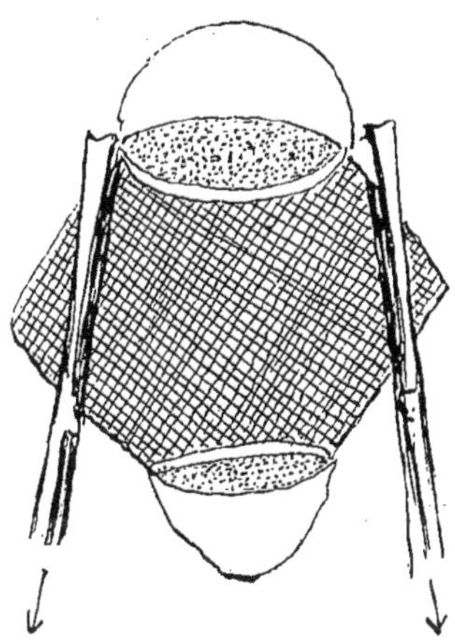

Figure 477.

On rapproche les fragments rotuliens en faisant des tractions sur le fragment supérieur avec deux pinces de Muzeux placées de chaque côté (figure 477).

Une fois les fragments amenés en contact, on fait la fixation temporaire en agrippant le tissu fibreux des bords rotuliens, avec des pinces de Muzeux placées transversalement (figure 478).

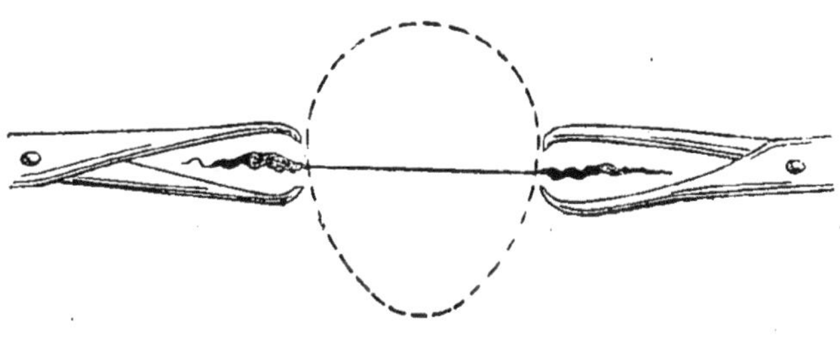

Figure 478.

Si la résistance est très forte il faut employer un grand davier à griffes pour rapprocher les fragments.

Pour la fixation définitive, je donne la préférence au vissage direct. Les vis seront placées soit de haut en bas, si le fragment supérieur est le plus petit, soit de bas en haut, dans le cas contraire. Si le fragment inférieur était fort petit, il faudrait plutôt faire le cerclage.

On consolide la réparation en plaçant de chaque côté deux ou trois fortes sutures para-rotuliennes et en suturant au devant de la rotule le surtout fibreux.

Cette opération m'a donné, dans tous les cas que j'ai opérés, des résultats absolument parfaits.

Dans les fractures très anciennes on peut rencontrer de grandes difficultés à amener les fragments en contact. On a proposé différents moyens pour affronter les surfaces dans ces circonstances :

a) *Section transversale* ou en V du tendon du triceps. Cette manœuvre déjà employée par Dieffenbach, a été préconisée par Pearce Gould ([1]). Depage a montré, il y a quelques années à la Société belge de Chirurgie, une malade chez qui il avait employé cette technique avec un bon résultat.

b) *Ostéotomie de la tubérosité antérieure* du tibia pour permettre au fragment inférieur de remonter (Poncet).

Cette dernière technique me semble moins bonne, parce qu'on ne peut gagner que peu de chose à ce glissement et aussi parce que le résultat en est de placer la rotule trop haut.

c) *D'après H. Pringle* ([2]) on pourrait faire l'opération en deux temps. Dans une première séance, on ferait un cerclage sous-cutané et on rapprocherait le plus possible les fragments en serrant le fil et en rapprochant les fragments avec des pinces à griffes. Dans une seconde séance, on ferait l'excision du cal et l'affrontement osseux. Je dois dire que cette technique ne me tente guère. Je préférerais, dans cet ordre d'idées, et, en cas de très grande rétraction, faire une extension continue préparatoire, au moyen d'une broche passée transversalement au-dessus du fragment supérieur.

J'ai observé récemment un cas de *luxation récidivante* de la rotule. La malade, âgée d'une quarantaine d'années, avait la capsule articulaire si relâchée, qu'on pouvait retourner la rotule avec les doigts J'ai pratiqué, avec un résultat parfait, la capsulorrhaphie de la façon suivante : La face antérieure de l'articulation a été mise à nu, en relevant un grand lambeau cutané en U ; puis, sans ouvrir la synoviale, j'ai plissé la capsule en dedans et en dehors de la rotule et j'ai fixé les deux plis longitudinaux par quelques fortes sutures à la soie.

([1]) *The Lancet*, 1879, pag. 815, d'après Hamilton.

([2]) *Fractures and their trail*, 1910, page 189.

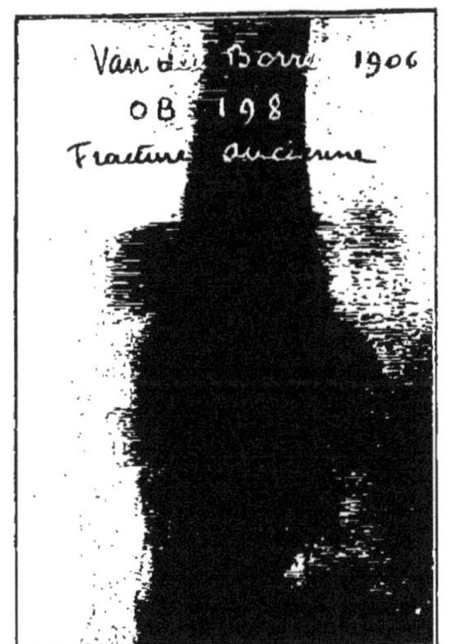

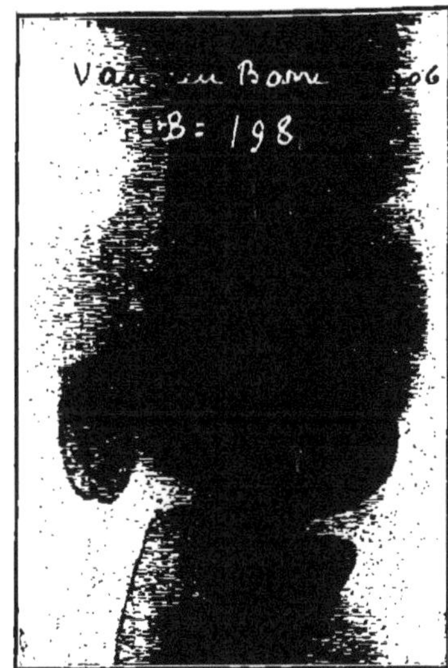

Figure 479. — Obs. 198, I. Figure 480. — Obs. 198, II.

Fracture ancienne de la rotule (2 $^{1}/_{2}$ mois). Excision du cal et suture.

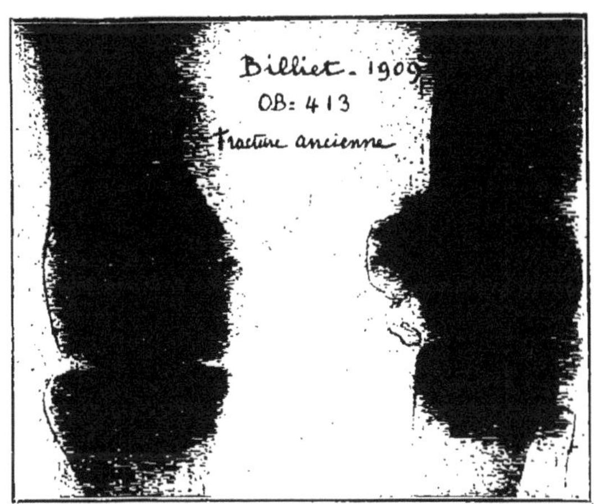

Figure 481. — Obs. 413, I.
Fracture ancienne (3 mois.)

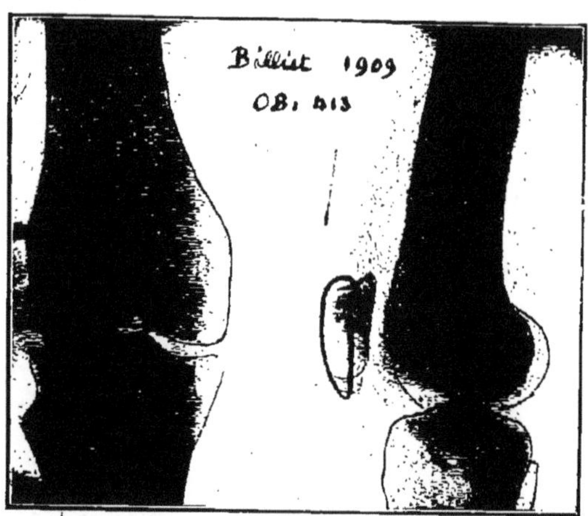

Figure 482. — OBS. 413, II.
Fracture ancienne (3 mois). Avivement et cerclage.

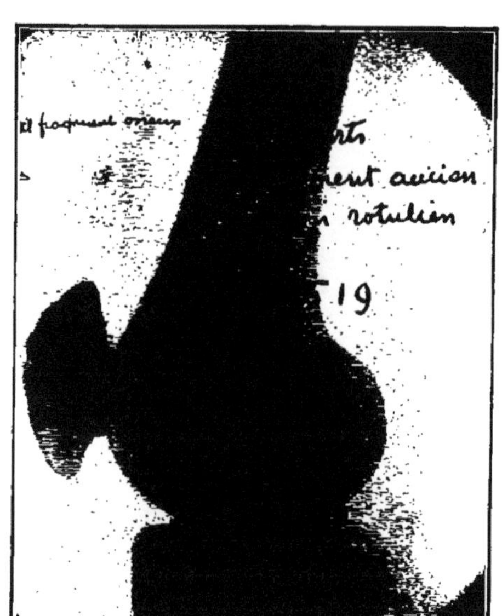

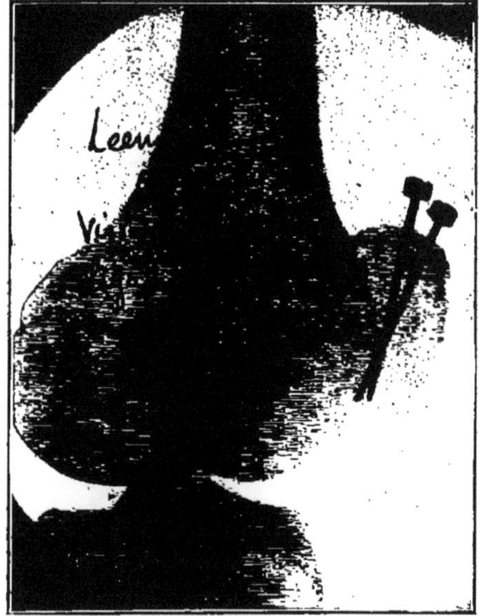

Figure 483. — OBS. 519, I. Figure 484. — OBS. 519, II.
Arrachement du tendon rotulien avec un petit fragment osseux, datant de 6 mois.
Avivement des surfaces et vissage direct.

FRACTURES DE L'ÉPIPHYSE TIBIALE SUPÉRIEURE.

Ces lésions ne sont pas fréquentes. On peut diviser les différents cas en quatre groupes :

1° Fractures parcellaires intra-articulaires; (fractures centrales des plateaux cartilagineux, fractures marginales, arrachement des épines du tibia.

2° Fractures isolées des condyles du tibia.

3° Fractures en Y de l'épiphyse.

4° Arrachement de la tubérosité antérieure.

1° Fractures intra-articulaires de l'épiphyse tibiale supérieure.

L'arrachement de l'insertion des ligaments croisés, au niveau des *épines du tibia,* est un accident très sérieux. J'en ai observé un cas datant de plusieurs semaines. La radiographie, que j'ai malheureusement égarée, montrait la lésion avec évidence. Le genou était fortement ankylosé en légère flexion et toute tentative de mouvement était très douloureuse. J'ai proposé une arthrotomie à ce blessé, mais je l'ai perdu de vue sans avoir eu l'occasion de l'opérer.

L'arthrotomie du genou me semble devoir être pratiquée précocement pour fixer, ou pour réséquer, les parties détachées et qui menacent de former une masse osseuse ankylosant l'articulation. L'incision médiane trans-rotulienne me semble la plus recommandable dans ce cas.

Technique de l'arthrotomie verticale trans-rotulienne.

On trace une incision verticale sur la ligne médiane du genou; on commence à 10 centimètres au-dessus de la rotule et on s'arrête à la tubérosité antérieure du tibia (figure 485). L'incision, faite hardiment, pénètre, en haut, entre les fibres du triceps, divise, plus bas, le périoste de la rotule, puis divise, en longueur, le ligament rotulien jusqu'à la tubérosité antérieure du tibia.

On écarte les bords cutanés avec des pinces de Muzeux; on fléchit légèrement le genou (120°), puis, avec une scie à lame mince, on sectionne verticalement la rotule. Les deux valves osseuses sont ensuite écartées avec un élévatoire, et on achève de sectionner tous les tissus dans l'entrebaillement.

Ecartant les lèvres de la plaie avec des pinces, on fléchit doucement le genou, ce qui fait glisser de chaque côté les bords de l'incision et expose entièrement l'articulation : La trochlée du fémur fait vraiment hernie dans la plaie; on a sous les yeux l'espace inter-condylien et les bords antérieurs des plateaux du tibia avec les ligaments semi-lunaires (figure 486).

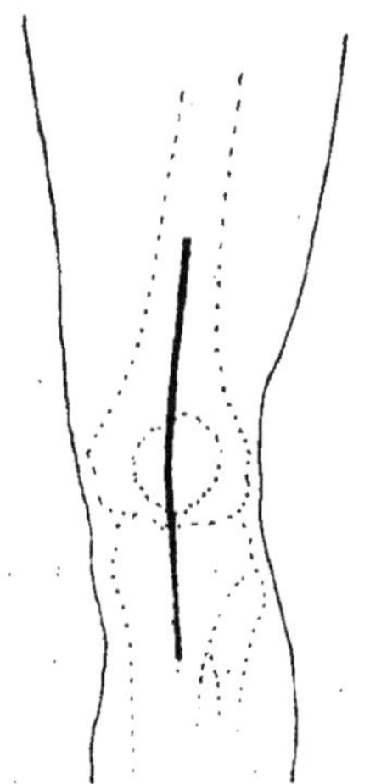

Figure 485.
Incision pour l'arthrotomie verticale trans-rotulienne.

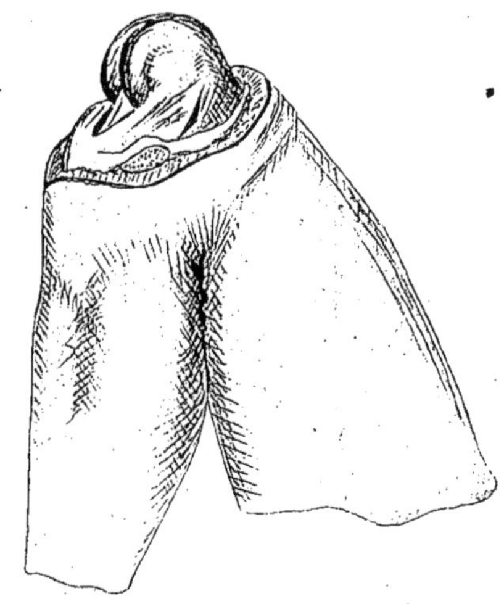

Figure 486.

On pourra facilement, par cette incision, s'attaquer à la lésion des ligaments croisés. Si le cas est récent et l'arrachement osseux bien net, on fera le clouage du fragment détaché avec une pointe de menuisier.

La fixation est-elle irréalisable, il me semble préférable d'exciser le bout du ligament avec la partie osseuse détachée.

L'opération intra-articulaire terminée, on replace le membre dans l'extension; les lambeaux se rapprochent d'eux mêmes dans cette position et les surfaces de section de la rotule se mettent naturellement en contact. Quelques fortes sutures perdues, placées au-dessus et au-dessous de la rotule affrontent la section du tendon tricipital; au niveau de la rotule il est prudent de placer une vis transversale pour éviter le déplacement des fragments pendant les mouvements de flexion qui devront être commencés de suite (figure 487).

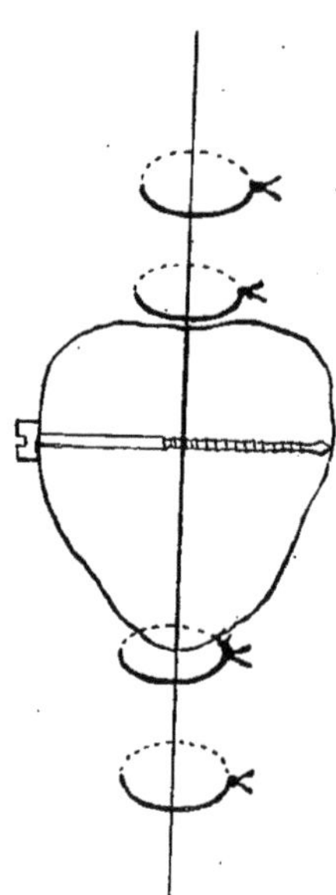

Figure 487.
Sutures perdues et vissage transversal de la rotule dans l'arthrotomie médiane.

L'arthrotomie verticale trans-rotulienne est une excellente opération. J'y ai eu recours dans deux cas d'hydarthrose chronique et dans un cas de luxation du ménisque interne.

Pour les *fractures marginales* des plateaux du tibia, l'arthrotomie latérale convient mieux.

On fera l'incision courbe externe, avec ou sans ostéotomie de la tubérosité antérieure du tibia (voir fractures des condyles du fémur). Si c'est le plateau interne qui est fracturé on fera l'arthrotomie par une incision similaire du côté interne. On restaurera la fracture au moyen de fines pointes de menuisier.

Je suis intervenu dans un cas de fracture centrale du plateau tibial. Ce cas est assez rare et assez instructif pour mériter quelques mots d'observation.

« *Fracture de la cavité glénoïde interne du tibia.* — Le nommé » Kistermont, Frans, âgé de 11 ans, entre à l'hôpital Stuivenberg, le » 6 janvier 1908, pour une lésion traumatique du genou (chute sur le » genou droit fléchi). Il existe un fort gonflement de l'articulation et » le membre, en légère flexion, ne peut être étendu. La radiographie » montre nettement une fracture au niveau de la cavité glénoïde » interne. Le 16 janvier je fais une large arthrotomie par une incision » courbe interne, avec ostéotomie de la tubérosité antérieure du tibia.

« L'articulation est trouvée remplie de sang noir; après avoir » épongé la cavité, nous constatons une fracture demi-circulaire sur la » cavité glénoïde interne; le fragment soulevé en avant de près de un » centimètre est resté adhérent en arrière, formant ainsi une sorte de » valve. Les caillots interposés entre les surfaces ayant été enlevés, je » réduisis le déplacement avec un davier à griffes appuyant sur le » fragment et prenant appui à la face antéro-interne de la tubérosité » du tibia.

« Le fragment fut fixé par deux clous de menuisier dont la tête fut » chassée dans le cartilage. Suture en étage des parties molles et » clouage de la tubérosité antérieure du tibia. Guérison aseptique.

« Le blessé est sorti de l'hôpital quelques semaines plus tard » ayant le genou bien mobile. La figure 488 représente la lésion telle » que je l'ai vue par l'arthrotomie. Les figures 489 et 490 sont les » radiographies avant et après l'intervention ».

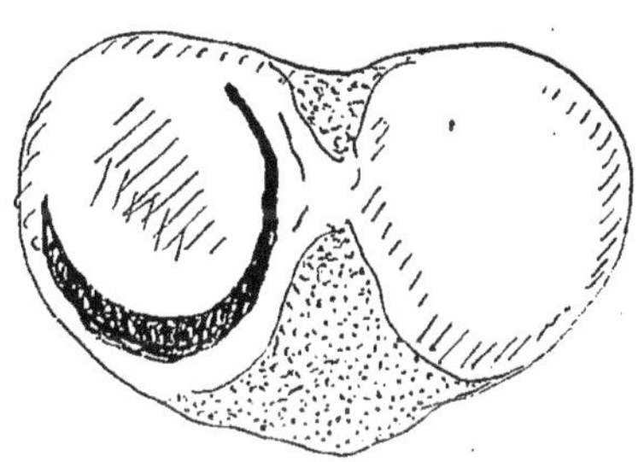

Figure 488.
Schéma de la fracture de l'observation 334.

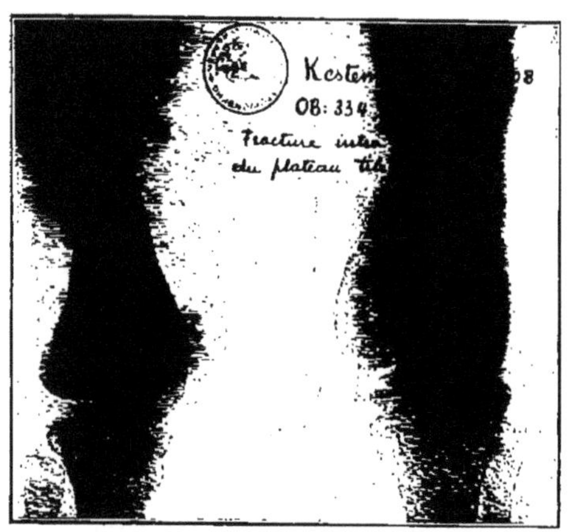

Figure 489. — Obs. 334, I.

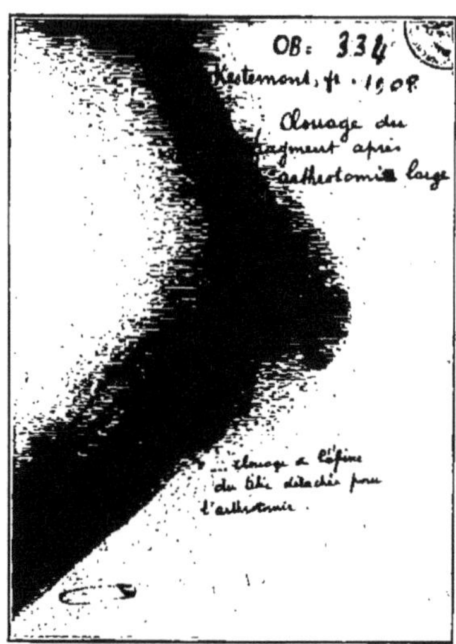

Figure 490. — Obs. 334, II.

2° Fractures isolées des condyles du tibia.

On peut rencontrer des fractures diverses de l'épiphyse tibiale supérieure. Elles se groupent tout naturellement en fractures condyliennes internes, fractures condyliennes externes et fractures composées (fractures en Y, fractures comminutives).

Ces lésions sont rares, elles s'accompagnent toutes d'épanchement sanguin dans le genou et sont très graves au point de vue des fonctions du membre.

La *fracture condylienne interne* est la plus simple et la plus fréquente. Le trait de fracture partant du milieu du plateau tibial descend en bas et en dedans séparant la tubérosité interne du tibia sur une plus ou moins grande étendue. Le fragment glisse vers le bas et le membre se place en genu varum.

Cette lésion doit être traitée opératoirement pour peu qu'il y ait du déplacement: le moindre glissement du fragment vers le bas entraîne, en effet, une déviation de l'axe de la jambe pouvant gêner considérablement la marche.

La technique opératoire dans la fracture de la tubérosité interne est simple : on abordera le foyer par une incision interne droite ou angulaire ; on réduira le déplacement en portant la jambe en dehors. La fixation se fera au moyen de deux vis assez longues enfoncées transversalement (figure 491).

Dans la *fracture condylienne externe,* le trait, parti du milieu du plateau tibial, descend en bas et en dehors et arrive sous l'articulation péronéo-tibiale supérieure; le col du péroné peut être fracturé suivant la même trajectoire. Le déplacement vers le bas du fragment condylien amène la position en *genu valgum*. L'opération est nettement indiquée dans les cas avec déplacement. On attaquera la lésion par une incision externe droite ou angulaire.

Après avoir ouvert le foyer, on réduira la fracture du tibia en portant la jambe en dedans ; on affrontera exactement les fragments avec un davier à dents de lion, prenant point d'appui, d'une part, sur la face interne du tibia, et, d'autre part, sur le fragment détaché. On fixera la fracture en enfonçant transversalement ou obliquement deux vis dans l'épiphyse tibiale.

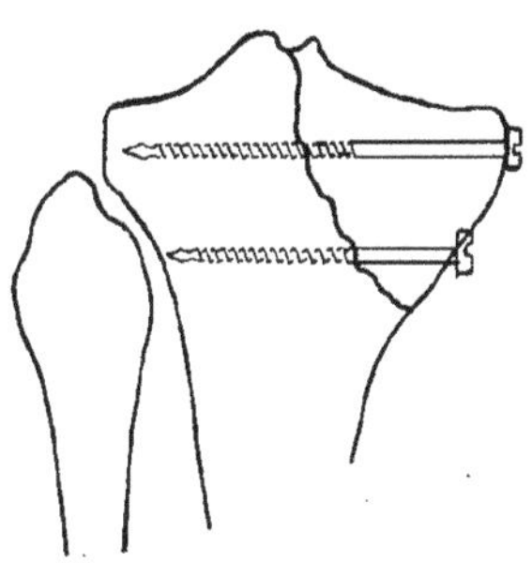

Figure 491.
Schéma du vissage du condyle interne du tibia.

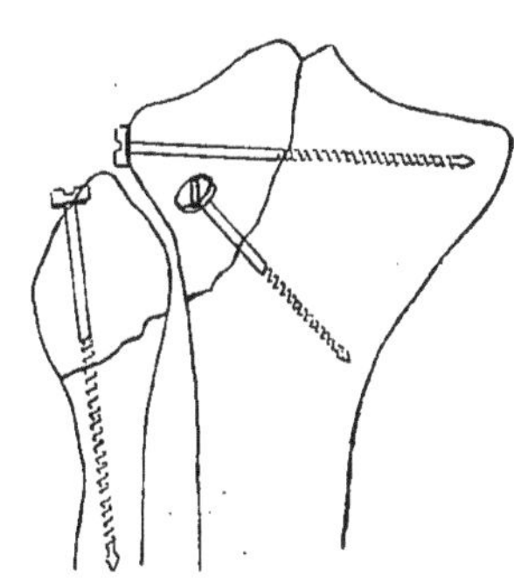

Figure 492.
Schéma du vissage dans la fracture condylienne externe du tibia.

S'il y a fracture concomittante du col du péroné, on réduira et on fixera temporairement cette fracture avec un petit davier coudé. On fera la fixation définitive avec une vis de 5 à 6 centimètres enfoncée verticalement au travers de la tête du péroné et pénétrant dans le corps de l'os (figure 492).

J'ai eu, tout récemment (juin 1912), grâce à l'obligeance de mon collègue et ami Van de Wiele, l'occasion d'opérer une fracture du condyle externe du tibia.

J'ai fait l'arthrotomie externe et le vissage, comme je viens de l'exposer.

Le résultat est absolument parfait, tant au point de vue anatomique qu'au point de vue fonctionnel ; le blessé a recouvré rapidement les mouvements de flexion du genou (figures 493 et 494, Obs. 580).

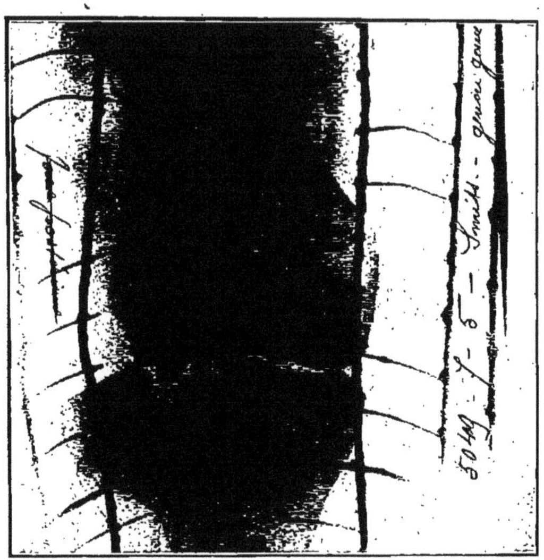

Figure 493. — Obs. 580, II.

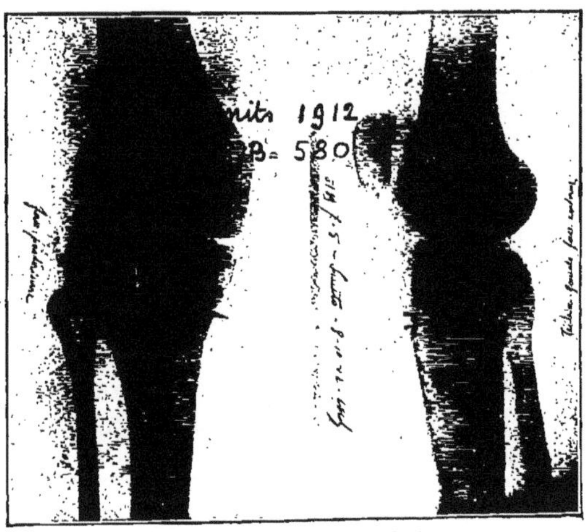

Figure 494. — Obs. 580, I.

3° Fractures en Y de l'épiphyse tibiale supérieure.

Ces fractures se produisent surtout par chute sur les pieds d'un lieu élevé. Ce sont des fractures par pénétration, la partie dure de la diaphyse s'enfonçant dans l'épiphyse et amenant son éclatement. Les dégâts peuvent être très considérables; les fonctions de l'articulation du genou sont toujours gravement compromises. Une reconstitution opératoire, aussi correcte que possible, est le traitement de choix.

Technique opératoire.

Je n'ai pas encore eu l'occasion d'intervenir dans des cas semblables, la technique que je donne ici est purement théorique.

On tracera une incision à lambeau allant d'une saillie condylienne du fémur à l'autre, en passant sous la tubérosité antérieure du tibia (figure 495). En dedans on tombera directement dans le foyer de la fracture. Le périoste est très adhérent dans cette région; il ne faut pas le relever, mais mettre simplement à nu les traits de fracture et exciser les lambeaux flottants.

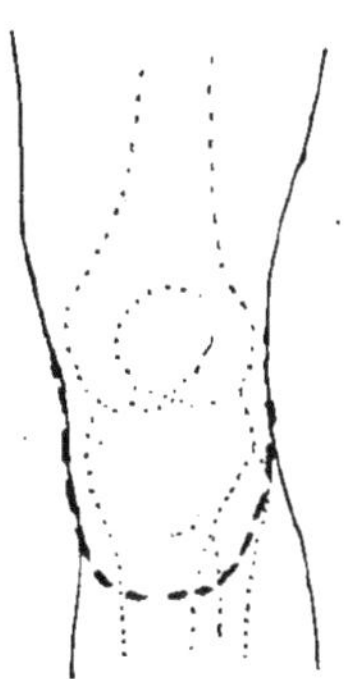

Figure 495. Tracé de l'incision pour la fracture en Y de l'épiphyse tibiale supérieure.

On commencera les manœuvres osseuses en désenclavant la diaphyse par une forte traction sur le pied, ou en fléchissant le genou. On fera bailler le foyer de fracture et on enlèvera à la curette les débris osseux et les caillots interposés.

On reconstituera d'abord l'épiphyse. Pour cela on coaptera transversalement les fragments avec de grands daviers à dents pointues; deux ou trois longues vis, enfoncées transversalement d'un condyle dans l'autre, rétabliront solidement le massif articulaire.

On réduira ensuite la diaphyse par traction et affrontement avec l'un ou l'autre davier suivant la disposition des parties.

La fixation diaphyso-épiphysaire se fera différemment suivant les cas. Le plus souvent on parviendra à fixer solidement avec deux longues vis placées obliquement de l'épiphyse dans la diaphyse, ou inversement de la diaphyse vers l'épiphyse.

Si le vissage direct était insuffisant ou inapplicable, on recourrait à la prothèse perdue ou même à l'agrafage.

Si la tête du péroné était fracturée, on la restaurerait facilement avec une vis placée verticalement. Les figures 496, 497 et 498 montrent les dispositions qui se présenteront le plus souvent pour cette fixation.

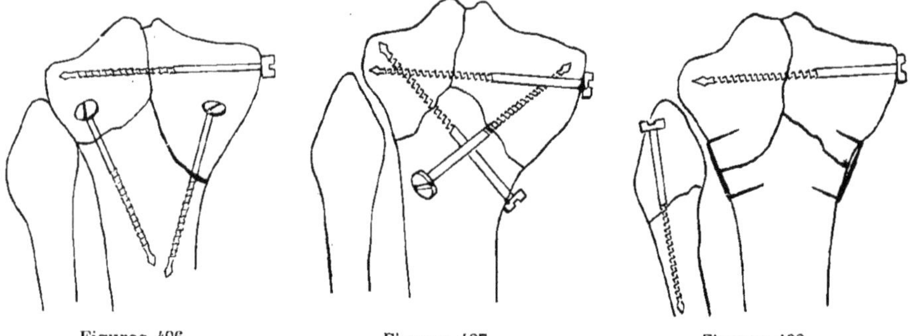

Figures 496. Figures 497. Figures 498.

4° Fracture de la tubérosité antérieure du tibia.

Cette lésion est rare. Elle présente une grande parenté avec la fracture de la rotule. C'est une fracture par contraction musculaire qui s'accompagne de déplacement vers le haut du fragment arraché. Elle se rencontrerait, d'après les cas publiés, plus souvent chez l'adolescent que chez l'adulte (disjonction épiphysaire).

L'indication opératoire est la même que dans la fracture de la rotule, il faut suturer quand il y a écartement des fragments.

La technique se présente dans les conditions les plus simples : on fera une incision longitudinale mettant la lésion au jour; on fera la réduction en exerçant des tractions sur le fragment avec des pinces de Muzeux; l'élévation de la jambe facilitera la réduction en relachant le triceps.

On fixera le fragment en place au moyen d'une ou deux vis enfoncées d'avant en arrière dans l'épiphyse du tibia. On mobilisera de suite l'articulation et on permettra la marche précocement (vers le huitième jour).

FRACTURES JUXTA-ÉPIPHYSAIRES SUPÉRIEURES DE LA JAMBE.

Les fractures du quart supérieur des os de la jambe sont relativement rares; sur ma statistique je relève seulement cinq cas d'interventions pour fractures juxta-épiphysaires supérieures contre 157 ostéo-synthèses pour fractures de la diaphyse.

Elles reconnaissent pour cause soit un traumatisme direct soit une chute sur les pieds.

Dans les lésions par coup direct il y a habituellement fracture des deux os au même niveau, souvent avec esquilles et plaie communicante.

Dans les fractures indirectes le trait est souvent simple, oblique en bas et en avant. Dans cette forme le fragment supérieur attiré par le tendon du triceps, se déplace en avant. Cette fracture s'accompagne parfois d'une seconde fracture siègeant au tiers inférieur de la jambe. Parfois le péroné n'est pas fracturé, mais il existe une luxation péronéo-tibiale supérieure; il y a alors chevauchement plus ou moins grand des fragments du tibia.

Les fractures du quart supérieur de la jambe sont graves. Tous les auteurs signalent la lenteur de la consolidation (6 mois à un an !). On a attribué cette lenteur de la formation du cal à la rupture de l'artére nourricière du tibia; cela n'est pas sérieux !

La vraie cause est la fréquence d'une réduction absolument insuffisante. Les cas que j'ai traités opératoirement se sont tous consolidés en moins de quatre semaines.

Dans un bon nombre de cas, la fracture existe sans déplacement; le tissu fibreux périostique épais servant de gaine aux fragments; ces cas guérissent rapidement par immobilisation dans un bandage plâtré ou même simplement par le repos au lit, la jambe bien calée par des sacs de sable. Les cas avec déplacement seront opérés.

On abordera la fracture en incisant au milieu de la face interne du tibia. Deux ordres de cas sont à considérer pour l'ostéo-synthèse :

a) *Fractures obliques sans esquilles.*

Ces cas sont faciles à opérer. On réduira au moyen d'un davier droit ou du davier en S affrontant les fragments par pression.

La fixation se fera par vissage direct : deux vis seront enfoncées transversalement près des limites supérieure et inférieure de la fracture. On peut prendre pour cela des vis épiphysaires; il faut avoir soin dans ce cas de forer un trou avec une mèche américaine dans la paroi superficielle. La vis montée sur le perforateur est alors enfoncée de part en part de l'os. Il faut éviter de prendre une vis trop longue, qui dépasserait dans les parties molles et pourrait gêner. On peut apprécier approximativement la longueur que doivent avoir les vis en prenant *la moitié de la largeur de la face interne visible dans la plaie.*

La fixation par vissage direct est fort solide et aucune espèce d'attelle n'est nécessaire.

La fixation du péroné est habituellement inutile, cependant, s'il existait un fort déplacement, il faudrait réduire et fixer par un ou deux cerclages.

Le cerclage simple dans les fractures obliques du quart supérieur du tibia n'est pas à conseiller; l'os est très irrégulier à ce niveau; les fils seraient difficiles à placer et s'appliqueraient mal sur l'os. A ce niveau, le vissage est incomparablement supérieur.

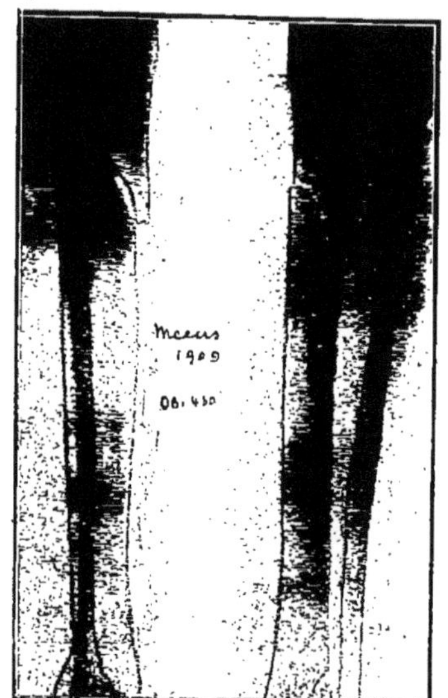

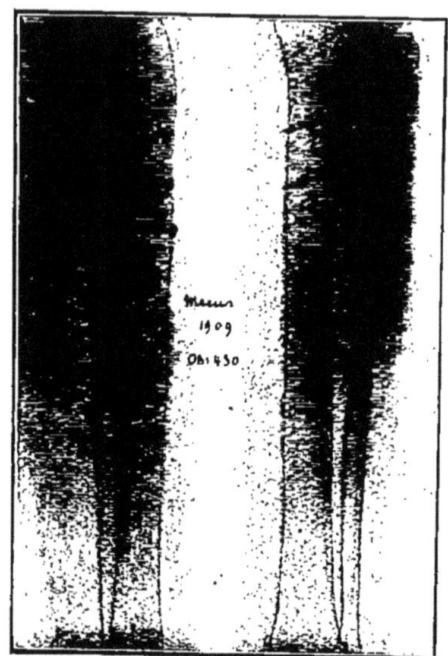

Figure 499. — Obs. 430, I. Figure 500. — Obs. 430, II.
Fracture oblique juxta-épiphysaire du tibia. Vissage direct.

b) *Fractures transversales avec ou sans esquilles.*

On recourra ici à la prothèse perdue. La face interne du tibia se prête très bien à l'application d'une plaque.

Si on peut engrêner les fragments suffisamment on fera la réduction première et on placera la plaque sur la fracture réduite. On fixera temporairement la prothèse avec un davier droit ou un davier en S. On mettra du côté de la diaphyse deux ou trois vis courtes (vis pour la prothèse perdue); du côté épiphysaire, on mettra, de préférence, des vis à mèche perforatrice assez longues (3 à 4 centimètres).

Si la fracture est difficile à maintenir en réduction, on fixera premièrement la plaque au bout diaphysaire, puis on réduira et on vissera du côté de l'épiphyse (figure 501).

Dans un cas très compliqué de fracture juxta-épiphysaire supérieure de la jambe, j'ai appliqué la prothèse de la façon suivante : La fracture s'était produite par écrasement sous une pierre de taille, il existait deux grandes plaies en avant et en arrière et les deux os étaient pulvérisés; le tibia présentait douze esquilles fortement déplacées. J'ai employé une large plaque modelée, portant trois rangées de trous dans sa moitié supérieure. J'ai fixé premièrement la plaque à la diaphyse; puis ayant refoulé les principales esquilles à leur place, je les ai fixées également par vissage à la plaque. J'ai alors réduit l'épiphyse et l'ai fixée par trois longues vis. Les esquilles profondes furent enfin ramassées par deux fils de cerclage.

La consolidation était obtenue en moins de quatre semaines. La plaque fut enlevée six semaines après l'opération et la guérison était complète à part une légère nécrose d'une des esquilles. Le blessé marchait normalement sans appui. Il succomba malheureusement deux

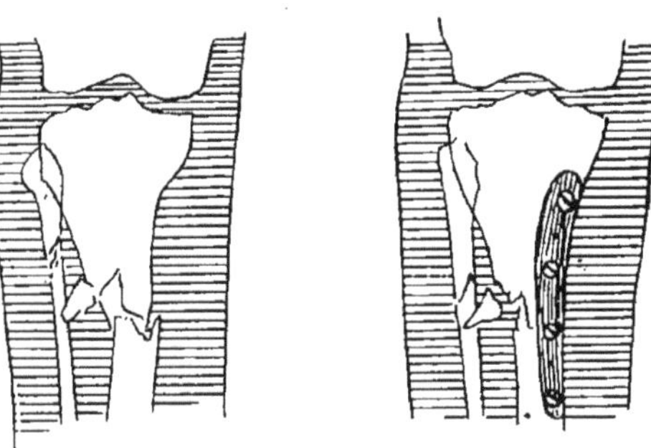

Figure 501. — Obs. 66.
Pseudarthrose du quart supérieur de la jambe, datant de 17 mois.
Prothèse perdue.
Consolidation en quatre semaines.
(Décalque.)

mois plus tard à une attaque de choléra nostras. A l'autopsie pratiquée par le Docteur Poels, la réparation de la fracture fut trouvée parfaite. Une seule des nombreuses esquilles présentait une nécrose limitée et en voie d'élimination (figures 502 et 503).

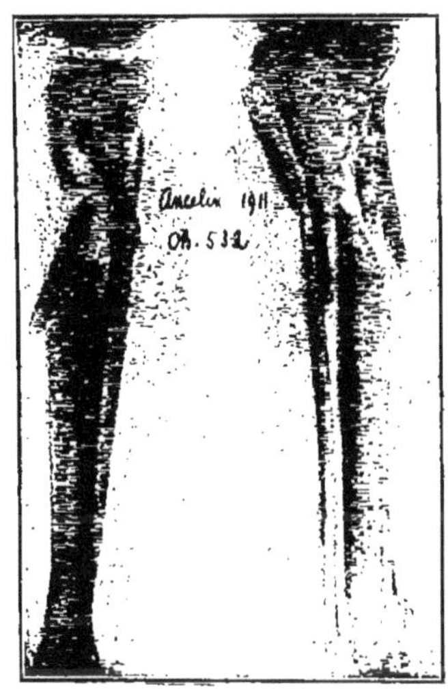

Figure 502. — Obs. 532, I.

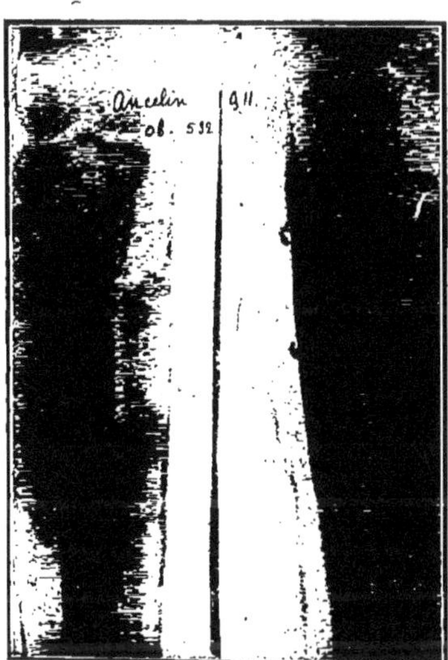

Figure 503. — Obs. 532, II.

FRACTURES DE L'EXTRÉMITÉ SUPÉRIEURE DU PÉRONÉ.

Ces fractures sont rarement isolées, produites alors par un coup direct.

Le plus souvent, la fracture haute du péroné se rencontre en même temps qu'une fracture du tibia. Toutes les fractures de ce dernier os peuvent être accompagnées d'une fracture de l'extrémité supérieure du péroné : fractures condyliennes externes du tibia, fractures juxta-épiphysaires, fractures de la diaphyse et même fractures de la mortaise tibio-tarsienne. Très souvent, dans les fractures spiroïdes du tibia, le péroné est brisé en bas et en haut. Ce fait prouve que dans les fractures de la jambe, il faut toujours radiographier les deux os dans toute leur longueur.

La fracture haute du péroné peut emprunter une physionomie spéciale au voisinage du nerf sciatique poplité externe; la possibilité de voir ce nerf important englobé tardivement dans un cal volumineux est une indication de remédier aux déplacements qu'on peut observer à ce niveau.

La fracture peut siéger au niveau de la tête du péroné; le trait est alors transversal ou légèrement oblique. Plus souvent elle se trouve plus bas au niveau du col de l'os, et son trait est spiroïde, avec ou sans esquille. Il est probable qu'on peut aussi rencontrer des fractures de la tête du péroné par arrachement, sous l'influence d'une violente contraction du biceps.

On abordera la lésion en incisant sur la saillie de la tête du péroné. On ira avec précaution pour éviter de blesser le nerf sciatique poplité externe, lequel contourne le col du péroné en dehors et se trouve directement sous l'aponévrose.

S'il y a diastase tibio-péronière, on réduira avec un grand davier droit appliqué d'une part sur la face interne du tibia (au travers de la peau) et d'autre part, sur la tête du péroné.

Les fractures transversales ou obliques de la tête seront très efficacement fixées au moyen d'une vis enfoncée de haut en bas (figure 504).

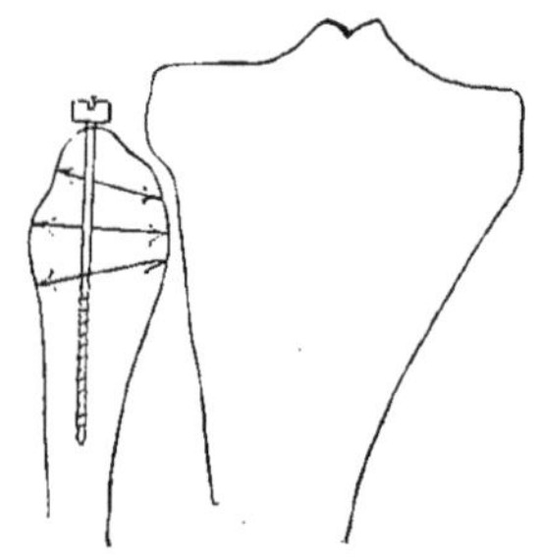

Figure 504.
Vissage vertical de la tête du péroné.

Les fractures obliques hautes avec déplacement de la diaphyse en dehors, seront fixées au moyen d'une vis enfoncée transversalement vers l'épiphyse tibiale; on visserait de la même manière les diastasis ou les luxations de la tête du péroné (figure 505).

Les fractures au niveau du col seront traitées par le cerclage si le trait est oblique (figure 506); si le trait est transversal, une vis plus ou moins longue, enfoncée verticalement au travers de la tête, comme dans la figure 504, constitue le moyen le plus simple de fixation.

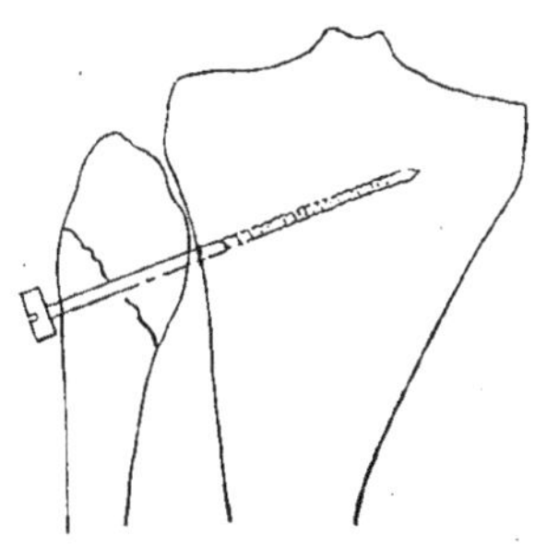

Figure 505.
Vissage transversal péronéo-tibial.

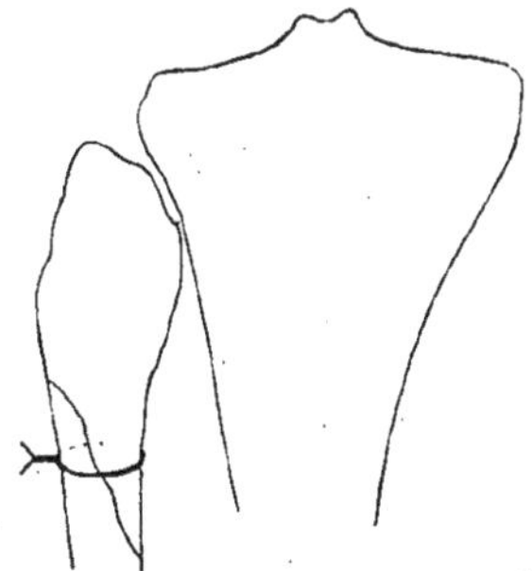

Figure 506.
Cerclage du col du péroné.

FRACTURES DIAPHYSAIRES DES DEUX OS DE LA JAMBE.

Les fractures isolées du corps du tibia et du péroné sont peu fréquentes. La fracture isolée du tibia se rencontre relativement souvent, mais celle du péroné est exceptionnelle.

Les fractures isolées du tibia résultent généralement d'un coup direct; le déplacement peut être nul; le traitement est alors une simple question de repos.

Les fractures isolées du tibia, de cause indirecte, sont toujours spiroïdes; elles peuvent présenter, malgré l'intégrité du péroné, un déplacement notable (rotation sur l'axe du fragment inférieur).

Beaucoup de fractures du tibia sont prises, à un examen superficiel, pour des fractures isolées, alors qu'il y a en réalité fracture des deux os. Il faut, pour avoir un diagnostic complet, toujours radiographier toute la longueur du membre, depuis le genou jusqu'au cou-de-pied. On reconnaîtra, en prenant cette précaution, bien des fractures qui, autrement, eussent passé inaperçues.

Le péroné est souvent fracturé à longue distance du foyer tibial; parfois, en haut et en bas; parfois, c'est une diastase avec luxation de l'extrémité supérieure qui permet le chevauchement des fragments du tibia.

Les fractures diaphysaires de la jambe présentent de nombreuses variétés. Le siège habituel est un peu au-dessous du milieu de la diaphyse, mais il peut se trouver à toutes les hauteurs.

Dans les fractures par coup direct, le trait est transversal ou peu oblique ; le tibia et le péroné sont brisés au même niveau, souvent avec une esquille intermédiaire en forme de coin.

Dans les fractures indirectes, le trait est spiroïde, descendant en bas, en dedans et en avant. Le péroné est généralement brisé plus haut ; parfois tout en haut ; parfois en haut et en bas. Ces fractures spiroïdes sont souvent compliquées d'un trait secondaire délimitant une longue esquille (fractures obliques composées).

Assez fréquemment on observe, à la jambe, des fractures doubles ; les deux os sont brisés au ⅓ supérieur et au ⅓ inférieur.

Presque toutes les fractures des deux os de la jambe sont accompagnées de déplacements notables, difficiles ou impossibles à corriger ; les déplacements les plus fâcheux sont la déviation suivant l'axe et la déviation angulaire.

La déviation suivant l'axe, qui semble peu importante, à l'aspect de la radiographie, est très grave ; non réduite, elle laisse au blessé un pied valgus gênant beaucoup la marche.

La déviation angulaire déplace les points normaux de pression sur les cartilages du genou et du cou-de-pied ; l'absence de réduction mathématique se traduit ultérieurement par des douleurs persistantes dans les articulations.

L'ostéo-synthèse des os de la jambe est d'une bénignité absolue ; la reconstitution anatomique intégrale est facile à obtenir ; le jeu des articulations et des muscles peut s'exercer pendant tout le cours du traitement une fois les fragments fixés. Aussi je considère que *le traitement opératoire doit être appliqué à presque tous les cas.* On ne s'abstiendra que dans les fractures en bois vert sans déplacement, là où toute espèce d'attelle est inutile.

Dans tous les cas où on jugera une immobilisation nécessaire le fixateur sera préférable au bandage plâtré, qui atrophie les muscles et ankylose l'articulation tibio-tarsienne.

Les chiffres suivants, empruntés à Scudder, sont tout à fait édifiants quant au pronostic des fractures de la jambe traitées par les méthodes non sanglantes :

Sur 35 cas de fractures de la jambe, traités au Massachusetts General Hospital et examinés de un an et demi à dix ans après l'accident, 13 fois, la jambe blessée était aussi bonne que la jambe saine (37 %). Dans 22, cas il y avait invalidité permanente : pied plat, déformation de la jambe, boiterie, mouvements limités du genou, nécrose osseuse, douleurs dans la fracture pendant la marche ou la station debout, raideur du cou-de-pied, faiblesse de la jambe, etc., soit 63 % d'écloppés (1) ! Ces résultats se passent de commentaires.

(1) SCUDDER. *The Treatment of fractures*, 1911, page 521.

Technique de l'ostéo-synthèse de la jambe.

Sauf indications spéciales, on fera l'opération du huitième au douzième jour après une désinfection rigoureuse de la peau.

Quand il y a issue du fragment supérieur, l'opération d'urgence est préférable à toute autre conduite de même que dans les fractures fermées avec menace de perforation des téguments.

Les fractures infectées sont plus fréquentes à la jambe que partout ailleurs. Dans bien des circonstances on sera conduit, pour sauver le membre de l'amputation, à intervenir en pleine septicémie. Le fixateur, en permettant de drainer et de panser le membre *comme s'il n'était pas fracturé*, est alors absolument précieux ; il m'a permis de guérir intégralement de nombreux cas où l'amputation eut été autrement inévitable.

Trois modes de fixation seulement me paraissent recommandables dans les fractures récentes de la jambe : Le fixateur dans les fractures transversales ou peu obliques ; le cerclage et le vissage direct dans les fractures spiroïdes.

La prothèse perdue ne doit jamais, à mon avis, être employée dans les fractures récentes ; le fixateur lui est toujours préférable.

On pourra employer le vissage direct dans les fractures peu obliques ; le cerclage sera la méthode préférée dans les fractures en biseau.

Dans la plupart des cas, la fixation du tibia seule est suffisante. Il serait, certes, à désirer d'obtenir dans tous les cas la reconstitution anatomique des deux os ; malheureusement, l'ostéo-synthèse du péroné complique l'opération. Aussi je n'y recours que dans quelques cas : quand il y a fort déplacement et quand la fixation par cerclage est possible. La fixation du péroné est, en effet, assez difficile ; l'os est profond et difficilement abordable dans sa partie diaphysaire. Quand il est fracturé en rave, sa fixation est malaisée. La reposition exacte du tibia amène d'ailleurs presque toujours une réduction suffisante du côté du péroné.

Je donnerai ici seulement quelques lignes sur la technique opératoire ; les différentes manœuvres qui ont été décrites dans les généralités s'appliquent, presque intégralement, aux fractures du tibia et j'y renvoie le lecteur.

a) *Ostéo-synthèse du tibia au moyen du fixateur.*

On peut employer le fixateur dans toutes les fractures de la diaphyse du tibia ; cependant je crois préférable d'en limiter l'emploi aux cas ne pouvant pas être fixés par le cerclage ou le vissage direct.

Incision des parties molles : On repère la direction des deux fragments avec les doigts et on trace, jusqu'à l'os, une incision en bayonnette, comme le représente la figure 507. Les deux branches verticales sont respectivement parallèles aux deux fragments et au milieu de leur face interne. Cette incision permet d'atteindre également facilement les deux bouts; elle devient rectiligne une fois la fracture réduite.

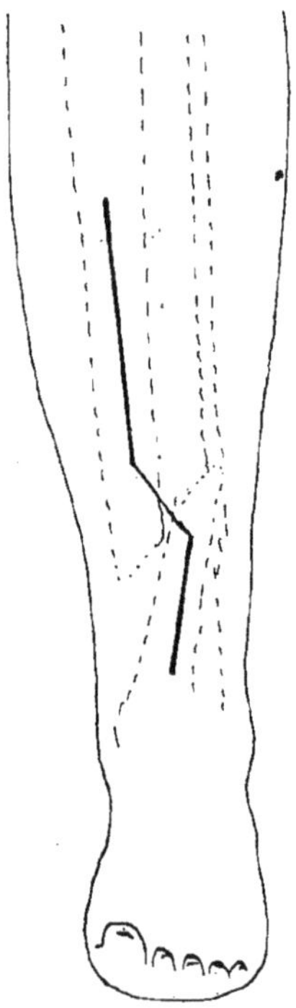

La peau étant réclinée de chaque côté, avec des pinces de Muzeux, on incise le périoste sur les deux fragments. Avec une large rugine, on écarte le périoste sur la face interne et sur les bords des deux fragments, dans une étendue de trois centimètres environ.

Réduction : Pour faire la réduction dans les cas simples (fractures transversales ou légèrement obliques sans esquilles) on place deux daviers droits moyens à trois centimètres des extrémités et on exécute la manœuvre de la mise en angle, suivie de redressement. Une fois les fragments bout à bout et exactement engrenés, on fixe temporairement au moyen du grand davier en L.

Figure 507.
Tracé de l'incision dans les fractures du tibia avec chevauchement.

J'ai exposé en détail dans les généralités les manœuvres de la réduction dans les différents types de fractures (fractures composées, fractures doubles), je n'y reviendrai pas. Je rappellerai seulement que c'est au tibia que les fractures composées sont les plus fréquentes et que la réimplantation des fragments détachés acquiert ici une importance majeure.

Les fractures doubles sont également très fréquentes car elles représentent, d'après mon expérience, environ 7 à 8 °/ₒ de toutes les fractures diaphysaires des deux os de la jambe.

Fixation des fragments : La technique du placement du fixateur a déjà été décrite en détail dans les généralités. Je rappellerai qu'il faut d'abord placer les fiches proximales dans la plaie, puis les deux fiches distales à longue distance après avoir incisé la peau.

Il faut éviter, en bas, de pénétrer dans l'articulation ; si la fracture est basse, il faut rapprocher les deux fiches inférieures (distance minima d'une fiche à l'autre 25 à 30 millimètres). Si la fracture est plus basse encore, il faut renoncer au fixateur et recourir à la prothèse perdue (fractures juxta-épiphysaires inférieures).

J'ai eu recours 98 fois au fixateur pour des fractures diaphysaires de la jambe. Un seul opéré a succombé (écrasement de la jambe,

fracture comminutive et plaie con
ostéo-synthèse d'urgence ; injec
jours plus tard, tétanos ! Amputation d
97 opérés restant m'ont donné 95 gu
consolidation a été obtenue dans tous
semaines. Deux opérés ont dû subir la greffe
l'ostéo-synthèse une fois par dystrophie osseu
et une fois par perte de substance dans une
fragments libres avaient été malencontreusement
le blessé me fut adressé.

Figure 508, I.

Figure 509, II.

Figure 510, III.

Ostéo-synthèse d'une fracture transversale du tibia

I. Fixation temporaire. — II. Placement des fiches

III. Montage du fixateur.

Radiographies de fractures de la jambe opérées au moyen du fixateur :

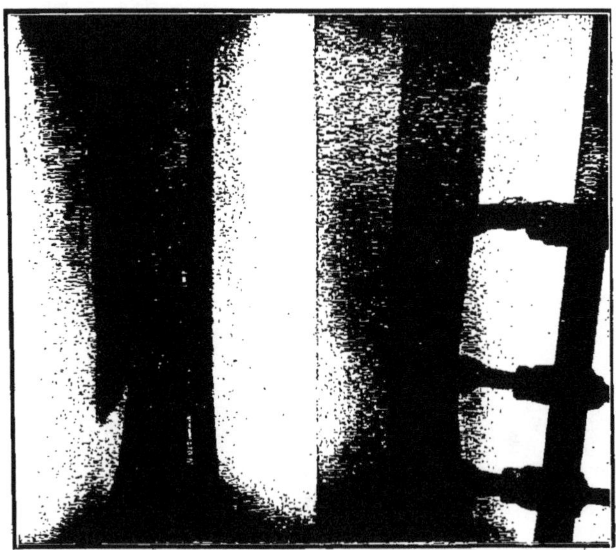

Figure 511. — Obs. 54, I et II.

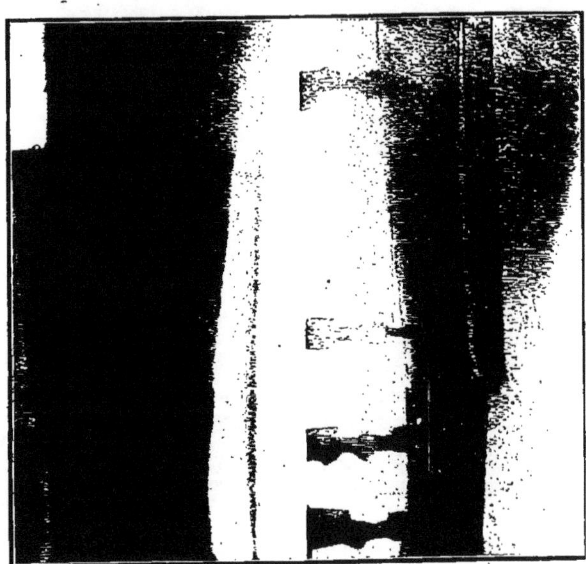

Figure 512. — Obs. 64 (fixation sous-cutanée).

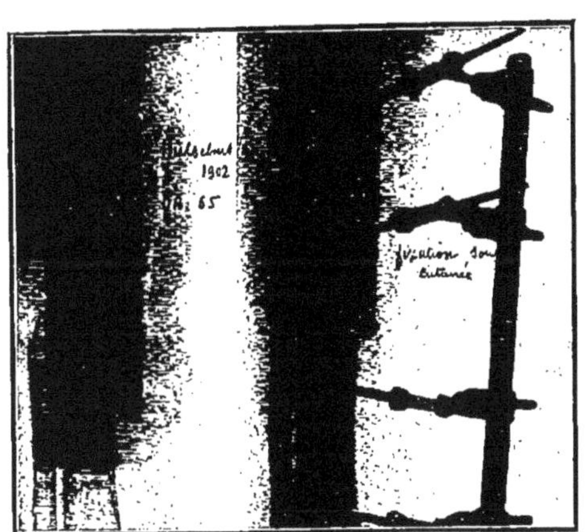

Figure 513. — Obs. 65.

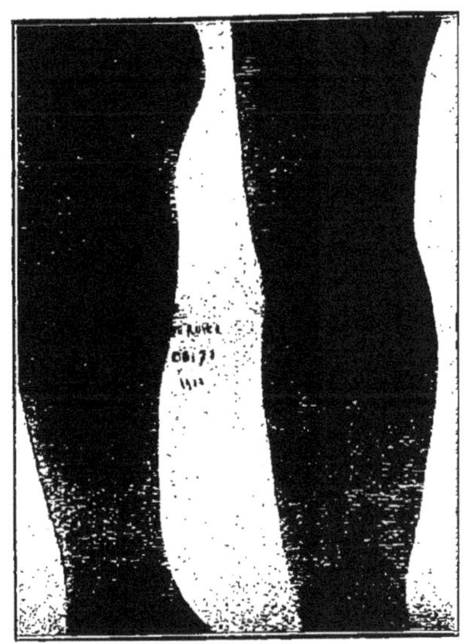

Figure 514. — Obs. 71, I.

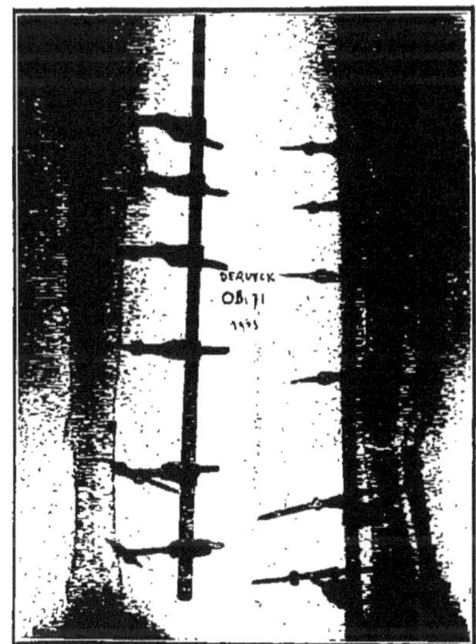

Figure 515. — Obs. 71, II.

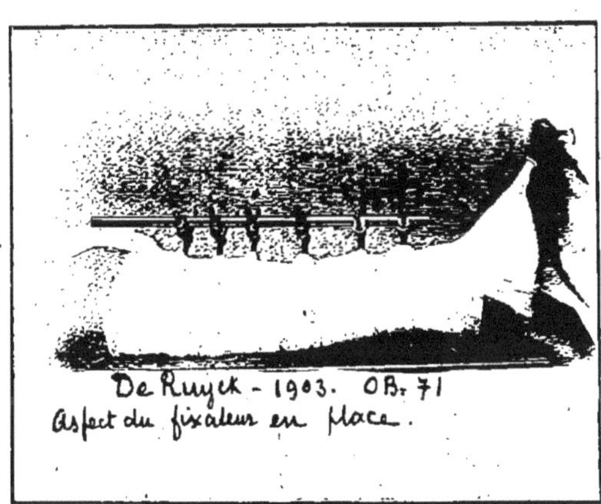

Figure 516. — Obs. 71, III.

Obs. 71, I, II, III. Fracture double de la jambe.

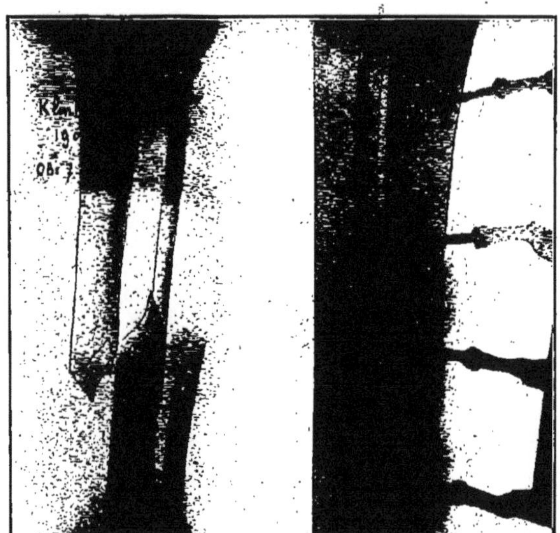

Figure 517. — Obs. 73.

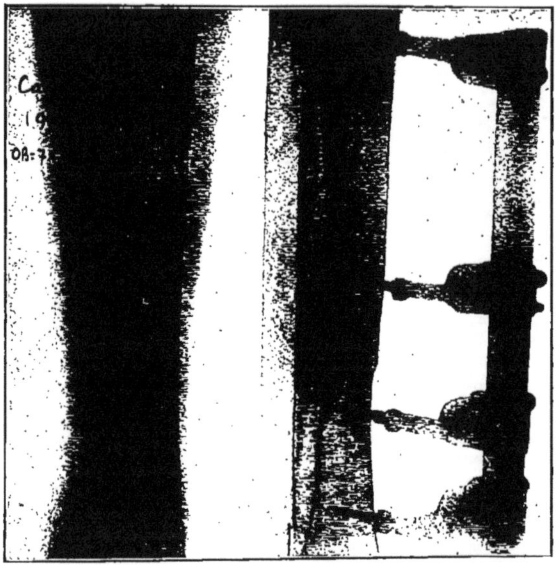

Figure 518. — Obs. 74.

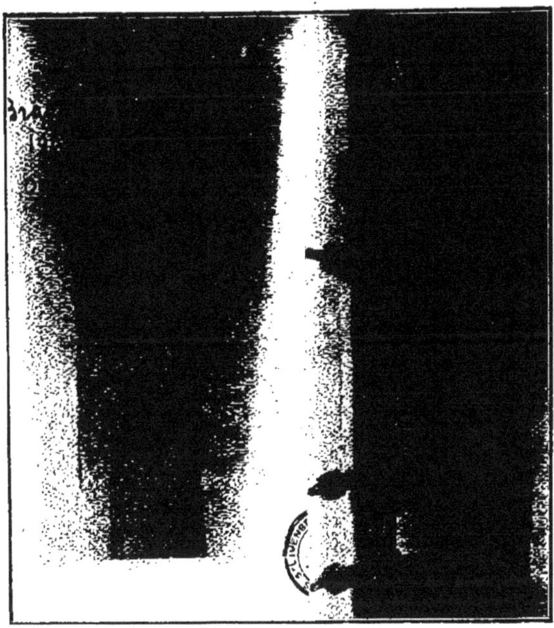

Figure 519. — Obs. 76.

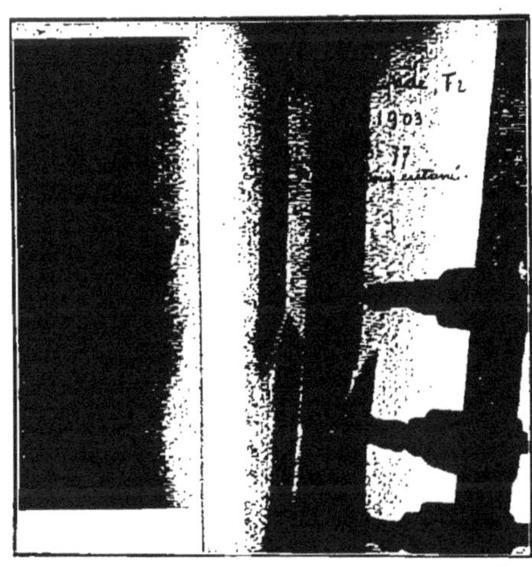

Figure 520. — Obs. 77.
Fixation sous-cutanée. Réduction imparfaite.

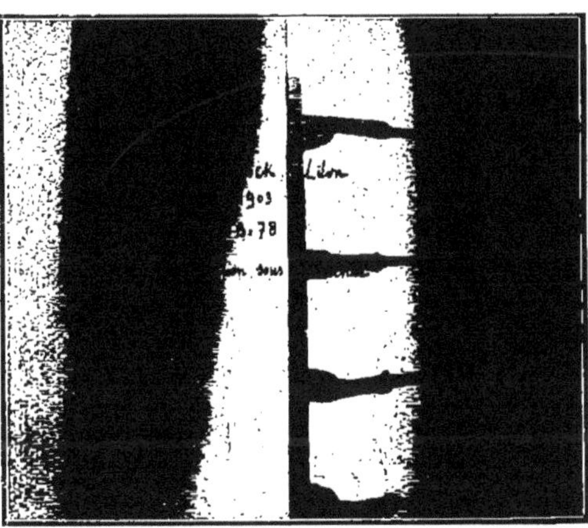

Figure 521. — Obs. 78.
Fixation sous-cutanée. Réduction incomplète.

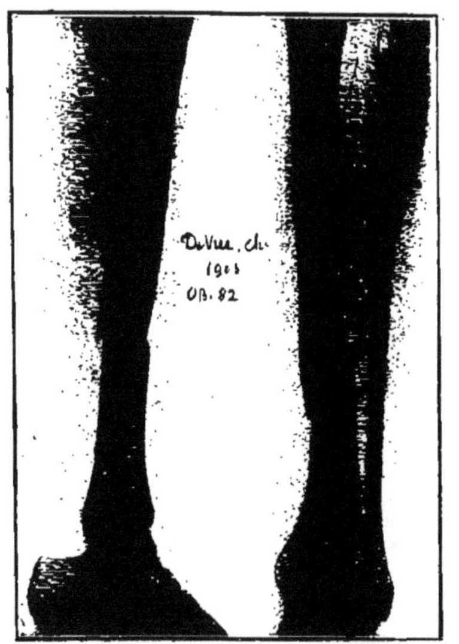

Figure 522. — Obs. 82, I.

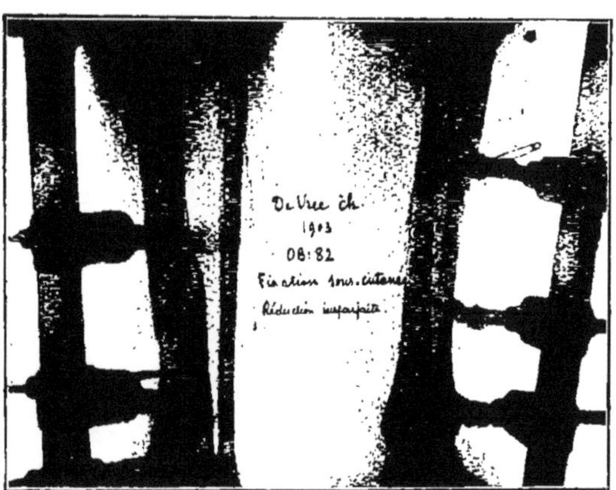

Figure 523. — Obs. 82, II.

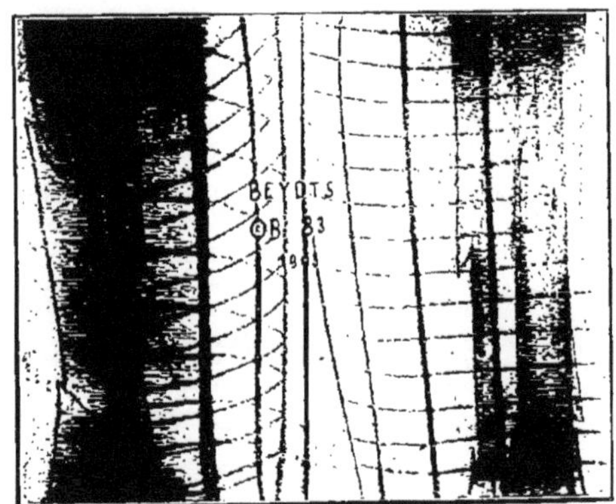

Figure 524. — Obs. 83, I.

(Fracture double.)

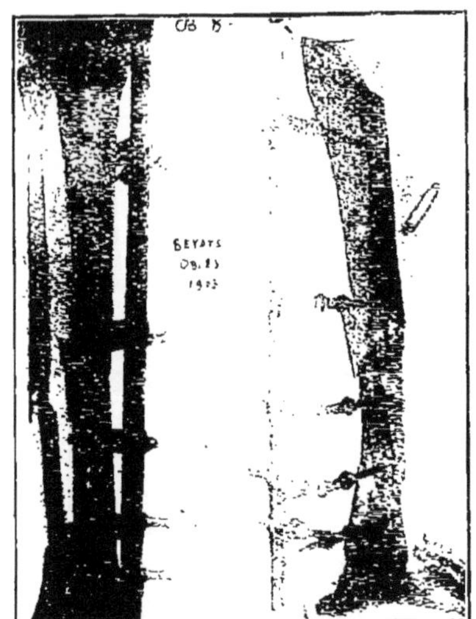

Figure 525. — Obs. 83, II.

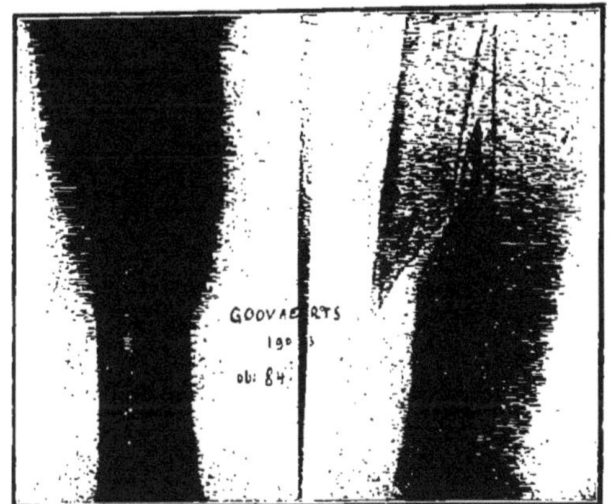

Figure 526. — Obs. 84, I.

Figure 527. — Obs. 84, II.

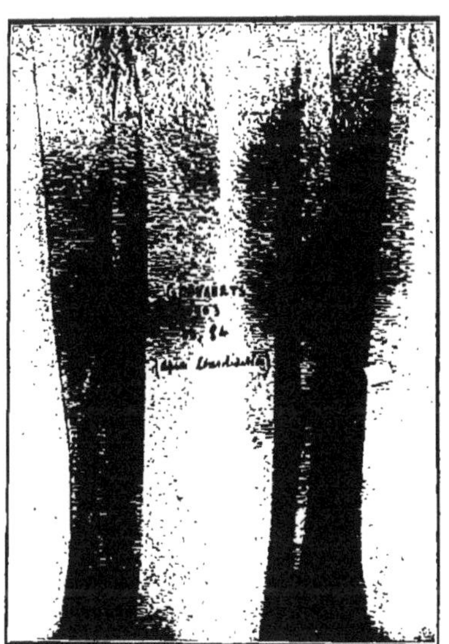

Figure 528. — Obs. 84, III.
Aspect après consolidation.

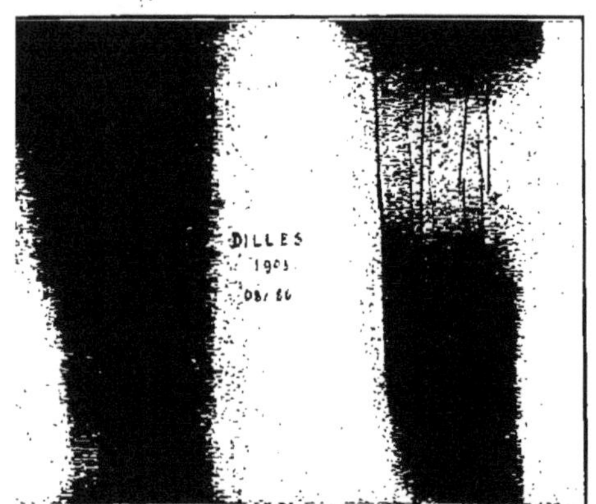

Figure 529. — Obs. 86, I.

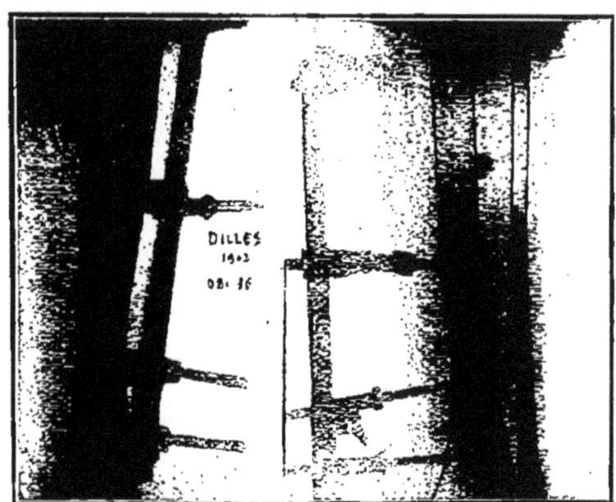

Figure 530. — Obs. 86, II.

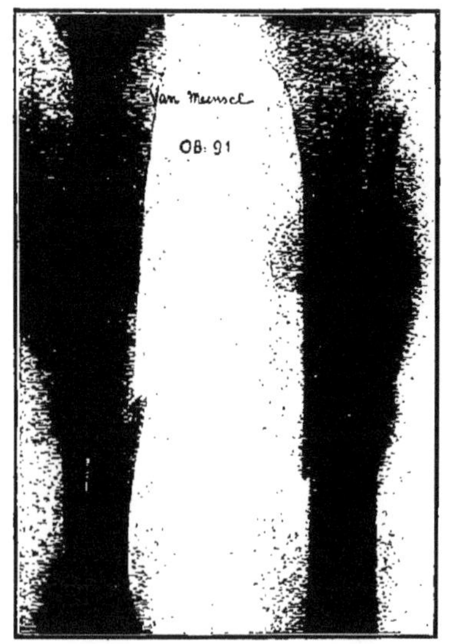

Figure 531. — Obs. 91, I.

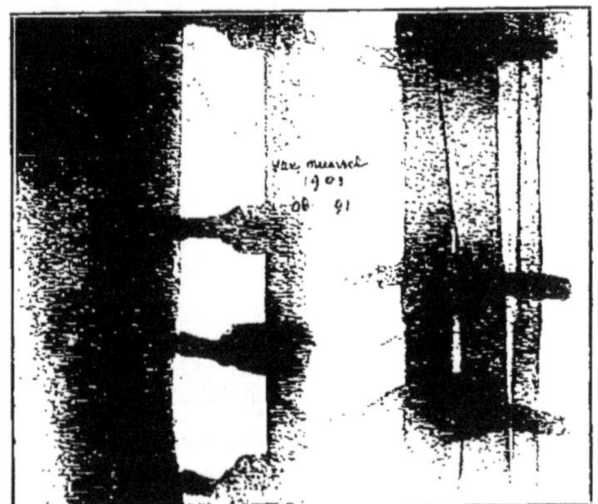

Figure 532. — Obs. 91, II.

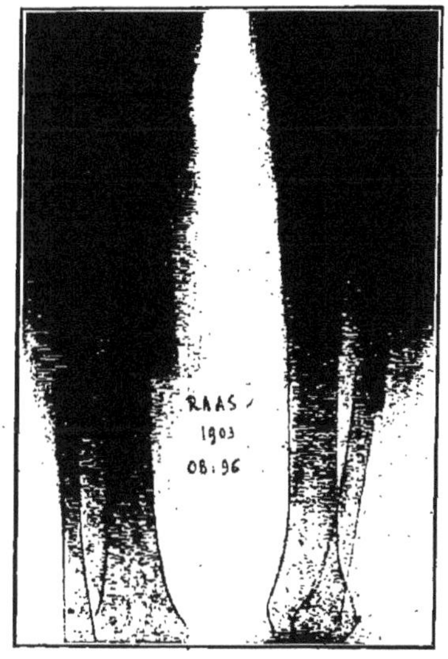

Figure 533. — Obs. 96, I.

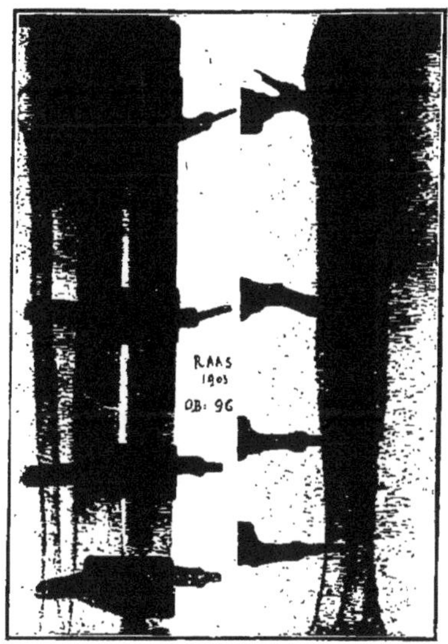

Figure 534. — Obs. 96, II.

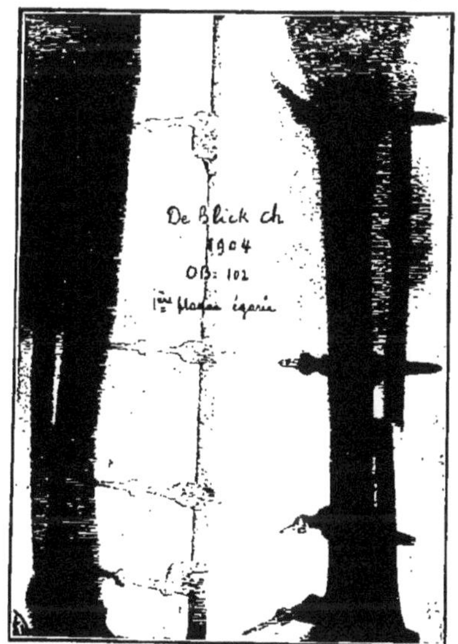

Figure 535. — Obs. 102 (première plaque égarée).

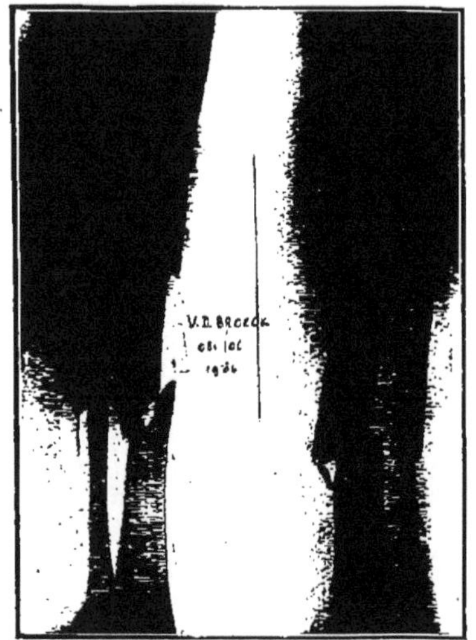

Figure 536. — Obs. 106, I.

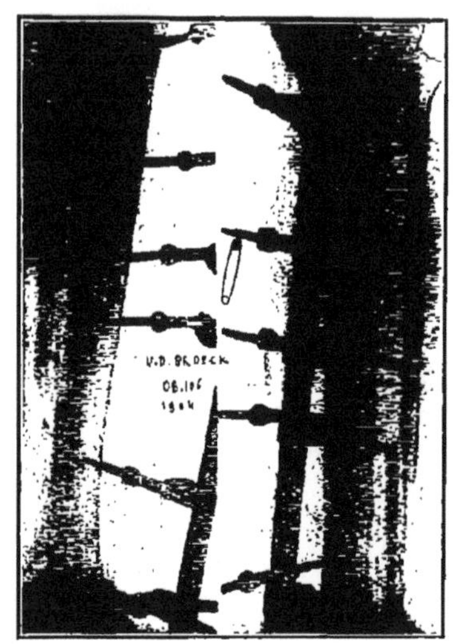

Figure 537. — Obs. 106, II.

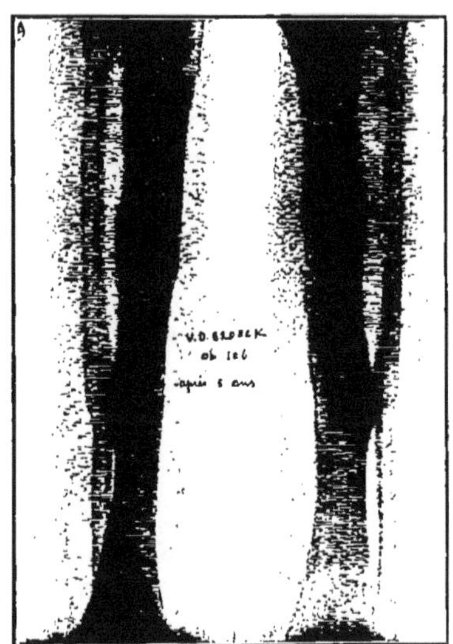

Figure 538. — Obs 106, III.
Radiographie 5 ans après l'ostéo-synthèse.
Obs. 106, I, II, III. Fracture double

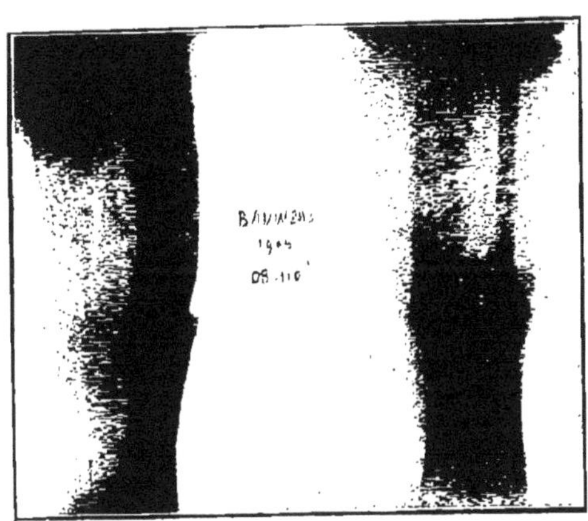

Figure 539. — Obs. 110, I.

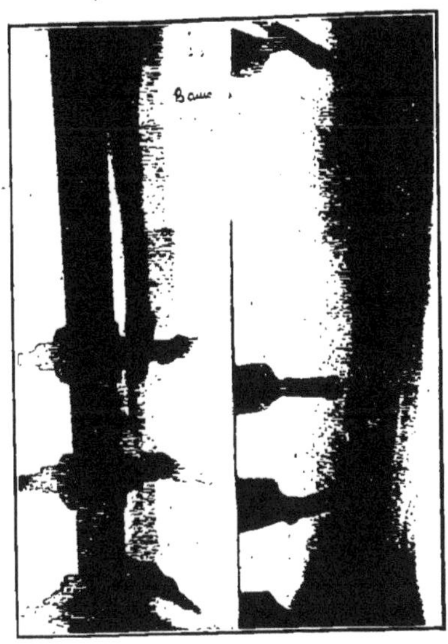

Figure 540. — Obs. 110, II.

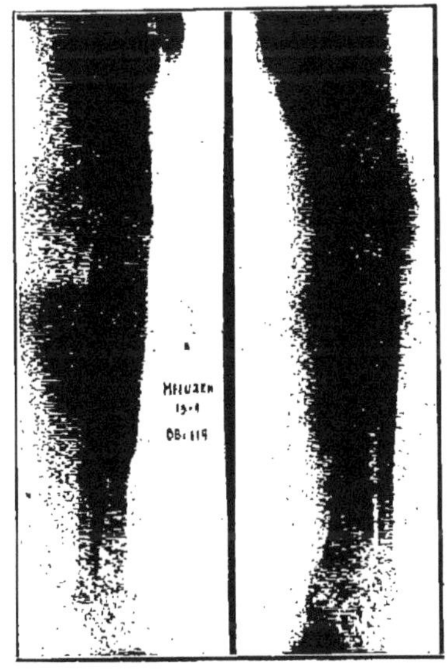

Figure 541. — Obs. 114, I.

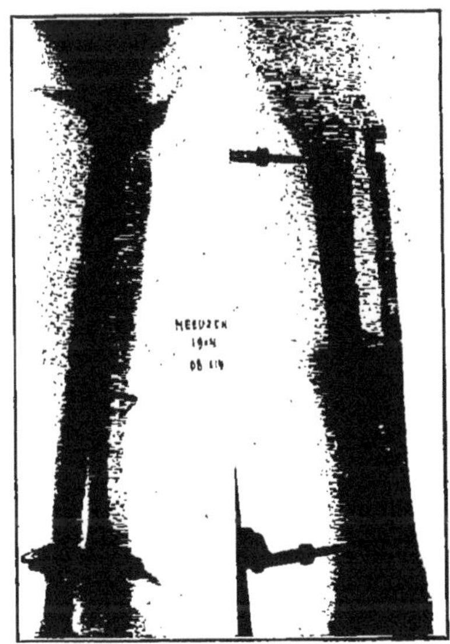

Figure 542. — Obs. 114, II.
(Fixateur et cerclage combinés.)

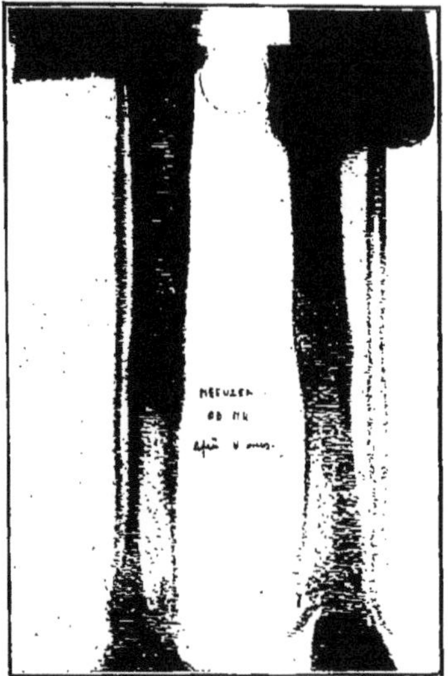

Figure 543. — Obs. 114, III.
(Aspect après 4 ans.)

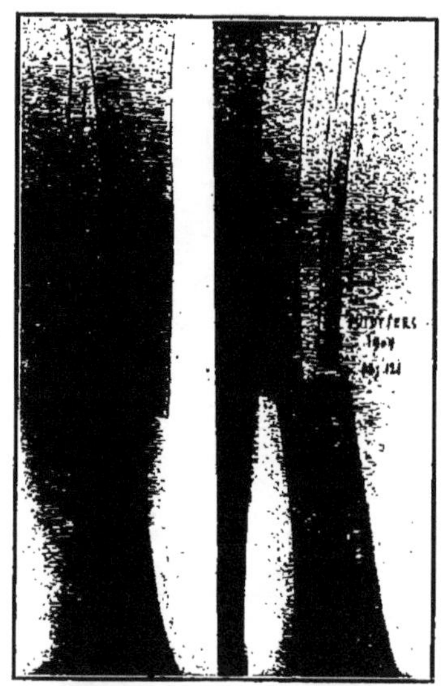

Figure 544. — Obs. 121, I.

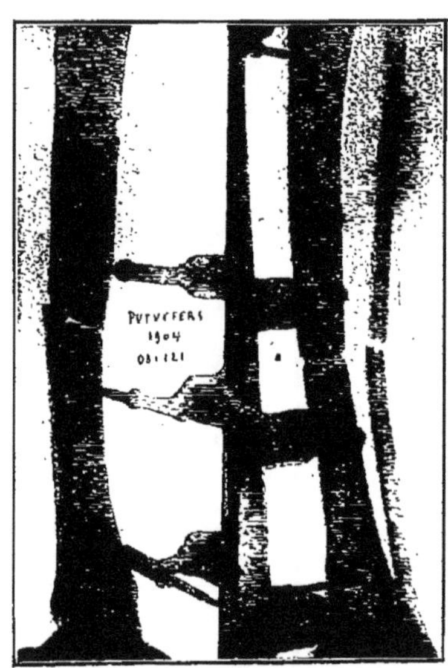

Figure 545. — Obs. 121, II.

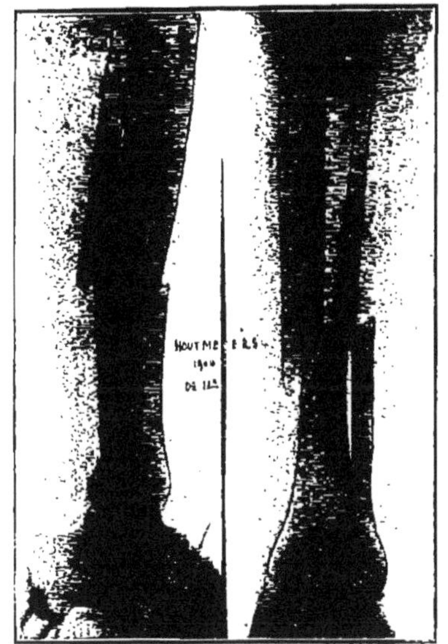

Figure 546. — Obs. 122, I.

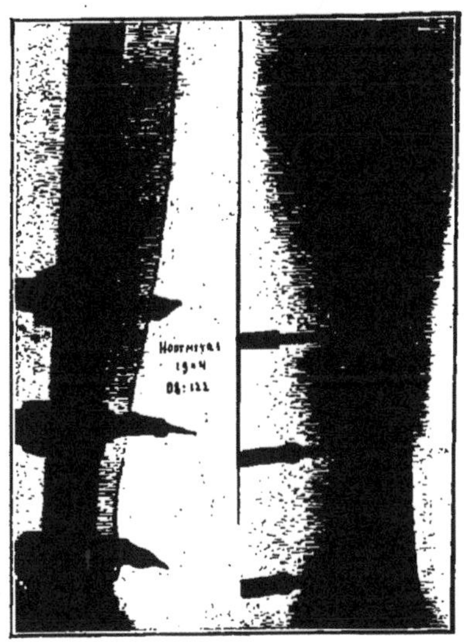

Figure 547. — Obs. 122, II.

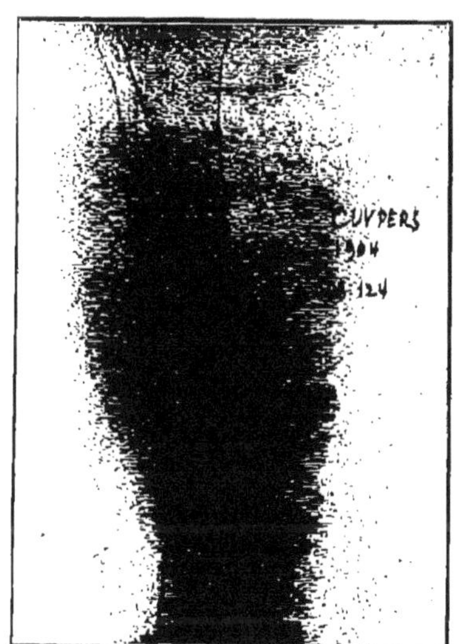

Figure 548. — Obs. 124, I.

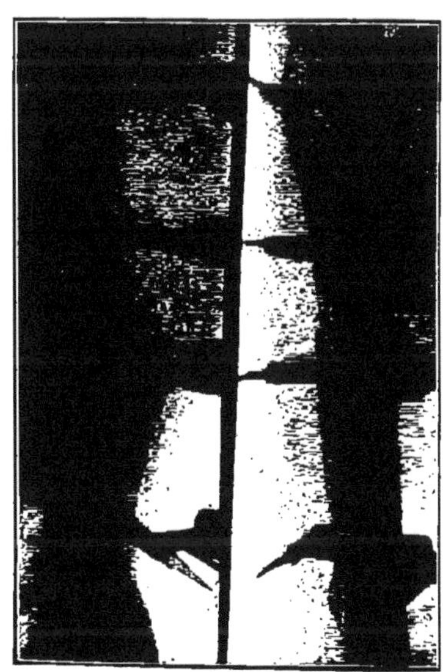

Figure 549. — Obs. 124, II.

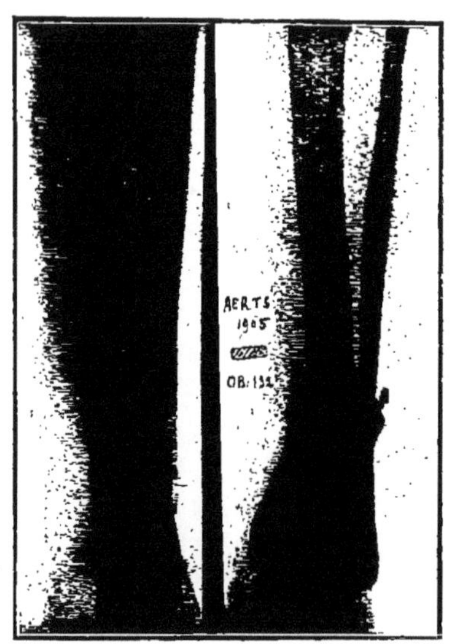

Figure 550. — Obs. 132, I.

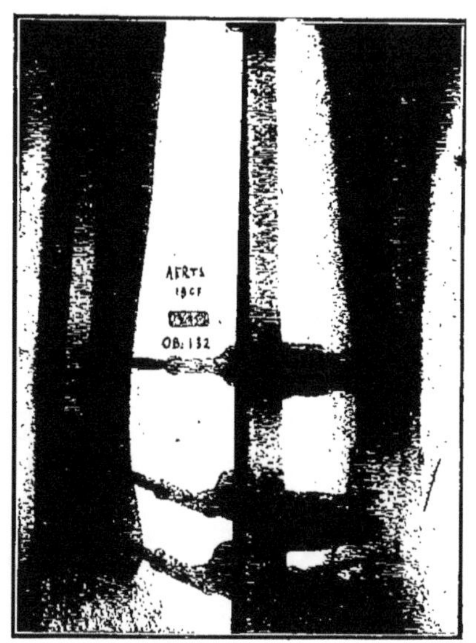

Figure 551. — Obs. 132, II.

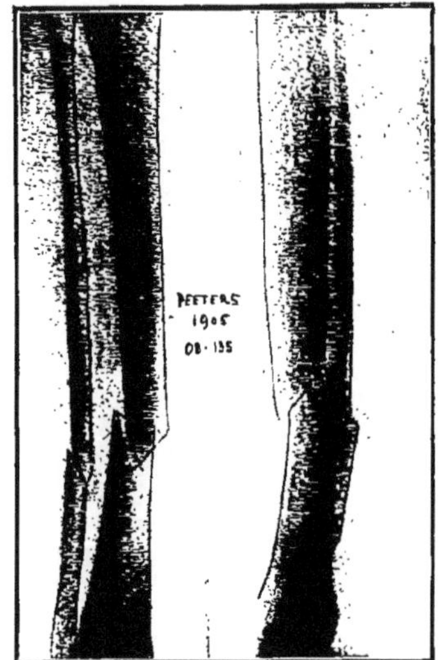

Figure 552. — Obs. 135, I.

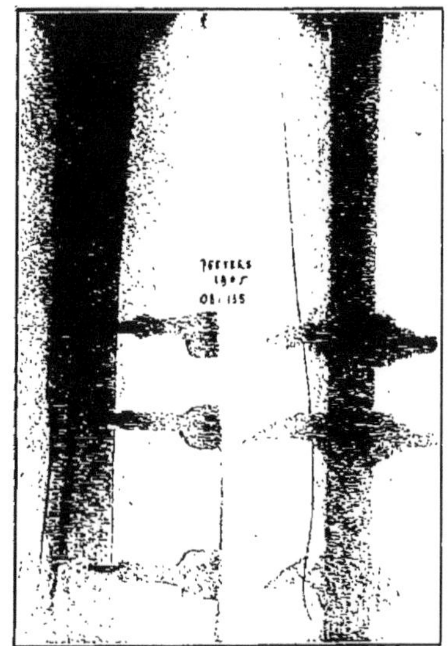

Figure 553. — Obs. 135, II.

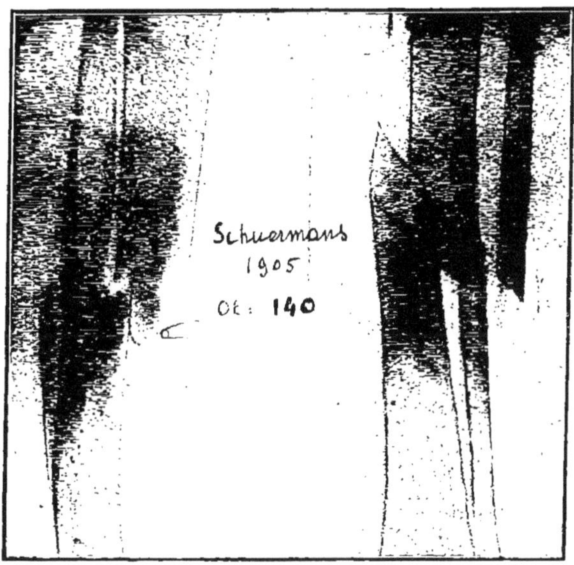

Figure 554. — Obs. 140, I.

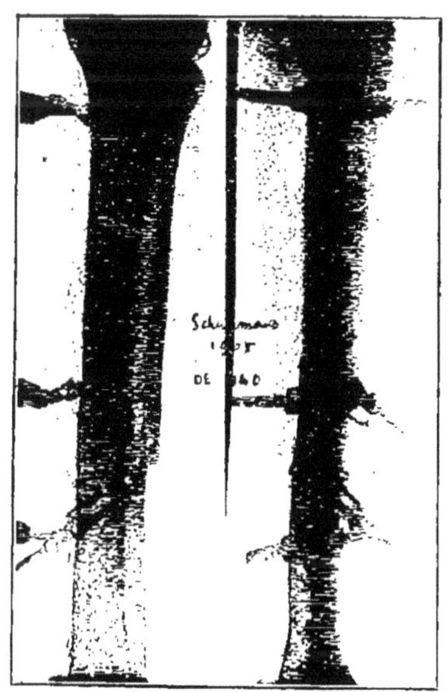

Figure 555. — Obs. 140, II.

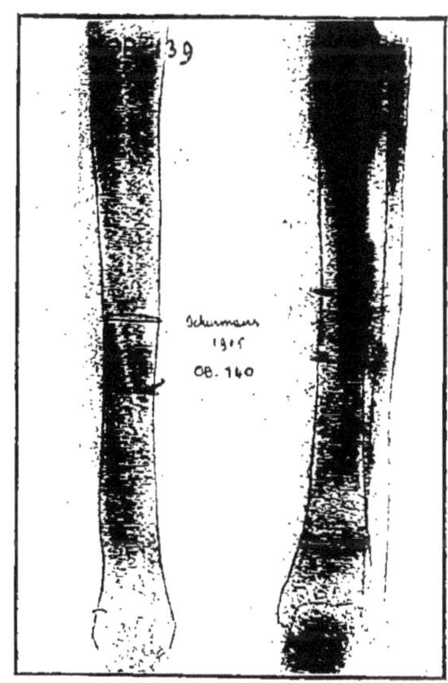

Figure 556. — Obs. 140, III.
(Aspect après consolidation.)

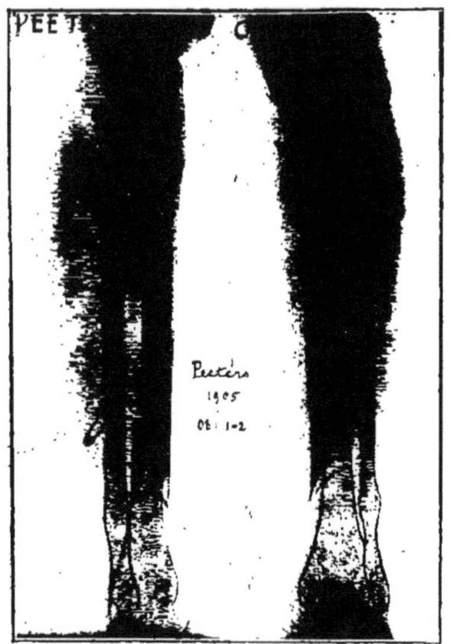

Figure 557. — Obs. 142, I.

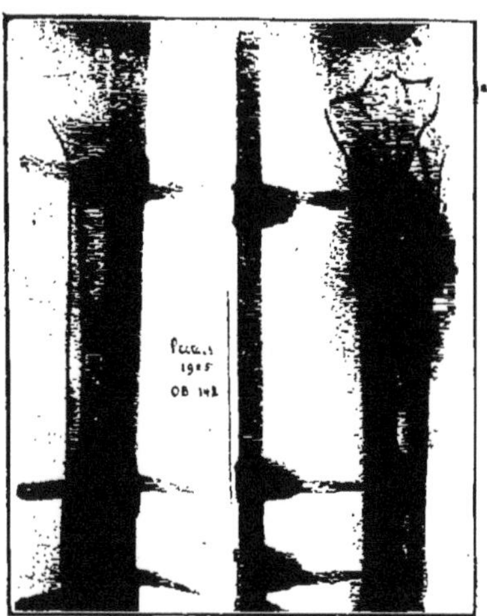

Figure 558. — Obs. 142, II.

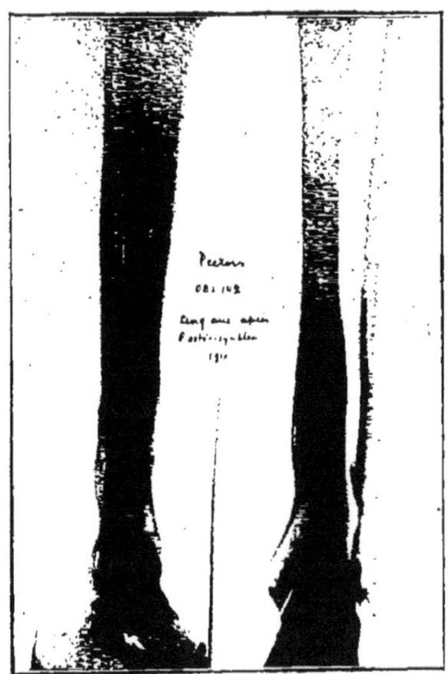

Figure 559. — Obs. 142, III.
Radiographie cinq ans après l'ostéo-synthèse.

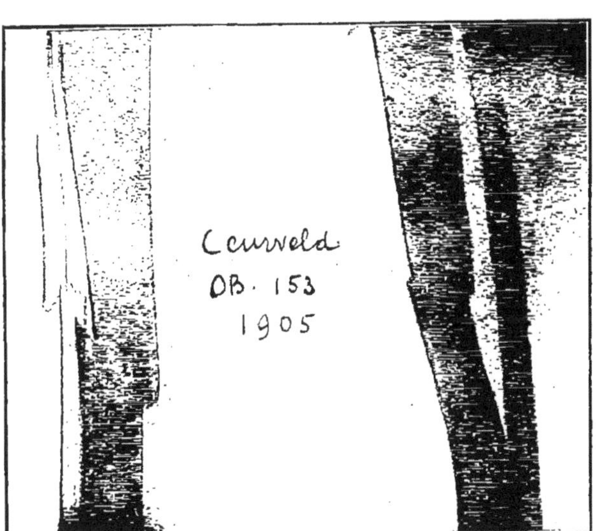

Figure 560. — Obs. 153, I.

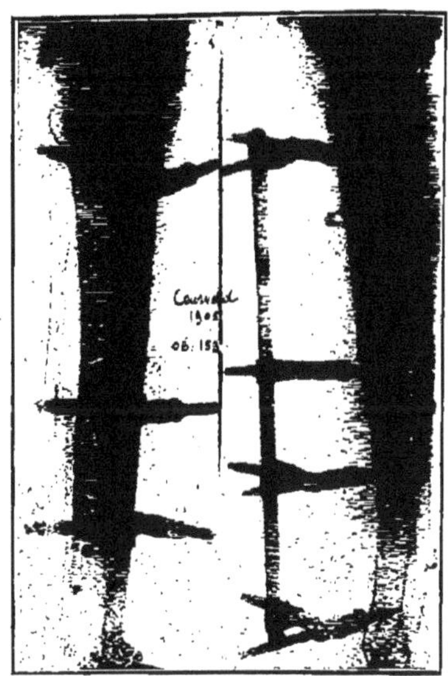

Figure 561. — Obs. 153, II.

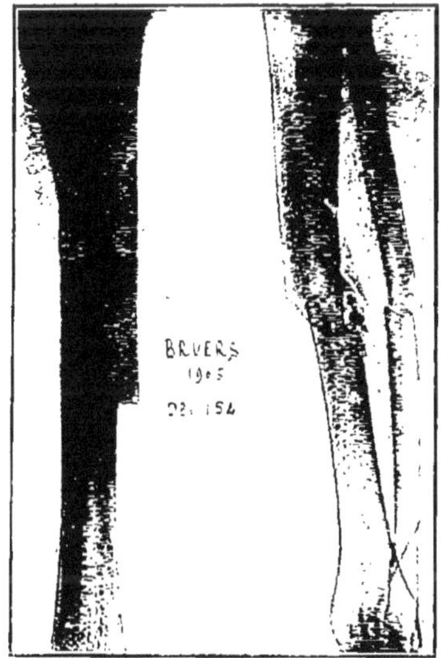

Figure 562. — Obs. 154, I.

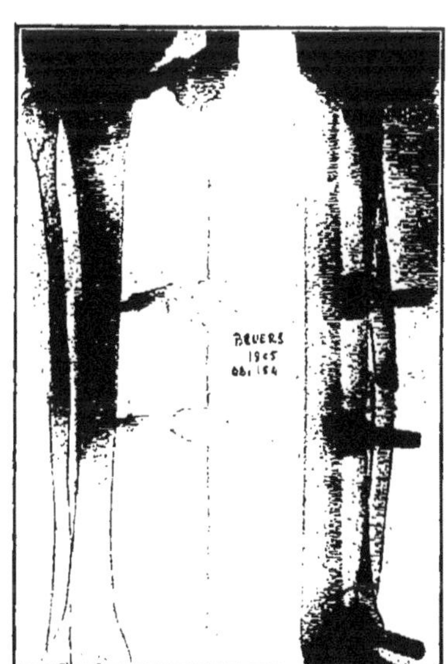

Figure 563. — Obs. 154, II.

Fracture esquilleuse.

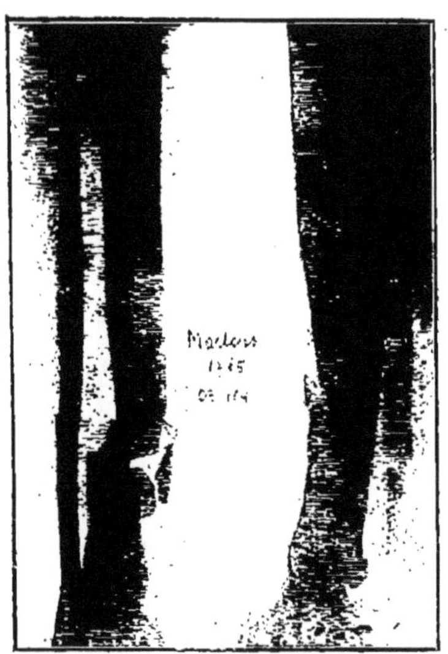

Figure 564. — Obs. 164, I.

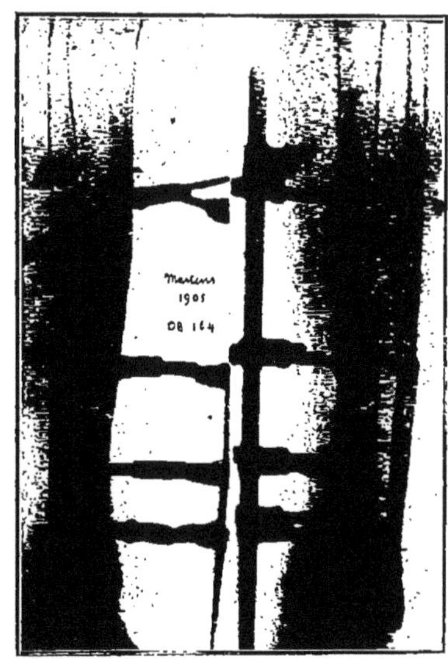

Figure 565. — Obs. 164, II.

Fracture à encoche composée. Réimplantation de quatre gros fragments. Consolidation en quatre semaines.

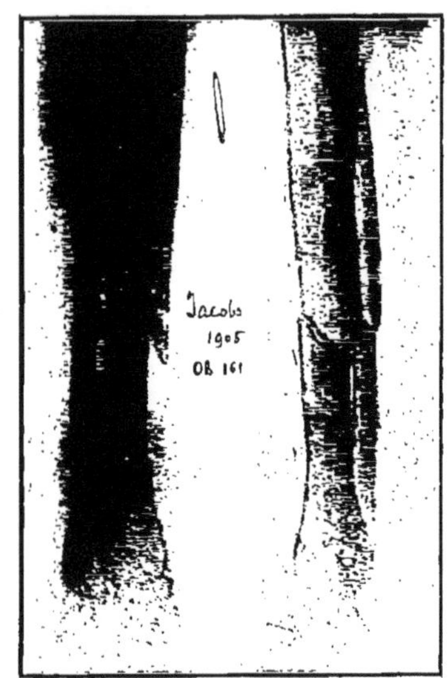

Figure 566. — Obs. 161, I.

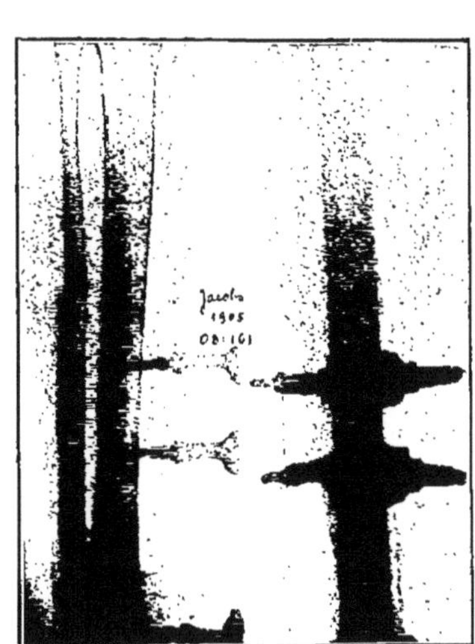

Figure 567. — Obs. 161, II.

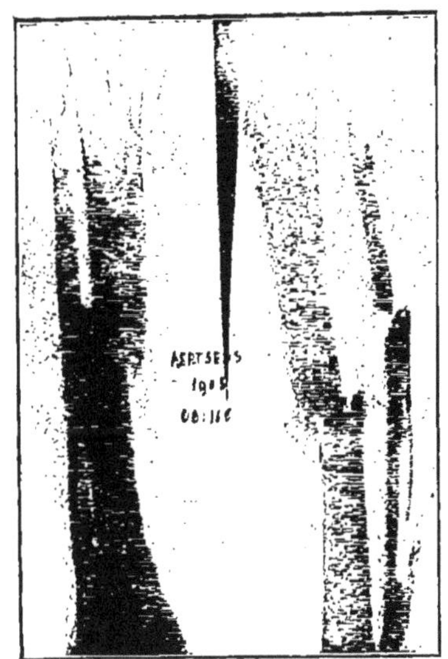

Figure 568. — Obs. 166, I.

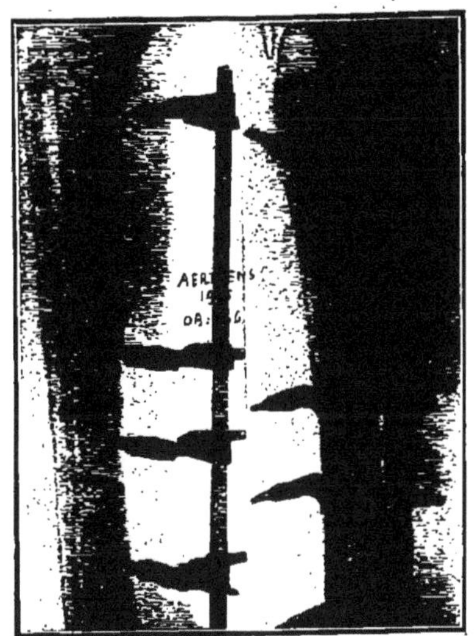

Figure 569. — Obs. 166, II.

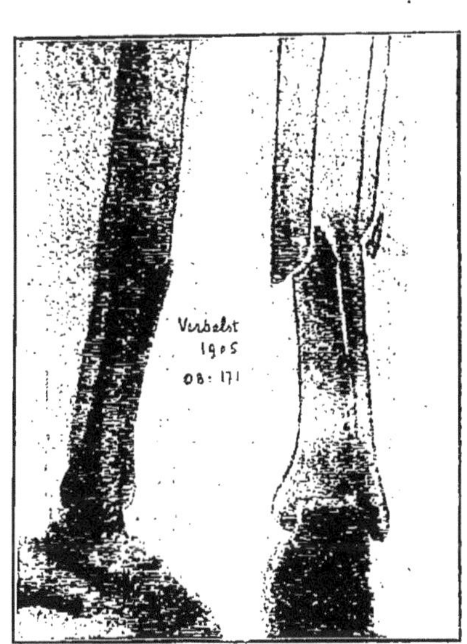

Figure 570. — Obs. 171, I.

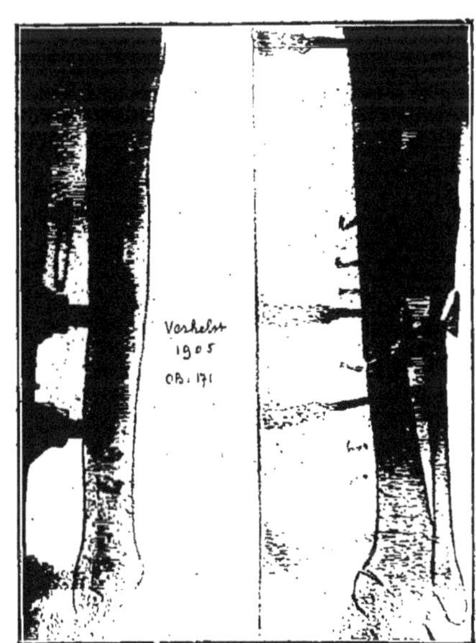

Figure 571. — Obs. 171, II.

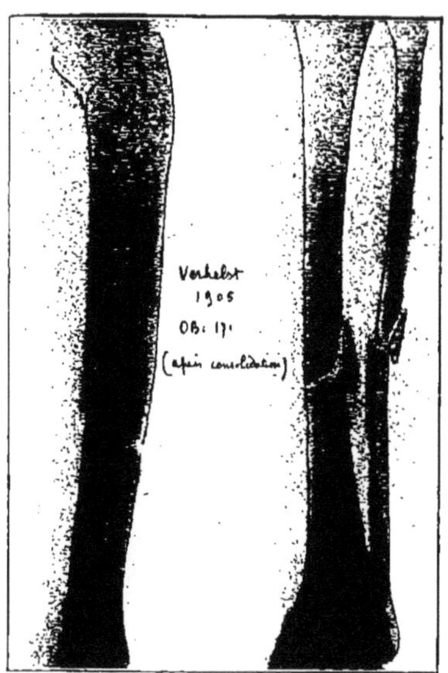

Figure 572. — Obs. 171, III.
I. Fracture transversale composée. II. Réimplantation d'esquilles.
III. Après consolidation.

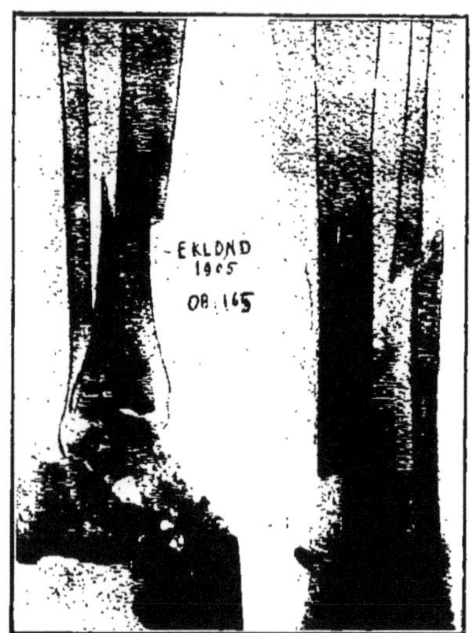

Figure 573. — Obs. 165, I.

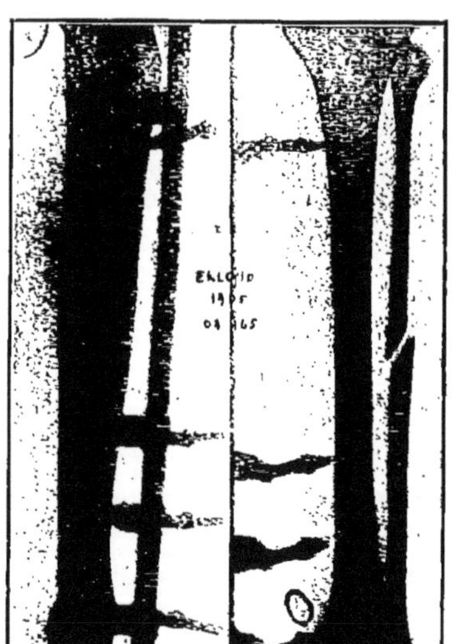

Figure 574. — Obs. 165, II.

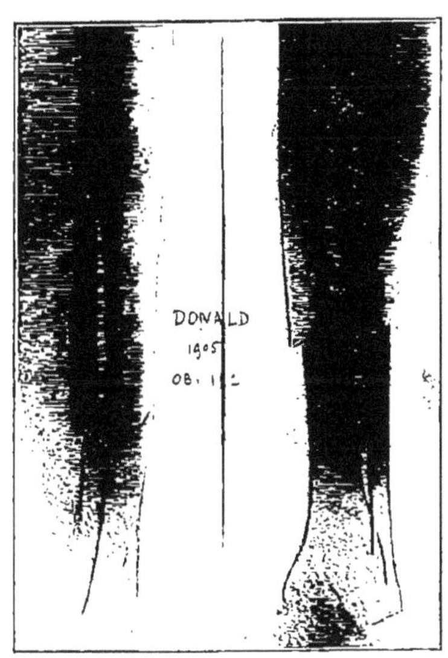

Figure 575. — Obs. 182, I.

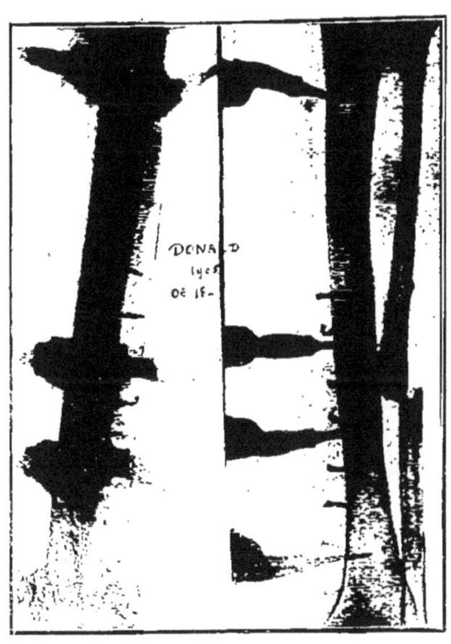

Figure 576. — Obs. 182, II.

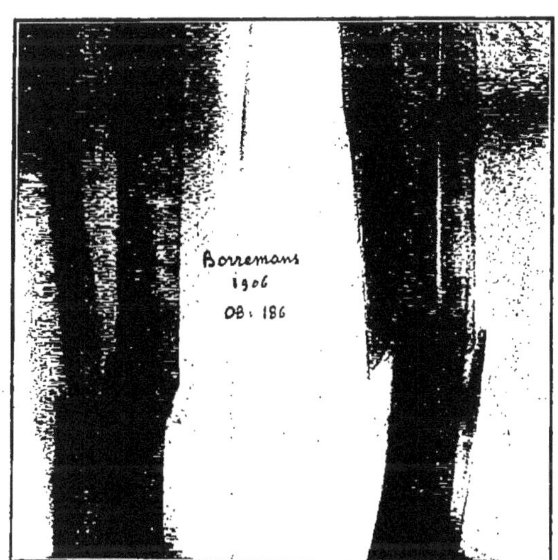

Figure 577. — Obs. 186, I.

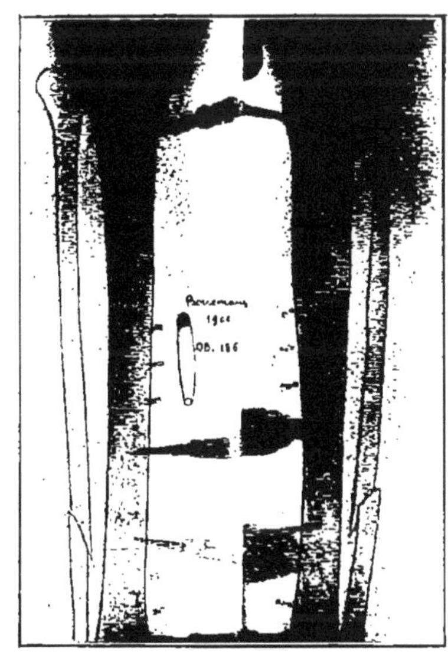

Figure 578. — Obs. 186, II.

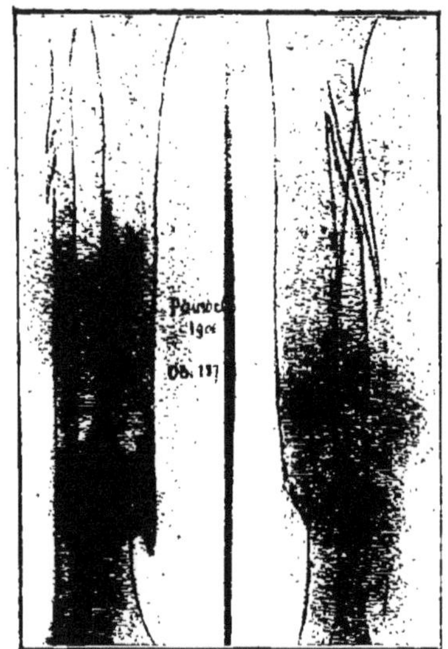

Figure 579. — Obs. 187, I.

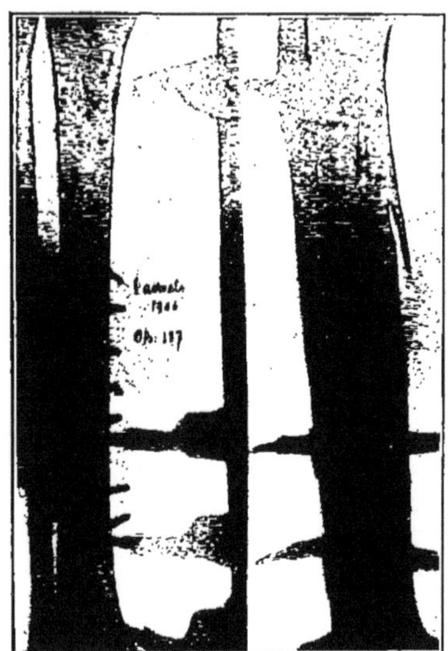

Figure 580. — Obs. 187, II.

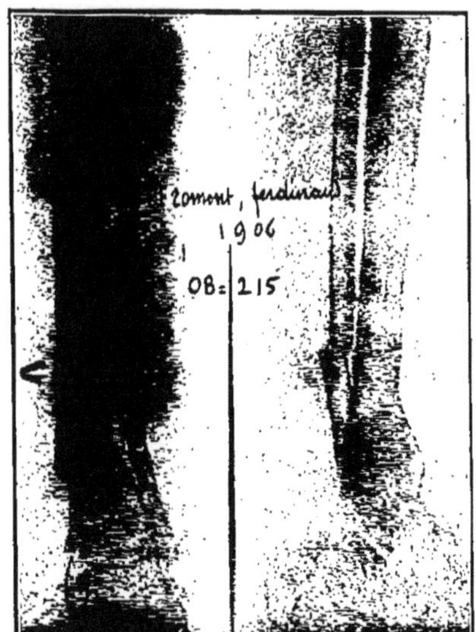

Figure 581. — Obs. 215, I.

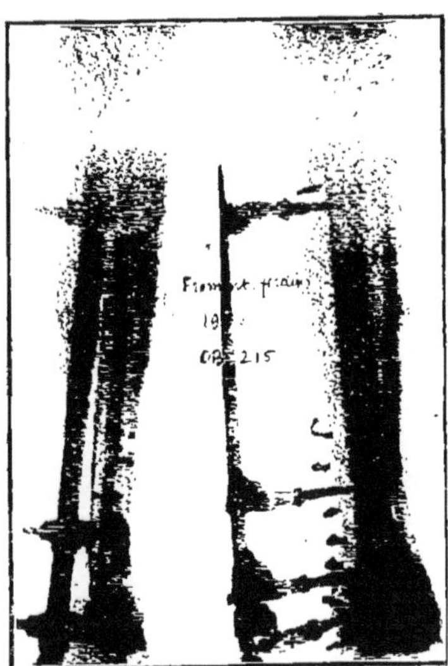

Figure 582. — Obs. 215, II.

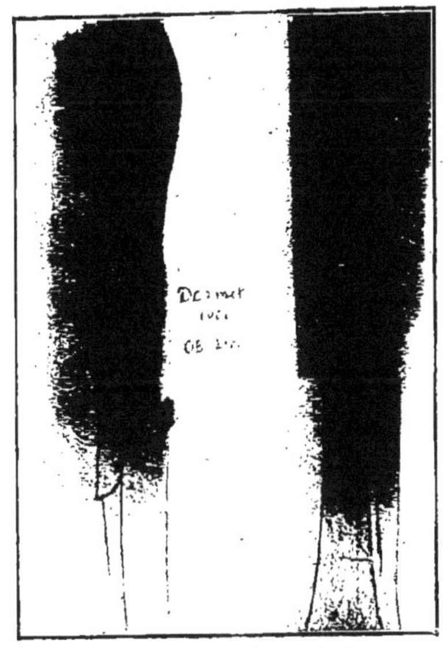

Figure 583. — Obs. 210, I.

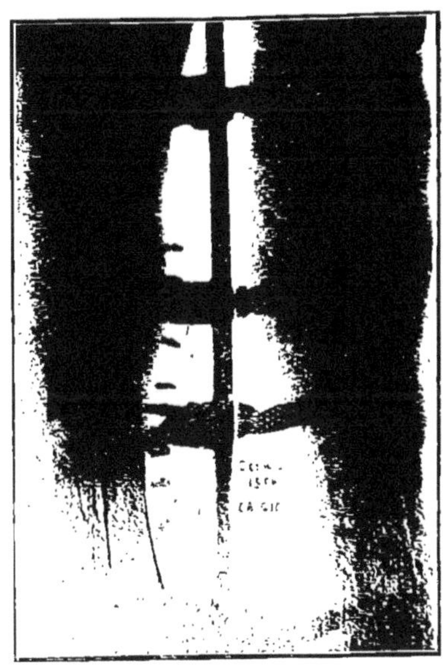

Figure 584. — Obs. 210, II.

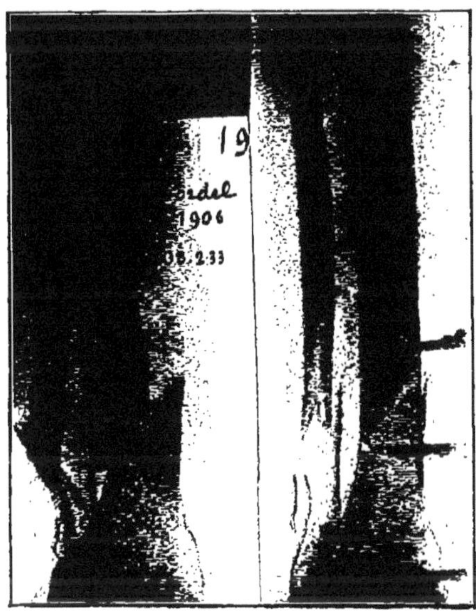

Figure 585. — Obs. 233.

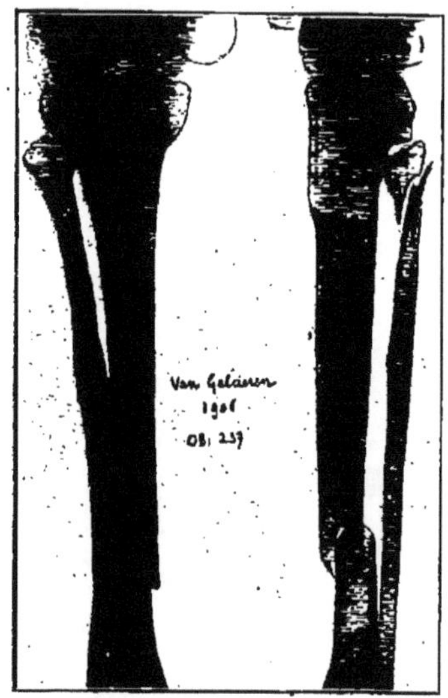

Figures 586. — Obs. 237, I.

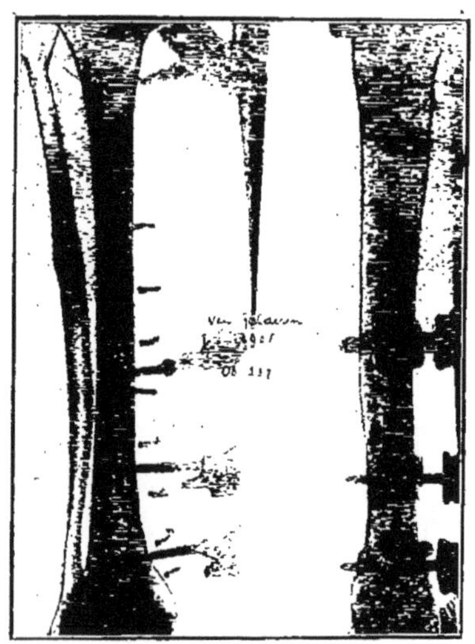

Figure 587. — Obs. 237, II.

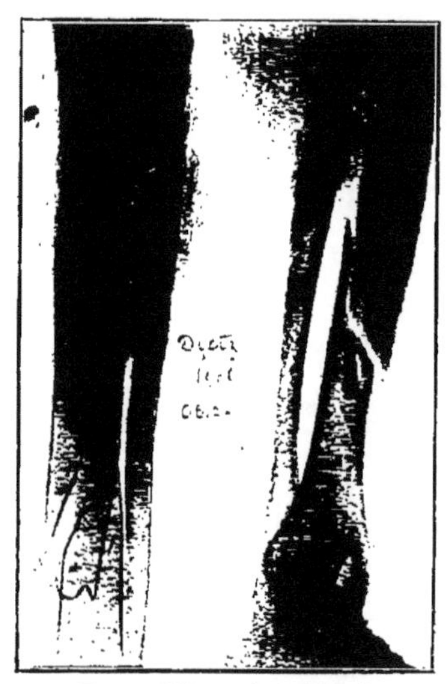

Figure 588. — Obs. 241, I.

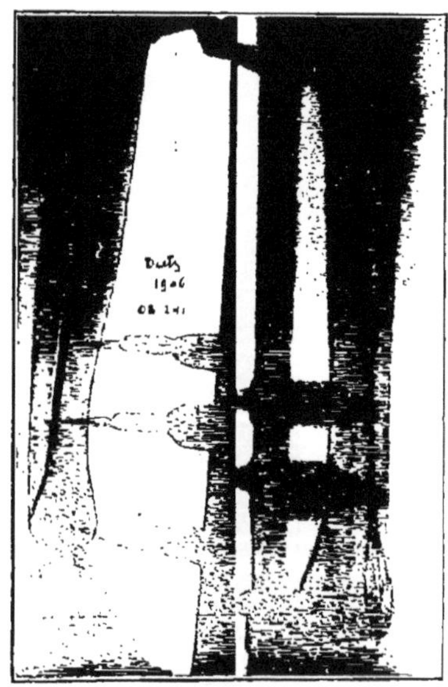

Figure 589. — Obs. 241, II.

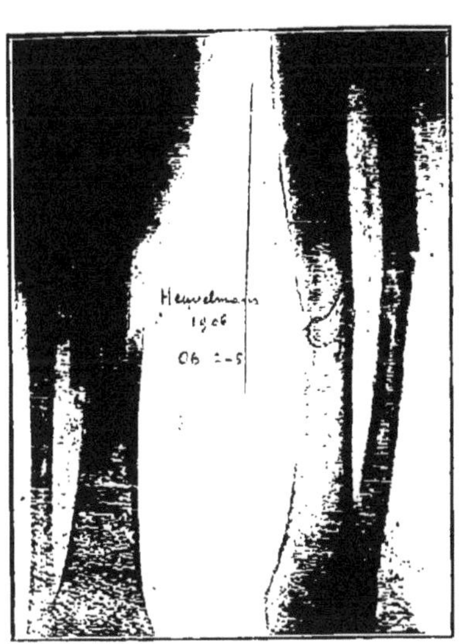

Figure 590. — Obs. 245, I.

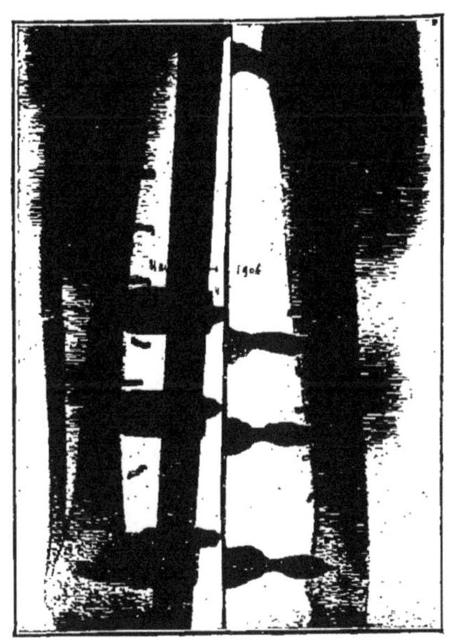

Figure 591. — Obs. 245, II.

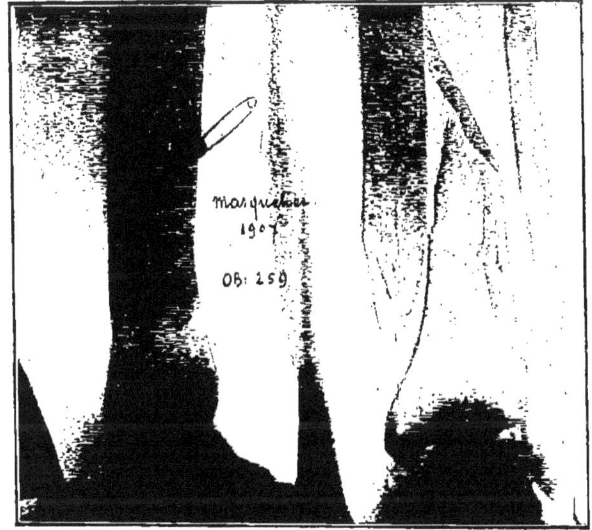

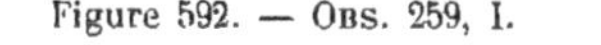

Figure 592. — Obs. 259, I.

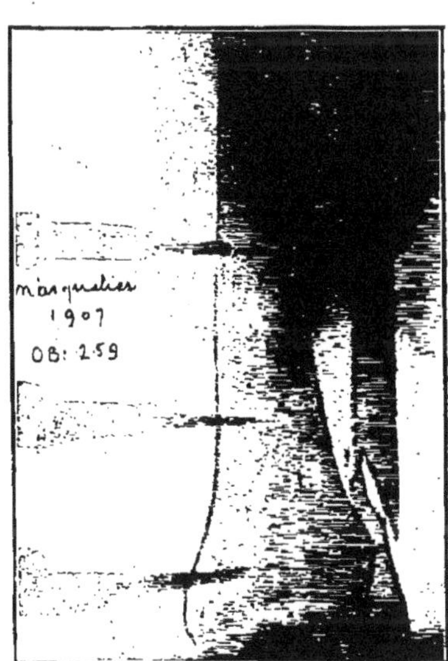

Figure 593. — Obs. 259, II.

Fracture ouverte infectée, opérée en pleine septicémie. Guérison intégrale.

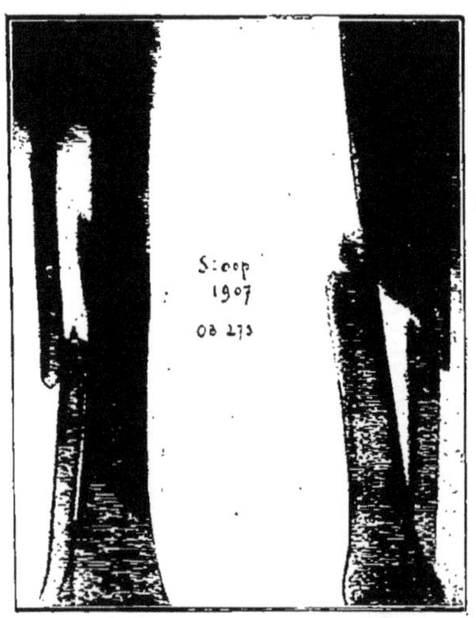

Figure 594. — Obs. 273, I.

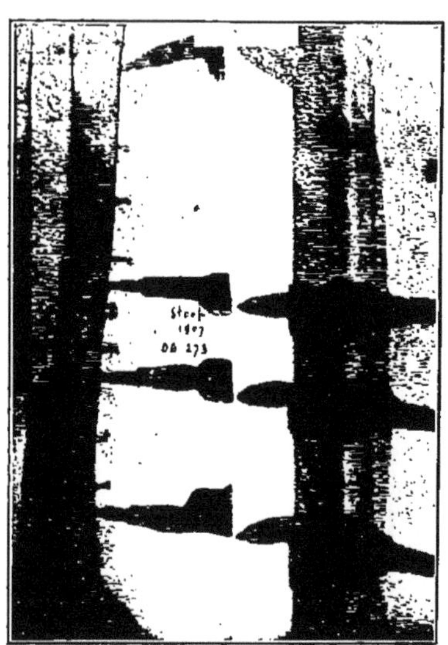

Figure 595. — Obs. 273, II.

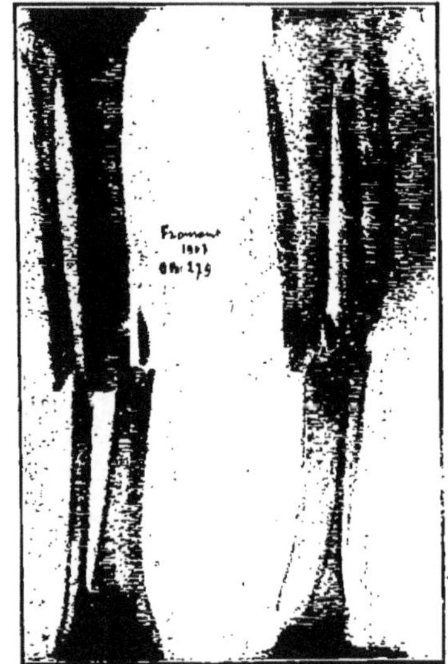

Figure 596. — Obs. 279, I.

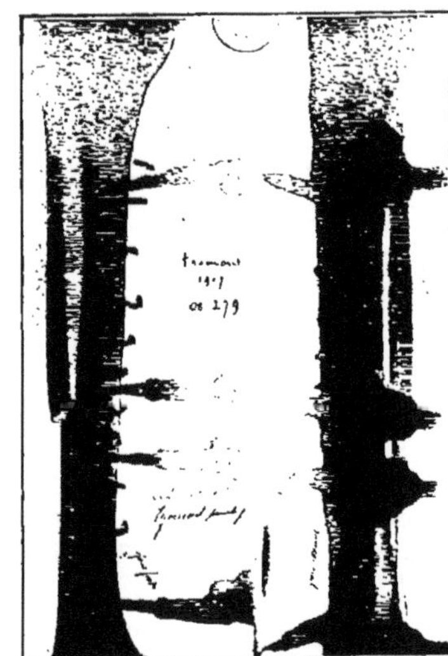

Figure 597. — Obs. 279, II.

Fracture esquilleuse. Réimplantation.

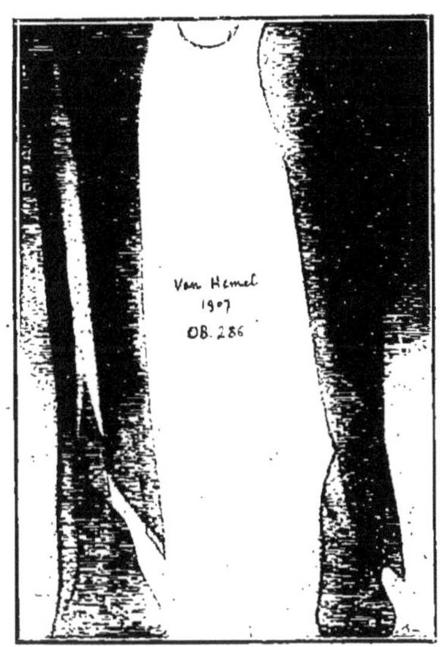

Figure 598. — Obs. 286, I.

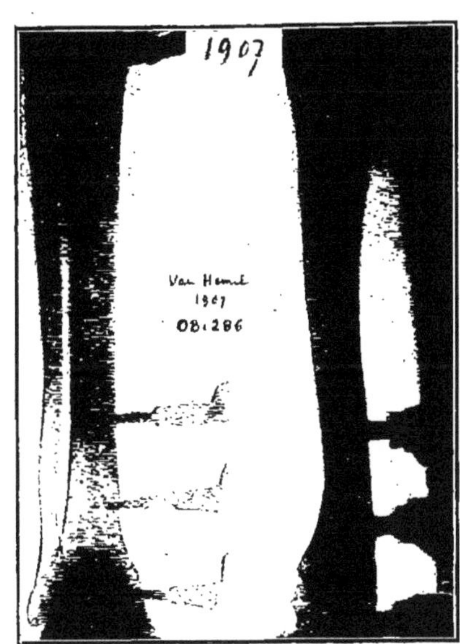

Figure 599. — Obs. 286, II.

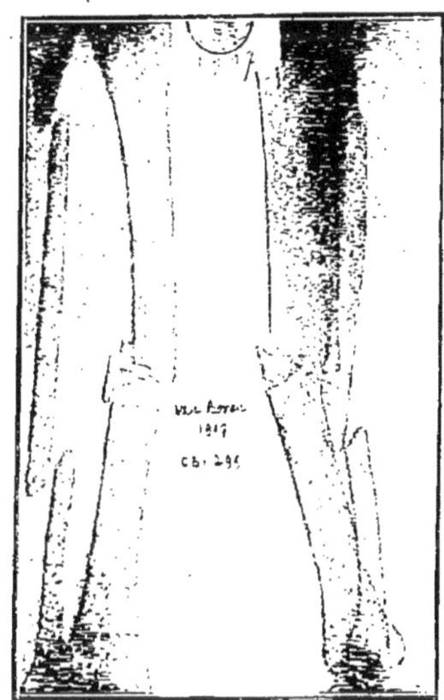

Figure 600. — Obs. 299, I.

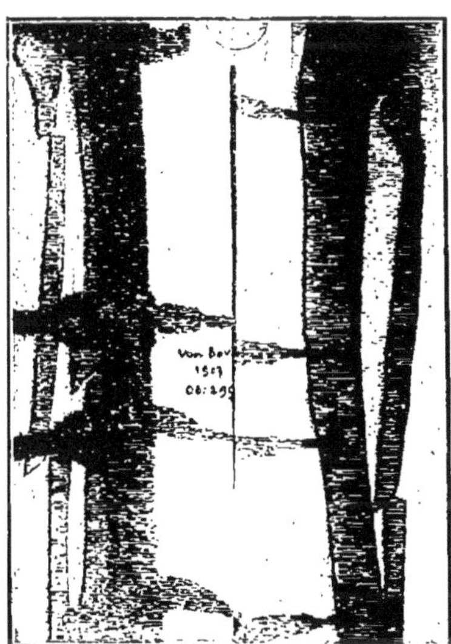

Figure 601. — Obs. 299, II.

Fracture esquilleuse. Réimplantation.

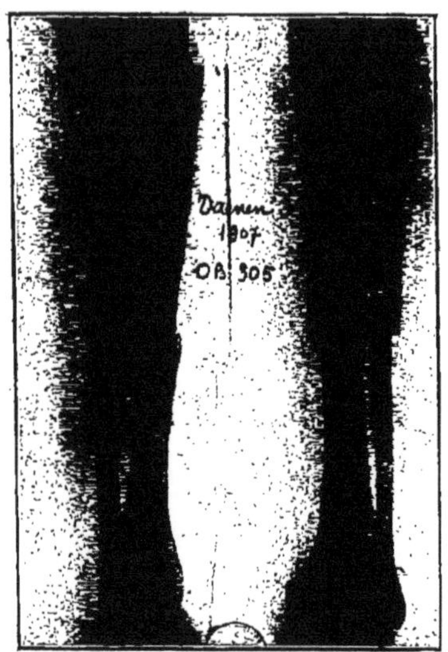

Figure 602. — Obs. 305, I.

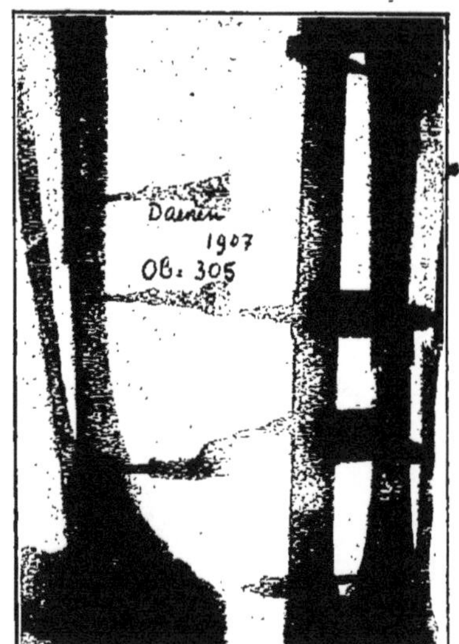

Figure 603. — Obs. 305, II.

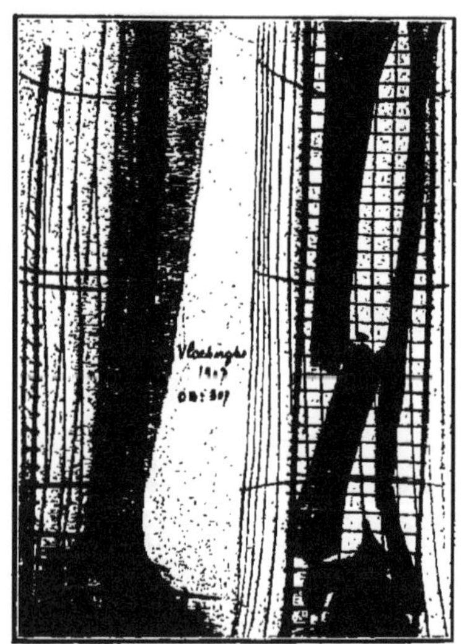

Figure 604. — Obs. 307, I.

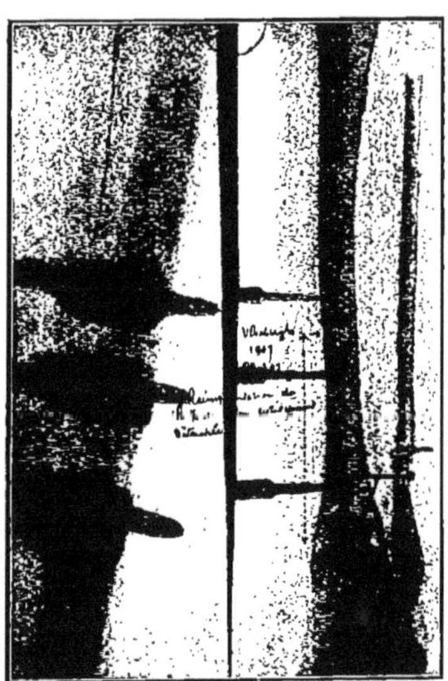

Figure 605. — Obs. 307, II.

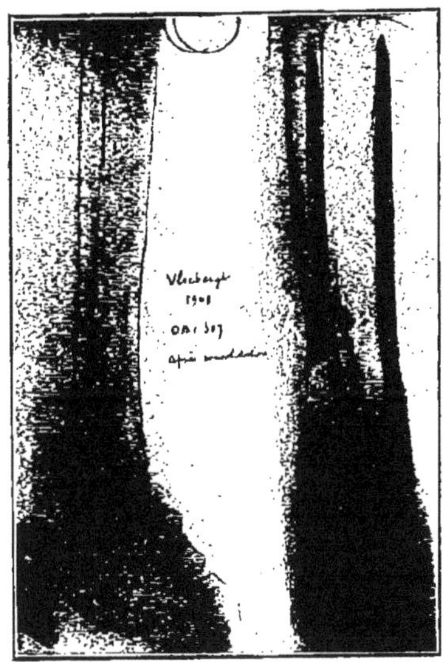

Figure 606. — OBS. 307, III.

OBS. 307, I, II, III : Fracture des deux os de la jambe, avec arrachement épiphysaire. Enucléation totale de la moitié du tibia. Réimplantation.

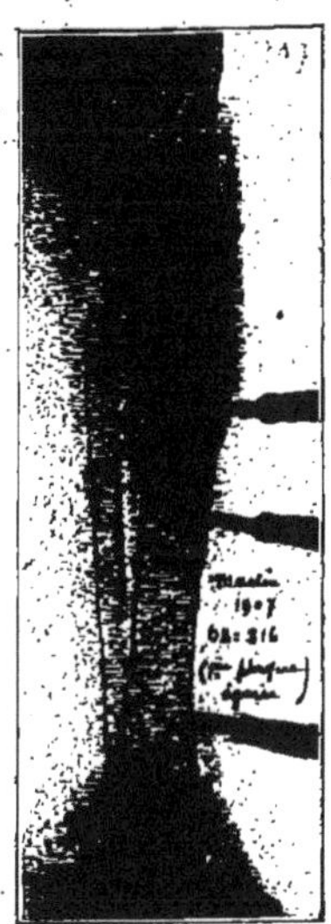

Figure 607. — OBS. 316.

Fracture esquilleuse.
Réimplantation.
(Premier cliché égaré.)

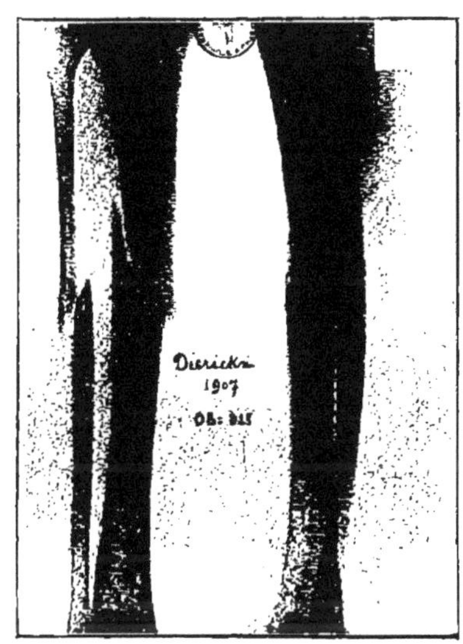

Figure 608. — OBS. 325, I.

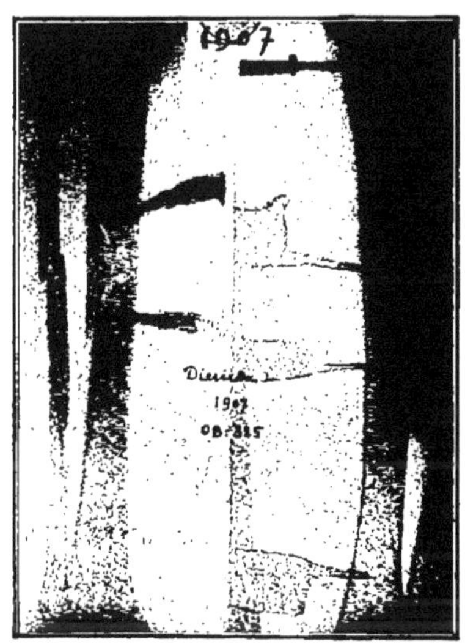

Figure 609. — OBS. 325, II.

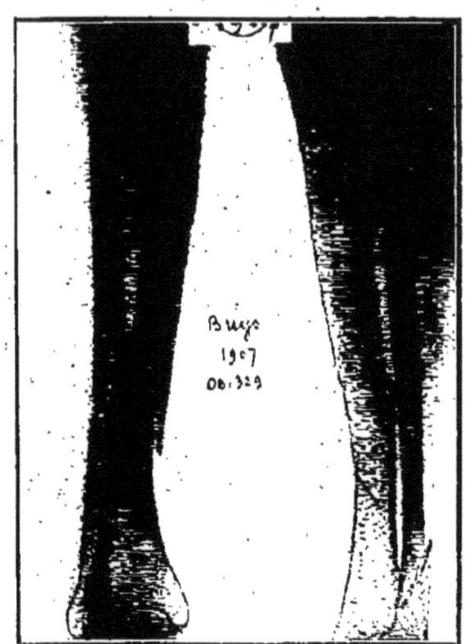

Figure 610. — Obs. 329, I.

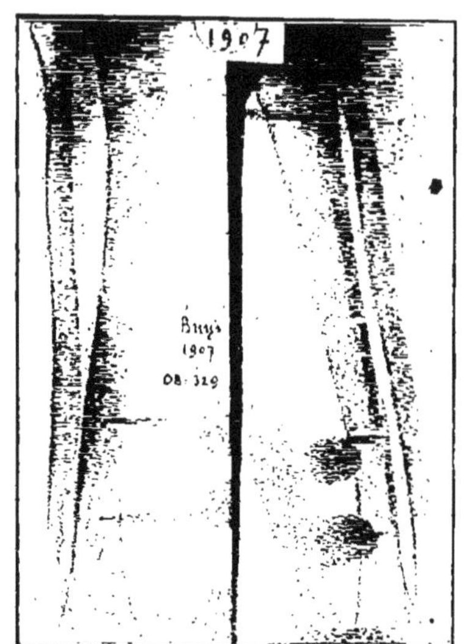

Figure 611. — Obs. 329, II.

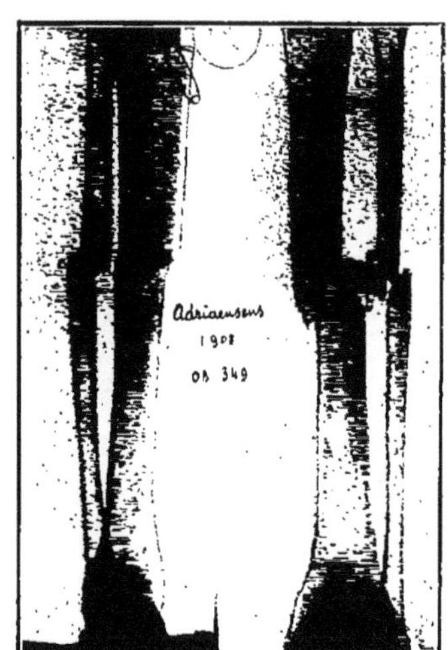

Figure 612. — Obs. 349, I.

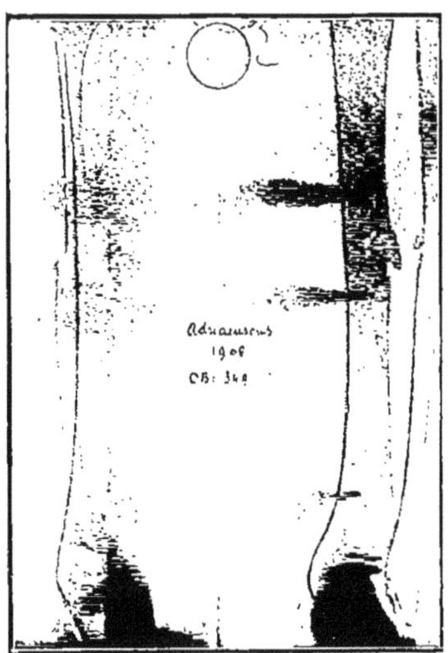

Figure 613. — Obs. 349, II.

Fracture esquilleuse. Réimplantation.

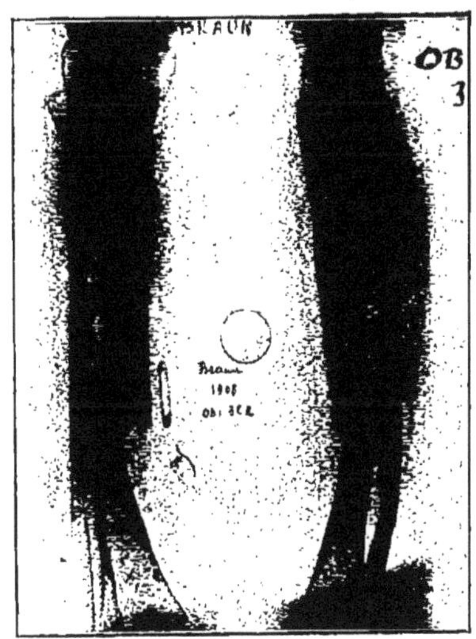

Figure 614. — Obs. 362, I.

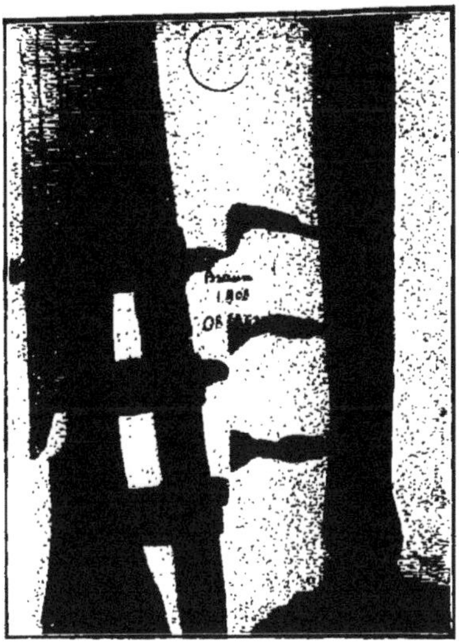

Figure 615. — Obs. 362, II.

Fracture à encoche.

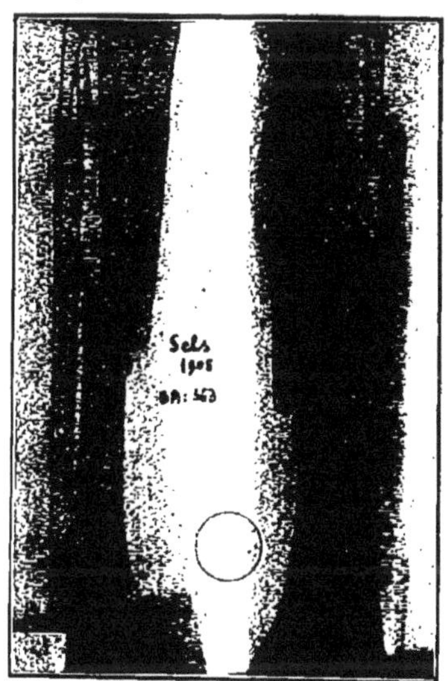

Figure 616. — Obs. 363, I.

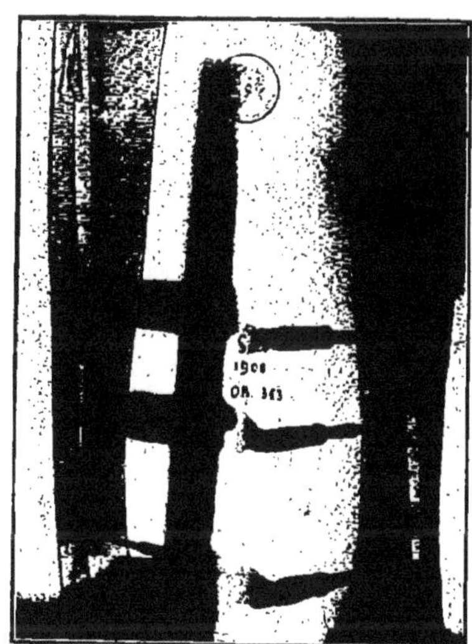

Figure 617. — Obs. 363, II.

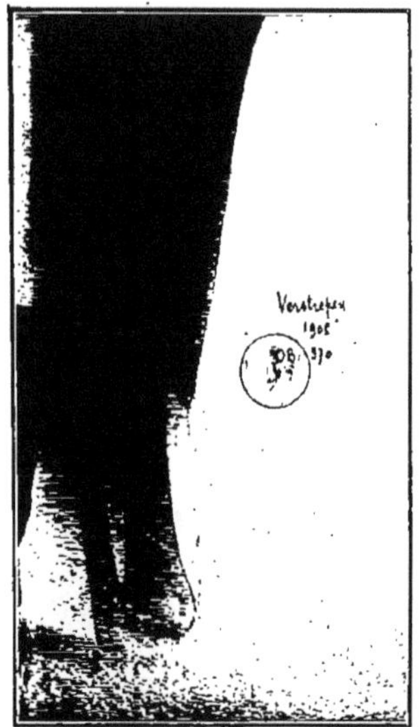

Figure 618. — Obs. 370, I.

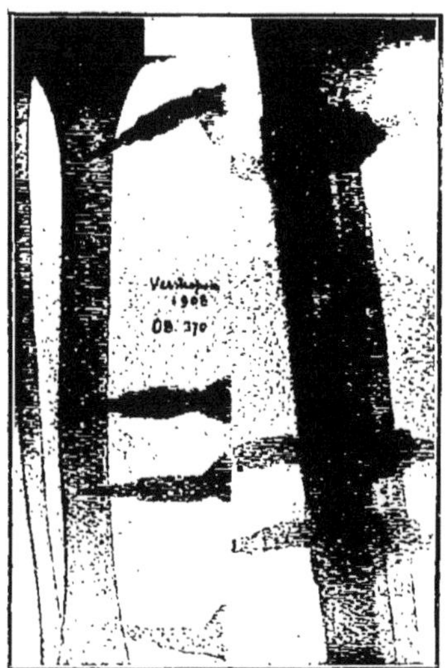

Figure 619. — Obs. 370, II.

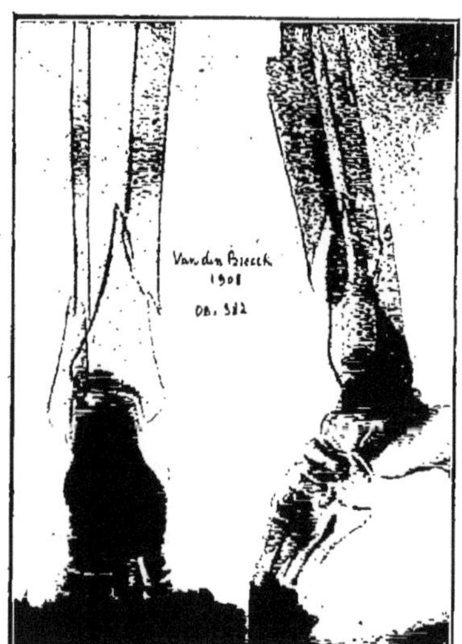

Figure 620. — Obs. 382, I.

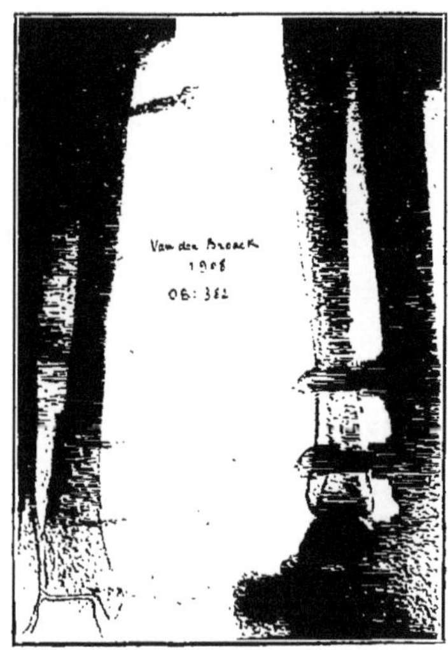

Figure 621. — Obs. 382, II.

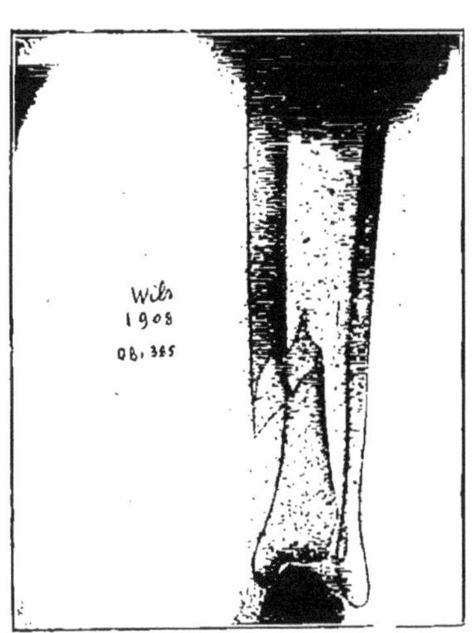

Figure 622. — Obs. 385, I.

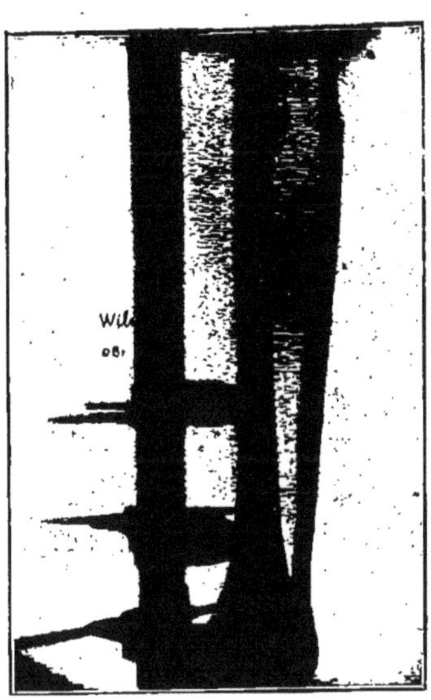

Figure 623. — Obs. 385, II.

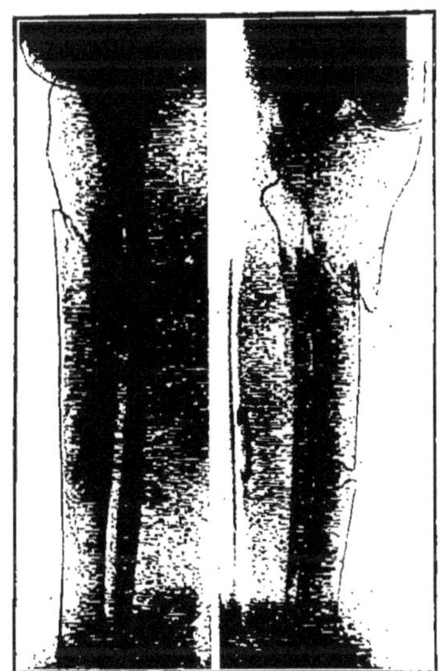

Figure 624. — Obs. 384, I.

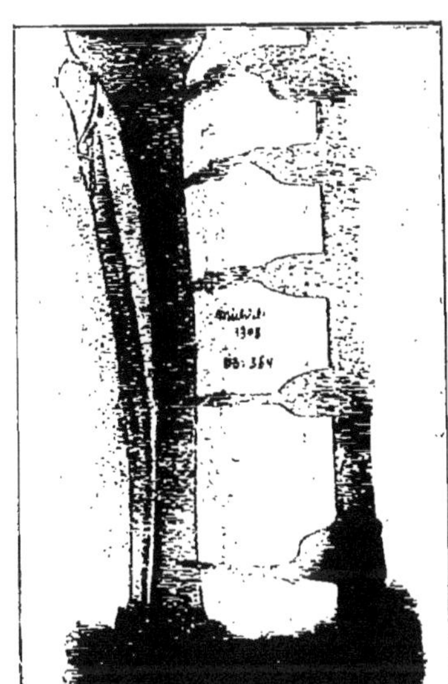

Figure 625. — Obs. 384, II.

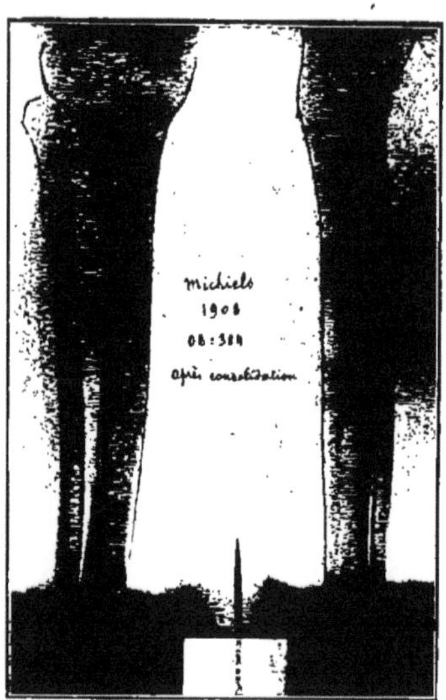

Figure 626. Obs. 384, III.
Fracture double (I, II, III).

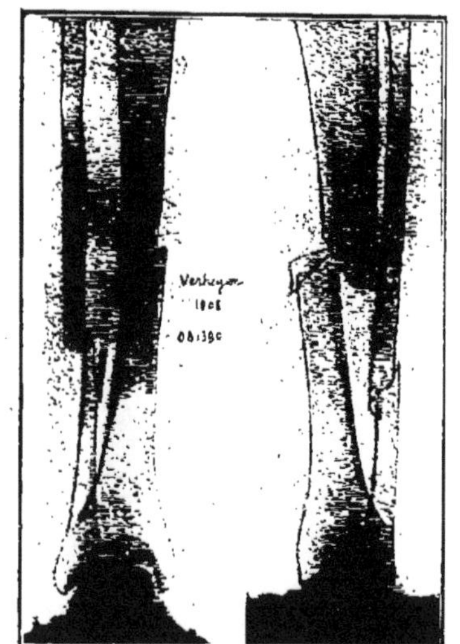

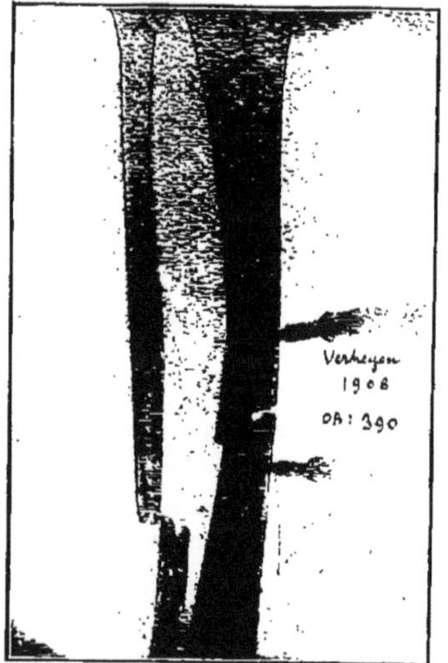

Figure 627. — Obs. 390, I. Figure 628. — Obs. 390, II.
Fracture esquilleuse. Réimplantation.

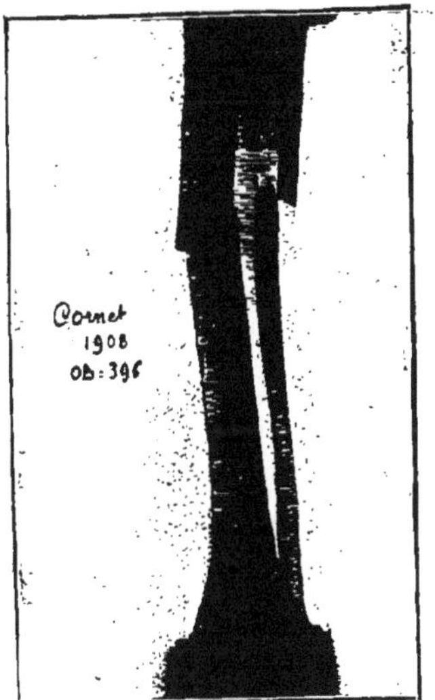

Figure 629. — Obs. 396, I.

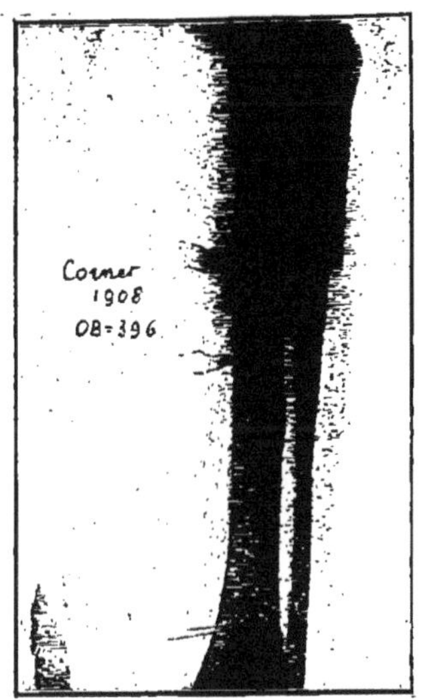

Figure 630. — Obs. 396, II.

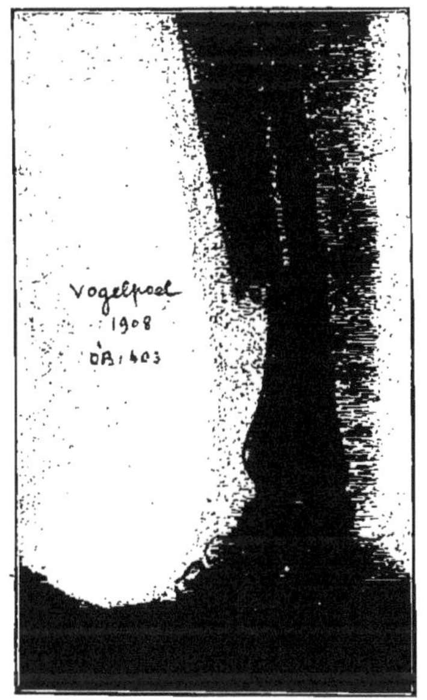

Figure 631. — Obs. 403, I.

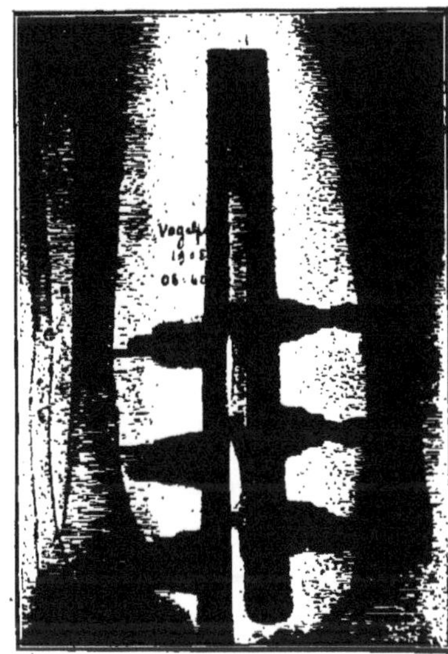

Figure 632. — Obs. 403, II.

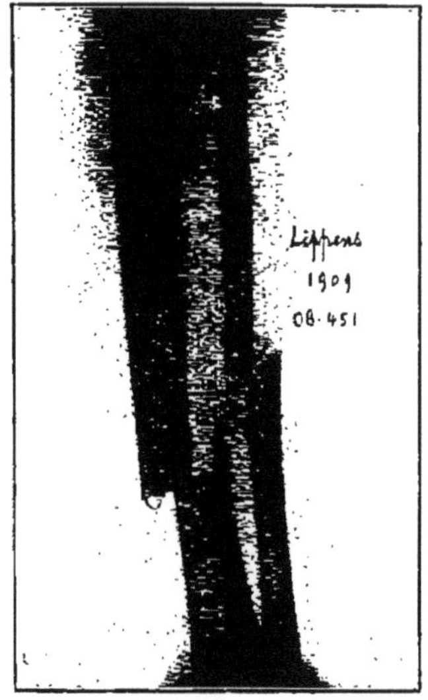

Figure 633. — Obs. 451, I.

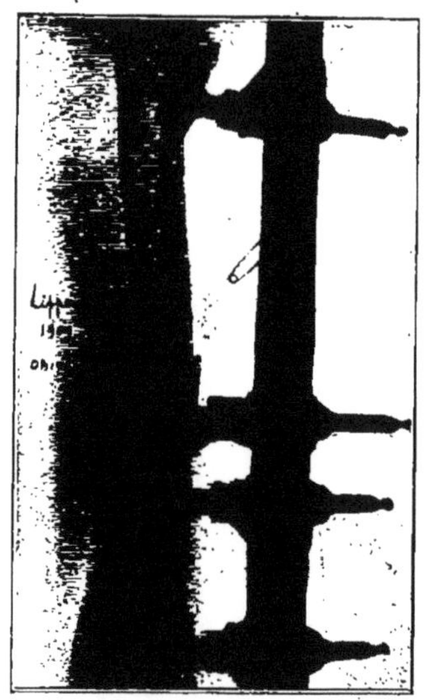

Figure 634. — Obs. 451, II.

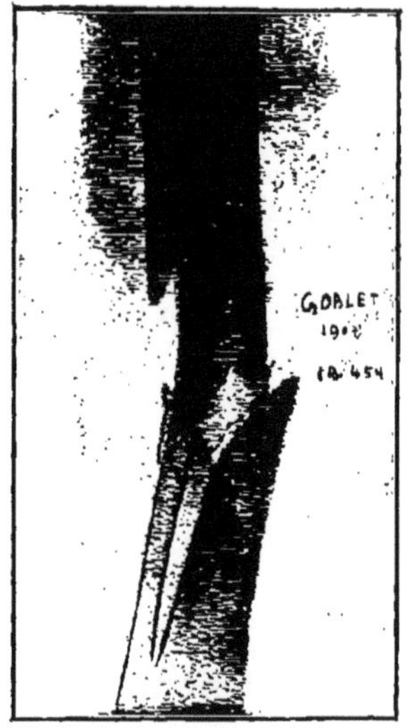

Figure 635. — Obs. 454, I.

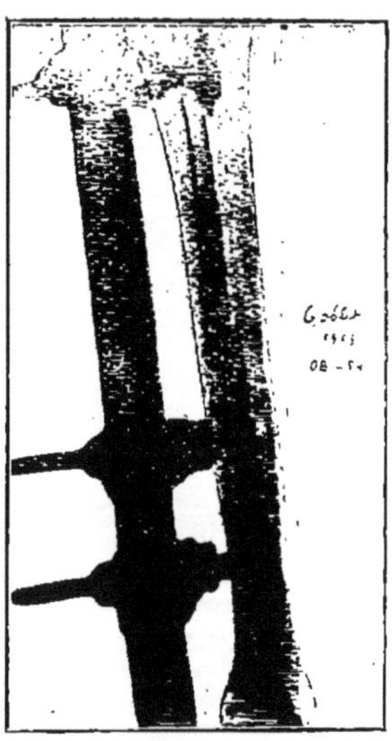

Figure 636. — Obs. 454, II.

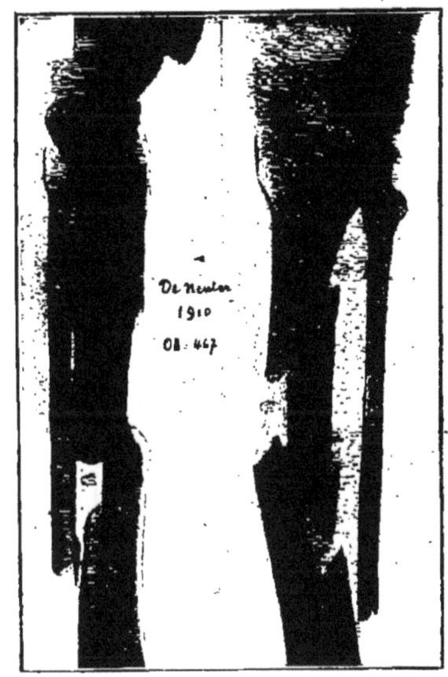

Figure 637. — Obs. 467, I.

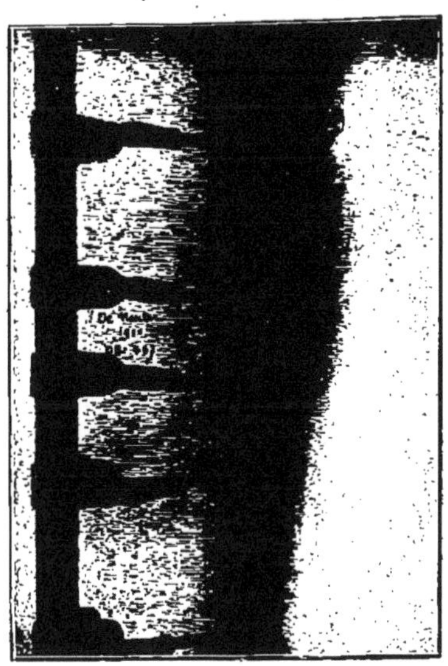

Figure 638. — Obs. 467, III.

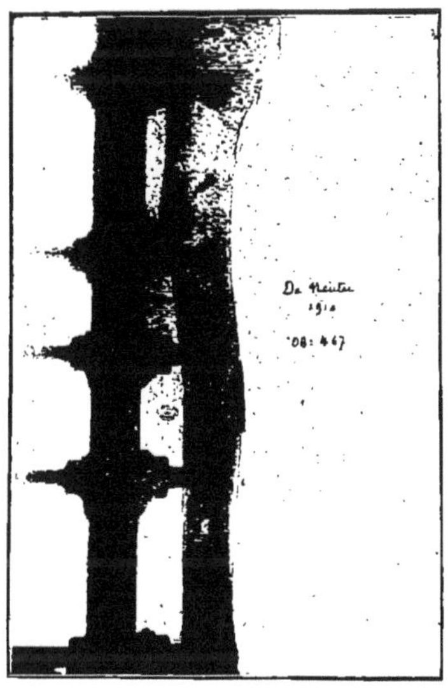

Figure 639. — Obs. 467, III.
Fracture double. Vissage direct et fixateur.

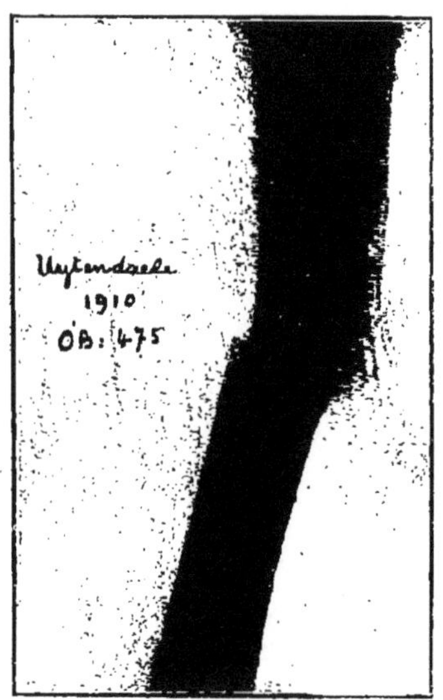

Figure 640. — Obs. 475, I.

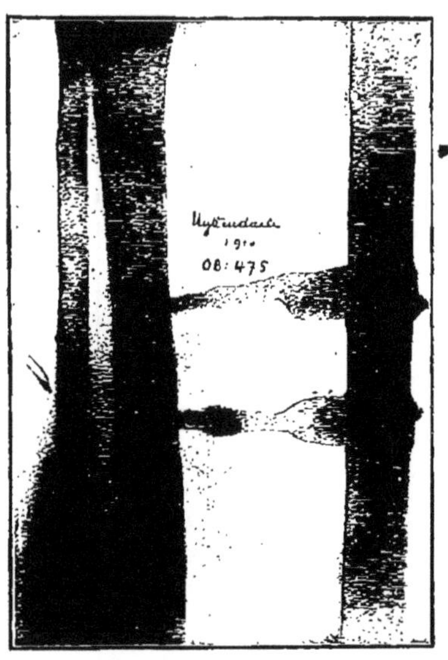

Figure 641. — Obs. 475, II.

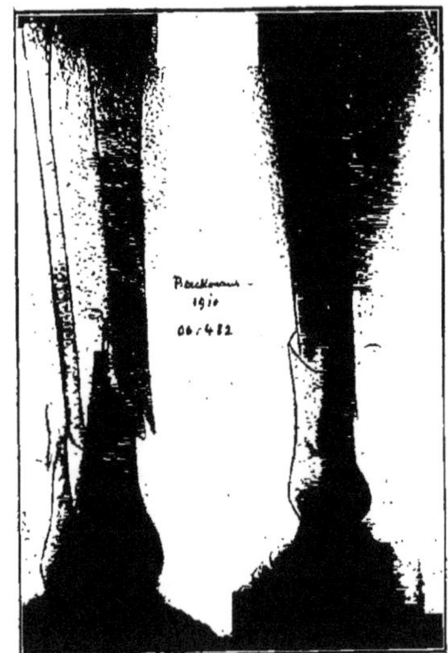

Figure 642. — Obs. 482, I.

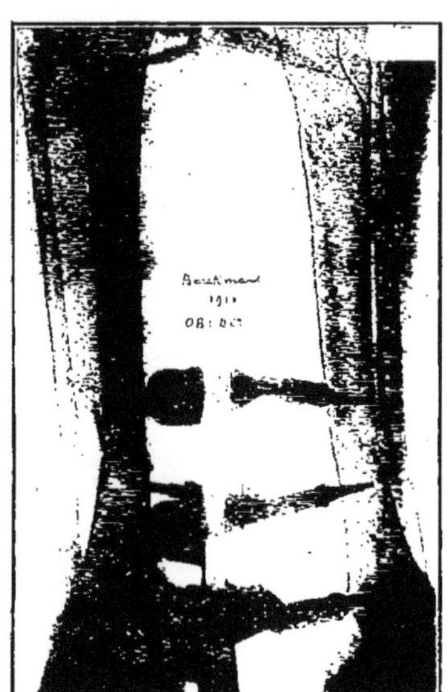

Figure 643. — Obs. 482, II.

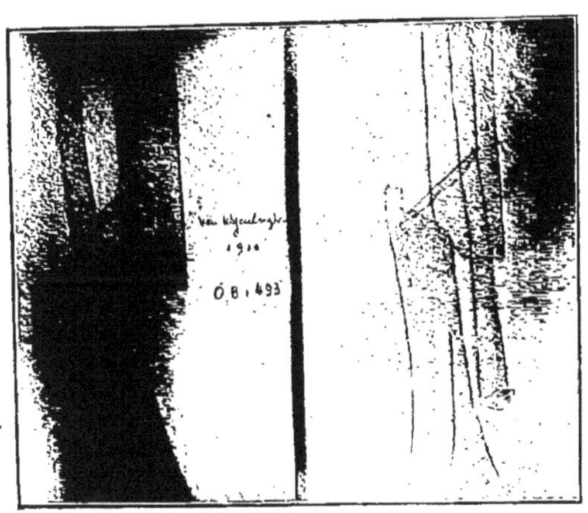

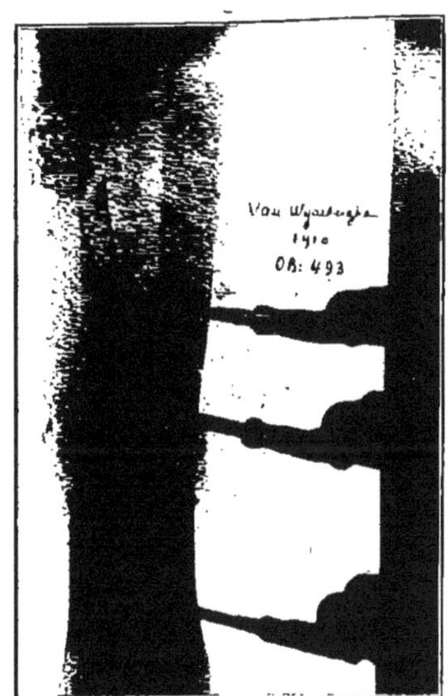

Figure 644. — Obs. 493, I. Figure 645. — Obs. 493, II.
Ecrasement de la jambe. Gangrène étendue de la peau. Guérison intégrale.

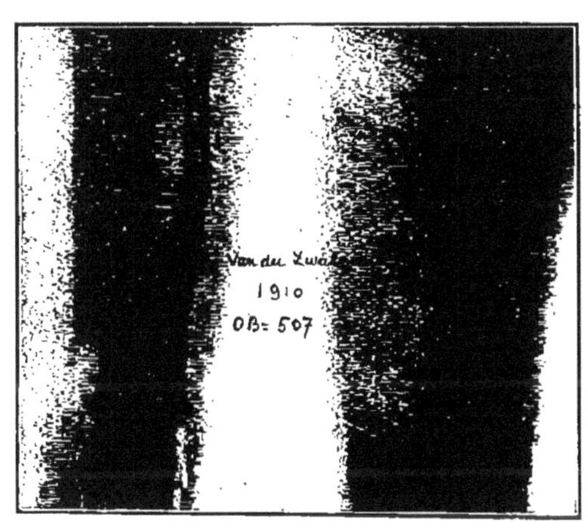

Figure 646. — Obs. 507, II.

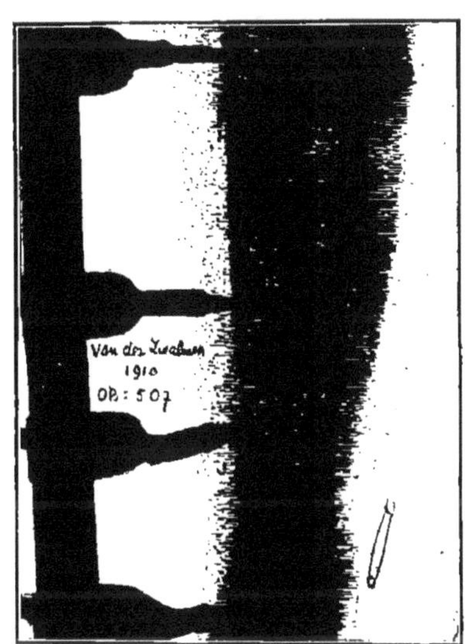

Figure 647. — Obs. 507, II.

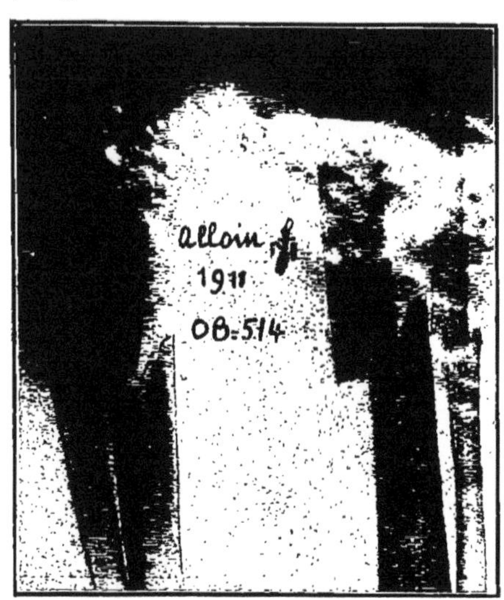

Figure 648. — Obs. 514, I.

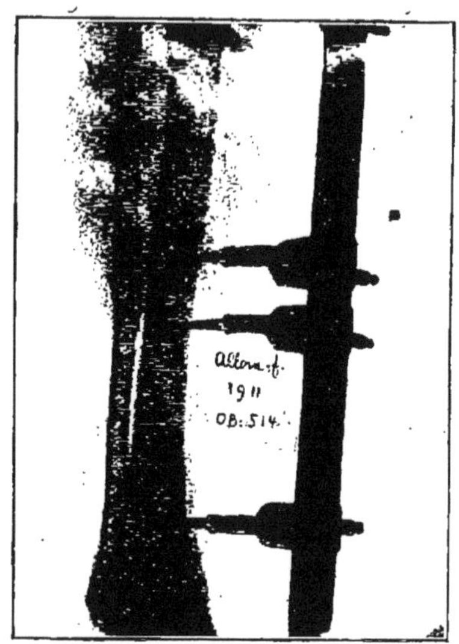

Figure 649. — Obs. 514, II.

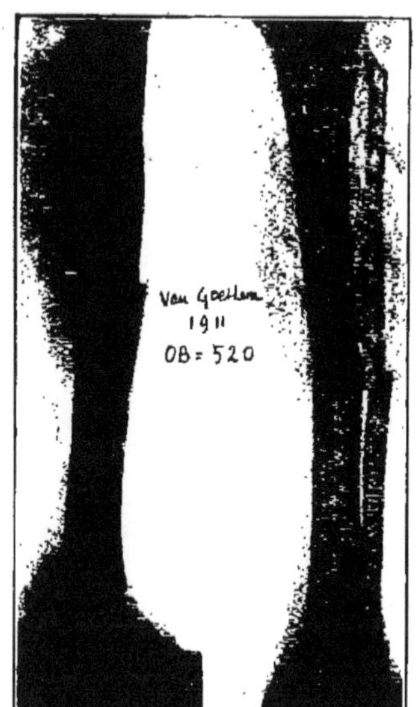

Figure 650. — Obs. 520, I.

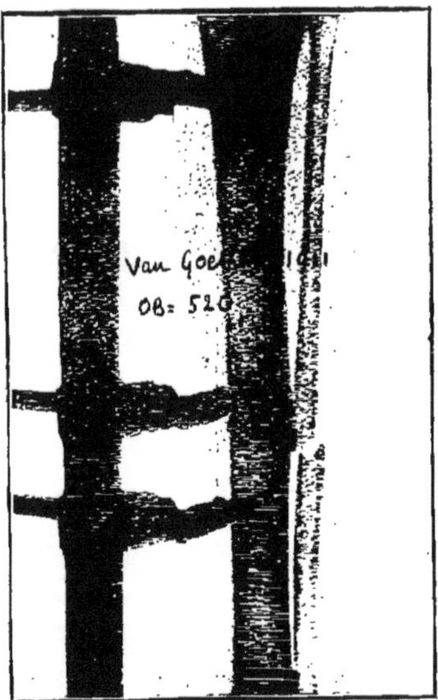

Figure 651. — Obs. 520, II.

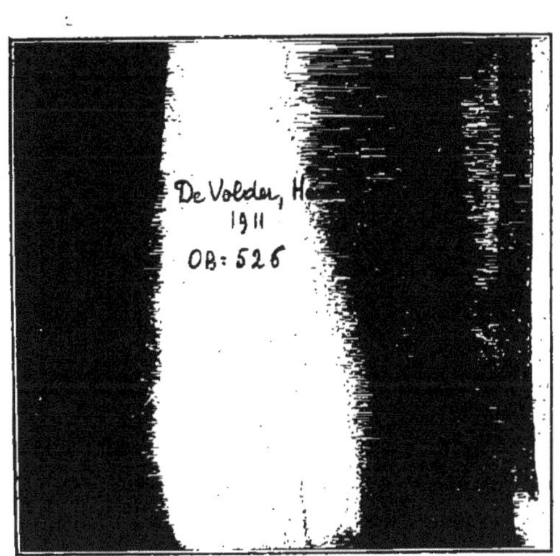

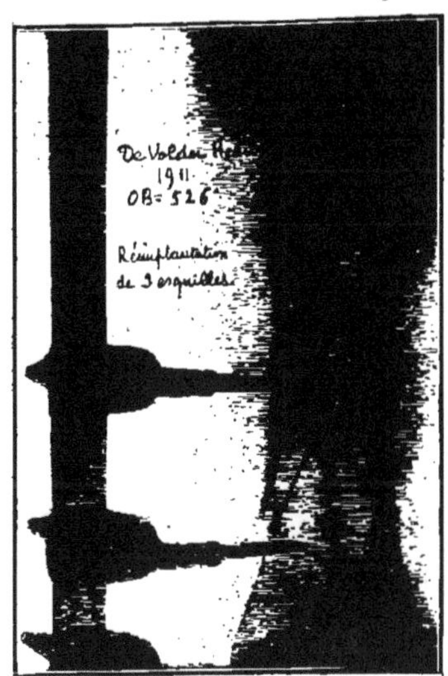

Figure 652. — Obs. 526, I. Figure 653. — Obs. 526, II.

Fracture à encoche composée. Réimplantation de trois esquilles.

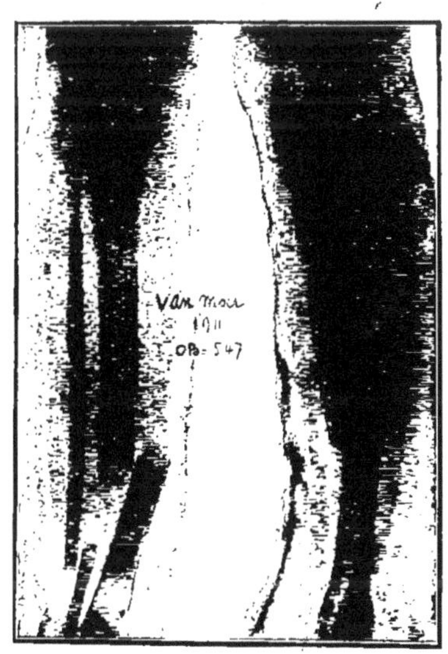

Figure 654. - Obs. 547, I.

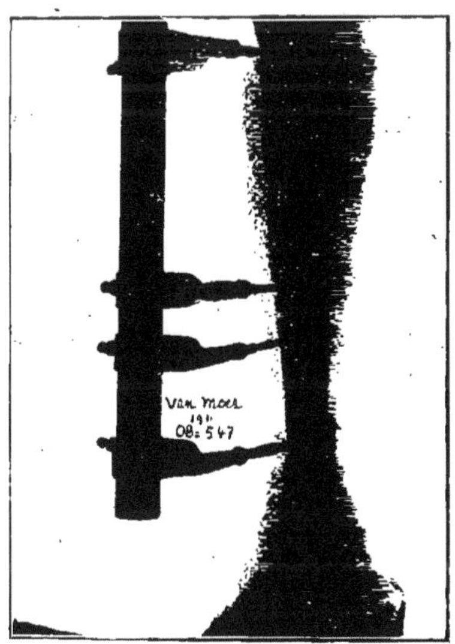

Figure 655. — Obs. 547, II.

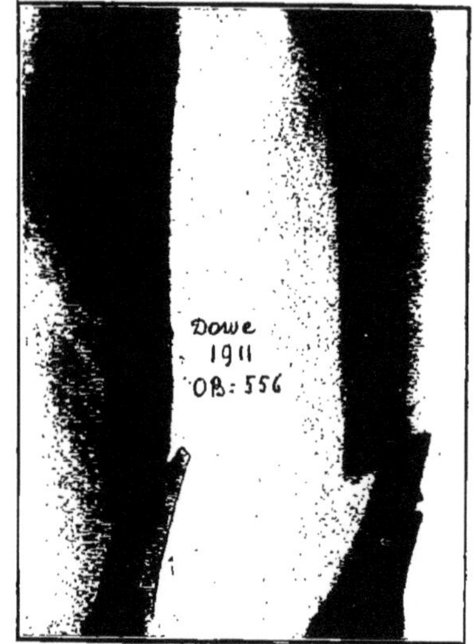

Figure 656. — Obs. 556, I.

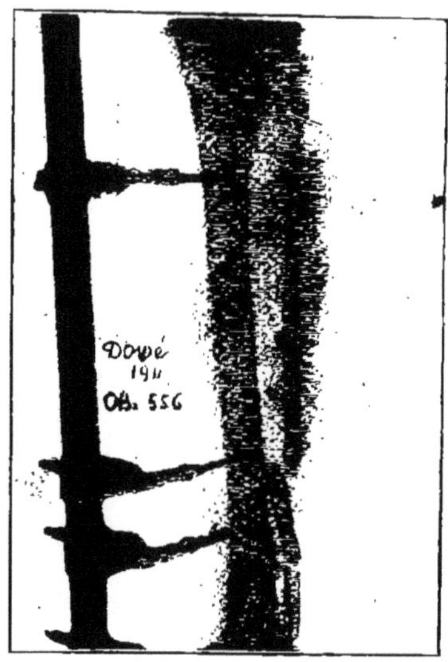

Figure 657. — Obs. 556, II.

b) *Ostéo-synthèse de la jambe dans les fractures en biseau.*

Les fractures obliques, allongées en biseau, sont fréquentes à la jambe; elles représentent certainement 30 à 40 % de tous les cas. Quand le trait est simple, sans fissure secondaire, l'intervention est facile, la guérison complète, très rapide.

On fait la réduction en exerçant une extension longitudinale avec le tracteur et en affrontant les surfaces avec un davier droit ou coudé; il faut absolument rechercher la reposition géométrique parce que la moindre déviation suivant l'axe entraîne des troubles ultérieurs. J'ai longuement décrit les manœuvres de la réduction et de la fixation temporaire dans les généralités; pour ne pas faire de redites inutiles j'y renvoie le lecteur.

On peut faire l'ostéo-synthèse, dans les fractures obliques, avec le fixateur, mais je crois préférable de recourir dans ces cas à la fixation par cerclage ou par vissage direct. Le fixateur sera réservé aux cas de fractures transversales avec ou sans esquilles, ainsi qu'aux fractures doubles.

Le *cerclage* sera employé dans les fractures à long biseau ; il faut placer deux ou trois gros fils bien serrés et rabattre la torsade vers l'espace interosseux pour éviter la nécrose de la peau par pression sur la partie saillante du fil.

Le *vissage direct* sera appliqué aux fractures obliques à traits moins longs, ainsi qu'aux fractures hautes et basses, là où l'os devient conique. Le cerclage est préférable quand il donne des garanties suffisantes de solidité parce qu'il ne nécessite pas de perforation osseuse.

En cas d'intolérance, on fera l'extraction des vis, ou des fils, six à sept semaines après l'opération.

La consolidation dans les fractures à traits obliques est toujours beaucoup plus rapide que dans les fractures transversales. Les surfaces de soudure sont beaucoup plus grandes ; les deux os sont généralement fracturés à des niveaux différents et les dégâts des parties molles sont ordinairement moindres que dans les transversales. On peut en général permettre la marche trois semaines après l'opération.

On fera, soit la fixation du tibia seul, soit le cerclage des deux os; la fixation des fragments du péroné est facile dans les fractures en biseau et il vaut en général mieux faire une restauration complète ; le résultat n'en sera que plus rapide et plus parfait.

Radiographies de fractures obliques de la jambe traitées par le cerclage :

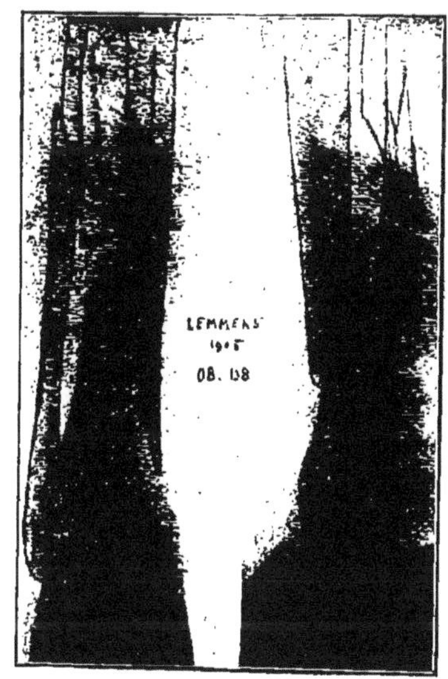

Figure 658. — Obs. 138, I.

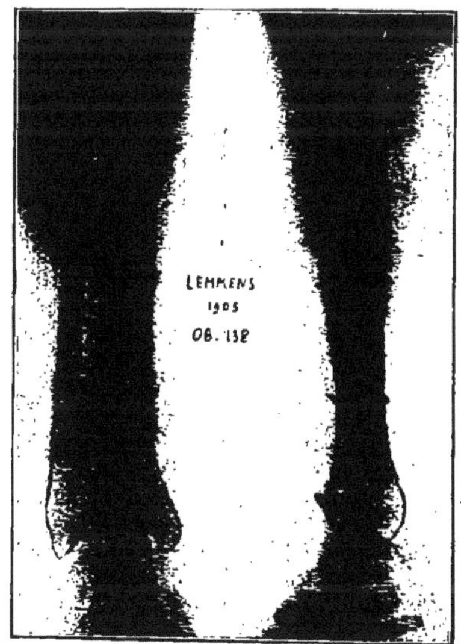

Figure 659. — Obs. 138, II.

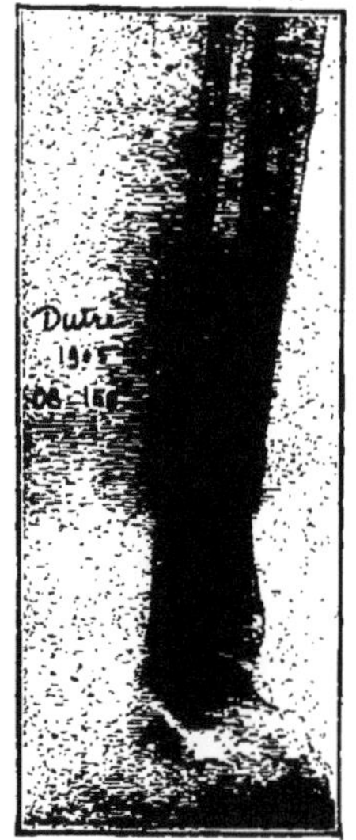

Figure 660. — Obs. 156, I.

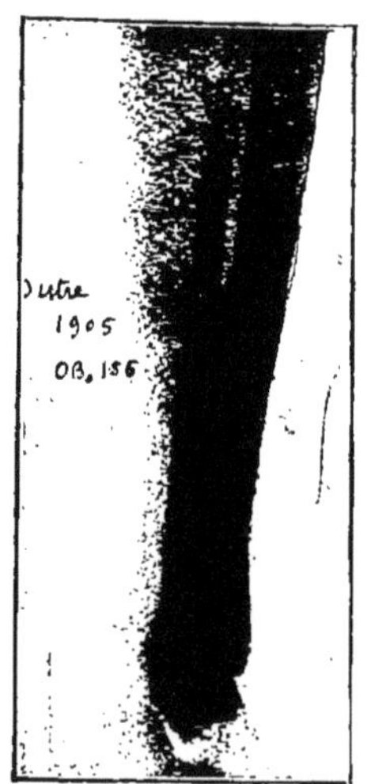

Figure 661. — Obs. 156, II.

Fracture isolée du tibia.

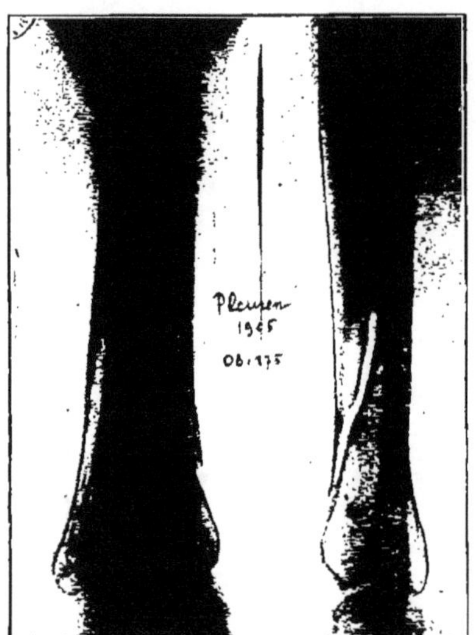

Figure 662. — Obs. 175, I.

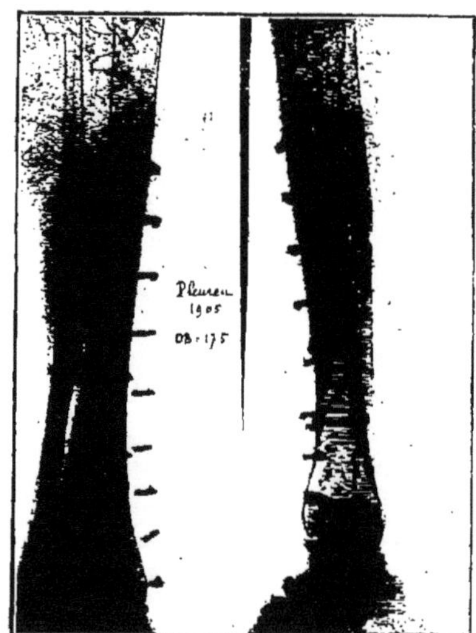

Figure 663. — Obs. 175. II.

Fracture spiroïde du tibia et arrachement de la malléole interne.

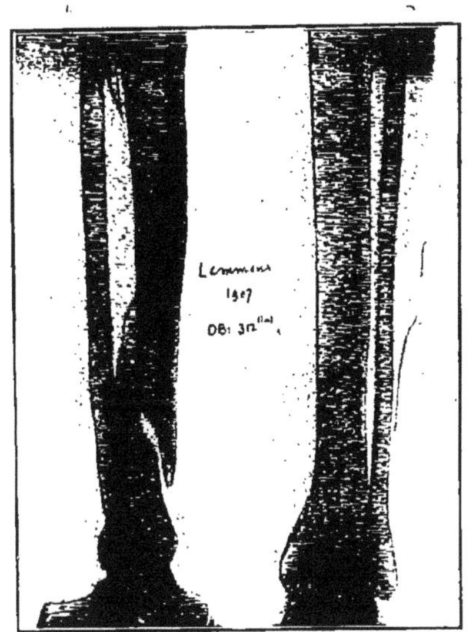

Figure 664. — Obs. 312bis, I.

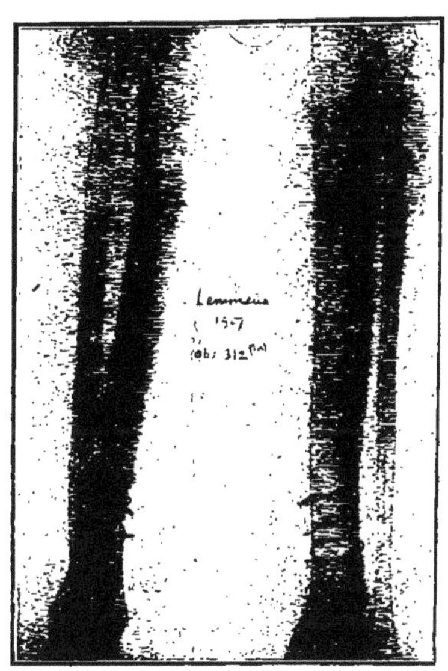

Figure 665. — Obs. 312bis, II.

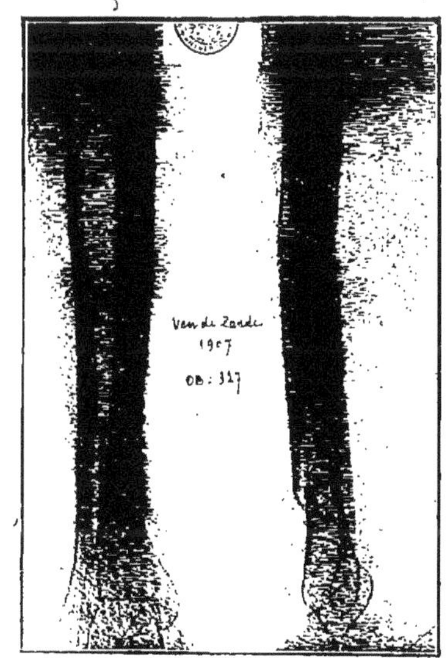

Figure 666. — Obs. 327, I.

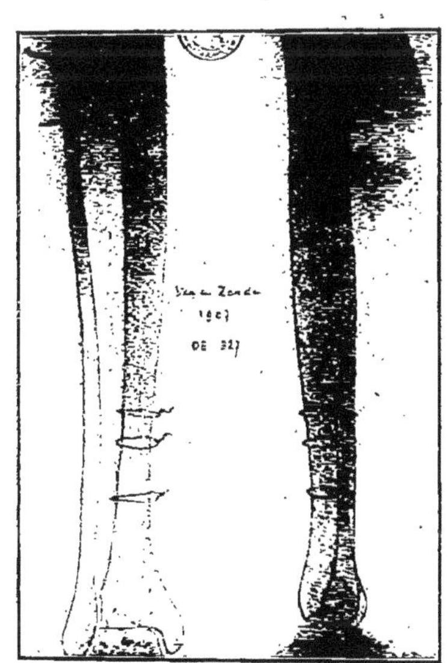

Figure 667. — Obs. 327, II.

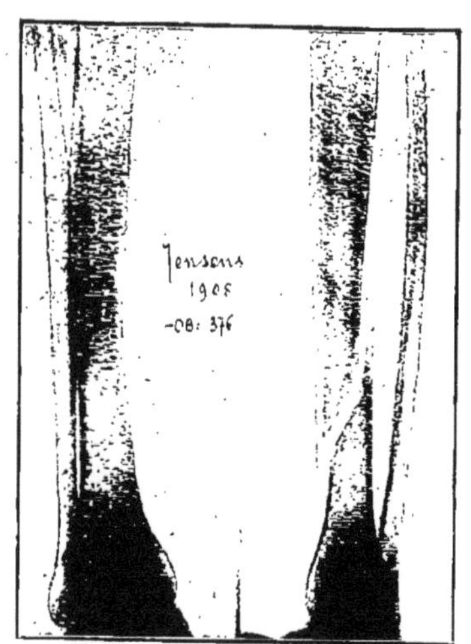

Figure 668. — Obs. 376, I.

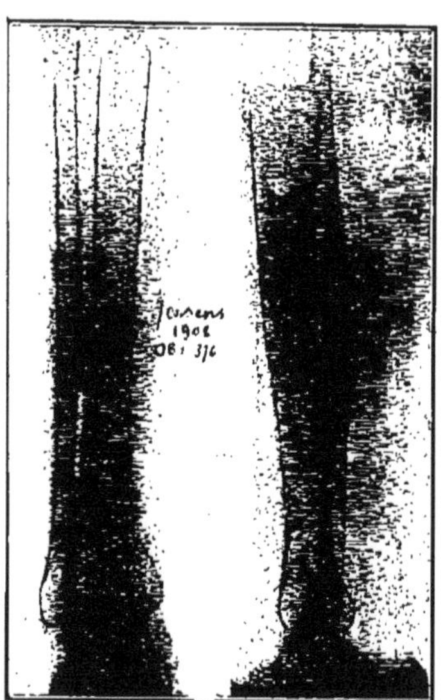

Figure 669. — Obs. 376, II.

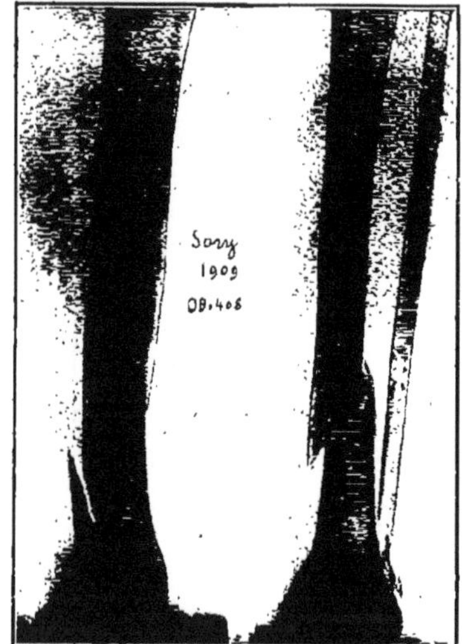

Figure 670. — Obs. 408, I.

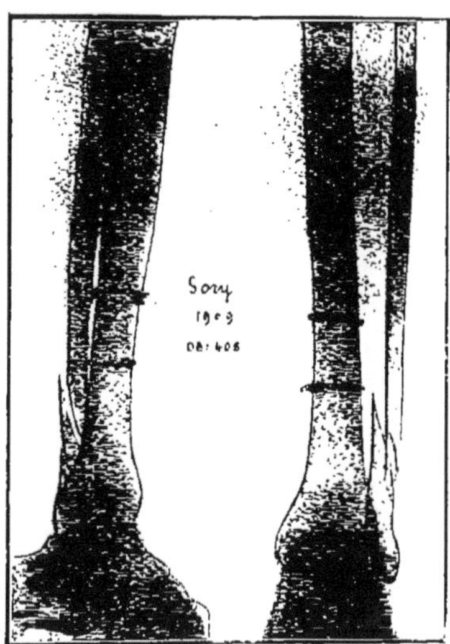

Figure 671. — Obs. 408, II.

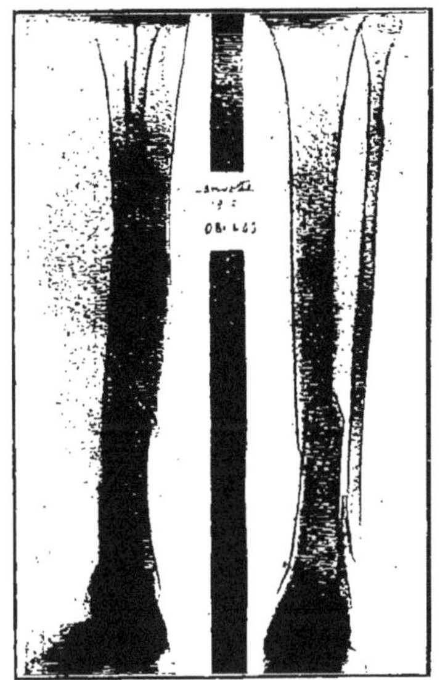

Figure 672. — Obs. 463, I.

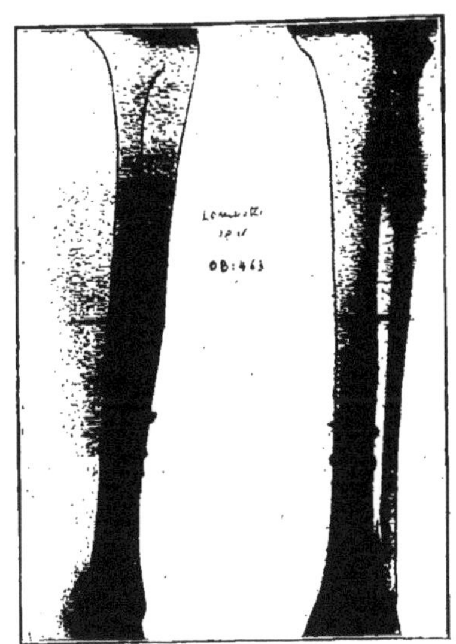

Figure 673. — Obs. 463, II.

Fracture spiroïde du tibia. Fracture double du péroné.

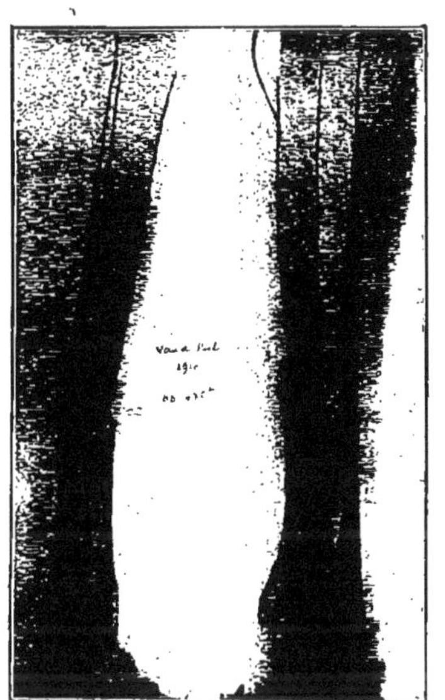

Figure 674. — Obs. 475bis, I.

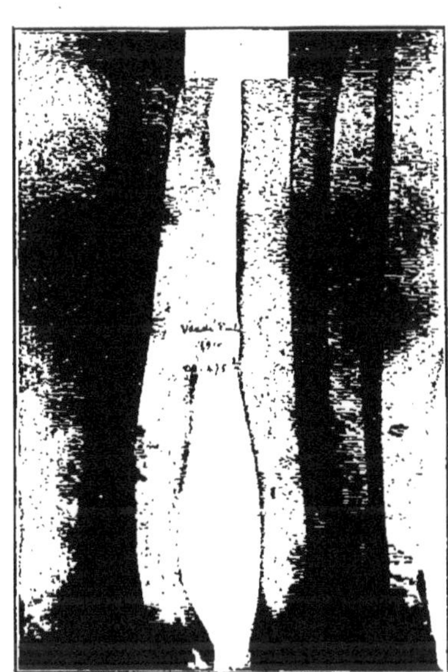

Figure 675. — Obs. 475bis, II.

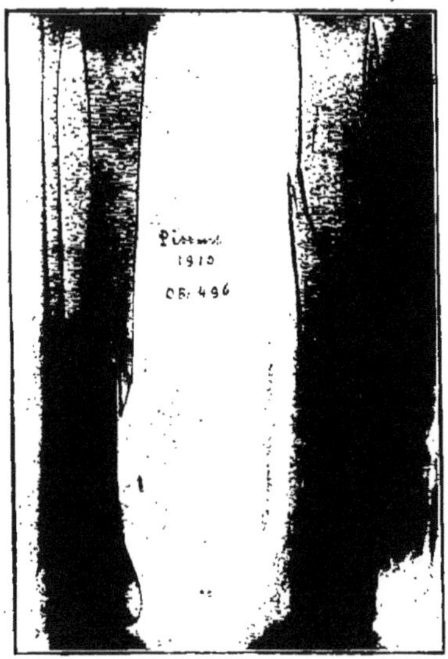

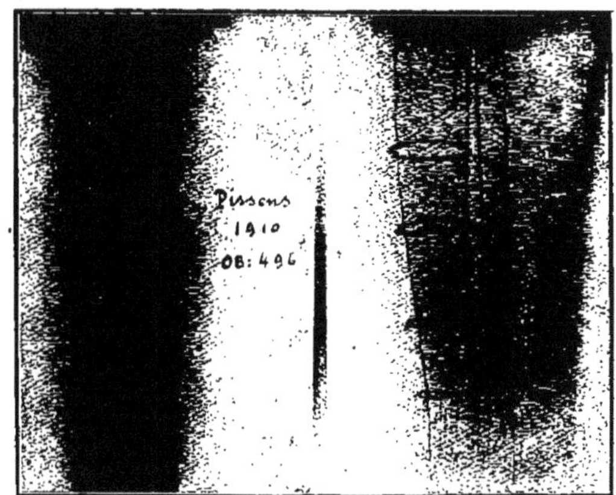

Figure 676. — Obs. 496, I. Figure 677. — Obs. 496, II.

Fracture double en biseau.

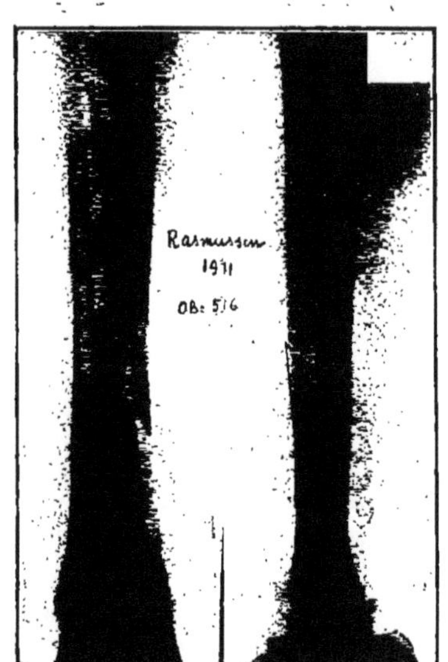

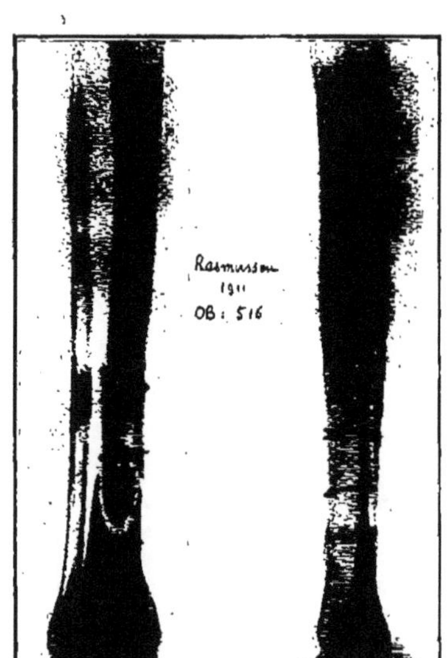

Figure 678. — Obs. 516, I. Figure 679. — Obs. 516, II.

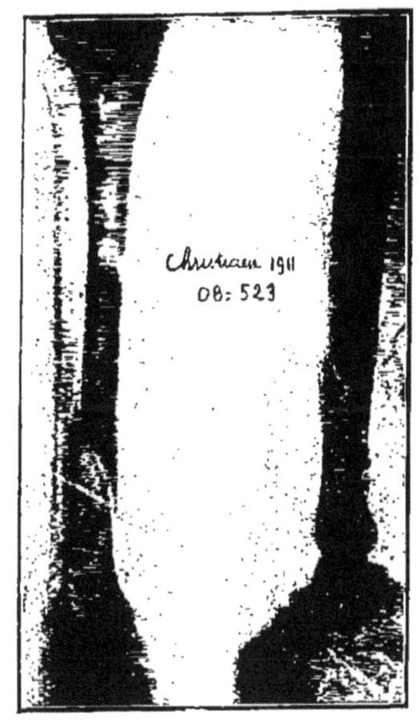

Figure 680. — Obs. 523, I.

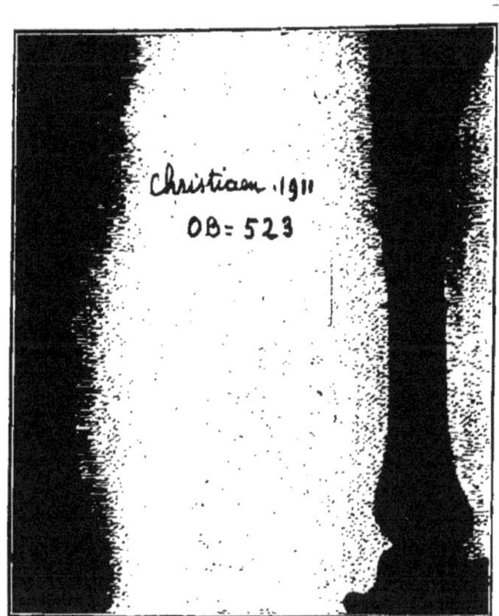

Figure 681. — Obs. 523, II.

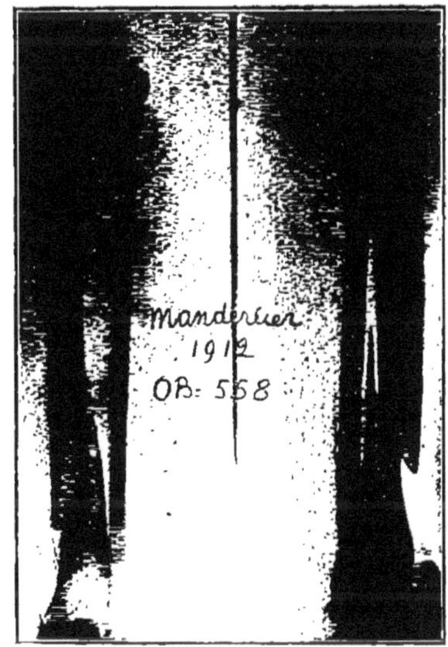

Figure 682. — Obs. 558, I.

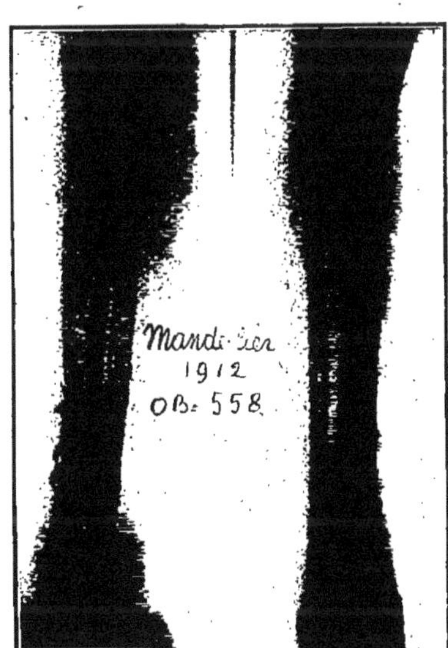

Figure 683. — Obs. 558, II.

Radiographies de fractures de la jambe traitées par le vissage direct :

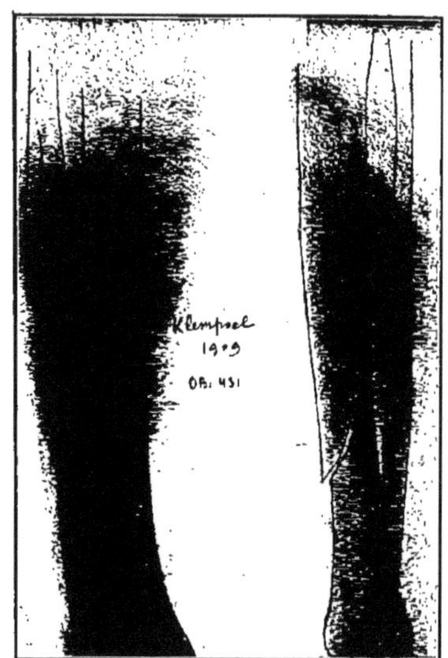

Figure 684. — Obs. 431, I.

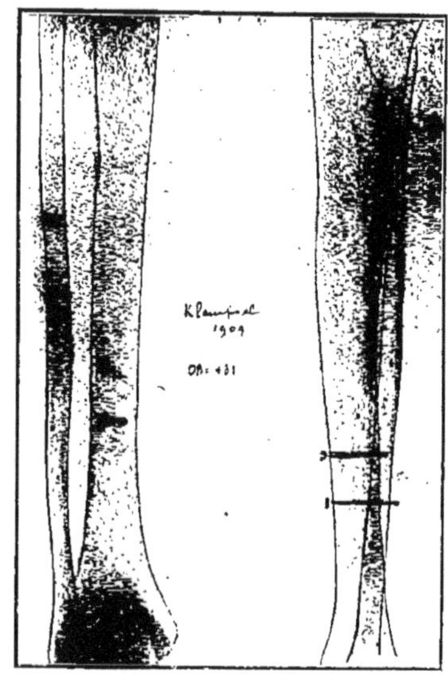

Figure 685. — Obs. 431, II.

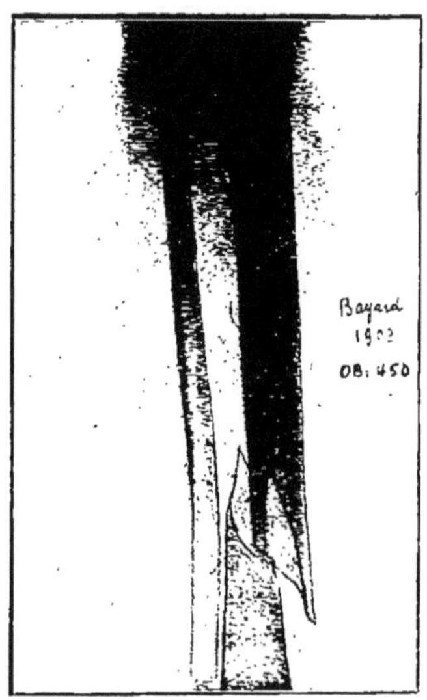

Figure 686. — Obs. 450, I.

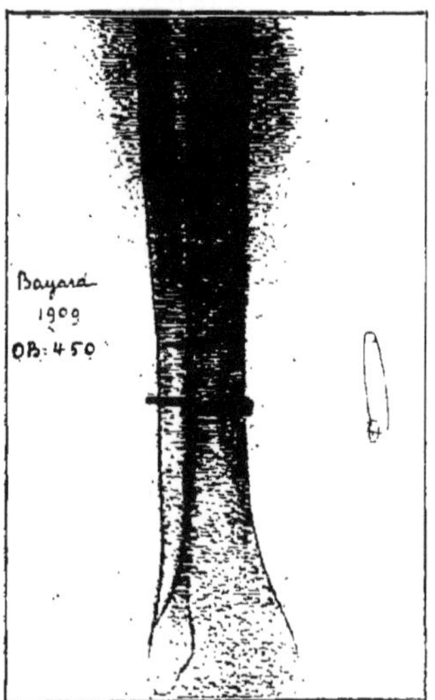

Figure 687. — Obs. 450, II.

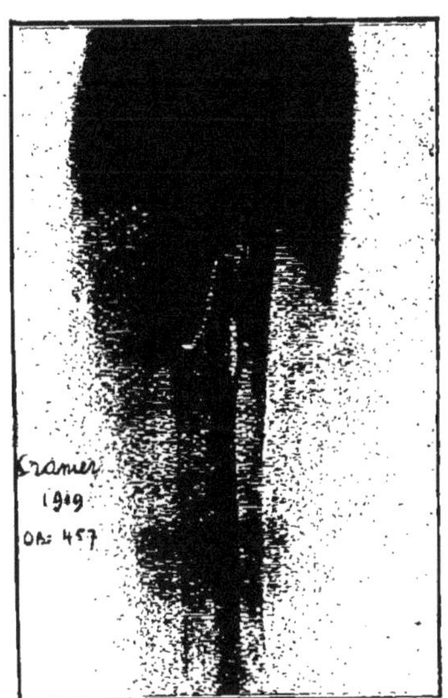

Figure 688. — Obs. 457, I.

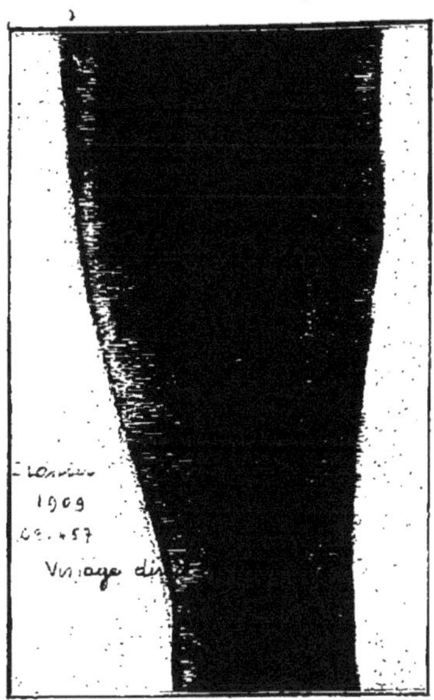

Figure 689. — Obs. 457, II.

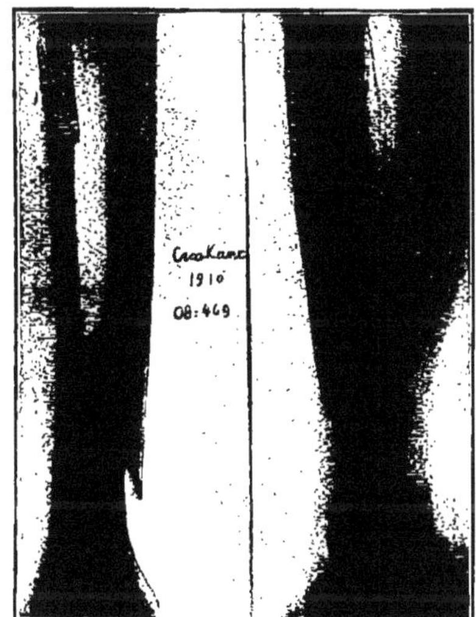

Figure 690. — Obs. 469, I.

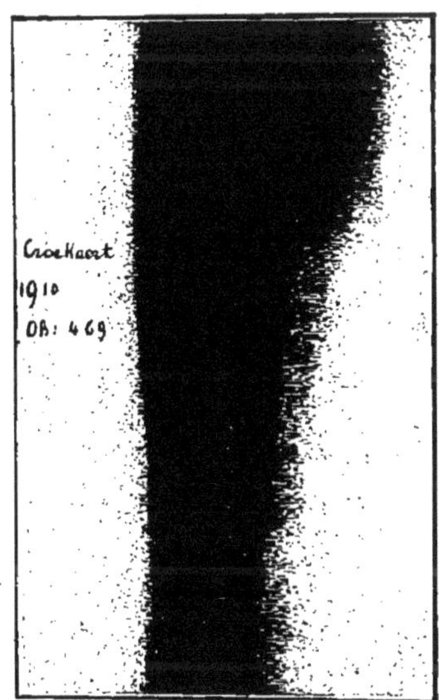

Figure 691. — Obs. 469, II.

Réduction sanglante simple dans les fractures de la jambe.

La crainte d'abandonner des corps étrangers dans l'os a porté quelques chirurgiens à faire la réduction sanglante simple dans les fractures à grand déplacement. La contention est assurée (?), comme dans les anciennes méthodes, par un bandage plâtré.

Érigée en méthode, la réduction sanglante, sans fixation, est désastreuse, des déplacements secondaires devant, dans la plupart des cas, faire perdre le bénéfice de l'opération. Pour être efficace, la réduction simple ne doit s'appliquer qu'à des fractures transversales sans esquilles et à surfaces fortement dentelées.

Chez l'adulte, les inconvénients du fixateur sont si minimes, que je considère qu'il faut toujours y recourir, même dans les fractures

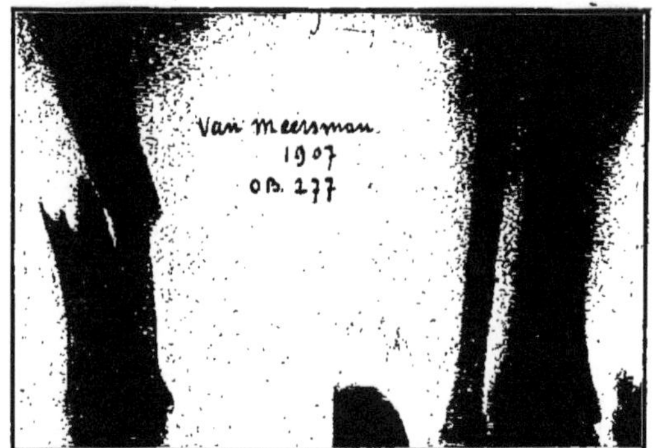

Figure 692. — Obs. 277, I.

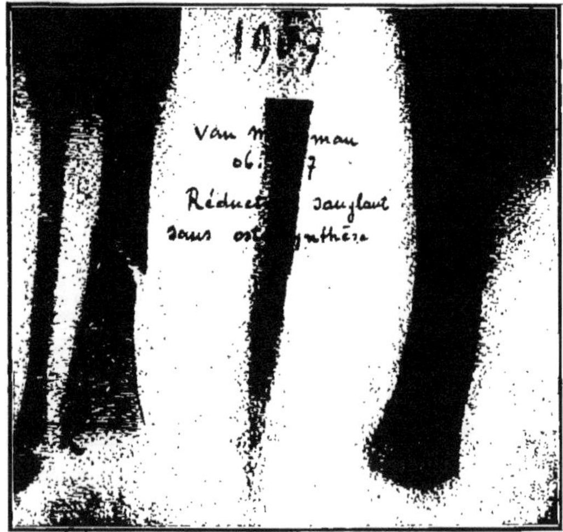

Figure 693. — Obs. 277, II.

ayant peu de tendance à se reluxer après réduction exacte. L'appareil plâtré, outre qu'il ne garantit jamais absolument le maintient de la réduction, présente, chez l'adulte, le grand inconvénient d'enraidir l'articulation tibio-tarsienne.

Sur ma série de près de 200 opérations pour fractures diaphysaires des deux os de la jambe, je n'ai employé la réduction sanglante simple qu'une seule fois. Le cas s'y prêtait bien, la fracture était fortement dentelée et transversale; d'autre part, il s'agissait d'une enfant de 4 ans chez qui le vissage, vu la petitesse des os, eut été plutôt délicat (figures 692-693, Obs. 277).

Un cas récent est venu me démontrer le danger de la réduction sanglante simple : Le nommé Ané, Charles, âgé de 26 ans, et assuré à la Mutuelle des Syndicats Réunis de Bruxelles, se fracture la jambe gauche au mois de juillet 1910 (fracture transversale des deux os au tiers inférieur) Le blessé refuse tout d'abord d'être hospitalisé et est traité chez lui au moyen d'un bandage. Trois mois plus tard, la consolidation ne se faisant pas, on le transporte dans un hôpital où on lui pratique la réduction sanglante sans ostéo-synthèse, suivie d'immobilisation dans du plâtre. Le résultat fut désastreux; le déplacement se reproduisit avec une forte déviation angulaire.

Sept mois plus tard (un an après la fracture) le blessé me fut amené: il présentait une pseudarthrose avec forte déviation angulaire et ostéite du bout supérieur, adhérent à une cicatrice enflammée ! J'ai pratiqué l'avivement des bouts en escalier; j'ai placé le fixateur et un cerclage.

La consolidation en réduction parfaite a été obtenue en quelques semaines (figures 694 et 695, Obs. 541).

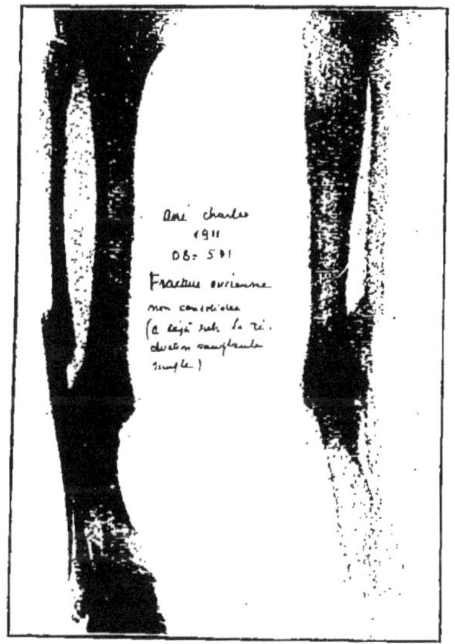

Figure 694. — Obs. 541, I.

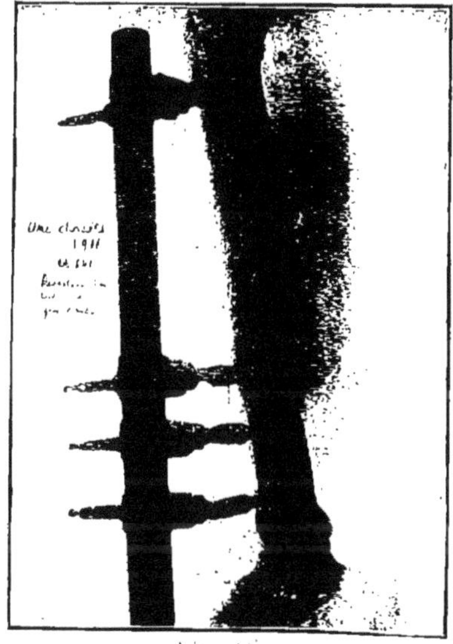

Figure 695. — Obs. 541, II.

Fractures anciennes de la jambe.

Comme dans les fractures récentes, c'est le manque de réduction qui commande l'opération, l'absence de coaptation exacte ayant abouti, soit à la pseudarthrose, soit au cal vicieux douloureux.

Le cal vicieux, dans les fractures de la jambe, doit la plupart de ses inconvénients, non au raccourcissement, mais bien à la déviation angulaire déplaçant les points d'appui normaux, ou, aussi, à la déviation suivant l'axe amenant la position valgus du pied.

La *déviation angulaire* est surtout le résultat d'une fracture transversale non réduite (fracture par coup direct).

La *déviation suivant l'axe du membre* avec pied valgus douloureux s'observe dans les fractures spiroïdes non réduites (fractures indirectes.

a) *Interventions pour cals vicieux angulaires* (anciennes fractures transversales).

L'opération consiste à reproduire la fracture et à faire l'ostéosynthèse, comme dans une fracture transversale récente.

On fait une incision en bayonnette suivant la direction des deux fragments du tibia. Avec une large rugine on expose largement les deux bouts osseux et le cal intermédiaire.

Ostéotomie du cal : Au moyen d'une gouge large et très mince on sectionne le cal à petits coups de maillet en suivant bien l'espace interfragmentaire.

Une fois les fragments séparés, on rompt le cal du péroné en fléchissant le membre au niveau de l'ancienne fracture. Il serait plus élégant de faire l'ostéotomie du péroné à ciel ouvert, mais cette manœuvre complique et allonge assez inutilement l'opération ; (on ferait l'ostéotomie du péroné si son ancienne fracture était basse, facilement accessible).

La fracture des deux os étant ainsi reproduite, on soulève avec un davier droit le fragment supérieur du tibia ; on excise avec la gouge les irrégularités du cal, puis, avec une scie à lame mince, on excise une tranche du bout; il faut avoir soin de scier bien perpendiculairement dans les deux sens transversal et antéro-postérieur.

La même préparation est répétée sur le fragment inférieur.

On réduit, comme dans une transversale récente, par la mise en angle suivie de redressement. Il faut veiller à réduire correctement suivant l'axe, en se repérant sur la tubérosité antérieure du tibia et l'espace intermalléolaire.

Pour la fixation définitive, on emploiera le fixateur si l'os est de bonne qualité. S'il y a un certain degré d'ostéoporose, rendant probable une consolidation lente, il vaut mieux recourir à la prothèse perdue.

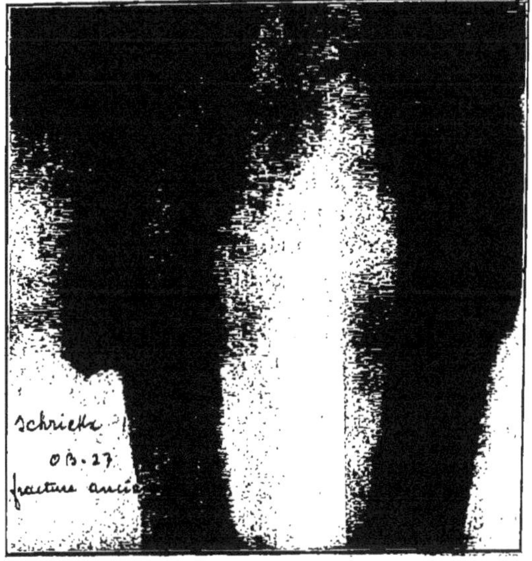

Figure 696. — Obs. 27.
Cal vicieux de la jambe (ancienne fracture transversale).
Ostéotomie et prothèse perdue.

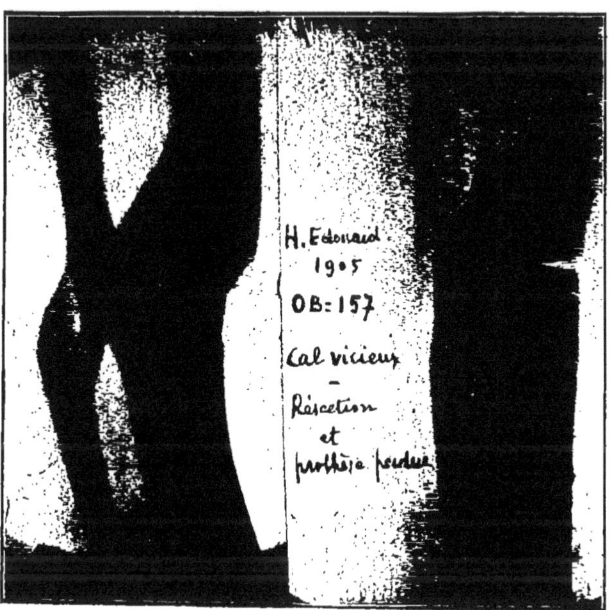

Figure 697. — Obs. 157.
Cal vicieux après fracture transversale. Ostéotomie du cal et prothèse perdue.

b) *Interventions pour cals vicieux dans les fractures spiroïdes.*

Ces cas sont beaucoup plus difficiles à opérer que les anciennes fractures transversales.

Il faut faire la section du cal au moyen d'une gouge mince ; d'abord du côté du tibia, puis, au niveau de la fracture du péroné. Une fois les fragments rendus mobiles on excisera à la gouge une tranche des deux fragments du tibia, de façon à reproduire autant que possible la disposition primitive de la lésion ; il faut, surtout, veiller à corriger la rotation du segment inférieur sur son axe.

On fera la réduction par traction longitudinale et affrontement avec un davier.

Pour la fixation définitive, on emploiera le cerclage si la longueur du trait est suffisante ; sinon, on recourra plutôt au vissage direct. Dans un cas j'ai employé, avec un résultat absolument parfait, le boulonnage de Depage.

Si l'on craignait un manque de solidité par la fixation directe (cerclage ou vissage) il faudrait compléter la contention par l'application du fixateur.

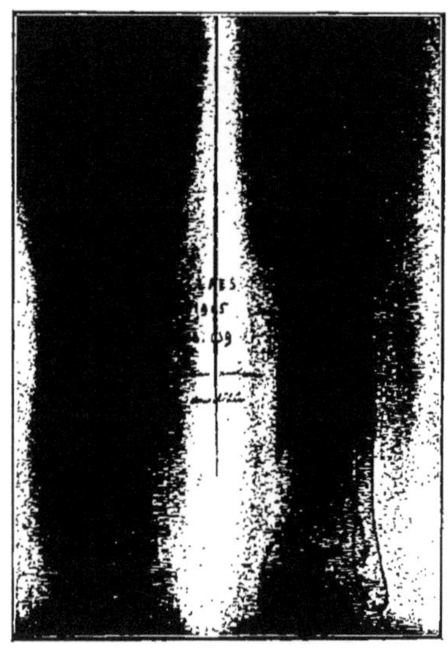

Figure 698. — Obs. 139, I.

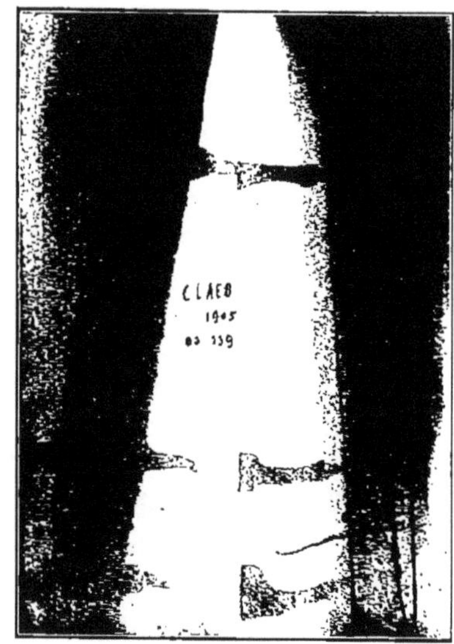
Figure 699. — Obs. 139, II.

Cal vicieux après fracture oblique. Excision du cal ; coaptation par le fixateur combiné au cerclage.

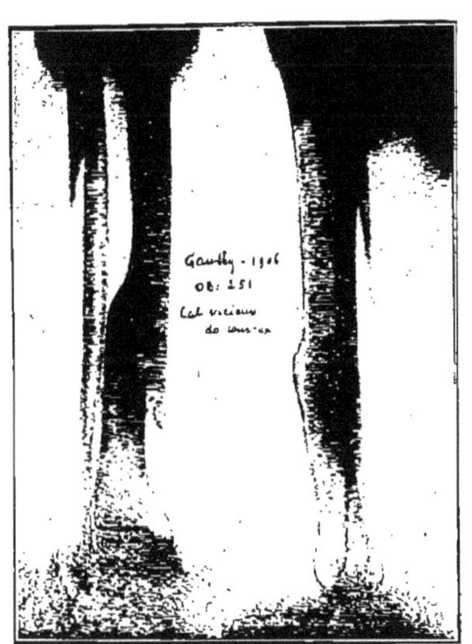

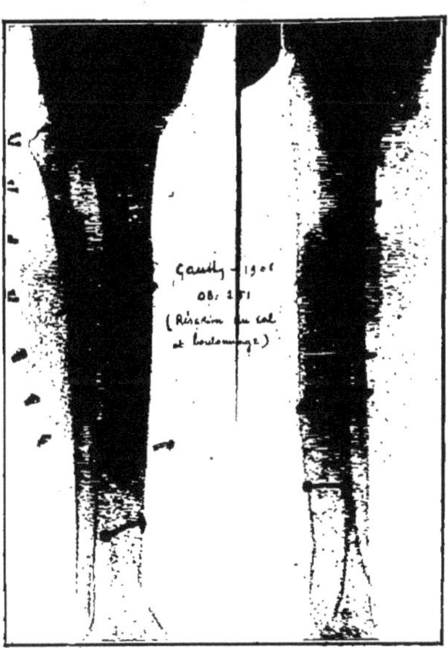

Figure 700. — Obs. 251, I. Figure 701. — Obs. 251, II.
Cal vicieux douloureux, suite de fracture oblique. Résection du cal et boulonnage.

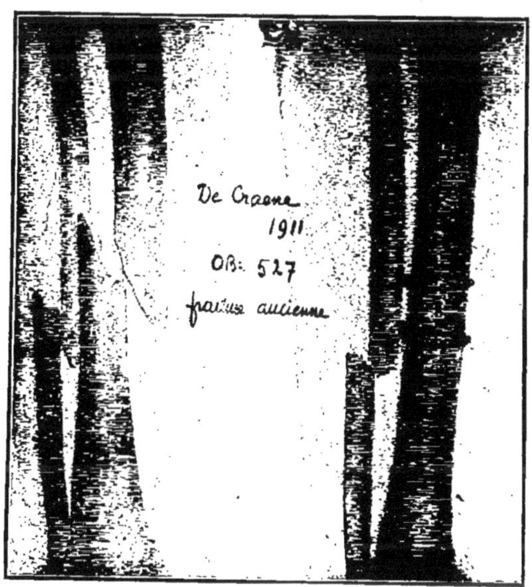

Figure 702. — Obs. 527.
Cal vicieux, suite de fracture oblique.
Résection du cal et cerclage après réduction intégrale.

Pseudarthroses de la jambe.

a) *Pseudarthroses par manque de réduction.*

Les absences de consolidation sont fréquentes à la jambe ; les fragments mal coaptés, ou pas coaptés du tout, se réunissent par du tissu fibreux qui se refuse à l'ossification. Ces cas ne devraient plus se présenter, car ils témoignent d'une profonde incurie ; la radiographie permet de prévoir l'évolution vers la pseudarthrose, en montrant les rapports des fragments entre eux.

Le traitement de ces pseudarthroses ne présente habituellement pas de difficulté et la guérison complète et rapide est la règle.

On ouvre largement le foyer ; les bouts osseux sont dépériostés dans une étendue suffisante pour bien se rendre compte de la disposition de la fracture. En s'aidant de la rugine et du bistouri, on excise le cal fibreux aussi complètement que possible.

Dans les cas peu anciens (trois à quatre mois après la fracture) on peut retrouver exactement les surfaces de la fracture et faire la réduction intégrale. Il faut avoir soin de râcler fortement les surfaces osseuses devant se coapter.

Quand le cas est plus ancien il faut aviver les fragments par une section nette à la scie. On fait, suivant les cas, une section transversale des deux bouts, ou une section en escalier. Il faut se laisser guider par les circonstances, mais faire l'avivement très économiquement. Parfois il y a une esquille qui gêne la réduction ; il faut la dépérioster et l'enlever provisoirement, puis la réimplanter, une fois les fragments principaux réduits.

On fera l'ostéo-synthèse soit au moyen d'une plaque de prothèse, soit avec le fixateur. La prothèse perdue sera préférée s'il y a un certain degré d'ostéoporose.

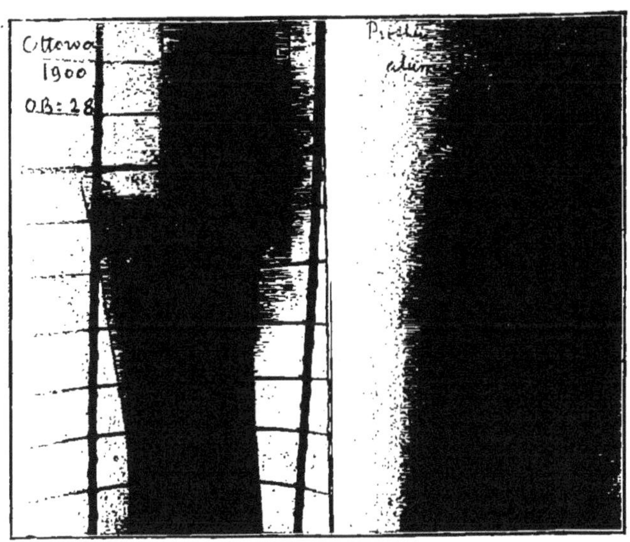

Figure 703. — Obs. 28.
Pseudarthrose de la jambe (fracture datant de 4 mois).
Prothèse perdue en aluminium.

Figure 704. — Obs. 38.
Pseudarthrose datant de 6 mois.
Excision d'une tranche de tibia et prothèse perdue en aluminium.

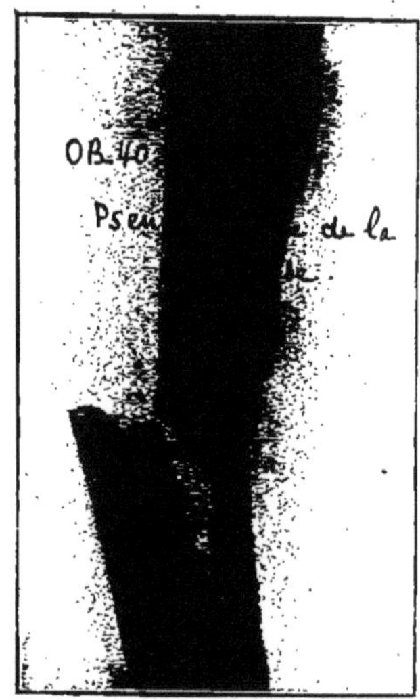

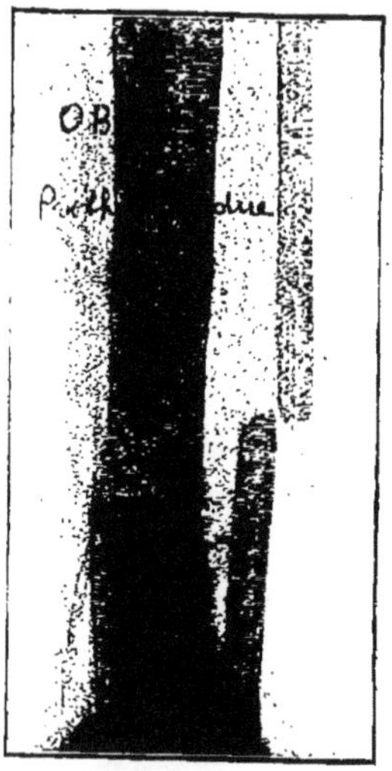

Figure 705. — Obs. 40, I. Figure 706. — Obs. 40, II.

Pseudarthrose datant de 4 mois.

Réduction intégrale et prothèse perdue en aluminium.

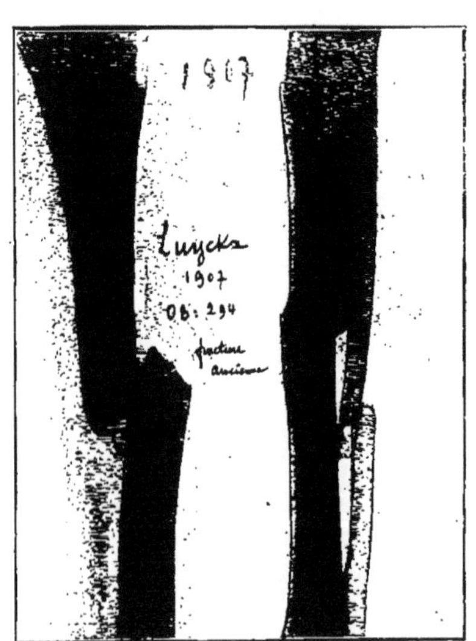

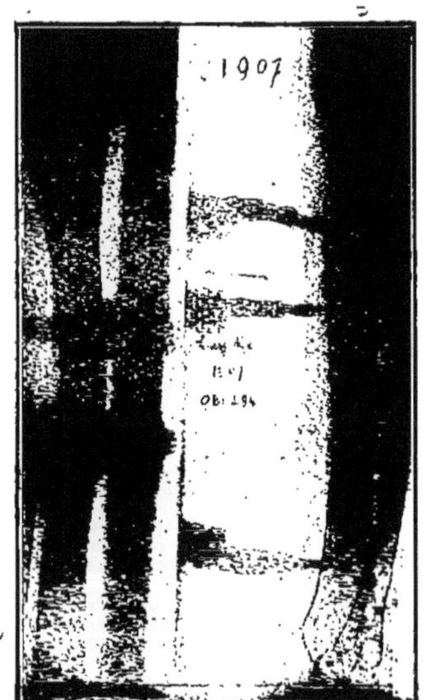

Figure 707. — Obs. 294, I. Figure 708. — Obs. 294, II.

Pseudarthrose datant de 3 mois.

Résection des bouts et placement du fixateur.

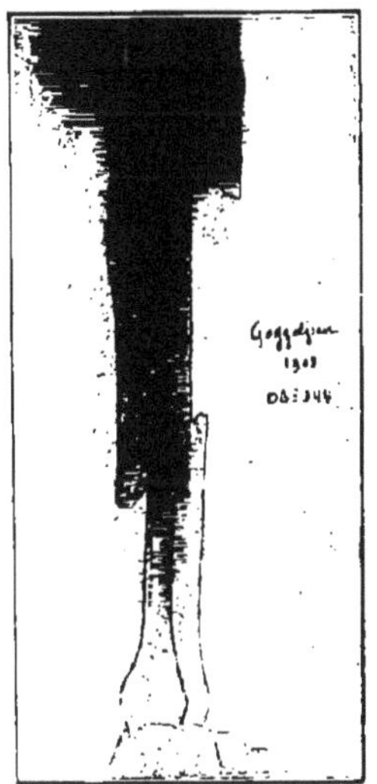

Figure 709. — Obs. 344, I.

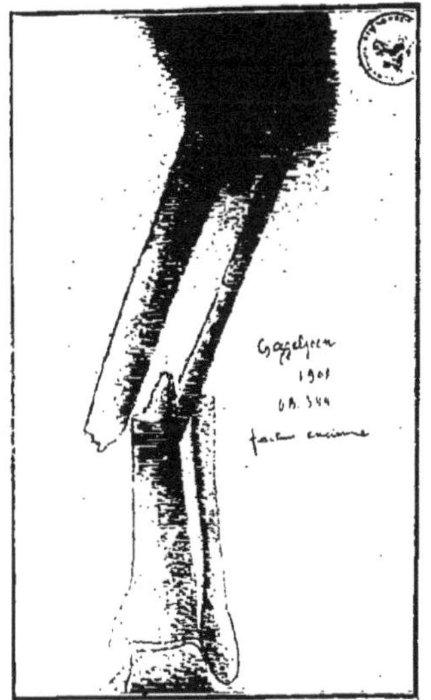

Figure 710. — Obs. 344, II.

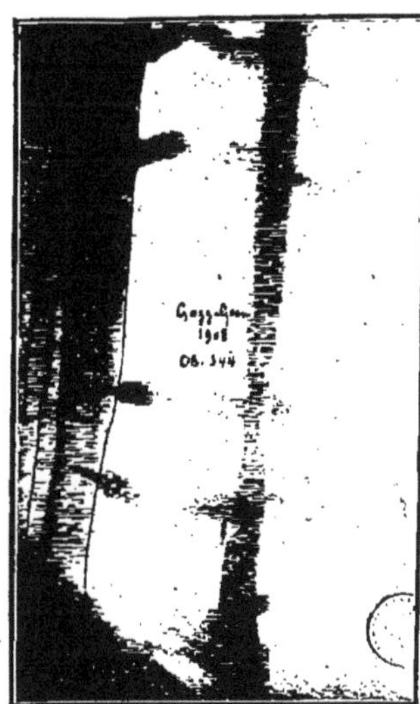

Figure 711. — Obs. 344, III.

Double pseudarthrose datant de 5 mois. Réduction intégrale et placement du fixateur.

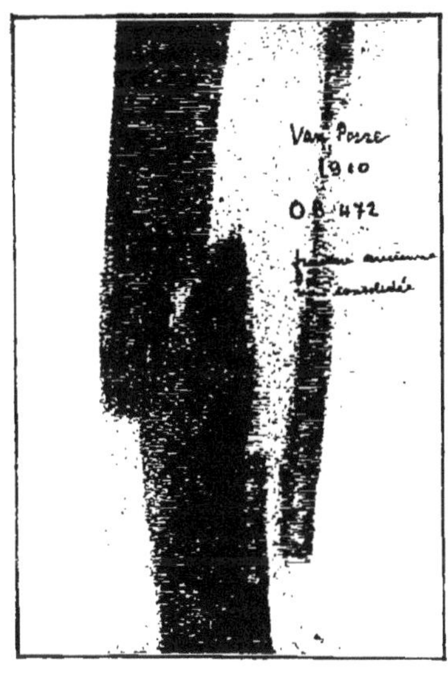

Figure 712. — Obs. 472, I.

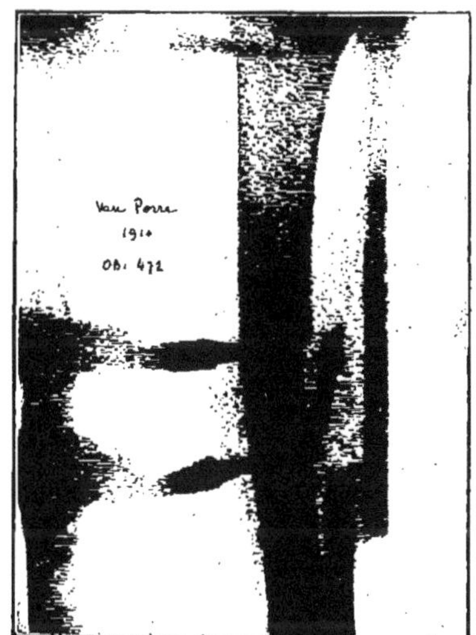

Figure 713. — Obs. 472, II.

Pseudarthrose datant de 5 mois.
Résection en escalier et placement du fixateur.

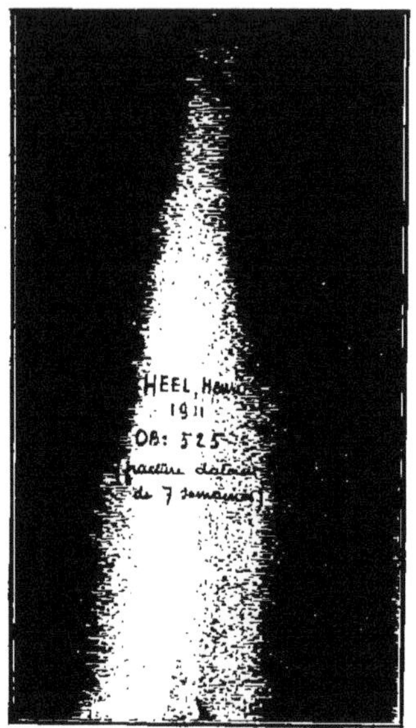

Figure 714. — Obs. 525, I.

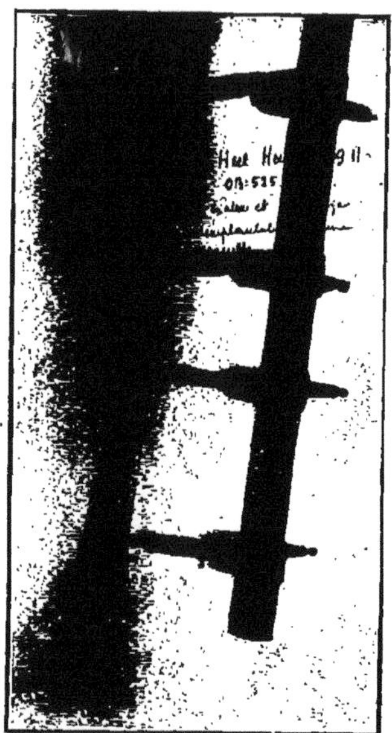

Figure 715. — Obs. 525, II.

b) *Pseudarthroses de la jambe par perte de substance.*

Ces pseudarthroses s'observent à la suite de fractures esquilleuses où l'on a malencontreusement extirpé les fragments isolés. Parfois, c'est la nécrose des bouts qui amène la perte de substance. L'ostéomyélite grave avec nécrose du périoste peut également laisser une vaste perte de substance.

Le traitement de ces cas varie d'après l'étendue du déficit osseux; s'il est petit, ne dépassant pas un centimètre et demi à deux centimètres, on pourra faire l'avivement des extrémités, puis fixer les os par une plaque de prothèse.

Quand la perte de substance est plus conséquente, deux techniques peuvent être utilisées : la greffe osseuse et la transplantation du péroné. La transplantation du péroné à la place du tibia (opération de Hahn) est susceptible de donner d'excellents résultats surtout chez les enfants et les adolescents. La greffe osseuse me semble cependant préférable et plus rationnelle, parce qu'elle conserve la statique normale du squelette. Je crois que c'est toujours à la greffe qu'il faut s'adresser d'abord; quitte à recourir à l'opération de Hahn en cas d'insuccès. Ces deux opérations, bien exécutées, rendront exceptionnelles les amputations pour pseudarthroses de la jambe.

J'ai longuement décrit la technique de la greffe osseuse dans les généralités; je n'y reviendrai pas à nouveau.

J'ai employé trois fois la greffe osseuse pour des pseudarthroses du tibia. Dans deux cas j'ai obtenu deux succès rapides et complets. Le troisième cas a été également un succès mais moins frappant : la consolidation ne s'est opérée que tardivement (environ cinq mois après la greffe). Il s'agissait dans ce cas d'une dystrophie osseuse grave ayant amené une fracture spontanée.

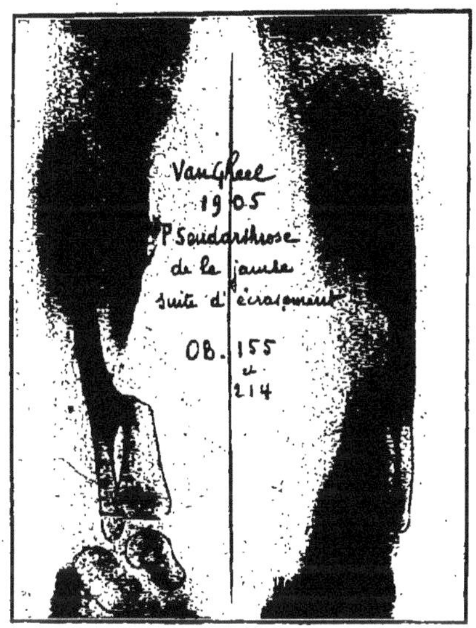

Figure 716. — Obs. 214, I.

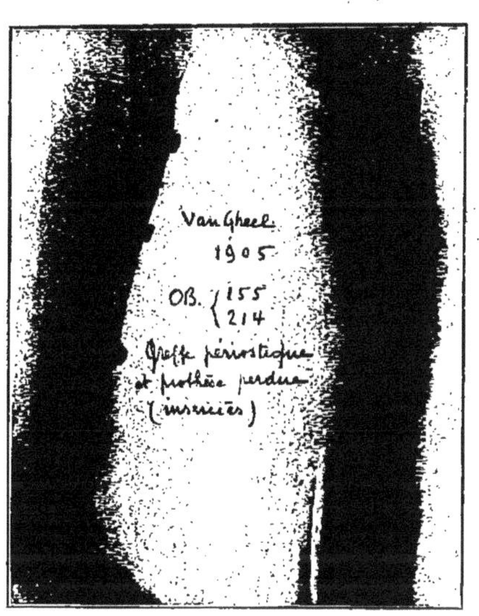

Figure 717. — Obs. 214, II.

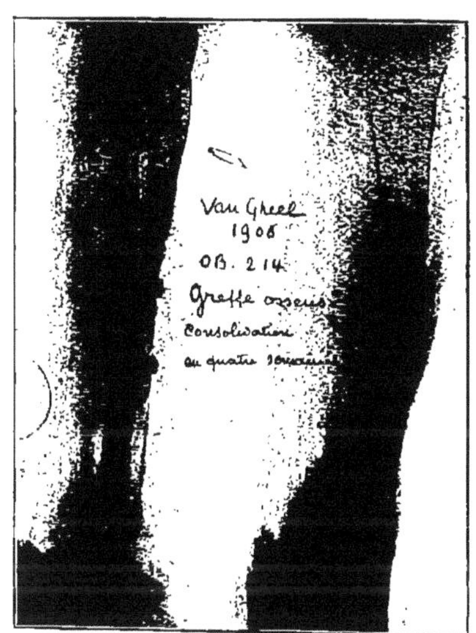

Figure 718. — Obs. 214, III.

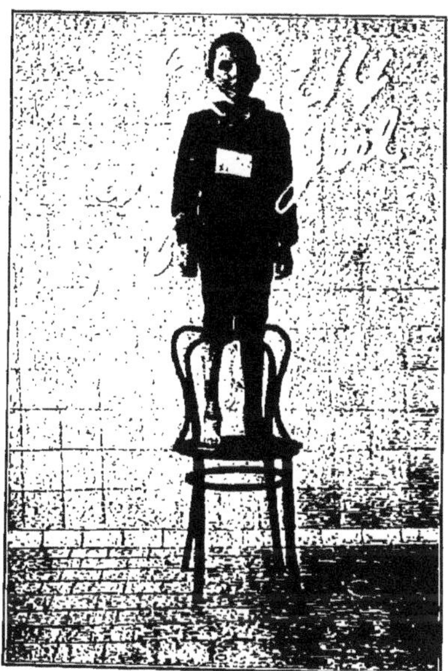

Figure 719. — Obs. 214, IV.

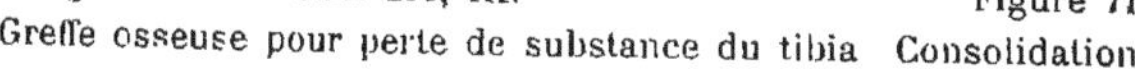
Greffe osseuse pour perte de substance du tibia Consolidation en quatre semaines.

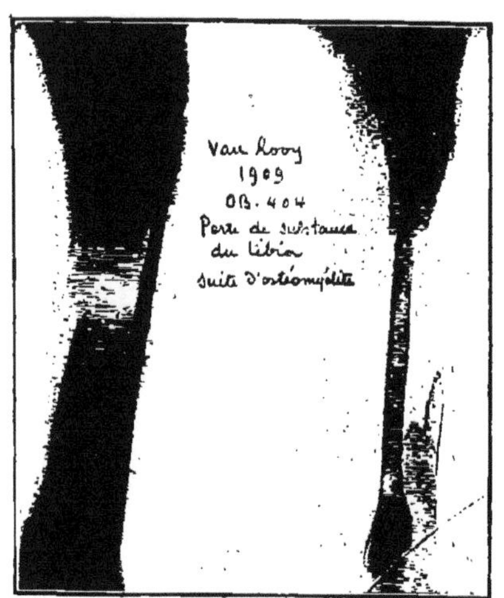

Figure 720. — Obs. 404, I.

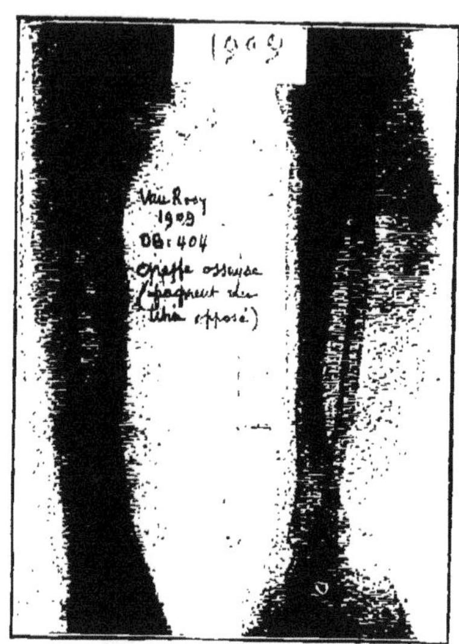

Figure 721. — Obs. 404, II.

Perte de substance du tibia, suite d'ostéomyélite. Greffe osseuse.

FRACTURES JUXTA-ÉPIPHYSAIRES INFÉRIEURES DE LA JAMBE.

Ces fractures sont relativement peu fréquentes. Elles intéressent ordinairement les deux os à quelques travers de doigts au-dessus de l'articulation tibio-tarsienne.

Les fractures juxta-épiphysaires du péroné seul, se rattachent intimement au groupe des fractures de l'articulation tibio-tarsienne.

Les fractures juxta-épiphysaires inférieures de la jambe peuvent être *transversales*, intéressant le tibia et le péroné au même niveau ; le trait est ordinairement dentelé sans déplacement notable ; dans les cas graves il y a des éclats osseux, parfois pénétration de la diaphyse dans l'épiphyse; parfois un fragment isolé est enfoncé dans le tissu spongieux de l'épiphyse.

Dans les *fractures obliques*, le trait se dirige généralement en bas et en dedans, parfois en bas et en dehors (figure 724, Obs. 183).

Les fractures transversales guérissent fort bien sans intervention dans bon nombre des cas. On s'abstiendra si le déplacement est minime et les fragments engrênés. Dans les cas où il y a du déplacement, on interviendra opératoirement. On fera la reposition des fragments en se préoccupant de garder à la mortaise tibio-tarsienne sa direction normale. On pourra, dans cette fracture, faire la simple reposition sanglante si les fragments sont dentelés et restent bien en place, une fois réduits. Si la fixation est nécessaire, on emploiera, soit le vissage direct, soit une prothèse perdue placée sur la face antéro-interne du tibia.

Les *fractures obliques* sus-malléolaires devront être opérées dans tous les cas ; le déplacement est en effet la règle dans cette forme et est dangereux pour les fonctions de l'articulation.

On réduira ces fractures en faisant une traction longitudinale combinée avec un affrontement au davier. La fixation se fera très facilement par cerclage, si le trait remonte haut vers la diaphyse ; ou par vissage direct, si la fracture est basse.

Les fractures juxta-articulaires inférieures se compliquent souvent d'un trait secondaire, pénétrant dans l'articulation tibio-tarsienne, en divisant l'épiphyse *(fractures en Y)*. Ces fractures sont fort graves, car, non réduites, elles amènent fatalement de l'ankylose tibio-tarsienne.

L'intervention dans les fractures en Y est délicate, comme pour les fractures similaires du coude et du genou. On abordera le foyer par une longue incision interne. On commencera par réduire les fragments inférieurs et on les fixera l'un à l'autre par vissage direct. Ayant ainsi reconstitué l'épiphyse, on reposera la diaphyse et on la fixera par vissage, par cerclage ou par une plaque de prothèse, suivant les cas. La figure 725, observation 183 est un bel exemple de cette forme.

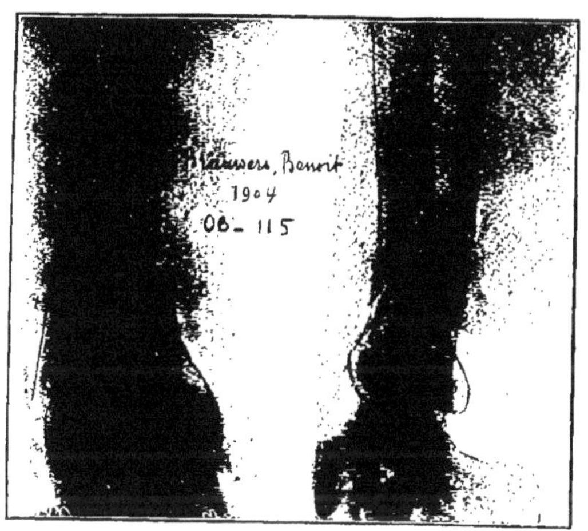

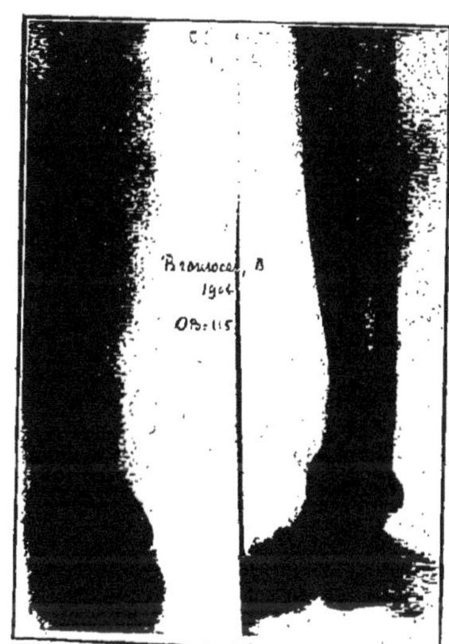

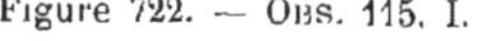
Figure 722. — Obs. 115. I.

Figure 723. — Obs. 115, II.

Fracture juxta-épiphysaires oblique. Cerclage et vissage combinés.

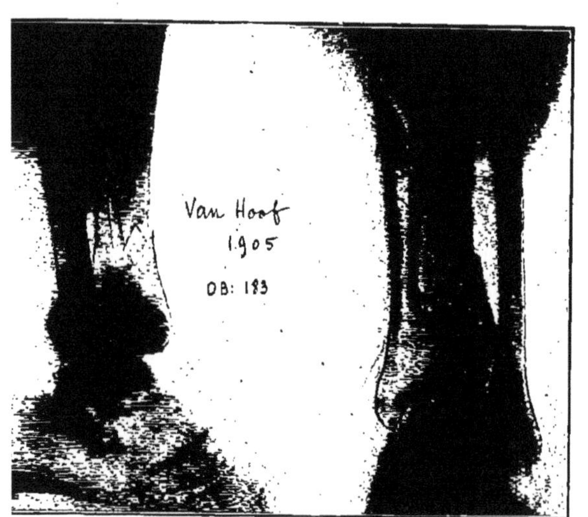

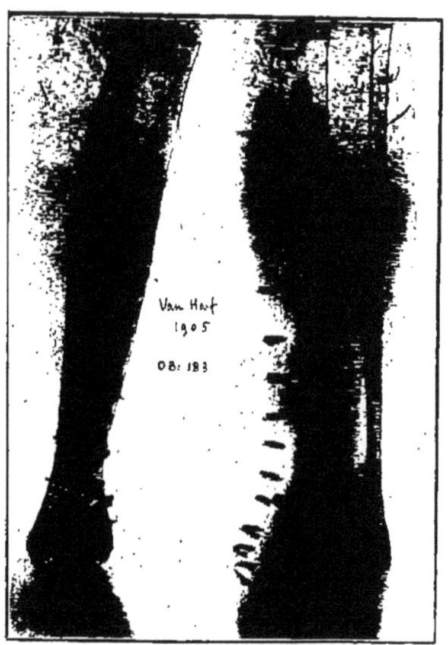

Figure 724. — Obs. 183, I. Figure 725. — Obs. 183, II.
Fracture en Y sus-malléolaire. Réduction géométrique et fixation par cerclage et vissage.

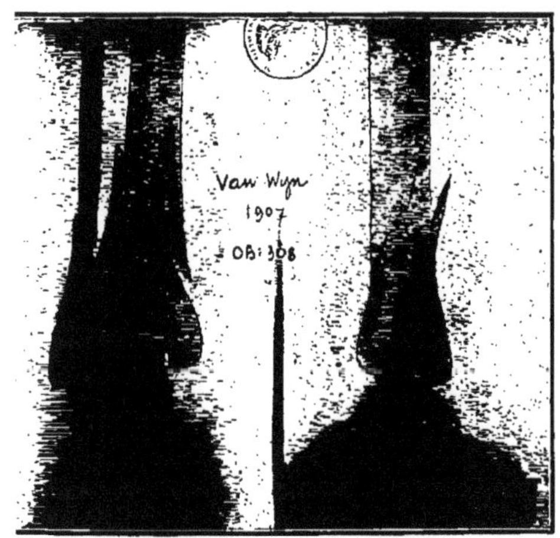

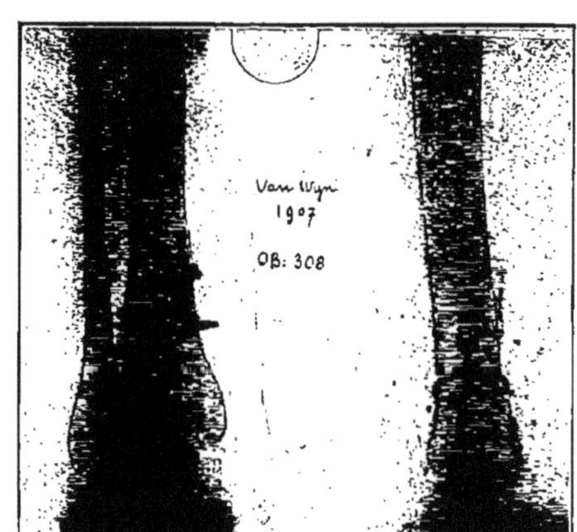

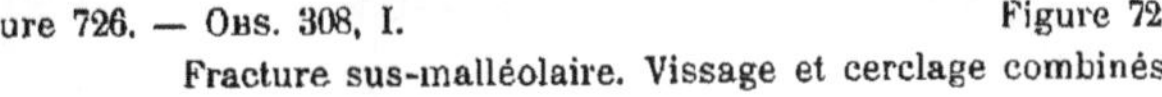

Figure 726. — Obs. 308, I. Figure 727. — Obs. 308, II.
Fracture sus-malléolaire. Vissage et cerclage combinés.

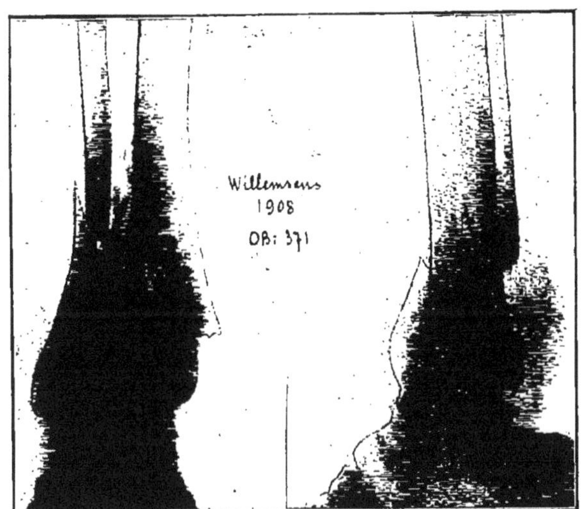

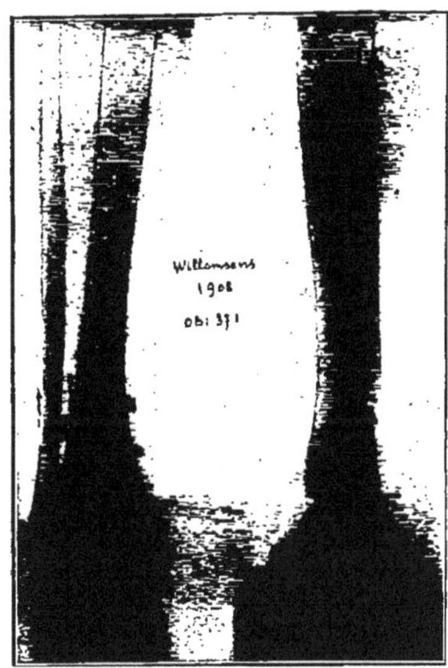

Figure 728. — Obs. 371, I.

Figure 729. — Obs. 371, II.

Fracture sus-malléolaire. Vissage direct.

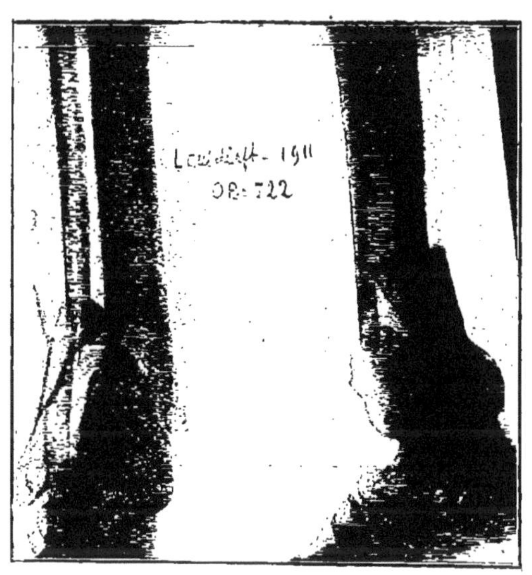

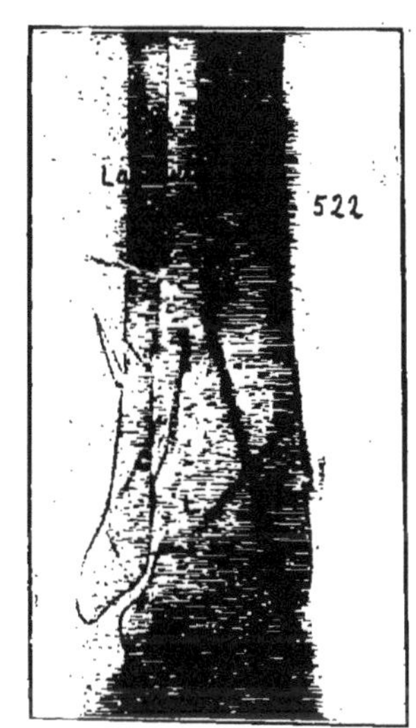

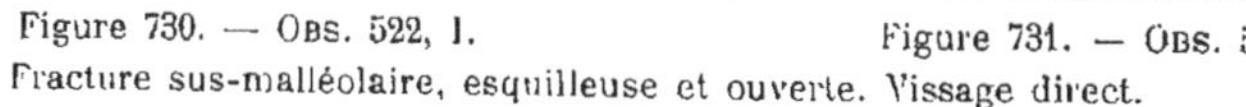
Figure 730. — Obs. 522, I.

Figure 731. — Obs. 522, II.

Fracture sus-malléolaire, esquilleuse et ouverte. Vissage direct.

Fractures anciennes sus-malléolaires.

L'intervention sera presque toujours requise par un cal vicieux. La pseudarthrose est rare à ce niveau.

La déviation de l'axe de l'articulation rend le cal vicieux très grave, la marche pouvant même devenir impossible.

Dans un certain nombre de cas on pourra reproduire la fracture, (par ostéotomie du cal) réséquer le tissu osseux de nouvelle formation puis réduire et fixer par vissage direct (fractures obliques).

Plus souvent la reconstitution anatomique normale ne pourra pas être obtenue et l'on devra se contenter de pratiquer une ostéotomie cunéiforme des deux os de façon à rectifier la position du pied.

On fera l'ostéotomie au niveau de l'ancienne fracture à trois ou quatre travers de doigts de l'articulation. On fera une grande incision longitudinale, on dépériostera en avant et en arrière au niveau de la future section osseuse. Pour enlever le coin osseux il faut employer une gouge à lame mince aussi large que l'os pour pouvoir faire la section en une fois sans reprises. On a ainsi une surface absolument nette. Pour apprécier la grandeur du coin à résèquer il est bon de tailler, d'après la radiographie, un modèle en carton d'après lequel on se guidera pour la section osseuse. Il faut rechercher plutôt une légère hypercorrection de façon qu'il n'y ait aucune tension des tissus, susceptible d'amener une nouvelle déviation. Toute fixation osseuse sera généralement inutile après le redressement, on fera un pansement compressif recouvert par une botte plâtrée (figure 732).

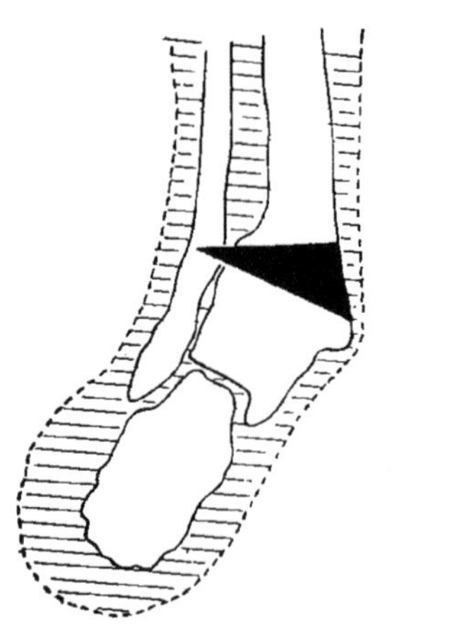

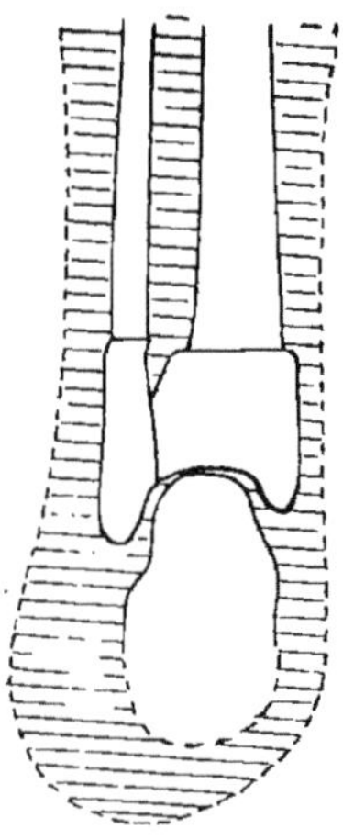

Figure 732.

Schéma de l'ostéotomie cunéiforme dans les fractures anciennes sus-malléolaires.

FRACTURES ÉPIPHYSAIRES INFÉRIEURES DE LA JAMBE.

(Fracture de Dupuytren, fracture de Pott, fractures malléolaires par abduction et par adduction.)

Les fractures sans déplacement de la région du cou-de-pied sont communes. Elles se caractérisent par un gonflement modéré de la région et par des douleurs à la pression au niveau des malléoles ; il n'existe pas de mobilité anormale, ni de ballottement de l'astragale ; l'espace intermalléolaire n'est pas agrandi.

Le diagnostic différentiel de la fracture d'avec l'entorse n'est pas toujours possible, même avec l'aide de la radiographie. En cas de fracture celle-ci indique soit un trait net soit simplement un espace clair; il est certain que les fractures sans déplacement peuvent ne pas être décevables aux rayons X. C'est d'ailleurs assez indifférent; le point important c'est l'absence de déformation anatomique et l'absence de dislocation (absence de mobilité anormale dans le sens transversal). Ces cas ne réclament que le repos au lit et la mobilisation méthodique.

Les fractures malléolaires avec diastase de l'articulation et dont le type le plus commun est représenté par la fracture de Dupuytren (fracture par abduction) sont au contraire fort importantes au point de vue opératoire. Mal réduites ces fractures compromettent beaucoup la marche et peuvent aboutir à une invalidité absolue du membre.

Dans la fracture de Dupuytren typique la reposition des fragments peut s'obtenir assez correctement en portant le pied en forte adduction ; la réduction peut être maintenue au moyen d'une attelle convenablement placée ou avec un bandage plâtré.

Il semble donc que le traitement opératoire n'ait rien à voir avec cette forme de fracture. Je crois cependant l'intervention tout à fait recommandable et voici pour quelles raisons :

L'opération est extrêmement simple et est sans danger. On est *certain de la réduction géométrique.* Avec la réduction manuelle simple il y a presque toujours interposition de tissus fibreux qui retardent beaucoup la consolidation et préparent ainsi des déviations secondaires.

Enfin, et c'est peut-être le point capital, avec l'ostéo-synthèse on peut se passer de bandage contentif ce qui permet de mobiliser l'articulation, activement et passivement, dès l'opération. D'après mon expérience, le traitement opératoire doit remplacer d'une façon complète l'immobilisation par les bandages.

Dans les formes graves avec dislocation considérable de l'articulation tibio-tarsienne l'intervention ne peut se discuter. Les plus conservateurs le reconnaissent : « Si l'on n'arrive pas à réduire avec ou sans » anesthésie, l'indication pour nous est formelle, il faut rechercher » d'abord l'obstacle à la réduction et inciser au niveau de cet » obstacle » (1).

Pringle (2) estime que 25 à 30 °/₀ de tous les patients guérissent avec quelque permanente limitation dans l'utilité du pied après ces traumatismes.

Les fractures et entorses de la région tibio-tarsienne présentent de nombreuses formes cliniques. Le phénomène le plus important qui se produit dans ces lésions est le changement des rapports de l'astragale avec le tibia. Chaque fois que ces rapports seront altérés la fonction sera compromise et le traitement opératoire sera indiqué.

On peut observer :

1° Un basculement simple de l'astragale sur son axe vertical, sans que cet os ait quitté sa place sous le tibia (fracture de la malléole interne seule ou arrachement du ligament interne sans lésion du péroné ou avec une fracture sans déplacement notable de cet os.

2° Un basculement avec déplacement en masse en dehors de l'astragale (fracture par abduction, arrachement de la malléole interne ou du ligament interne, fracture du péroné avec arrachement des ligaments tibio-péroniers.

3° Luxation du tibia en avant (fractures des malléoles, fracture marginale postérieure).

4° La luxation du tibia en arrière ; celle-ci est beaucoup plus rare.

Technique opératoire de l'ostéo-synthèse dans les fractures malléolaires récentes.

L'intervention portera suivant les cas :

a) Sur la malléole interne seule (ou le ligament deltoïdien).

b) Sur le péroné seul.

c) Sur la malléole interne et sur le péroné en même temps.

a) *Fractures de la malléole interne sans diastase tibio-péronière.*

On fera une incision verticale sur la face interne du tibia, commençant à quatre ou cinq centimètres au-dessus de la malléole et descendant à deux ou trois centimètres au-dessous en s'incurvant un peu en avant (figure 733).

Dans mes premières interventions, je pratiquais le vissage sous cutané, me contentant de faire une petite boutonnière au niveau de

(1) HENNEQUIN et LŒVY. *Fractures des os longs*, page 99.
(2) *Fractures and their treatment*, page 219.

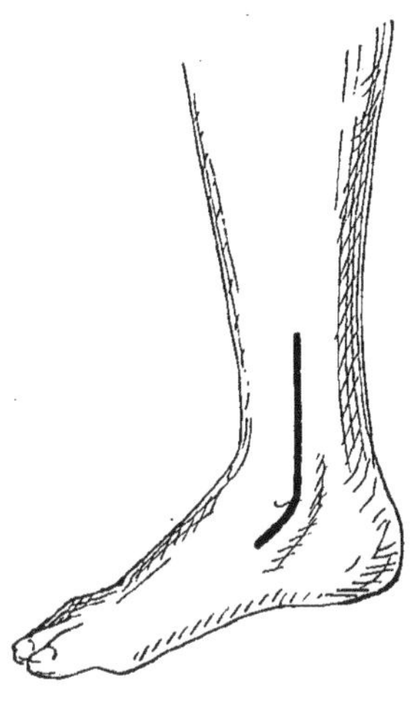

Figure 733.
Tracé de l'incision pour le vissage de la malléole interne.

la pointe de la malléole pour introduire la vis. Cette technique est mauvaise et expose à des réductions imparfaites, par suite de l'interposition fréquente de lambeaux fibreux.

Une fois la fracture ouverte, on augmentera l'abduction du pied, de façon à faire bailler le foyer. On en fera la toilette avec une petite curette; on enlèvera les caillots, les débris osseux et on relèvera les lambeaux fibreux qui coiffent régulièrement les surfaces fracturées. Le dépériostage est tout à fait inutile ici.

On fera la réduction en portant le pied en masse en adduction forcée, et l'assistant maintiendra le pied dans cette position.

On fera la fixation avec une vis de 6 à 7 centimètres, que l'on enfoncera au niveau de la pointe de la malléole et qu'on dirigera en haut et en dehors dans l'épiphyse du tibia. Il faut, pendant ce vissage, avoir soin d'éviter de frôler la peau du blessé avec la vis. On vérifie la bonne contention de la fracture et on suture la peau (fracture 734).

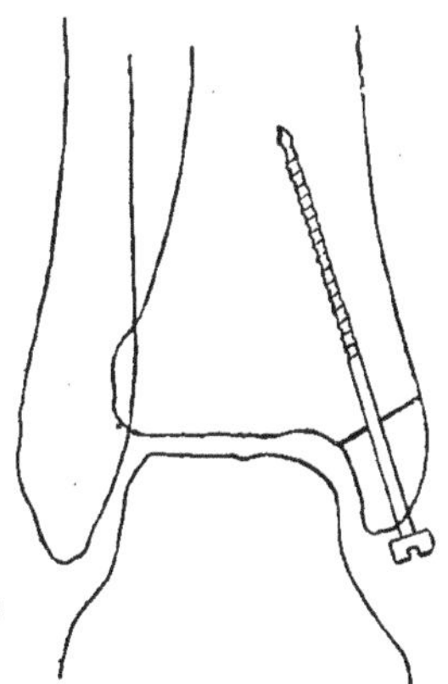

Figure 734.
Schéma du vissage de la malléole interne.

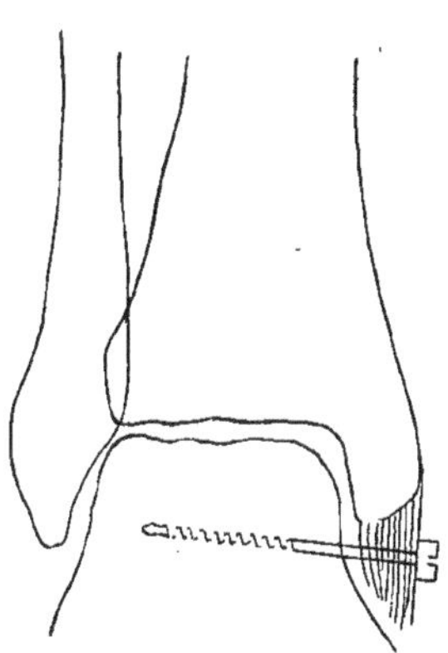

Figure 735.
Schéma du vissage du ligament deltoïdien.

Comme pansement on place un peu de gaze sur l'incision et quelques tours de bande entourant le pied et le bas de la jambe. On mobilisera doucement dès le lendemain. Dès la cicatrisation de la plaie (du douzième au quinzième jour) le blessé marchera en s'aidant de béquilles roulantes.

Assez souvent dans l'accident de torsion du pied en abduction la malléole interne est intacte mais on trouve une vaste déchirure du ligament interne (ligament deltoïdien). J'ai fait plusieurs fois dans ces conditions le vissage du ligament dans l'astragale : Il faut monter une vis fine, de 4 centimètres, sur le perforateur et l'enfoncer transversalement au-dessous de la pointe de la malléole. La vis traverse le ligament et pénètre l'astragale par sa face interne. La fixation ainsi obtenue est solide et suffit à maintenir le pied en bonne position (figure 735).

b) *Fractures et diastases du péroné.*

Le péroné peut être fracturé immédiatement au-dessus de son attache tibiale sans autre lésion importante du massif tibio-tarsien.

Le trait de fracture est généralement oblique en bas et en avant et les fragments baillent légèrement. Il faut opérer ces cas, parce que l'opération est absolument simple et que l'absence de réduction exacte peut entraîner de l'impotence fonctionnelle. J'ai dû, dans ces conditions, faire une ostéo-synthèse tardive chez un jeune ingénieur qui présentait un léger basculement du fragment inférieur du péroné; les troubles fonctionnels (douleurs et sensation de faiblesse dans l'articulation) disparurent de suite après la reposition et le cerclage du fragment.

Le raccommodage de l'os se fait, dans ces cas, le plus simplement au moyen du cerclage : Une incision verticale de 6 à 8 centimètres est faite sur le péroné, superficiel à ce niveau. On écarte le périoste et on affronte facilement les fragments avec un petit davier droit. On passe deux fils de cerclage aux limites de la fracture et on les serre à fond ; on recourbe l'extrémité des torsades de telle sorte qu'elles ne puissent blesser la peau (figure 736).

Quant il y a *diastase tibio-péronière* il faut visser les fragments du péroné dans le tibia.

La diastase du péroné est fréquente et très importante; elle est souvent méconnue même après radiographie. Il faut toujours y songer dans les traumatismes du cou-de-pied. Elle peut exister avec une fracture de la malléole interne ; être accompagnée ou non de fracture du péroné au quart inférieur. Elle peut exister sans fracture ou avec une fracture du péroné à sa partie supérieure; il y a alors arrachement des ligaments tibio-péroniers et du ligament tibio-astragalien interne (ligament deltoïdien).

Cette lésion est très importante parce que l'astragale suit le déplacement en dehors du péroné et qu'il en résulte que toute la statique du pied en est troublée.

Voici comment on remédiera à cette lésion : Le péroné sera mis à nu par une incision verticale externe ; on réclinera les parties molles antérieures de façon à voir l'espace péronéo-tibial. On fera la réduction au moyen d'un grand davier droit, prenant point d'appui sur la peau de la face interne du tibia et sur le péroné; en fermant l'instrument on appliquera fortement le péroné sur le tibia dans sa situation normale. On fera la fixation en enfonçant transversalement au travers du péroné et du tibia une ou deux vis de 4 à 5 centimètres de longueur (figure 737).

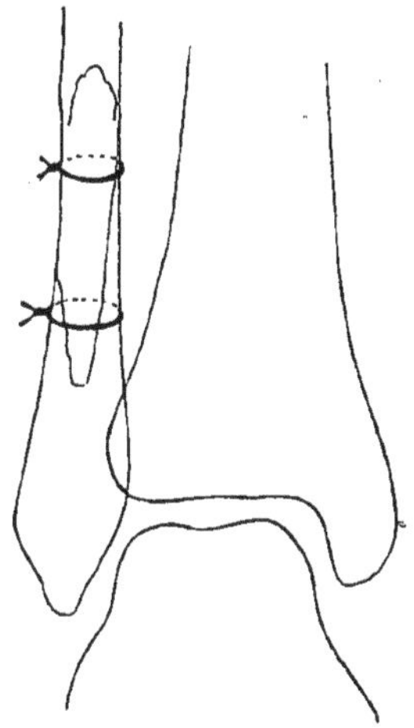

Figure 736.
Cerclage du péroné.

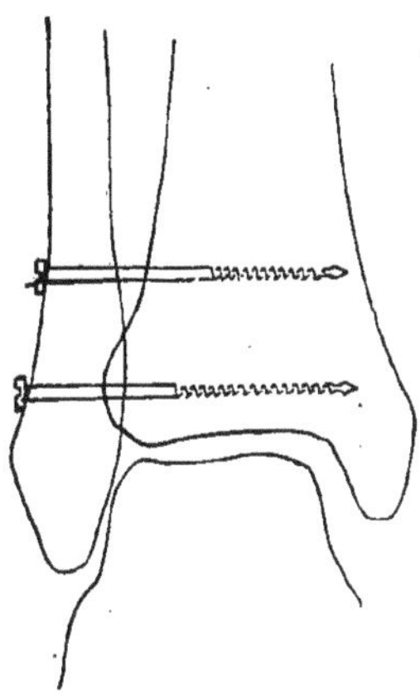

Figure 737.
Schéma du vissage péronéo-tibial dans les cas de diastasis.

Cette fixation aura pour complément, le cas échéant, soit le vissage de la malléole interne, soit le vissage du ligament deltoïdien dans l'astragale. Dans les cas graves avec forte dislocation, le vissage interne et externe combinés est préférable, car il donne beaucoup de solidité et permet de faire marcher le blessé précocement, sans crainte de déviation secondaire.

Radiographies d'ostéo-synthèse des malléoles :

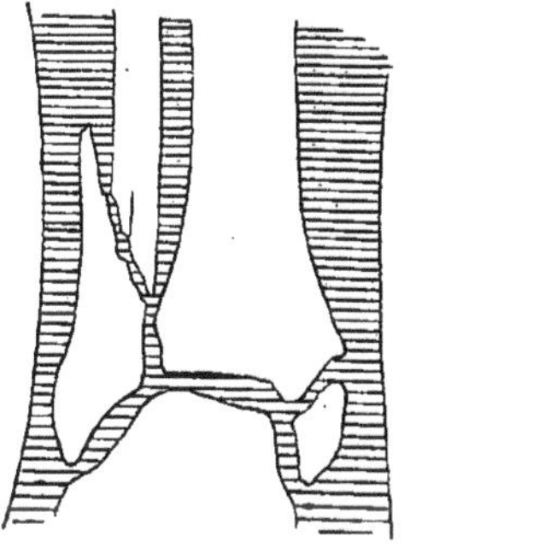

6 décembre 1908.

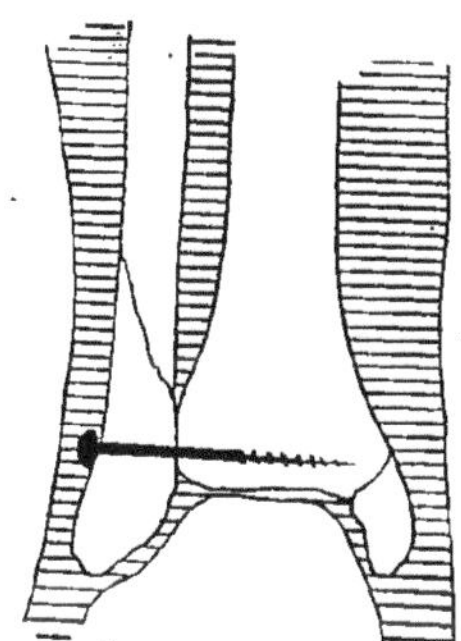

9 décembre 1908.

Riga, Alphonse, 54 ans. Salle 3, n° 18 (décalque).
Fracture par abduction. Vissage simple du péroné.
Figure 738. — Obs. 93, I et II.

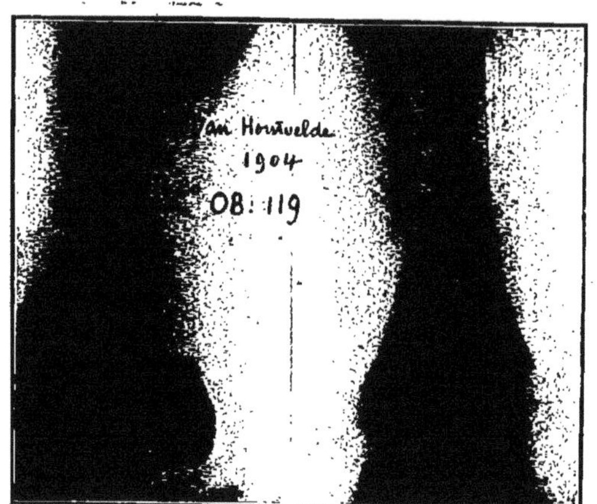

Figure 739. — Obs. 119, I.

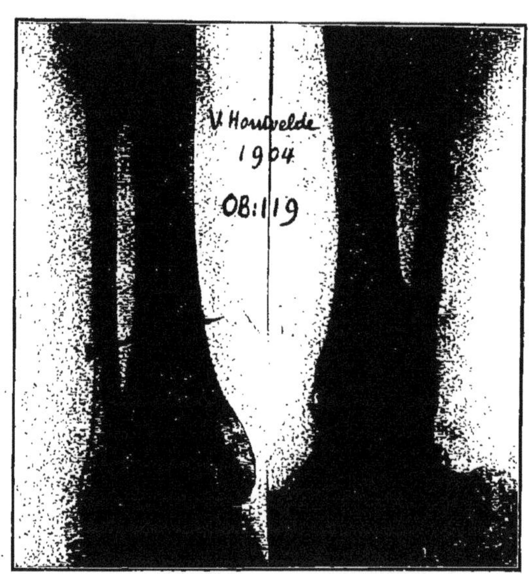

Figure 740. — Obs. 119, II.

Obs. 119, I et II : Fracture bi-malléolaire par abduction. Vissage simple du péroné.

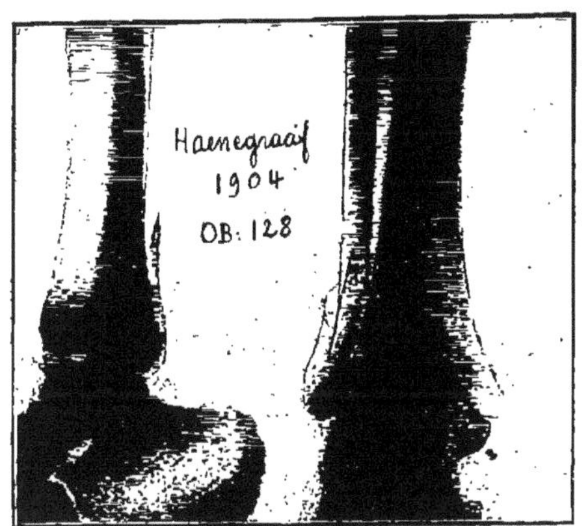

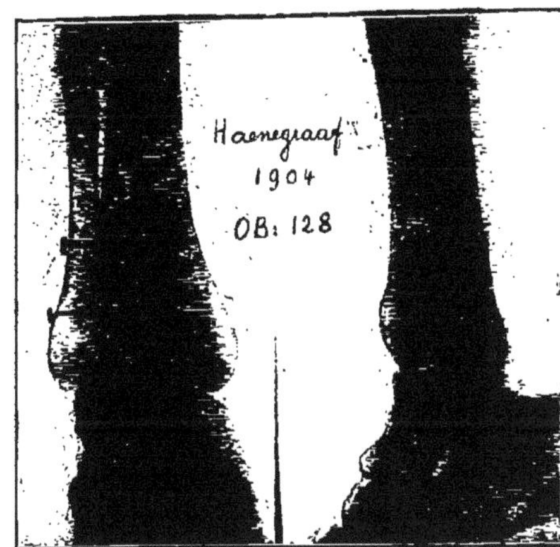

Figure 741. — Obs. 128. I. Figure 742. — Obs. 128, II.

Fracture bi-malléolaire par abduction. Vissage simple du péroné.

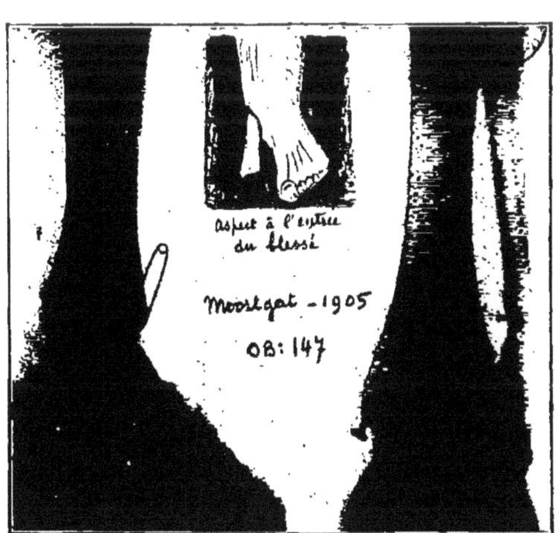

Figure 743. — Obs. 147 (opération d'urgence).

Fracture de Dupuytren avec large issue du tibia.

Réduction immédiate et fixation par vissage de la malléole interne.

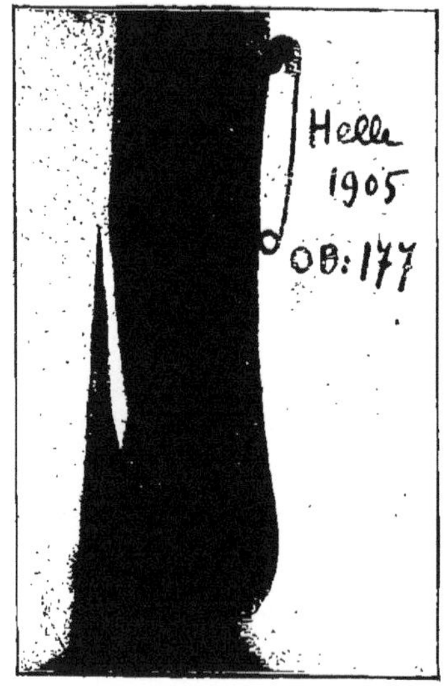

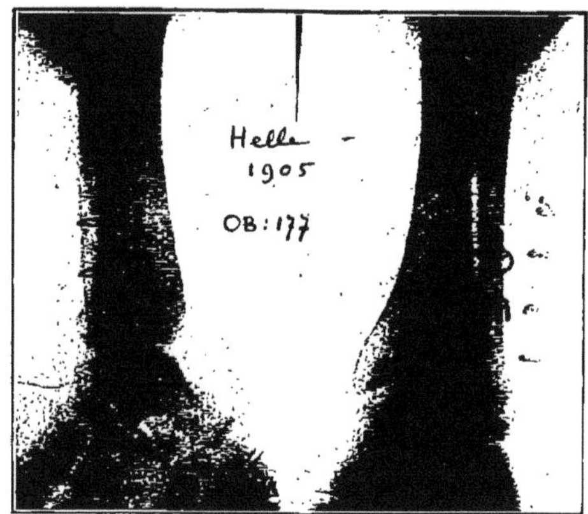

Figure 744. — Obs. 177, I. Figure 745. — Obs. 177, II.

Fracture simple du péroné par abduction. Cerclage.

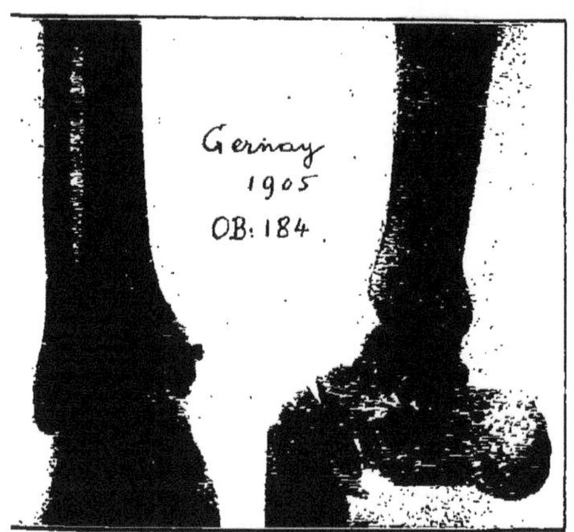

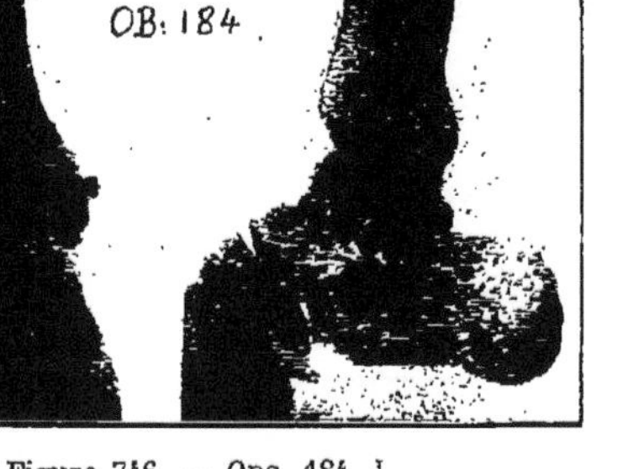

Figure 746. — Obs. 184, I. Figure 747. — Obs. 184, II.

Fracture de la malléole interne à sa base. Vissage simple.

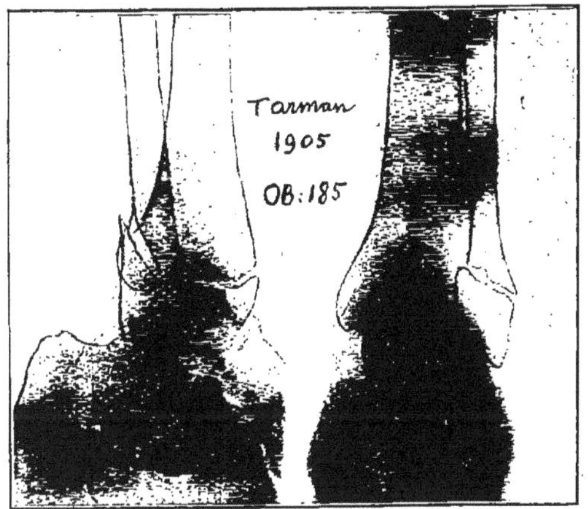

Figure 748. — Obs. 185, I. Figure 749. — Obs. 185, II.

Fracture bi-malléolaire. Vissage externe et interne.

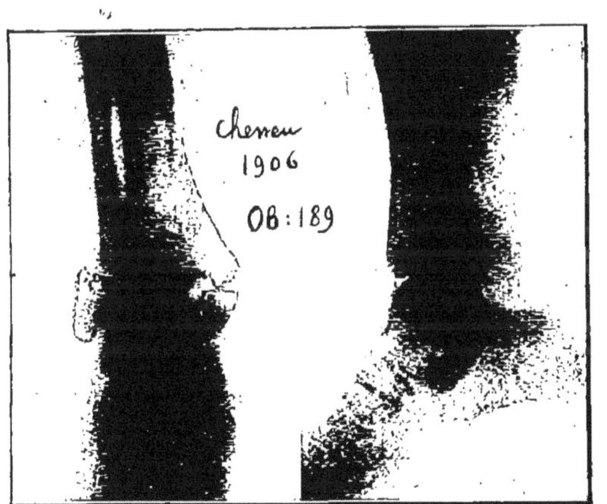

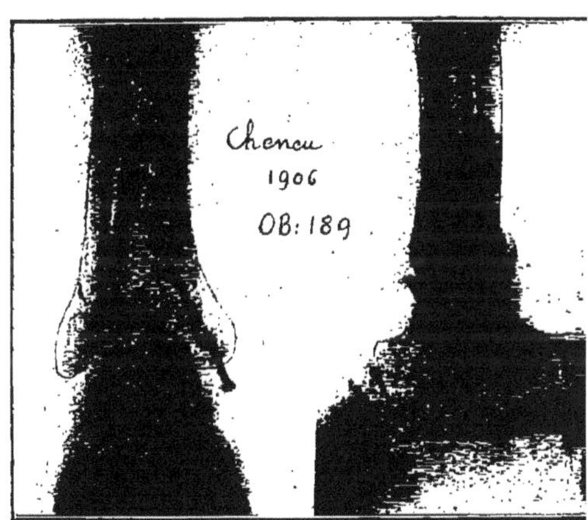

Figure 750. — Obs. 189, I. Figure 751. — Obs. 189, II.

Fracture bi-malléolaire basse. Vissage simple de la malléole interne.

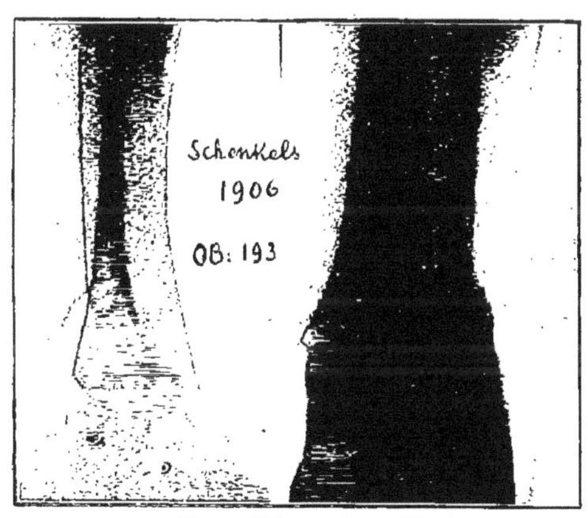

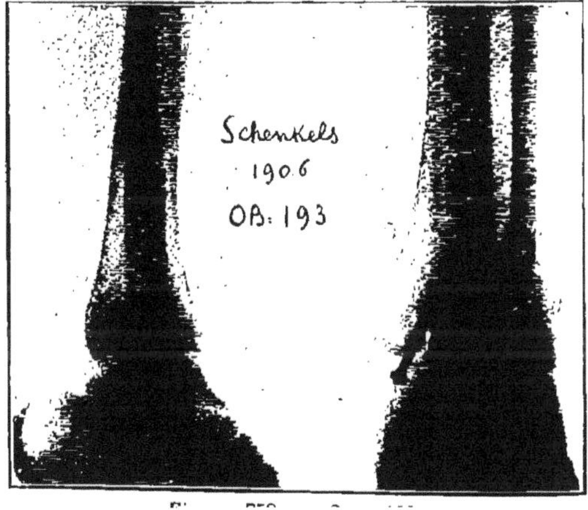

Figure 752. — Obs. 193, I.

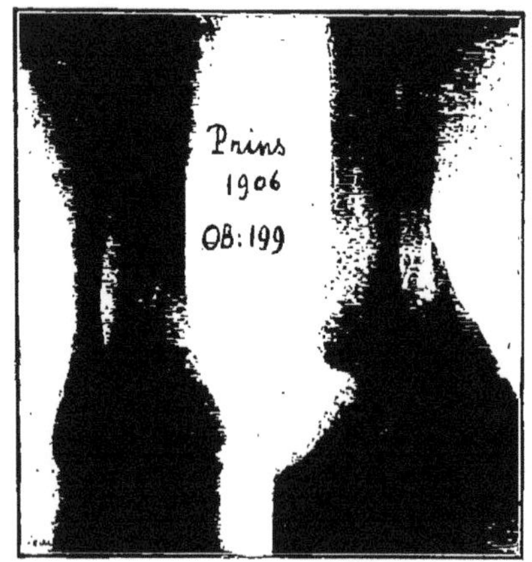

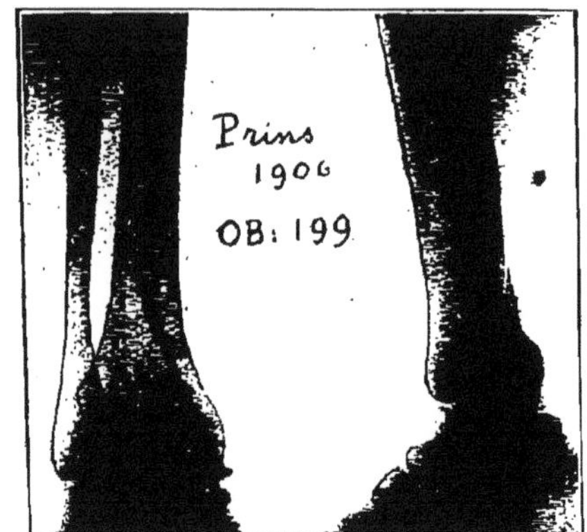

Figure 754. — Obs. 199, I. Figure 755. — Obs. 199, II.
Fracture bi-malléolaire avec luxation du tibia en avant. Vissage interne.

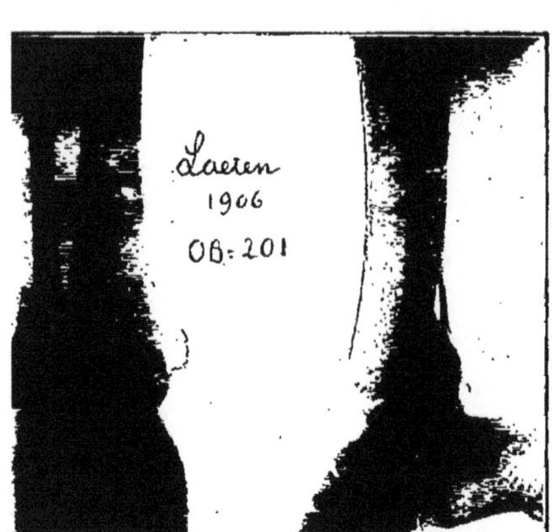

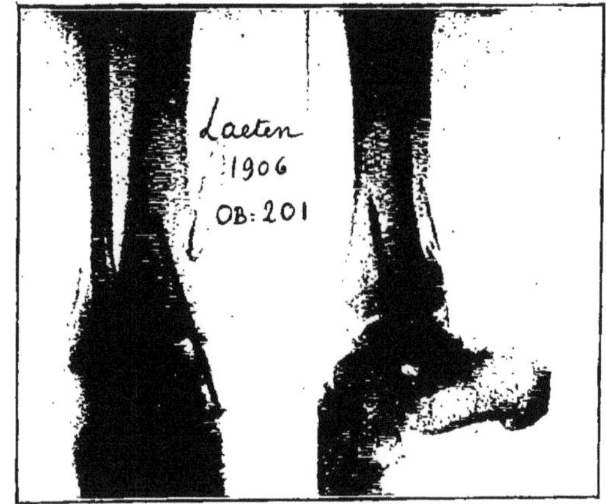

Figure 756. — Obs. 201, I. Figure 757. — Obs. 201, II.
Fracture bi-malléolaire. Fixation sous-cutanée. Réduction incomplète.

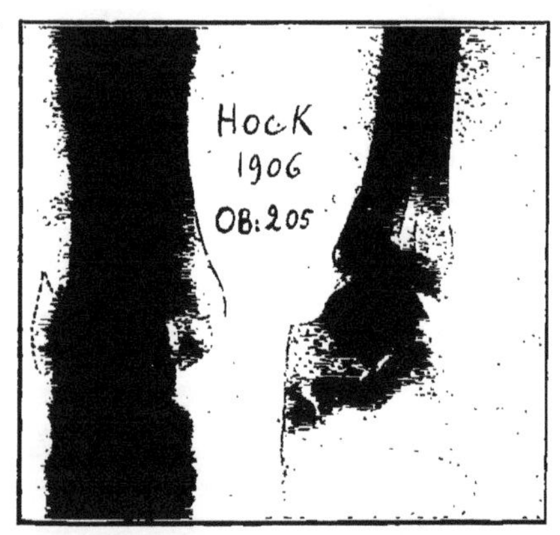

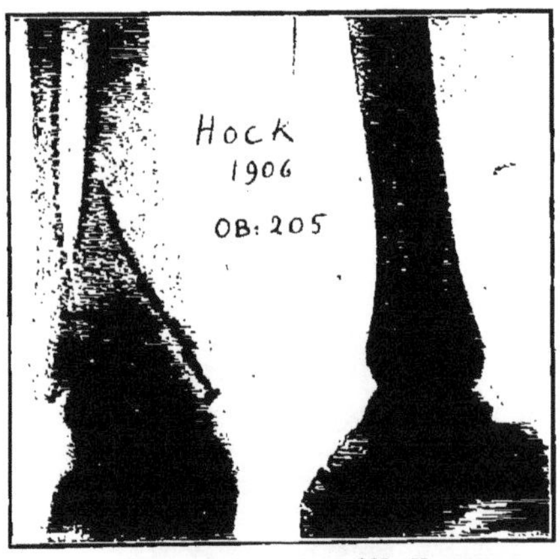

Figure 758. — Obs. 205, I. Figure 759. — Obs. 205, II.

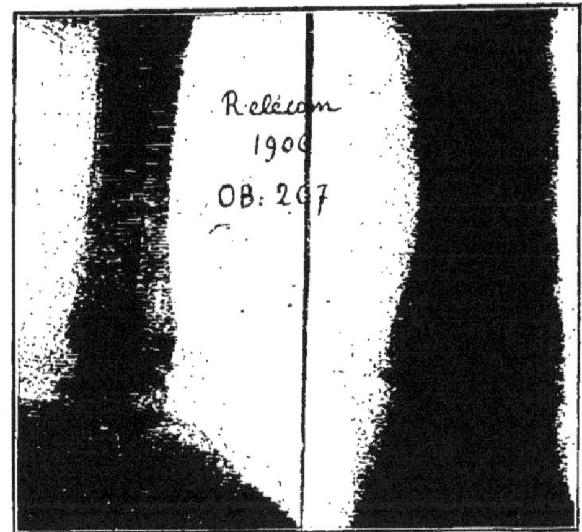

Figure 760. — Obs. 207. (Opération d'urgence.)
Fracture bi-malléolaire avec menace de perforation de la peau. Vissage de la malléole interne.

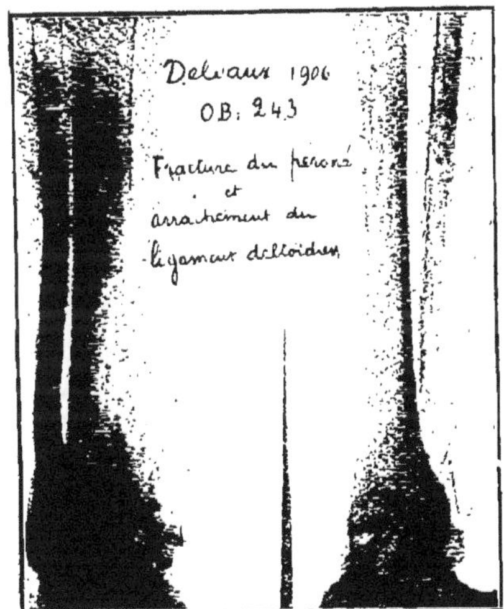

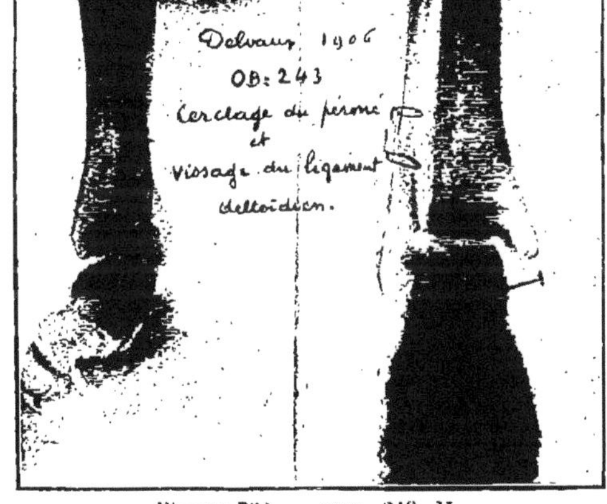

Figure 761. — Obs. 243, I. Figure 762. — Obs. 243, II.
Fracture du péroné et arrachement du ligament interne. Vissage du ligament dans l'astragale et cerclage du péroné.

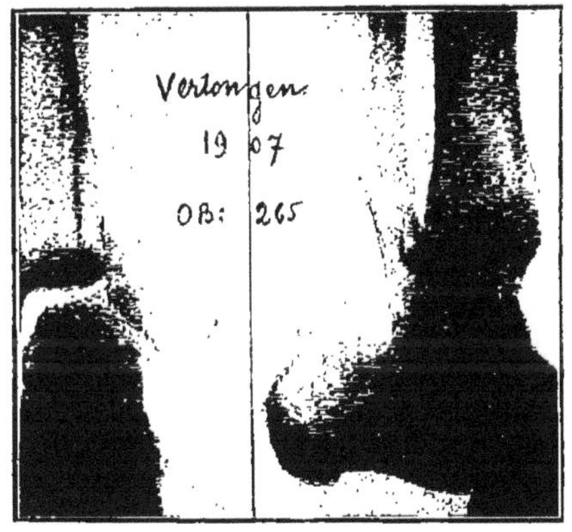

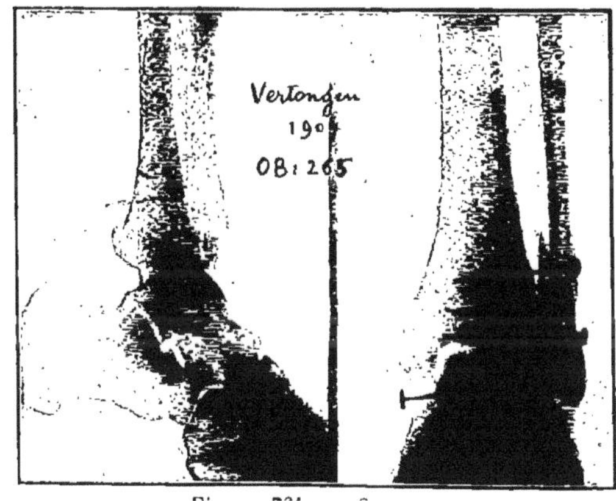

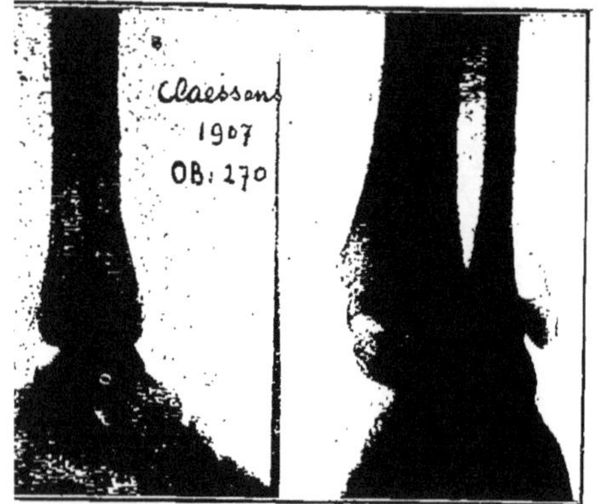

Figure 765. — Obs. 270, I.

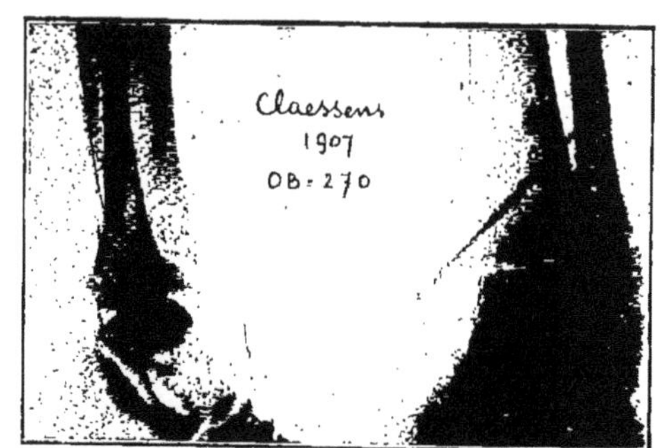

Figure 766. — Obs. 270, II.

Fracture bi-malléolaire. Vissage interne.

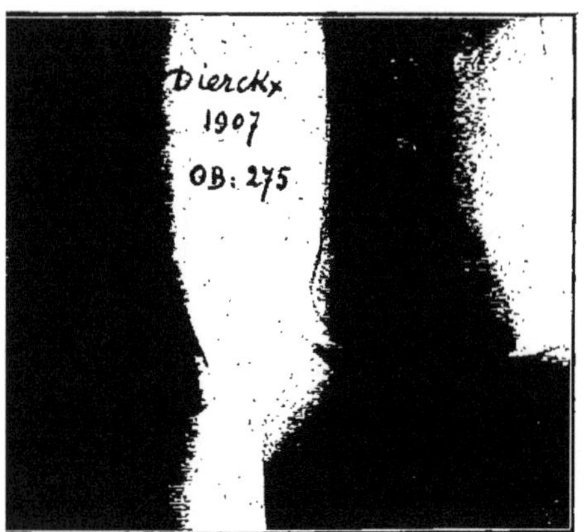

Figure 767. — Obs. 275, I.

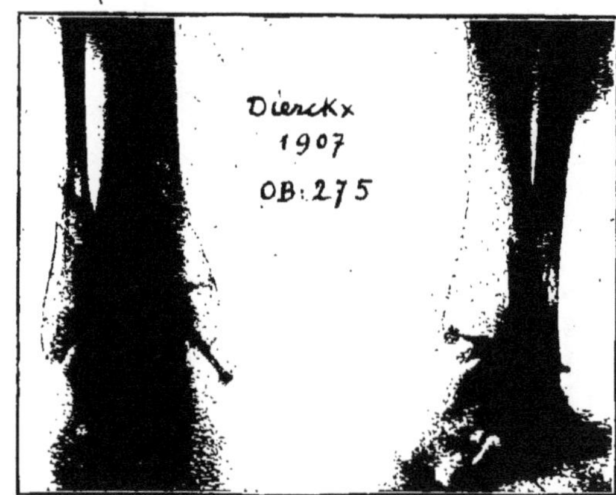

Figure 768. — Obs. 275, II.

Fracture bi-malléolaire avec luxation du tibia en avant. Vissage interne.

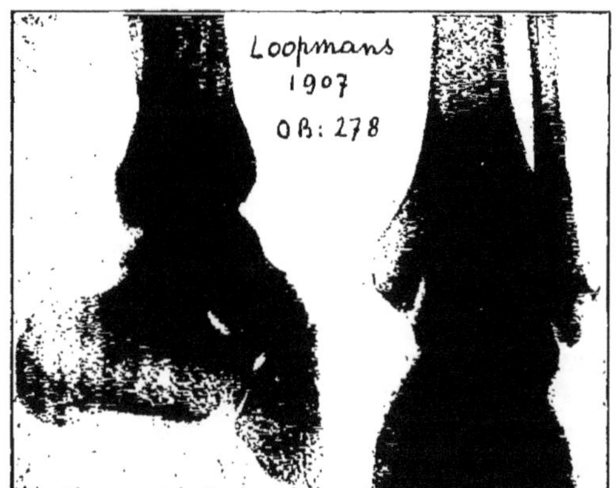

Figure 769. — Obs. 278. (Opération d'urgence.)
Fracture bi-malléolaire avec menace de perforation.

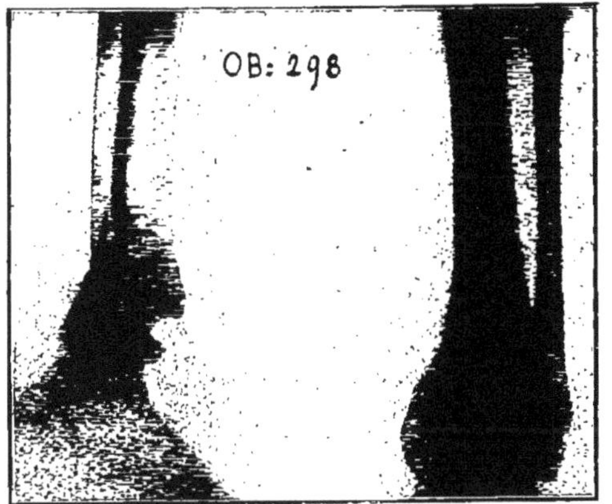

Figure 770. — Obs. 298, I.

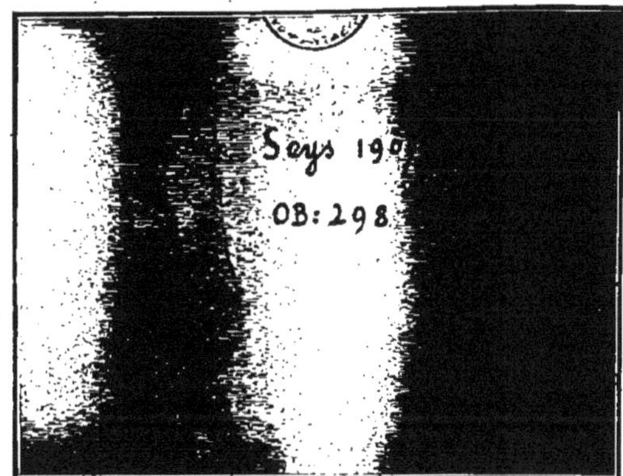

Figure 771. — Obs. 298, II.

Disjonction épiphysaire du tibia. Vissage interne.

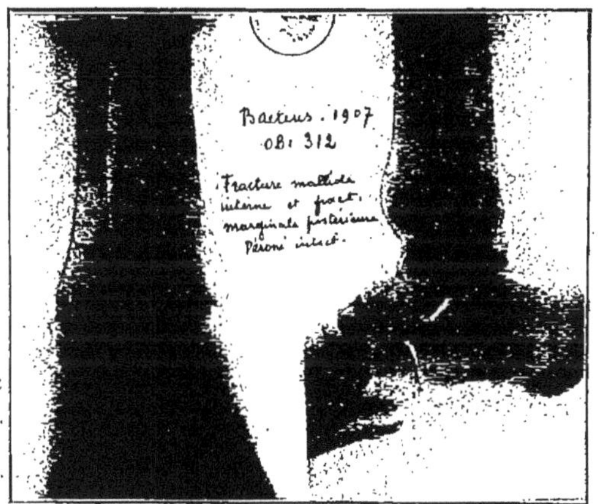

Figure 772. — Obs. 312, I.

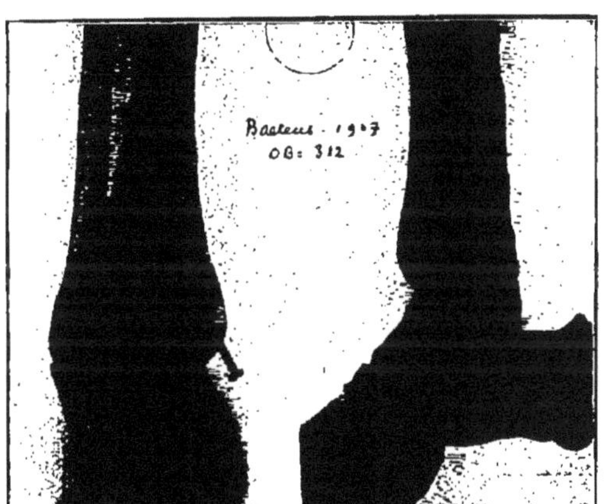

Figure 773. — Obs. 312, II.

Fracture bi-malléolaire. Vissage interne.

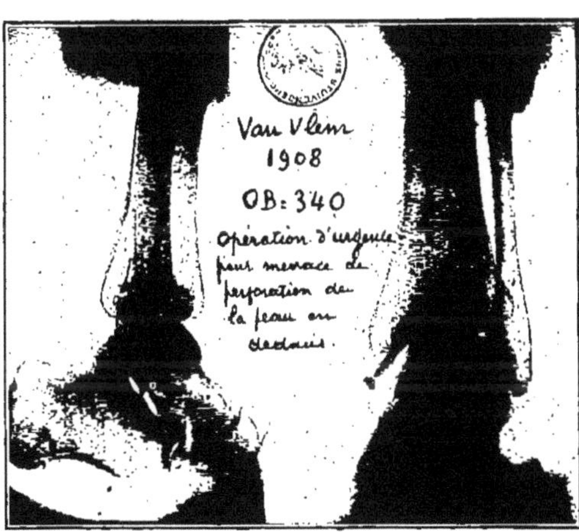

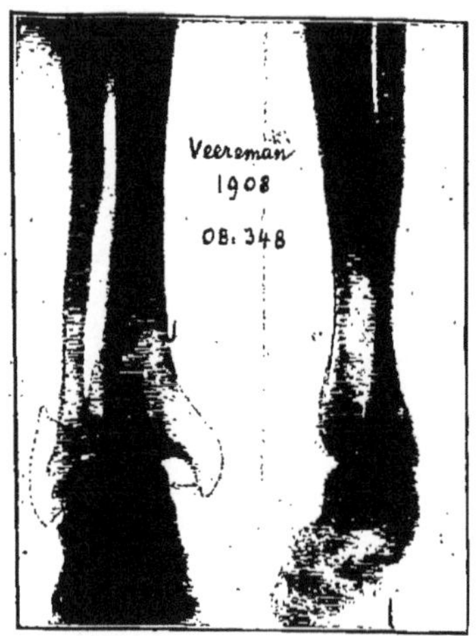

Figure 775. — Obs. 348, I.

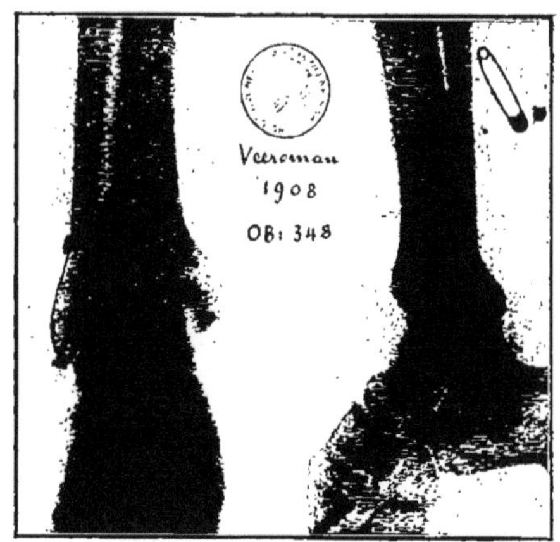

Figure 776. — Obs. 348, II.

Fracture du péroné. Diastase tibio-péronière. Vissage du péroné dans le tibia.

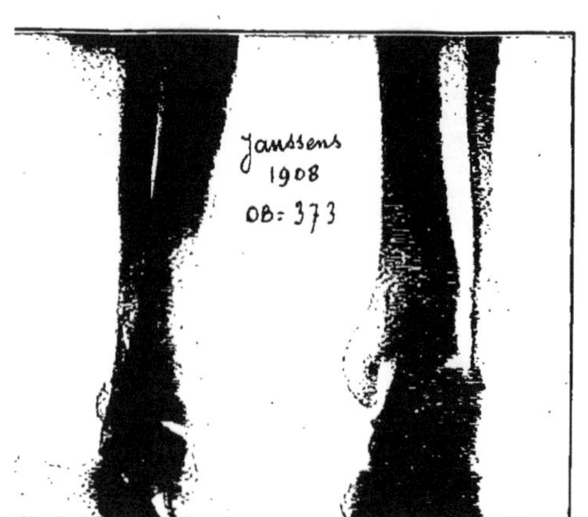

Figure 777. — Obs. 373, I.

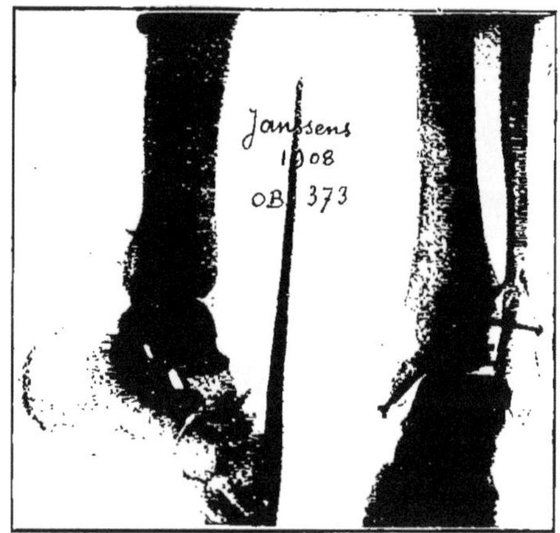

Figure 778. — Obs. 373, II.

Fracture du péroné avec diastase tibio-péronière. Vissage interne et externe.

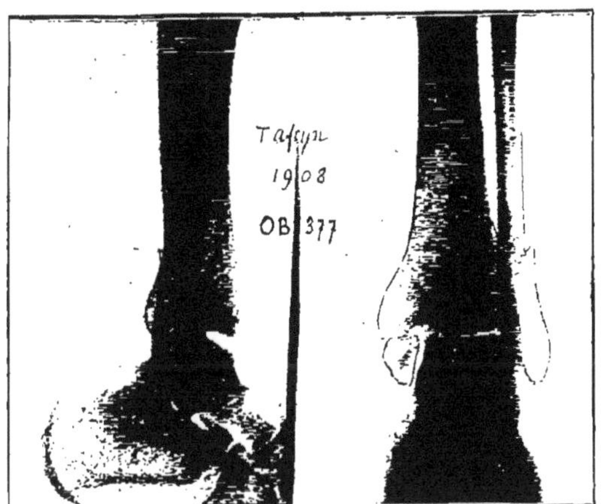

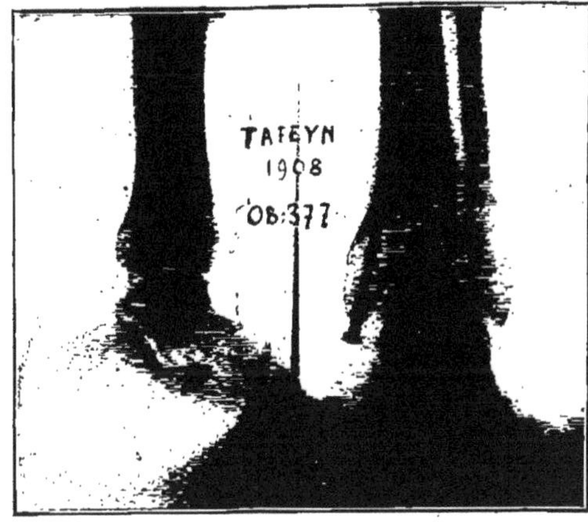

Figure 779. — Obs. 377. I.

Figure 780. — Obs. 377, II.

Fracture bi-malléolaire. Vissage de la malléole interne.

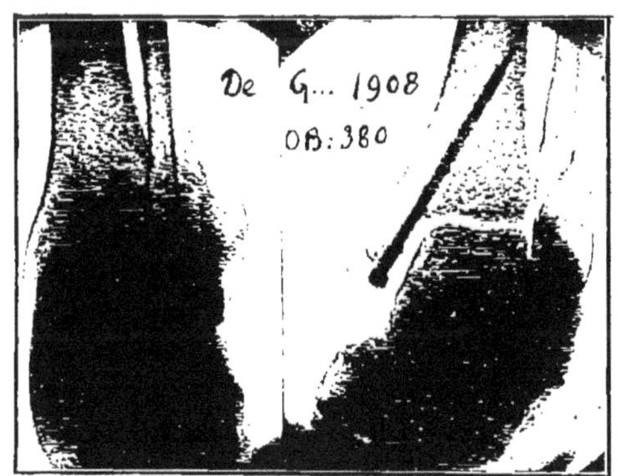

Figure 781. — Obs. 308.

Fracture bi-malléolaire avec menace de perforation en dedans.
Vissage de la malléole interne.

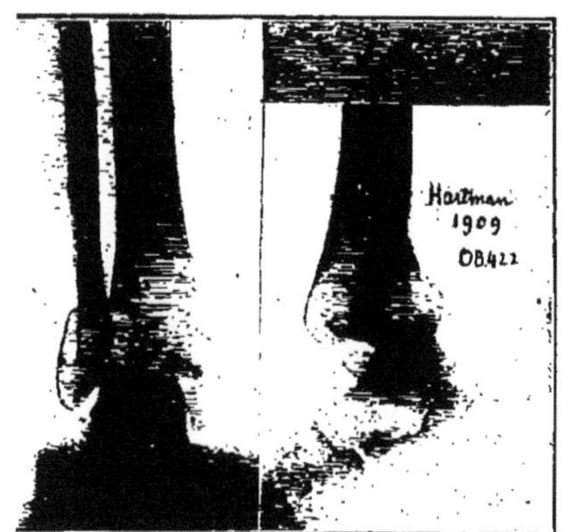

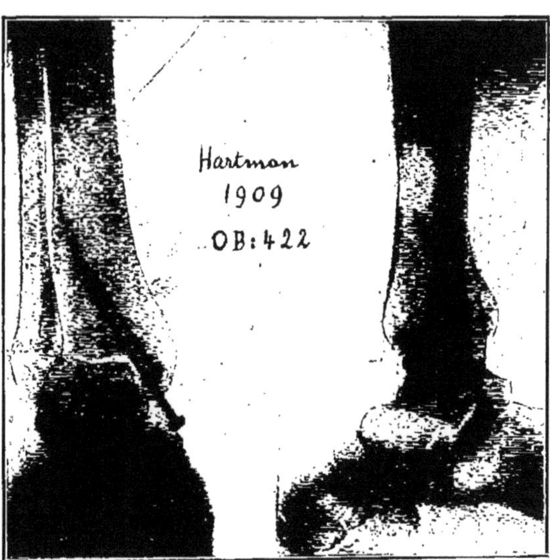

Figure 782. — Obs. 422, I. Figure 783. — Obs. 424, II.
Fracture bi-malléolaire avec luxation du tibia en avant. Vissage de la malléole interne.

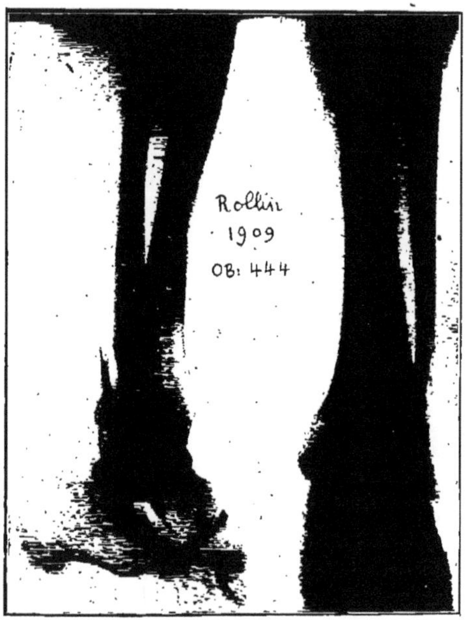

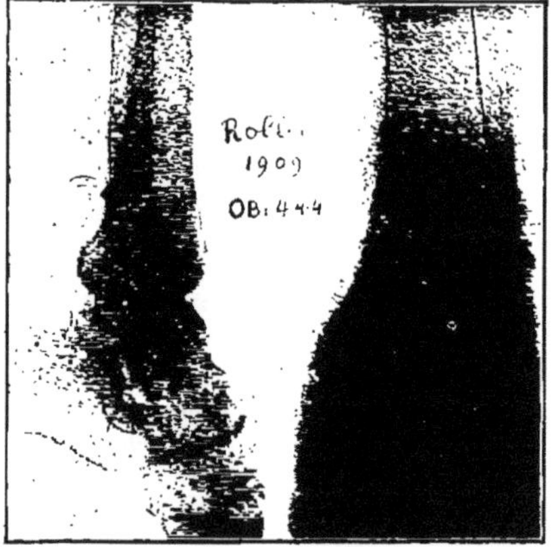

Figure 784. — Obs. 444, I. Figure 785. — Obs. 444, II.
Fracture du péroné et arrachement du ligament interne. Cerclage du péroné et suture du ligament interne à la soie.

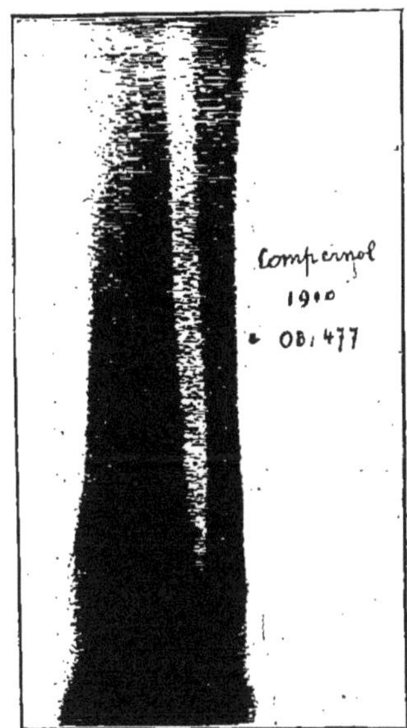

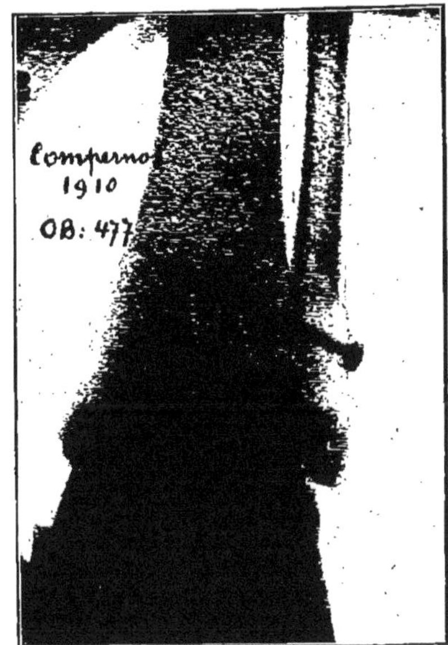

Figure 786. — Obs. 477, I. Figure 787. — Obs. 477, II.
Fracture du péroné avec diastase tibio-péronière. Vissage péronéo-tibial.

Fractures anciennes tibio-tarsiennes.

Grâce au traitement par les bandages on a souvent l'occasion d'observer des fractures anciennes mal consolidées de la région malléolaire.

Le plus souvent c'est la fracture de Dupuytren qui donne lieu à ces désastres tardifs : Le pied est dévié en dehors, le bout du tibia forme une saillie au côté interne. Le pied ne porte sur le sol que par son bord interne (pied plat valgus). Cette infirmité est très pénible et peut aller jusqu'à rendre la marche impossible.

Deux opérations peuvent être pratiquées pour la fracture ancienne de Dupuytren :

1° L'ostéotomie cunéiforme sus-malléolaire. J'ai parlé de cette opération à propos des fractures anciennes juxta-épiphysaires.

2° La reproduction de la fracture suivie de réduction intégrale et de vissage. Cette dernière technique est de loin la plus rationnelle car elle restitue la forme normale des parties. J'y ai eu recours plusieurs fois avec d'excellents résultats.

On pratiquera cette opération de la façon suivante :

Une incision verticale sera pratiquée sur la région malléolaire interne. On réclinera les parties molles de façon à bien voir le cal; le dépériostage est inutile. Avec une gouge mince on sectionnera le cal de la malléole en rasant la face articulaire du tibia. On renversera la malléole vers le bas, la laissant seulement adhérente par le ligament deltoïdien. Avec le bistouri on excisera tout le tissu fibreux interposé entre la malléole et l'astragale.

On fera ensuite une incision verticale en dehors sur le péroné; on détachera le périoste et on refoulera en avant les parties molles jusqu'à ce qu'on voie le tibia.

On sectionnera le cal du péroné à la gouge On réclinera le fragment inférieur du péroné en arrière, de façon à pouvoir exciser les tissus fibreux de nouvelle formation.

Le pied ayant ainsi été rendu très mobile on fera la réduction en le portant avec force en adduction.

La correction n'est jamais obtenue d'emblée; il faut s'y reprendre à plusieurs fois pour exciser tous les tissus qui gênent la réduction complète ; il faut autant que possible que le pied puisse reprendre sa position normale sans efforts.

S'il existe une diastase péronéo-tibiale il faut exciser minutieusement tous les tissus interposés, et, au besoin, employer la gouge pour refaire une bonne gouttière au péroné.

Une fois la réduction parfaite obtenue on fait la fixation comme dans une fracture récente : en dedans, une vis traverse la malléole interne et pénêtre dans le tibia ; en dehors on fait le cerclage du péroné, si la section est oblique, ou le vissage du péroné dans le tibia.

Les figures 788 à 792 se rapportent à des opérations conduites comme je viens de l'exposer. Mon observation 531 est très intéressante, le résultat a été une restitution *ad intégrum;* le blessé était absolument invalide depuis plus de un an !

La reposition après reproduction de la fracture ne doit être tentée que si le tissu osseux est bien nourri. S'il y a de l'atrophie osseuse, reconnaissable à la paleur du cliché radiographique, on s'exposerait en voulant réduire à écraser le tissu osseux et à n'obtenir qu'une correction insuffisante. Je crois que dans ce cas, il faut plutôt recourir à l'ostéotomie cunéiforme sus-malléolaire.

J'ai observé un cas ancien où il existait une diastase non réduite péronéo-tibiale très prononcée; les troubles fonctionnels étaient considérables. J'ai pu faire la restauration anatomique intégrale en excisant les tissus interposés entre le péroné et le tibia. J'ai fait la fixation en vissant le péroné dans le tibia et en vissant le ligament deltoïdien dans l'astragale; le blessé a été intégralement guéri (figures 793 et 794. Obs. 347).

Enfin on observe assez souvent des cas anciens où il y a luxation ou sub-luxation du tibia en avant. Ces luxations du tibia sont généralement accompagnées de fractures marginales de la mortaise; la non réduction amène la formation de jetées osseuses péri articulaires compliquant beaucoup la situation. J'ai dans un cas pu réduire opératoirement après six mois; le plus souvent il y a de l'atrophie osseuse et la reposition est impossible. Il ne reste, si les troubles fonctionnels sont très prononcés, qu'à recourir à la résection.

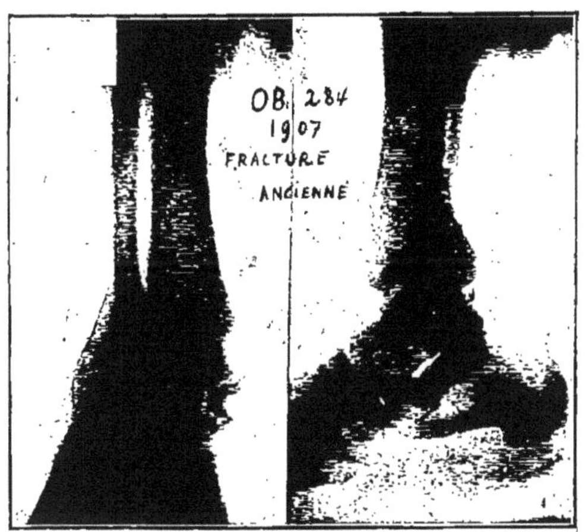

Figure 788. — Obs. 284, I.

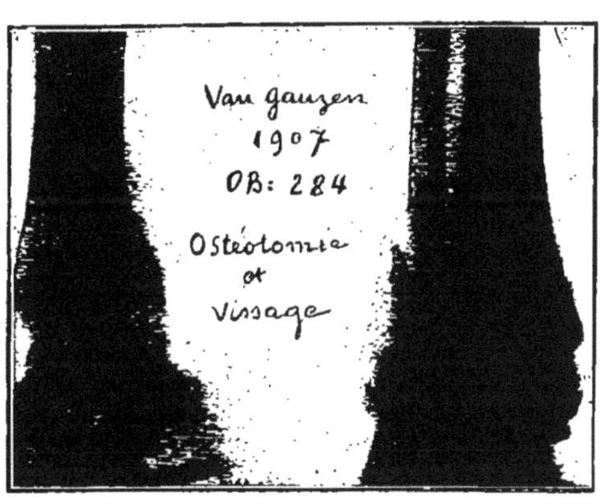

Figure 789. — Obs. 284, II.

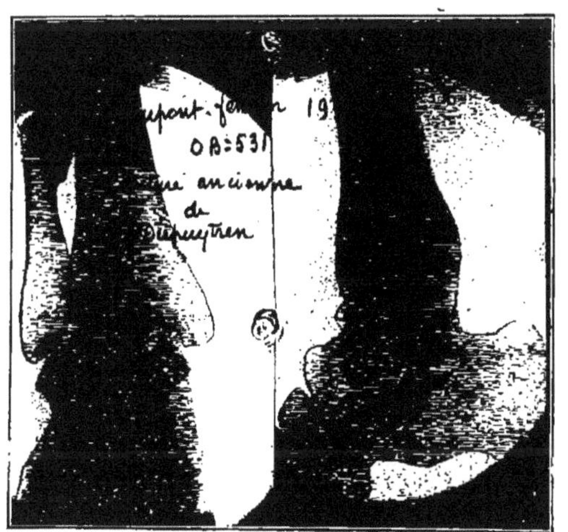

Figure 790. — Obs. 531, I.

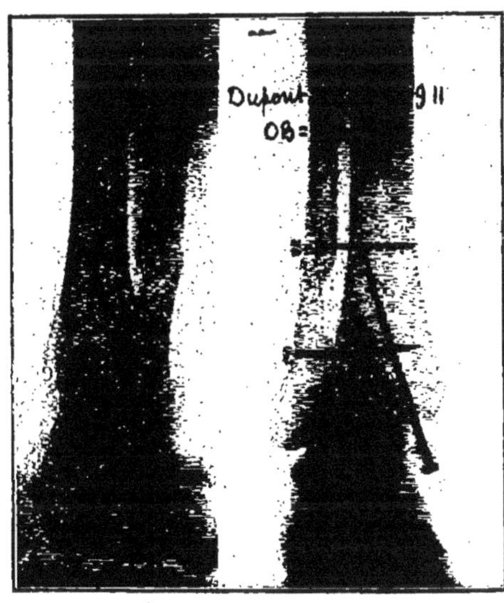

Figure 791. — Obs. 531, II.

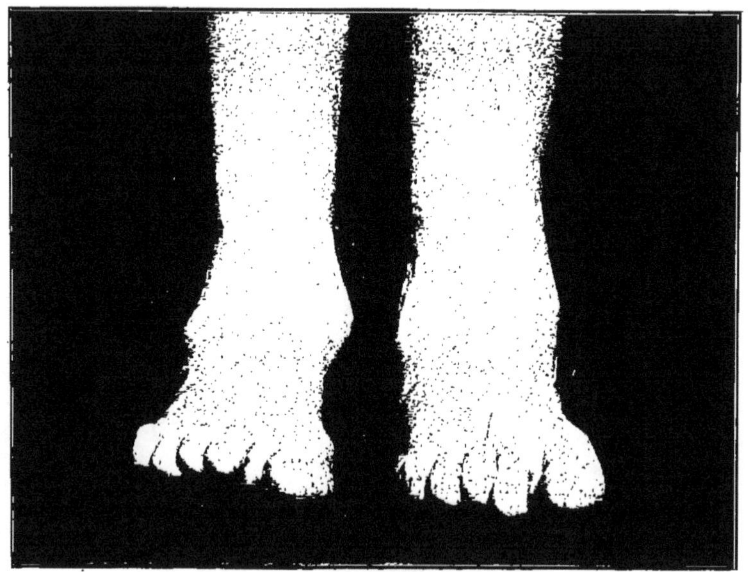

Figure 792. — Obs. 531, III.
Moulage avant et après l'opération.

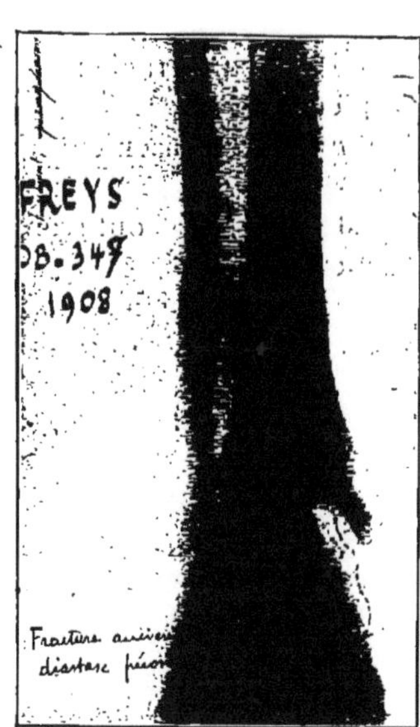

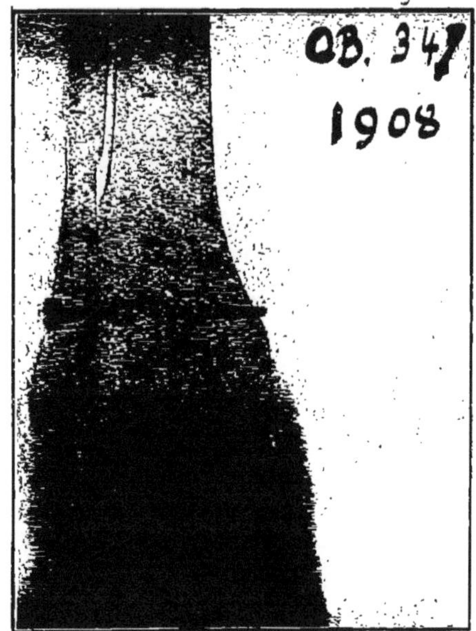

Figure 793. — Obs. 347, I. Figure 794. — Obs. 347, II.
Fracture ancienne du péroné, avec diastase tibio-péronière.
Réduction intégrale et vissage. Guérison complète.

FRACTURES DE L'ASTRAGALE.

Les fractures de l'astragale sont presque toujours des fractures indirectes. Contrairement anx idées anciennes qui attribuaient presque toujours la lésion à un écrasement il s'agit le plus souvent d'une fracture par traction des ligaments dans les mouvements forcés du pied.

Dans beaucoup de cas la fracture de l'astragale s'accompagne d'autres lésions osseuses : fractures des malléoles, fractures marginales du tibia, fracture du scaphoïde ou du calcanéum.

Les variétés de cette fracture sont nombreuses :

a) *Fractures transversales* siégeant sur le col ou sur le corps de l'os. Le trait de fracture part de la gouttière de la face inférieure, où s'attache le fort ligament calcanéo-astragalien, et se porte vers le haut, soit au niveau du col, soit vers le corps de l'os (figure 795). Quand la fracture siége au niveau du col, la tête de l'astragale peut être expulsée de sa loge et faire une saillie sur le dos du pied. Quand le trait traverse la poulie, le fragment postérieur peut se luxer en arrière et glisser derrière le tibia.

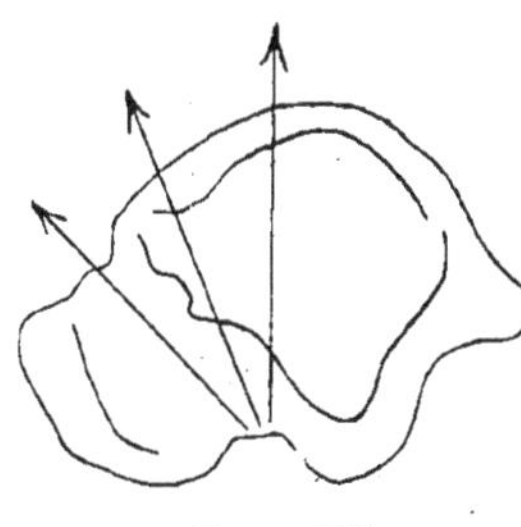

Figure 795.

b) *Les fractures antéro-postérieures* ou sagittales divisent la poulie astragalienne dans sa longueur. Elles sont produites par arrachement par le ligament deltoïdien dans l'éversion du pied.

On observe encore des *fractures comminutives* par écrasement, et *la fracture isolée des tubercules postérieurs.*

Le pronostic des fractures de l'astragale est grave. L'aboutissant habituel est une ankylose douloureuse de l'articulation.

Aussi, depuis des années, l'intervention opératoire est-elle considérée comme le plus souvent indiquée. Pour Ombrédanne (dont j'ai cité la classification) les fractures du col et du corps sont aujourd'hui justiciables de l'astragalectomie [1]. C'était également l'avis que j'émettais dans ma première édition.

Mes idées ont changé depuis, bien que je n'aie plus eu l'occasion d'intervenir dans cette lésion. La chirurgie des fractures doit être de plus en plus conservatrice, à mesure qu'elle devient plus aseptique.

Pour l'astragale il y a mieux à faire que de réséquer simplement un os sain et dont le rôle est si utile.

Tout d'abord il y a les cas sans déplacements qui seront traités par la mobilisation méthodique d'emblée.

[1] Ombrédanne. *Revue de Chir.*, 1902, page 435.

Dans les cas graves, où il y a déplacement de deux ou trois gros fragments, je pense qu'il est justifié de tenter la restauration pure et simple. Les exemples nombreux que nous avons actuellement de greffes articulaires prouvent que la nécrose n'est que fonction d'infection et qu'on doit tenter la remise en place des fragments même entièrement détachés. Si de la nécrose survient on en sera quitte en faisant une résection secondaire.

Les fractures du col seront abordées par une incision dorsale interne passant sur l'articulation astragalo-scaphoïdienne.

On fixera le fragment au moyen de deux clous de menuisier, en ayant soin d'enfoncer la tête du clou dans le cartilage. Si c'est nécessaire on luxerait la tête fracturée (si elle ne l'est déjà) pour pratiquer la fixation ; puis on replacerait l'os dans sa loge et on reconstituerait la capsule par des sutures perdues à la soie (figure 796).

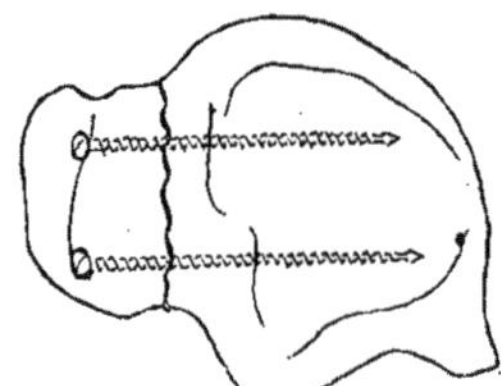

Figure 796.
Schéma du clouage de la tête de l'astragale.

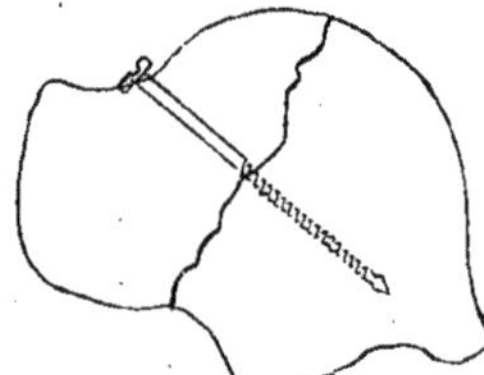

Figure 797.
Schéma du vissage dans la fracture transversale du corps de l'astragale.

Si la fracture transversale empiète sur le corps de l'os on fera facilement un vissage ou un clouage en enfonçant la vis (ou le clou) à la limite du col et de la poulie et en la dirigeant en bas et en arrière (figure 797).

Le difficile ici sera parfois de ramener le fragment postérieur s'il a fui en arrière. On pourrait utiliser dans ce cas une incision externe partant du cou-de-pied et suivant l'articulation péronéo-tibiale ; on ferait l'ostéotomie du péroné au-dessus de la malléole externe et on luxerait son fragment inférieur en arrière après avoir détaché les ligaments péronéo-tibiaux. L'articulation tibio tarsienne étant ainsi largement ouverte on pourrait facilement réduire et fixer les fragments de l'astragale. On terminerait en vissant la malléole péronière au tibia.

Dans les fractures sagittales avec déplacement on pourra atteindre la lésion en incisant en avant de la malléole interne. On ouvrira la synoviale et on portera le pied en abduction forcée. On réunira facilement les fragments au moyen d'une petite vis enfoncée transversalement au niveau de la face interne de l'os, là où s'attache le ligament deltoïdien (figure 798).

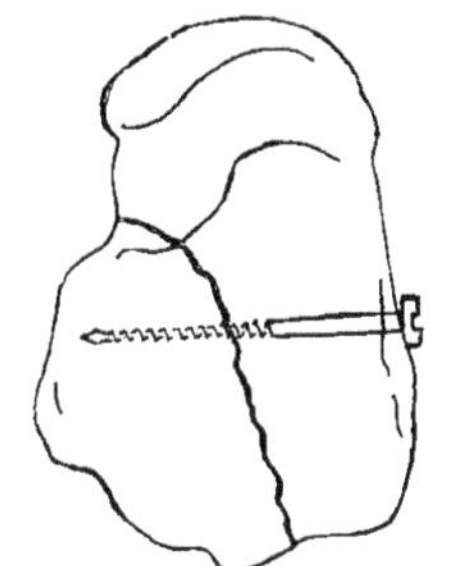

Figure 798.
Schéma du vissage dans la fracture sagittale de l'astragale (face supérieure)

Les fractures par écrasement, avec fragments multiples impossibles à réunir, seront seules traitées par la résection d'emblée.

Les *luxations de l'astragale* seront opérées d'urgence, pour éviter la nécrose des parties molles souvent tendues par la saillie de l'os déplacé. En cas de luxation totale (énucléation sous-cutanée de l'astragale), il faudra, sans hésiter, intervenir d'urgence et replacer l'os dans sa loge. La technique, si intéressante de Lorthioir, pour l'arthrodèse tibio-tarsienne (enlèvement de l'astragale, pelage de l'os, puis réimplantation; voir *Annales de la Société belge de Chirurgie*, 1910) prouve que la réimplantation de l'astragale est une manœuvre recommandable et que sa réussite est certaine si le foyer reste aseptique.

FRACTURES DU CALCANÉUM.

L'importance du calcanéum est grande dans la statique du pied, aussi dans les traumatismes de cet os devra-t-on faire tout ce qui sera possible pour conserver sa forme anatomique.

La *fracture du corps de l'os* s'observe assez fréquemment, la cause habituelle est une chute sur les talons. Souvent les deux calcanéums sont fracturés en même temps.

Cette fracture est grave parce qu'il s'agit d'un véritable écrasement; la courbure normale de l'os est diminuée ou supprimée entièrement, ce qui est d'un fort mauvais pronostic pour les fonctions du pied.

La correction de cet effondrement n'est possible que par une intervention sanglante. Opératoirement la situation n'est, d'ailleurs, pas brillante quand les fragments sont multiples et le tissu spongieux écrasé! Dans certains cas on pourra cependant arriver à reconstituer la forme de l'os en vissant les principaux fragments l'un à l'autre. Une manœuvre qui pourrait être utile serait de sectionner le tendon d'Achille, de façon à supprimer les tractions sur le fragment postérieur; on ferait la suture secondaire du tendon une fois l'os consolidé.

Les *fractures par arrachement* de l'extrémité postérieure sont heureusement d'un pronostic favorable. La fracture se produit par une violente contraction du triceps sural (analogie avec la fracture de la rotule).

Le fragment arraché est plus ou moins volumineux et se déplace vers le haut sous l'influence de la traction du tendon d'Achille; le déplacement est plus grand quand le fragment est petit; parfois c'est toute l'extrêmité postérieure qui est fracturée, alors le déplacement est ordinairement peu prononcé, le fragment étant maintenu par l'aponévrose plantaire et le muscle fléchisseur plantaire.

Technique opératoire dans la fracture par arrachement.

On fait une incision verticale sur le tendon d'Achille, descendant jusqu'au talon. On met le tendon et le fragment osseux à nu ; on nettoie le foyer à la curette. Pour réduire on fait des tractions sur le fragment avec des pinces de Muzeux (deux pinces placées latéralement sur l'insertion du tendon). On facilite la coaptation en fléchissant la jambe sur la cuisse et en étendant le pied sur la jambe.

Une fois le fragment abaissé à sa place normale, on le fixe en enfonçant une ou deux longues vis, d'arrière en avant, dans le calcanéum.

Certaines fractures traversant d'arrière en avant la grosse tubérosité du calcanéum pourront être avantageusement fixées par un cerclage passant à la face inférieure de l'os, en avant des tubercules postérieur et contournant l'os en haut, en avant du tendon d'Achille (figure 803, Obs. 361).

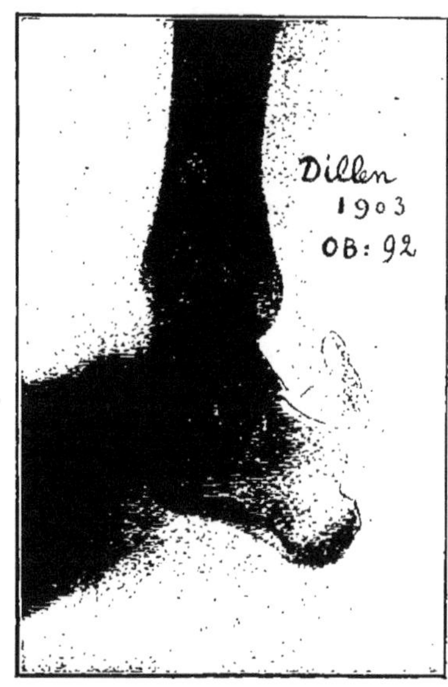

Figures 799. — Obs. 92, I.

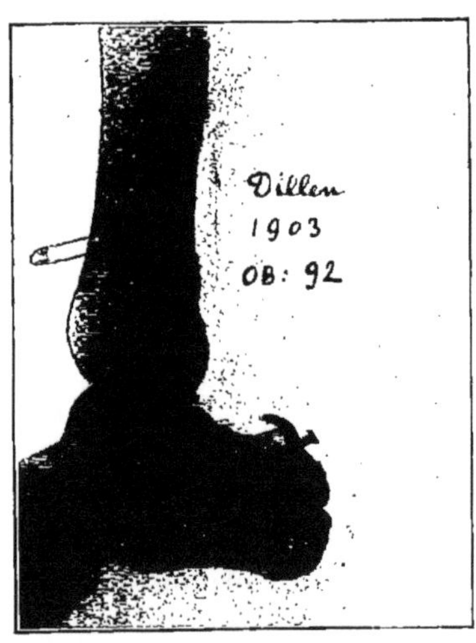

Figure 800. - Obs. 92, II.

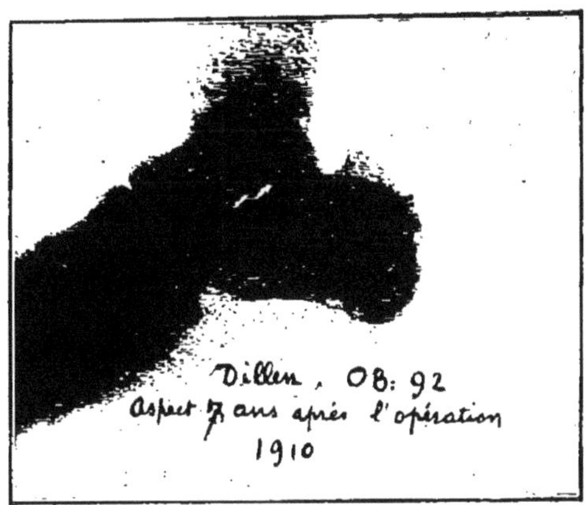

Figure 801. — Obs. 92, III.
I, II, III : Fracture par arrachement du calcanéum, traitée par le vissage du fragment.

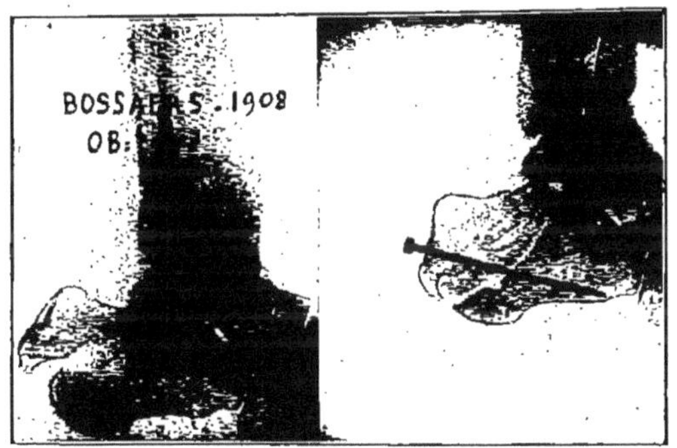

Figure 802. — Obs. 367.
Fracture par arrachement, traitée par le vissage.

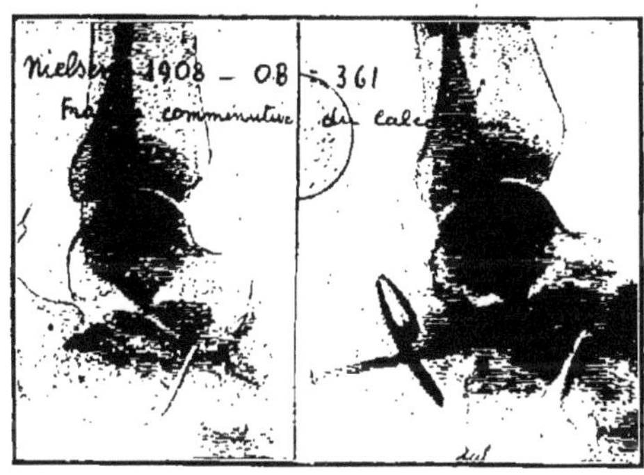

Figure 803. — Obs. 361.
Fracture par écrasement. Restauration par vissage et cerclage.

FRACTURES DES OS DU TARSE.

Les fractures du tarse peuvent s'accompagner de forts déplacements rendant une intervention à ciel ouvert nécessaire.

Très souvent ces fractures sont accompagnées de luxation astragalo-scaphoïdienne.

On fera la reposition exacte à ciel ouvert.

Les fractures du scaphoïde sont susceptibles d'êtres vissées ; on pourrait facilement placer une ou deux vis dans le sens de la largeur de l'os. Il en est de même pour le cuboïde et le grand cunéiforme.

FRACTURES DES MÉTATARSIENS ET DES ORTEILS.

Les fractures des métatarsiens sont fréquentes; elles résultent souvent d'un coup direct et existent alors avec peu ou pas de déplacement. Du côté du corps des métatarsiens on peut observer des fractures indirectes spiroïdes. Les fractures des extrémités postérieures sont généralement dues à un faux pas (fractures indirectes).

On peut être amené à faire l'ostéo-synthèse de ces fractures quand il y a fort déplacement, des douleurs persistantes pouvant être la suite d'un manque de réduction. J'ai dans un cas fait le vissage longitudinal dans une fracture récente du premier métatarsien (figure 805, Obs. 194). Mon observation 530 (figure 806) concerne une fracture du troisième métatarsien, datant de trois mois et non consolidée; il existait des douleurs rendant la marche très pénible. J'ai fait avec un plein succès le cerclage.

On peut rencontrer une fracture par arrachement de l'apophyse du cinquième métatarsien (arrachement par le court péronier latéral). Cette fracture, s'il y a écartement des fragments, serait facilement et utilement fixée par vissage (figure 804).

Les fractures des orteils sont habituellement produites par coups directs; elles sont presque toujours sans déplacements et ne présentent pas d'intérêt opératoire.

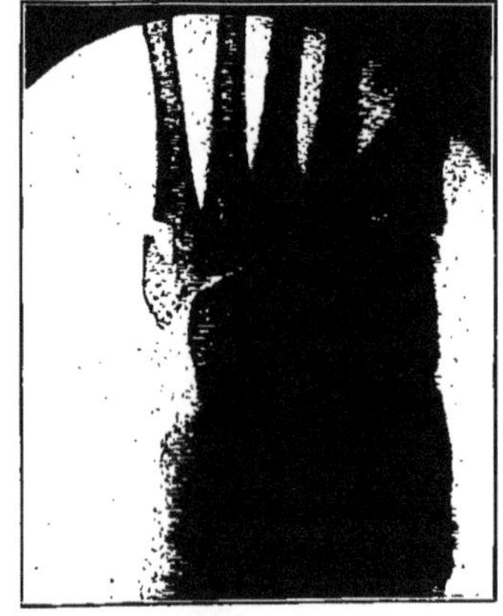

Figure 804.
Fracture par arrachement de l'apophyse du cinquième métatarsien.

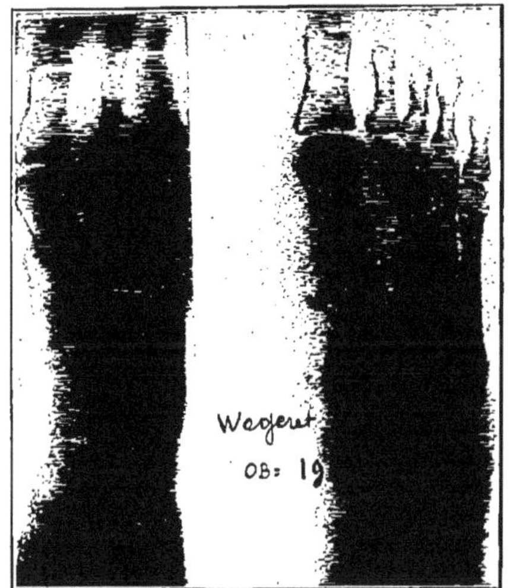

Figure 805. — Obs. 194.
Fracture du premier métatarsien, traitée par le vissage longitudinal.

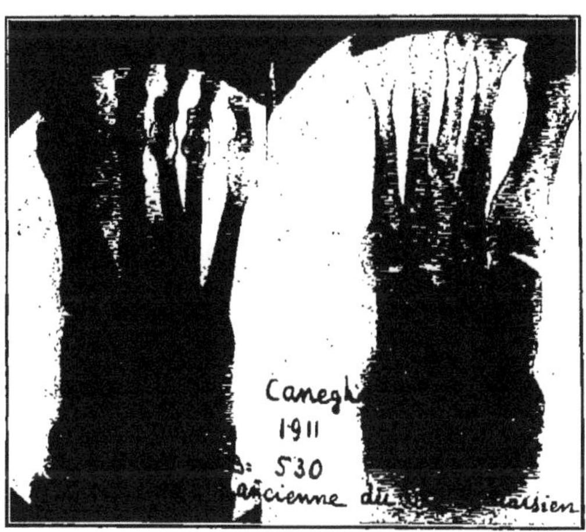

Figure 806. — Obs. 530.
Fracture oblique ancienne du troisième métatarsien, traitée par cerclage.

FRACTURES DU STERNUM.

Les fractures du sternum sont presque toujours transversales et se produisent au niveau des points de soudure des différentes pièces de l'os.

Très rarement on a observé des fractures longitudinales. Dans les lésions par coup direct on peut observer des fractures esquilleuses de toutes formes.

La fracture la plus fréquente siège entre le manubrium et le corps de l'os ; elle s'accompagne de déplacement suivant l'épaisseur, avec chevauchement ; le fragment supérieur glisse en bas et en arrière du corps de l'os.

Cette fracture, étant habituellement produite par un traumatisme violent, s'accompagne souvent d'autres lésions graves : fracture vertébrale, fractures de côtes, lésions viscérales.

Dans les cas de fracture isolée, la lésion du sternum peut devenir grave par compression des organes du médiastin.

La réduction en cas de déplacement s'impose formellement à cause des troubles qui peuvent en résulter du côté des organes thoraciques. Elle n'est pas toujours facile ni même possible par les manœuvres classiques (hyper extension du tronc et pressions sur le fragment inférieur saillant).

D'autre part la réduction obtenue est difficile ou impossible à maintenir. Pour ces différentes raisons l'intervention opératoire me semble être indiquée dans la plupart des cas. L'opération se présente d'ailleurs comme simple, facile et efficace.

Technique opératoire.

Il sera prudent de pratiquer l'intervention sous baro-narcose, la plèvre pouvant être déchirée soit par le traumatisme, soit au cours de l'opération.

Le malade sera couché sur le dos, la tête en extension et tournée de côté. Il faut se mettre en garde contre l'infection possible de la plaie par la respiration du blessé ou du chloroformiste.

a) *Fracture du manubrium.*

On fera une incision verticale médiane commençant dans la fossette sus-sternale et descendant jusqu'au milieu du sternum. On disséquera la peau de part et d'autre jusqu'aux bords de l'os de façon à bien exposer la fracture.

Réduction : Au moyen d'un levier, d'une spatule mousse ou d'une rugine, qu'on insinuera entre les fragments, on fera aisément basculer en avant le fragment enfoncé. Au besoin on ferait des tractions directes au moyen du tire-fond ou avec un grand davier droit saisissant le fragment dans sa largeur.

On fera la fixation temporaire avec un davier droit placé sur l'un des côtés, une branche derrière, une branche devant l'os (figure 807).

Fixation : Le vissage direct est ici le procédé de choix ; la suture classique doit être exclue : elle est difficile à placer, écrase l'os et ne fixe pas suffisamment. La plaque de prothése est inutile et risquerait d'ulcérer la peau.

Voici comment je conseille le vissage : on montera sur le perforateur une vis de 8 à 9 centimètres. On l'enfoncera verticalement sur

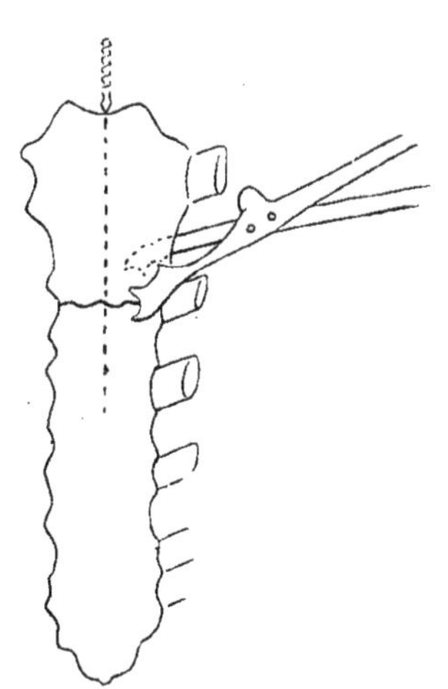

Figure 807.
Fixation temporaire dans la fracture du manubrium.

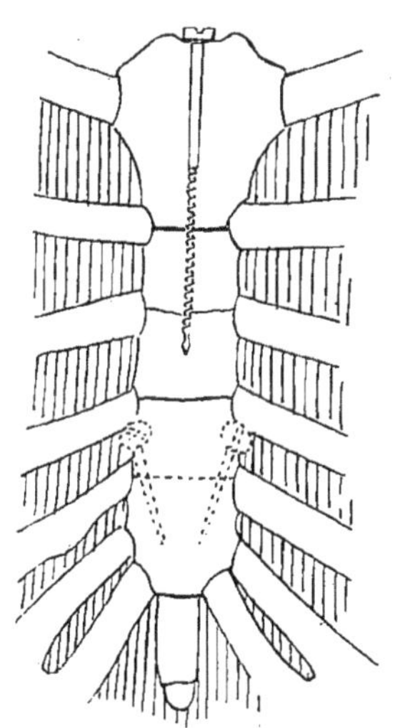

Figure 808.
Schéma du vissage du sternum.

la ligne médiane dans la fossette sus-sternale, en ayant soin de rester bien parallèle à la face antérieure de l'os. On pourrait consolider la fixation en plaçant de chaque côté de fortes sutures à la soie prenant les parties molles au ras de l'os (figure 808).

Cette fixation, très simple. et rapide suffira certainement pour maintenir la fracture, la vis s'opposant absolument au déplacement en arrière. Il faut éviter d'employer une vis trop fine qui pourrait se briser. En cas d'intolérance l'extraction ultérieure se ferait sans difficulté.

b) *Fractures du corps du sternum.*

On abordera la lésion par une incision médiane, moitié au-dessus, moitié au-dessous de la fracture.

Je ne vois pas d'utilité à employer une incision courbe ou à lambeau ; l'incision rectiligne suffira toujours en la faisant un peu longue.

On fera la réduction et la fixation temporaire comme dans la fracture du manubrium. Voici comment on pourra procéder au vissage :

A deux centimètres et demi au-dessus du trait de fracture, on fera avec une pince coupante une encoche dans l'un des bords du sternum. Dans l'encoche on enfoncera une vis de 5 à 6 centimètres en la dirigeant en bas et en dedans, bien parallèlement aux faces de l'os pour ne pas pénétrer dans le médiastin. On placera de la même façon une seconde vis sur l'autre bord du sternum (figure 808).

FRACTURES ET LUXATIONS DES CÔTES ET DES CARTILAGES COSTAUX.

Les fractures des côtes ont été jusqu'ici bien rarement l'occasion d'interventions primitives.

Le fait s'explique par deux raisons opposées : Ou bien, ce qui est de loin le cas ordinaire, la lésion n'est pas grave ; la fracture s'accuse seulement par de la douleur locale et de la crépitation ; ou bien le cas est grave d'emblée, il y a un enfoncement plus ou moins étendu du thorax avec emphysème sous-cutané, pneumo ou hémo-thorax, compression du cœur, etc.

Dans la première alternative toute intervention serait inopportune ; un simple bandage compressif et quelques calmants résument tout le traitement ; le blessé guérit rapidement.

Dans les cas graves on s'est borné en général à une expectation souvent terminée par la mort du blessé. Actuellement ces graves traumatismes pourront, *dans certaines circonstances*, bénéficier de la découverte de la baro-narcose, qui en permettant d'ouvrir la poitrine sans danger d'asphyxie, rendra possibles certaines opérations. On pourra y aller voir ; remédier par la suture à une déchirure du poumon ; réduire et fixer des fractures avec enfoncement et sauver ainsi des cas autrement mortels.

Peut-être même y aurait-il avantage à recourir à l'intervention dans certaines fractures simples avec grand déplacement.

On observe parfois des névralgies intercostales rebelles après des fractures de côtes. J'ai observé un cas de cal exubérant dégénéré trois ans plus tard en sarcome.

Technique opératoire.

a) *Fractures de la partie moyenne des côtes.*

Le blessé sera opéré sous baro-narcose. Je n'envisagerai ici que la lésion osseuse elle-même, les manœuvres dirigées contre les lésions profondes sortant du cadre de cet ouvrage.

On abordera le foyer par une incision simple suivant la côte fracturée, ou par une incision à lambeau (fractures de plusieurs côtes, lésions intra-pleurales).

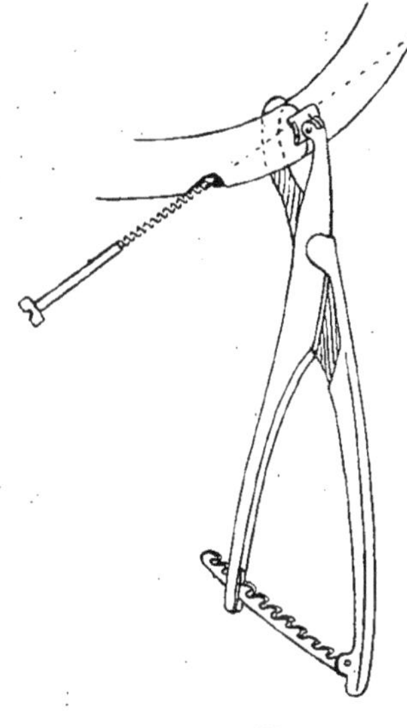

Figure 809.
Schéma de l'ostéo-synthèse d'une côte.

La *réduction* se fera facilement en saisissant les bouts fracturés au moyen de deux daviers droits et en faisant des tractions appropriées. On fixera temporairement, soit avec un petit davier droit, soit plutôt avec le petit davier en S (figure 809).

Fixation : Le vissage longitudinal est ici tout indiqué par sa simplicité et sa facilité d'application. On montera sur le perforateur une vis fine de 4 à 5 centimètres. On fera, préalablement au vissage, une petite encoche dans la côte au moyen d'une pince coupante droite, à 2 ou 2 ½ centimètres de la fracture. Cette encoche facilite le placement de la vis et diminue le relief de la tête. La vis sera enfoncée dans l'axe de la côte, comme l'indique la figure 810.

b) *Fractures-luxations chondro-costales et chondro-sternales.*

Ces différentes formes cliniques seront traitées de la même façon que les fractures de la partie moyenne des côtes.

Je n'ai eu jusqu'ici qu'une fois l'occasion d'intervenir pour fracture de côte; mais le cas en question est absolument édifiant, tant au point de vue des indications opératoires qu'au point de vue de la technique :

Observation 455. Écrasement du thorax par une voiture. Fracture de la clavicule et des trois premières côtes gauches : Van Nieuwenhoven, Louisa, journalière, âgée de 63 ans, est renversée par une voiture à roues caoutchoutées, le 5 décembre 1909. La roue passe sur la partie supérieure du côté gauche du thorax. La blessée est transportée à l'hôpital Stuivenberg, salle 13, n° 22. Elle se plaint de fortes douleurs et d'une vive oppression; quelques heures plus tard, une hémoptysie assez abondante se produit.

Le lendemain je constate une fracture de la clavicule gauche à sa partie moyenne et un enfoncement des trois premières côtes gauches. La région sous-claviculaire est fortement affaissée ; au palper, on sent nettement que les trois premières côtes ont été arrachées du sternum et ont chevauché derrière cet os. Il n'y a pas d'emphysème, l'hémoptysie ne s'est plus reproduite, mais la blessée est cyanosée et oppressée.

Opération le 10 décembre, sous baro-narcose. Je traçai une longue incision courbe commençant à l'apophyse coracoïde, suivant la clavicule, puis s'incurvant pour suivre le bord gauche du sternum jusqu'au niveau de la 4e côte. Il existait un épanchement sanguin modéré; la plèvre était déchirée le long du sternum.

Je réduisis d'abord le troisième cartilage au moyen d'un élévatoire introduit dans la plèvre et formant levier ; je plaçai une vis fine de 5 centimètres, traversant obliquement le bord du sternum et pénétrant dans le cartilage costal ; la fixation était très solide. Je répétai la même manœuvre sur la seconde, puis sur la première côte, et, enfin je fixai la clavicule, également par vissage longitudinal. Suture complète de la plaie. Durée totale de l'opération, 15 minutes. Guérison aseptique. Dès l'opération, tous les troubles disparurent. La malade put se lever le troisième jour. Trois semaines plus tard, je fis l'extraction de la vis claviculaire, dont la tête menaçait de perforer la peau ; la consolidation était complète. Les vis costales sont restées tolérées.

J'ai revu la patiente en janvier 1910, et je l'ai montrée en janvier 1911 au docteur Alglave lors de son passage à Anvers. La guérison est intégrale (figures 810, 811).

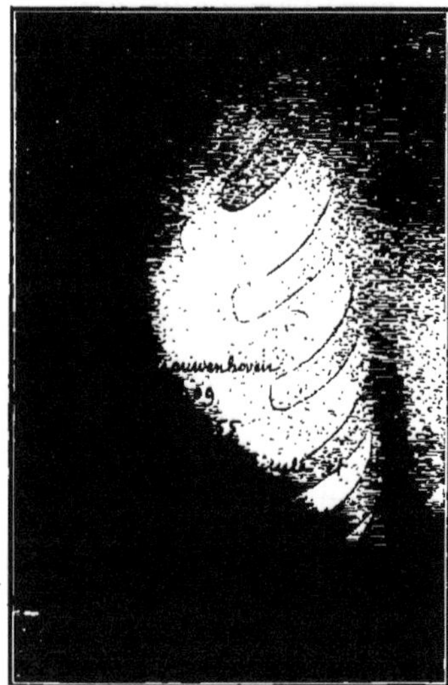

Figure 810. — Obs. 455, I.

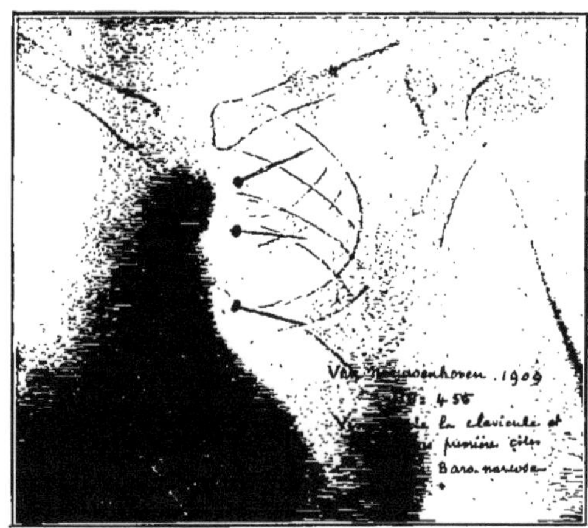

Figure 811. — Obs. 455, II.

FRACTURES ET LUXATIONS DE LA CLAVICULE.

Les fractures de la clavicule peuvent s'observer sur toute la longueur de l'os.

On les rencontre par ordre de fréquence, sur le corps, rarement sur l'extrémité externe, plus rarement encore sur l'extrémité interne.

A) Fractures récentes du corps de la clavicule.

Produites par action musculaire ou par coup direct, elles ne présentent habituellement que peu de déplacement. Par contre, les fractures indirectes (chutes sur le moignon de l'épaule, sur le coude ou sur la main étendue) peuvent présenter un énorme chevauchement; sur une pièce du Musée Dupuytren le chevauchement égale le ⅓ de la longueur de l'os.

Le fragment interne est attiré en haut par le sterno-cléido-mastoïdien; le fragment externe est abaissé par le poids du membre supérieur.

Dans les cas à fort déplacement, la pointe du fragment interne soulève ou menace la peau; le fragment externe peut blesser ou comprimer le plexus brachial, entrainant ainsi des troubles graves; la blessure de la veine sous-clavière a été observée. Dans un cas que j'ai opéré par la suture (1891) j'ai trouvé entre les deux fragments une esquille pointue placée de champ et menaçant directement la veine sous clavière; des manœuvres de réduction un peu violentes eussent certainement amené une perforation du vaisseau.

La clavicule a la structure des os courts; elle n'a pas de canal médullaire; elle est formée dans toute sa longueur de tissu spongieux entouré d'une couche corticale compacte un peu plus épaisse au milieu de l'os. Cette particularité est importante pour la technique de la fixation; elle explique aussi la forme des fractures du corps : le trait n'est presque jamais fort oblique; le plus souvent il y a une obliquité légère en bas et en dedans; souvent le trait est composé et il y a une ou deux esquilles.

Dans les cas où il y a peu ou pas de déplacement, le pronostic est très favorable. La consolidation est extrêmement rapide et les fonctions du membre supérieur n'en souffrent pas.

Cependant il est bon de remarquer que ce pronostic favorable est loin d'être la règle : « Pour aucun os, sauf pour le fémur, le raccourcissement n'est aussi constant. Sur 72 fractures complètes, 16 fois seulement la consolidation se fit sans raccourcissement et sur 27 fractures obliques simples qui siégeaient au niveau ou près de l'extrémité externe du ⅓ moyen une fois seulement la consolidation eut lieu sans raccourcissement » [1].

[1] Hamilton. *Traite des fractures*, page 215.

La clavicule a été souvent suturée, probablement parce que l'os étant sous la peau, le déplacement a plus frappé l'esprit des chirurgiens; peut-être aussi parce que l'opération semble facile ! C'est un des os (avec la rotule et l'olécrane) qui échappe à l'ostracisme de beaucoup de chirurgiens pour l'ostéo-synthèse. Et pourtant c'est un des os dont les fractures ont le moins de conséquences fâcheuses au point de vue fonctionnel. Dans la plupart des cas, la guérison fonctionnelle est parfaite en quelques semaines en traitant par un simple bandage relevant le moignon de l'épaule et abaissant le fragment interne.

Quand il y a grand déplacement ou des troubles nerveux même légers (fourmillements et parésie de la main) l'indication de l'ostéo-synthèse est formelle.

Quel procédé opératoire faut-il employer pour le corps de la clavicule ?

Malgré la superficialité de l'os, l'ostéo-synthèse de la clavicule ne laisse pas que d'être assez difficile. Les différentes techniques applicables aux os longs ont ici des inconvénients.

La suture classique au fil d'argent est détestable ; le placement du fil est malaisé, la fixation dérisoire, etc.

La plaque de prothèse est mal tolérée à cause de la saillie de l'os ce qui amène facilement de la nécrose de la peau.

Le fixateur est fort gênant et le pansement difficile à occlure ; aussi ne l'ai-je employé qu'une fois.

Le cerclage simple n'est le plus souvent pas applicable à cause du manque d'obliquité : quand le trait est fort oblique la fragilité de l'os fait que, presque toujours, la pointe du biseau se brise et forme esquille ; ceci explique que je n'ai pas rencontré un seul cas pouvant être cerclé avantageusement.

Il y a cinq ans, j'ai eu l'idée d'employer *le vissage longitudinal*. Grâce à cette technique que je crois bonne parce qu'elle est simple, je suis intervenu plus souvent et avec des résultats irréprochables.

Malgré sa forme allongée, la clavicule est entièrement formée du tissu spongieux, ce qui permet de visser directement, et dans toutes les directions, comme s'il s'agissait d'une épiphyse. La forme de l'os est, d'autre part, favorable à un vissage direct, les courbures permettant d'arriver partout à placer les vis suivant la longueur.

Ostéo-synthèse de la clavicule dans les fractures à trait simple. Technique du vissage longitudinal.

Incision cutanée suivant la clavicule sur une longueur de 5, 6 ou 7 centimètres. Les bords cutanés étant rétractés avec des pinces à griffes, les bouts osseux sont dépériostés et agrippés avec deux petits daviers droits ; on dégage le fragment profond et on engrène les surfaces de fracture par des tractions appropriées; puis on fixe temporairement au moyen d'un davier coudé petit modèle (davier en L ou davier en S suivant les cas). On enlève alors les daviers à traction.

On procède au vissage de la façon suivante : Au moyen d'une pince coupante droite, on enlève un petit coin osseux sur l'un des fragments, à 2 centimètres du trait de fracture (généralement sur le fragment interne plus accessible pour le vissage). On prend alors le perforateur muni du mandrin porte vis et armé d'une vis à mèche perforatrice. On présente la vis à l'encoche taillée dans l'os et on l'enfonce suivant la longueur de la clavicule. On termine avec le tourne-vis à main. On enlève le davier fixateur et on suture la peau.

La solidité de la fixation ainsi réalisée est très suffisante; il faut une vis de 5 à 6 centimètres et pas trop mince, sinon on s'exposerait à la voir se fausser ou se briser.

L'opération, simple et facile, ne demande guère que quelques minutes. On peut terminer par une suture endermique de façon à avoir une cicatrice minime.

La consolidation de la clavicule étant très rapide, on peut extraire la vis, si elle gêne, vingt-cinq à trente jours après l'opération. Il suffit, pour cela, de faire une incision de $1/2$ centimètre sur la tête saillante pour extraire la vis sans difficulté.

Le vissage longitudinal présente un petit inconvénient : la tête de la vis ulcère facilement la peau. L'encoche pratiquée dans l'os remédie partiellement à ce défaut. On pourrait l'éviter en sectionnant la tête saillante mais alors on aurait quelques difficultés pour l'extraction éventuelle. Le mieux serait d'employer des vis à tête fortement conique et plus petite de façon à pouvoir la loger dans l'encoche taillée dans l'os.

Ostéo-synthèse de la clavicule dans les fractures composées.

Si le fragment intermédiaire est petit, n'empêchant pas l'affrontement des bouts osseux, on fera le vissage longitudinal comme il est dit ci-dessus. L'esquille enlevée provisoirement sera réimplantée, ou, si elle s'applique mal, sacrifiée.

Si le fragment intermédiaire est plus volumineux on tâchera de réduire et de fixer en même temps avec un davier, l'esquille et les deux bouts et on placera une vis longitudinale un peu longue; on consoliderait au besoin l'esquille au moyen d'un fin cerclage.

Dans les cas où le vissage direct ne semblera pas possible (grand fragment intermédiaire) le meilleur parti à prendre est de recourir à la *prothèse perdue* (figure 812).

On prendra une petite plaque d'acier et on la fixera premièrement au fragment interne par deux petites vis. Cela fait on ramènera l'esquille à sa place au moyen d'un crochet à traction (figure 812, a), on

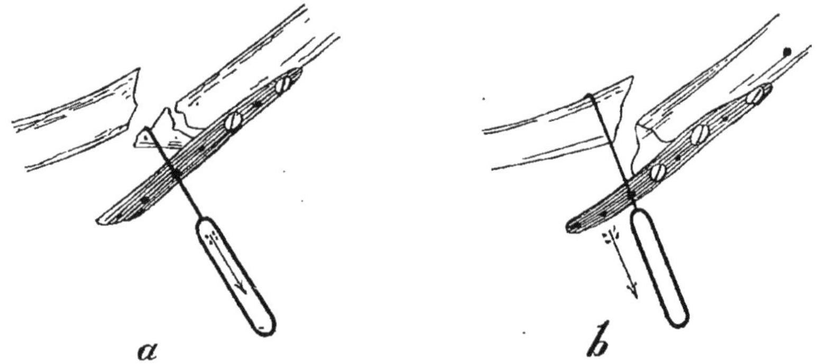

Figure 812.
Schéma de la prothèse perdue dans les fractures composées de la clavicule.

la maintiendra contre la plaque avec une pince à griffes et on le fixera à son tour par une vis. On réduira finalement le fragment externe (figure 812, b) et on le fixera par deux dernières vis.

Pour éviter la nécrose de la peau il faut avoir soin de placer la prothèse sur la face antérieure de l'os.

Observations de fractures récentes de la clavicule :

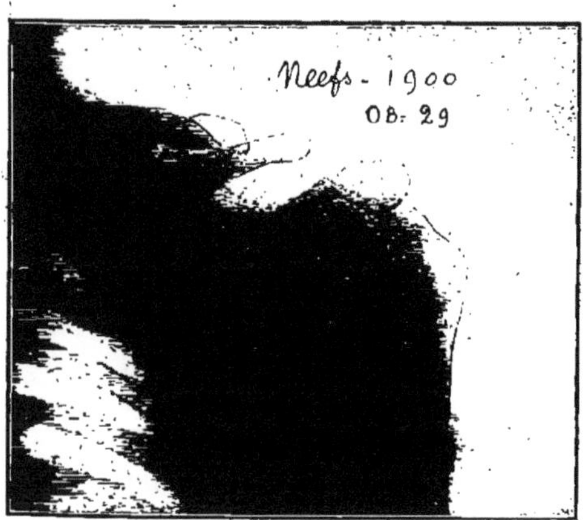

Figure 813. — Obs. 29, I.

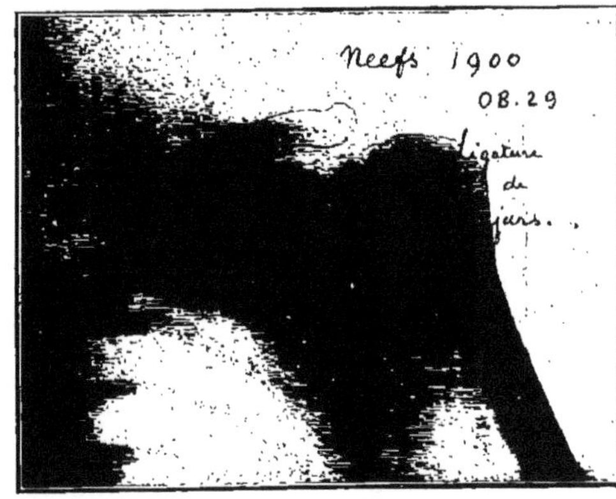

Figure 814. — Obs. 29, II.

Ligature de Lejars.

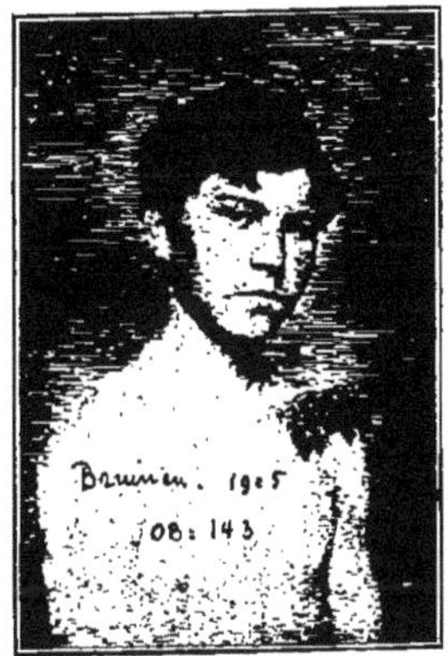

Figure 815. — Obs. 143.
Ostéo-synthèse de la clavicule au moyen du fixateur.

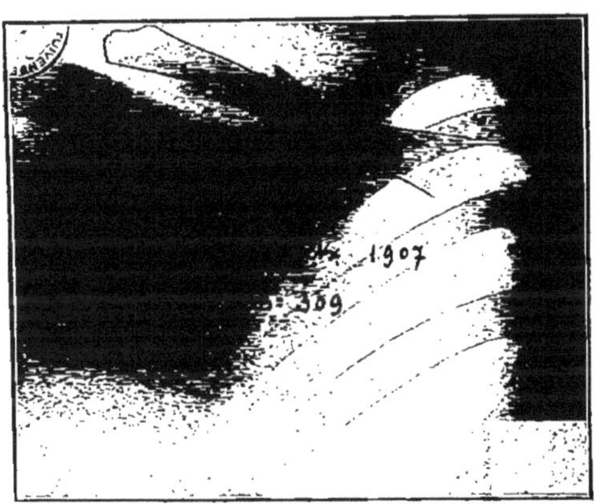

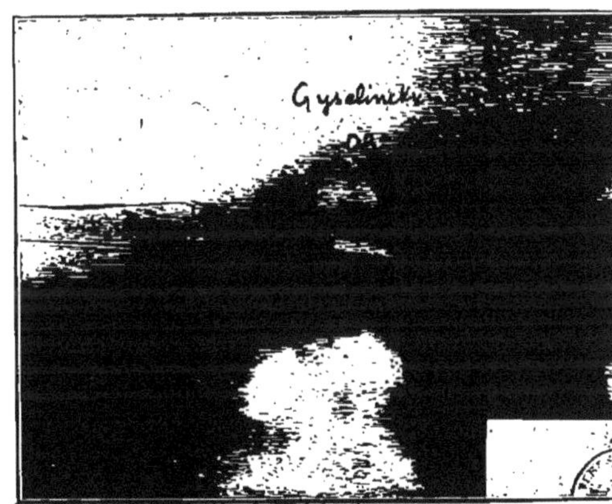

Figure 816. — Obs. 309, I. Figure 817. — Obs. 309, II.

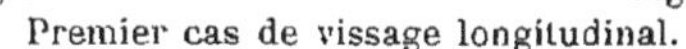

Premier cas de vissage longitudinal.

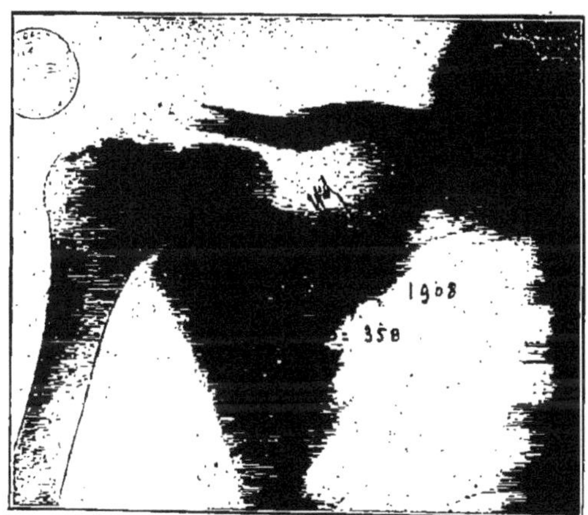

Figure 818. — Obs. 358, I.

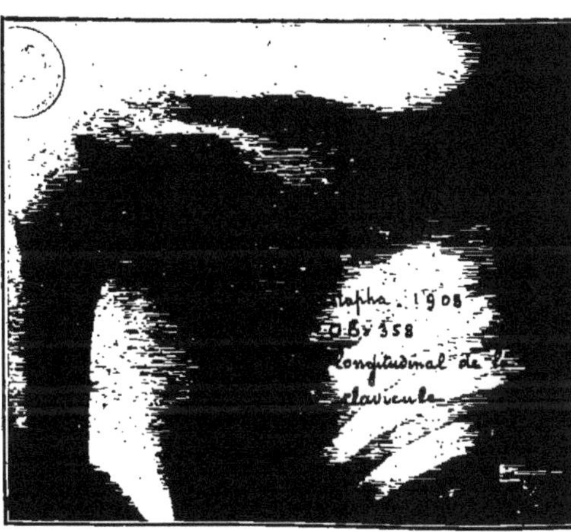

Figure 819. — Obs. 358, II.

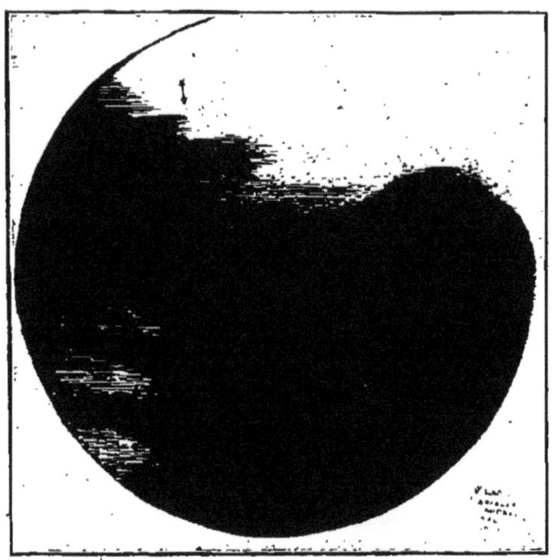

Figure 820. — OBS. 425, I.

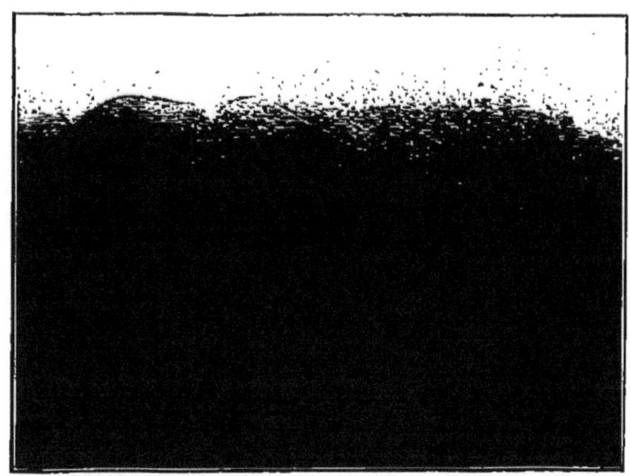

Figure 821. — OBS. 425, II.

I et II : Fracture oblique de la clavicule. Vissage des fragments.

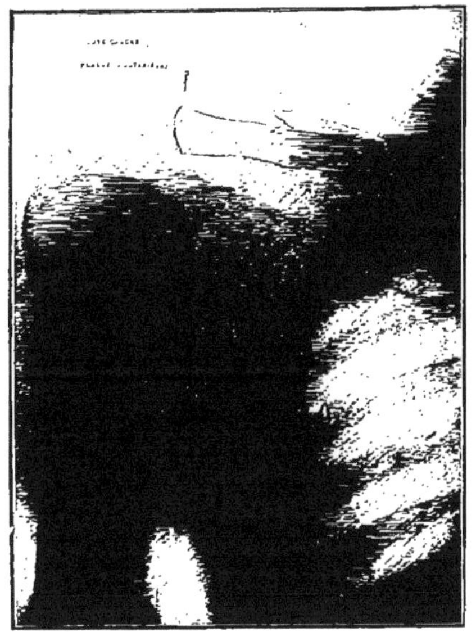

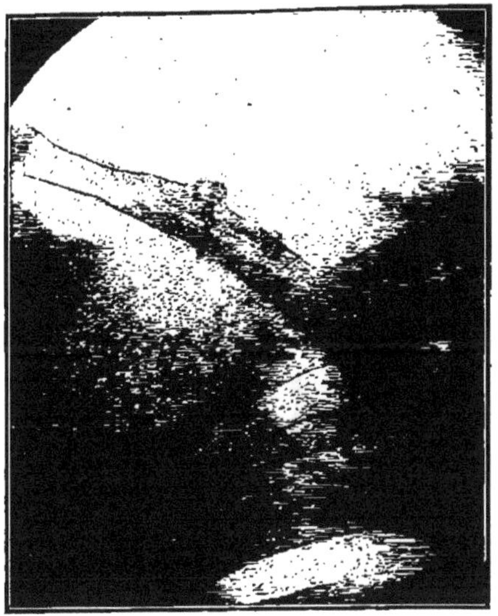

Figure 822. — Obs. 429, I. Figure 823. — Obs. 429, II.

Vissage direct de la clavicule.

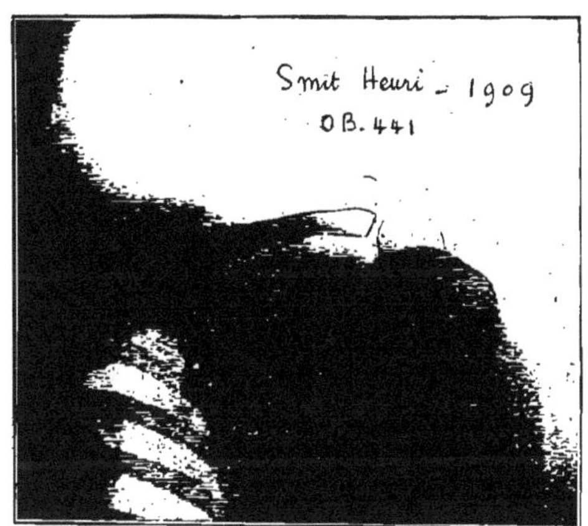

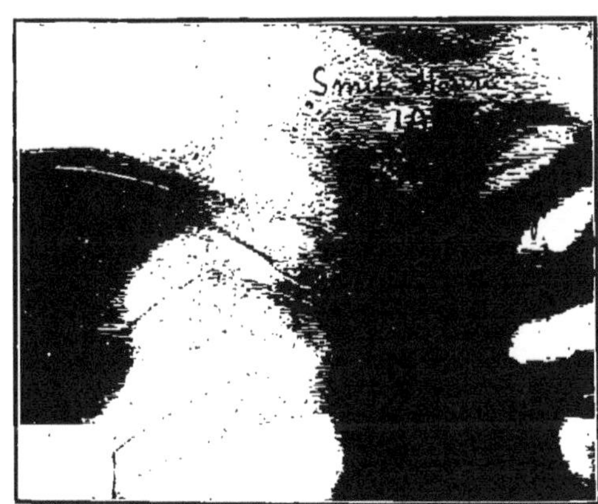

Figure 824. — Obs. 441, I. Figure 825. — Obs. 441, II.

Fracture transversale avec grand chevauchement. Vissage direct des fragments.

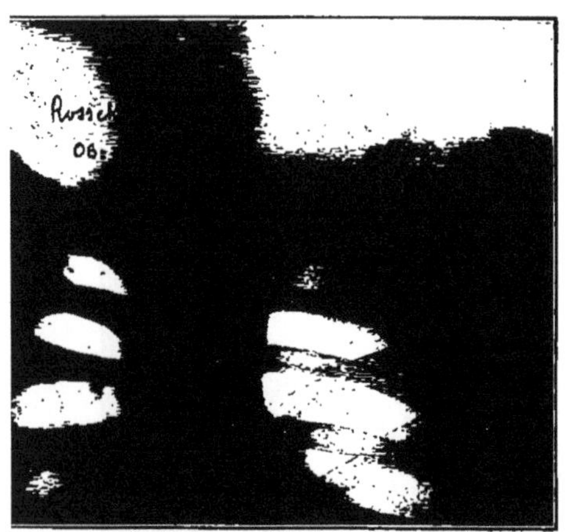

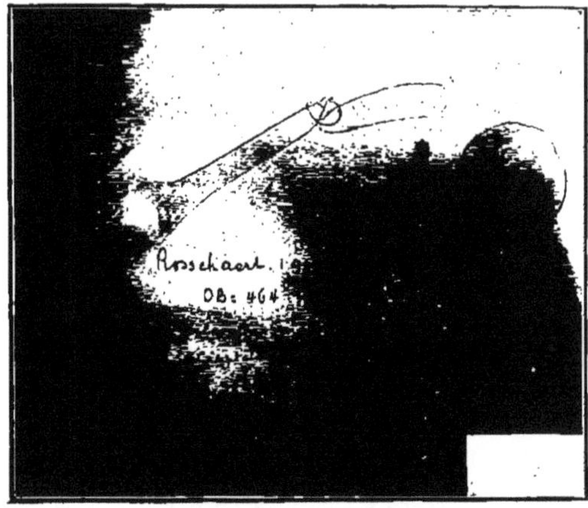

Figure 826. — Obs. 464, I. Figure 827. — Obs. 464, II.
Fracture oblique esquilleuse. Cerclage; réduction imparfaite.

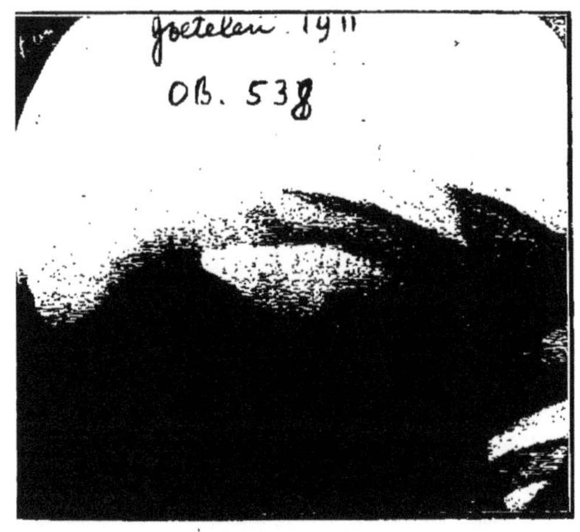

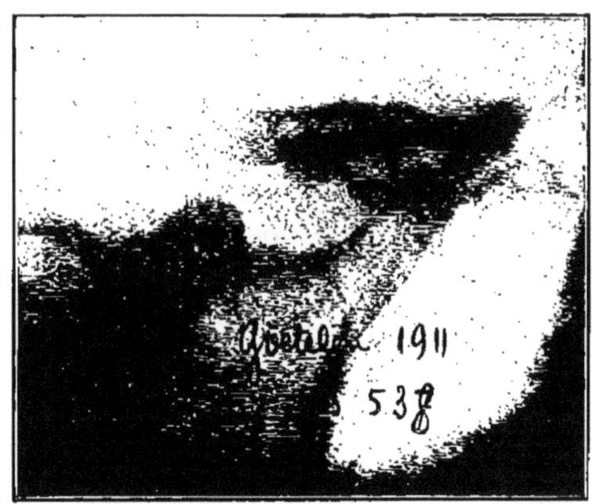

Figure 828. — Obs. 538, I. Figure 829. — Obs. 538, II.
Fracture oblique esquilleuse, avec compression du plexus brachial. Vissage longitudinal.

B) Fractures anciennes du corps de la clavicule.

Les interventions secondaires ou tardives se présentent dans trois conditions :

1° Pour remédier à une pseudarthrose.

2° Pour des phénomènes de compression du plexus brachial.

3° Pour des raisons d'esthétique.

La pseudarthrose doit être bien rare à la clavicule si l'on considère la facilité habituelle de la consolidation de cet os. J'en ai cependant observé récemment un cas chez un homme de 41 ans, de santé parfaite.

La fracture (trait oblique simple) datait de trois mois; les fragments étaient restés mobiles et le membre sans force.

J'ai fait l'avivement des surfaces et le vissage direct avec un résultat parfait : consolidation en trois semaines (figures 830 et 831, Obs. 559).

Les cas de compression du plexus brachial se présentent surtout dans les anciennes fractures esquilleuses non réduites ; il se produit un cal exubérant qui comprime progressivement le plexus. Ces cas ne présentent rien de particulier au point de vue opératoire : il faut exciser le cal et restaurer la fracture par vissage direct. L'opération doit être conduite avec prudence pour éviter la blessure de la veine sous-clavière en dégageant le fragment profond (figures 832 et 833, Obs. 366).

Au point de vue esthétique, il est parfois utile de remédier à une saillie disgracieuse au niveau d'une ancienne fracture de la partie moyenne de la clavicule. S'il y a des troubles fonctionnels on fera l'ostéotomie du cal, la réduction et le vissage. Si les fonctions du membre sont intactes on fera une simple résection de la partie saillante ; un rabottage de l'os suivi de suture endermique de la peau.

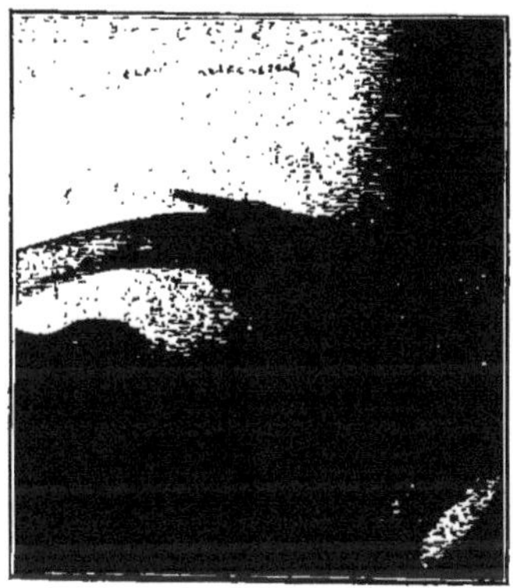

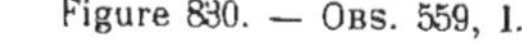

Figure 830. — Obs. 559, I.

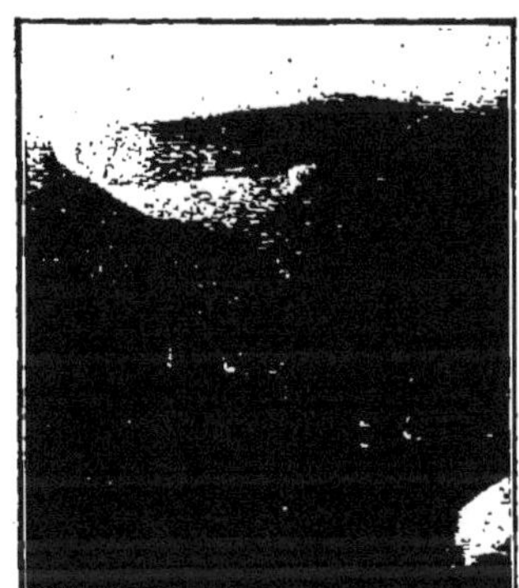

Figure 831. — Obs. 559, II.

Pseudarthrose de la clavicule. Excision du cal fibreux et vissage direct.

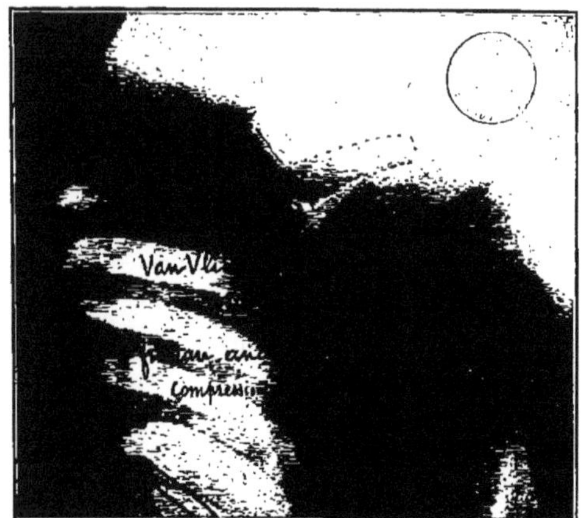

Figure 832. — Obs. 366, I.

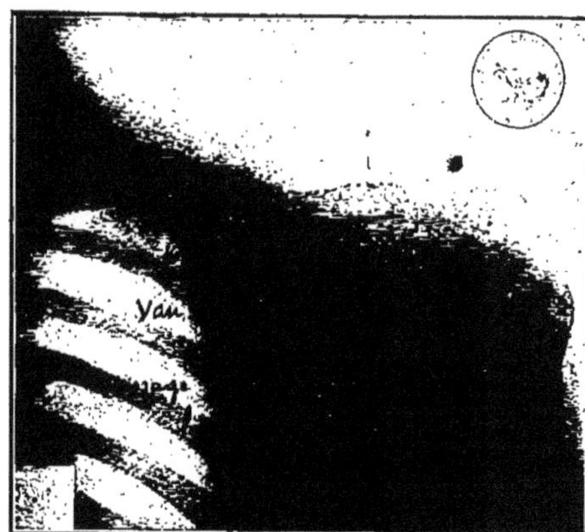

Figure 833. — Obs. 366, II.

Fracture ancienne esquilleuse de la clavicule. Compression du plexus brachial. Résection du cal et vissage longitudinal.

Fractures des extrémités de la clavicule.

Les fractures de l'*extrémité interne* sont rares ; je n'en ai jamais rencontré. En cas de déplacement, on recourrait au vissage direct des fragments qui ne présente, à ce niveau, aucune difficulté.

Les fractures de l'*extrémité externe* s'accompagnent de déplacement en haut du fragment interne. On ferait la fixation au moyen d'une vis, horizontalement placée, traversant l'épiphyse et pénétrant dans la clavicule (même technique que pour la luxation externe).

Luxations de la clavicule.

La luxation de l'*extrémité interne* s'observe assez souvent ; j'en ai vu plusieurs exemples.

La réduction est parfois difficile à obtenir complète. Le plus souvent on peut refouler l'extrémité luxée devant le sternum, par une pression directe ; mais le déplacement se reproduit immédiatement. Cette lésion, non réduite, ne gêne ordinairement pas beaucoup les fonctions du membre supérieur.

Cependant il vaut mieux en faire la réduction exacte, ne fut-ce qu'au point de vue esthétique.

L'opération est simple et anodine. On ouvrira l'articulation par une incision arquée ; on réduira par pression sur le clavicule. Si le ménisque gêne pour la reposition on en fera l'excision. On fera très simplement la fixation en enfonçant une vis obliquement au travers de l'extrémité articulaire et pénétrant dans le manubrium. Quelques fortes sutures perdues à la soie, placées sur la capsule, consolideront la fixation.

J'ai eu l'occasion de pratiquer une fois cette opération dans un cas ancien où la lésion s'accompagnait d'impotence considérable du membre supérieur (figures 834 et 835, Obs. 478).

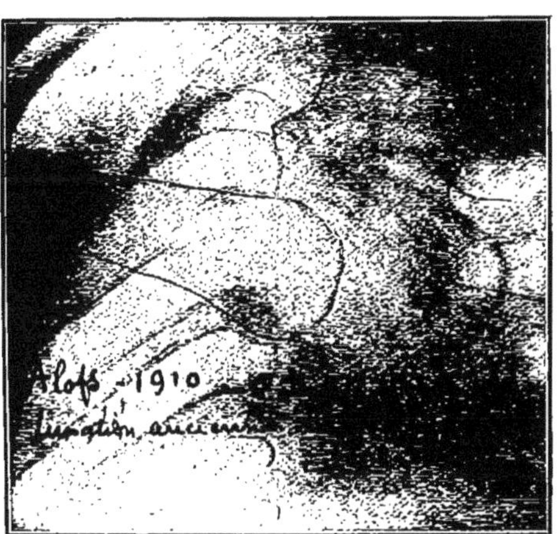

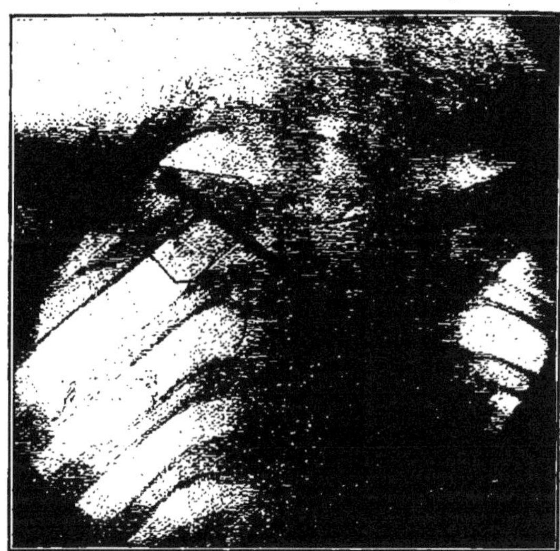

Figure 834. — Obs. 478, I. Figure 835. — Obs. 478, II.
Luxation interne. Vissage sternoclaviculaire.

Dans la *luxation de l'extrémité externe* le déplacement de la clavicule se produit en haut ; les ligaments coraco-claviculaires sont arrachés et la clavicule est entraînée en haut par le trapèze et le cléido-mastoïdien. On peut facilement refouler l'os luxé, mais le déplacement se reproduit de suite (comparaison classique avec la touche de piano).

Le traitement opératoire s'impose, à moins que d'abandonner la lésion à elle-même ; les bandages sont absolument inefficaces.

On a proposé la ligature métallique au moyen d'un fil passant sous l'apophyse cocacoïde et entourant l'extrémité luxée.

Ce moyen me semble bon, mais le vissage direct me paraît encore préférable, car il est plus simple à pratiquer.

On fait une incision arquée, suivant l'acromion et l'extrémité de la clavicule. On réduit le déplacement en exerçant une pression directe sur l'os déplacé; on peut fixer temporairement avec un petit davier droit dont les griffes prennent obliquement l'extrémité de la clavicule et l'acromion.

On fait la fixation au moyen d'une vis de 5 à 6 centimètres enfoncée au travers de l'acromion (suivant sa largeur) et pénétrant horizontalement dans l'extrémité de la clavicule. Il faut éviter de prendre une vis trop fine qui pourrait se fausser par le poids du membre. Il est bon de soutenir le bras avec une écharpe pendant douze à quinze jours, en faisant une mobilisation passive, sans violence, pour ne pas mettre la fixation à une trop rude épreuve (figures 836 et 837, Obs. 346).

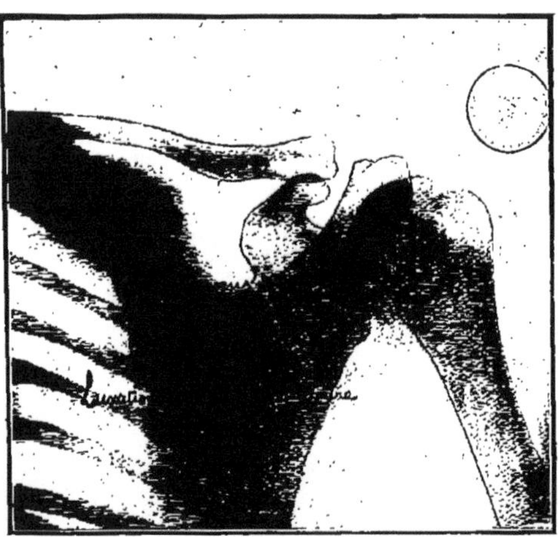

Figure 836. — Obs. 346, I. Figure 837. — Obs. 346, II.

Luxation externe de la clavicule. Vissage direct.

La luxation simultanée des deux extrémités ou luxation totale de la clavicule serait traitée de la même façon. On réduirait et on fixerait d'abord l'extrémité interne; puis la luxation externe serait restaurée à son tour, comme il est dit ci-dessus. On ferait naturellement deux incisions séparées.

J'ai observé un cas de *fracture du corps de la clavicule avec luxation de l'extrémité interne*. Je crois utile de donner quelques détails sur ce cas intéressant :

« Rolley, Gustave, apprenti, âgé de 18 ans, entre le 3 mai 1908 à » l'hôpital Stuivenberg pour un traumatisme sterno-claviculaire datant » de trois mois. Je constate une luxation interne de la clavicule droite » au devant du sternum ; en plus la clavicule est fracturée à l'union » du $1/3$ interne avec les deux tiers externes. Le fragment interne est » vertical et fait un angle droit avec le corps de la clavicule. La fracture n'est pas consolidée ; l'épaule est raccourcie de cinq centimètres » il y a impotence complète du membre supérieur et des douleurs » avec des fourmillements dans la main; pas d'atrophies musculaires.

» Opération le 7 mai 1908.

» Incision depuis le milieu de la clavicule jusqu'au devant du » sternum. Je libère tout d'abord à la rugine le bout du fragment

» externe et je le sépare de la gangue fibreuse du cal. Je saisis ensuite » le fragment interne dans un petit davier et je le dépérioste à son » tour; *pendant cette manœuvre le fragment s'énuclée brusquement de » sa loge périostique et se détache entièrement !* Ce fragment long de 5 » à 6 centimètres comprenait le ⅓ interne de la clavicule. Je le plaçai » provisoirement dans une compresse stérile et je préparai la loge » pour le réimplanter : Je disséquai avec soin tout le tissu fibreux » remplissant l'articulation sterno-claviculaire, et, pour gagner de la » place, j'excisai le ménisque ; j'avivai le bout de la clavicule d'un » coup de pince coupante. Je remis alors en place le fragment déta- » ché, après en avoir rogné une petite portion au niveau du bout » fracturé. La reposition se fit aisément en abaissant le moignon de » l'épaule. Je fixai ce fragment au corps de la clavicule par un vissage » longitudinal. Du côté sternal, je plaçai simplement quelques fortes » sutures au fil de chanvre sur la partie antérieure de la capsule. Le » périoste fut recousu tout le long de la plaie, au-dessus du fragment » réimplanté. La reconstitution anatomique obtenue était parfaite et » la solidité semblait très suffisante.

» Suites aseptiques sans aucun phénomène réactionnel du côté » du fragment réimplanté. La guérison de cet estropié fut extraordi- » nairement rapide et complète. J'ai pu le montrer à la Société belge de » Chirurgie trois semaines après l'opération (mai 1908); cinq semaines » après l'opération, l'opéré reprit son travail; il m'écrivit à ce moment » que son bras avait récupéré toutes ses fonctions. La vis perdue est » restée tolérée » (figures 838 et 839, Obs. 357).

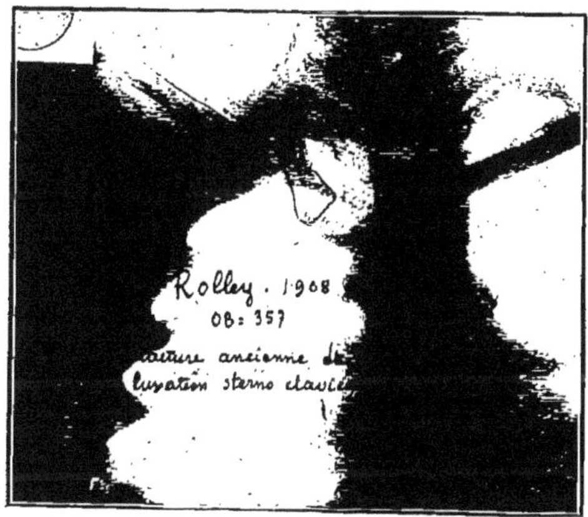

Figure 838. — Obs. 357, I.

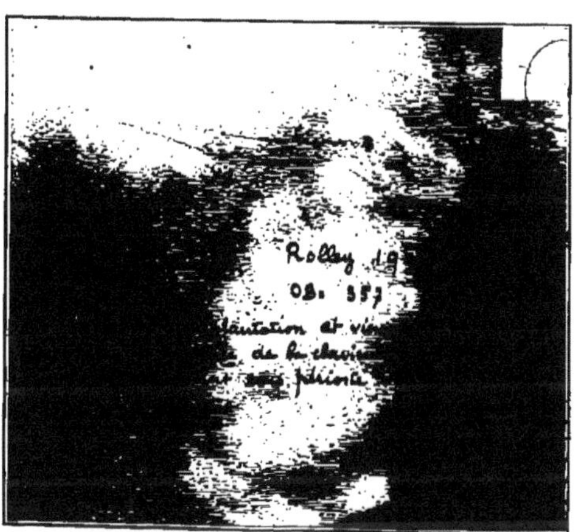

Figure 839. — Obs. 357, II.

Fracture ancienne de la clavicule avec luxation sterno-claviculaire.
Réimplantation et vissage du fragment interne.

FRACTURES DE L'OMOPLATE.

Les fractures de l'omoplate sont rares, ce qui s'explique et par la situation anatomique de l'os et par la protection de l'épais revêtement musculaire de la région.

Les *fractures du corps de l'os*, ordinairement produites par des violences directes, ne semblent guère devoir nécessiter l'ostéo-synthèse; les fragments maintenus par les insertions musculaires ont peu de tendance à se déplacer.

Par contre les *fractures de l'épine* de l'omoplate, de l'*acromion*, de l'*apophyse coracoïde* et de la *glénoïde* devront être traitées opératoirement dans certains cas.

Je suis intervenu dans un cas de fracture de l'épine de l'omoplate. Le trait de fracture divisait l'épine à son union avec l'acromion; l'extrémité externe de la clavicule était également fracturée et le bloc formé par l'acromion et l'extrémité claviculaire était assez fortement abaissé.

J'ai tracé une incision curviligne suivant l'épine de l'omoplate et s'arrondissant vers la clavicule. Après avoir coapté les fragments avec un davier droit, j'ai placé deux vis, l'une de l'acromion vers l'épine de l'omoplate, l'autre dans l'extrémité externe de la clavicule. La coaptation et la contention étaient parfaites.

Les vis ont été enlevées cinq semaines après l'opération. La guérison intégrale était obtenue peu de temps après (figures 840 et 841, Obs. 497).

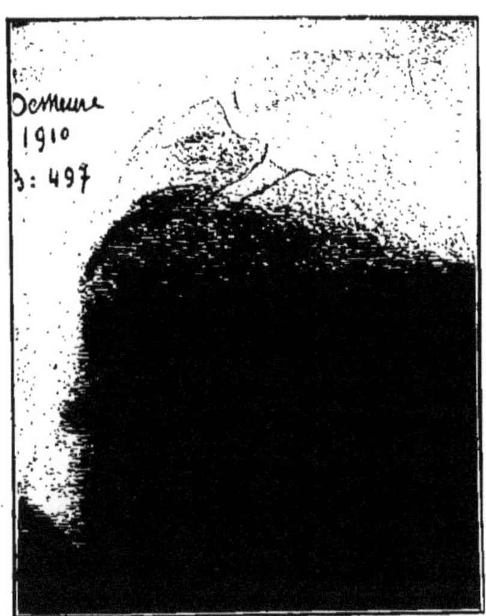

Figure 840. — Obs. 497, I.

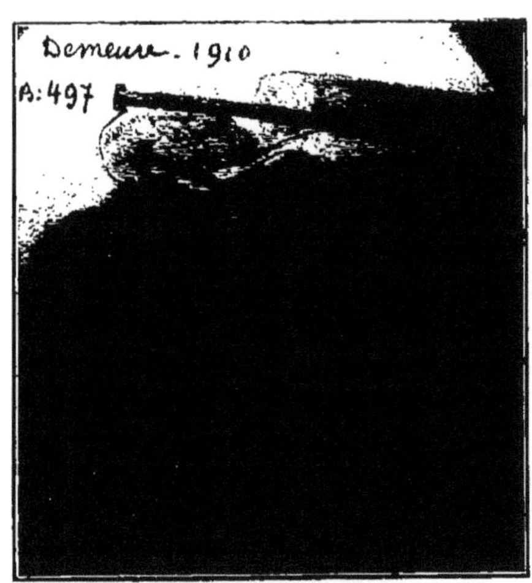

Figure 841. — Obs. 497, II.

Le vissage de l'épine de l'omoplate est facile ; il faut avoir soin de libérer les bords de la saillie osseuse pour placer la vis au bon endroit. La vis doit pénétrer dans la partie arrondie formant le col de l'acromion ; on peut enfoncer à ce niveau une vis de 5 à 6 centimètres en plein tissu spongieux.

La fracture du *col de l'omoplate* est très-rare, je n'en ai pas encore observé.

Il se produit dans cette lésion un déplacement en masse de l'articulation, vers le bas, pouvant en imposer pour une luxation de l'épaule.

Le traitement opératoire se présente ici dans des conditions très difficiles ; je crois cependant l'ostéo-synthèse réalisable et très nécessaire pour éviter une grave infirmité.

Je pense qu'on atteindra le mieux le foyer par l'incision de Kocher : incision angulaire au niveau de l'épine de l'omoplate ; ostéotomie de l'épine avec réclinaison temporaire du fragment acromial (1). Cette incision d'approche, que j'ai employée quatre fois dans des luxations anciennes, donne beaucoup de jour sur l'articulation de l'épaule. On réduira la fracture en élevant le moignon de l'épaule. Comme fixation on placera une ou deux vis perdues ; l'une au-dessous de la glénoïde, au niveau de l'insertion de la longue portion du triceps et pénétrant transversalement dans le col de l'omoplate. Pour placer une seconde vis dans la partie supérieure du col, l'espace manque ; au besoin, on ouvrirait la capsule articulaire et on placerait cette deuxième vis par l'intérieur de l'articulation.

Les fractures intra-articulaires de la *cavité glénoïde* sont également rares. On pourra les atteindre, comme les fractures du col, par l'incision de Kocher et l'ouverture de la capsule articulaire en arrière. L'incision antérieure, employée pour la résection de l'épaule, n'est pas à recommander dans les fractures de l'omoplate ; l'abord de la cavité glénoïde est très difficile de ce côté.

FRACTURES DE L'ÉPIPHYSE HUMÉRALE SUPÉRIEURE

Quatre formes cliniques doivent être envisagées au point de vue opératoire :

a) Fracture isolée de la grosse tubérosité.

b) Fracture du col anatomique.

c) Fracture du col chirurgical.

d) Fracture de l'épiphyse humérale avec luxation de l'épaule (figure 842).

(1) KOCHER. *Chirurgie opératoire*, page 556.

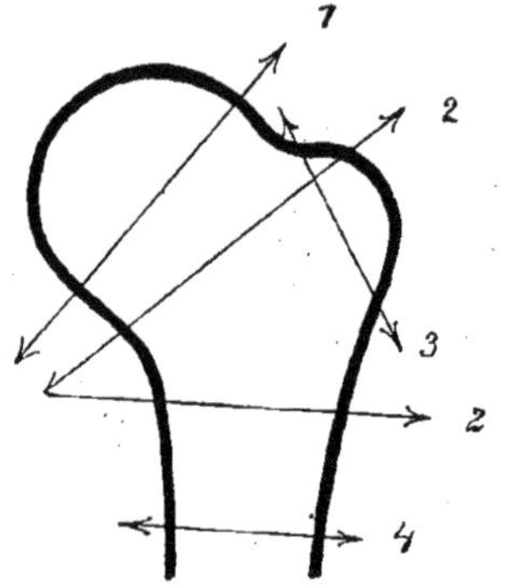

1. Fractures du col anatomique.

2. Fractures du col chirurgical.

3. Fractures de la grosse tubérosité.

4. Fractures juxta-épiphysaires.

Figure 842. — Fractures de l'extrémité supérieure de l'humérus.

a) **Fractures de la grosse tubérosité.**

Ces fractures passaient autrefois pour exceptionnelles. La radiographie est venue montrer leur fréquence relative.

Beaucoup de luxations de l'épaule sont compliquées d'arrachement de la grosse tubérosité, aussi faut-il toujours pratiquer la radiographie dans ces traumatismes.

L'arrachement de la grosse tubérosité peut aussi se produire par contraction musculaire.

Le fragment, plus ou moins volumineux, est entraîné en arrière par la traction des muscles. La radiographie de l'épaule étant prise d'avant en arrière, le déplacement peut paraître minime sur le cliché alors qu'il est très important en réalité.

La fracture de la grosse tubérosité est grave comme pronostic, car sans intervention directe, elle conduit à coup sûr à l'ankylose de l'épaule ; le déplacement du fragment devient l'origine d'un cal volumineux qui empêche l'élévation du bras par sa rencontre avec la voûte acromiale. Aussi je considère l'intervention comme très utile ; elle est d'autant plus à conseiller qu'elle est sans danger, d'une exécution facile et absolument favorable comme pronostic thérapeutique.

On interviendra assez tôt, la formation du cal étant très précoce à ce niveau. S'il y a un grand hématome on attendra, mais sans dépasser dix à douze jours.

Technique opératoire.

Incision oblique antérieure comme pour la résection de l'épaule : de l'apophyse coracoïde à l'attache deltoïdienne inférieure. On traverse les fibres antérieures du deltoïde, puis, avec une grande spatule, on écarte le deltoïde en dehors, de façon à bien voir la tête humérale ; on récline le muscle en dehors au moyen d'un rétracteur.

Après avoir nettoyé le foyer de ses caillots, avec une curette et des tampons montés, on fait la *réduction* en agrippant le fragment avec une forte pince de Muzeux. On fait des tractions en avant, en même temps qu'on tourne l'humérus en rotation externe.

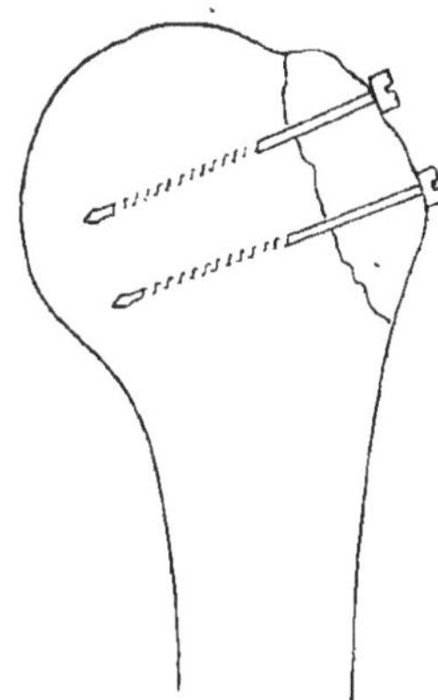

Figure 843.
Schéma du vissage de la grosse tubérosité.

Pour la *fixation*, le vissage perdu est le procédé incontestablement le meilleur et le plus simple. On enfonce, de haut en bas et de dehors en dedans, une ou deux vis fines de 4 à 5 centimètres; les vis traversent le fragment et pénètrent dans la tête humérale. On suture la plaie par quelques points profonds, en masse, et par un surjet cutané. On applique un simple pansement absorbant et compressif. Dès le lendemain, on fait la mobilisation active et passive de l'articulation. La figure 843 montre le schéma de l'opération; la figure 844 la radiographie d'un cas clinique.

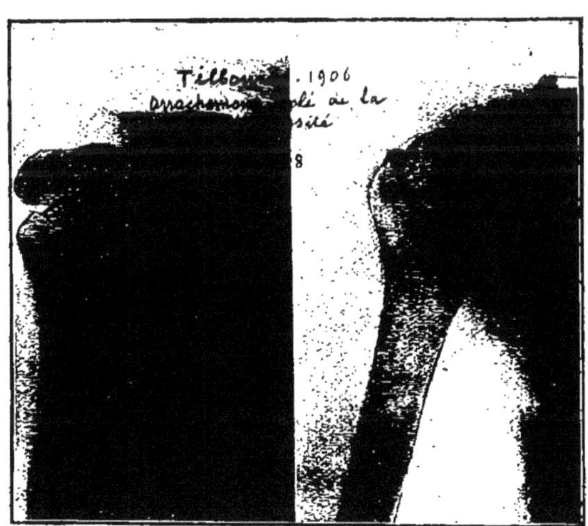

Figure 844. — Obs. 238.

b) Fractures du col anatomique.

La fracture du col anatomique détache de l'os toute la partie cartilagineuse (figure 845). Elle est beaucoup plus rare que la fracture du col chirurgical.

Le trait peut être absolument intra-articulaire; la tête détachée de l'épiphyse est souvent elle-même fracturée en plusieurs fragments; elle peut ne plus être représentée que par de la bouillie osseuse et une capsule de cartilage.

Cette fracture est grave pour la fonction de l'articulation. Le fragment, entièrement séparé de ses attaches, est voué à la nécrose ou à la nécrobiose : il finit par se résorber en partie et se transforme en corps articulaire; l'articulation subit les altérations de l'arthrite déformante, avec douleurs, ankylose plus ou moins prononcée, atrophie des muscles, etc.

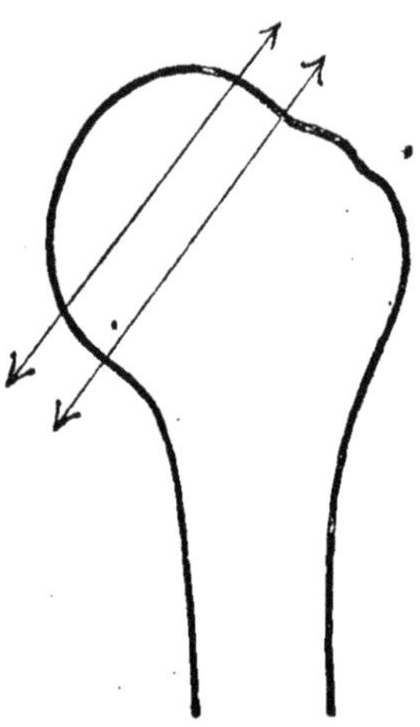
Figure 845.
Schéma des fractures du col anatomique.

Dans mon premier ouvrage, *Intervention opératoire dans les fractures,* je conseillais d'attendre dix à quinze jours pour juger de l'évolution de la lésion vers la nécrose et pour se comporter en conséquence en faisant la résection ou le vissage.

Cette opinion doit, je crois, être révisée : En effet, le fragment détaché n'étant plus nourri par sa surface de fracture, doit se nécroser; mais, en le fixant à sa place précocement, sa nutrition peut très bien se rétablir, tout comme le transplant dans la greffe osseuse. Bien que je n'aie pas de cas clinique pour confirmer cette idée, je suis d'avis d'essayer de l'intervention tout à fait précoce et je suis convaincu du succès. Le résultat en vaut la peine; d'ailleurs, en cas de non réussite de la fixation, on en serait quitte en rouvrant la plaie et en enlevant la tête nécrosée.

Technique de l'ostéo-synthèse dans la fracture du col anatomique.

La meilleure incision d'approche pour toutes les fractures de l'extrémité supérieure de l'humérus est l'incision oblique antérieure. J'ai employé, dans trois cas de luxations anciennes, l'incision postérieure décrite par Kocher et je dois dire que l'opération m'a paru plus difficile que l'incision en avant, et moins avantageuse au point de vue de l'ostéo-synthèse.

On incisera la peau largement de l'apophyse coracoïde jusqu'à l'attache inférieure du deltoïde, puis les fibres antérieures de ce muscle jusque sur le plan ostéo-articulaire Au moyen d'une large spatule introduite, entre le deltoïde et la tête humérale, on relèvera et réclinera en arrière le muscle deltoïde. Cette manœuvre expose largement toute l'épiphyse humérale.

Dans cette fracture l'ouverture de la cavité articulaire est nécessaire, pour juger de l'état de la tête, ainsi que pour faire la réduction et la fixation. Une incision verticale de la capsule me semble la meilleure; on la fera aussi étendue qu'il sera utile pour bien voir la lésion. On fera la toilette du foyer avec des tampons montés.

Une fois la cavité articulaire ouverte la conduite à suivre variera suivant les lésions : Si la tête est fracturée nettement au niveau du col, sans fissures et sans écrasement, on en fera le vissage. On commencera par coapter les surfaces en faisant une traction appropriée sur le bras et en repoussant l'extrémité humérale en dedans avec une rugine appuyée sur la grosse tubérosité. On fera la fixation au moyen de deux vis enfoncées au travers de l'épiphyse et pénétrant dans la tête fracturée (figure 846).

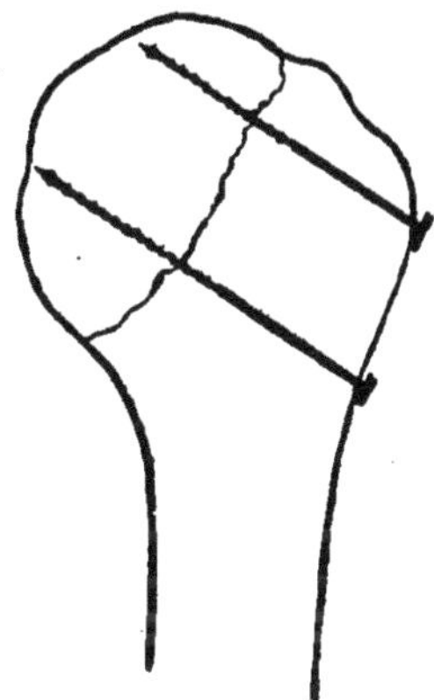

Figure 846.
Vissage de la fracture du col anatomique.

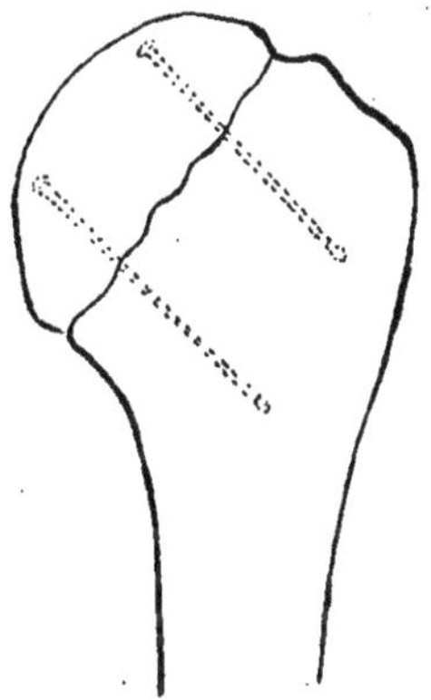

Figure 847.
Schéma du clouage de la tête humérale par l'intérieur de l'articulation.

Au cas où la réduction ne pourrait pas se faire aussi simplement (par exemple si la tête fracturée s'était retournée cartilage en dehors) ou bien si la tête était trop délabrée pour que le vissage ainsi pratiqué, fut efficace, il faudrait sortir le fragment de l'articulation. L'extrémité humérale étant luxée dans la plaie on réappliquerait la tête articulaire et on la fixerait par quelques clous de menuisier enfoncés du cartilage vers l'épiphyse. Il faudrait avoir soin d'enfoncer les têtes des clous dans le cartilage afin qu'elles ne fassent pas de saillie dans l'articulation (figure 847).

Ayant ainsi restauré l'extrémité humérale on ferait la réduction de la luxation et on suturerait exactement la capsule articulaire.

Je n'hésiterai pas à exécuter cette opération, même si la tête articulaire était fracturée en deux ou trois gros fragments. J'ai pratiqué ce clouage articulaire au genou et au coude et l'ayant fait avec succès je me crois autorisé à le recommander ici.

L'avantage de cette restauration est si grand qu'il me semble qu'il faut toujours la tenter, car, si on enlève le cartilage de la tête humérale, il en résulte inévitablement une invalidité permanente grave.

Il va sans dire que les soins consécutifs seront très surveillés les premiers jours, et qu'on rouvrira la plaie en cas de fièvre; on fera alors l'extraction précoce de la tête nécrosée et le drainage de l'articulation. Si les suites opératoires sont aseptiques il faut mobiliser dès les premiers jours.

c) Fractures du col chirurgical.

Ces fractures sont aussi fréquentes que les intra-capsulaires sont rares.

Le trait de fracture part de la partie inférieure de la tête articulaire et se dirige en dehors, soit horizontalement, soit en dehors et en haut, au travers de la grosse tubérosité. Parfois cette fracture est combinée avec un arrachement de la grosse tubérosité, formant ainsi une fracture en Y (figure 848).

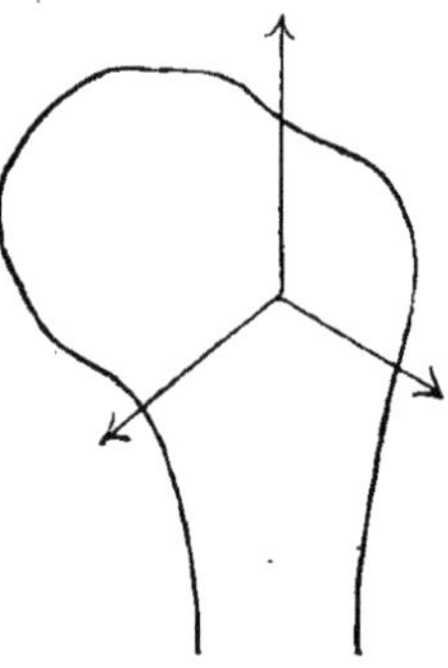

Figure 848.
Fracture en Y.

Les fragments peuvent rester engrenés, avec peu ou pas de déplacement; plus souvent la diaphyse a fui, soit en avant, soit en dedans, vers l'aisselle. Parfois le déplacement se fait en dehors et le bout de la diaphyse peut perforer le deltoïde et même la peau (fractures indirectes par chute sur le coude en adduction). Le déplacement en dedans est de loin le plus fréquent, puis vient le déplacement en avant. Le chevauchement en dehors est beaucoup plus rare (figure 849).

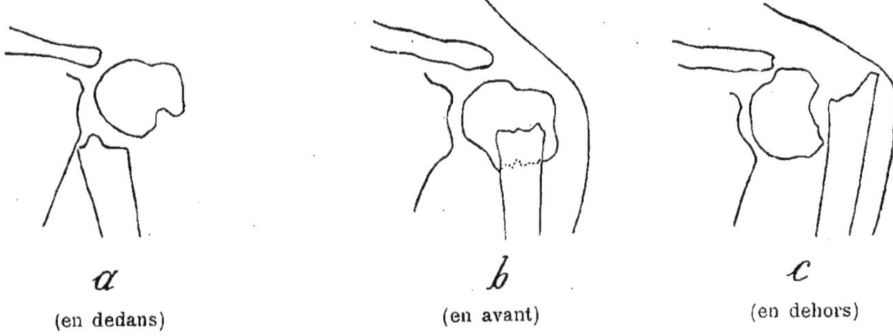

Figure 849.
Schéma des déplacements dans les fractures du col chirurgical.

Le pronostic des fractures du col chirurgical est grave quand il y a du déplacement. Les cas où il n'y a pas de déformation notable (fractures engrenées) seront traitées par la mobilisation immédiate et surveillés radiographiquement pour ne pas se laisser surprendre par un déplacement secondaire.

Quand il y a déplacement des fragments, on n'hésitera pas à recourir au bistouri, car l'opération est facile, sans danger et elle donne des résultats parfaits. Même chez les vieillards je crois qu'elle est préférable à tout autre traitement, en permettant de lever le malade et de le faire marcher dès le lendemain de l'ostéo-synthèse, ce qui évite les complications dues au décubitus.

Technique de l'ostéo-synthèse dans les fractures du col chirurgical.

On abordera la fracture par une incision antérieure, faite largement de l'apophyse coracoïde à l'attache deltoïdienne.

On incisera, s'il n'est pas arraché, le périoste épais en dehors de la coulisse bicipitale. On fera un dépériostage limité de la diaphyse seulement. Du côté de la tête on se bornera à exciser les lambeaux fibreux flottants ; on enlèvera les débris osseux et les caillots remplissant le foyer.

Réduction : Dans les cas où le corps de l'humérus est déplacé en dedans ou en avant, une traction manuelle sur le coude amène facile-

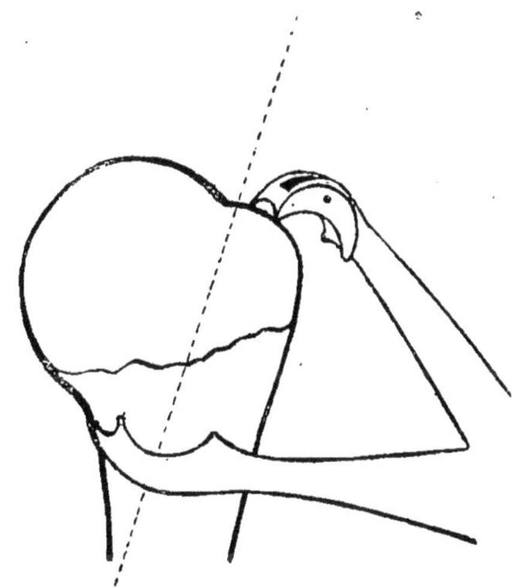

Figure 850. — Fixation temporaire avec le grand davier droit.
(Trajet de la vis indiqué en pointillé.)

ment le bout de la diaphyse au niveau de la surface de fracture. On obtiendra la réduction parfaite, et en même temps la fixation temporaire, en plaçant un davier droit comme l'indique la figure 850 : un des mors est placé en dedans du col chirurgical et prend appui sur la diaphyse; l'autre mors appuie sur la grosse tubérosité plus ou moins en haut et en dehors.

Parfois il est nécessaire d'amener la diaphyse, profondément déplacée vers l'aisselle, avec un crochet à traction ou en l'agrippant au moyen d'un davier droit. Pour engrêner les surfaces il faut aussi faire parfois usage d'un élévatoire (rugine ou pied-de-biche). En général cette fracture se réduit facilement.

La réduction se ferait de même, en cas de déplacement de la diaphyse en dehors (tractions et affrontement au davier droit).

Fixation : Dans certaines fractures du col huméral les fragments, une fois réduits, s'engrênent si fermement qu'on serait tenté de se passer de fixation directe. *Je crois que ce serait une erreur,* car on s'exposerait à des mécomptes désagréables; j'ai toujours eu des résultats si parfaits avec le vissage que vraiment ce serait folie que de n'y pas recourir. Pour moi il n'y a pas de doute que le procédé de fixation le plus recommandable, ici, est le vissage direct : Il est simple, rapide, toujours applicable; les vis sont retirées facilement.

Voici comment je le pratique : Une première vis de 6 à 8 centimètres de longueur est montée sur le perforateur. On la dirige verticalement du sommet de l'épiphyse vers le corps de l'os; on

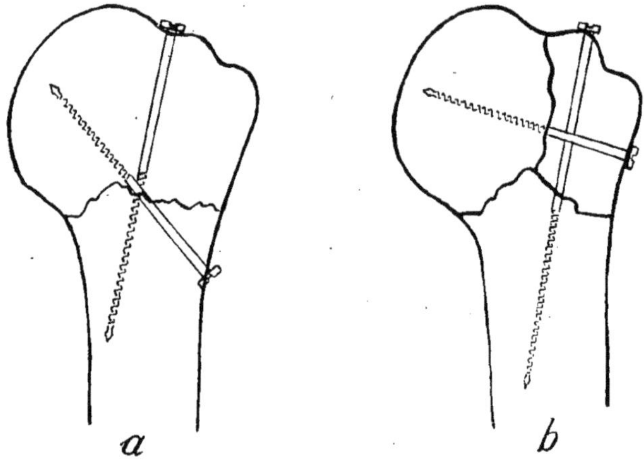

Figure 851.
Schéma du vissage de la fracture du col chirurgical (*a*) et de la fracture en Y (*b*).

l'enfonce jusque contre l'os avec le tourne-vis à main. Cette vis est entièrement extra-articulaire. Je ferai remarquer ici que dans les fractures du col chirurgical la cavité articulaire n'est jamais ouverte au cours de l'opération.

Une seconde vis doit être placée à angle droit avec la première, pour empêcher les mouvements sur l'axe. On l'oriente de la région juxta-épiphysaire, vers la tête humérale. Cette seconde vis doit être plus courte (5 à 6 centimètres); son point de pénétration variera un peu d'après la disposition du trait de fracture (figure 851, a). Le même vissage réunirait en un bloc les fractures en Y comme le montre la figure 851, b.

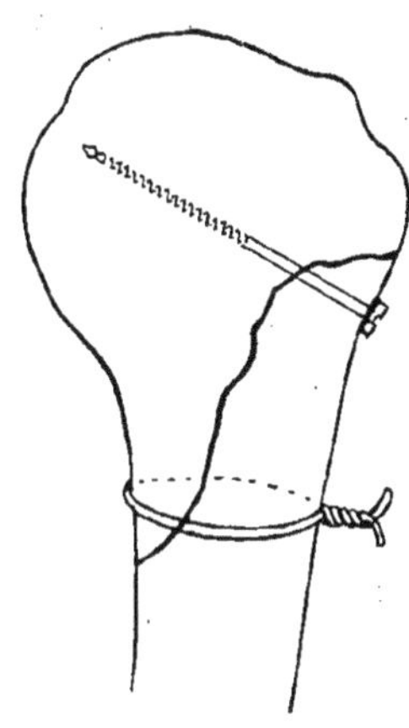

Figure 852.
Cerclage et vissage combinés dans la fracture oblique du col.

En cas de trait oblique, on combinerait avantageusement le vissage avec un cerclage placé au niveau du col, comme le représente le schéma ci-contre (figure 852).

Chez les individus jeunes et adultes, le vissage de l'épiphyse humérale tient admirablement bien. Chez le vieillard, par contre, le canal médullaire remonte haut et le tissu médullaire, gras et raréfié, donne un appui insuffisant aux vis. Il faut alors placer les vis obliquement, de façon à traverser la paroi opposée de l'humérus; on obtient ainsi une fixation suffisante.

Je n'ai jamais dû employer la plaque de prothèse pour les fractures du col. Les agrafes, que j'ai utilisées dans quelques cas, ne sont pas à recommander, la fixité obtenue n'est pas suffisante ; dans un de mes cas il s'est produit un déplacement après l'agrafage.

La fixation terminée on s'assure de sa solidité en faisant exécuter au bras des mouvements de latéralité et de rotation sur l'axe. La plaie est fermée sans drainage : on place d'abord quelques grands points en masse, pénétrant jusque contre l'os, et qu'on serre modérément, de façon à affronter les plans profonds et à supprimer les espaces morts. On suture exactement la peau en surjet. Pansement épais et légèrement compressif pendant 24 heures. Il est prudent de coller, avec du sparadrap adhésif, les bords supérieurs du pansement qui baille facilement à ce niveau.

Le lendemain, le pansement est changé. L'hémostase étant faite, on peut placer un pansement plus léger, permettant les mouvements dans l'articulation. Le blessé se lève et circule librement, le bras simplement suspendu par une écharpe. De jour en jour on mobilise plus activement; du dixième au douzième jour les sutures sont enlevées. A partir de ce moment on fait des mouvements étendus du bras et de la mécano-thérapie.

La guérison est en général très rapide et complète. Les vis sont presque toujours bien tolérées.

Les *décollements épiphysaires supérieurs de l'humérus* s'observent fréquemment entre sept et vingt ans (Scudder). Ces lésions se prêtent aux mêmes considérations que les fractures de l'adulte. La réduction opératoire sera faite dans les cas à déplacements irréductibles ; on emploiera le vissage, sauf chez les enfants jeunes où quelques sutures au crin de Florence pourront suffire à maintenir les fragments.

Radiographies de fractures du col chirurgical :

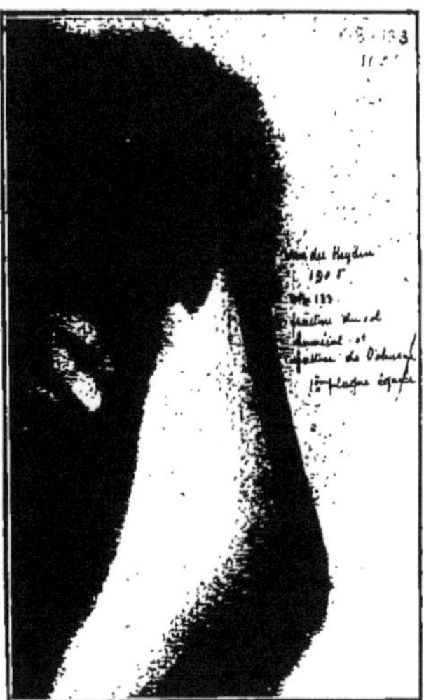

Figure 853. — Obs. 133.
Ostéo-synthèse du col huméral et de l'olécrane (premier cliché égaré).

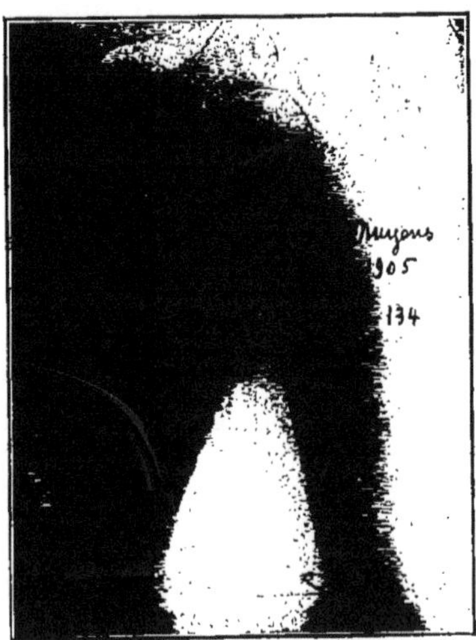

Figure 854. — Obs. 134.
Fixation par un crampon (premier cliché égaré).

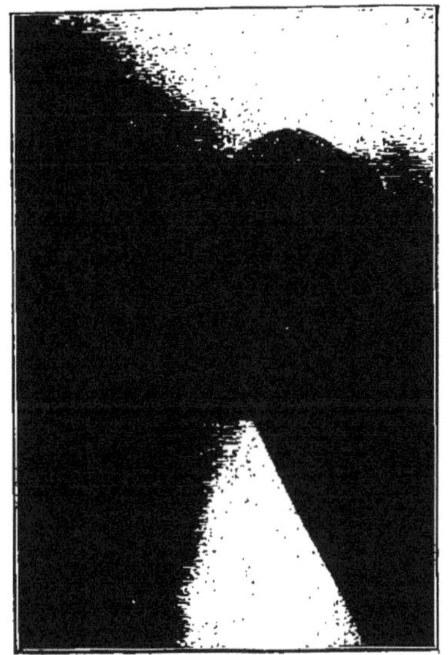

Figure 855. — Obs. 203, I.

Figure 856. — Obs. 203, II.

Femme de 65 ans. Ostéoporose. Vissage. Léger déplacement de la diaphyse consécutivement.

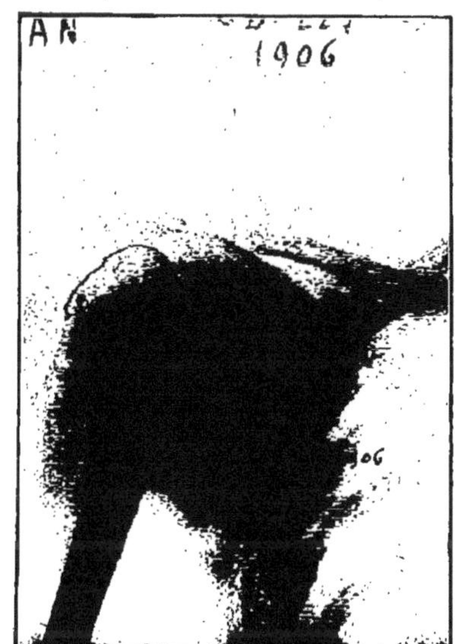

Figure 857. — Obs. 224, I.

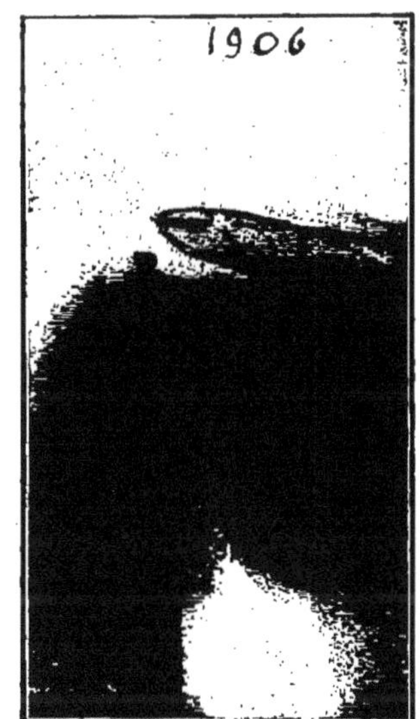

Figure 858. — Obs. 224, II.

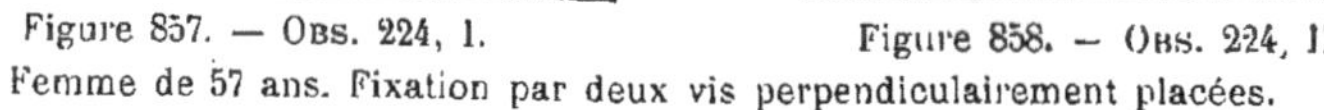
Femme de 57 ans. Fixation par deux vis perpendiculairement placées.

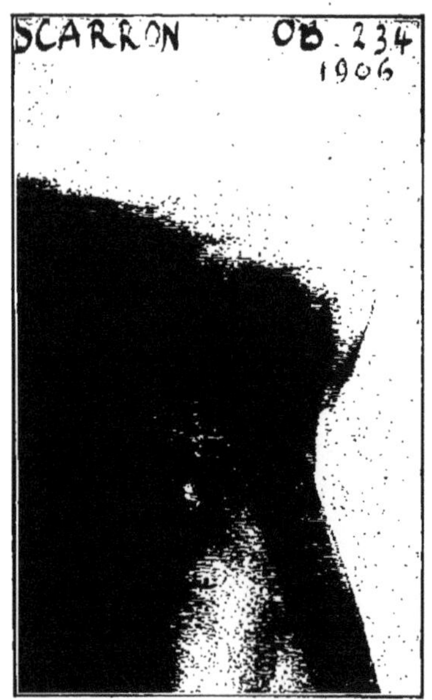

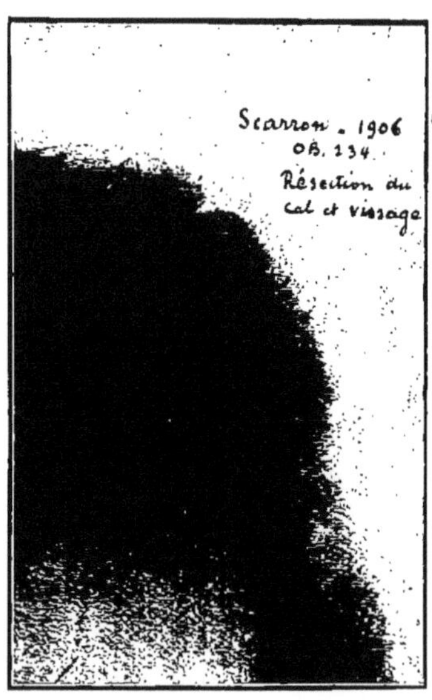

Figure 859. — Obs. 234. Figure 860. — Obs. 234, II.
Homme de 57 ans. Fracture datant de 3 mois, déjà consolidée. Résection du cal et vissage.

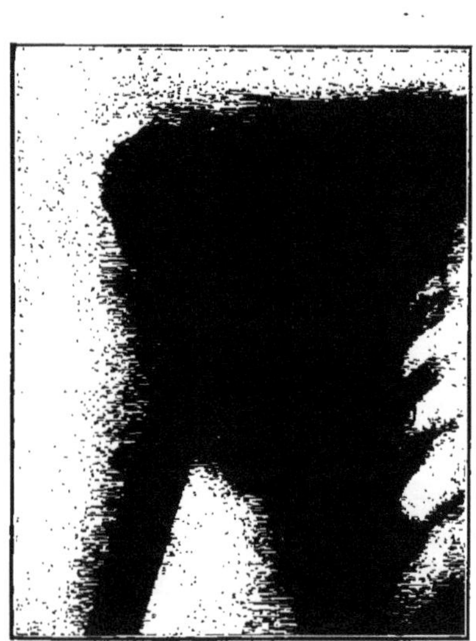

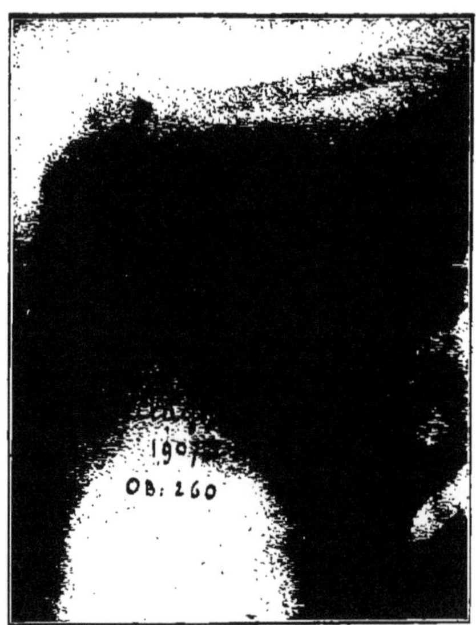

Figure 861. — Obs. 260, I. Figure 862. — Obs. 260, II.
Homme de 76 ans. Fixation par deux vis perpendiculaires.

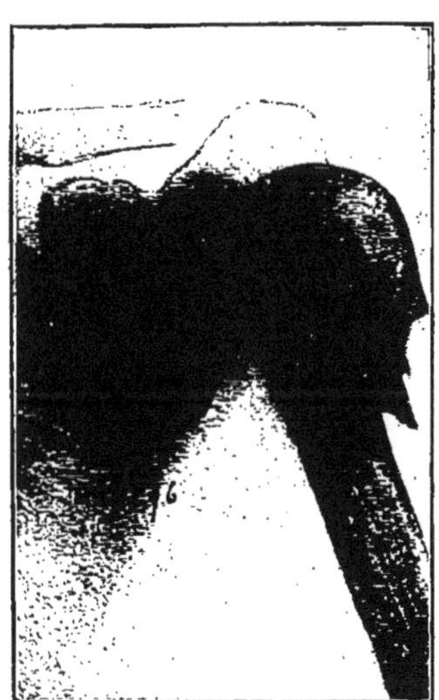

Figure 863. — Obs. 276, I.

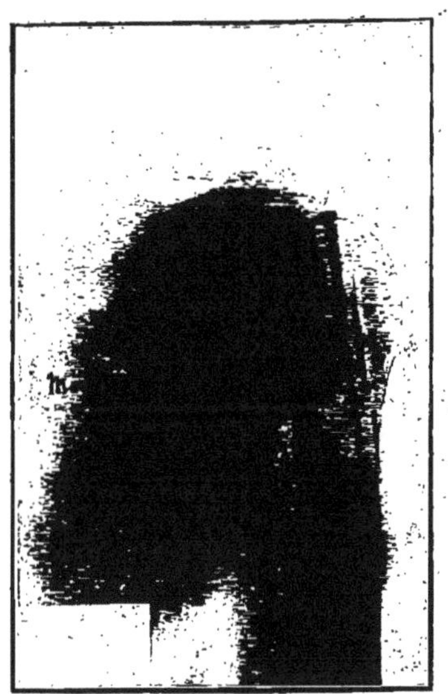

Figure 864. — Obs. 276, II.

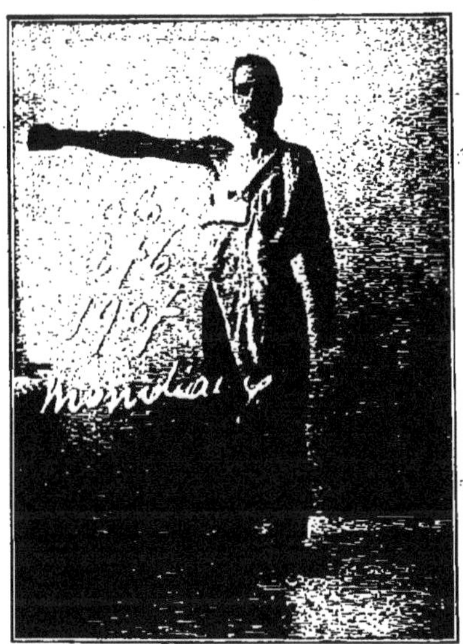

Figure 865. — Obs. 276, III.

I II et III. Homme de 46 ans. Fracture dentelée; fixation par une seule vis.
III. Mouvements actifs après trois semaines.

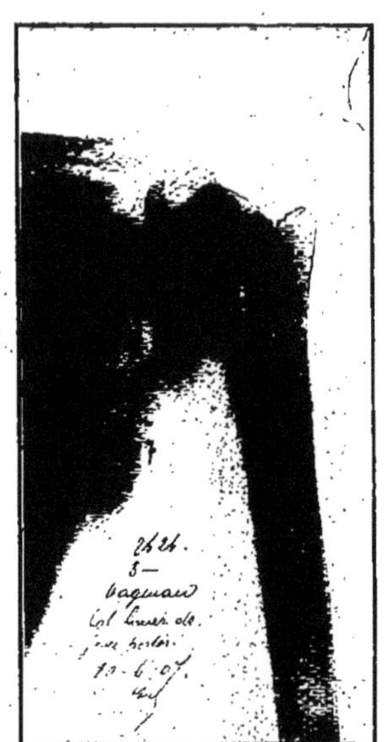

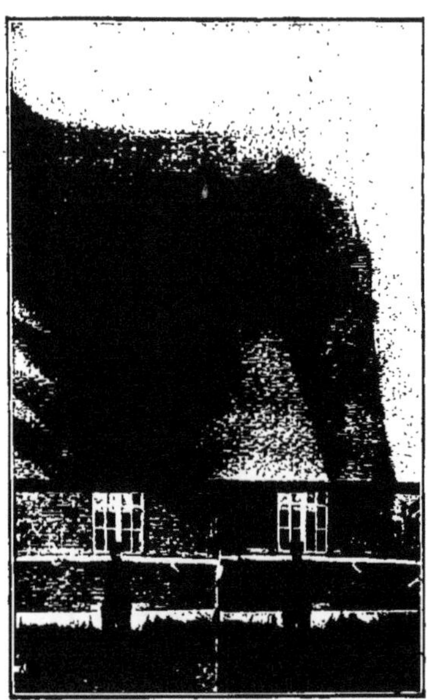

Figure 866. — Obs. 285, I. Figure 867. — Obs. 285, II.
Homme de 16 ans. Fracture du col avec déplacement de la diaphyse en dehors. Fixation par deux vis.

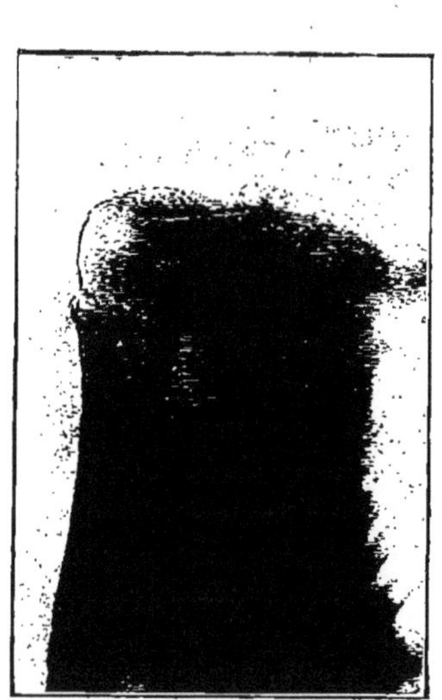

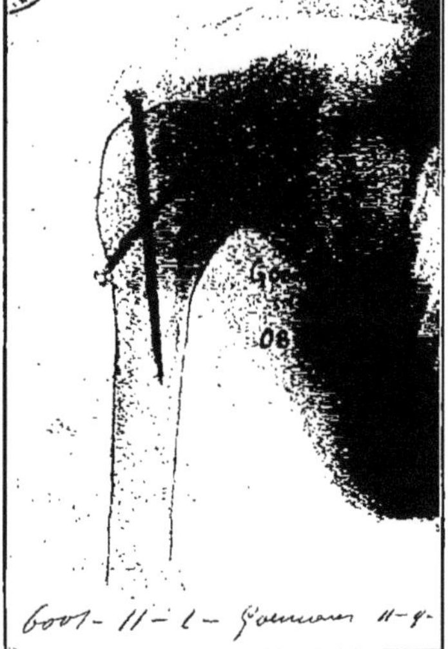

Figure 868. — Obs. 291, I. Figure 869. — Obs. 296, II.
Fracture du col avec déplacement en avant. Fixation par deux vis.

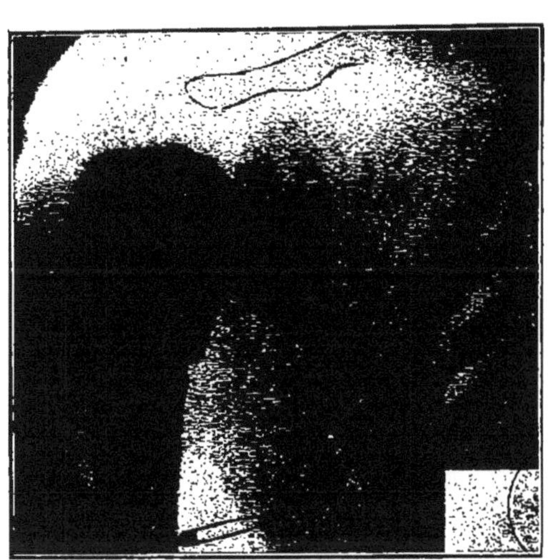

Figure 870. — Obs. 345, I.

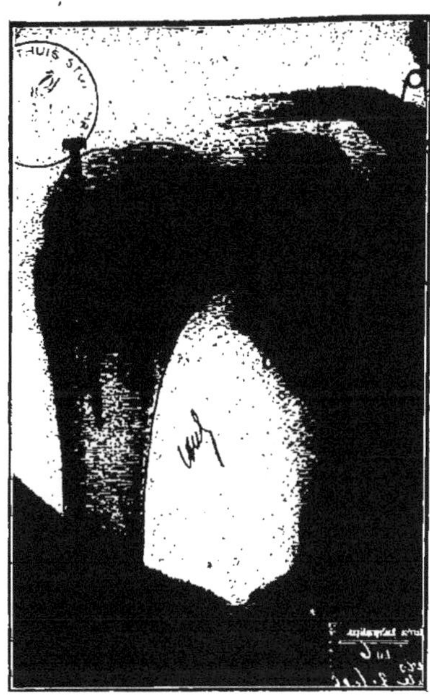

Figure 871. — Obs. 345, II.

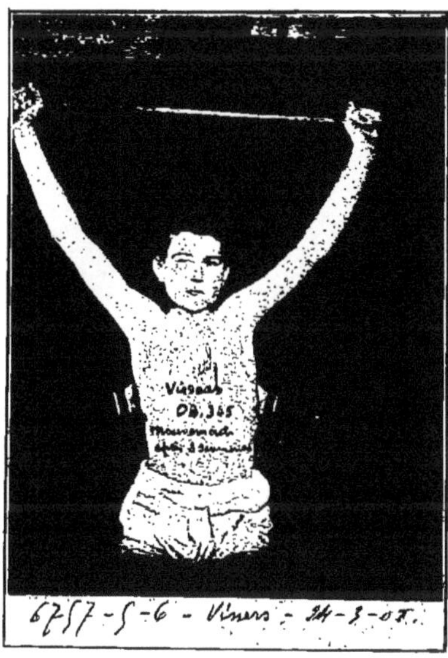

Figure 872. — Obs. 345, III.

I, II et III. Fracture du col avec déplacement en avant. Fixation par une seule vis. III montre les mouvements actifs trois semaines après l'opération.

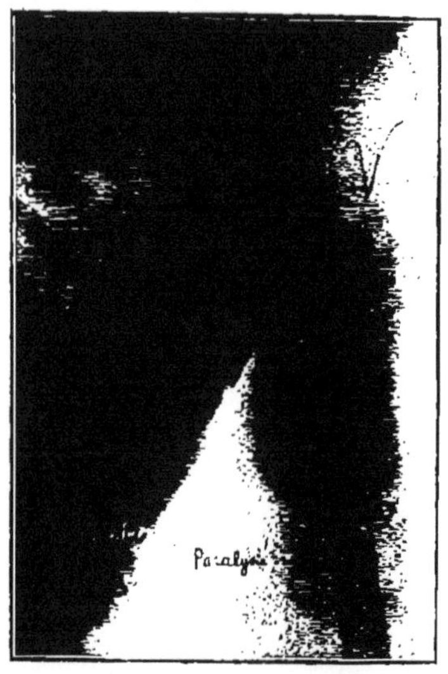

Figure 873. — Obs. 392, I. Figure 874. — Obs. 392, II.

Homme, 28 ans. Fracture du col avec paralysie radiale par coup direct. Fixation par deux vis. Disparition spontanée de la paralysie.

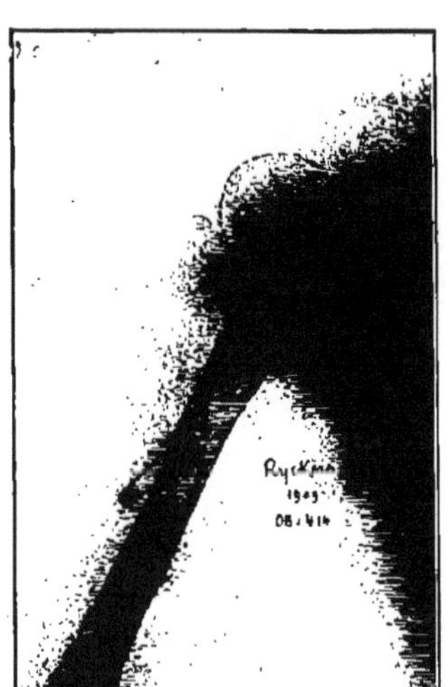

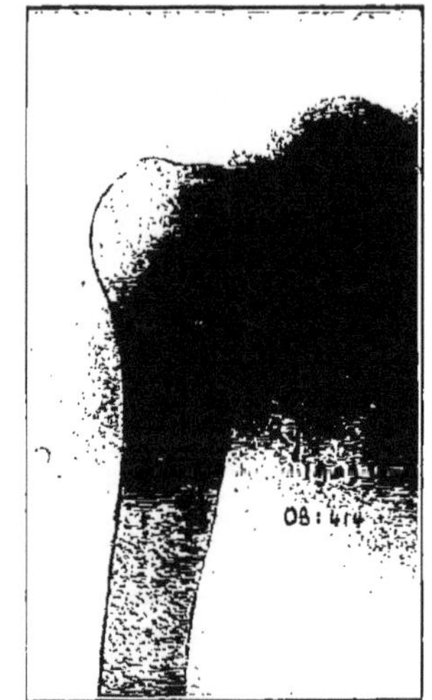

Figure 875. — Obs. 414, I. Figure 876. — Obs. 414, II.

Homme, 38 ans. Fracture du col avec déplacement en avant. Fixation par une seule vis.

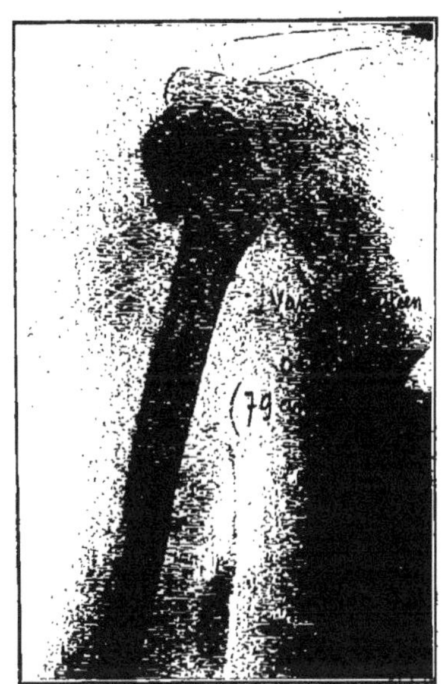

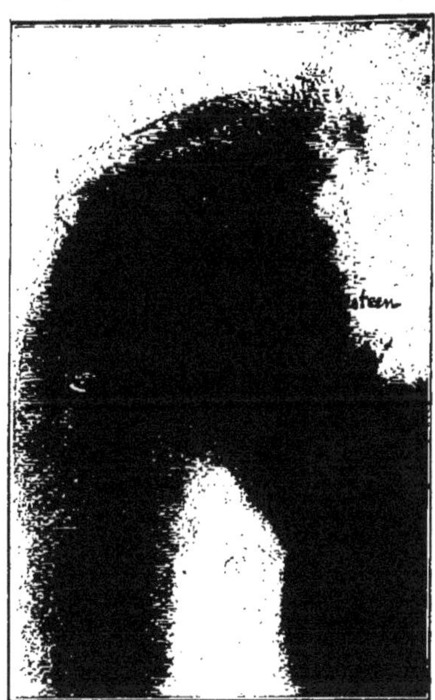

Figure 877. — Obs. 428, I. Figure 878. — Obs. 428, II.

Femme, 79 ans. Fracture du col, ostéoporose sénile.
Fixation par une vis perforante.

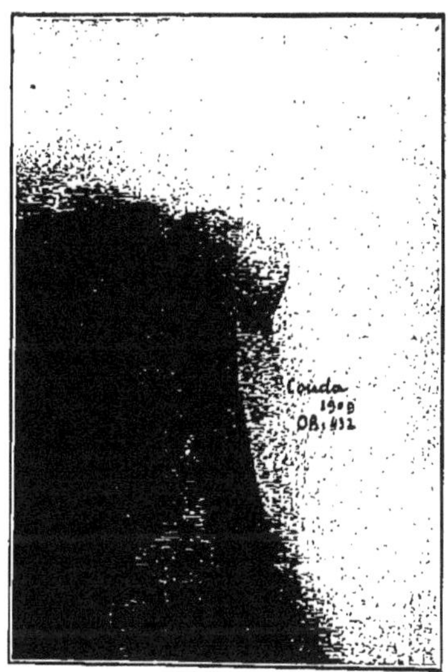

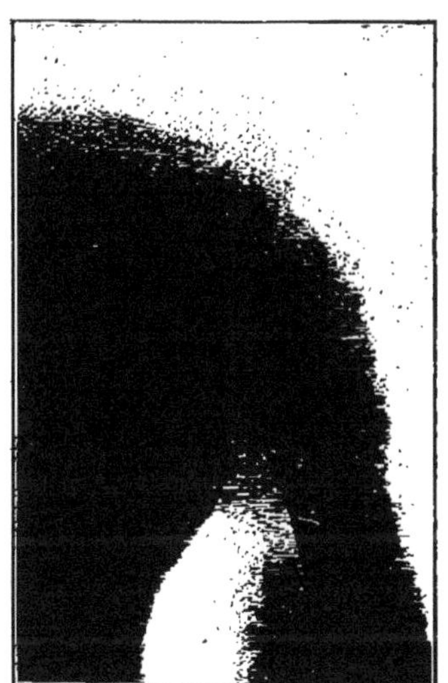

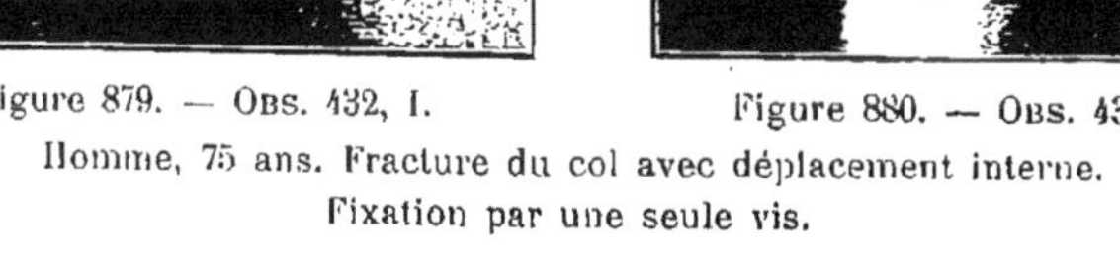

Figure 879. — Obs. 432, I. Figure 880. — Obs. 432, II.

Homme, 75 ans. Fracture du col avec déplacement interne.
Fixation par une seule vis.

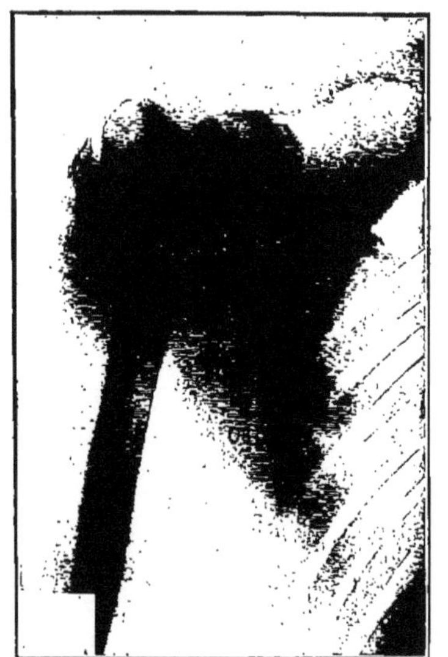

Figure 881. — Obs. 439, I.

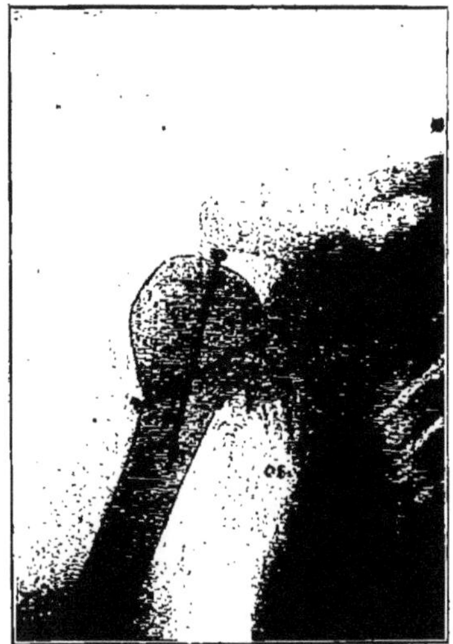

Figure 882. — Obs. 439, II.

Homme, 40 ans. Fracture du col avec déplacement en dedans.
Fixation par deux vis.

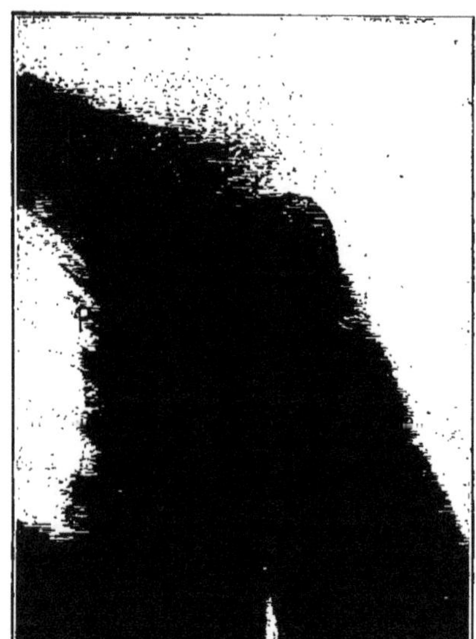

Figure 883. — Obs. 480, I.

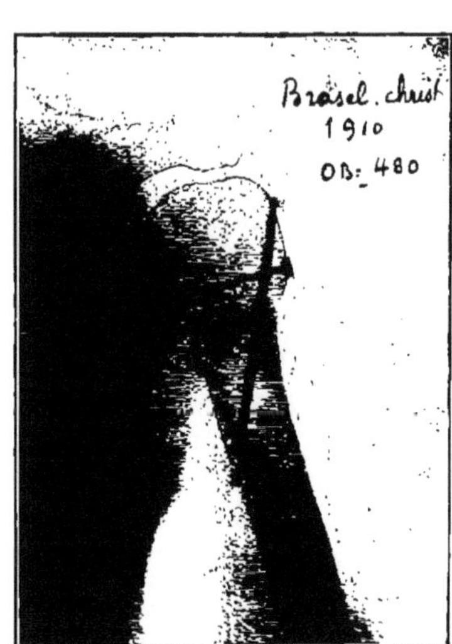

Figure 884. — Obs. 480, II.

Femme, 66 ans. Fracture du col avec déplacement en dedans.
Fixation par deux vis.

d) Fractures de l'épiphyse humérale avec luxation de l'épaule.

La luxation de l'épaule complique assez fréquemment les fractures de l'humérus. On peut rencontrer différentes formes cliniques : Fracture du col anatomique avec luxation antérieure, fracture de la grosse tubérosité avec luxation en avant ou en bas, fracture du col chirurgical et même fracture du corps de l'humérus.

Toutes ces lésions sont du plus mauvais pronostic; elles aboutissent, en cas de non réduction, à une invalidité complète du membre supérieur. J'ai observé deux cas anciens de fracture humérale avec luxation non réduite; ces deux blessés étaient absolument estropiés.

Voici la conduite qui doit être suivie dans ces cas :

On tentera, de suite après l'accident, de réduire la luxation par des manœuvres de douceur, au besoin en s'aidant de l'anesthésie. Si on réussit à réduire, on fera l'ostéo-synthèse quelques jours plus tard, après résorption de l'épanchement.

L'ostéo-synthèse sera presque toujours indiquée, car, dans ces cas, il s'agit de fractures à grands déplacements.

Si la réduction de la luxation ne peut être obtenue par les manœuvres non sanglantes on fera, en même temps, quelques jours plus tard, et la réduction sanglante de la luxation et l'ostéo-synthèse.

On pratiquera l'opération par une incision oblique antérieure, comme pour les fractures simples. Une fois la plaie bien exposée on fera d'abord la reposition de la tête. Dans les cas que j'ai opérés cette réduction a été obtenue sans grande difficulté, j'ai simplement repoussé la tête luxée à sa place en employant une grande spatule formant levier. Si ce moyen ne réussissait pas, il faudrait réduire en faisant des tractions directes avec des pinces de Muzeux plantées dans le tissu fibreux périostique ou la capsule articulaire ; il faut éviter de faire des tractions directes sur l'épiphyse avec un davier car on pourrait écraser l'os.

Une fois la luxation réduite on pratique l'ostéo-synthèse, comme il a été dit plus haut.

Dans quatre *cas anciens,* j'ai employé avec succès, l'incision postérieure de Kocher pour faire la reposition de la tête. L'avantage de cette voie d'approche, dans les cas anciens, est qu'elle respecte bien les parties molles péri-articulaires et qu'elle est très efficace, en permettant d'introduire un levier entre la cavité glénoïde et la tête luxée, manœuvre qui n'est pas réalisable par une incision antérieure (figure 885).

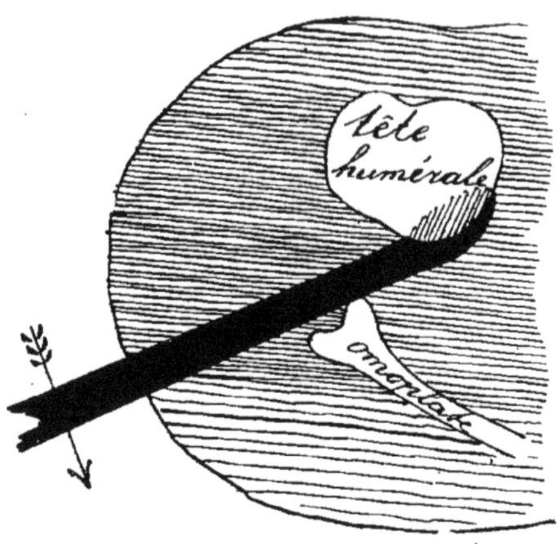

Figure 885.
Manœuvre du levier pour la réduction des luxations anciennes de l'épaule par l'incision postérieure de Kocher.

Cas cliniques de fractures humérales compliquées de luxation de l'épaule :

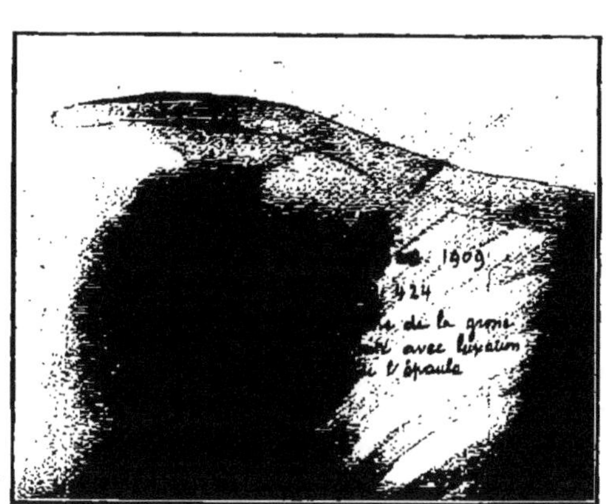

Figure 886. — Obs. 424, I.

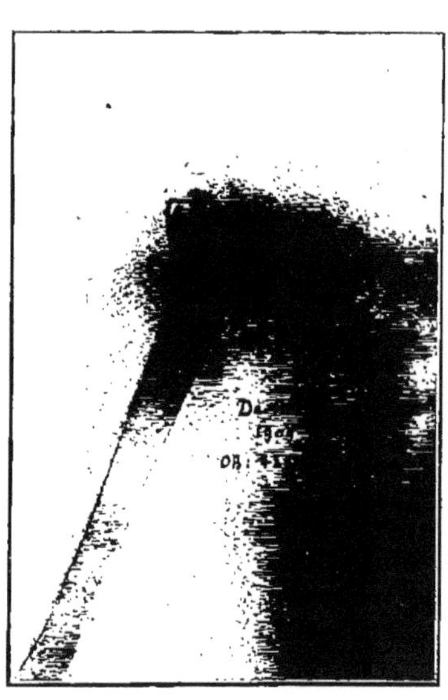

Figure 887. — Obs. 424, II.

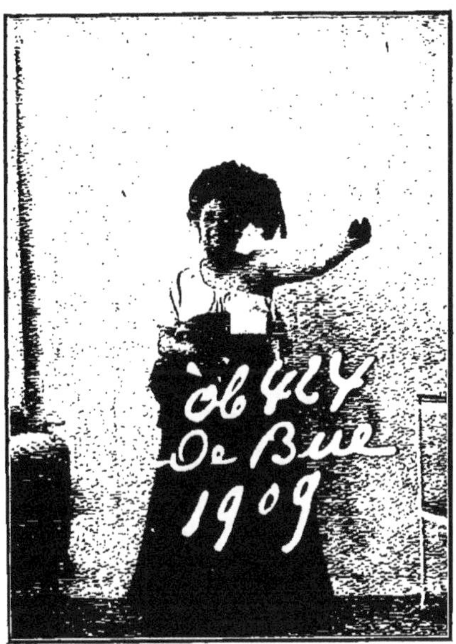

Figure 888. — Obs. 424, III.

I, II et III. Fracture de la grosse tubérosité avec luxation de l'épaule. Opération le huitième jour. Réduction de la luxation et ostéo-synthèse de la tubérosité (incision antérieure).

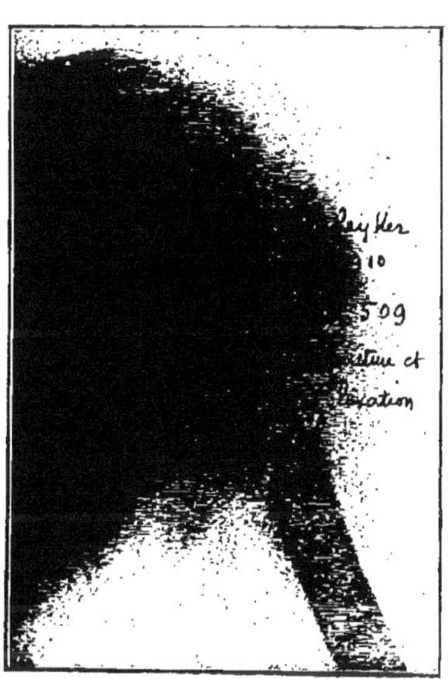

Figure 889. — Obs. 509, I.

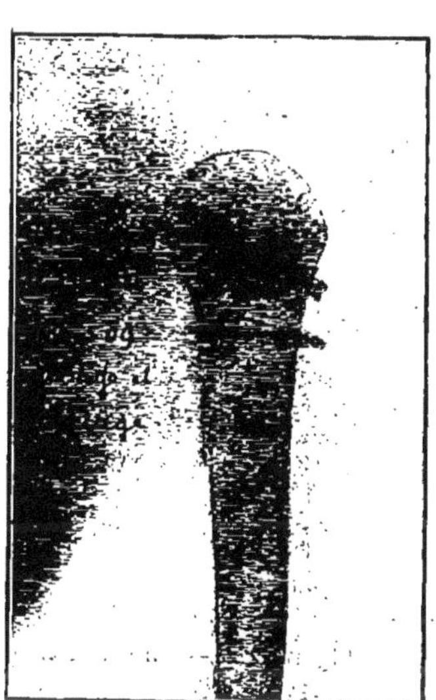

Figure 890. — Obs. 509, II.

Fracture oblique du col chirurgical avec luxation de l'épaule. Réduction de la luxation. Ostéo-synthèse par vissage et cerclage combinés. Incision antérieure.

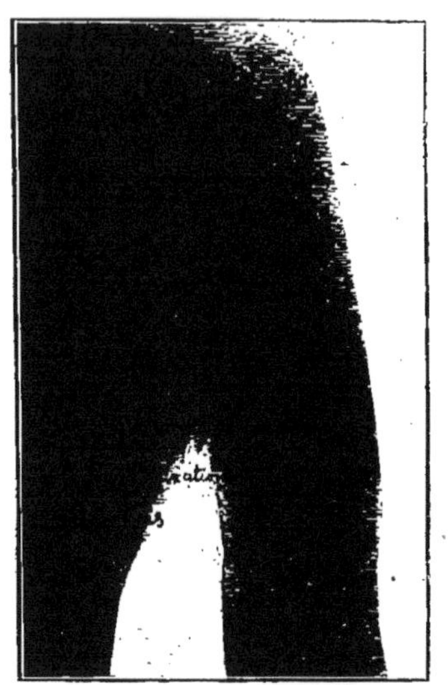

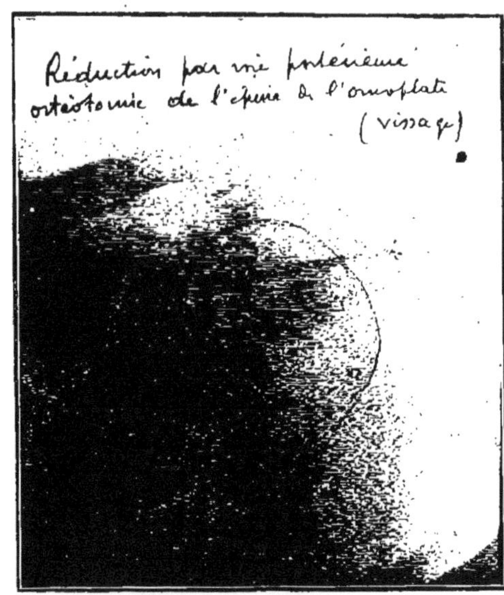

Figure 891. — Obs. 500, I. Figure 892. — Obs. 500, II.

Cas ancien de luxation de l'épaule avec fracture oblique de l'humérus. Réduction de la luxation par l'incision postérieure de Kocher. Vissage de l'épine de l'omoplate.

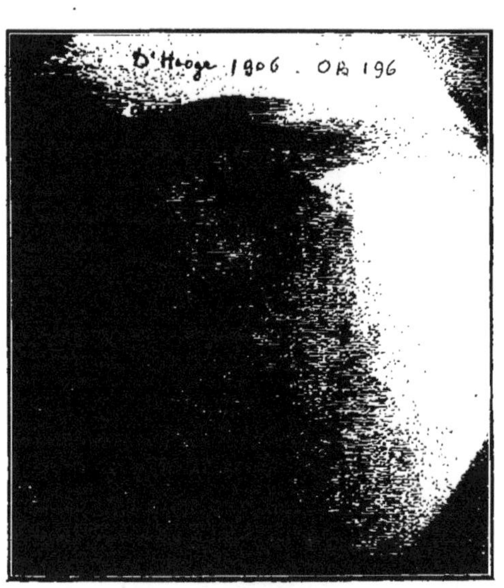

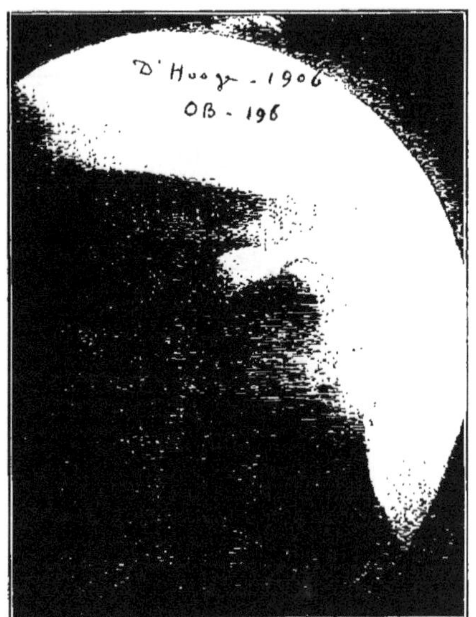

Figure 893. — Obs. 196, I. Figure 894. — Obs. 196, II.

Cas ancien de luxation de l'épaule avec arrachement de la grosse tubérosité. Réduction par l'arthrotomie postérieure de Kocher.

FRACTURES JUXTA-ÉPIPHYSAIRES SUPÉRIEURES DE L'HUMÉRUS.

Ces fractures forment un groupe intermédiaire entre les fractures du col et celles de la diaphyse. Il est nécessaire de les étudier à part, les techniques, applicables ici, différant de celles employées pour les fractures du col et celles de la diaphyse.

Ces fractures sont transversales, ou obliques à trait spiroïde ; le déplacement de la diaphyse se produit en dehors. par la traction du deltoïde, le fragment supérieur bascule en dedans sous l'influence du grand dorsal et du grand pectoral. Elles sont infiniment plus rares que les autres fractures de l'humérus ; je n'ai pas encore eu l'occasion d'en opérer.

Technique opératoire.

On abordera la fracture en incisant le long du bord antérieur du muscle deltoïde; on prolongera l'incision autant qu'il sera nécessaire vers le bas.

La mise à nu des bouts fracturés, non plus que la réduction, ne présentent ici rien de particulier; le nerf radial n'est pas en cause à ce niveau. La technique de la fixation seule mérite quelques considérations.

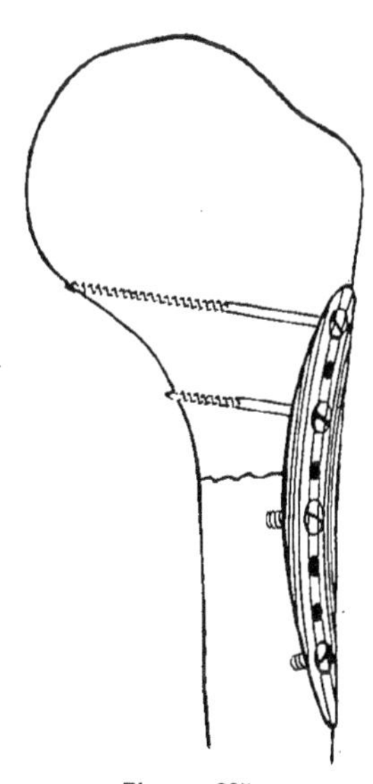

Figure 895.
Schéma de la prothèse perdue dans les fractures juxta-épiphysaires transversales.

S'il s'agit d'une *fracture transversale*, un seul procédé est à recommander, c'est la prothèse perdue : Le trait de fracture est trop bas pour faire le vissage longitudinal; d'ailleurs, la présence du canal médullaire rendrait ce vissage aléatoire. D'autre part, le fragment supérieur est trop court pour pouvoir placer correctement le fixateur.

L'agrafage et la suture simple n'ont dans cette région aucune valeur.

Je conseille donc la plaque perdue, qu'on placera de la façon suivante : On fixera premièrement la plaque au fragment diaphysaire; on fera ensuite la réduction et la fixation temporaire avec un davier fixant la plaque à l'épiphyse. On terminera en vissant la moitié supérieure de la plaque, avec des vis assez longues, surtout si l'os est peu résistant (figure 895).

Fractures obliques : Si le biseau est peu

oblique, le cerclage seul est insuffisant comme fixation, d'autant plus que la conicité de l'os, à ce niveau, fait facilement glisser les ligatures. Il vaut mieux recourir au vissage direct des fragments.

On placera deux vis, en se laissant guider par la disposition du trait de fracture pour la meilleure situation à leur donner.

La vis inférieure sera autant que possible *transversale ;* il faut éviter de la diriger obliquement en bas, car on risquerait de la briser dans le canal médullaire. La vis supérieure peut être enfoncée en différents sens vers l'épiphyse (figure 896).

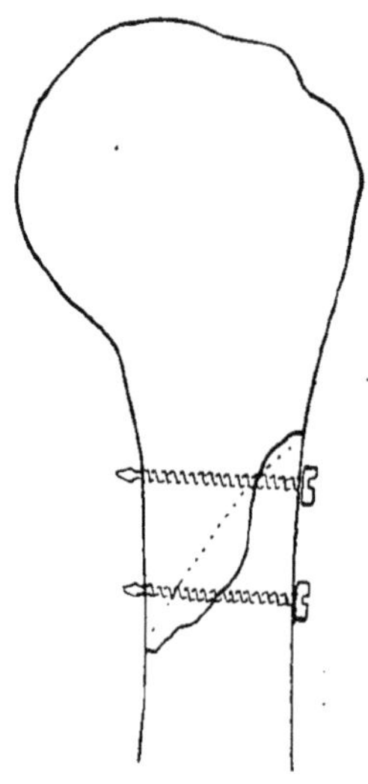

Figure 896.
Schéma du vissage d'une fracture légèrement oblique juxta-épiphysaire.

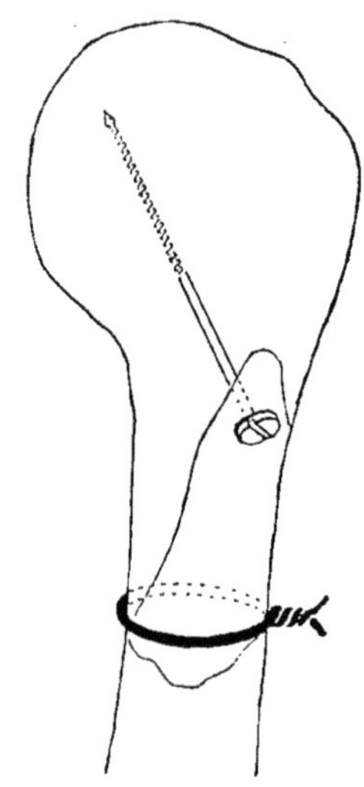

Figure 897.
Cerclage et vissage combinés dans la fracture juxta-épiphysaire en biseau.

Si l'on a affaire à une fracture en biseau, on combinera avec avantage le vissage et le cerclage. Après avoir coapté les fragments, on placera un cerclage en bas, à la limite inférieure du trait, et une longue vis en haut, obliquement vers l'épiphyse, comme l'indique la figure 897.

FRACTURES DU CORPS DE L'HUMÉRUS.

Je comprend dans ce groupe les fractures occupant les deux quarts moyens de l'os ; le quart supérieur comprend les fractures du col et les juxta-épiphysaires supérieures ; le quart inférieur les fractures sus-condyliennes et celles du coude.

Dans cette partie moyenne l'os est assez régulièrement cylindrique et rectilique, ce qui facilite la prothèse perdue.

Les fractures de la diaphyse humérale sont transversales ou obliques.

Les fractures *transversales* sont produites par un choc direct ou par une violente contraction musculaire; elles sont en rave, ou dentelées, ou à encoche. Elles sont rarement esquilleuses. Dans ces fractures transversales le déplacement est parfois peu prononcé.

Les *fractures obliques* sont des fractures indirectes dues à des chutes sur la main étendue ou sur le coude; le chevauchement est ici habituel et peut être considérable. La fracture spiroïde produite par un effort de torsion est souvent composée, et il y a une longue esquille entre les fragments principaux.

L'humérus est l'os qui se consolide le plus rapidement (quinze jours et parfois même moins !) C'est en même temps celui qui donne le plus de cas de pseudarthroses, sans qu'on puisse bien se rendre compte de la cause de ce paradoxe.

Dans les fractures de la moitié inférieure de la diaphyse, la paralysie du nerf radial s'observe fréquemment, soit primitivement soit secondairement (dans au moins 10 à 15 °/ₒ des cas). Cette paralysie doit toujours être recherchée, car elle est souvent méconnue au début, ce qui est fort fâcheux pour le blessé. Elle est due, soit au choc traumatique qui écrase le nerf sur l'os, soit à la compression du nerf par un des fragments ; quand elle survient tardivement c'est par englobement du nerf dans le cal.

Les fractures sans chevauchement guérissent rapidement par l'immobilisation dans un bandage placé en demi élévation du bras.

On recourra au traitement opératoire dans tous les cas où il y a séparation des surfaces, avec ou sans chevauchement. La paralysie du nerf radial me semble une indication formelle, quelle que soit la forme de la fracture : il y a tout avantage à aller à la recherche du nerf pour le restaurer, s'il est divisé, ou pour le protéger s'il est comprimé.

On interviendra vers le huitième jour après l'accident.

Fractures récentes.

Technique de l'ostéo-synthèse dans les fractures diaphysaires de l'humérus.

On aborde l'os par une incision externe suivant la gouttière intermusculaire externe. Vers le bas on suit l'interstice descendant vers le pli du coude.

On incise la peau, puis, après avoir reconnu l'espace intermusculaire, on va prudemment à la recherche du nerf radial. Si la fracture siège vers le milieu de la diaphyse on récline le nerf en arrière avec un rétracteur mousse; si la fracture est basse le nerf se réclinera plus facilement en avant.

On ouvre ensuite le foyer de la fracture et on prépare les bouts osseux comme il est expliqué dans les généralités.

On emploiera comme mode de fixation le *fixateur* ou la *prothèse perdue* dans les *fractures transversales*, le *cerclage* dans les *fractures en biseau simples* ou composées. Ces trois techniques suffisent pour tous les cas.

a) *Ostéo-synthèse du corps de l'humérus au moyen du fixateur.*

Le foyer étant ouvert, les bouts sont dépériostés et débarrassés des caillots, des petits fragments et du cal en voie de formation; on les saisit de part et d'autre avec deux daviers droits moyens, placés à deux centimètres des extrémités. On fait la réduction en arcboutant les fragments, puis en redressant l'angle, une fois les surfaces bien engrénées. Les daviers étant maintenus par l'assistant, le chirurgien place un davier en L (moyen) sur le siège de la fracture. Les daviers droits sont alors enlevés et l'on procède au placement du fixateur.

Les deux fiches moyennes sont mises dans la plaie; on place de même la fiche inférieure, au bas de l'incision, en surveillant bien le nerf radial, car c'est à ce niveau que la compression du nerf par les fiches est le plus à craindre. Si la fracture est au milieu de l'humérus, on peut être forcé de mettre la fiche inférieure par une petite boutonnière spéciale; il faut, dans ce cas, bien repérer le trajet du nerf et placer la fiche en arrière de sa trajectoire. La fiche supérieure est placée sans aucun danger par une petite boutonnière de la peau. On place ensuite les pièces de raccordement, puis le tuteur; on bloque tous les écrous et on enlève le davier fixateur. On fait quelques mouvements de flexion du coude pour s'assurer de la bonne exécution de la fixation.

Engainement du nerf radial : Pour mettre le nerf à l'abri de toute compression, j'incise en arrière le muscle triceps en suivant ses fibres; je place le nerf dans la tranchée et je l'enfouis par deux ou trois points en U modérement serrés.

La peau est suturée entre les fiches après avoir garni celles-ci de tubes en caoutchouc pour éviter la nécrose des parties molles par compression,

Des mouvements actifs et passifs sont pratiqués dès l'opération; le blessé se lève dès le lendemain et circule en soutenant le bras avec une écharpe.

Quinze à dix-huit jours plus tard on dévisse prudemment les écrous des bagues de serrage et on s'assure de l'état de la consolidation; si celle-ci est jugée insuffisante on bloque les écrous à nouveau et on attend encore une semaine.

Après l'ablation du fixateur il est prudent de placer deux attelles en carton pendant quelques jours pour se mettre en garde contre la rupture possible d'un cal encore peu solide.

Cas de fractures récentes traitées par le fixateur :

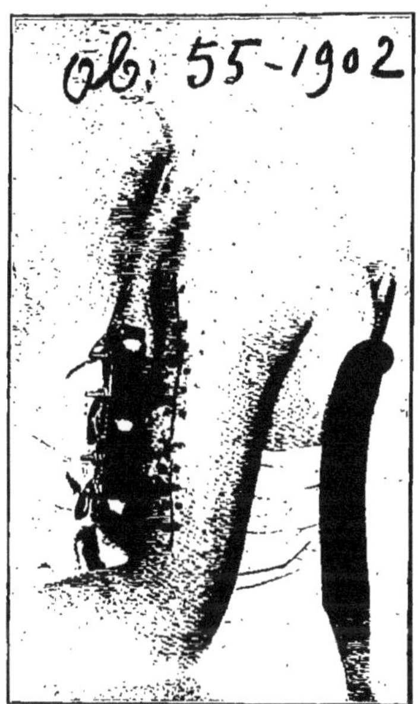

Figure 898. — OBS. 55.
Fracture transversale. Placement du fixateur primitif.
(Les radiographies ont été égarées.)

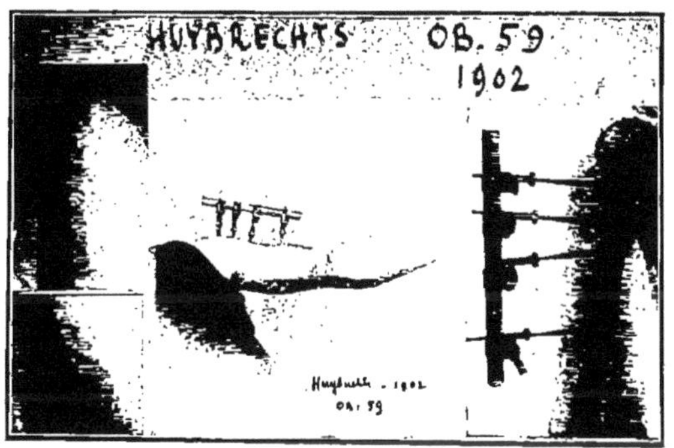

Figure 899. — OBS. 59.
Fixation sous-cutanée. (Présenté le cinquième jour au Congrès de la *Société internationale de Chirurgie*, Bruxelles, 1902.)

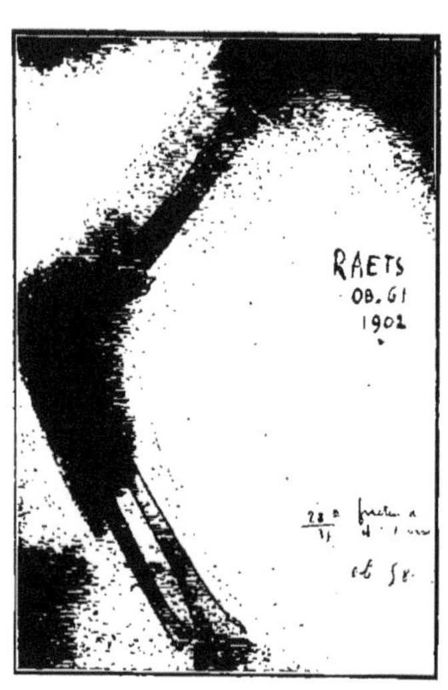

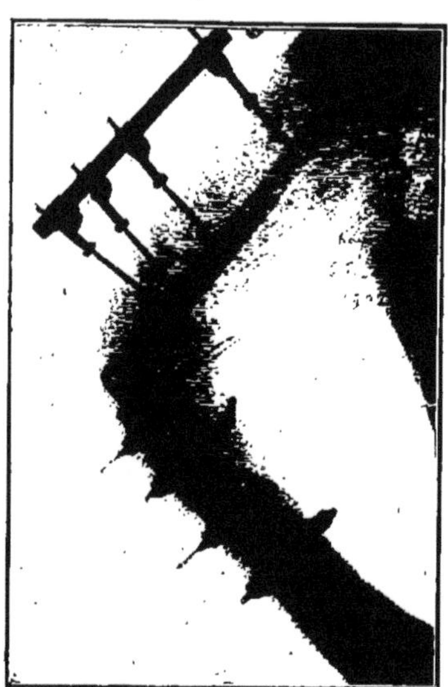

Figure 900. — Obs. 61, I. Figure 901. — Obs. 61, II.
Fracture de l'humérus et de l'avant-bras. Fixation sous-cutanée de l'humérus.

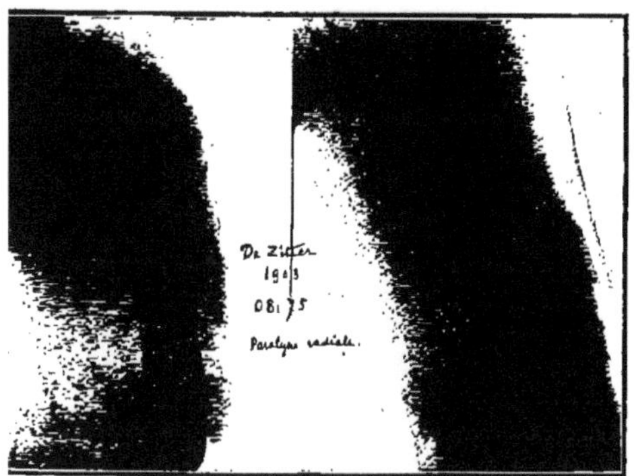

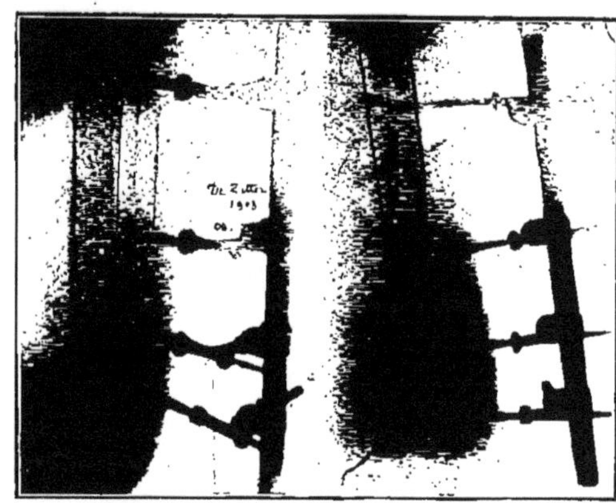

Figure 902. — Obs. 75, I. Figure 903. — Obs. 75, II.

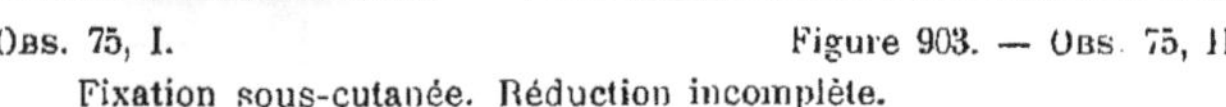

Fixation sous-cutanée. Réduction incomplète.

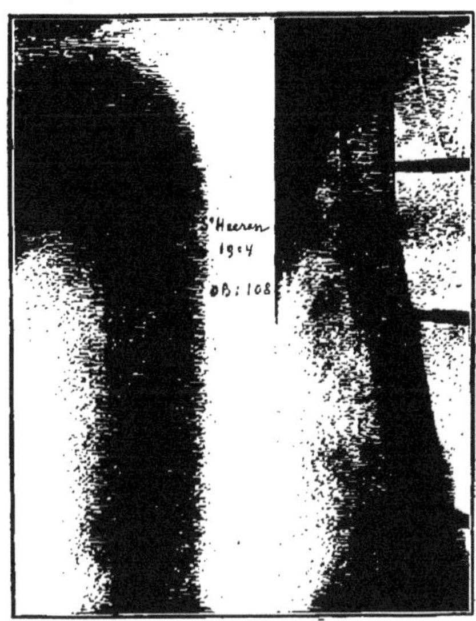

Figure 904. — OBS. 108, I, II.
Fracture transversale composée.
Réimplantation du fragment intermédiaire.

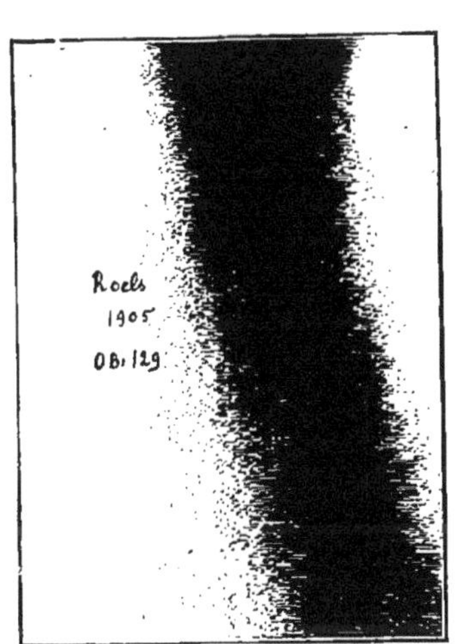

Figure 905. — OBS. 129, I.

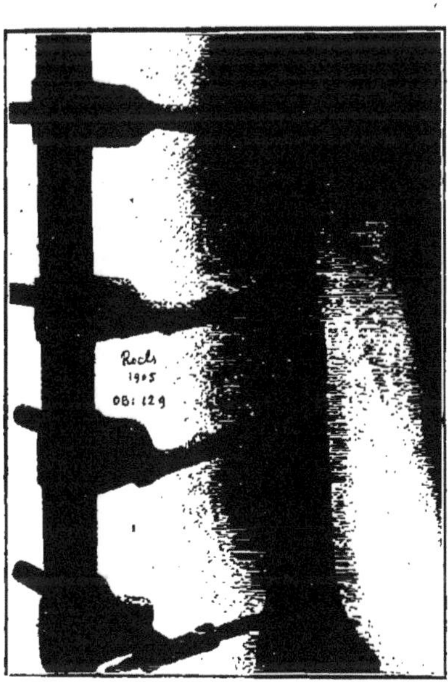

Figure 906. — OBS. 129, II.

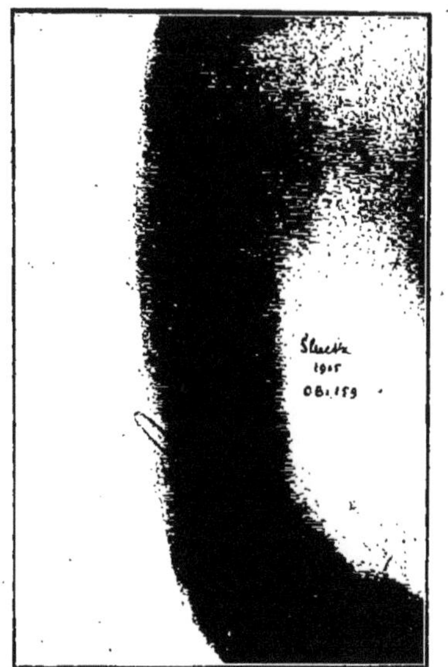

Figure 907. — Obs. 159, I.

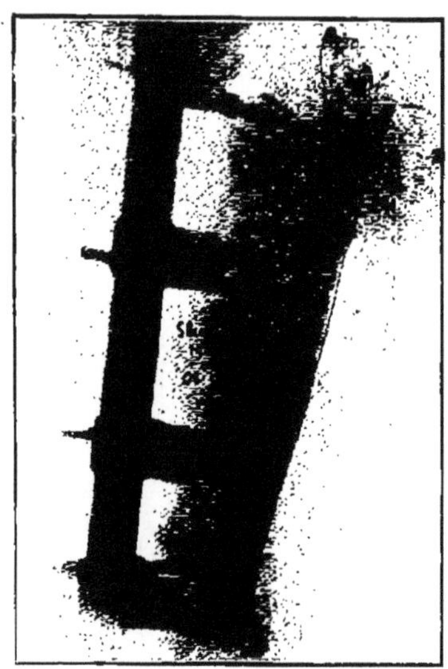

Figure 908. — Obs. 159, II.

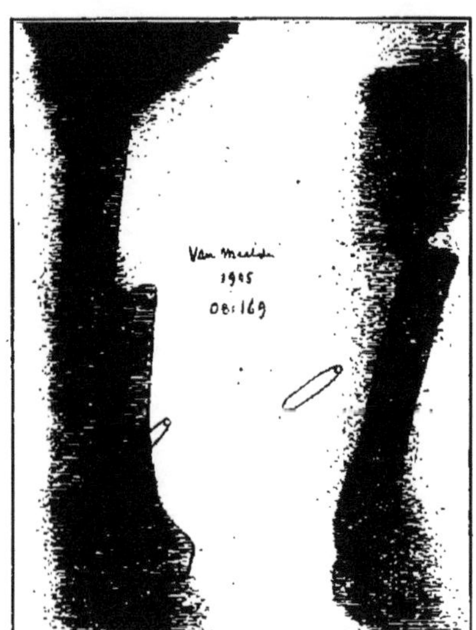

Figure 909. — Obs. 169, I.

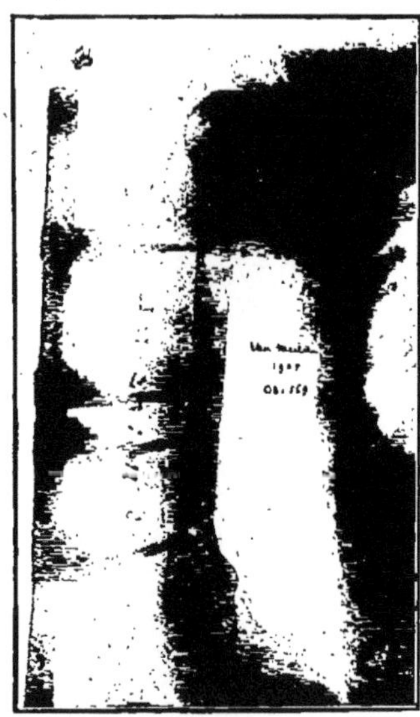

Figure 910. — Obs. 169, II.

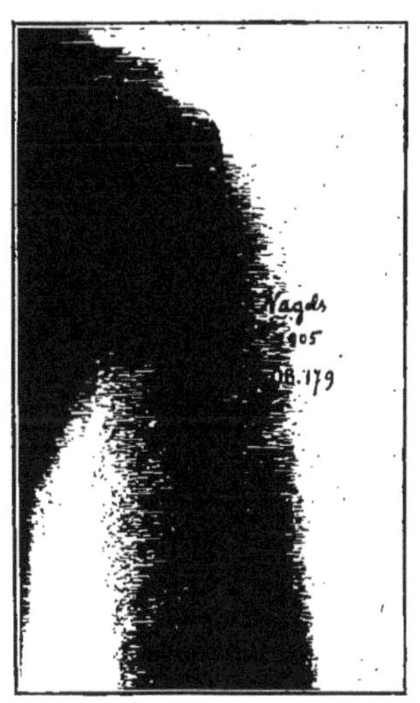

Figure 911. — Obs. 179, I.

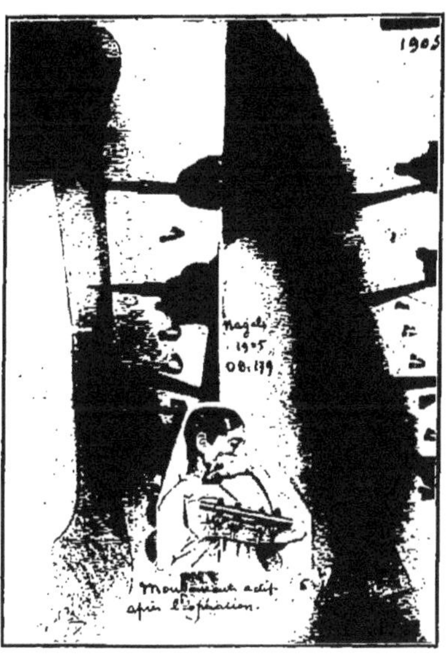

Figure 912. — Obs. 179, II.

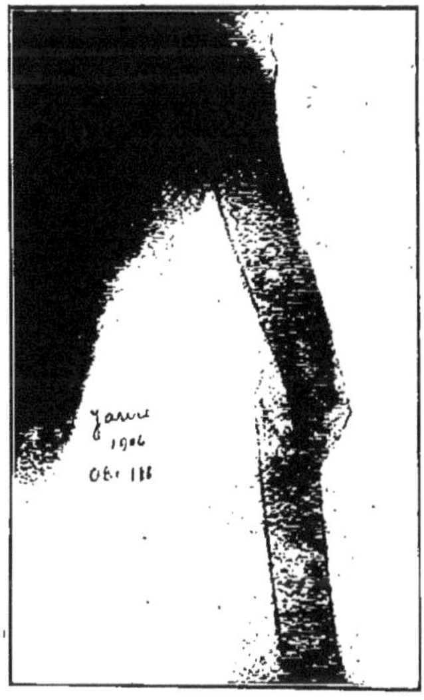

Figure 913. — Obs. 188, I.

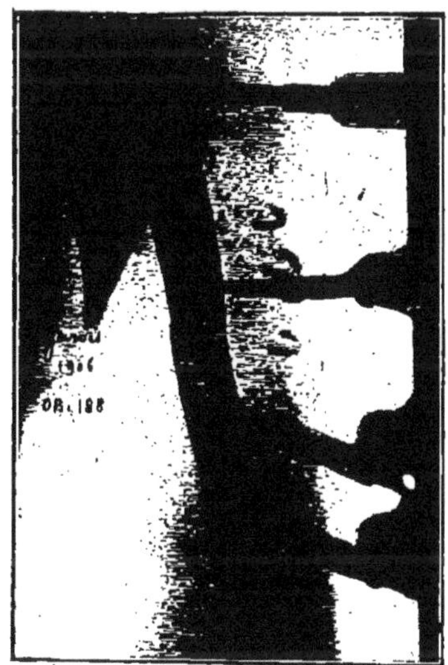

Figure 914. — Obs. 188, II.

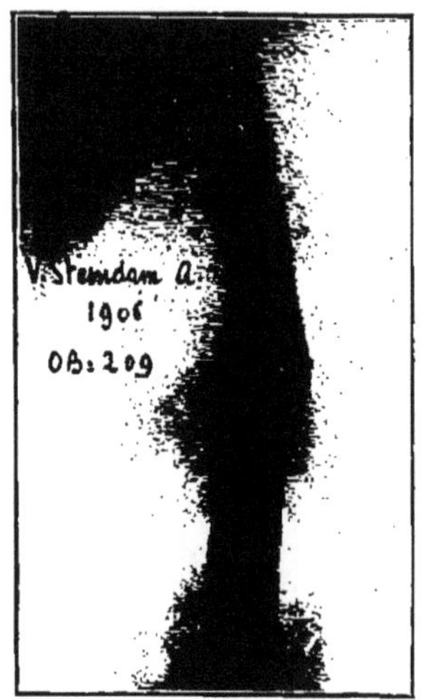

Figure 915. — Obs. 209, I.

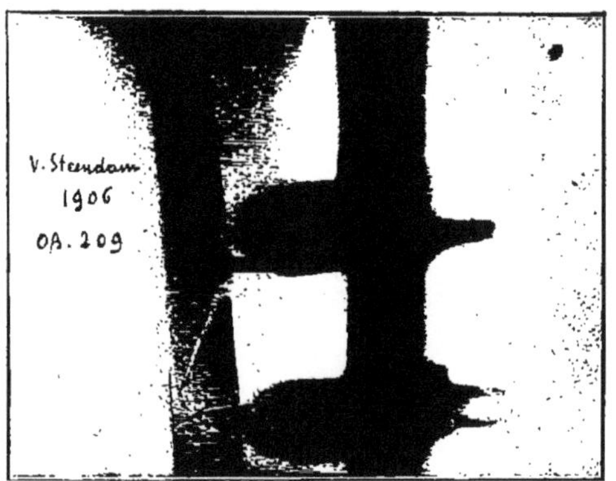

Figure 916. — Obs. 209, II.

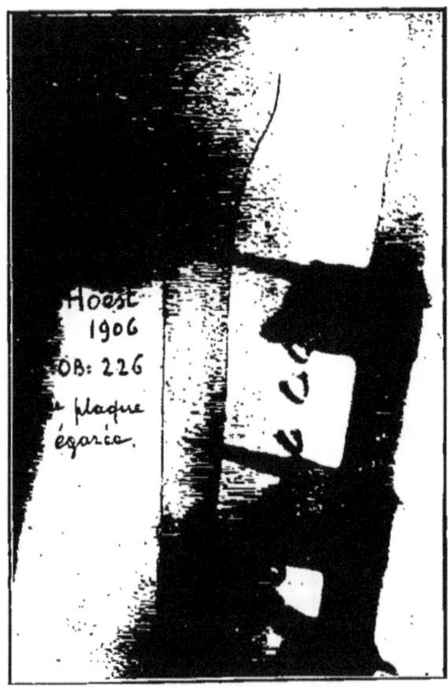

Figure 917. — Obs. 226.
Fixateur et cerclage (première plaque égarée).

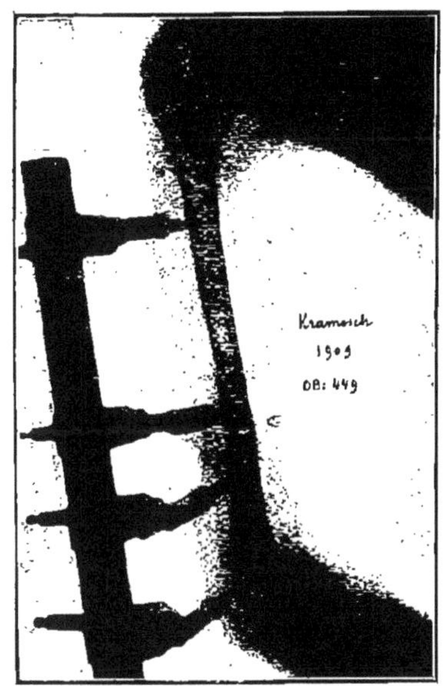

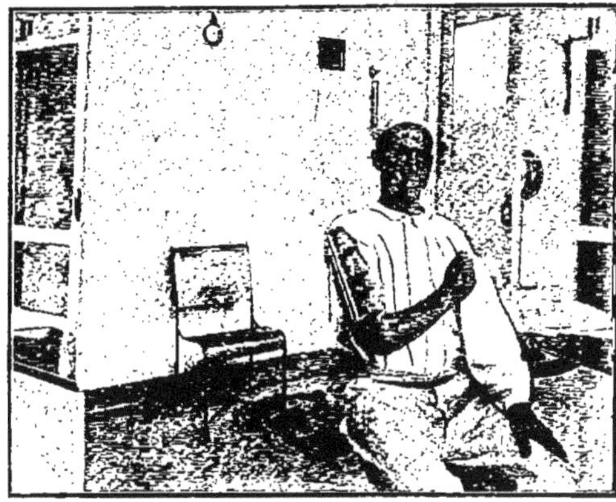

Figure 918. — Obs. 449, I. Figure 919. — Obs. 449, II.

Fracture transversale (premier cliché égaré).

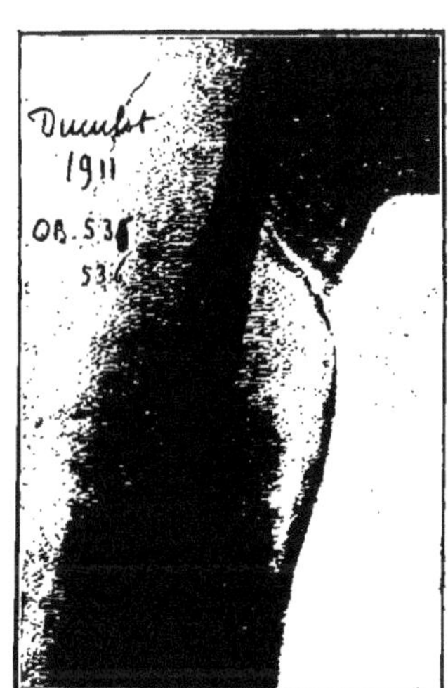

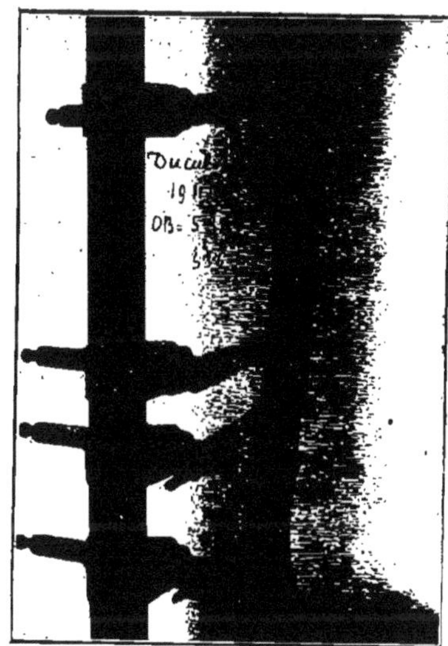

Figure 920. — Obs. 536, I. Figure 921. — Obs. 536, II.

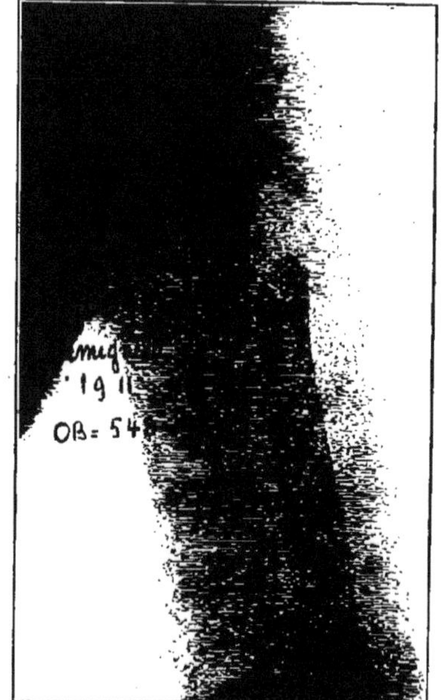

Figure 922. — Obs. 548, I.

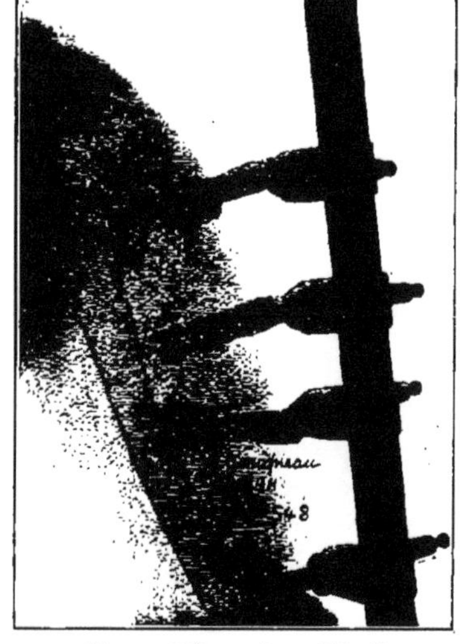

Figure 923. — Obs. 548, II.

b) *Ostéo-synthèse du corps de l'humérus au moyen de la prothèse perdue.*

La prothèse perdue a été longuement décrite dans les généralités et à propos des fractures du corps du fémur. Je résumerai brièvement la technique :

On prend une plaque de 5 à 6 centimètres de longueur ; on la présente, au moyen d'une pince, au fragment supérieur qu'on aura soin de soulever et de soutenir avec un crochet à traction. On fixe provisoirement la plaque avec un davier droit ou un davier en S ; on fore un trou et on place une première vis à l'extrémité de la plaque. On enlève le davier et on place une seconde vis près du bout.

On passe ensuite à la réduction et au vissage du fragment inférieur : pour cela, on harponne le fragment avec un crochet à traction, et on l'amène dans l'angle formé par la prothèse avec le fragment supérieur.

On place finalement un davier, maintenant le fragment et la plaque, et on redresse le membre. La réduction obtenue on serre le davier et on place les vis. On mettra quatre à six vis suivant les cas ; si le vissage est correct et l'os résistant, quatre vis sont suffisantes.

Après avoir pratiqué la fixation de la prothèse, on engaine le nerf radial dans le triceps, puis on suture entièrement la plaie.

Le grand avantage de la prothèse perdue est de mettre absolument à l'abri des infections secondaires, Si l'opération a été exécutée aseptiquement, les suites opératoires sont des plus simples et quinze jours après l'opération on peut regarder le blessé comme guéri.

Presque toutes les prothèses que j'ai placées sur l'humérus sont restées tolérées.

Radiographies de fractures du corps de l'humérus traitées par la prothèse perdue :

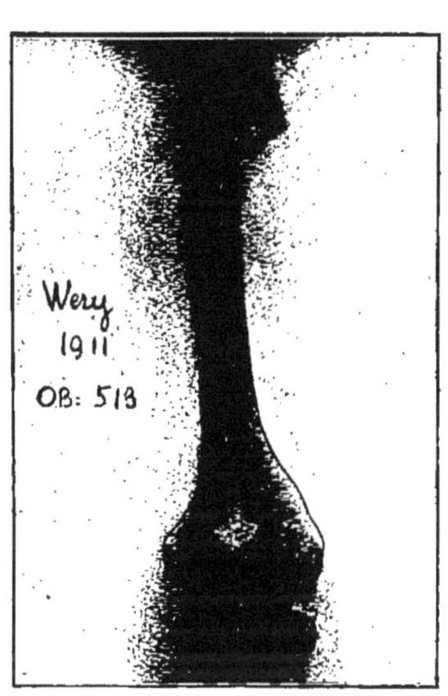

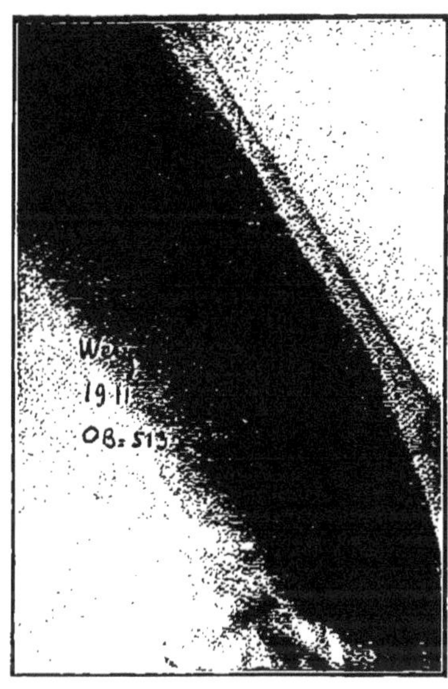

Figure 924. — Obs. 513, I. Figure 925. — Obs. 513, II.
Fracture transversale récente. Prothèse perdue tolérée.

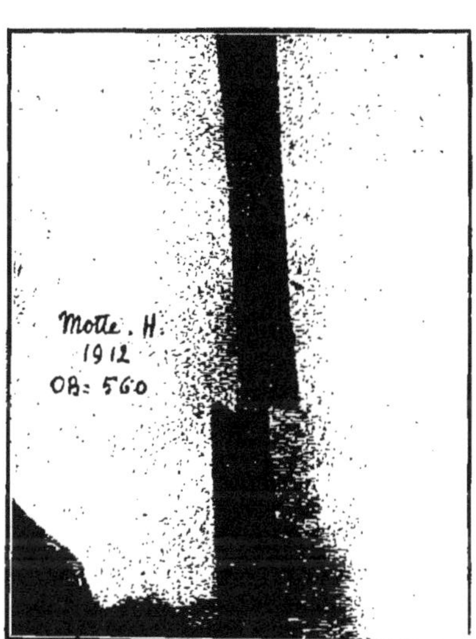

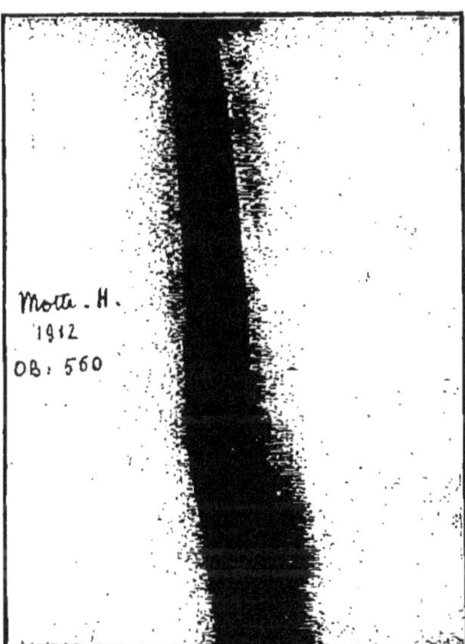

Figure 926. — Obs. 561, I. Figure 927. — Obs. 561, II.
Fracture de l'humérus et des deux os de l'avant-bras. Prothèse perdue. Plaque tolérée.

c) *Technique du cerclage dans les fractures en biseau de l'humérus.*

Pour que le cerclage soit indiqué, il faut que le trait de fracture ait une longueur au moins égale à deux fois le diamètre de l'os. On peut à la rigueur se contenter de 1 ½ diamètre, mais on s'expose alors à des déviations par manque de solidité, aussi est-il plus sage de recourir alors soit au fixateur soit à la prothèse perdue.

La technique du cerclage ne présente guère de particularités à signaler après ce que j'en ait dit dans les généralités et à propos des fractures du fémur.

On fera l'incision d'approche comme dans les fractures transversales et on protégera tout d'abord le nerf radial. La réduction sera faite par traction longitudinale et affrontement avec un davier droit moyen ou un davier en S. La traction manuelle est toujours largement suffisante. On fera le cerclage avec du fil de cuivre rouge de 1 ½ millimètre de diamètre. Deux fils sont suffisants.

Dans les fractures obliques composées on se comportera comme il a été exposé à propos des fractures du fémur : fixation première de l'esquille à l'un des bouts, puis, réduction et fixation comme dans une fracture simple.

La guérison des fractures obliques de l'humérus exactement cerclées est extrêmement rapide. Au bout de quinze jours toutes les fonctions normales sont rétablies.

Cas cliniques de fractures en biseau traitées par le cerclage :

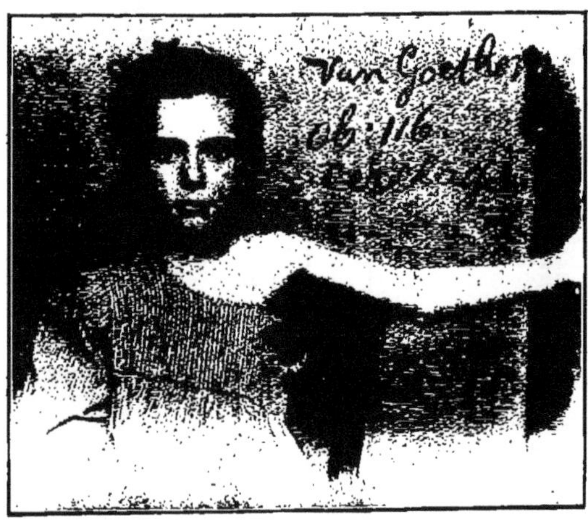

Figure 928. — Obs. 116, I.

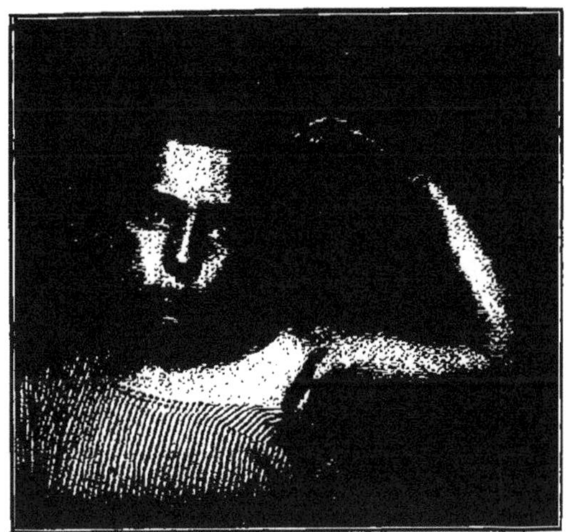

Figure 929. — Obs. 116, II.
I et II. Cerclage de l'humérus pour fracture oblique.
(Les radiographies ont été égarées. — Les photographies (figures 928-929) montrent les mouvements actifs quinze jours après l'opération.)

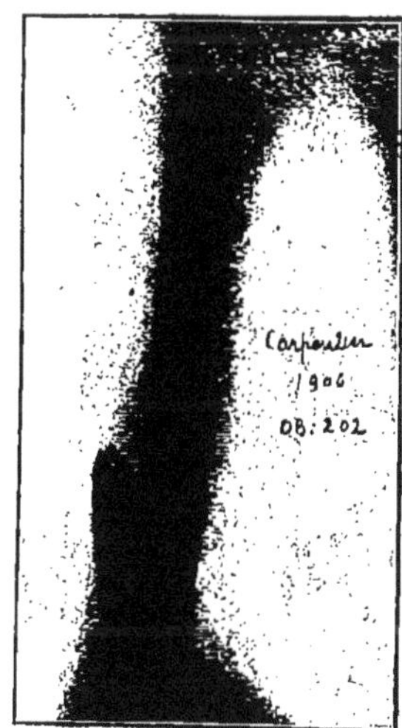

Figure 930. — Obs. 202, I.

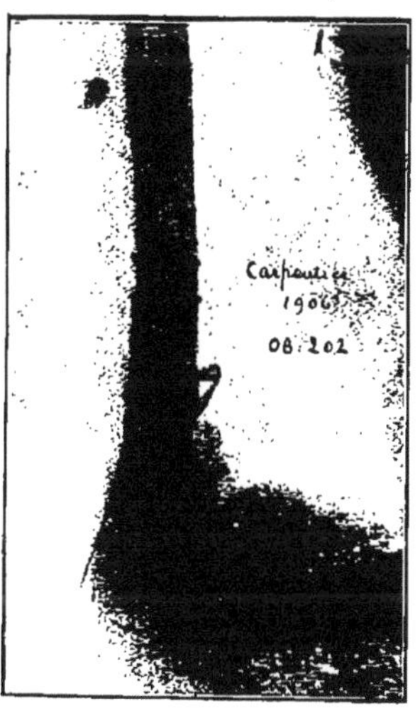

Figure 931. — Obs. 202, II.

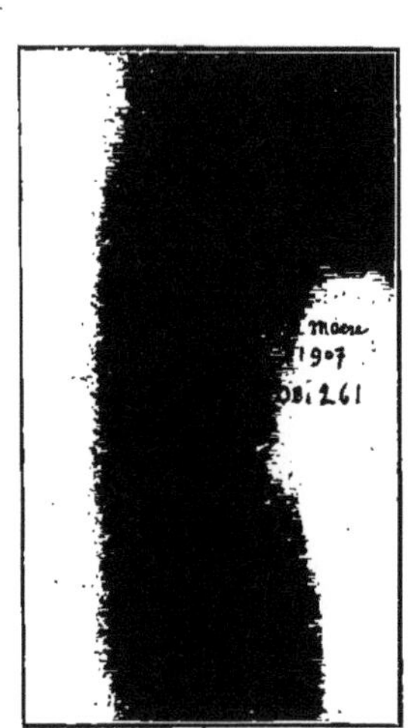

Figure 932. — Obs. 261. I.

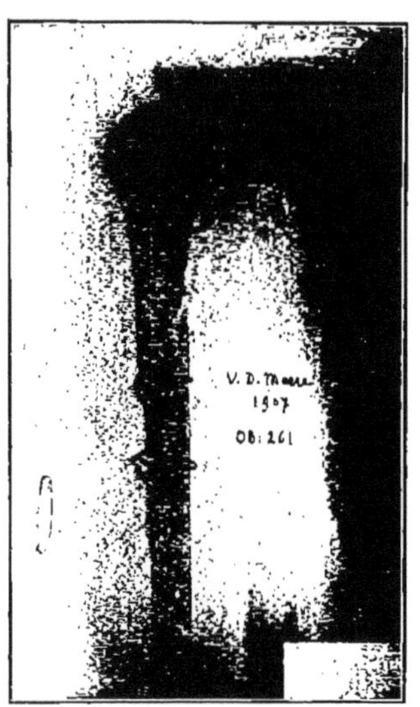

Figure 933. — Obs. 261, II.

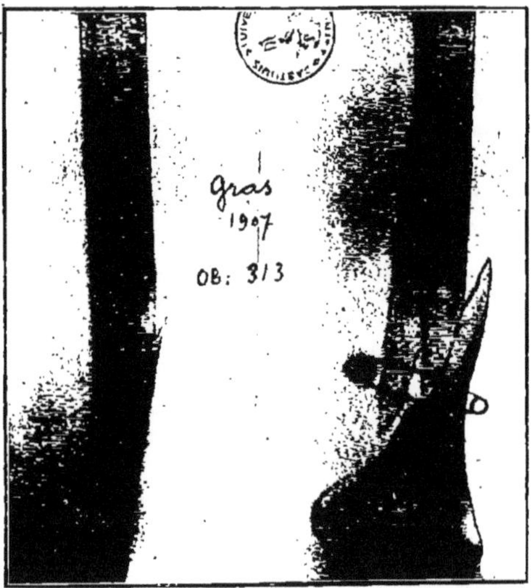

Figure 934. — Obs. 313, I.

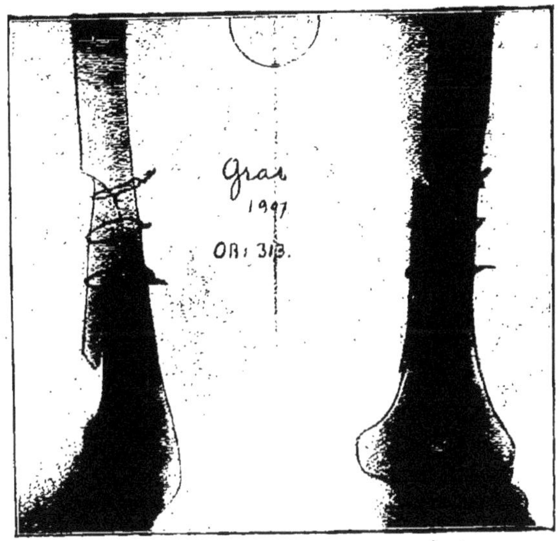

Figure 935. — OBS. 313, II.
I, II. Fracture oblique composée.
Réduction incomplète, néanmoins, consolidation rapide et bon résultat.

Fractures diaphysaires de l'humérus avec fracture simultanée de l'avant-bras.

Les fractures du corps de l'humérus peuvent s'accompagner de luxation de l'articulation scapulo-humérale ; j'en ai dit un mot à propos des fractures épiphysaires de l'humérus où cette complication est la plus commune.

Ce qu'il est plus fréquent d'observer, c'est la fracture simultanée de l'humérus et des deux os de l'avant-bras ; j'en ai déjà rencontré huit cas. Inutile d'insister sur la gravité extrême de ces traumatismes complexes ; l'ostéo-synthèse est ici particulièrement utile pour pouvoir, par une mobilisation immédiate, prévenir les atrophies musculaires et l'ankylose des articulations. On emploiera suivant les indications qui se présenteront, le fixateur, la prothèse ou le cerclage.

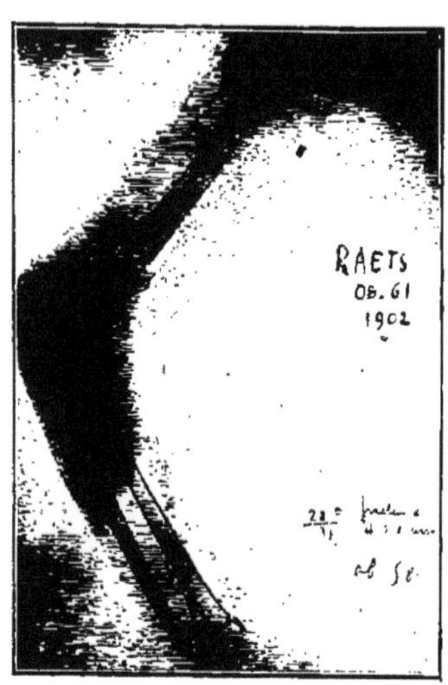

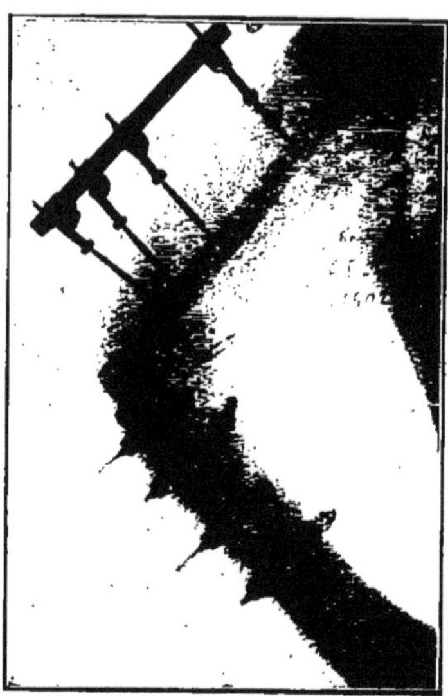

Figure 936. — Obs. 61, I. Figure 937. — Obs. 61, II.
Fracture de l'humérus et de l'avant-bras.
Ostéo-synthèse, sous-cutanée de l'humérus, et à ciel ouvert du radius, au moyen de deux fixateurs.

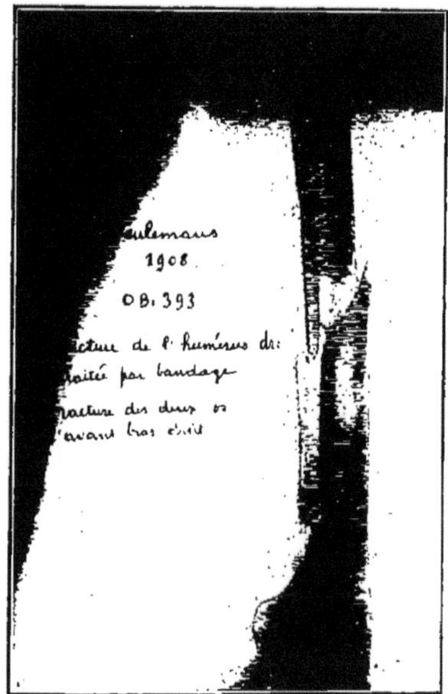

Figure 938. — Obs. 393, I.

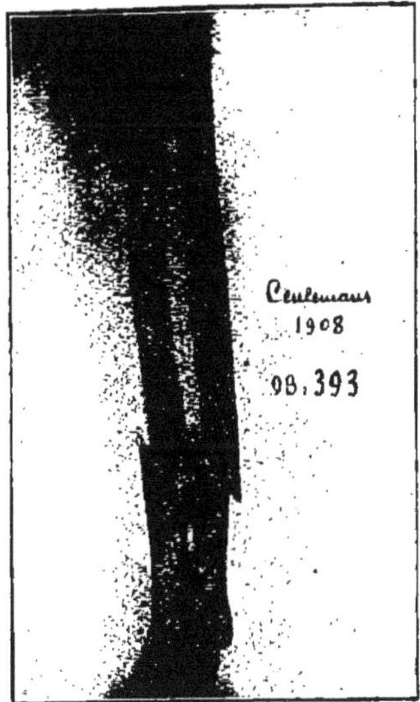

Figure 939. — Obs. 393. II.

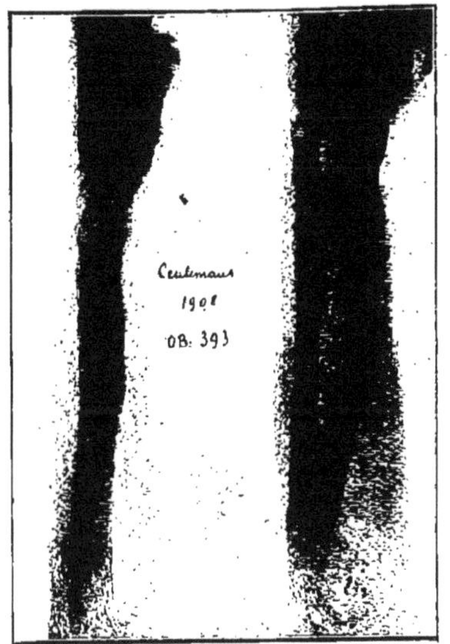

Figure 940. — Obs. 393, III.

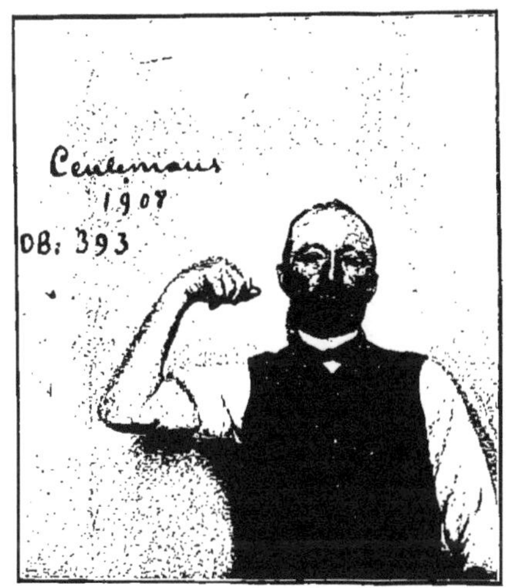

Figure 941. — Obs. 393, IV.

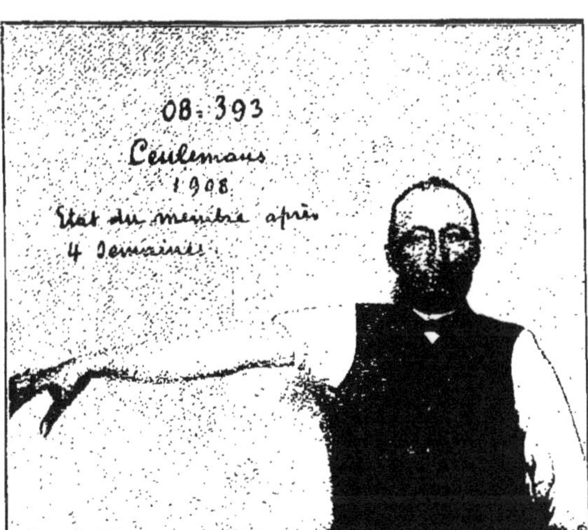

Figure 942. — Obs. 393. V.

I, II, III, IV et V. Fracture esquilleuse de l'humérus avec fracture des deux os de l'avant-bras.
Bandage au niveau du bras et ostéo-synthèse de l'avant-bras.
Guérison intégrale en quatre semaines.

Fractures anciennes de l'humérus.

On peut avoir à intervenir pour cal vicieux ou pour pseudarthrose. Le cal vicieux est beaucoup plus rare que le manque de consolidation. Dans l'un, comme dans l'autre cas, il peut y avoir paralysie du nerf radial.

Dans les *fractures consolidées vicieusement* on fera l'ostéotomie du cal suivie d'ostéo-synthèse. On commencera dans tous les cas par rechercher le nerf radial pour le protéger, le libérer ou le restaurer par la suture. On fera l'avivement des fragments soit par une section simple, soit par une section en escalier. La fixation pourra être faite par le fixateur ou la prothèse perdue.

Je n'ai eu que deux fois à intervenir pour cal vicieux de l'humérus; une fois je me suis borné à exciser un cal exubérant gênant la flexion du coude; l'autre cas concernait une fracture oblique consolidée en chevauchement, la flexion du coude était arrêtée à l'angle droit et il existait une paralysie radiale. J'ai fait la libération du nerf, l'ostéotomie de la fracture et la fixation par prothèse perdue. Guérison complète (figures 943 et 944, Obs. 505, I, II).

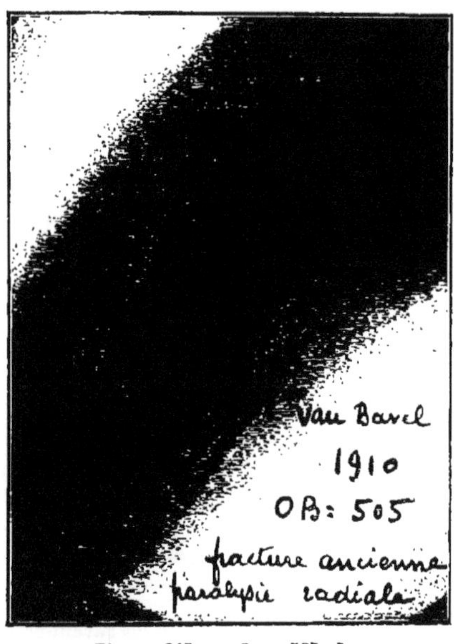

Figure 943. — Obs. 505, I.

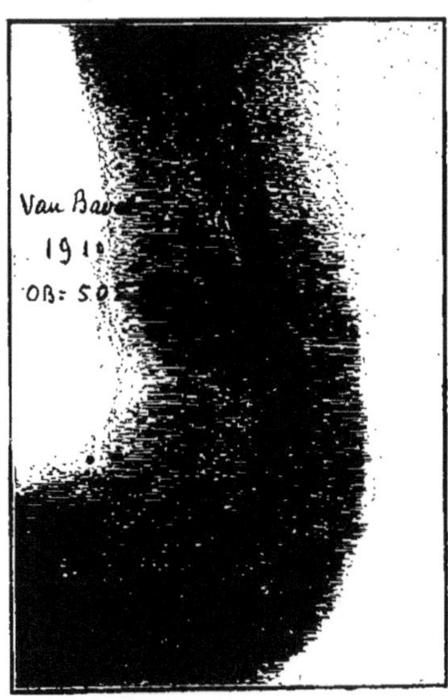

Figure 944. — Obs. 505, II.

Pseudarthroses de l'humérus.

Elles présentent deux formes principales au point de vue de la technique opératoire, suivant qu'elles sont consécutives à des fractures transversales ou des fractures obliques.

Dans le premier groupe *(pseudarthroses après fractures transversales)* le manque de consolidation est dû à un défaut de coaptation, ou à une infection du foyer ayant amené de l'ostéite des bouts fracturés.

Parfois il y a un fragment intermédiaire dont la nécrose a empêché la formation du cal. Dans plusieurs des cas que j'ai observés la pseudarthrose était consécutive, ou avait été aggravée par une tentative malheureuse d'ostéo-synthèse (suture au fil d'argent !)

Dans ces formes de pseudarthroses, après avoir ouvert le foyer, il faut dégager les bouts osseux et en réséquer une tranche, avec une scie fine, de façon à avoir une bonne surface de coaptation. On place le fixateur ou une plaque de prothèse en se guidant sur les considérations suivantes pour le choix à adopter :

Si l'os est resté en bon état de nutrition, et, si le manque de consolidation est bien nettement dû à une mauvaise réduction, le fixateur pourra être employé en toute confiance.

S'il y a atrophie osseuse, je préfère la prothèse perdue, parce qu'elle permet de maintenir les fragments en place pendant tout le temps que demandera la consolidation, ce qui peut durer plusieurs mois. Par contre la prothèse perdue sera absolument contre indiquée s'il y a encore de l'infection même légère du foyer; alors que dans cette alternative on peut très bien réussir avec le fixateur ; je suis intervenu une fois dans ces conditions (pseudarthrose avec une esquille et fistulisation ancienne; j'ai enlevé le séquestre, curetté le foyer, excisé une tranche des deux bouts et placé le fixateur; malgré une suppuration de la plaie la consolidation était obtenue en quatre semaines).

S'il y a ostéo-porose étendue je conseille de placer une longue plaque de prothèse fixée par des vis traversant l'os de part en part (voir généralités).

Dans les pseudarthroses consécutives à *des fractures en biseau* la cause du manque de soudure est, en général, l'interposition de fibres du brachial antérieur ou du triceps.

Si le cas est relativement récent (quelques semaines) avec bon état du tissu osseux le cas sera traité comme une fracture récente : On dégagera les bouts ; on extirpera soigneusement à la curette tranchante le cal englobant les extrémités ; on réduira par des tractions combinées à l'affrontement avec un davier et on fixera au moyen du cerclage.

Dans les cas où il y a atrophie osseuse il faut être modeste et ne pas rechercher une reposition géométrique : il faut se borner à exciser les tissus interposés ; on racle les surfaces à coapter et on les rapproche par quelques cerclages au fil métallique souple.

Les pseudarthroses avec perte de substance étendue seront opérées par la greffe osseuse comme je l'ai exposé à propos des fractures du tibia.

Paralysie du nerf radial dans les fractures anciennes de l'humérus.

Les lésions du nerf radial sont plus ou moins importantes, depuis la simple compression jusqu'à la destruction étendue Trois alternatives principales peuvent être considérées :

1° Le nerf est simplement comprimé. On le trouve collé à l'os au niveau de l'ancienne fracture et englobé dans du tissu fibreux dense, d'autres fois inclus dans le cal lui-même. Dans ces cas on dégagera le nerf, jusque dans les parties saines, en travaillant au bistouri ou à la gouge. Une fois le nerf libéré on lui creusera une tranchée dans l'épaisseur du triceps et on l'y enfouira par quelques sutures perdues. Il est parfois utile d'exciser à la gouge une partie du cal exubérant. Ces cas sont avantageux, le retour des fonctions se fait en quelques semaines à quelques mois.

2° Le nerf est détruit dans une petite étendue, on voit une cicatrice fibreuse courte avec ou sans névrome du bout central. Il faut ici, après avoir dégagé le nerf jusque dans les muscles, faire l'excision de la partie cicatricielle puis réunir les deux tronçons nerveux par une suture exacte à la soie fine.

3° Le nerf est détruit sur une longueur de plusieurs centimètres ; la réunion directe est impossible. On peut songer à différentes techniques telles que la greffe nerveuse, l'anastomose au médian, le dédoublement d'un des bouts. Je crois que ce qui vaut mieux, quand la perte de substance n'excède pas 4 à 5 centimètres, c'est de raccourcir l'humérus de façon à pouvoir faire une suture nerveuse directe bout à bout. Le raccourcissement du bras n'a pas grande importance si les fonctions nerveuses sont intactes et les articulations non ankylosées. J'ai eu recours deux fois au raccourcissement de l'humérus pour faciliter la suture du nerf. Je ne connais malheureusement pas les résultats éloignés au point de vue de la paralysie, ayant perdu ces deux opérés de vue après la consolidation de leur fracture.

Cas cliniques de pseudarthroses de l'humérus :

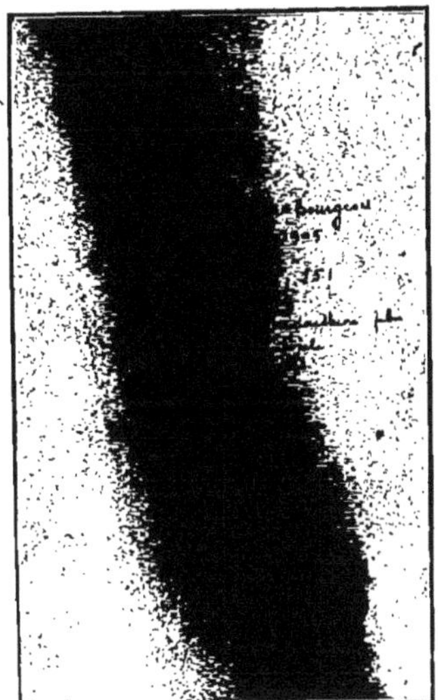

Figure 945. — Obs. 151, I.

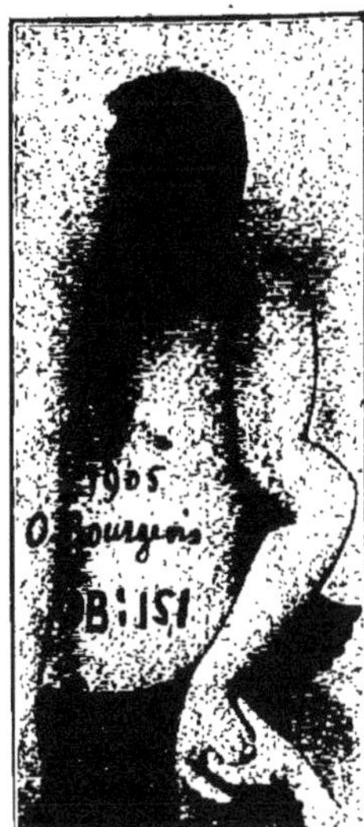

Figure 946. — Obs. 151, II.

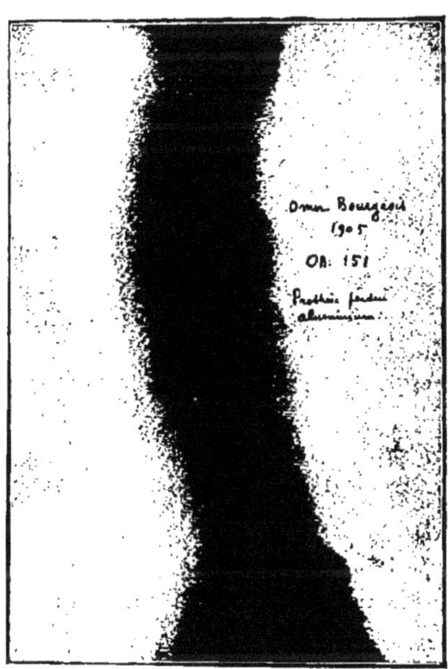

Figure 947. — Obs. 151, III.

I, II, III. Pseudarthrose invétérée fibro-synoviale, ayant subi deux fois la suture au fil d'argent.

Guérison complète par la prothèse perdue.

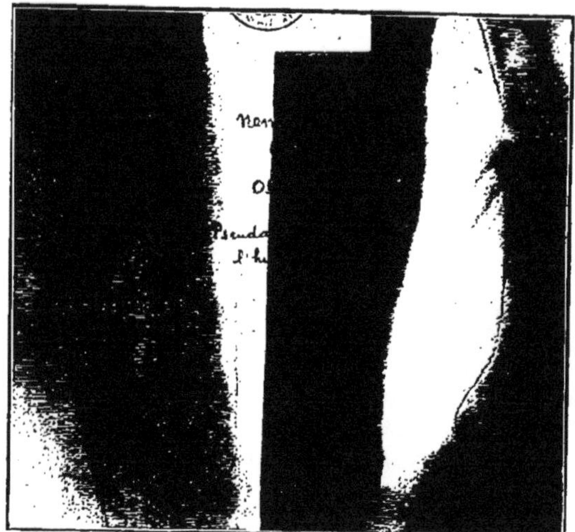

Figure 948. — Obs. 330, I.

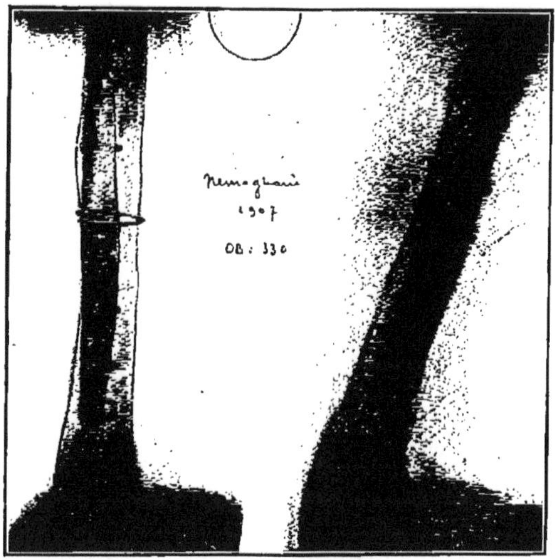

Figure 949. — Obs. 330, II.

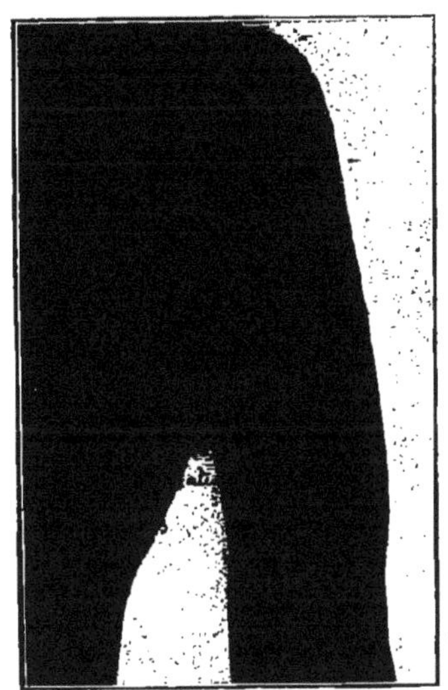

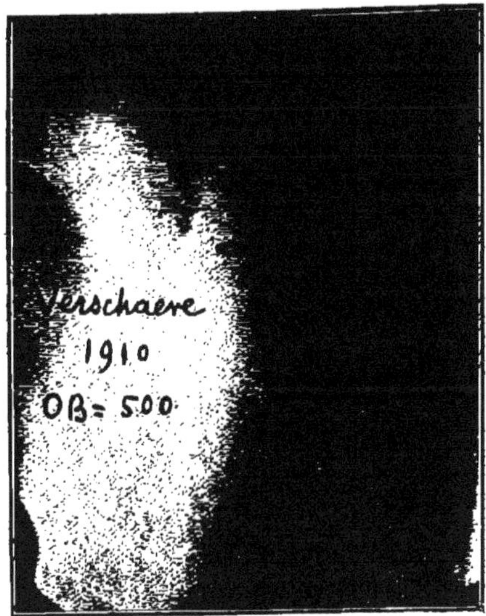

Figure 950. — OBS. 500, I. Figure 951. — OBS. 500, II.

Pseudarthrose oblique de l'humérus avec luxation de l'épaule.
Cerclage simple de la fracture. Consolidation rapide.

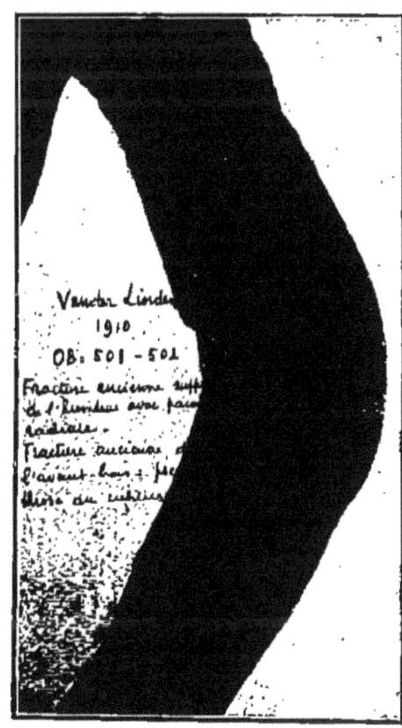

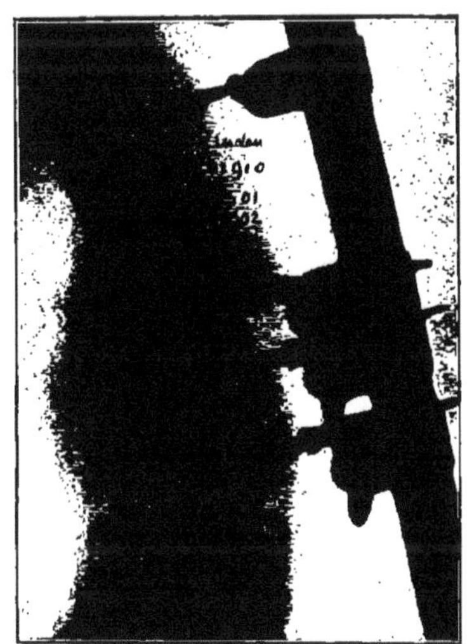

Figure 952. — OBS. 501, I. Figure 953. — OBS. 501, II.

Pseudarthrose de l'humérus et de l'avant-bras avec paralysie radiale.
Résection de 5 centimètres d'humérus, suture nerveuse, ostéo-synthèse de l'humérus au moyen du fixateur et du cubitus par prothèse perdue.

FRACTURES JUXTA-ÉPIPHYSAIRES INFÉRIEURES DE L'HUMÉRUS.

Dans ces fractures, qui forment un groupe intermédiaire entre les fractures de la diaphyse et celles du coude, le fixateur n'est pas utilisable, le fragment inférieur étant trop petit. Deux techniques seules sont à recommander : la prothèse perdue et le vissage direct.

Quand la fracture est *transversale,* la prothèse perdue est le procédé de choix.

On incise en dehors, sur une ligne aboutissant à l'épicondyle; on va droit à la crête humérale externe. Le nerf radial, placé plus en avant, ne sera pas mis à nu. On emploie comme prothèse une petite plaque d'acier, modelée d'avance sur un humérus sec. La prothèse doit être placée sur la face antérieure de l'humérus, près de la crête humérale externe.

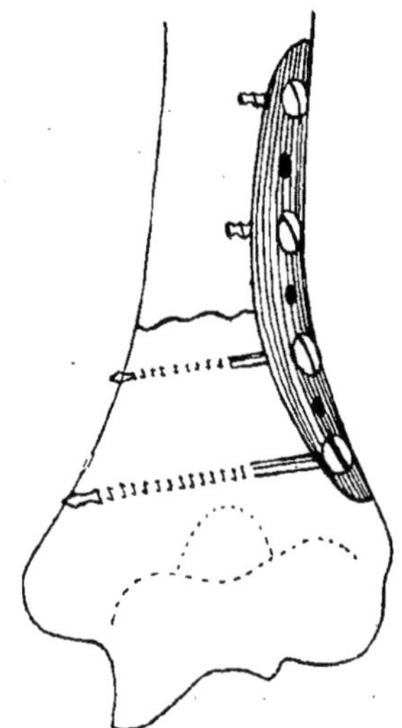

Figure 954.
Schéma de la prothèse perdue dans les fractures juxta-épiphysaires inférieures.

On fixe premièrement la plaque au bout diaphysaire, puis on réduit le déplacement et on place deux ou trois vis dans le fragment inférieur. A ce niveau on peut employer des vis épiphysaires de 2½ à 3 centimètres de longueur (figure 954).

Les *fractures obliques juxta-épiphysaires inférieures* sont facilement restaurées par le vissage direct des fragments. Si le trait remonte assez haut, on peut combiner le cerclage avec le vissage direct. Il faut éviter d'employer le cerclage près de l'articulation; à ce niveau l'os est irrégulier, aplati et conique; la ligature serait difficile à placer, s'appliquerait mal et aurait une forte tendance à glisser.

Les figures 955 et 956, Obs. 231, se rapportent à une ostéo-synthèse pour fracture oblique composée juxta-épiphysaire inférieure. Le cas était fort grave; la fracture, produite par un accident de machine, était compliquée d'une énorme plaie avec arrachement des muscles épicondyliens; l'amputation semblait inévitable. J'ai fait l'ostéo-synthèse, en combinant le cerclage avec le vissage direct; guérison intégrale.

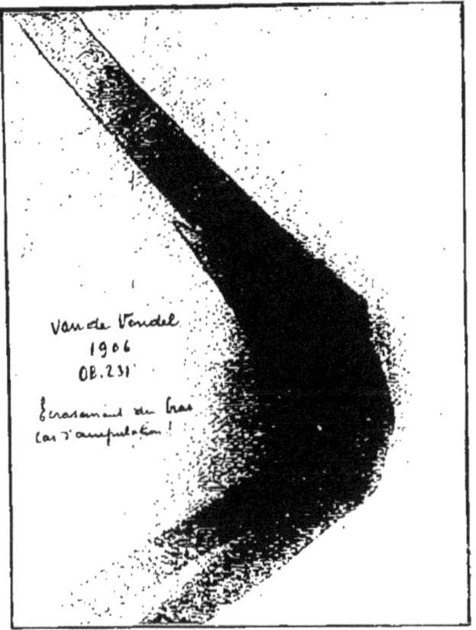

Figure 955. — Obs. 231, I.

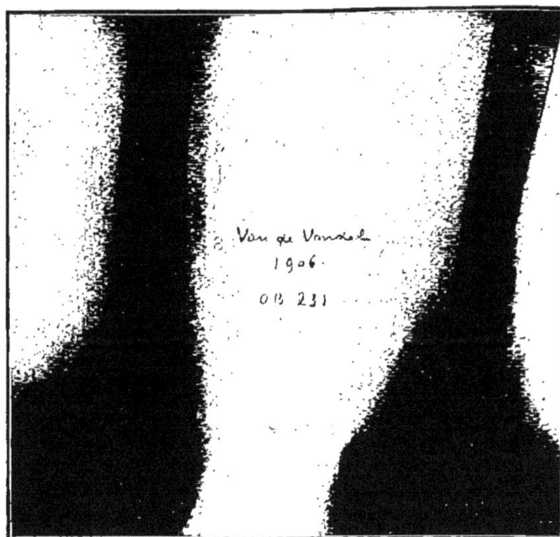

Figure 956. — Obs. 231, II.

FRACTURES DE L'ÉPIPHYSE INFÉRIEURE DE L'HUMÉRUS.

Les fractures de l'extrémité inférieure de l'humérus présentent une grande importance au point de vue opératoire.

Ces lésions sont fréquentes et s'observent surtout chez des sujets jeunes (environ 65 % de tous les cas au-dessous de 10 ans).

Elles sont toutes graves au point de vue fonctionnel ; mal réduites elles compromettent gravement les fonctions du coude.

L'ankylose, plus ou moins serrée, ou une limitation notable des mouvements en sont les aboutissants habituels, quand la réduction n'est pas géométrique. Des troubles nerveux, primitifs ou secondaires par compression, ne sont pas rares dans le domaine du cubital, du radial ou même du nerf médian.

Traitées par les bandages, les fractures du coude ont donné, dans de nombreux cas, des désastres par gangrène partielle ou massive de l'avant-bras. J'ai eu l'occasion d'observer plusieurs fois de ces cas malheureux.

Presque toutes les fractures du coude sont justiciables du traitement opératoire, qui, seul, permet une réparation parfaite.

Le diagnostic demande la plus grande attention, tant pour poser les indications, que pour déterminer la meilleure conduite opératoire à suivre. La radiographie doit être particulièrement soignée et bien étudiée avant de prendre le bistouri.

Le pronostic des fractures condyliennes du coude est si mauvais que beaucoup de chirurgiens ont préconisé la résection primitive des fragments articulaires pour éviter l'ankylose.

Cette chirurgie mutilante n'est plus de mise actuellement dans les cas récents; l'ostéo-synthèse permet, en effet, d'arriver dans presque tous les cas à la *restitutio ad integrum.*

Classification des fractures de l'épiphyse inférieure de l'humérus.

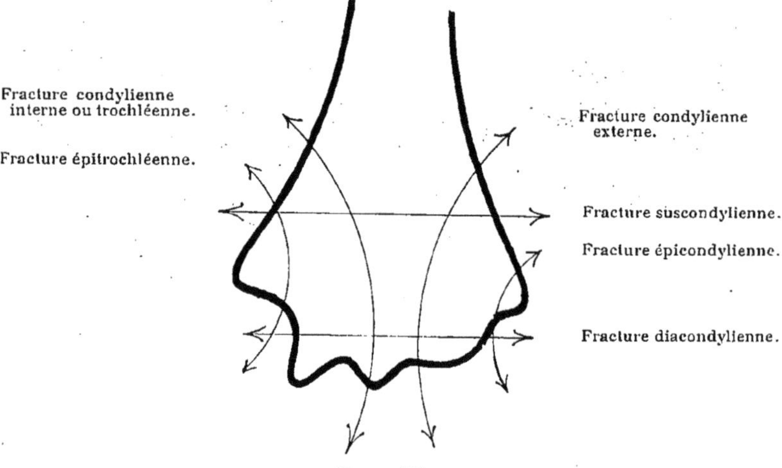

Figure 957.
Schéma des fractures de l'extrémité inférieure de l'humérus.

Considérations générales sur le vissage des condyles du coude.

Le vissage direct des fragments constitue le meilleur mode de fixation des fractures du coude et il peut s'appliquer à tous les cas.

La figure 958 représente une coupe verticale et transversale de l'épiphyse inférieure de l'humérus. On y voit la répartition du tissu spongieux représenté par le quadrillé. Les vis doivent toujours être placées dans le tissu spongieux et doivent toujours rester extra-articulaires. En outre il y a, au-dessus de la trochlée, un espace triangulaire que les vis ne peuvent franchir dans aucun cas (fossettes olécranienne en arrière et coronoïdienne en avant). A ce niveau l'os est fort mince et, une vis placée transversalement, de l'épitrochlée à l'épicondyle, serait saillante dans la cavité olécranienne; l'extension du coude serait alors arrêtée par la rencontre de l'olécrane avec le corps de la vis.

La figure 959 montre les lieux d'élection pour le placement des vis. Celles-ci peuvent être soit transversales, soit suivant l'axe de l'os.

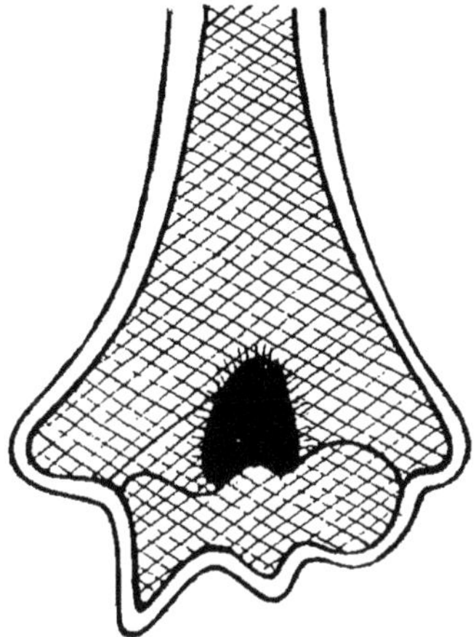

Figure 958.
Coupe vertico-transversale de l'épiphyse humérale inférieure, montrant la répartition du tissu spongieux.

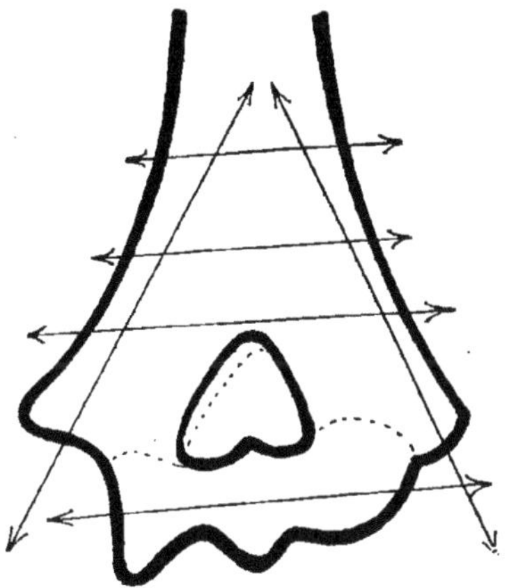

Figure 959.
(Les flèches indiquent les différents types de vissage.)

Il est indispensable de bien étudier les points de repère pour exécuter le vissage parce que l'orientation au moment de l'opération est toujours difficile.

Vis transversales : Au niveau du bloc cartilagineux (trochlée et condyle) on peut placer *une* vis transversalement. Il importe qu'elle

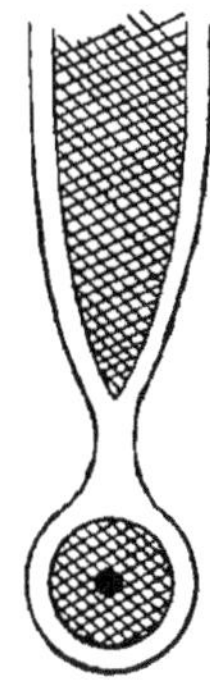

Figure 960.
Coupe verticale de l'épiphyse humérale au niveau de la trochlée. La vis doit occuper le centre de la trochlée.

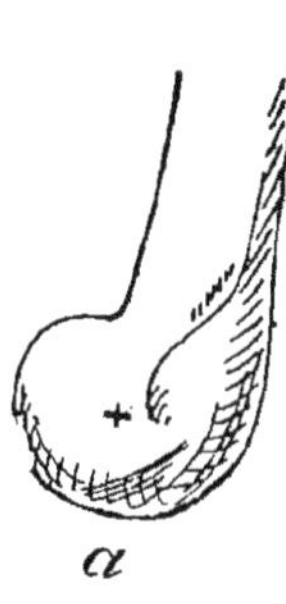

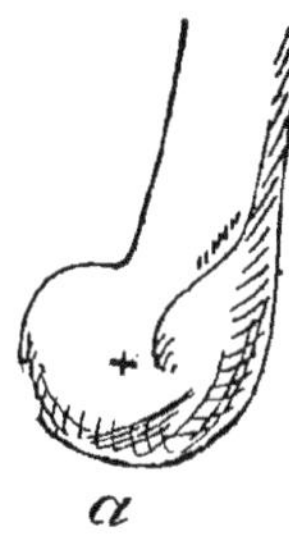

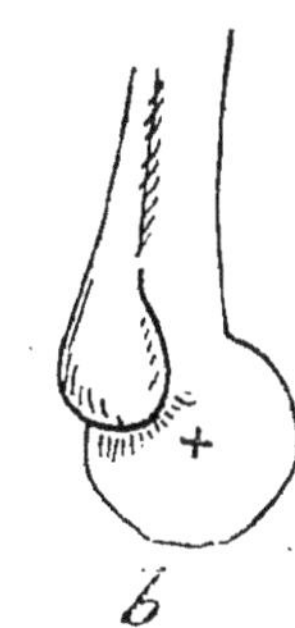

Figure 961.
a. Face externe du coude. Le point de pénétration, représenté par une croix, se trouve un peu en avant de l'épicondyle.
b. Face interne du coude. Le point de pénétration se trouve un peu en avant et en-dessous de l'épitrochlée.

soit placée au centre du tissu spongieux comme l'indique la figure 960. On peut enfoncer cette vis, soit de dedans en dehors, soit inversement. Les points de repère sont les suivants (figure 961) :

En dehors, on enfoncera la vis un peu en avant (4 à 5 millimètres chez l'adulte) de la saillie de l'épicondyle. On dirigera la vis vers un point situé à 5 millimètres en avant de l'épitrochlée repérée avec le doigt (figure 961, *a*).

Si la vis est placée par le côté interne, on l'enfoncera à 5 millimètres au-dessous et en avant de l'épitrochlée et on la dirigera un peu en avant de l'épicondyle (figure 961, *b*).

Au-dessus de la cavité olécranienne, on peut placer les vis dans toutes les directions (figure 959). La limite supérieure de la cavité se trouve à environ vingt millimètres au-dessus de l'épicondyle.

Quelques précautions doivent être signalées ici :

Si l'on place, au-dessus de la cavité olécranienne, une vis devant traverser l'os de part en part, il est prudent de commencer par forer un trou dans la paroi osseuse superficielle ; on enfonce alors la vis et on perfore sans difficulté la paroi opposée. Sans cette précaution on risque de briser la vis au moment où la pointe vient buter contre la paroi profonde.

Une autre précaution est de toujours amorcer le vissage perpendiculairement à la surface osseuse et de rectifier la direction, une fois que la vis a mordu dans l'os (figure 962).

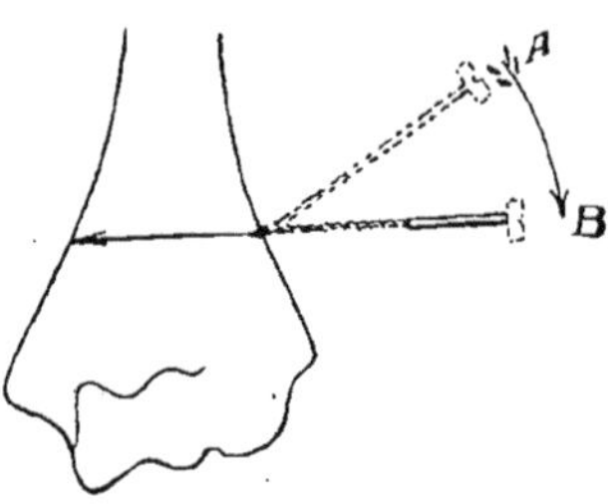

Figure 962.

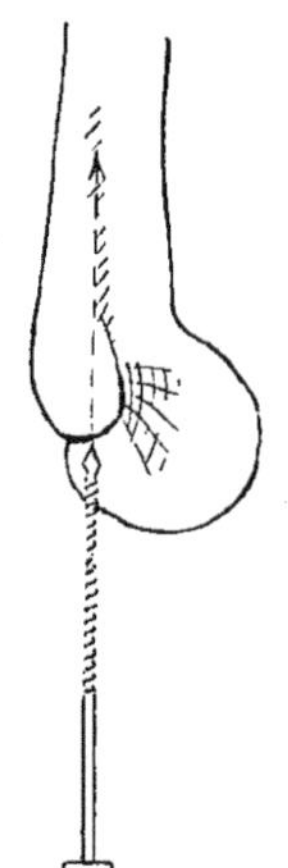

Figure 963.
Vissage de l'épitrochlée

Vis longitudinales : En dedans et en dehors on peut placer des vis de bas en haut, de l'épitrochlée et de l'épicondyle, vers le corps de l'humérus (figure 959).

Le point de pénétration se trouve : au côté interne, au-dessous de la saillie de l'épitrochlée ; en dehors, sur la partie la plus saillante de l'épicondyle. La vis sera enfoncée, dans les deux cas, en se repérant sur la crête humérale correspondante.

Il faut enfoncer la vis parallèlement à la crête osseuse, sous peine de faire une mauvaise fixation ou de fausser la vis en approchant trop près de la substance corticale (figure 963).

Fractures sus-condyliennes.

La forme de ces fractures varie d'après le mécanisme de l'accident : fractures par coup direct et fractures indirectes par flexion ou extension.

Dans les *fractures directes* le trait est souvent transversal, plus ou moins dentelé. Il siège à quelques centimètres au-dessus de l'articulation. Le trait peut également être légèrement oblique en différents sens, avec ou sans fragments secondaires.

Dans les *fractures indirectes* on observe deux formes typiques :

La *fracture par extension* (chute sur la main étendue). Ici, le trait, situé à quelques centimètres au-dessus de l'articulation, est oblique en bas et en avant (figure 964, *a*). Le fragment diaphysaire pointu déchire

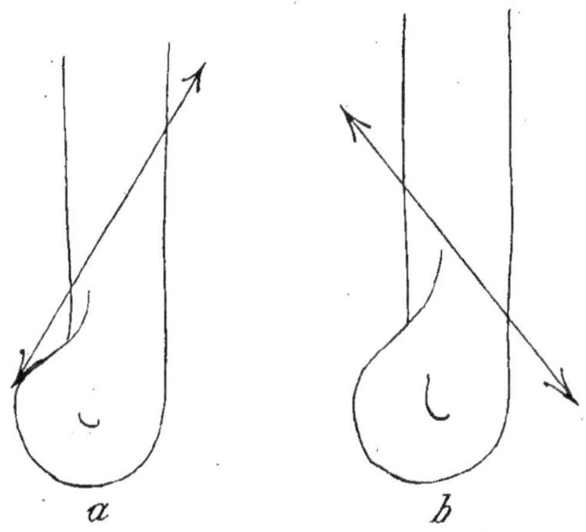

Figure 964.
a. Fracture par extension. — *b*. Fracture par flexion.

le brachial antérieur et peut embrocher largement les téguments du pli du coude ; j'ai rencontré quatre fois cette grave complication. On peut aussi observer la rupture de l'artère humérale et du nerf médian. Le déplacement est considérable et incoërcible.

Sans opération cette fracture aboutit généralement à l'ankylose du coude, le fragment diaphysaire empêchant la flexion par sa rencontre avec le cubitus.

En outre la déchirure du brachial antérieur est souvent le point de départ d'une ossification plus ou moins étendue.

Le traitement par bandage est très dangereux dans cette fracture ; il a donné, dans de nombreux cas, des gangrènes plus ou moins étendues. J'ai observé à plusieurs reprises de ces désastres : gangrène des parties molles du pli du coude ; ankylose du coude avec paralysie du médian et du cubital ; paralysie ischémique de Volkmann.

Dans la *fracture indirecte par flexion* (figure 964, *b*) la lésion est produite par une chute sur le coude fléchi. Le trait est oblique en bas et en arrière. Le fragment diaphysaire, taillé en pointe, lacère le triceps et peut traverser la peau de la face postérieure du coude.

Cette fracture est moins fréquente que la fracture par extension ; elle est aussi moins grave, mais requiert cependant l'intervention dans la plupart des cas, car le déplacement est d'une réduction difficile et est incoërcible.

Technique opératoire de l'ostéo-synthèse dans les fractures sus-condyliennes.

Dans la plupart des cas une seule incision suffit pour mener l'opération à bien. On la fera en dehors au niveau de la crête humérale externe. Le nerf radial situé plus en avant ne sera ordinairement pas aperçu dans le champ opératoire.

On incisera dans tous les cas prudemment jusqu'à la crête humérale ; puis, on détachera la périoste de la dite crête, en avant et en arrière, de façon à bien voir le foyer de fracture. Pour les temps suivants la technique doit être étudiée dans les trois variétés principales que présentent ces fractures.

a) *Fractures par coup direct.*

Dans ces fractures la prothèse perdue est le meilleur moyen de fixation. On fera l'opération comme il a été dit à propos des fractures transversales juxta-épiphysaires inférieures de l'humérus. On prendra une petite plaque d'acier se modelant sur la face antérieure de l'os, près de la crête externe. On fixera premièrement la plaque au bout diaphysaire, puis on fera la réduction et le vissage à l'épiphyse.

Dans les fractures par coup direct où le trait présente une obliquité, même légère, on fera avantageusement la fixation au moyen du vissage direct. Il faut au moins deux vis pour avoir une coaptation solide (Obs. 529, figures 968 et 969).

Dans les cas où la fracture est basse on fera la fixation par deux vis épiphyso-diaphysaires, interne et externe, placées comme dans la fracture dia-condylienne (figure 975).

b) *Fractures obliques en avant* (fractures par extension).

Dans cette forme le fragment épiphysaire a glissé en arrière ; le bout de la diaphyse est enfoui dans les parties molles du pli du coude (figure 964, a).

On aborde le foyer par une incision suivant la crête humérale externe jusqu'à l'épicondyle. On met la crête largement à nu, car elle sert de point de repère pour la réduction. Il est parfois utile d'ajouter une incision interne pour être certain d'une coaptation parfaite. La réduction peut être assez difficile : elle le devient surtout dans les interventions trop tardives, où il y a déjà un début d'ossification.

Réduction et fixation temporaire : Dans un premier temps, on repousse le coude en arrière et en haut, ce qui a pour résultat de faire saillir le bout diaphysaire et d'écarter les surfaces de fracture (figure 965, b). On profite de ce moment pour nettoyer le foyer, avec une petite curette, et enlever les esquilles, les caillots organisés ou le cal en formation.

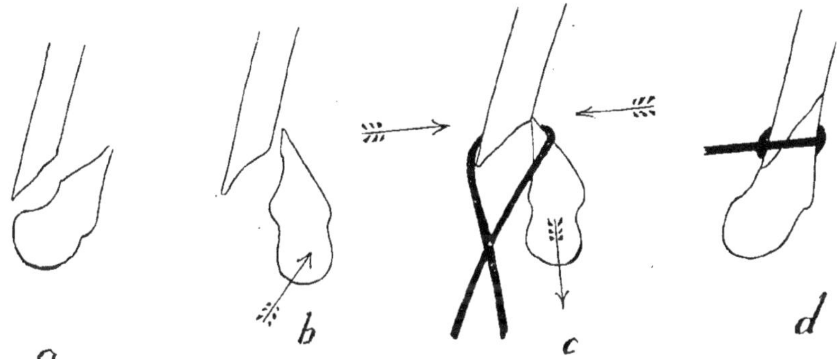

Figure 965.
Manœuvres de la réduction dans les fractures sus-condyliennes par extension.

Dans un second temps on place un davier droit, prenant appui, d'une part sur la pointe de la diaphyse, d'autre part sur le bout épiphysaire. On amène, en fermant doucement le davier, les surfaces fracturées en regard. En même temps une traction sur l'avant bras fait basculer l'épiphyse ; finalement on fait glisser les mors du davier de façon à saisir les fragments d'avant en arrière (figure 965, c, d). On a ainsi réalisé la réduction géométrique et la fixation temporaire.

Quand le déplacement est grand il faut parfois commencer par amener l'épiphyse avec un crochet à traction.

La *fixation définitive* des fractures sus-condyliennes par extension se fera toujours par vissage direct. La prothèse est inutile. On placera les vis différemment suivant les circonstances. La figure 966 (a et b) représente deux types de vissage applicables à cette fracture.

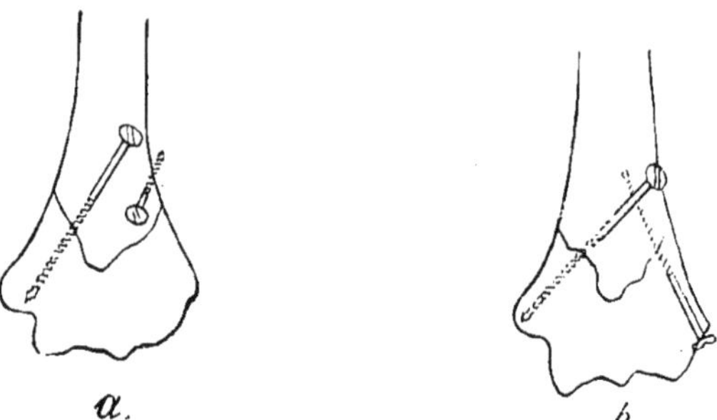

Figure 966.
Schéma du vissage de la fracture sus-condylienne oblique par extension.

c) *Fractures obliques en arrière* (fractures par flexion).

Le trait est souvent moins oblique que dans la fracture par extension. Le chevauchement est habituellement considérable, la diaphyse glisse en arrière de l'épiphyse.

L'opération se fait par la même incision que pour la fracture par extension.

On obtient facilement la reposition exacte en exécutant la manœuvre représentée figure 967. Il sera souvent utile d'employer un levier ou un crochet à traction pour soulever le fragment supérieur et faciliter le placement du davier.

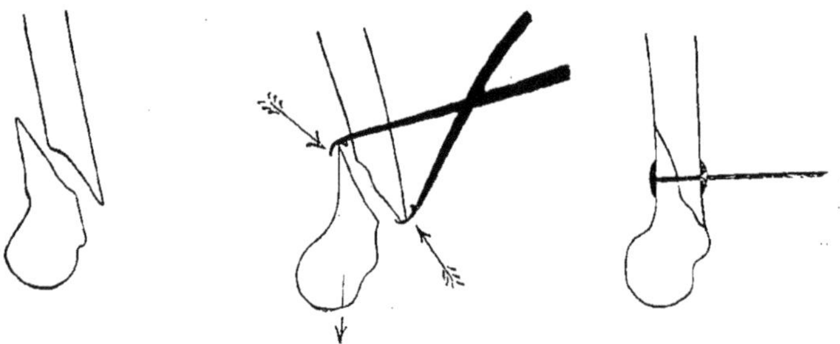

Figure 967.
Manœuvres de la réduction dans les fractures sus-condyliennes obliques par flexion.

La fixation définitive sera facilement obtenue par le vissage direct. On placera deux vis suivant les tracés indiqués à la technique précédente (figure 966).

Dans ces différentes formes de fractures obliques sus-condyliennes on commencera toujours par une incision simple externe. Le plus souvent on arrivera à la réduction parfaite et à une solidité suffisante de la fixation au moyen du vissage pratiqué de ce côté. S'il n'en était pas ainsi, il faudrait, sans hésiter, inciser du còté interne du coude et placer une dernière vis du côté de l'épitrochlée (vis ascendante ou oblique).

Le pansement, après l'ostéo-synthèse des fractures sus-condyliennes, sera fait en flexion complète du coude. On mobilisera avec douceur dès le lendemain et on fera de la mécano-thérapie aussitôt que la plaie sera cicatrisée.

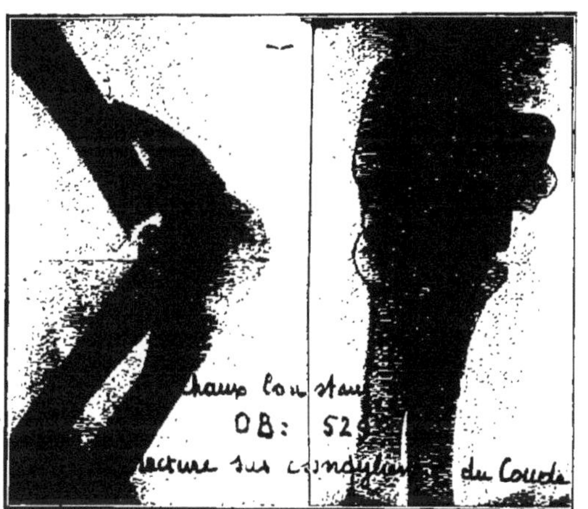

Figure 968. — Obs. 529, I.

Figure 969. — Obs. 529, II.

Fracture sus-condylienne par extension.

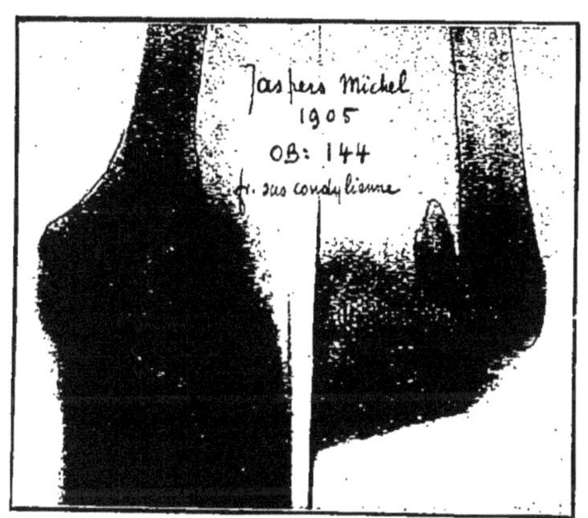

Figure 970. — Obs. 144, I.

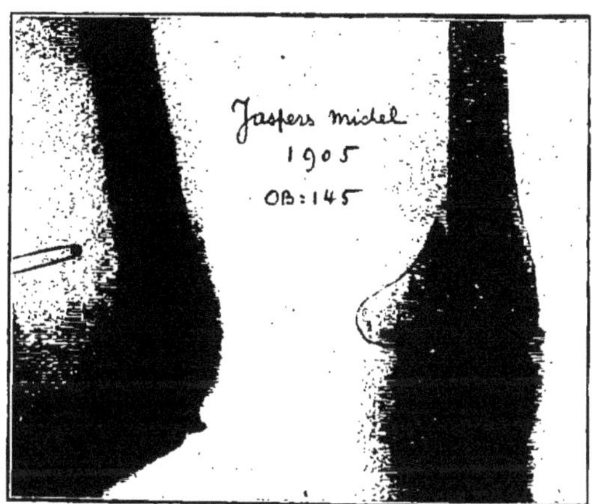

Figure 971. — Obs. 144, II.

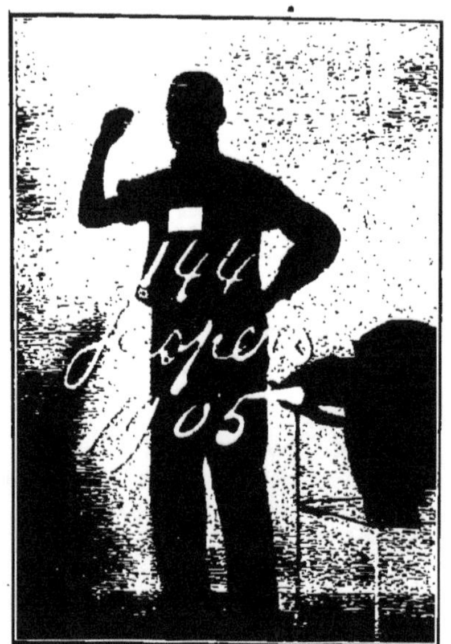

Figure 972. — Obs. 144, III.

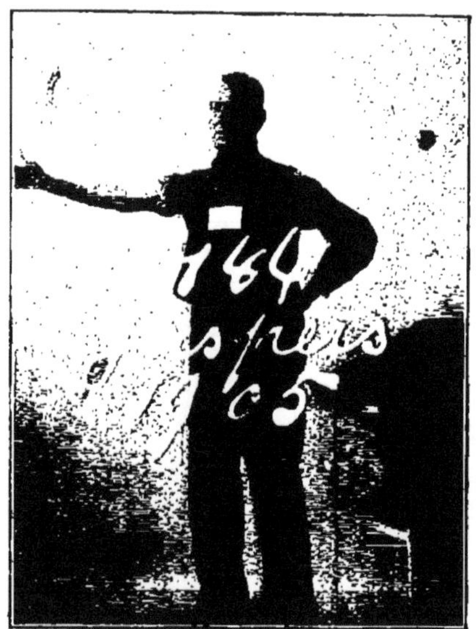

Figure 973. — Obs. 144, IV.

I, II, III et IV. Fracture sus-condylienne par flexion.

Fractures dia-condyliennes du coude.

Ces fractures se présentent surtout chez l'enfant, jusque vers 14 ans. Elles consistent surtout en décollements épiphysaires.

Le trait, horizontal, passe juste au-dessus des surfaces articulaires ou même plus bas. Souvent il y a un trait vertical divisant en deux le bloc cartilagineux (fracture dia-intercondylienne).

Le mécanisme de la production de ces lésions est le même que celui des fractures sus-condyliennes : chute sur la main étendue (fracture par extension); chute sur le coude fléchi (fracture par flexion); parfois c'est une torsion de l'avant-bras qui amène la fracture.

Le déplacement des fragments est habituel et peut être considérable (déplacement du fragment articulaire, en arrière dans les fractures par hyper-extension du coude, en avant dans les fractures par flexion ; en dedans ou en dehors dans les fractures par torsion (figure 974)

Pour peu que le déplacement soit notable, le traitement opératoire doit être appliqué, vu les graves conséquences d'un manque de réduction pour les fonctions du coude. C'est également l'avis de

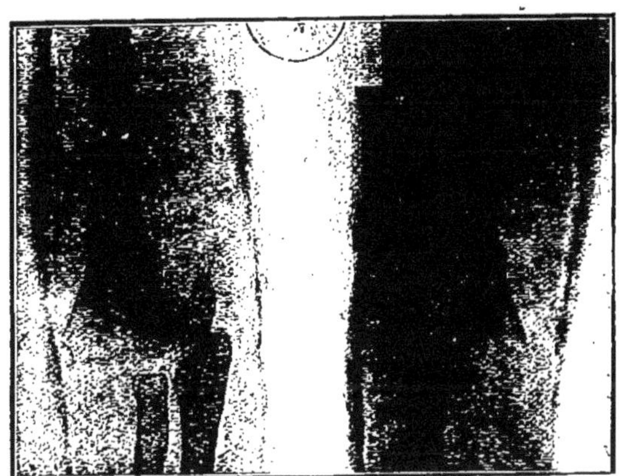

Figure 974.
Fracture par torsion avec fort déplacement et paralysie radiale.

H. Pringle : « Partout où il y a déplacement du petit fragment, le » traitement doit être opératoire pour en permettre l'exacte fixation » dans sa position normale » (1).

Technique opératoire.

On ouvre le foyer par une incision externe suivant la crête humérale et passant sur l'épicondyle. On dépérioste à ce niveau en reportant en arrière les attaches du ligament latéral. Chez l'enfant ce temps doit être exécuté au bistouri, les tissus fibreux étant encore intimement confondus avec le cartilage de l'épiphyse.

Une fois le foyer ouvert on réduit facilement au moyen d'une spatule mousse insinuée entre les fragments et faisant levier. On fixe la réduction de l'une ou l'autre des façons suivantes :

S'il s'agit d'un enfant très jeune on peut se contenter d'une suture au crin de Florence placée au niveau de l'épicondyle. Si l'enfant est plus âgé on peut employer le clouage : une fine pointe de menuisier est enfoncée au travers de l'épicondyle, obliquement en haut et en dedans vers le corps de l'humérus (figures 976, 977, Obs. 543).

Sur les sujets plus âgés, c'est le vissage qu'on pratiquera ; on enfoncera une vis fine, de bas en haut et de dehors en dedans, au niveau de l'épicondyle ; cette vis doit rester parallèle à la crête humérale externe bien exposée.

Le plus souvent, au moins dans les cas où il y a eu un déplacement considérable du fragment articulaire, il faudra faire une seconde

(1) H. Pringle. *Fractures and their treatment*, 1910, page 290.

incision du côté interne. Cette incision passera sur la saillie de l'épitrochlée ; elle permettra de vérifier la parfaite réduction. On placera de ce côté une seconde vis ; on l'enfoncera au-dessous de l'épitrochlée et on la dirigera obliquement pour éviter la fossette olécranienne (figure 975).

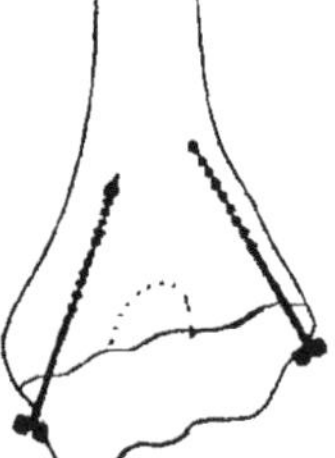

Figure 975.
Schéma du vissage dans la fracture dia-condylienne.

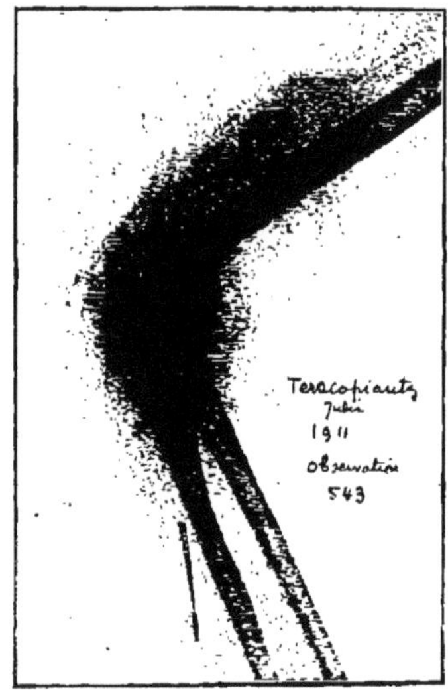

Figure 976. — Obs. 543, I.

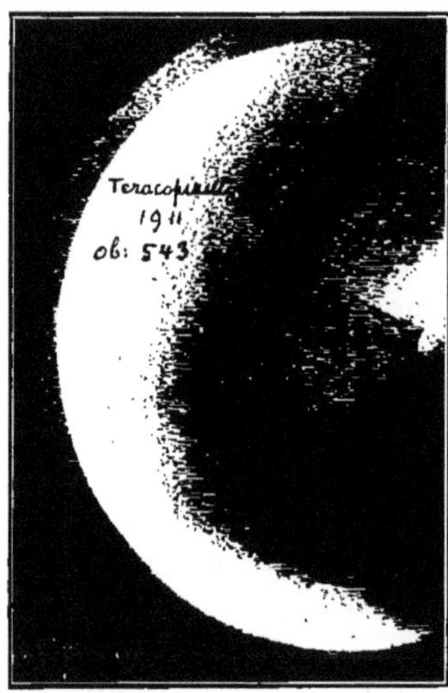

Figure 977. — Obs. 543, II.

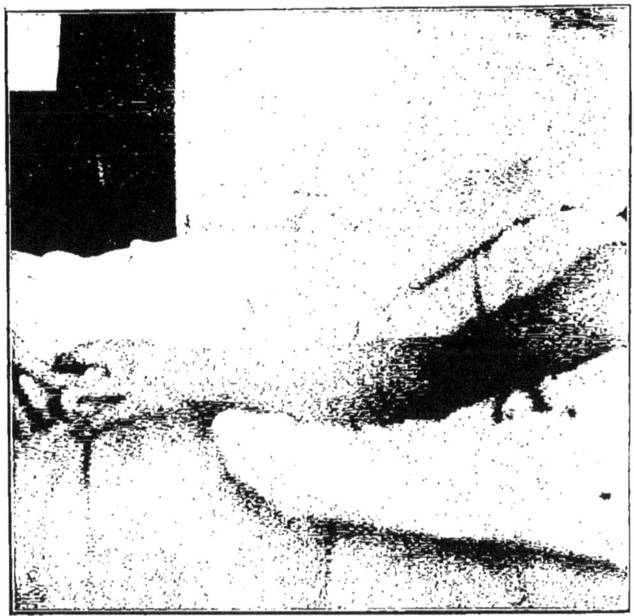

Figure 978. — Obs. 543, III.

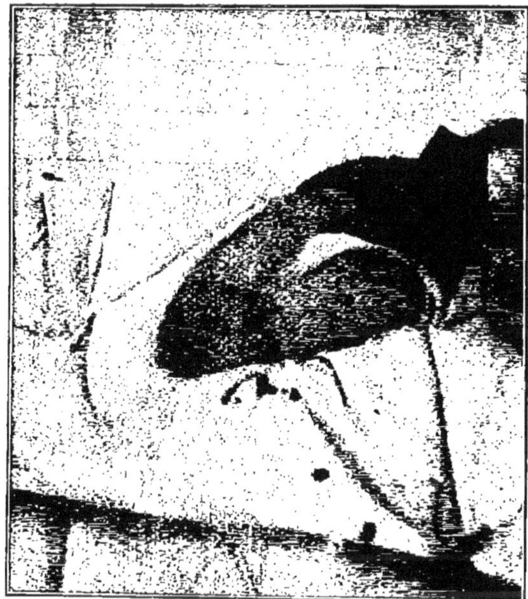

Figure 979. — Obs. 543, IV.

I, II, III et IV. Fracture dia-condylienne irréductible ; fillette de 6 ans. Réduction par incision externe et clouage. Les figures 978 et 979 prises 2 mois plus tard, au moment de l'extraction du clou, montrent la récupération parfaite de la flexion et de l'extension.

Fractures obliques externes (condyle et épicondyle).

La fracture de l'*épicondyle* est rare ; avant la découverte de la radiographie on niait même son existence. Cette rareté s'explique par le peu de saillie que fait cette portion de l'os.

Le plus souvent il s'agit ici d'un arrachement du ligament latéral externe du coude, emportant une portion osseuse au niveau de son insertion à l'humérus.

J'en ai observé un cas typique chez une femme adulte ; la radiographie, qui a malheureusement été égarée, montrait nettement la lésion ; l'accident datait de cinq semaines et avait été méconnu au début. Il y avait déjà de l'ankylose du coude en demi-extension. J'intervins opératoirement, mais je dus me borner à réséquer la partie détachée et le cal en formation ; le résultat thérapeutique fut satisfaisant, le coude récupéra sa mobilité.

La conduite à tenir en cas de fracture récente de l'épicondyle est nette : il faut ouvrir le foyer par une incision externe, ramener le fragment en place avec une pince de Muzeux et le fixer au moyen d'une vis fine enfoncée en haut et en dedans. On fera le pansement en flexion complète et on mobilisera de suite l'articulation.

La *fracture du condyle externe* (fracture oblique externe, fracture du capitellum) est très fréquente. C'est une des plus communes des lésions du coude.

Dans les formes typiques le trait de fracture part de la poulie articulaire de l'humérus, entre le condyle et la trochlée dont une partie est parfois entamée, et remonte en haut et en dehors pour aboutir à 1, 2 ou 3 centimètres au-dessus de l'épicondyle. Le fragment détaché se déplace en avant en dehors et ordinairement vers le haut ; il est parfois entièrement retourné, sa surface articulaire correspondant à la surface de fracture du côté de l'humérus.

Chez les enfants on peut rencontrer des fractures entièrement intra-articulaires ; le fragment condylien étant tout à fait détaché et libre dans la cavité articulaire.

Quand il y a du déplacement, ce qui est le cas habituel, cette fracture est grave pour les fonctions du coude : elle amène de l'ankylose plus ou moins prononcée et une déformation en valgus. Dans les cas les plus favorables la solidité de l'articulation en est toujours amoindrie.

Le traitement ne comporte que deux modalités :

La mobilisation pure et simple, s'il n'y a pas de déplacement.

L'incision et la fixation dans le cas contraire. La *résection n'est jamais de mise dans une fracture récente.* Son indication ne peut se rencontrer que dans des cas anciens, où il y a du cal et où la reposition n'est plus réalisable.

Technique opératoire.

On incise en dehors en suivant la crête humérale externe et en descendant un peu en dessous de l'épicondyle. On dépérioste exactement la crête humérale et la région de l'épicondyle, refoulant en arrière le ligament latéral externe et les insertions des muscles épicondyliens; il faut éviter cependant de décortiquer entièrement le fragment. Il est indispensable de bien voir la crête humérale au-dessus du trait de fracture.

On amène la réduction en faisant une traction sur le fragment condylien avec une pince de Muzeux et on fait la fixation temporaire avec un grand davier droit placé de la façon suivante : Les pointes du mors fixe sont appuyées sur la saillie de l'épitrochlée, au travers de la peau, les dents du mors mobile s'appliquent sur l'épicondyle; le davier peut être placé soit en avant soit en arrière du coude. On ferme doucement l'instrument jusqu'à avoir un affrontement exact des fragments. Pendant le vissage, on fait soutenir le davier fixateur par l'assistant.

Si le fragment condylien est petit une seule vis suffit pour la fixation. On prend une vis de 5 centimètres de longueur, on la présente à l'os *à 4 ou 5 millimètres en avant de l'épicondyle* et on l'enfonce transversalement en la dirigeant vers l'épitrochlée repérée avec l'index gauche. Il faut être très attentif pendant ce vissage parce que, dans une plaie étroite, on s'oriente difficilement et, faute de précaution, on pourrait enfoncer la vis dans l'articulation (figure 980).

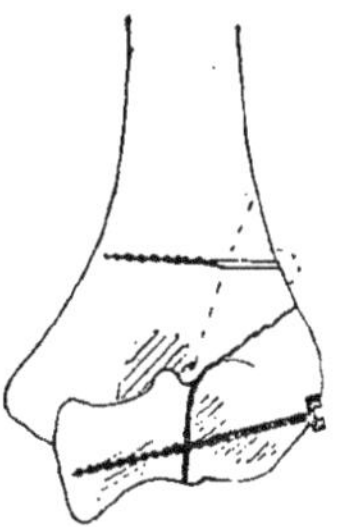

Figure 980.
Schéma du vissage dans la fracture condylienne.

Si le trait de fracture remontait plus ou moins haut vers la diaphyse, on placerait une seconde vis transversalement, comme l'indique le pointillé de la figure 980. On prendrait pour cela une vis de 3 à 4 centimètres et on l'enfoncerait transversalement au-dessus de la cavité olécranienne. Il faut avoir soin, à ce niveau, d'amorcer le vissage d'abord perpendiculairement à l'os, puis de rectifier la direction aussitôt que l'os est entamé.

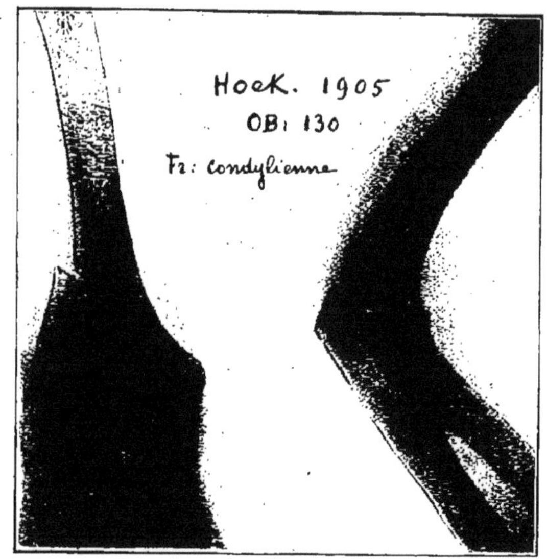

Figure 981. — Obs. 130, I.

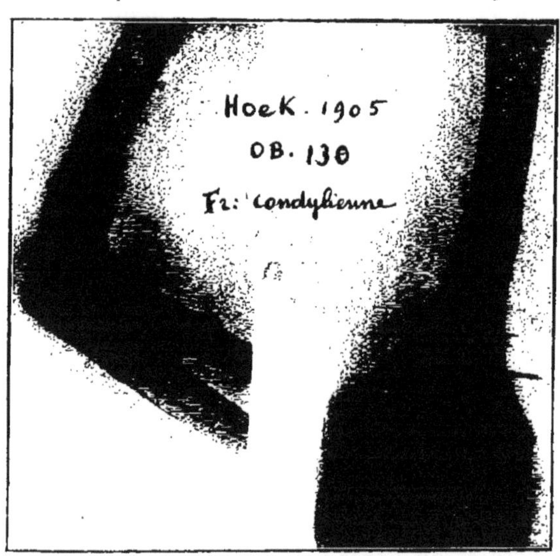

Figure 982. — Obs. 130, II.

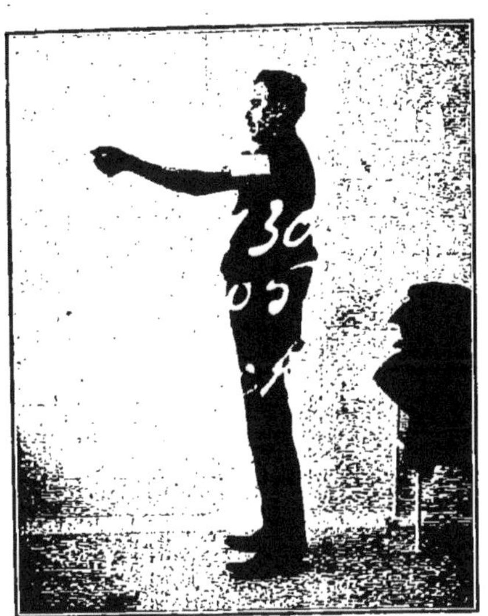

Figure 983. — Obs. 130, III.

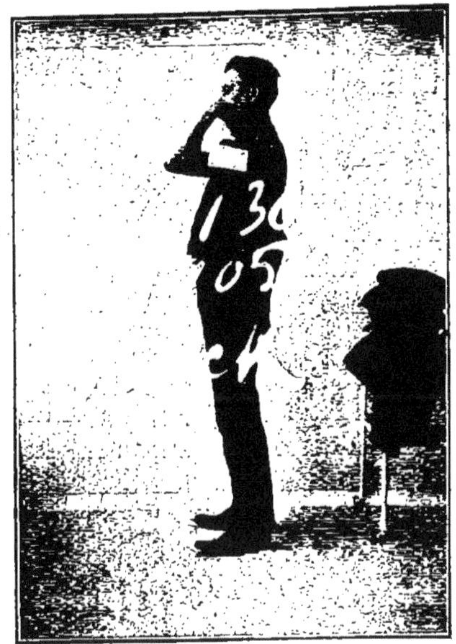

Figure 984. — Obs. 130, IV.

I, II, III, IV. Fracture condylienne externe. Fixation par deux vis. Guérison intégrale.

Fracture de l'épitrochlée.

Cette fracture est fréquente, aussi bien chez l'adulte que chez l'enfant. J'en ai observé au moins une vingtaine de cas.

La forte saillie de l'os à ce niveau explique cette fréquence. L'accident se produit soit par coup direct, soit par chute sur la main le bras étendu et en abduction; souvent alors la fracture de l'épitrochlée est accompagnée d'une luxation du coude, d'une fracture de l'olécrane ou d'une fracture du corps du radius.

Il est probable que la fracture de l'épitrochlée peut aussi se produire par arrachement, sous l'influence d'une contraction violente des muscles de l'avant-bras qui s'insèrent à ce niveau.

Le déplacement du fragment est presque toujours notable ; entraîné par les muscles épitrochléens, il bascule en avant et en bas et peut se retourner presque complètement.

Le pronostic de la fracture de l'épitrochlée est très sérieux. Non réduite, elle aboutit à la pseudarthrose avec faiblesse douloureuse du coude; souvent il se forme des masses osseuses qui englobent le nerf cubital et entraînent sa névralgie ou sa paralysie. L'ankylose de l'articulation du coude en est aussi la conséquence.

Le traitement opératoire est absolument indiqué. L'intervention est simple, facile et efficace.

Technique opératoire.

Incision interne suivant la crête humérale interne et descendant à 2 ou 3 centimètres au-dessous de l'épitrochlée.

On réduit la fracture en attirant le fragment, vers le haut, avec une pince de Muzeux ; on le coapte avec un davier à dents pointues prenant appui sur l'épicondyle au travers de la peau.

Le vissage de l'épitrochlée se fera avec une vis fine de 3 à 4 centimètres, enfoncée de bas en haut, en suivant la crête humérale interne. Le point de pénétration se trouve juste au-dessous de la saillie de l'apophyse; il faut ruginer ce point avec soin avant de procéder au vissage (figure 985 ; voir aussi figure 963).

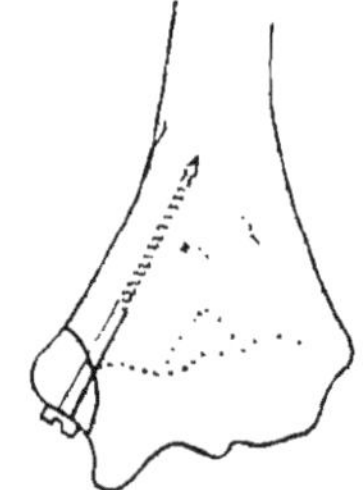
Figure 985.
Schéma du vissage de l'épitrochlée.

S'il existe des phénomènes du côté du nerf cubital (paralysie ou engourdissement dans le domaine du nerf), on mettra le nerf à nu en incisant l'aponévrose qui le recouvre. On vérifiera son état et on tâchera de le mettre à l'abri d'une compression tardive, ce qui n'est pas toujours facile, le nerf étant collé à l'os et logé dans un canal étroit. Dans un cas ancien, j'ai libéré le nerf sur une longueur de plusieurs centimètres et je l'ai fait passer en avant de l'épitrochlée, au niveau du pli du coude, le mettant ainsi sûrement à l'abri. Le succès a été complet dans ce cas et la paralysie par compression, qui était complète, a disparu entièrement.

Radiographies de fractures de l'épitrochlée traitées par le vissage direct :

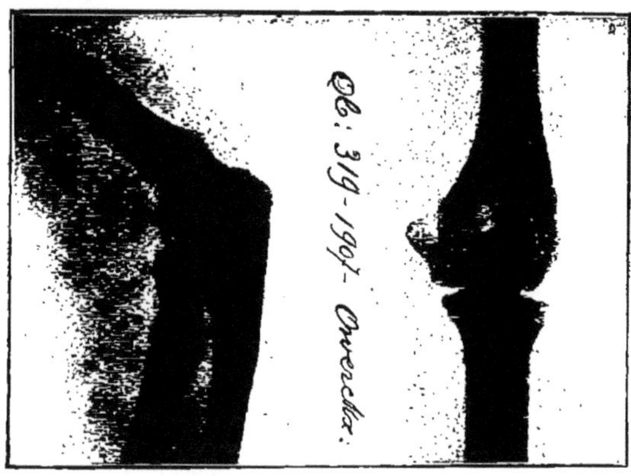
Figure 986. — Obs. 319. I.

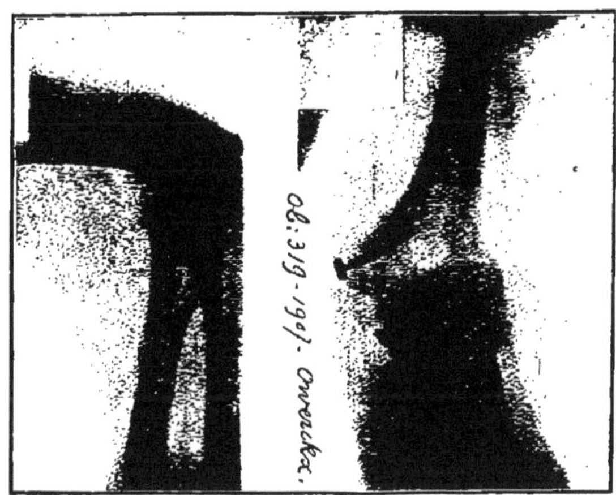

Figure 987. — Obs. 319, II.

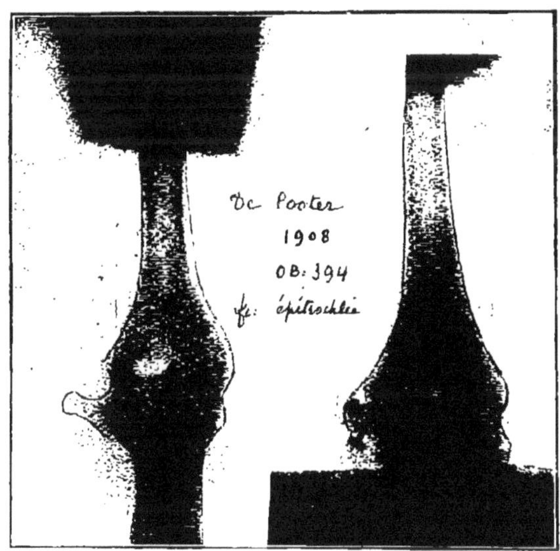

Figure 988. — Obs. 394, I et II.

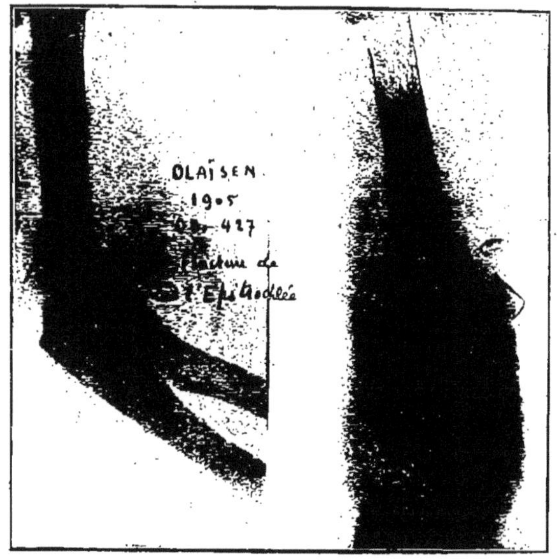

Figure 989. — Obs. 427, I.

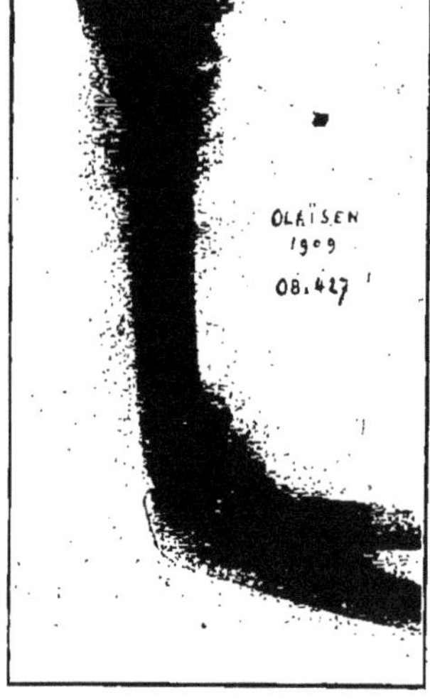

Figure 990. — Obs. 427, II.

Fractures trochléennes (fractures obliques internes).

Ces fractures se produisent presque toujours par chute sur le coude fléchi : l'olécrane entre comme un coin dans la trochlée et la fait éclater dans sa partie la plus mince (gorge de la poulie et fossette sus-trochléenne).

Le trait, parti de la gorge trochléenne, remonte en haut et en dedans et atteint la crête humérale interne à un ou deux centimètres (parfois plus) au-dessus de l'épitrochlée. Le déplacement du fragment se produit en haut et en dedans ; l'avant bras se déplace en varus.

Cette fracture est grave et uniquement justiciable du traitement opératoire.

Technique opératoire.

Incision interne suivant la crête humérale et descendant au-dessous de l'épitrochlée. On rugine avec soin la crête humérale de façon à bien voir la fracture; on écarte les fragments pour faire la toilette du foyer et s'assurer qu'il n'y a rien d'interposé pouvant contrecarrer la réduction.

On réduit en faisant des tractions sur l'avant bras et en le portant en abduction. On affronte exactement les surfaces avec un grand davier à dents pointues prenant point d'appui sur l'épicondyle et sur l'épitrochlée ; on se servira au besoin du pied de biche pour engrêner exactement les fragments.

On vérifie la réduction dans la partie de la fracture située au-dessus de l'articulation (face antérieure de l'épiphyse et crête humérale interne). Si l'engrênement est parfait à ce niveau, on peut avoir tous ses apaisements et il est inutile d'ouvrir l'articulation. Si l'on doutait, il faudrait retracter les parties molles antérieures et ouvrir la capsule articulaire, en avant, pour vérifier la réduction, qu'il faut s'attacher à faire géométriquement.

La fixation de la fracture trochléenne se fera au moyen de deux vis :

Une première vis sera placée transversalement au travers du bloc articulaire. On l'enfoncera au-dessous et en avant de la saillie de l'épitrochlée (figure 991, a) et on la dirigera vers l'épicondyle repéré avec l'index gauche.

La seconde vis pénètrera au-dessous de la saillie de l'épitrochlée et se dirigera en haut, en suivant la crête humérale interne, visible dans la plaie (figure 991, b).

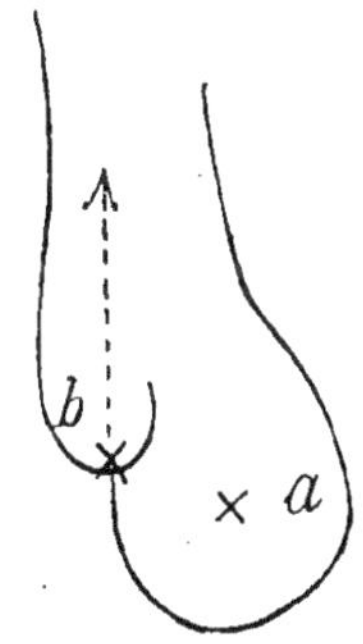

Figure 991.

Points de pénétration des deux vis dans la fracture trochléenne.

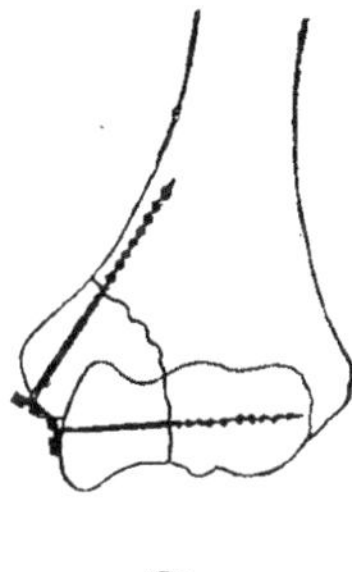

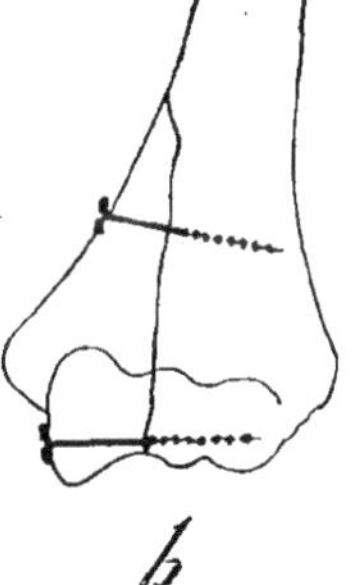

Figure 992.

Schéma du vissage de la fracture trochléenne.

a. Fracture basse.
b. Fracture haute.

Si le trait remontait haut, vers le bord interne de l'humérus, il faudrait placer cette seconde vis transversalement, au-dessus de la cavité olécranienne. La figure 992 indique ces deux dispositions.

Dans l'observation 88, dont je donne ici les clichés (figures 993, 994, 995), j'ai fait l'opération par deux incisions, externe et interne La vis inférieure a été placée de dehors en dedans; la vis supérieure, de dedans en dehors. Le résultat est absolument parfait. Les vis sont restées tolérées depuis 9 ans. L'incision externe est inutile en général et toute l'opération peut se faire par une seule incision interne.

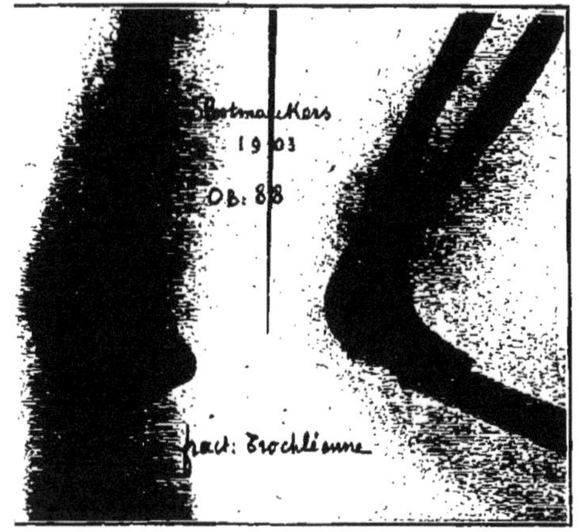

Figure 993. — Obs. 88, I.

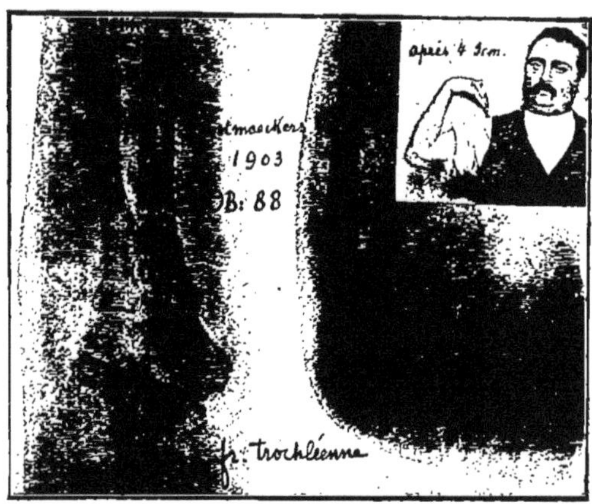

Figure 994. — Obs. 88, II.

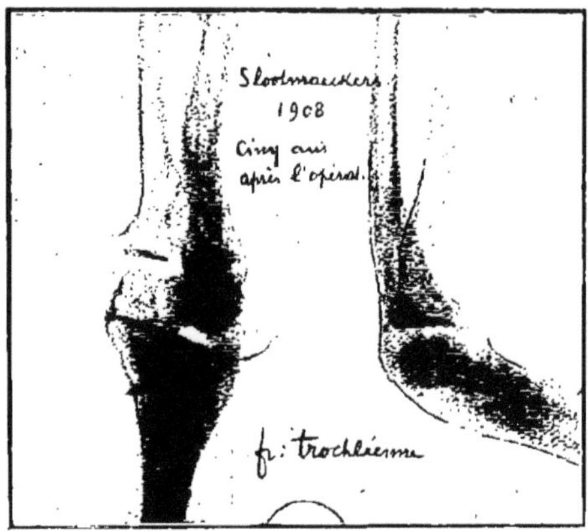

Figure 995. — Obs. 88, III.
(Radiographie prise 5 ans après l'opération.)

I, II et III. Fracture trochléenne traitée par le vissage direct.

Fractures complexes des condyles de l'humérus.

Ces lésions sont des combinaisons des différentes fractures typiques simples.

Elles affectent la forme de T (fracture dia- et inter-condylienne), de V (fracture sus- et inter-condylienne), d'Y (fracture juxta-épiphysaire avec trait vertical inter-condylien). Elles peuvent encore être compliquées de traits secondaires transformant le coude en un vrai sac de noix.

Le pronostic des fractures composées du coude est fort grave : « On observe en général comme suites, une inflammation violente au

» niveau de l'articulation, une difformité persistante, de l'ankylose » osseuse. *Tout autre résultat peut être considéré comme très favo- » rable* » [1].

Ces fractures sont si graves, au point de vue fonctionnel, que beaucoup de chirurgiens ont préconisé la résection primitive comme traitement de choix. C'était autrefois peut-être mieux que d'ankyloser le membre dans un bandage, mais, actuellement, soutenir cette intervention serait une hérésie, car on peut, avec l'ostéo-synthèse, arriver à une restauration anatomique et fonctionnelle complètes.

Technique opératoire.

Les difficultés de l'opération peuvent être ici très grandes, aussi ne faut-il l'entreprendre qu'en s'entourant de toutes les garanties tant au point de vue de l'aseptie qu'au point de vue instrumental.

L'opération sera pratiquée, autant que possible, du huitième au dixième jour, après une préparation rigoureuse du blessé. Il ne faut pas attendre trop longtemps, parce que des jetées osseuses se forment rapidement et pourraient gêner considérablement la réduction. (Dans mes publications antérieures je recommandais une attente de quinze jours au minimum, c'est trop !)

L'incision d'approche a une grande importance vu la complexité de la fixation à pratiquer.

Jusqu'ici j'ai toujours eu recours à deux incisions longitudinales interne et externe. Cette façon de faire présente l'avantage de ménager les parties molles importantes, mais, malheureusement, le jour obtenu est parfois insuffisant et on peut, de ce chef, se trouver aux prises avec de grosses difficultés.

Je crois que l'incision en bayonnette d'Ollier serait très bonne en la combinant avec une incision interne sur l'épitrochlée.

Mieux encore serait une incision rectiligne suivant la crète humérale externe jusqu'à l'épicondyle puis se recourbant jusqu'à la base de l'olécrane (incision d'Ollier pour la résection de l'extrémité inférieure de l'humérus) ; en même temps on ferait une incision verticale sur l'épitrochlée.

L'avantage d'une incision arquée externe est que cette incision peut être utilisée pour faire l'ostéotomie de l'olécrane, si le jour obtenu n'est pas suffisant. On pourrait aussi prolonger cette incision en dedans, et rejoindre l'incision épitrochléenne, de façon à délimiter un lambeau en U qu'on réclinerait vers le haut, après avoir sectionné l'olécrane à sa base, avec une gouge mince et bien tranchante. On mettrait ainsi à nu toute l'épiphyse humérale, et la réparation de la fracture en serait grandement facilitée.

(1) HAMILTON. *Traité des fractures*, page 307.

Une fois la fracture bien exposée, et après avoir fait la toilette des surfaces fracturées, *on commencera toujours par reconstituer l'épiphyse :* On affrontera les fragments condylien et trochléen au moyen d'un davier à dents pointues; on recherchera un affrontement géométrique, en s'aidant du pied-de-biche pour orienter les fragments.

La réduction et la fixation temporaire de l'épiphyse étant faites, on fixera les fragments l'un à l'autre au moyen d'une vis enfoncée transversalement au travers du bloc articulaire. La vis pénétrera en dehors, un peu en avant et au-dessous de l'épicondyle et se dirigera un peu en avant et en dessous de l'épitrochlée (voir plus haut).

Il faut une vis assez forte et longue de cinq centimètres.

Après avoir exécuté ce temps opératoire on se trouve en présence d'une fracture sus-condylienne dont on fera la réduction de la façon suivante :

Le davier à griffes, placé sur l'épiphyse reconstituée, sera laissé en place, pour servir de moyen de traction et, aussi, pour ne pas risquer de forcer ou briser la vis déjà placée. On saisira la diaphyse humérale, près de son extrémité, avec un davier droit, et, maniant les deux pinces simultanément des deux mains, on reposera les fragments, soit par des tractions simples en sens contraires, soit, si le déplacement est grand, en exécutant une mise en angle suivie de redressement.

La reposition diaphyso-articulaire obtenue, on fera la fixation temporaire avec l'un ou l'autre davier. Il est difficile de donner ici une règle précise, la disposition des surfaces fracturées étant très variable.

La fixation définitive variera aussi suivant les formes cliniques. Les différents cas peuvent se diviser en trois groupes :

1° La séparation de la diaphyse est basse (fracture dia-intercondylienne); la fixation sera facilement exécutée au moyen de deux vis latérales placées comme dans les fractures condyliennes isolées (figure 996, a).

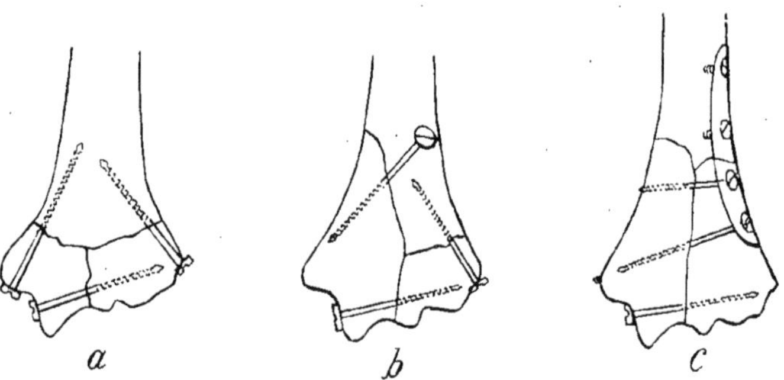

Figure 996.
Schéma de la fixation des fractures composées du coude.

2° Le trait remonte plus haut sur l'un des côtés. On fixe par une vis latérale mise de bas en haut du côté où le trait est bas, et par une vis transversale ou oblique au-dessus (figure 996, b).

3° Si le trait intercondylien remonte haut, avec séparation transversale de la diaphyse, il faut recourir à la prothèse perdue (figure 996, c).

Ces différents types peuvent être combinés très diversement de façon à s'adapter aux diverses éventualités cliniques ; le vissage direct et la prothèse suffisent dans tous les cas.

La fixation osseuse terminée, on s'assure de sa bonne exécution en faisant des mouvements de flexion et d'extension du coude; il faut qu'on puisse fléchir au maximum sans effort et sans que les fragments bougent l'un sur l'autre.

La réparation des parties molles sera faite avec soin. Si l'olécrane a dû être détaché on le remettra en place et on le fixera par une vis longitudinale. On suturera autant que possible la synoviale et les tissus fibreux des ligaments latéraux. On fermera la plaie cutanée par un surjet bien exact, en évitant l'inversion des bords. Le membre sera pansé en flexion.

On commencera dès le lendemain, avec beaucoup de douceur, la mobilisation de l'articulation. Si tout va bien, on pourra recourir à la mécanothérapie vers le douzième jour.

S'il y a des douleurs vagues témoignant de l'intolérance pour les vis, on fera l'extraction de celles-ci quatre à cinq semaines après l'ostéo-synthèse. Il vaut mieux ne pas trop tarder en cas d'intolérance, parce que les douleurs peuvent entraver la mobilisation.

D'après mon expérience, la perfection du retour des fonctions est exactement en rapport avec la correction de la réduction.

Si celle-ci est géométrique, on doit escompter une restitution fonctionnelle intégrale. Le moindre déplacement permanent s'accompagne toujours d'une raideur ou d'une limitation des mouvements.

Les interventions pour fractures composées du coude *sont souvent très difficiles*. Elles réclament beaucoup de patience, d'ingéniosité et d'adresse manuelle, car les cas sont fort dissemblables. Mais on est largement récompensé de ses peines, quand on peut obtenir, dans de semblables traumatismes, des guérisons complètes.

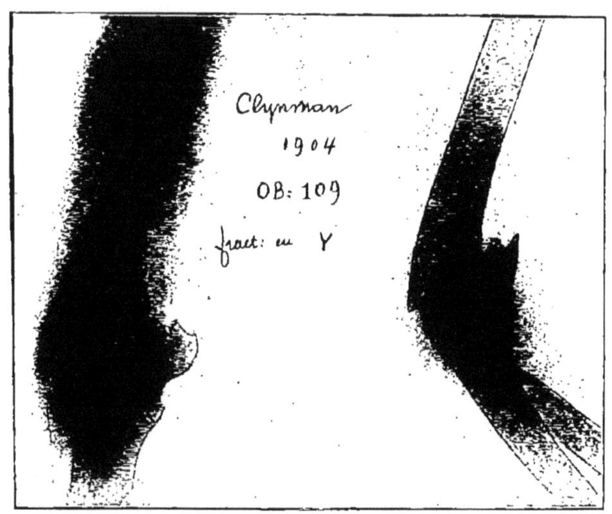

Figure 997. — Obs. 109, I.

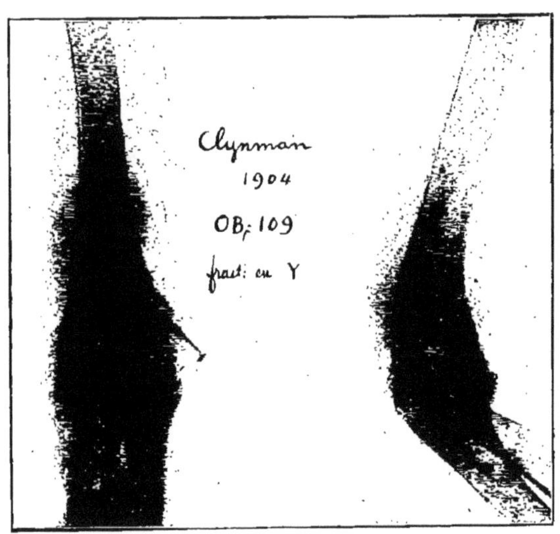

Figure 998. — Obs. 109, II.

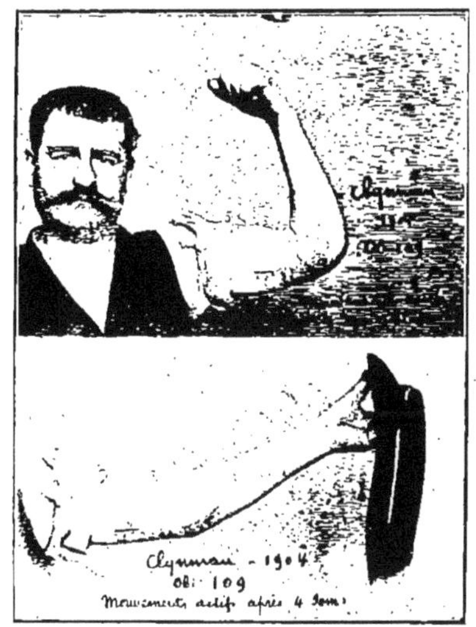

Figure 999. — OBS. 109, III.

I, II et III. Fracture en Y du coude traitée par le vissage direct. Guérison avec légère limitation de la flexion.

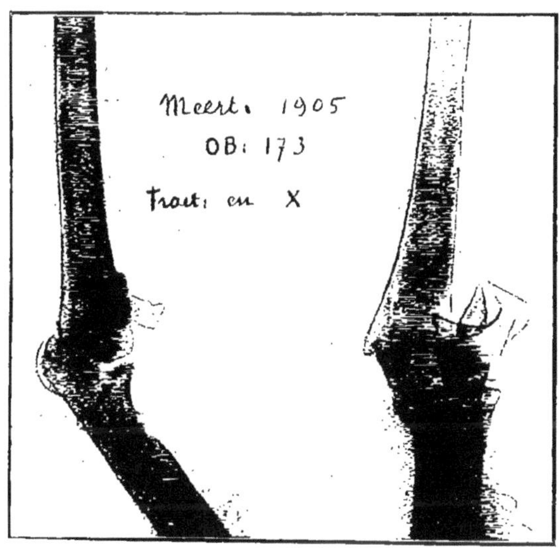

Figure 1000. — OBS. 173, I.

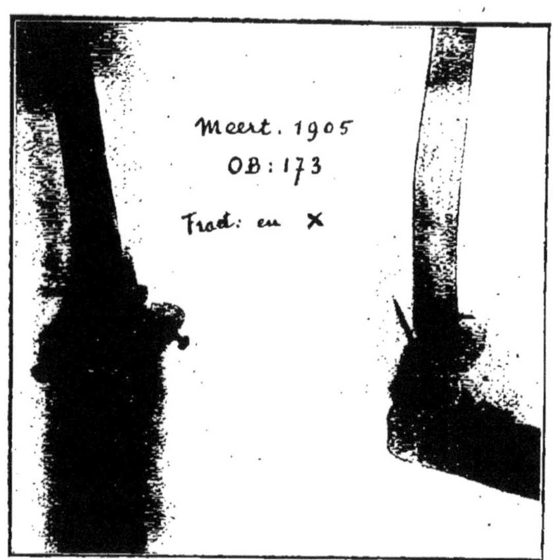

Figure 1001. — Obs. 173, II.
I et II. Fracture comminutive. Guérison intégrale.

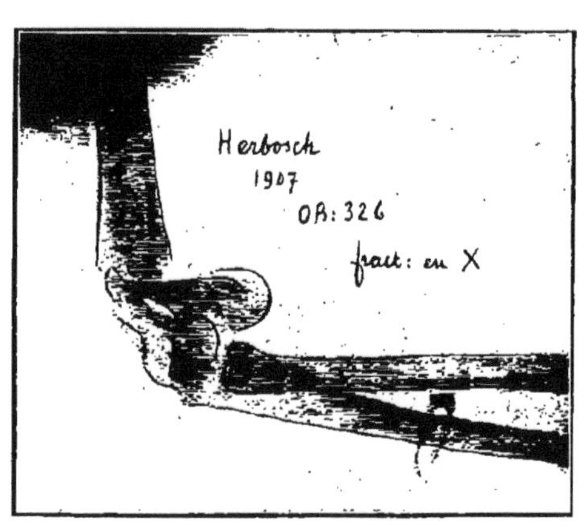

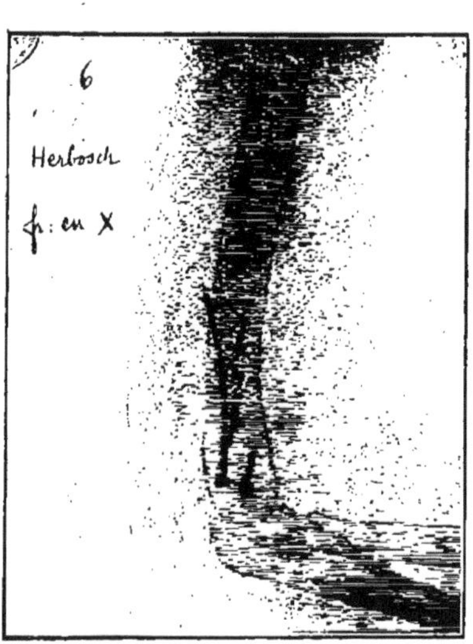

Figure 1002. — Obs. 326, I. Figure 1003. — Obs. 326, II.
Fracture comminutive du coude. Reconstitution exacte par vissage. Ankylose consécutive du coude, nécessitant une résection orthopédique. Bon résultat final.

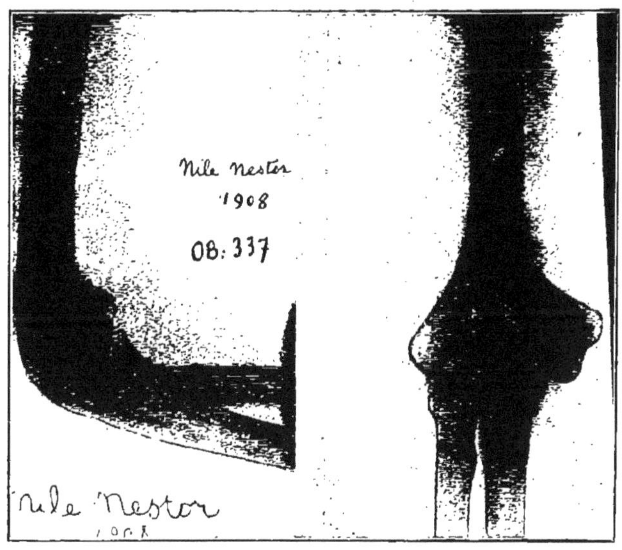

Figure 1004. — Obs. 337, I.

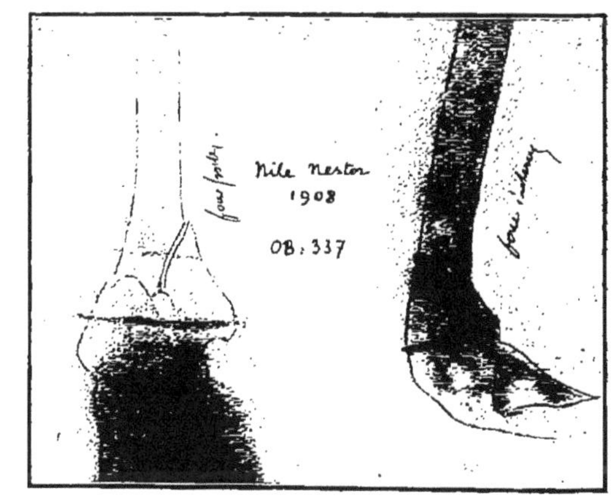

Figure 1005. — Obs. 337, II.

I et II. Fracture en Y; fixation par deux vis. Guérison intégrale.

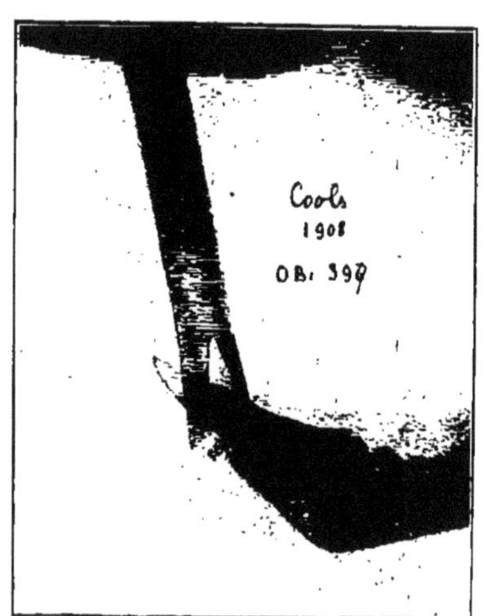

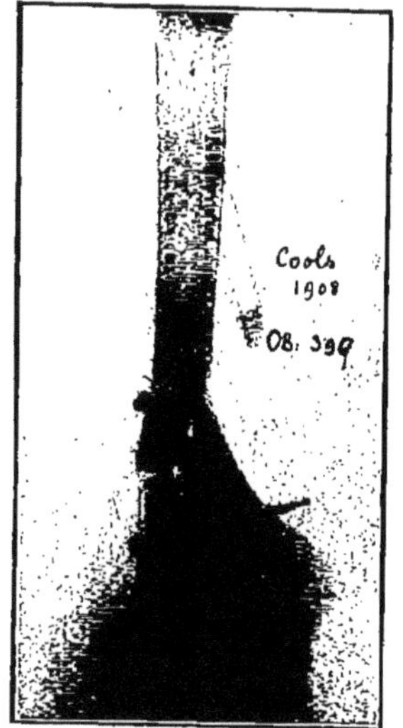

Figure 1006. — Obs. 397, I. Figure 1007. — Obs. 397, II.

Fracture en Y; fixation par deux vis. Guérison intégrale.

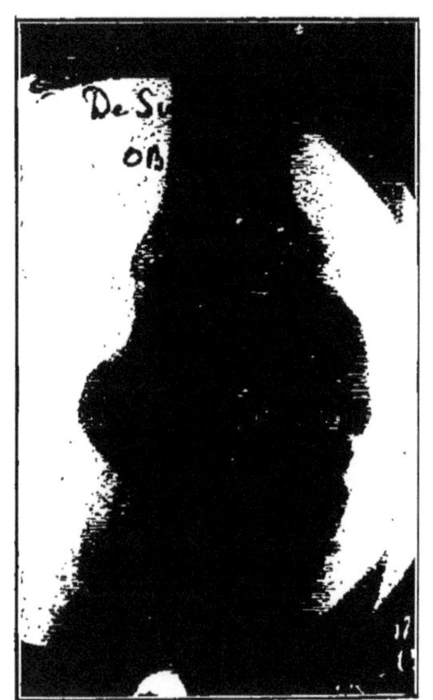

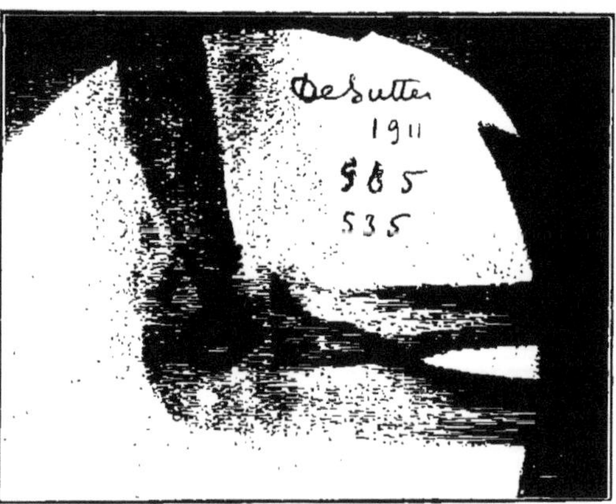

Figure 1008. — Obs. 535, I. Figure 1009. — Obs. 535, II.

Fracture comminutive. Guérison intégrale.

Fractures anciennes du coude.

Les fractures anciennes non réduites du coude sont en général d'un bien mauvais pronostic; la réduction tardive n'est, le plus souvent, pas réalisable et c'est à des opérations orthopédiques qu'on devra recourir pour rendre en partie les fonctions à l'articulation (résection totale, résections partielles modelantes, etc.).

Dans la fracture sus-condylienne par extension, non réduite, on pourra intervenir utilement par la résection de la partie saillante en avant de la diaphyse. Cette saillie osseuse empêche la flexion du coude par sa rencontre avec l'apophyse coronoïde. On attaquera la lésion par une incision externe ; on détachera à la rugine les parties molles antérieures et on rétractera fortement, de façon à voir la partie saillante du corps de l'humérus. Cette portion osseuse sera enlevée à la gouge jusqu'à ce que le coude puisse être fléchi entièrement sans effort.

La fracture de l'épitrochlée, traitée par les moyens non sanglants, aboutit régulièrement à la pseudarthrose. J'ai observé plusieurs fois cette absence de consolidation ; dans plusieurs de ces cas il existait des troubles fonctionnels notables : douleurs vagues avec faiblesse de l'avant-bras, parésie et douleurs dans le domaine du nerf cubital, etc. (figure 1010).

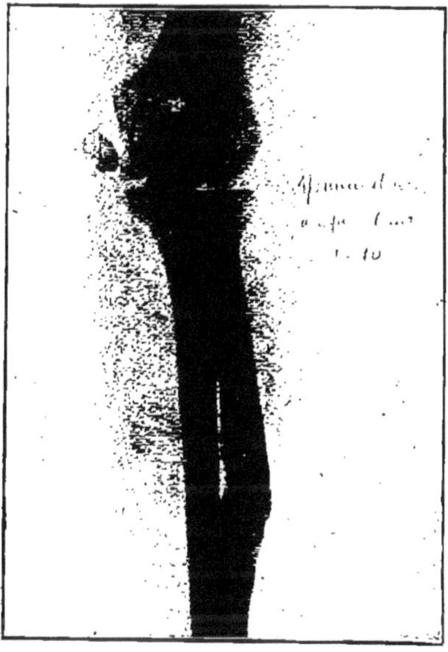

Figure 1010.
Pseudarthrose de l'épitrochlée avec cal vicieux du radius.

L'intervention dans la pseudarthrose de l'épitrochlée se fera comme dans une fracture récente, en y ajoutant l'excision du cal et l'avivement des surfaces osseuses. On fera la fixation par vissage comme dans une fracture fraîche.

La résection du fragment détaché ne sera pratiquée que s'il y a impossibilité à faire la reposition exacte et s'il existe des signes de compression du nerf cubital. On peut dans ce dernier cas faire la transposition du nerf à la face antérieure du coude.

LUXATIONS ANCIENNES DU COUDE.

Je placerai ici quelques considérations sur ces lésions à cause de leur parenté avec les fractures des condyles de l'humérus, tant comme étiologie que comme traitement.

Dans les luxations récentes du coude, la réduction manuelle sous anesthésie m'a toujours réussi. En cas d'irréductibilité il faudrait naturellement recourir sans hésiter à l'incision pour replacer les os dans leurs rapports normaux.

Dans toutes les luxations récentes, même celles qu'on a pu réduire aisément, il faut absolument faire un examen radiographique sérieux. On peut parfois constater une fracture dont le traitement direct a de l'importance (fracture de l'épitrochlée, fracture de l'olécrane, fracture de l'apophyse coronoïde, etc.).

Dans les luxations anciennes méconnues (ce qui ne devrait plus se présenter !), il faut toujours essayer d'abord de la réduction non sanglante sous anesthésie. J'ai pu dans un cas réduire ainsi et guérir rapidement une luxation du coude en arrière chez un ouvrier adulte ; la luxation datait de cinq mois, et, ayant été prise pour une fracture, on l'avait immobilisé dans un bandage plâtré !

Deux fois j'ai réduit des luxations dites irréductibles datant de deux et trois semaines et où l'incision avait été jugée nécessaire par d'autres chirurgiens.

Dans les cas anciens, même s'il y a des productions osseuses périphériques, il faut faire la réduction sanglante. Si le blessé guérit avec des mouvements, fussent-ils limités, il sera toujours en meilleur état qu'après une résection. D'ailleurs une résection pourrait, en cas d'ankylose, se faire ultérieurement.

A mon avis, la réduction sans résection est toujours possible, sauf s'il y a une atrophie osseuse telle que les os s'écrasent au moindre effort.

Technique opératoire.

On fait une incision suivant la crête humérale externe jusqu'à l'épicondyle, puis s'incurvant jusqu'à la base de l'olécrane.

On dépérioste la crête humérale et on refoule en avant les attaches du ligament latéral ; on ouvre l'articulation entre l'olécrane et l'épicondyle.

Cela fait, on brise de force les adhérences et on luxe l'extrémité inférieure de l'humérus dans la plaie. Pendant cette manœuvre il arrive fréquemment (deux fois sur trois) que l'olécrane se fracture à sa base, ce qui est d'ailleurs sans importance ; l'opération en sera même facilitée ; on fixera l'apophyse par un vissage une fois la réduction exécutée.

L'articulation étant ainsi largement ouverte on excise les tissus fibreux ou osseux englobant les surfaces articulaires, en employant la gouge au besoin pour enlever les jetées osseuses ; on nettoie les cartilages en les traumatisant le moins possible.

Une fois cette toilette terminée, on remet les os en place ; la réduction s'est faite sans difficultés dans les cas que j'ai opérés. On termine en vissant l'olécrane au cubitus s'il a été détaché ; on fixe le ligament latéral externe au moyen d'une petite vis enfoncée dans l'épicondyle et on suture entièrement la peau.

Pour éviter une reluxation il est prudent de faire le pansement en flexion complète.

On commencera la mobilisation dès le lendemain et on augmentera peu à peu l'amplitude de l'extension.

Sur les trois cas que j'ai ainsi opérés, j'ai obtenu deux guérisons intégrales et une guérison avec limitation des mouvements d'extension.

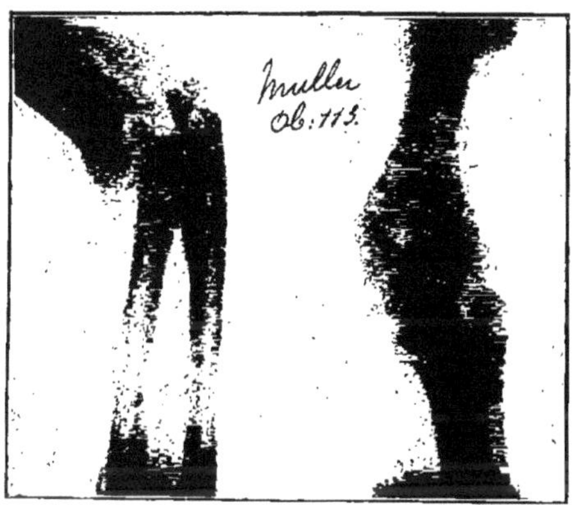

Figure 1011. — Obs. 113, I.

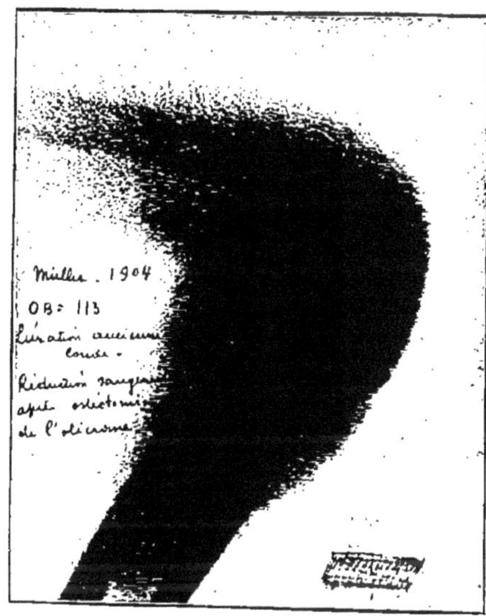

Figure 1012. — Obs. 113, II.

Luxation du coude datant de quatre mois. Réduction sanglante. Guérison complète.

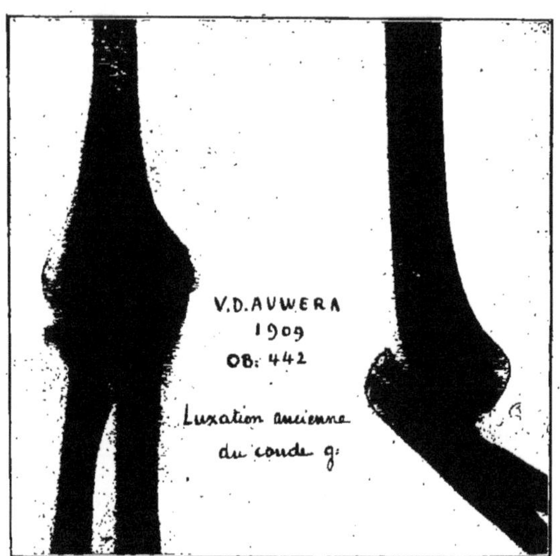

Figure 1013. — OBS. 442, I.

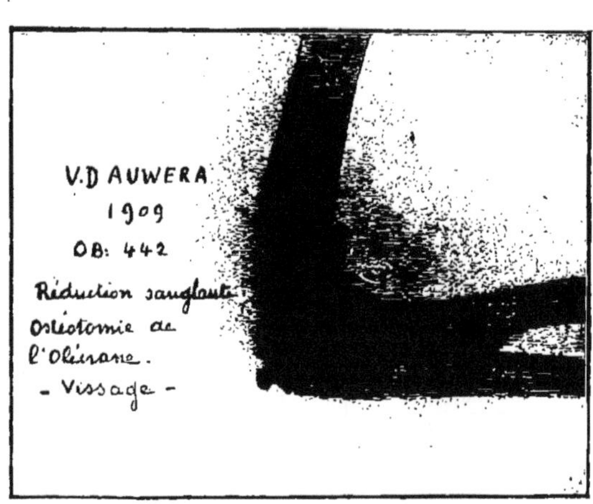

Figure 1014. — OBS. 442, II.
I et II. Luxation datant de quatre mois. Guérison intégrale.

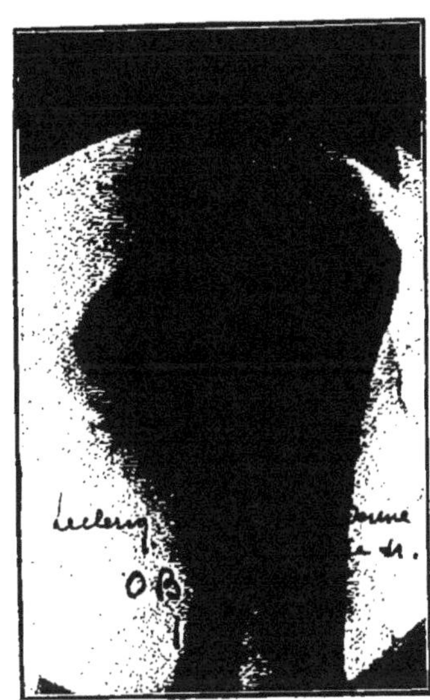

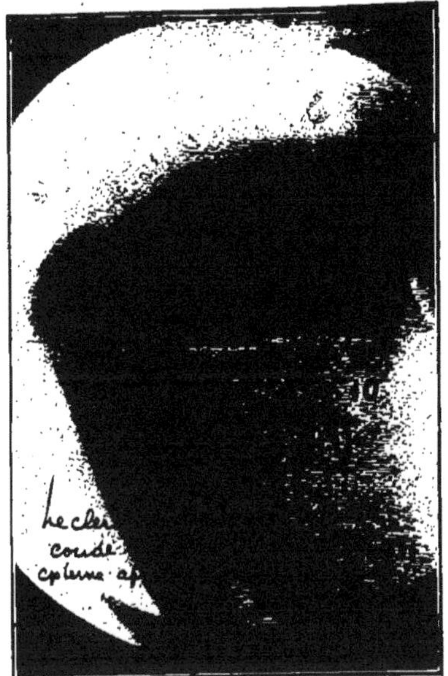

Figure 1015. — Obs. 510, I. Figure 1016. — Obs. 510, II.
Luxation datant de six mois. Fortes jetées osseuses périphériques.
Réduction intégrale. Guérison avec limitation des mouvements.

FRACTURES ÉPIPHYSAIRES SUPÉRIEURES DE L'AVANT-BRAS.

Fractures de l'olécrane.

Les fractures de l'olécrane peuvent siéger sur le bec de l'apophyse, au milieu ou à sa base emportant parfois une partie de la face postérieure du cubitus (figure 1017).

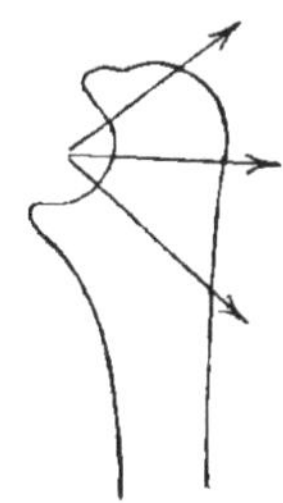

Figure 1017. Schéma des fractures de l'olécrane.

Ces fractures se produisent par action directe (coup ou chute sur le coude fléchi) ; par action indirecte (chute sur la main étendue, combinées parfois dans ce cas avec une luxation du coude en avant). Rarement la fracture de l'olécrane se produit par effort musculaire.

Assez souvent cette fracture ne présente aucun déplacement; on la reconnait alors à la mobilité anormale et à la radiographie. Ces cas guérissent rapidement et complètement par la mobilisation précoce méthodique.

Ordinairement la fracture de l'olécrane s'accompagne de déchirure du périoste et du revêtement fibreux et le fragment détaché s'écarte vers le haut sous l'influence du triceps. Dans ces cas l'opération est absolument indiquée, car la guérison ne peut se faire que par un cal fibreux. Tout comme pour la fracture de la rotule on peut observer une guérison fonctionnelle parfaite malgré un cal fibreux ; mais il n'en est pas toujours ainsi et l'absence de consolidation entraîne souvent une invalidité permanente notable.

Technique opératoire.

On fait sur l'olécrane une incision longitudinale de 6 à 7 centimètres, légèrement arquée de façon que la cicatrice ne tombe pas sur la saillie de l'os.

Après avoir récliné les bords cutanés avec des pinces de Muzeux, on tombe sur le foyer de fracture. On fléchit le coude pour faire bailler la fracture ; on enlève les caillots et on excise les lambeaux fibreux coiffant les fragments.

Pour faire la réduction on replace le membre dans l'extension ; on abaisse le fragment au moyen d'une pince de Muzeux ; puis on fait l'affrontement et la fixation temporaire avec un davier à dents pointues ; les dents d'un des mors sont plantées dans le périoste de la face postérieure du cubitus et l'autre mors appliqué au-dessus de l'olécrane.

Pour la fixation, il n'y a que deux procédés à retenir : le *vissage direct* et le *cerclage*.

Vissage de l'olécrane : C'est le procédé de choix ; on le pratique de la façon suivante :

Une vis, de 5 à 6 centimètres, est montée sur le perforateur. On l'enfonce par la face supérieure de l'olécrane, après avoir fait au bistouri une fente verticale dans le tendon du triceps ; on dirige la vis suivant l'axe du cubitus, et parallèlement à la crête de l'os, de façon qu'elle soit placée dans la partie spongieuse de l'os (figure 1018).

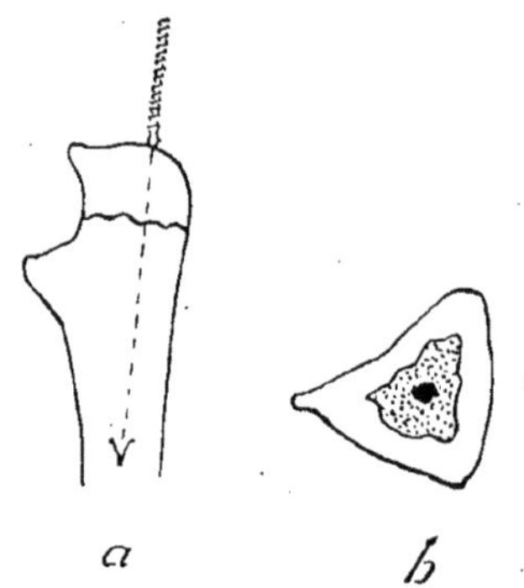

Figure 1018.
Schéma du vissage de l'olécrane.
a. Trajet de la vis.
b. Coupe du cubitus ; la vis doit occuper le centre du tissu spongieux.

On termine avec le tourne-vis à main, après avoir dégagé le perforateur, et on serre prudemment à fond, jusqu'à ce que la tête soit appliquée contre l'os.

Avant de fermer la plaie on s'assure de la solidité de la fixation en fléchissant le coude à angle aigu.

Il faut pour ce vissage éviter de prendre une vis trop fine qui pourrait se briser en mobilisant le coude. Cet accident m'est arrivé une fois et j'ai dû recommencer l'opération. Cette rupture est plus à craindre quand l'olécrane est fracturée à sa base; quand le fragment olécranien est petit (fracture du bec) on emploiera une vis plus courte et plus fine.

Le vissage de l'olécrane est extrêmement simple à pratiquer et il donne une grande solidité. Dans certains cas, cependant, il est inapplicable; c'est quand le fragment olécranien est lui-même fracturé ou écrasé. Il faut alors recourir au cerclage.

Cerclage de l'olécrane : On emploiera pour ce cerclage un fil très souple (fil de cuivre doré), d'une épaisseur de 1 ½ millimètre, portant un œillet aux deux bouts; ces œillets seront munis chacun d'un fil métallique fin et souple pour faciliter le placement.

Pour passer le fil de cerclage le cubitus est perforé à un centimètre au-dessous de la fracture au moyen d'une mèche aiguillée. Le fil souple d'un des bouts de la ligature est passé dans le chas du forêt et la ligature facilement entraînée à sa suite au travers de l'os. Le second chef est passé de la même manière au travers du tendon tricipital, au ras du fragment olécranien. On tend fortement le cerclage, puis on le tord à fond; on coupe la torsade à un centimètre et on la rabat contre l'os (figure 1019).

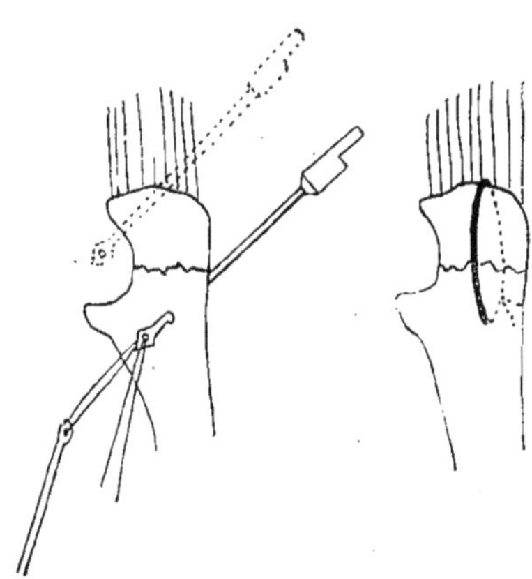

Figure 1019.
Schéma du cerclage de l'olécrane.

Après l'ostéo-synthèse de l'olécrane, il faut mobiliser activement dès le lendemain de l'opération. La guérison est toujours rapide et complète.

L'extraction de la vis ou du cerclage sera faite, s'il y a lieu, quatre semaines après l'opération ; elle ne présente aucune difficulté.

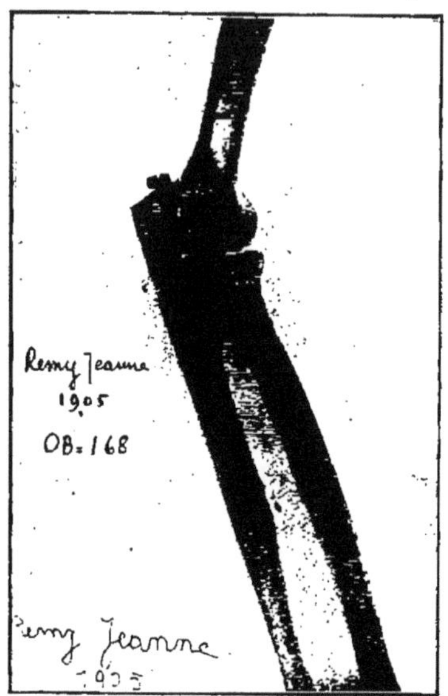

Figure 1020. — Obs. 168. (Premier cliché égaré.)

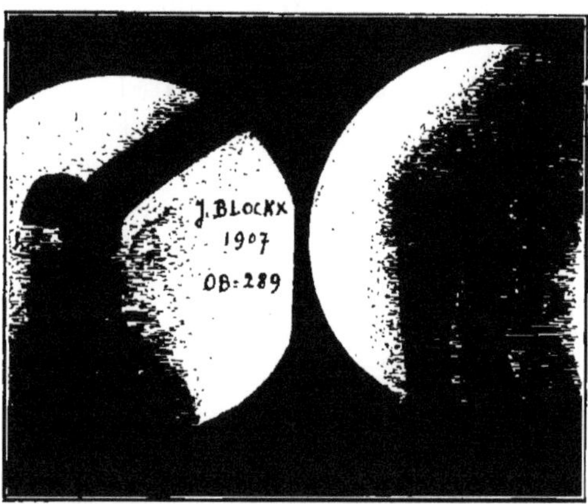

Figure 1021. — Obs. 289, I et II.

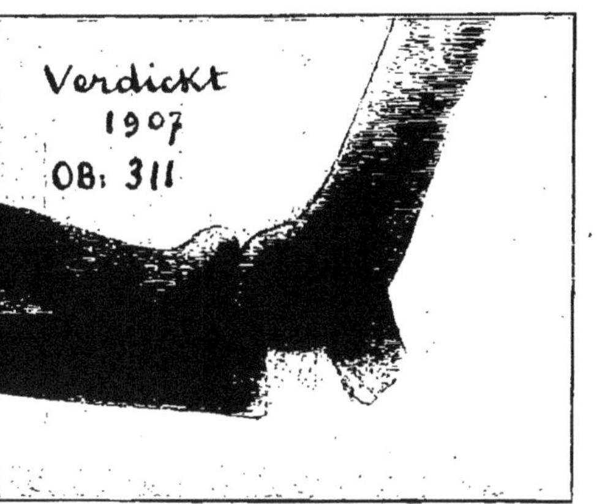

Figure 1022. — Obs. 311, I.

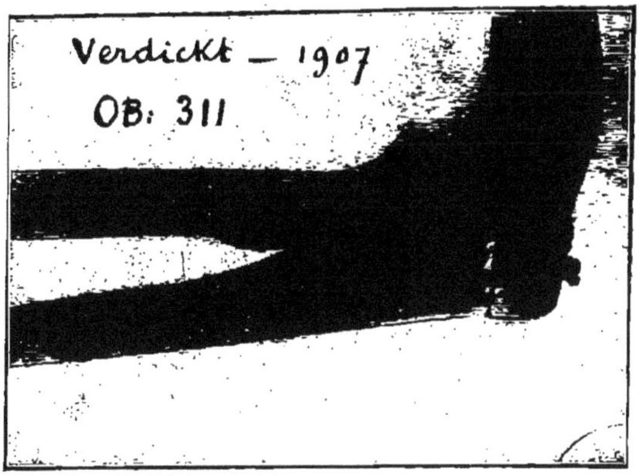

Figure 1023. — Obs. 311, II.

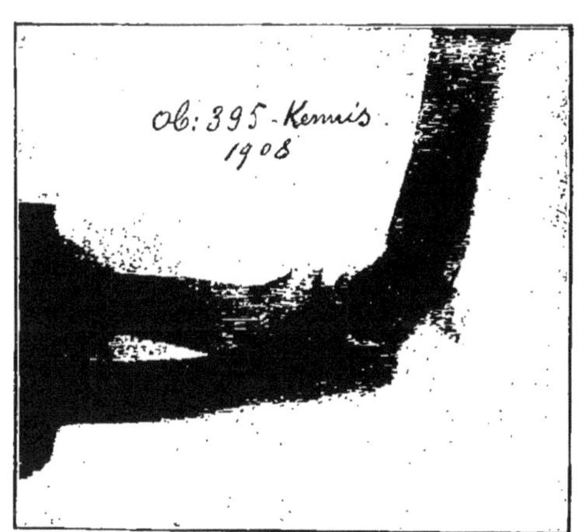

Figure 1024. — Obs. 395, I.

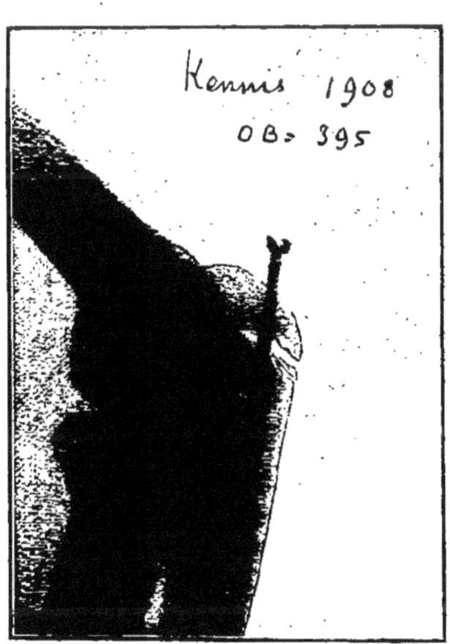

Figure 1025. — Obs. 395, II.

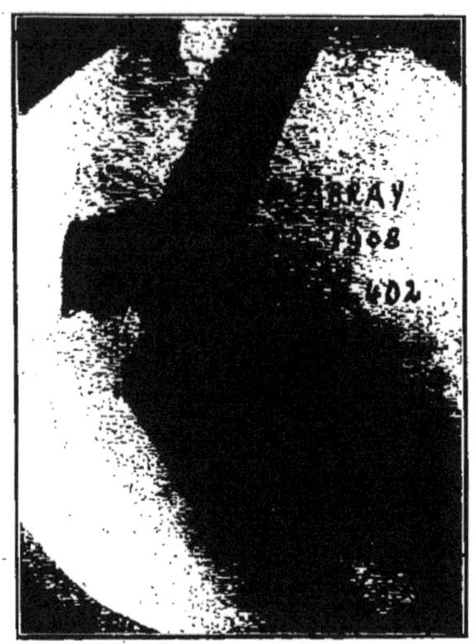

Figure 1026. — Obs. 402, I.

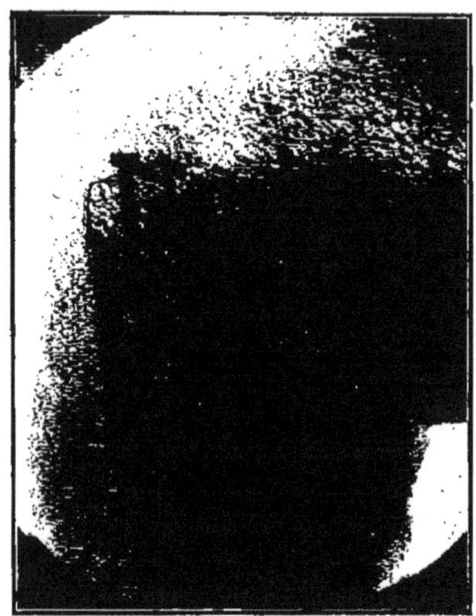

Figure 1027. — Obs. 402, II.

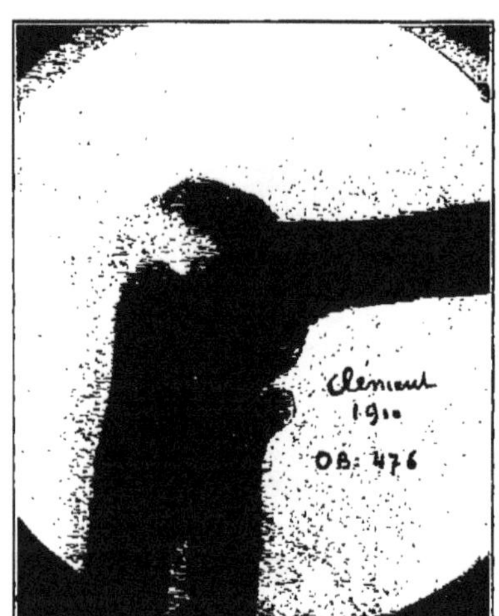

Figure 1028. — Obs. 476, I.

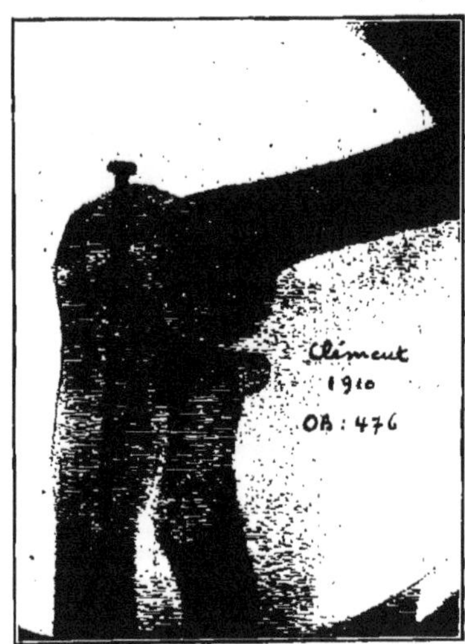

Figure 1029. — Obs. 476, II.

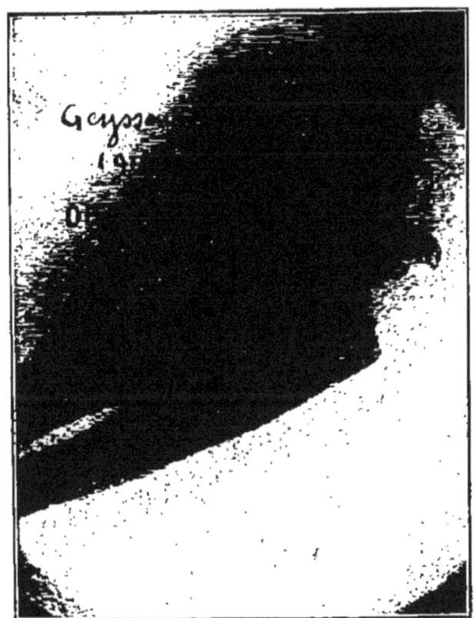

Figure 1030. — Obs. 494, I.

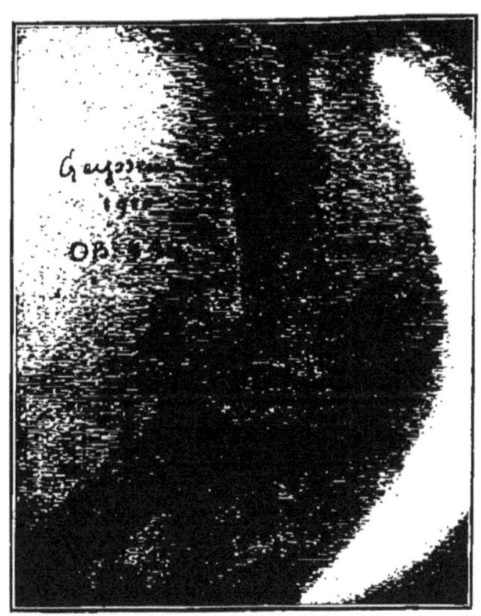

Figure 1031. — Obs. 494, II.

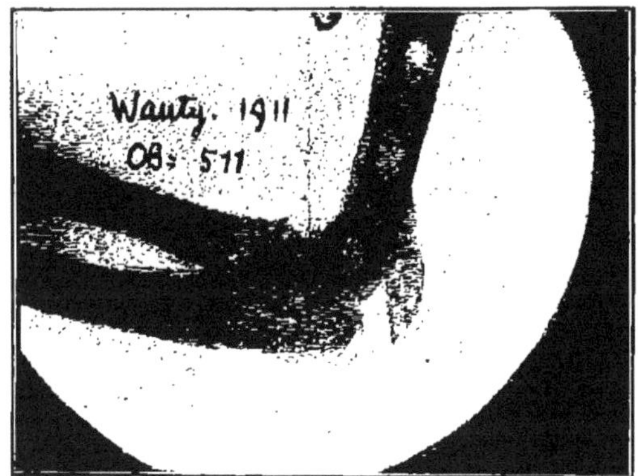

Figure 1032. — Obs. 511, I.

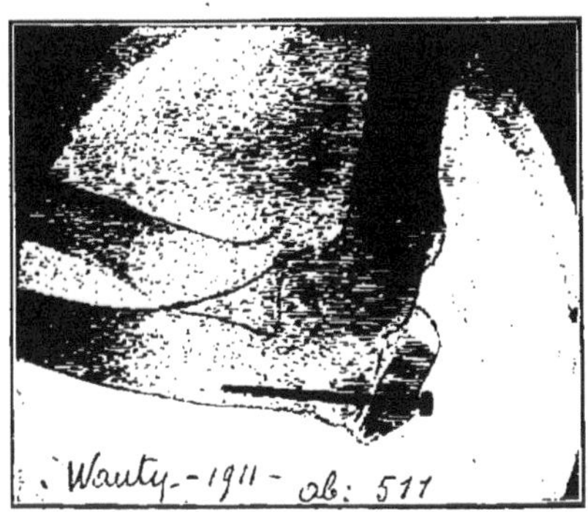

Figure 1033. — Obs. 511, II.

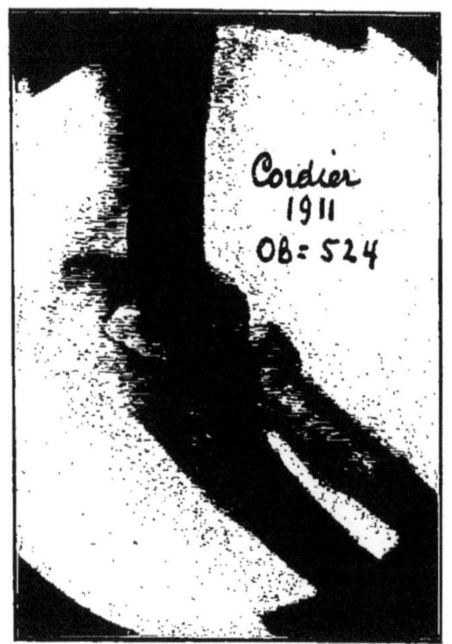

Figure 1034. — Obs. 524, I.

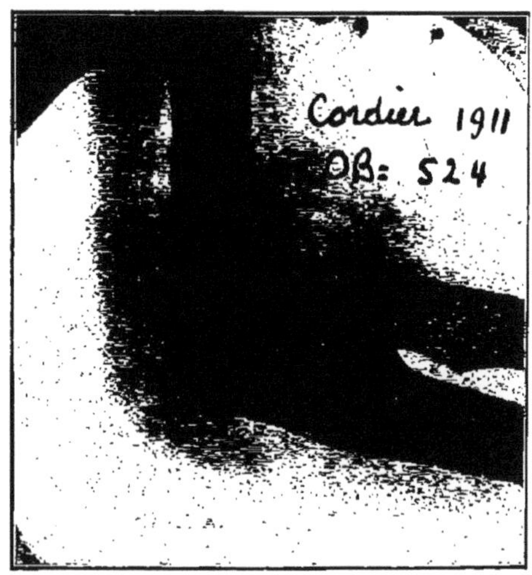

Figure 1035. — Obs. 524, II.

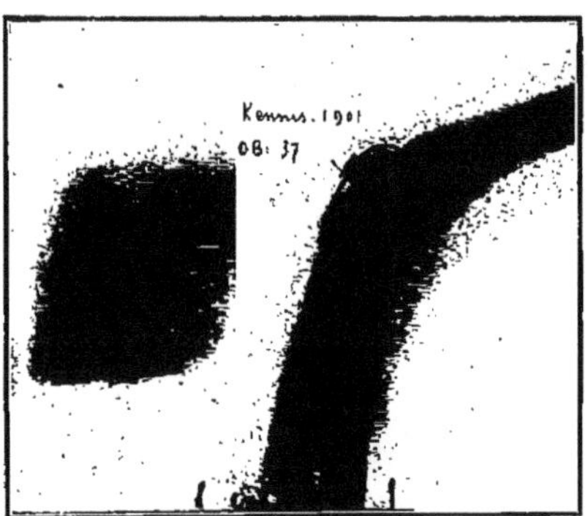

Figure 1036. — Obs. 37.
Cerclage de l'olécrane.

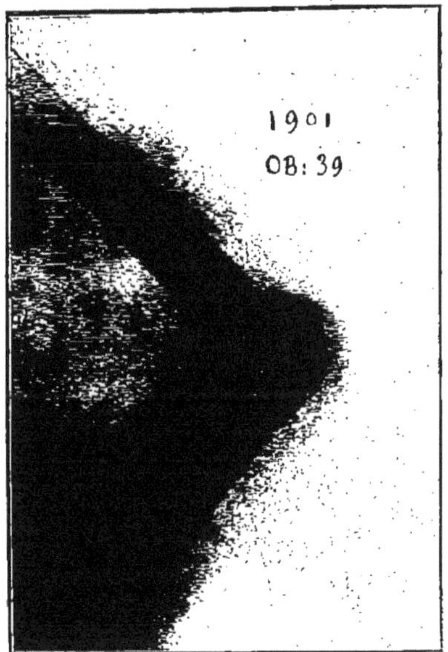

Figure 1037. — Obs. 39, I.

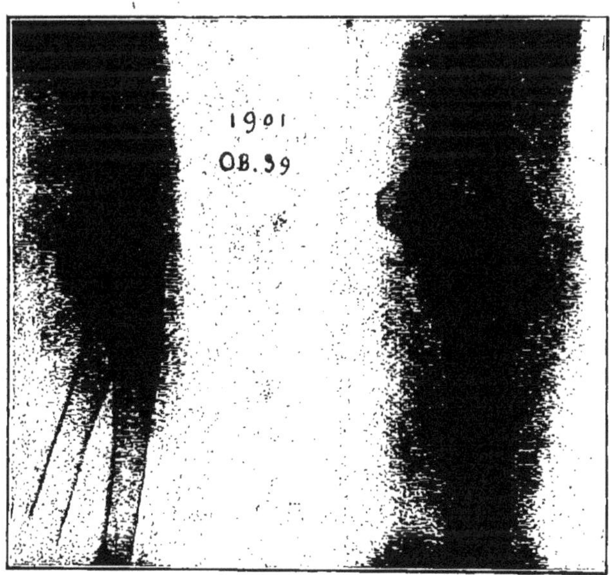

Figure 1038. — Obs. 39, II.
I et II. Cerclage de l'olécrane.

Pseudarthroses de l'olécrane.

Ces cas se présentent souvent. J'en ai rencontré un assez grand nombre. Quelques-uns étaient indemnes au point de vue fonctionnel : coude non douloureux et tous les mouvements normaux conservés. La plupart cependant présentaient des troubles; les uns de la faiblesse de l'articulation du coude; d'autres, plus nombreux, de la douleur au moment des efforts d'extension.

Technique opératoire.

On incise sur le siège de l'ancienne fracture et on met à nu le bout du cubitus et le fragment olécranien réunis par le cal fibreux. Au moyen du bistouri on fend le cal fibreux en longueur pour apprécier exactement ses limites en haut et en bas.

On fait alors, avec une scie à lame mince, deux sections transversales; l'une en bas, à la limite du cubitus; l'autre en haut, au ras du fragment olécranien. (Voir fracture ancienne de la rotule.) On excise le cal fibreux au moyen des ciseaux. On obtient ainsi deux surfaces osseuses nettes se prêtant à la réunion. On réduit en abaissant l'olécrane avec des pinces de Muzeux ; on affronte avec un davier à griffes et on pratique le vissage longitudinal comme dans une fracture récente.

FRACTURE DE L'APOPHYSE CORONOÏDE.

Cette lésion est rare. On peut lui supposer une forme par arrachement, par contraction violente du brachial antérieur.

Plus souvent on l'observera comme complication d'une luxation du coude en arrière (chute sur la main, le coude fléchi).

On soupçonnera cette lésion quand, en présence d'une luxation en arrière, la réduction facilement obtenue sera suivie de suite de reluxation. La radiographie confirmera le diagnostic.

Cette fracture est grave pour les fonctions du coude. Le fragment entraîné par le brachial antérieur se déplace en avant de l'articulation et forme du cal limitant la flexion du coude.

Le traitement doit être chirurgical, car il n'y a aucun moyen d'agir sur le fragment pour le remettre en place.

Il faudrait inciser sur la face antérieure du coude ; récliner les vaisseaux et nerf en dedans ; puis, passant en dedans du tendon du biceps, on irait fixer l'apophyse arrachée, au moyen d'une petite vis.

Je n'ai pas eu l'occasion de pratiquer cette intervention. Si le fragment détaché ne pouvait être remis en place, il serait indiqué d'en pratiquer l'excision pour prévenir la formation d'une masse osseuse au devant de l'articulation.

FRACTURES DE L'ÉPIPHYSE RADIALE SUPÉRIEURE.

Trois formes cliniques principales se rencontrent au niveau de l'extrémité supérieure du radius :

a) Les fractures de la tête.

b) Les décollements épiphysaires.

c) Les fractures du col.

Les fractures de l'épiphyse radiale supérieure se produisent soit par coup direct, soit par action indirecte, telle que chute sur la main étendue. La fracture du radius existe seule ou est combinée avec une autre lésion du squelette (fracture du condyle externe du coude, luxation du coude en arrière, fracture du corps du cubitus). Un examen radiographique complet s'impose toujours dans ces cas pour éviter de méconnaître une lésion connexe.

A. **Fractures de la tête du radius.**

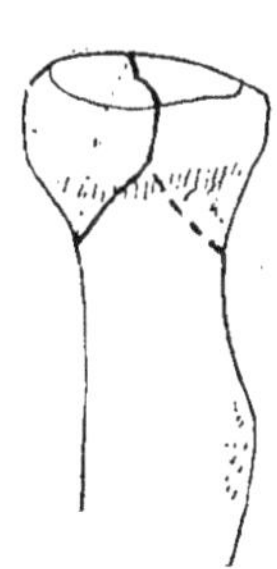

Figure 1039. Schéma des fractures de la tête du radius.

Le trait part du milieu de la cupule radiale et descend, généralement en dehors, en séparant un segment de la tête. Parfois il y a un second trait de fracture ou même un troisième, divisant l'épiphyse en deux ou trois morceaux (figure 1039).

Les fragments, maintenus par le ligament annulaire, sont, en général, peu déplacés.

Cette fracture, d'une importance si minime en apparence, est fort grave, compromettant sérieusement les fonctions; le cal exubérant, qui se forme, amène de l'ankylose du coude et de l'ankylose radio-cubitale. Le traitement doit être opératoire.

Technique opératoire.

Incision oblique allant de l'épicondyle à la base de l'olécrane. Au besoin on peut agrandir vers le haut en suivant la crête humérale ou vers le bas en suivant la crête du cubitus. On détache partiellement le ligament latéral externe du coude et on fait bailler l'articulation. On voit alors la fracture de la tête radiale. Un débridement du ligament annulaire sera fait dans l'étendue nécessaire.

S'il n'y a qu'un fragment externe on réduira en faisant des mouvements appropriés de pronation et de supination et on affrontera le fragment au moyen d'une pince à griffes (une pince tire-balle peut être très utile).

On fera la fixation par clouage au moyen de deux fines pointes de menuisier : On prendra une première pointe, longue de 2½ centimètres; on la présentera avec une pince hémostatique, et on l'enfoncera à petits coups de marteau, de haut en bas, du côté externe de la face supérieure de la cupule. Un second clou, plus court, sera placé transversalement de dehors en dedans. Il faut avoir soin d'enfoncer la tête du clou au-dessous de la surface du cartilage (figure 1040).

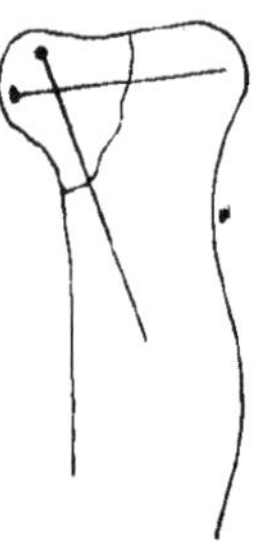
Figure 1040. Schéma du clouage de la tête du radius.

Si la fracture comporte deux ou même trois fragments, la situation est plus difficile et on pourra être réduit à faire la résection des parties brisées. J'ai, cependant, dans un cas semblable, pratiqué avec succès l'ostéo-synthèse.

Voici cette intéressante observation :

« Jeune fille de 18 ans, chute sur le côté externe du coude. N'est » envoyée à ma clinique que trois semaines après l'accident. La » radiographie montre une fracture de la tête du radius droit avec » fort déplacement. *Le membre est en extension et ne peut être fléchi* » même sous chloroforme. Il existe des douleurs et de l'œdème de la » main.

» Opération le 5 juillet 1909 : incision postéro-externe ; le liga- » ment latéral externe est détaché et l'articulation ouverte. J'extrais » la tête radiale fracturée en trois gros fragments. Sur la table à » instruments je parvins à reconstituer la tête articulaire au moyen » de trois fines pointes de menuisier. La tête articulaire fut ensuite » réimplantée dans sa loge et la capsule suturée. Je ne fis pas de fixa- » tion de la tête au bout de radius. Pansement en ½ flexion.

» La cicatrisation s'est faite sans aucune réaction. Mobilisation » active à partir du quinzième jour. La guérison a été obtenue avec une » mobilité parfaite du coude, mais avec une limitation de la supi- » nation. Cet insuccès partiel est dû à l'intervention trop tardive. Le » résultat n'en est pas moins supérieur à celui qu'eut donné la résec- » tion » (figures 1041 et 1042, Obs. 434).

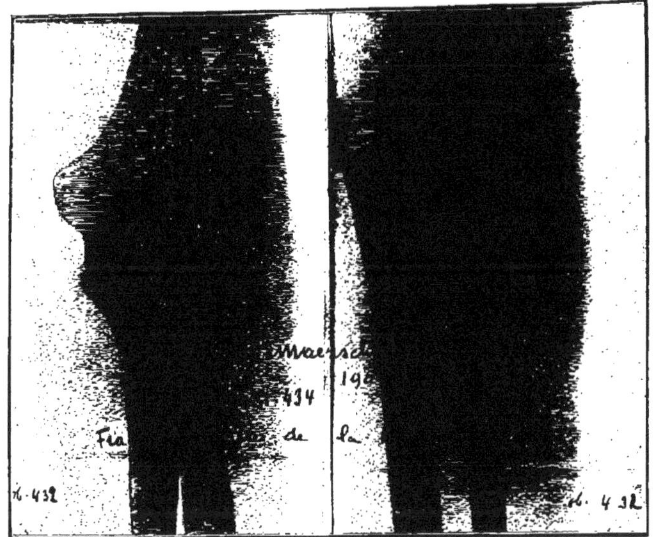

Figure 1041. — Obs. 434, I.

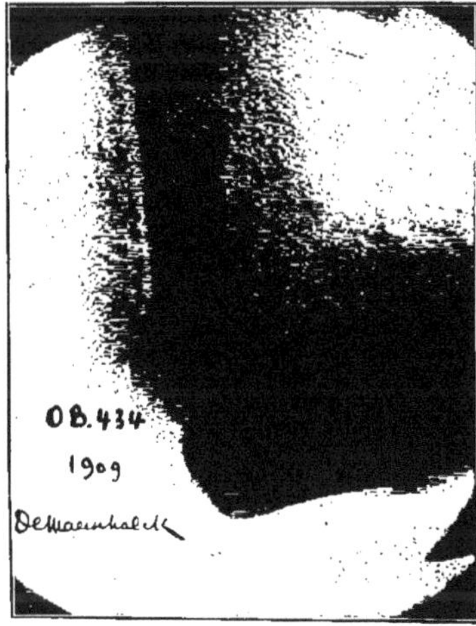

Figure 1042. — Obs. 434, II.

B. Décollement épiphysaire de la cupule du radius.

Cette lésion est très rare. Son traitement doit être chirurgical. La fixation du fragment détaché se fera très simplement au moyen d'une ou deux fines pointes de menuisier enfoncées de haut en bas, vers le col du radius.

C. Fracture du col du radius.

Dans cette fracture, qu'on peut observer à tous les âges et qui résulte soit d'un coup direct, soit d'une chute sur la main, le déplacement peut être nul et les surfaces bien engrénées. Le traitement par la mobilisation simple est alors tout indiqué.

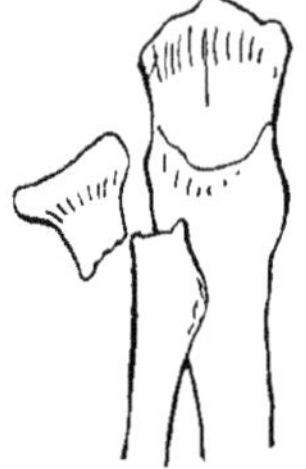

Figure 1043. Déplacement des fragments dans la fracture du col du radius.

Le plus souvent il y a déplacement notable.

Le fragment supérieur bascule en dehors; le fragment diaphysaire, tant par l'action de la violence dirigée dans ce sens que par l'action du biceps et du rond pronateur, se déplace en dedans et en avant (figure 1043).

Quand les fragments sont déplacés, cette fracture est grave : la flexion du coude sera arrêtée par la saillie du bout du radius; les mouvements de pronation et de supination seront compromis ou abolis.

Technique opératoire.

L'ostéo-synthèse de cette fracture est malaisée, l'os étant difficilement accessible.

On tracera une incision oblique de l'épicondyle à la base de l'olécrane; on arrivera au plan osseux en passant entre le court supinateur et l'anconé; en bas de l'incision il faut être prudent pour éviter de blesser la branche profonde du nerf radial.

On fera la réduction en saisissant les bouts fracturés au moyen de deux petits daviers droits et en engrénant les surfaces. Si le bout diaphysaire est profond il faut commencer par l'amener en le harponnant avec un petit crochet à traction.

La fixation se fera très simplement en enfonçant une ou deux fines pointes de menuisier au travers de la tête articulaire et pénétrant dans le col du radius.

On reconstituera avec tout le soin possible la capsule articulaire et on pansera le coude en demi-flexion.

La mobilisation sera faite prudemment mais le plus tôt possible pour éviter l'ankylose.

FRACTURES ISOLÉES DU CORPS DU CUBITUS.

Elles se rencontrent sur toute la longueur de la diaphyse, mais peut-être plus souvent dans la moitié inférieure. Presque tous les cas que j'ai observés siégeaient cependant au tiers supérieur.

Elles reconnaissent toujours pour cause un traumatisme direct. Quand la fracture du cubitus est de cause indirecte (chute sur la main) presque toujours il se produit une lésion du côté du radius (fracture ou luxation).

La fracture du cubitus peut exister sans déplacement; le plus souvent le fragment inférieur est refoulé en dehors et peut s'incarcérer dans l'espace interosseux. Le trait est rarement oblique, plus souvent dentelé et plus ou moins transversal; souvent il y a un fragment intermédiaire.

J'ai abandonné le fixateur pour les fractures diaphysaires de l'avant-bras. Au cubitus cependant il présentait peu d'inconvénients, l'os étant superficiel dans toute son étendue.

Voici les raisons de cet abandon :

Du côté du radius le placement des fiches distales est difficile à cause de l'épaisseur de la couche musculaire. La présence des fiches peut amener de la nécrose des parties molles et des adhérences ultérieures des muscles si importants de la main.

Du côté du cubitus, l'os est si menu dans sa partie inférieure que les fiches présentaient des inconvénients au point de vue de la nutrition de l'os.

D'autre part le fixateur est assez gênant à l'avant-bras à cause de son volume. Il faudrait construire un modèle réduit à vis trés fines. Je me propose d'étudier à nouveau cette question.

Une dernière raison, et c'est peut-être la principale, c'est que j'ai obtenu des résultats parfaits de la prothèse perdue.

* * *

Les fractures de l'avant-bras sont rarement assez obliques pour être efficacement *cerclées*. Le plus souvent le trait est presque transversal et plus ou moins dentelé. Quand il y a obliquité, celle-ci ne dépasse presque jamais, en longueur, l'épaisseur de l'os.

Voilà pourquoi, à mon avis actuel, la prothèse perdue constitue la méthode de choix pour les fractures diaphysaires du radius et du cubitus.

Technique de la prothèse perdue du cubitus.

Les téguments sont incisés le long de la crète du cubitus et réclinés avec des pinces à griffes.

On incise ensuite le périoste et on l'écarte à la rugine de façon à exposer la face interne de l'os.

Pour la réduction et le placement de la plaque de prothèse on se comportera différemment suivant la disposition du trait de fracture.

S'il s'agit d'une fracture transversale dentelée, ce qui est souvent le cas, on fera la *réduction première*. On saisira les deux fragments au moyen de petits daviers droits et on les affrontera en les faisant basculer de l'un ou l'autre côté. Une fois réduits, les fragments tiennent en place grâce aux dentelures des surfaces, et, grâce aussi, à l'intégrité du radius formant attelle. On enlève les daviers à traction; on prend la plaque de prothèse au moyen d'une pince coudée et on la dépose au niveau de la fracture; on la fixe temporairement avec le petit davier en S placé au milieu, au niveau du trait de fracture. On place ensuite deux petites vis aux extrémités de la plaque; on enlève le davier en S et l'on termine en plaçant deux dernières vis près de la fracture.

Si le trait de fracture est oblique, non dentelé, la réduction première de la fracture n'est pas possible, car si on abandonne les fragments après les avoir réduits, ils se déplaceront immédiatement. Il faut donc commencer par fixer la plaque à un des bouts, puis réduire et faire le vissage du second fragment. (Voir généralités.)

S'il y a fracture esquilleuse, plusieurs cas peuvent se présenter :

a) Si l'esquille est superficielle, on fixera la plaque à l'un des bouts; puis on ramènera l'esquille à sa place sous la plaque; on réduira le second fragment et on le vissera à son tour. L'esquille réduite sera ainsi maintenue sous la prothèse.

b) Si l'esquille est profonde, vers l'espace interosseux on appliquera la prothèse comme si la fracture était simple. Une fois la fixation terminée, on réduira l'esquille et on la maintiendra au moyen d'un fin fil de cerclage. Si la reposition exacte du fragment libre n'était pas réalisable, il faudrait en faire l'extraction; sa présence, dans l'espace interosseux, pouvant amener une soudure des deux os.

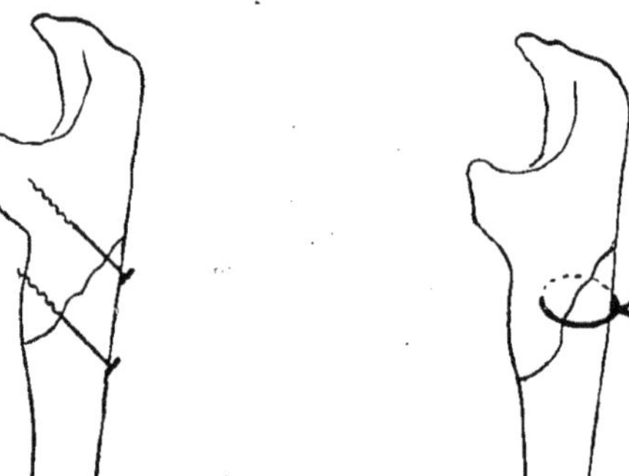

Figure 1044.
Schéma du vissage direct et de l'hémi-cerclage dans les fractures juxta-épiphysaires du cubitus.

Dans les fractures hautes de la diaphyse cubitale on pourra souvent employer le vissage direct ou l'hémi-cerclage comme l'indique la figure 1044. Le cerclage simple serait mauvais, ici, à cause de la difficulté de passer le fil et de la conicité de l'os, rendant possible le glissement de la ligature.

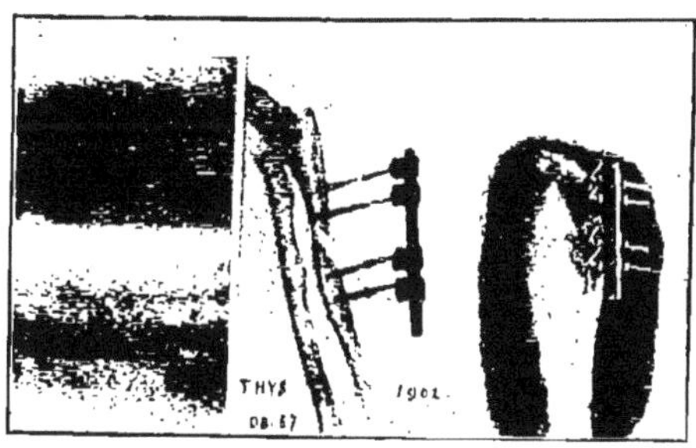

Figure 1045. — Obs. 57.
Fracture isolée du cubitus. Ostéo-synthèse au moyen du fixateur.

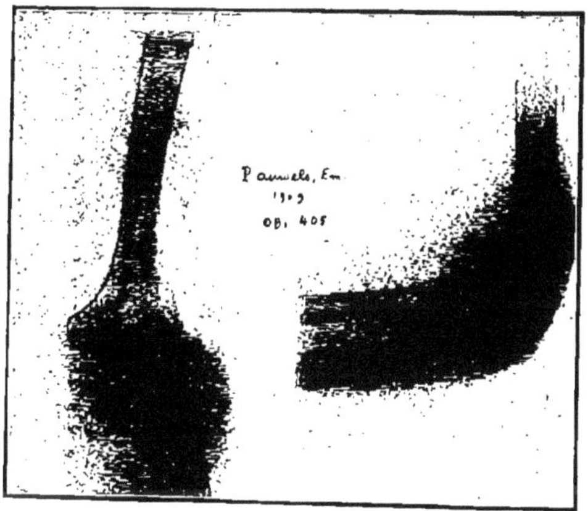

Figure 1046. — Obs. 405, I.

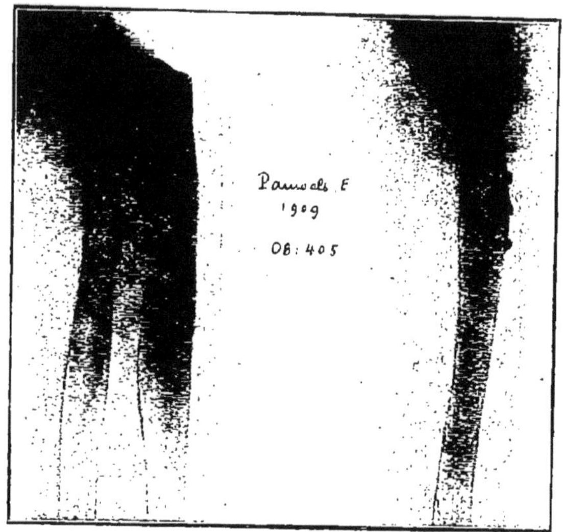

Figure 1047. — Obs. 405, II.
I et II. Fracture isolée du cubitus par coup direct. Prothèse perdue. (Plaque restée tolérée.)

FRACTURE DU CUBITUS AVEC LUXATION DU RADIUS

Cette forme clinique est assez fréquente. Il faut toujours y penser en présence d'une fracture isolée du cubitus, car faute d'attention, la luxation du radius peut passer inaperçue et entraîner une perte de la flexion du coude.

La fracture du cubitus peut siéger à un niveau variable ; le plus souvent au tiers inférieur (trois fois sur cinq cas personnels).

Dans deux de mes observations, la fracture siégeait à la partie supérieure du cubitus. Le chevauchement peut être considérable.

Dans les cas récents, la conduite à tenir est nette : Il faut essayer de réduire la luxation de la tête du radius par des pressions directes; si on parvient à remettre le radius en place, on vérifiera à la radiographie la situation des fragments du cubitus; si le déplacement n'est pas parfaitement corrigé, on fera l'ostéo-synthèse quelques jours plus tard.

Dans les cas où l'on ne pourra réduire la luxation, l'on conduira l'opération de la façon suivante :

On ouvrira d'abord l'articulation radio-humérale, et l'on réduira à ciel ouvert, au moyen d'une spatule; on fermera provisoirement la plaie avec des pinces à griffes, et l'on procédera de suite à l'ostéo-synthèse du cubitus. On terminera en suturant la plaie du coude après avoir vérifié la bonne réduction de la luxation. On maintiendra le coude fléchi pendant quelques jours pour se mettre en garde contre une reluxation.

Dans les *cas anciens,* on fera d'abord l'*ostéotomie du cubitus;* on sectionnera le cal avec une gouge mince et tranchante; s'il y avait pseudarthrose on dégagerait bien les bouts.

On ouvrira ensuite l'articulation radio-humérale et on tâchera de réduire la luxation. Si la réduction ne peut être obtenue, on fera la résection de la tête du radius et l'on reconstituera exactement la capsule articulaire par des sutures perdues.

On terminera en faisant l'ostéo-synthèse du cubitus. J'ai dans un cas ancien, ainsi opéré, obtenu une restitution fonctionnelle vraiment parfaite (Obs. 51, figures 1048 et 1049).

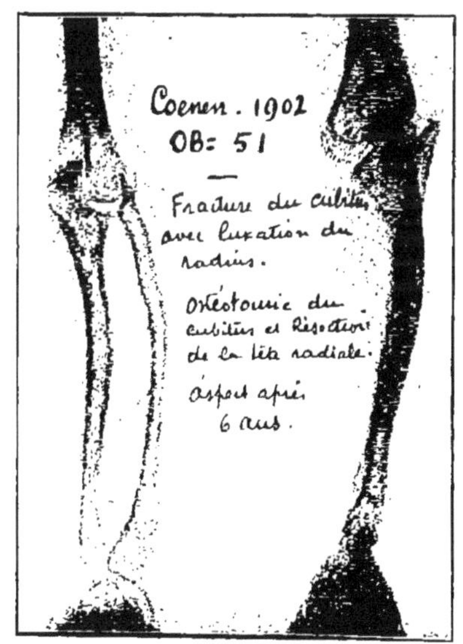

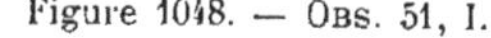
Figure 1048. — Obs. 51, I.

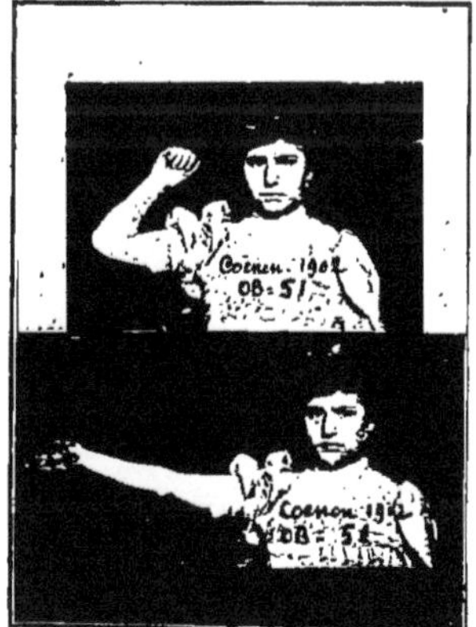
Figure 1049. — Obs. 51, II.

Les radiographies, prises à l'époque de l'opération, ont été égarées.
Les photographies ont été prises 6 ans après l'opération.

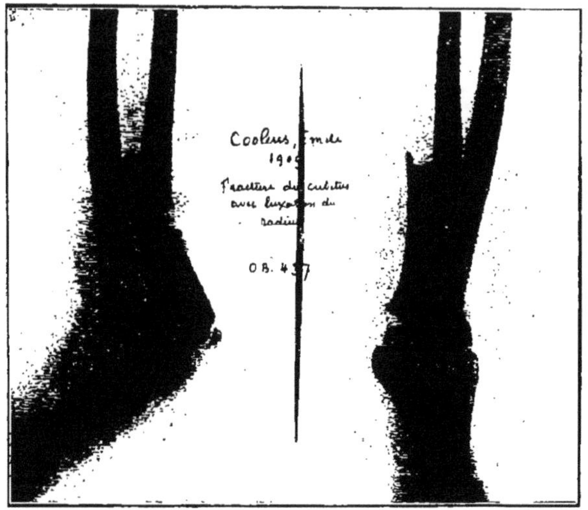

Figure 1050. — Obs. 437, I.

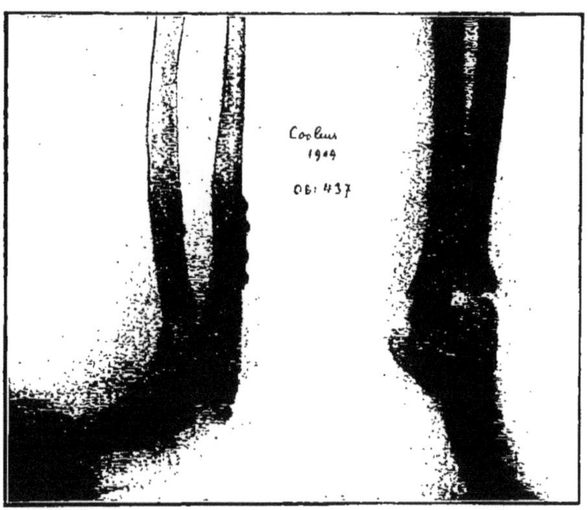

Figure 1051. — Obs. 437, II.

I et II. Fracture récente du cubitus avec luxation du radius.
Réduction non sanglante de la luxation.
Prothèse perdue sur le cubitus. Guérison complète.

FRACTURES ISOLÉES DU CORPS DU RADIUS.

Les fractures isolées de la diaphyse du radius sont beaucoup plus fréquentes que celles du cubitus; c'est du moins ce que j'ai observé dans ma pratique. (Helferich prétend exactement le contraire !)

Elles peuvent siéger sur toute la longueur de l'os mais se rencontrent presque toujours dans la partie inférieure. Au-dessus du rond pronateur elles sont très rares, ce qui s'explique par la protection de l'épaisse couche musculaire qui recouvre l'os.

La forme la plus fréquente siège au tiers inférieur de l'avant-bras, et résulte d'un coup direct; le trait est transversal ou peu oblique, toujours plus ou moins dentelé.

Le fragment inférieur se déplace en dedans, vers l'espace interosseux. Les fractures basses (juxta-épiphysaires inférieures) ne sont pas rares non plus. A ce niveau, c'est le bout diaphysaire qui se déplace en dedans sous l'influence du traumatisme; il peut s'incarcérer dans l'espace interosseux.

La réduction des fractures isolées du radius est impossible par les méthodes non sanglantes, car on n'a aucun moyen d'action pour relever le fragment enfoncé. Tout au plus peut-on corriger, partiellement, le chevauchement par des tractions sur la main. La réduction parfaite s'impose, cependant, pour conserver les mouvements de pronation et supination.

Technique opératoire.

Fractures basses : Au-dessous du rond pronateur l'abord, de l'os est très facile car il est peu profond et les tendons peuvent facilement être réclinés. On fera une incision de 5 à 7 centimètres entre le long supinateur et le premier radial externe ; il faut inciser avec précaution pour éviter la section de la branche cutanée du nerf radial.

On dégagera les bouts osseux au moyen d'une rugine étroite.

Pour la réduction et la fixation, l'on procèdera comme il a été dit pour les fractures isolées du cubitus. Si les fragments peuvent être engrênés, on fera la réduction première et l'on posera la plaque de prothèse sur la fracture réduite; si le trait est oblique, on fixera d'abord la plaque au bout supérieur, puis on fera la réduction et le vissage du fragment inférieur.

Dans les fractures basses (juxta-épiphysaires), le trait est habituellement transversal et fort dentelé; on pourra, dans ces cas, *se passer parfois de fixation osseuse.* On réduira avec un levier ou une spatule la diaphyse incarcérée dans l'espace interosseux, et l'on engrènera exactement les surfaces.

Les fractures, siégeant au-dessus du rond pronateur, sont d'un abord plus difficile : On incisera en *avant du long supinateur,* qu'on réclinera en dehors en ménageant la branche cutanée du radial; à cause de la profondeur de l'os, il est bon de faire une longue incision. Il vaut mieux attaquer le radius en avant du long supinateur, car, ainsi, on évite sûrement la branche motrice du radial. On fera la réduction et la prothèse perdue comme dans les fractures basses.

Ostéo-synthèses pour fractures isolées du radius :

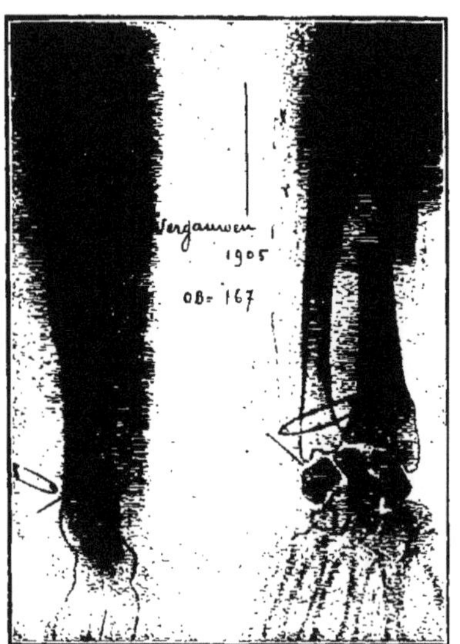

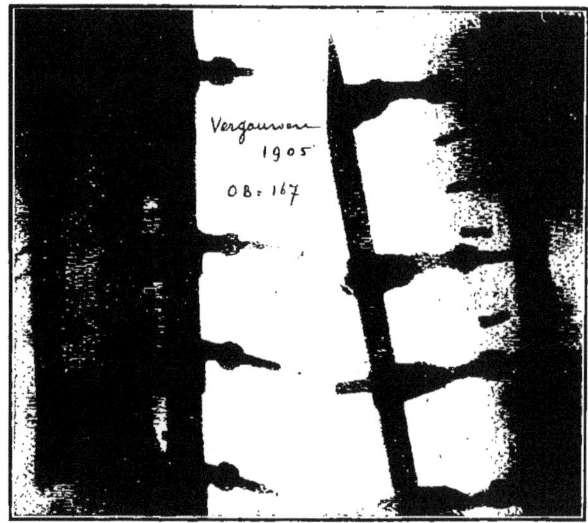

Figure 1052. — Obs. 167, I. Figure 1053. — Obs. 167, II.
Fracture isolée du radius. Ostéo-synthèse au moyen du fixateur.

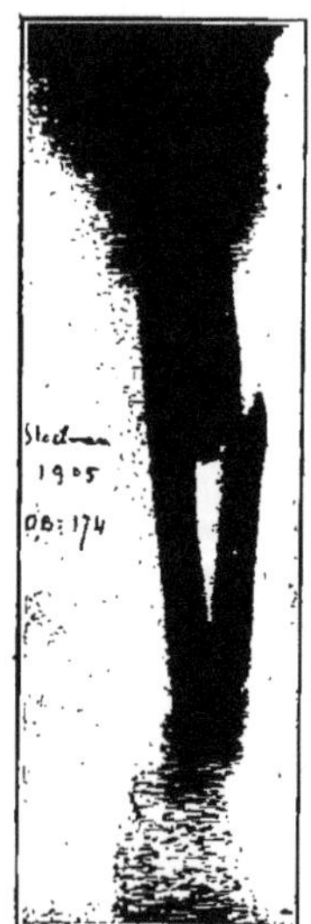

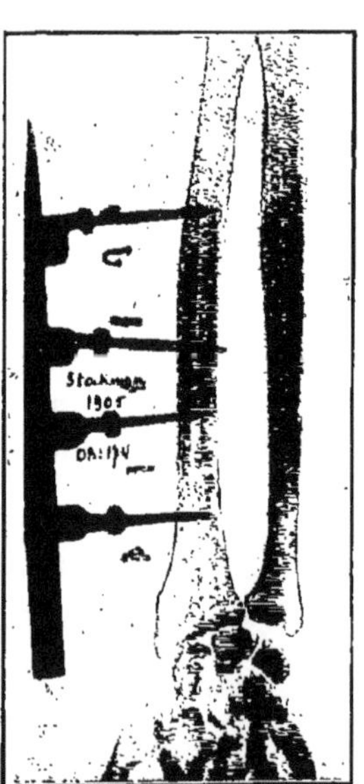

Figure 1054. — Obs. 174, I. Figure 1055. — Obs. 174, II.

Fracture isolée du radius. Ostéo-synthèse au moyen du fixateur.

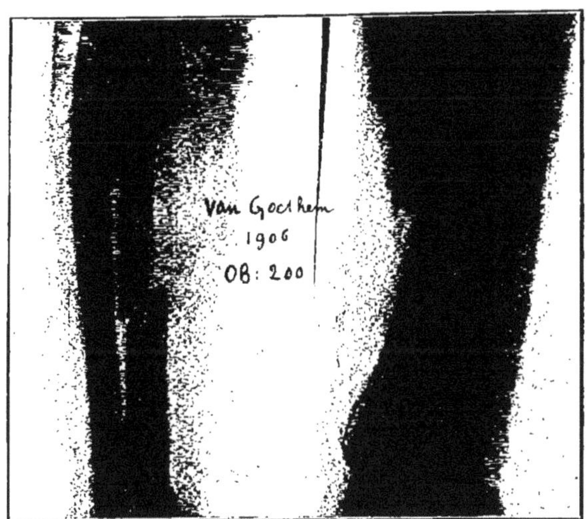

Figure 1056. — Obs. 200, I.

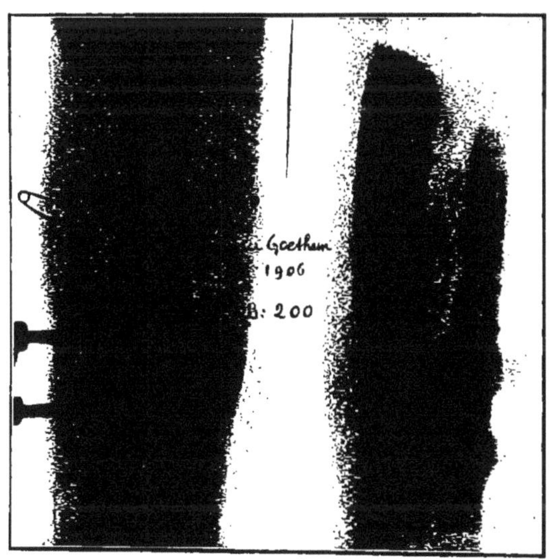

Figure 1057. — Obs. 200, II.
I et II. Fracture isolée du radius.
Ostéo-synthèse au moyen du fixateur à deux fiches.

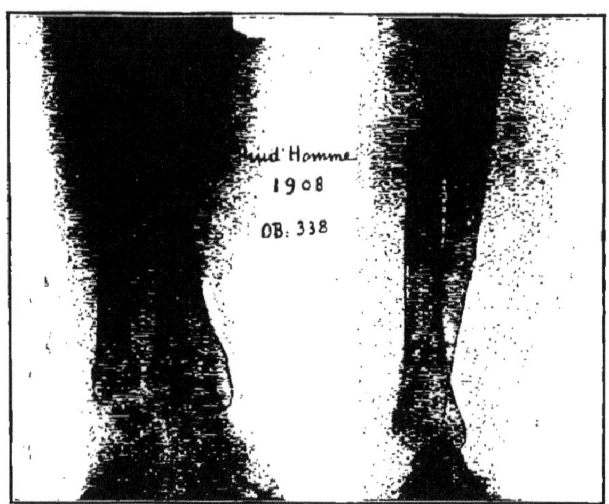

Figure 1058. — Obs. 338, I.

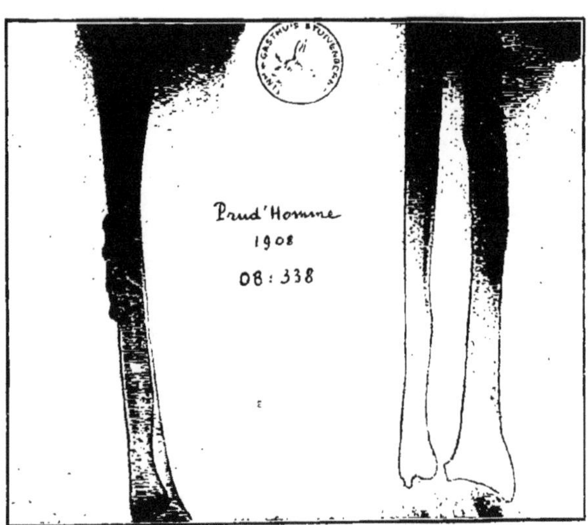

Figure 1059. — Obs. 338, II.

I et II. Fracture isolée du radius. Prothèse perdue.

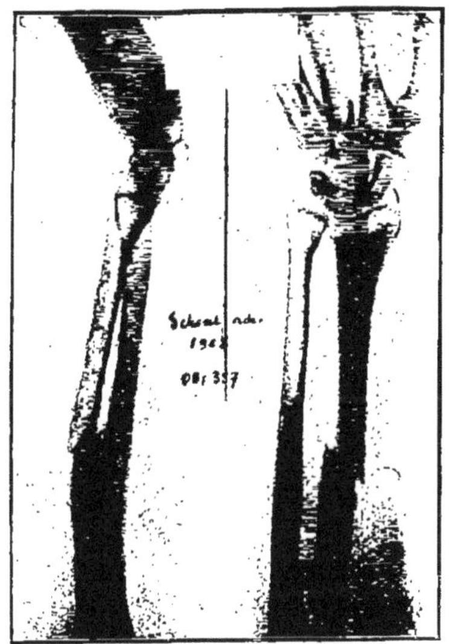

Figure 1060. — Obs. 387, I. Figure 1061. — Obs. 387, II.

Fracture isolée du radius. Prothèse perdue.

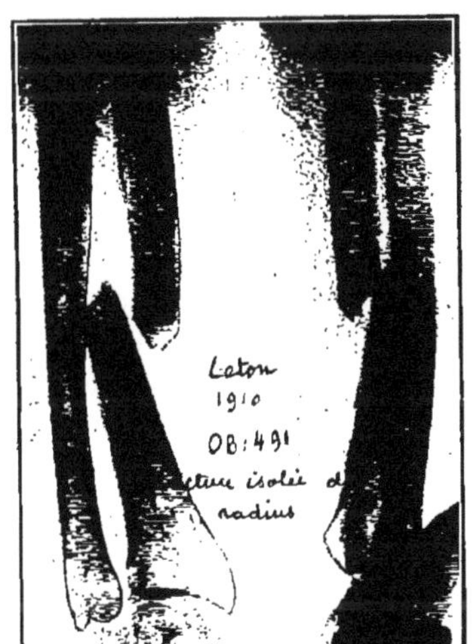

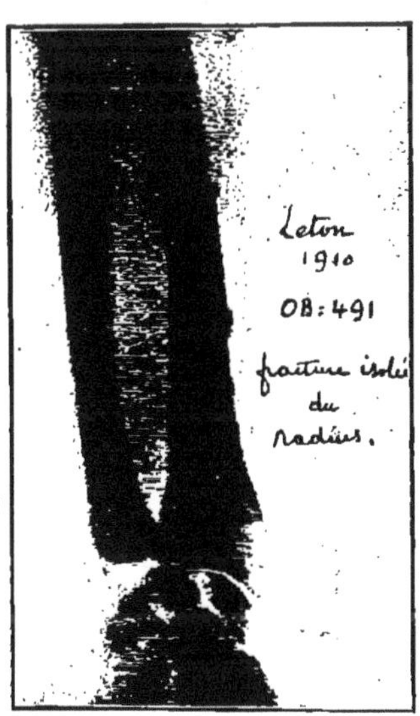

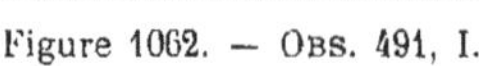

Figure 1062. — Obs. 491, I. Figure 1063. — Obs. 491, II.

Fracture isolée du radius. Prothèse perdue.

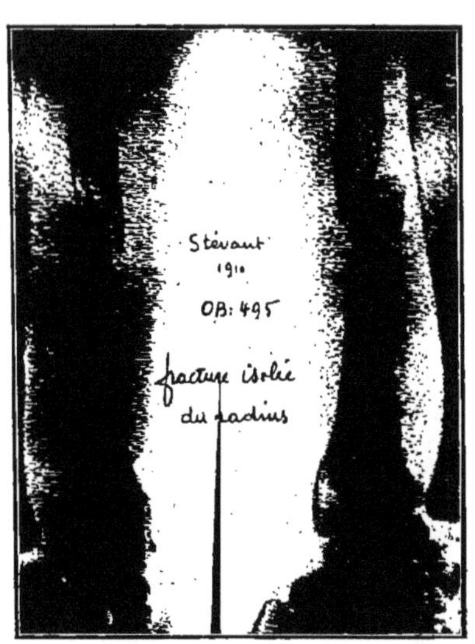

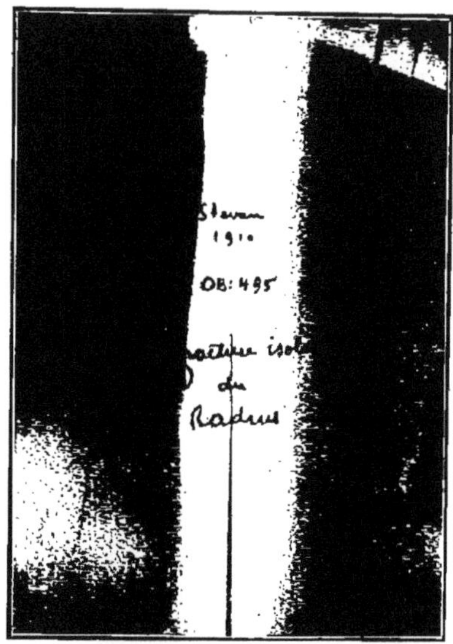

Figure 1064. — OBS. 495, I. Figure 1065. — OBS. 495, II.
Fracture isolée du radius. Prothèse perdue.

FRACTURES SIMULTANÉES DES DEUX OS DE L'AVANT-BRAS.

Elles se rencontrent avec une fréquence variable sur toute la longueur de l'avant-bras. Rares au tiers supérieur (6 sur 72 cas d'après Hamilton); plus fréquentes au milieu (31 sur 72) et plus fréquentes encore au tiers inférieur (35 sur 72 cas, Hamilton).

Dans les fractures par coup direct, qui sont les plus fréquentes, les deux os sont généralement fracturés au même niveau. Dans les fractures indirectes, le radius est souvent fracturé plus haut que le cubitus, les deux os se brisant dans leur partie la plus mince.

Les cas les plus variés peuvent être rencontrés : chez les enfants les fractures en bois vert sans déplacement sont très communes ; ces fractures en bois vert ne sont d'ailleurs pas exceptionnelles non plus chez l'adulte. Parfois l'un des os est fracturé en bois vert et l'autre présente du déplacement.

Les traits de fracture sont rarement très obliques ; le plus souvent on observe des fractures presque transversales à traits dentelés, surtout au niveau du tiers inférieur du radius. Souvent il y a de petites esquilles. Dans un de mes cas, il existait une fracture double des deux os, les deux traits séparés par une distance de cinq centimètres (OBS. 474, figures 1087 et 1088).

Le pronostic des fractures des deux os de l'avant-bras est très variable. Celles qui sont sans déplacement, ou avec un déplacement léger suivant l'épaisseur et engrènement des fragments sont très favorables; elles guérissent intégralement par un traitement bien conduit avec des bandages.

Dans les cas où il y a chevauchement, fort arrachement périostique avec grande mobilité et déplacement des bouts vers l'espace interosseux, le pronostic est grave et peut aller jusqu'à la perte complète des fonctions de la main. Ces cas doivent être opérés sans s'attarder à des essais de réduction qui font inutilement souffrir le blessé et font perdre du temps. On interviendra du 8e au 12e jour.

Technique de l'ostéo-synthèse dans les fractures des deux os de l'avant-bras.

Comme pour les fractures isolées du radius et du cubitus, je considère actuellement la prothèse perdue comme la méthode de choix.

On la pratiquera comme je l'ai exposé à propos des fractures du cubitus. Quelques détails doivent être mis en relief, car cette intervention, si elle n'est pas méthodiquement conduite, peut présenter de grandes difficultés.

Exécutée comme je vais l'indiquer c'est une opération sûre et rapide qui m'a donné des résultats parfaits.

1o On incisera d'abord au niveau de la fracture du cubitus. On fera la toilette des bouts; on réduira et on fera la fixation temporaire avec un davier coudé placé sur la fracture réduite. Avant de continuer de ce côté, on attaquera la fracture du radius.

2o Incision sur la fracture du radius; toilette des bouts, réduction et placement de la prothèse comme il a été dit plus haut.

Une fois l'ostéo-synthèse terminée du côté du radius, on retourne au cubitus et on applique la plaque de prothèse.

Cette manière de faire est nécessaire, parce que si l'on faisait la prothèse d'un des os avant de réduire l'autre, on s'exposerait pendant le second temps à rompre ou à compromettre la solidité de la première fixation.

Lorsque la double prothèse est correctement exécutée, la solidité de la coaptation est très grande et on peut sans danger recourir à la mobilisation active dès le lendemain : mouvements prudents de pronation et supination; mouvements du poignet et des doigts.

Si l'on craint de l'excitation post-chloroformique, il est prudent de placer une attelle antérieure en carton; cette attelle sera enlevée le lendemain.

S'il existait une esquille vers l'espace interosseux dont la reposition exacte serait impossible, il faudrait la sacrifier pour éviter la production d'un cal volumineux de ce côté.

Dans mes publications antérieures, je conseillera dans les fractures au tiers supérieur des deux os de l'avant-bras, de faire d'abord l'ostéo-synthèse du cubitus seul et de ne suturer le radius que dans un second temps et seulement en cas de déplacement considérable.

La difficulté d'atteindre le radius au tiers supérieur me semblait devoir légitimer cette conduite. Je ne pense plus ainsi maintenant et je conseille de faire *toujours* la réduction et la fixation des deux os. Le radius sera atteint en incisant en avant du long supinateur; du côté cubital, il n'y a nulle difficulté, l'os étant quasi sous-cutané dans toute sa longueur.

Dans toutes les fractures diaphysaires de l'avant-bras, il faut, après l'ostéo-synthèse, placer le membre en supination complète; il faut aussi, dans la mobilisation, insister sur les mouvements de supination; c'est, en effet, la supination qui se récupère le plus difficilement.

Fractures des deux os de l'avant-bras opérés au moyen du fixateur (1903 à 1908) :

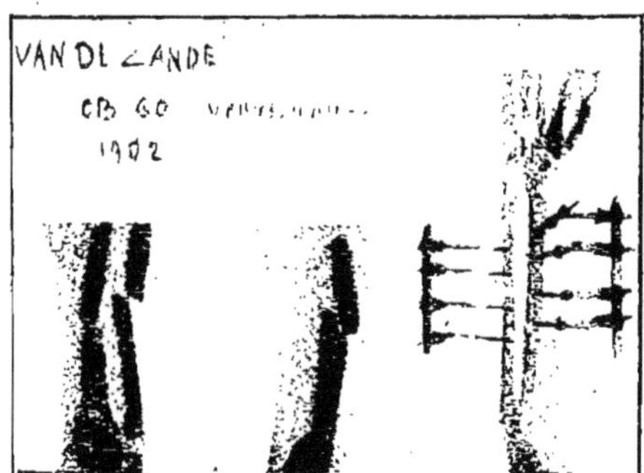

Figure 1066. — Obs. 60, I et II.

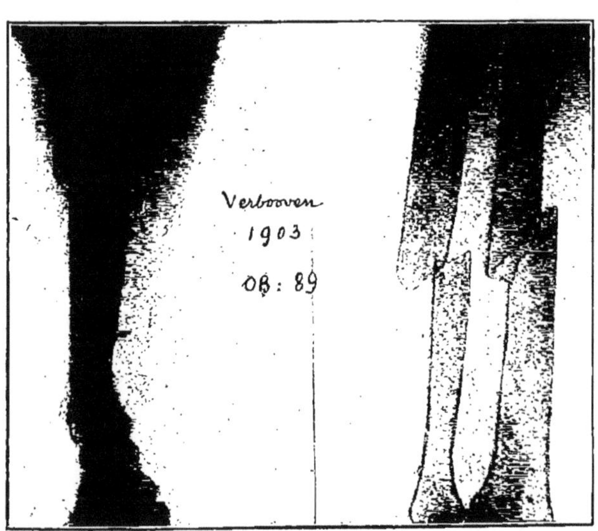

Figure 1067. — Obs. 89, I.

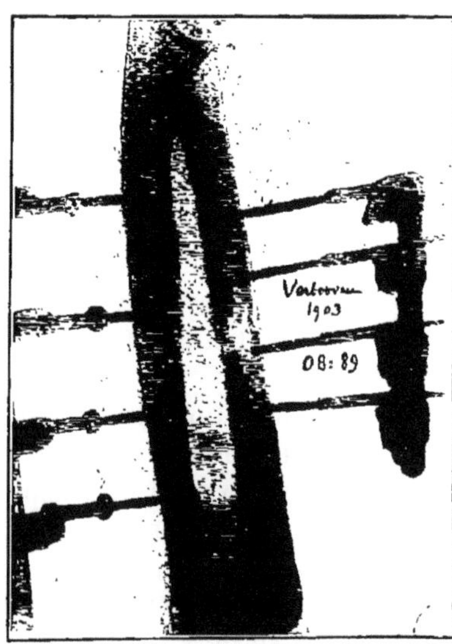

Figure 1068. — Obs. 89, II.

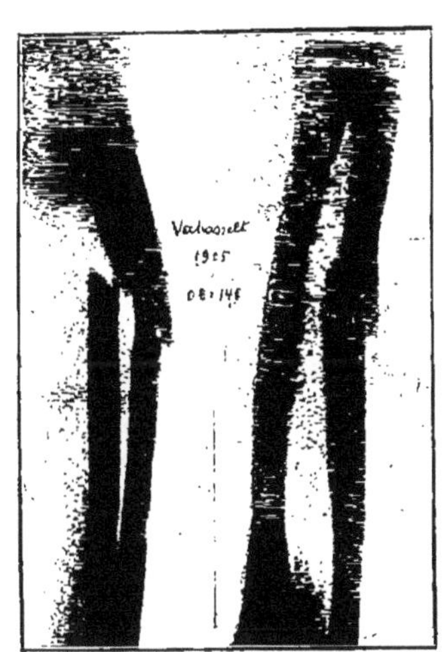

Figure 1069. — Obs. 148, I.

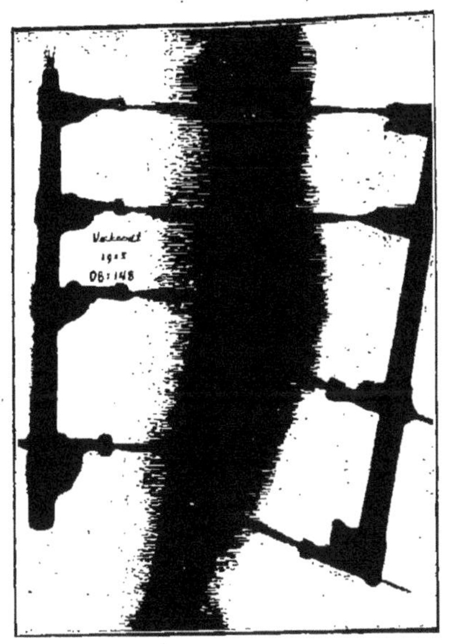

Figure 1070. — Obs. 148, II.

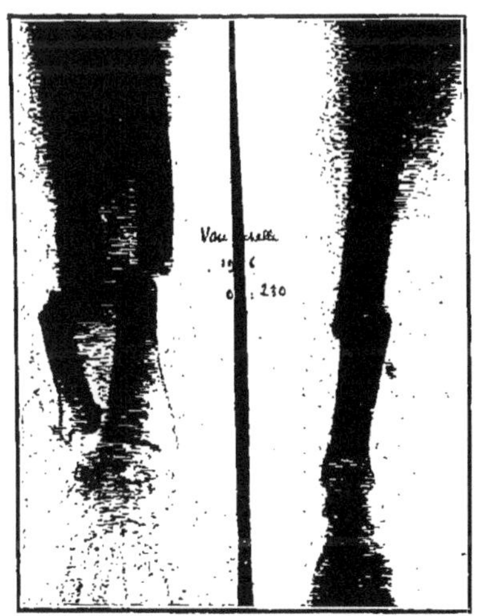

Figure 1071. — Obs. 230, I.

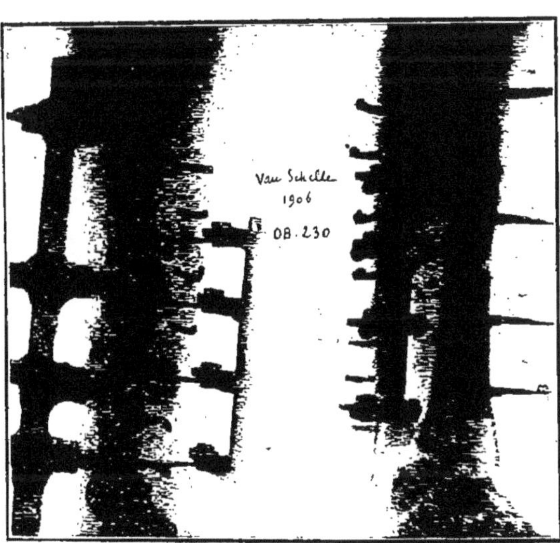

Figure 1072. — Obs. 230, II.

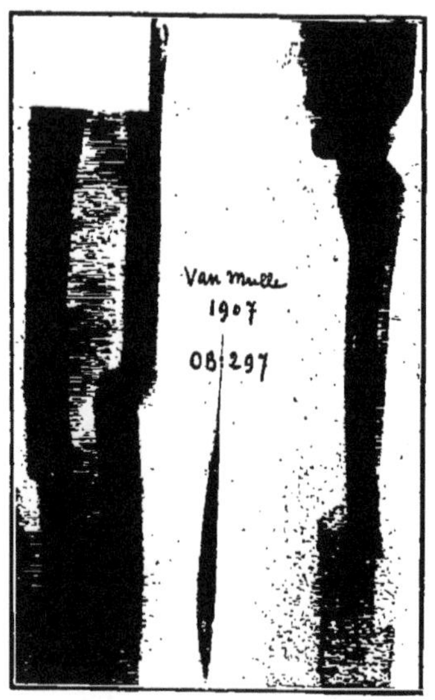

Figure 1073. — Obs. 297, I.

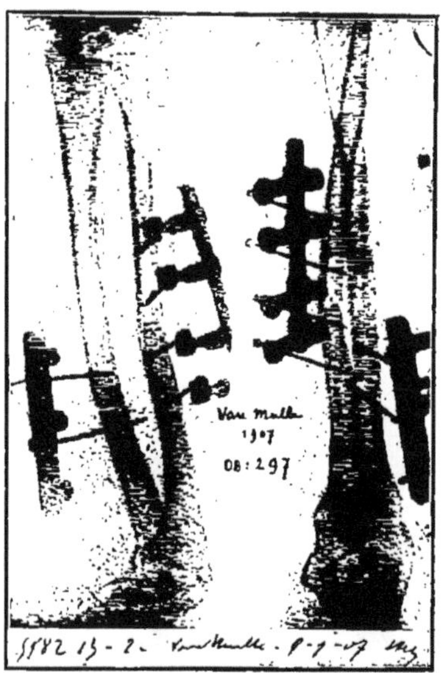

Figure 1074. — Obs. 297, II.

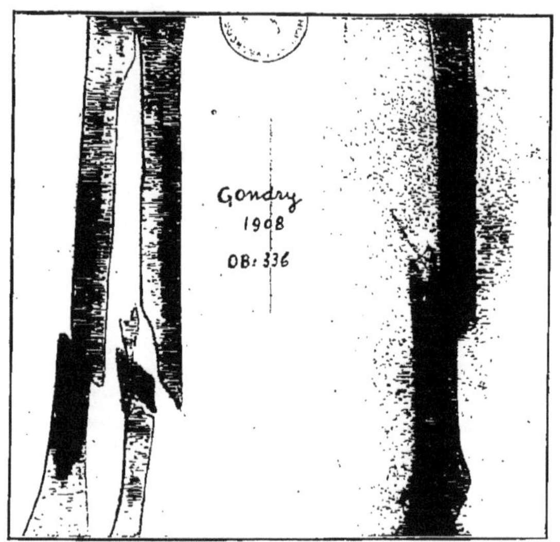

Figure 1075. — Obs. 336, I.

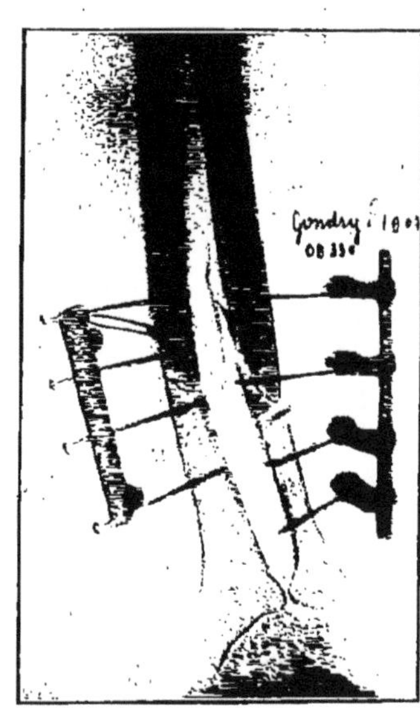

Figure 1076. — Obs. 336, II.

Fractures des deux os de l'avant-bras opérées [illegible] de la prothèse perdue

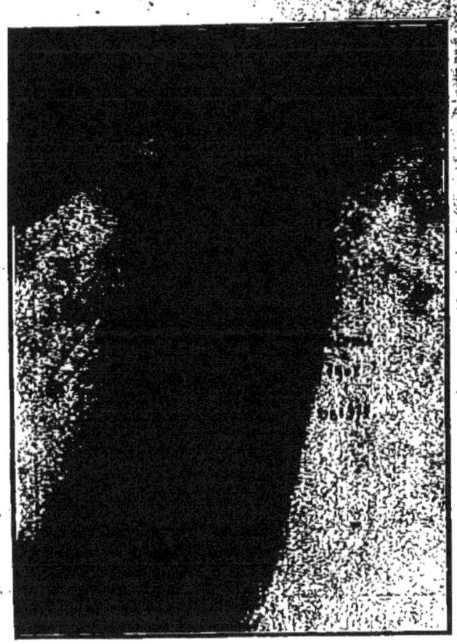

Figure 1077. — Obs. 374, I.

Figure 1078. — Obs. 374, II.

Figure 1079. — Obs. 388, I.

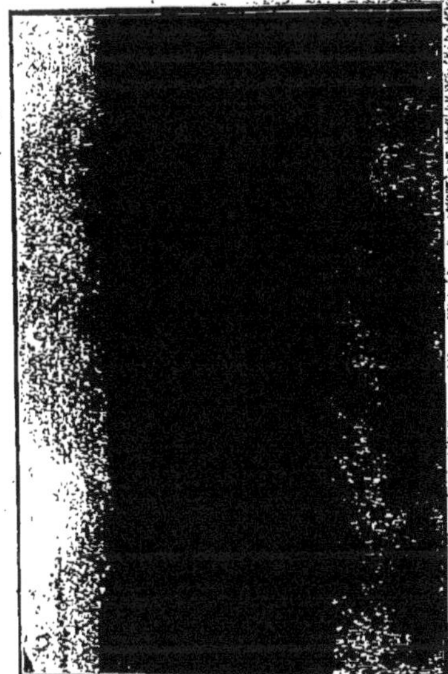

Figure 1080. — Obs. 388, II.

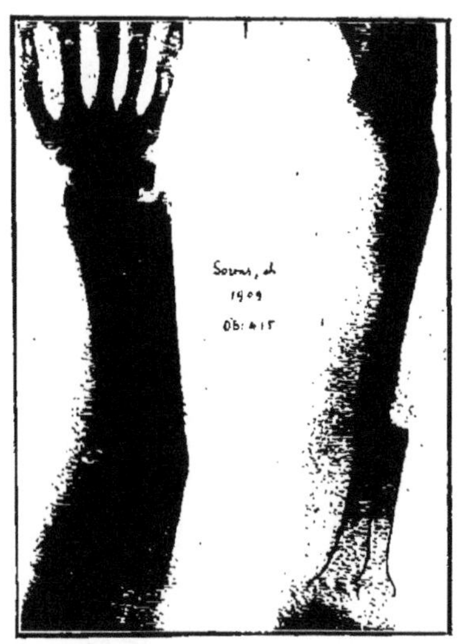

Figure 1081. — Obs. 415, I.

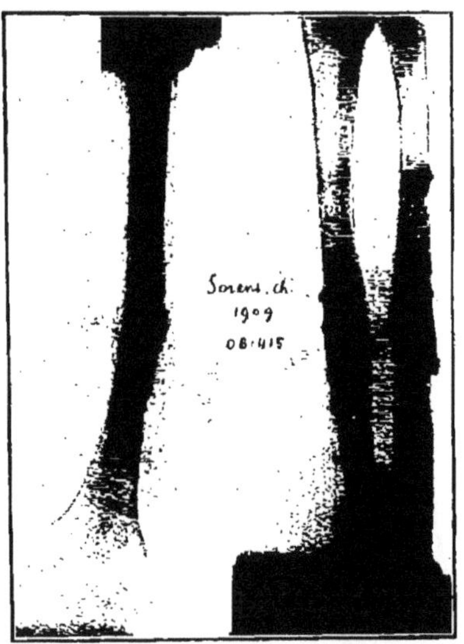

Figure 1082. — Obs. 415, II.

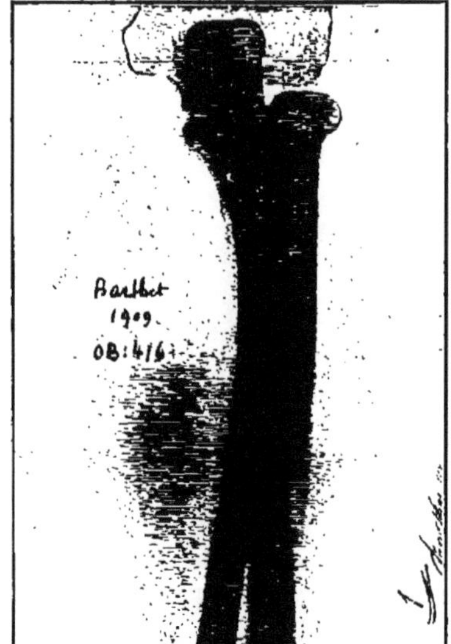

Figure 1083. — Obs. 416, I.

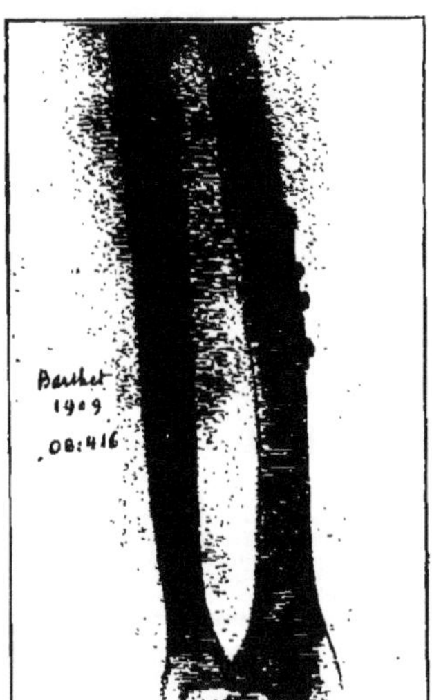

Figure 1084. — Obs. 416, II.

Fracture sans déplacement au niveau du cubitus. Prothèse perdue du radius seul.

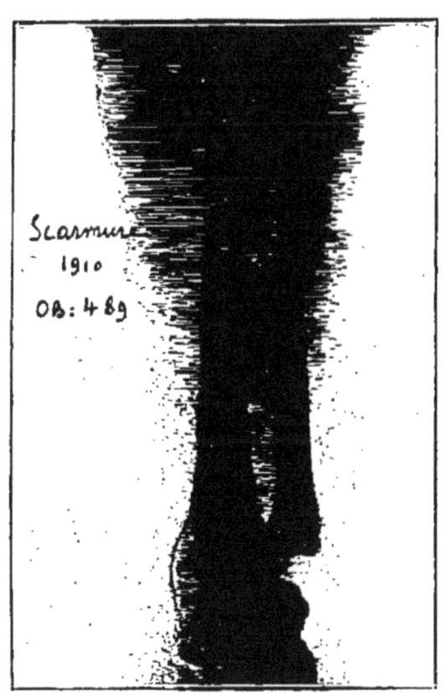

Figure 1085. — Obs. 489, I.

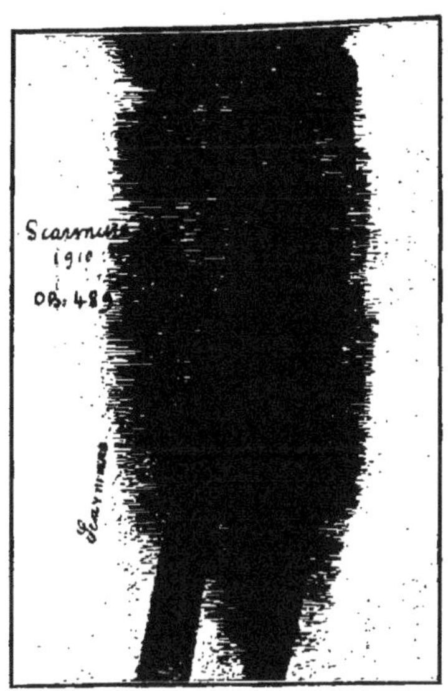

Figure 1086. — Obs. 489, II.

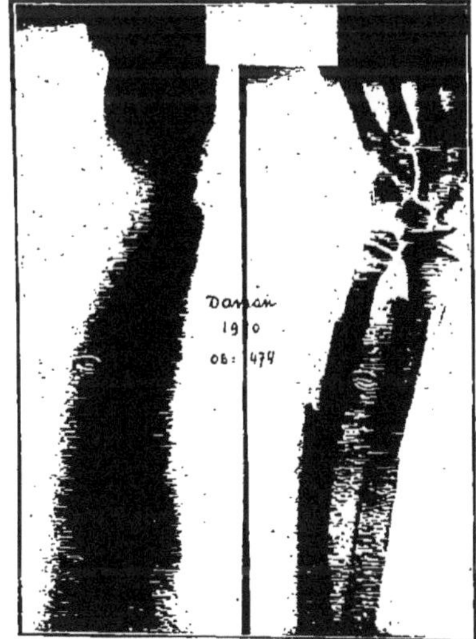

Figure 1087. — Obs. 474, I.

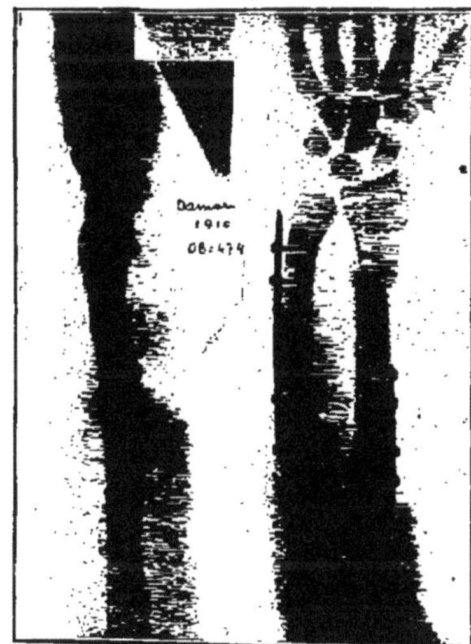

Figure 1088. — Obs. 474, II.

Fracture double des deux os. Prothèse perdue.

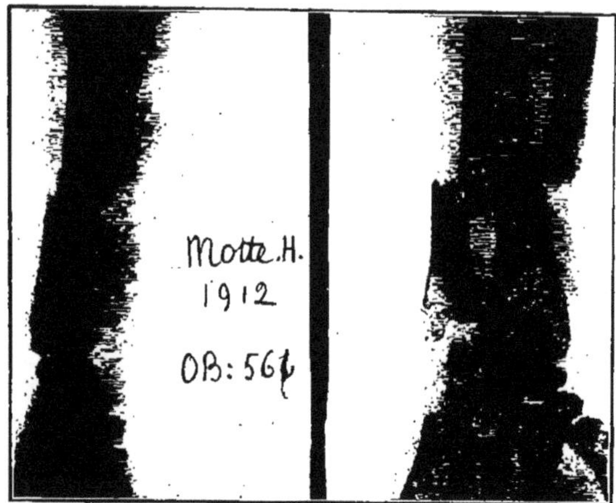

Figure 1089. — Obs. 561, I.

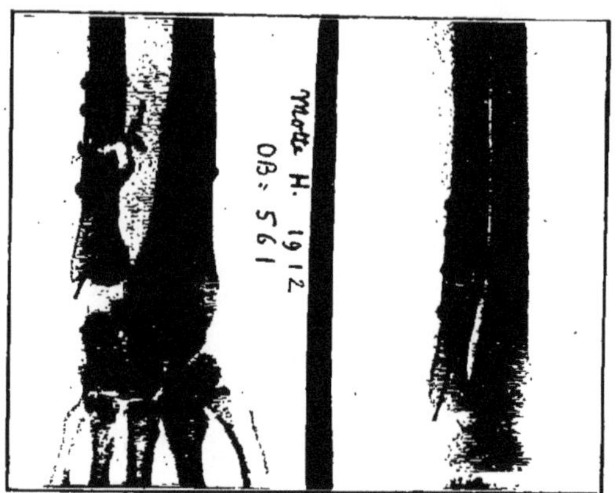

Figure 1090. — Obs. 561, II.
I et II. Fracture de l'humérus et des deux os de l'avant-bras.
Prothèse perdue du radius et du cubitus et clouage de l'apophyse styloïde du cubitus.

Fractures anciennes des deux os de l'avant-bras.

Les fractures anciennes non réduites sont fréquentes à l'avant-bras, ce qui prouve l'insuffisance habituelle des traitements non sanglants.

Le traitement opératoire permet de guérir la plupart de ces cas, mais il présente souvent les plus grandes difficultés dans son exécution.

Plusieurs formes sont à considérer :

1° Les deux os sont consolidés en position vicieuse.

2° Il y a cal vicieux d'un des os et pseudarthrose de l'autre.

3° Il y a pseudarthrose des deux os.

Dans toutes les formes je crois qu'il faut s'attacher à corriger les deux fractures ; on ne fera l'ostéo-synthèse d'un seul os que dans les cas où l'un d'eux est consolidé avec peu de déplacement ; l'autre, celui qu'on opérera, ayant formé cal vicieux ou pseudarthrose.

On ouvrira d'abord le foyer cubital ; s'il y a soudure des bouts on sectionnera le cal à la gouge ; s'il y a pseudarthrose on libérera les extrémités sans plus. On passera alors au radius et on fera également l'ostéotomie du cal ou la libération des bouts.

Une fois les deux fractures reproduites on jugera de la meilleure technique à suivre pour obtenir un bon affrontement osseux avec une direction correcte du membre. S'il y a lieu on réséquera une tranche des quatre bouts et on ne fera la fixation que lorsque les deux fractures seront bien préparées. On appliquera finalement deux plaques de prothèse en commençant par le cubitus.

S'il y a soudure des os dans l'espace interosseux il faut exciser avec soin le cal formé de ce côté ; ce point est très important au point de vue de la supination et de la pronation.

En cas de pseudarthrose on raccourcira sans inconvénient le membre de 2 à 3 centimètres ; si le déficit osseux était plus grand, et surtout s'il ne portait que sur un des deux os il faudrait recourir à la greffe osseuse.

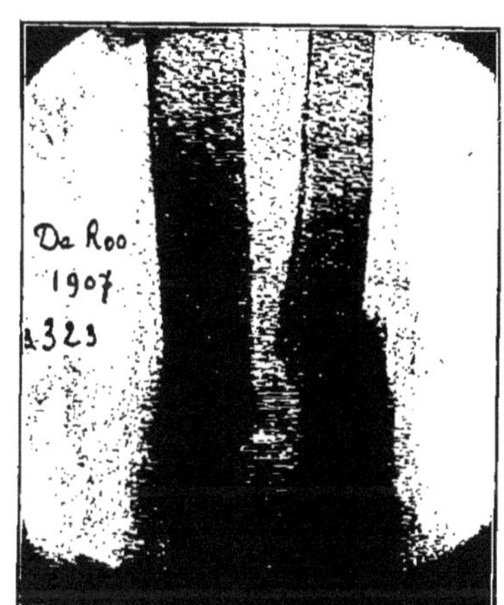

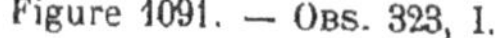

Figure 1091. — Obs. 323, I.

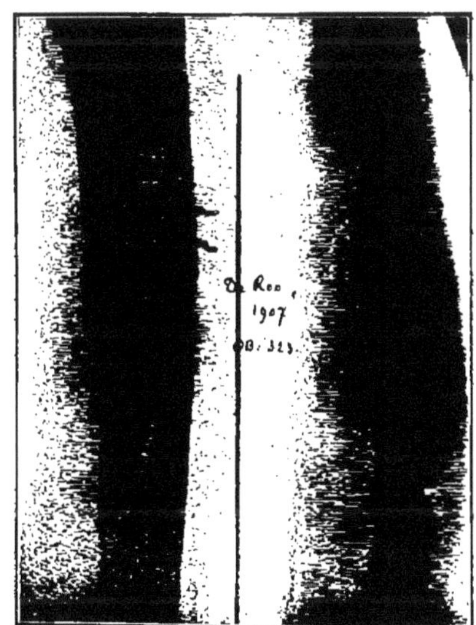

Figure 1092. — Obs. 323, II.

Fracture non consolidée datant de trois mois. Cerclage du cubitus et suture simple du radius. Consolidation rapide. Malgré le bon résultat obtenu dans ce cas, la technique a été défectueuse. La prothèse perdue eut été préférable, surtout du côté du radius.

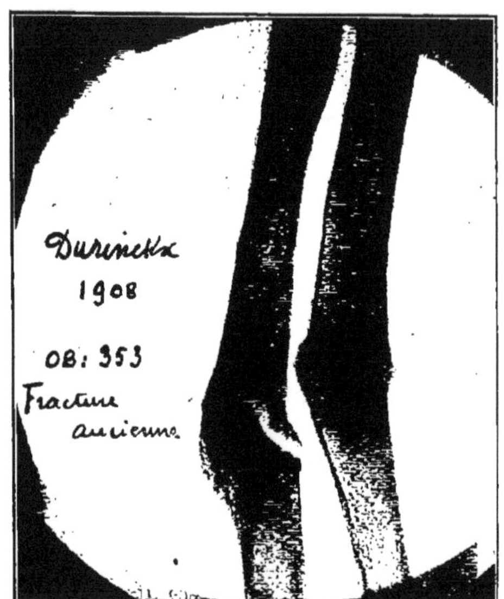

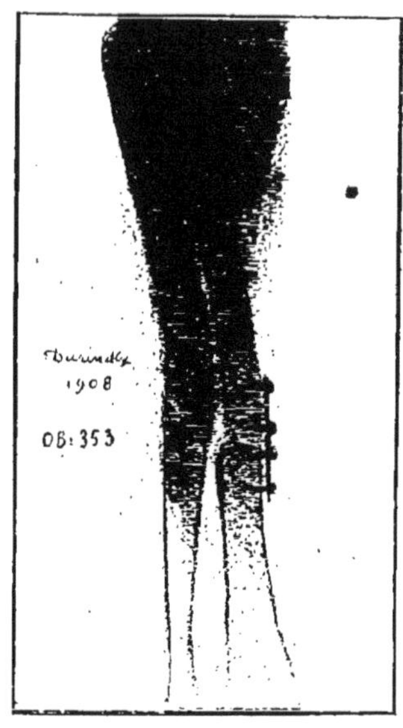

Figure 1093. — Obs. 353, I. Figure 1094. — Obs. 353, II.
Pseudarthrose consécutive à la rupture du cal d'une fracture mal réduite.
Avivement des bouts et prothèse perdue. Guérison rapide.

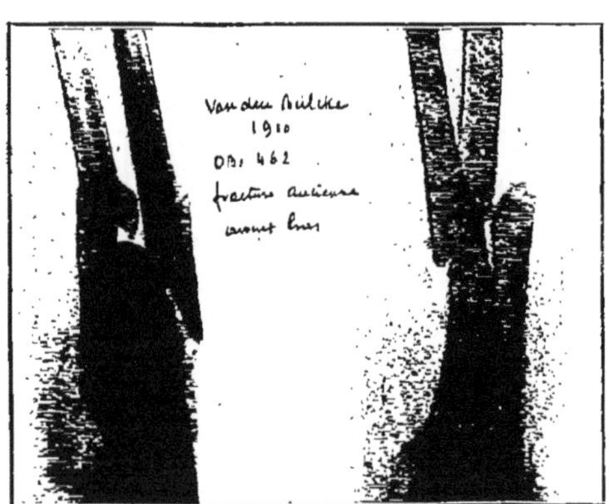

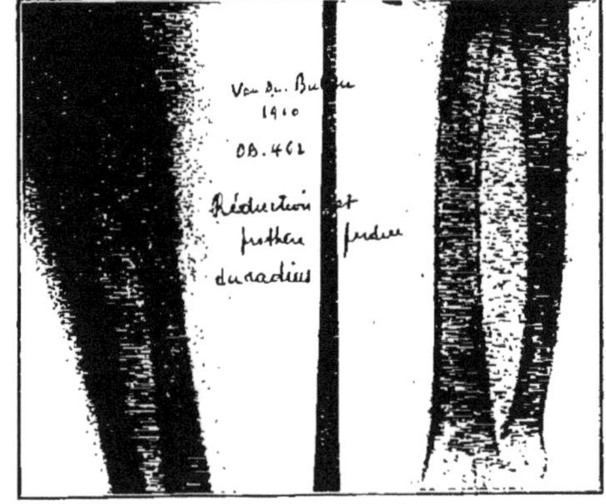

Figure 1095. — Obs. 462, I. Figure 1096. — Obs. 462, II.
Cal vicieux du cubitus et pseudarthrose du radius.
Prothèse perdue du radius seul.

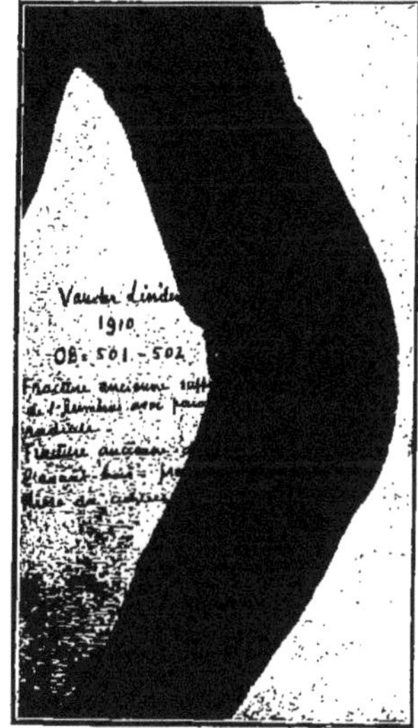

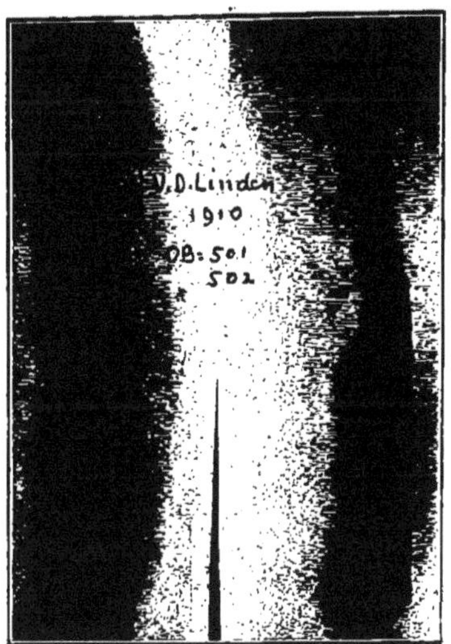

Figure 1097. — Obs. 502, I. Figure 1098. — Obs. 502, II.

Pseudarthrose de l'humérus. Cal vicieux du radius et pseudarthrose du cubitus. Prothèse perdue du cubitus.

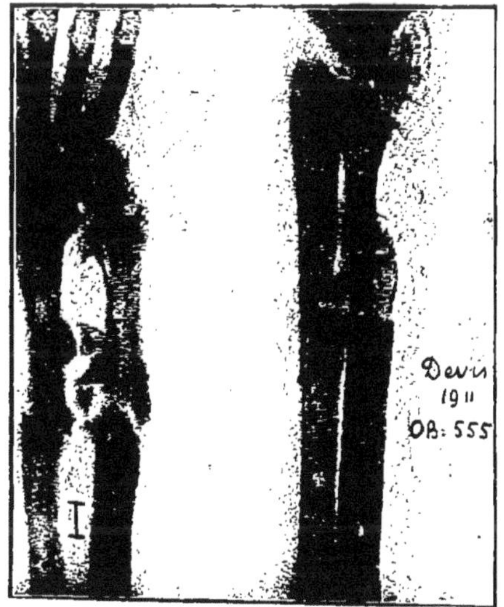

Figure 1099. — Obs. 555, I et II.

Pseudarthrose, suite de rupture du cal d'une fracture mal réduite datant d'un an. Résection du cal et prothèse perdue des deux os.

FRACTURES ÉPIPHYSAIRES INFÉRIEURES DU RADIUS ET DU CUBITUS.

Les fractures du poignet sont très complexes tant comme mécanisme que comme lésions. Elles procèdent dans des proportions variables d'un mélange d'arrachement et d'écrasement.

Le mécanisme des fractures du poignet a été bien étudié par Destot qui a montré combien souvent les fractures de l'extrémité inférieure du radius sont associées à des lésions du carpe.

La fracture du radius par chute sur le talon de la main est des plus communes; Dupuytren considérait qu'elle représentait le tiers de toutes les fractures des membres. Son importance est donc fort grande surtout si l'on considère, que dans un bon nombre de cas, elle peut avoir des suites funestes pour les fonctions de la main.

Le trait de fracture porte sur l'épiphyse radiale elle-même, parfois un peu plus haut (fracture juxta-épiphysaire).

Toujours, ou presque toujours, le cubitus participe au traumatisme : Si le trait de fracture est bas, il existe un arrachement de l'apophyse styloïde du cubitus ou un arrachement du ligament interne. Quand la fracture siège dans la zône juxta-épiphysaire, le cubitus est le plus souvent fracturé au même niveau dans la partie rétrécie de son quart inférieur.

Pour beaucoup de médecins, cette fracture est sans importance ; on la réduit facilement en tirant sur la main, et la consolidation s'obtient en trois ou quatre semaines avec un bandage quelconque. Pour d'autres, il ne faut pas s'occuper du déplacement et tout le traitement doit être guidé par le principe de la mobilisation immédiate. Cette thérapeutique est par trop simpliste !

La fracture du poignet est, en général, d'un pronostic très favorable; la guérison complète s'obtient en quelques semaines par le massage et la mobilisation. Semblable évolution est à espérer dans les cas où les déplacements osseux sont négligeables et, alors, la mobilisation d'emblée est certainement la conduite la plus rationnelle.

Mais à côté de ces cas éminemment favorables, il y en a qui réclament avant tout une reposition exacte, dut-elle être faite à ciel ouvert. Traiter toutes les fractures du poignet, quel que soit l'état des os, par la mobilisation systématique, c'est tomber dans un empirisme grossier.

« Il est de notion courante, dit Destot [1], que la fracture de » l'extrémité inférieure du radius est d'un pronostic bénin et que soit

[1] Destot. *Le poignet et les accidents du travail*, page 112.

» par le massage, la mobilisation soit manuelle, soit artificielle, la » guérison s'obtient au bout de trois semaines à un mois.

« Cette opinion est trop optimiste (loco-citato) et tous les anciens » auteurs ont signalé les dangers de certaines formes graves de fractures de l'extrémité inférieure du radius ».

Pour le professeur Mott, de New-York [1] : « Quand la fracture » siège à moins de 5 centimètres du poignet, il est très difficile d'empêcher la déformation ; les chirurgiens les plus éminents n'ont pu » toujours arriver à en éviter une plus ou moins considérable, et il est » fréquent de voir persister plus ou moins longtemps une gêne plus » ou moins marquée des mouvements du poignet. Même après la » guérison de la fracture, le gonflement des parties molles laisse » quelquefois au niveau, ou au voisinage du poignet, sur la face antérieure du membre, une saillie très notable.

« D'une façon générale, dit Destot, dont nous approuvons les » déclarations, on peut dire que toute fracture, fut-elle simplement » marginale postérieure et limitée à la portion lunaire, qui, après » réduction ou tentative de réduction, déterminera des inégalités soit » dans la glène radiale, soit dans le condyle carpien entraînera à sa » suite un pronostic fâcheux.

« C'est pourquoi, loin de partager les idées de M. Lucas-Championnière, je crois que le praticien en face d'une fracture de l'extrémité inférieure du radius devra d'abord toujours réduire et » maintenir réduite la fracture ».

J'ai personnellement, si l'on considère l'extrême fréquence de cette lésion, une expérience assez réduite de l'ostéo-synthèse du poignet. Ce fait que je regrette, car il y a beaucoup à étudier dans ce chapître, ce fait, dis-je, provient de ce que je ne reçois guère que les fractures graves des grands os, là où la radiographie montre des lésions grossières qui impressionnent les intéressés !

Le chapitre que j'écris ici est donc en partie théorique, et conséquemment certaines des idées que j'émets demandent à être sanctionnées ou réfutées par des faits cliniques bien observés.

Le trait de fracture du radius peut affecter les différentes formes suivantes :

1° Oblique externe.
2° Oblique interne.
3° Transversal.
4° En Y.
5° Marginal.

[1] Cité par HAMILTON, page 353.

Ces différentes fractures s'accompagnent souvent de fracture du cubitus : arrachement de l'apophyse styloïde et fracture au-dessus de la petite tête du cubitus. Elles s'accompagnent souvent de lésions du carpe, surtout de dislocation de la première rangée (Destot).

Chez un de mes opérés il y avait fracture des deux radius par pénétration du scaphoïde luxé.

Le déplacement dans tous ces cas est souvent très prononcé et accompagné de pénétration et d'engrènement des fragments. Parfois la substance spongieuse est écrasée et la lésion difficilement ou même pas réparable.

Ces lésions sont elles curables opératoirement quand le traitement non sanglant échoue dans la réduction ? Je crois que oui, la plupart des cas peuvent être réparés d'une façon parfaite et je considère l'intervention comme indiquée dans tous les cas de dégâts osseux importants. L'ostéo-synthèse doit remplacer absolument le bandage, ce dernier étant néfaste au point de vue de l'ankylose des articulations. Mobilisation immédiate pure et simple ou ostéo-synthèse, telle est la formule qui me semble devoir être appliquée aux fractures du radius au poignet.

Technique opératoire.

On interviendra en général assez tôt, du sixième au huitième jour.

J'envisagerai la technique dans les fractures obliques externes, les obliques internes et les fractures en Y.

a) *Fractures obliques externes et transversales.*

Incision au côté dorsal externe du poignet passant entre les tendons du premier radial et du long supinateur.

On rétracte les tendons et on soulève les parties molles avec une spatule mousse du façon à bien voir l'épiphyse ; on incise en longueur le périoste, fort épais à ce niveau, et on ouvre le foyer de fracture.

S'il s'agit d'une fracture *oblique externe* on réduit en portant le poignet en flexion interne, au besoin on tire directement sur le fragment épiphysaire en l'agrippant par son périoste avec une pince de Muzeux.

On fera le mieux la fixation avec une vis en acier doré, longue et mince ; on l'enfoncera obliquement de la pointe de l'apophyse styloïde dans l'épiphyse du radius. (Voir radiographies et figure 1100, *a*.)

Dans la *fracture transversale* avec pénétration on peut employer la même incision d'approche en l'agrandissant un peu pour pouvoir bien écarter les parties molles. On désengrènera les fragments en faisant des tractions sur la main; au besoin on insinuera une spatule mousse entre les fragments pour les dégager, mais il faut user prudemment de cette manœuvre qui expose à écraser le tissu spongieux. On pourra aussi agir directement sur la diaphyse pénétrée dans l'épiphyse en la saisissant transversalement avec un davier droit. Si le fragment épiphysaire est grand la reposition se fera très facilement en plaçant deux petits daviers droits, un sur chaque fragment et en faisant l'affrontement direct.

Une fois la fracture réduite il peut rester en arrière une perte de substance par suite de l'écrasement du tissu osseux.

Dans ce cas, le meilleur mode de fixation me semble être l'agrafage qui permet de maintenir l'épiphyse en position normale en laissant béante la perte de substance. Au besoin, après avoir placé une agrafe en arrière, on consoliderait la fixation au moyen d'une vis longue et fine placée comme l'indique la figure 1100, *b*.

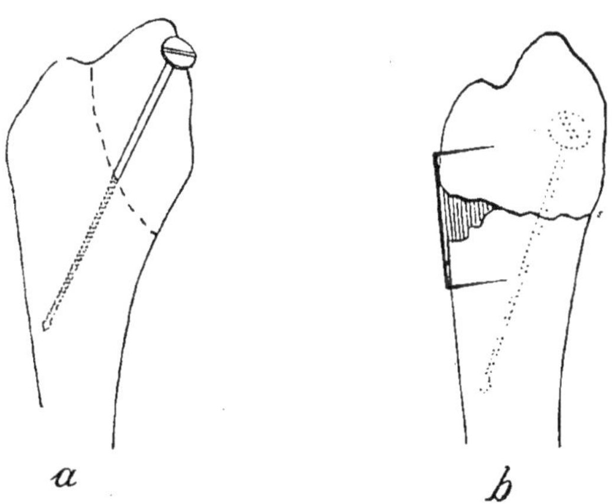

Figure 1100.
Schéma de l'ostéo-synthèse de l'épiphyse inférieure du radius.
a. Fracture oblique externe.
b. Fracture transversale.

Les agrafes que j'emploie pour l'ostéo-synthèse du poignet sont minces et bien effilées; elles sont formées d'un simple fil d'acier recourbé et trempé; ce sont les agrafes que Roux emploie pour la cure de la hernie crurale. Ces agrafes sont très suffisantes comme solidité; celles de Dujarier sont beaucoup trop massives pour cette région.

Pour placer l'agrafe il est inutile, si le trait siège à moins de quatre centimètres de l'interligne articulaire, il est inutile, dis-je, de forer l'os préalablement; les pointes entrent sans difficulté. On l'enfoncera à petits coups de marteau appliqués alternativement sur les deux angles.

Que faut-il faire du côté cubital ?

S'il y a fracture de l'apophyse styloïde sans déplacement, il suffit de corriger et de fixer la fracture du radius, comme je viens de l'exposer.

Si la fixation de l'apophyse styloïde semble utile, on fera une petite incision verticale au niveau de l'extrémité du cubitus et on fixera l'apophyse au moyen d'une fine pointe de menuisier, traversant l'apophyse et pénétrant verticalement dans la tête du cubitus. (Voir radiographies.)

La fracture du *col du cubitus* sera vissée directement si elle est basse, ou mieux enclouée pour éviter la saillie de la tête de la vis ; on enfoncera le clou, ou la vis en arrière de l'apophyse styloïde, vers la diaphyse (figure 1101). En cas de fracture oblique du col, le cerclage serait naturellement préféré.

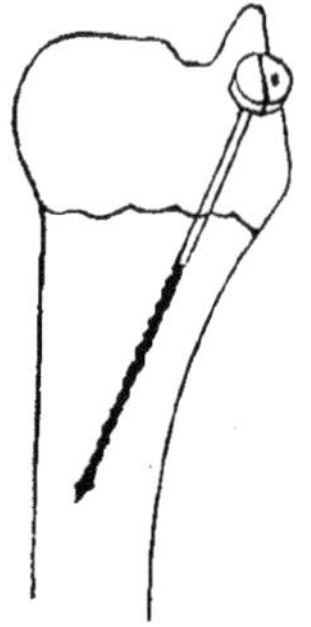

Figure 1101.
Schéma du vissage de la tête du cubitus.

b) *Fracture oblique interne.*

Cette lésion est une véritable diastase radio-cubitale inférieure : il existe un arrachement au niveau de la cavité sigmoïde du radius ; le radius est écarté en dehors ; le fragment sigmoïdien reste en connexions avec le cubitus par le ligament triangulaire (figure 1102).

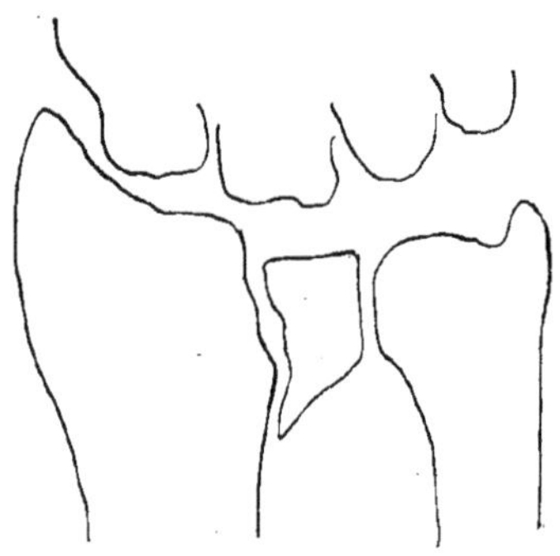

Figure 1102.
Fracture oblique interne ; tracé d'après Scudder.

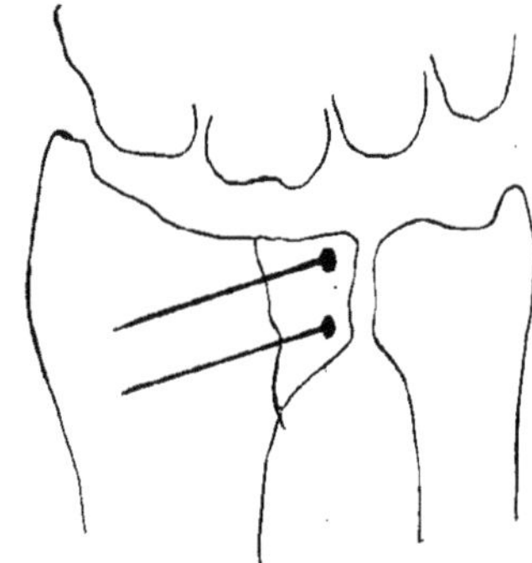

Figure 1103.
Schéma du clouage d'une fracture oblique interne.

Cette fracture est grave et doit être opérée. On incisera au bord interne des tendons extenseurs qu'on réclinera en dehors. On ouvrira le foyer de fracture en incisant le périoste. On fera la réduction avec un davier droit à dents pointues prenant point d'appui sur l'apophyse styloïde du radius (au travers de la peau), et refoulant le fragment à sa place.

La fixation se fera très simplement en enfonçant transversalement une ou deux pointes de menuisier ou une vis fine de deux à trois centimètres de longueur (figure 1103).

La même technique serait appliquée aux fractures marginales postérieures. On les aborderai par une incision dorsale et on ferait la fixation au moyen de fines pointes de menuisier.

c) *Fractures en Y. Fractures complexes.*

Ces cas sont très graves et peuvent être très difficiles à réparer à cause de l'écrasement du tissu spongieux.

La figure 1104 montre un cas typique de cette fracture.

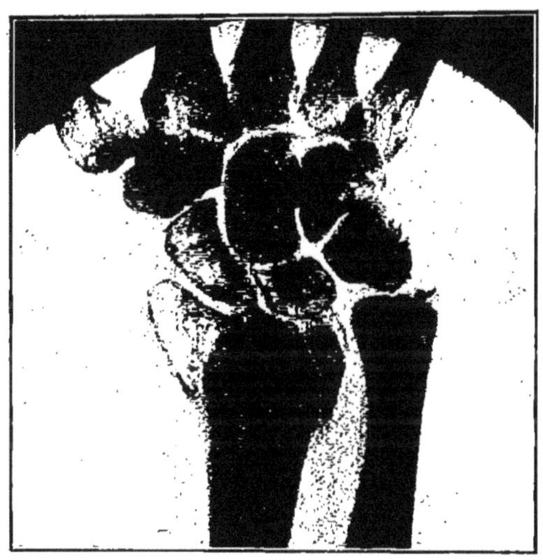

Figure 1104. — Fracture en V.

Le trait de fracture peut être bas comme dans la figure 1104, affectant alors la forme d'un V ; les deux fragments épiphysaires sont petits, encadrant le bout diaphysaire.

Si le trait diaphyso-épiphysaire est plus haut, on a une fracture en Y avec deux gros fragments épiphysaires (figure 1105, b).

Technique opératoire (théorique).

On fera deux incisions pour réparer ces fractures : une incision externe entre le long supinateur et le premier radial et une incision dorsale interne en dedans des tendons extenseurs. Je crois ces deux incisions indispensables pour arriver à une reconstitution exacte des parties fracturées.

On désenclavera les fragments par des tractions sur la main, on fera la toilette du foyer enlevant soigneusement les caillots et les débris osseux.

La réduction et la fixation se feront différemment suivant que la fracture est basse (fracture en V) ou haute (fracture en Y).

Dans la fracture en V, on réduira d'abord le fragment interne au moyen d'un davier droit appliquant le fragment sur le bout diaphysaire et l'on fixera au moyen de deux pointes de menuisier.

On réparera le côté externe au moyen d'une fine vis placée de bas en haut, au travers de l'apophyse styloïde (figure 1105, a).

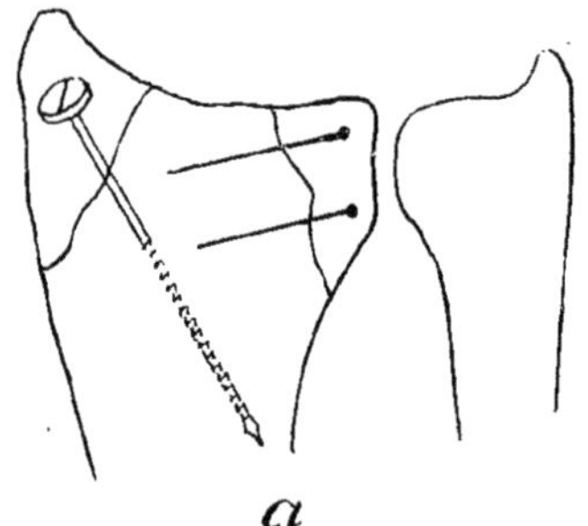

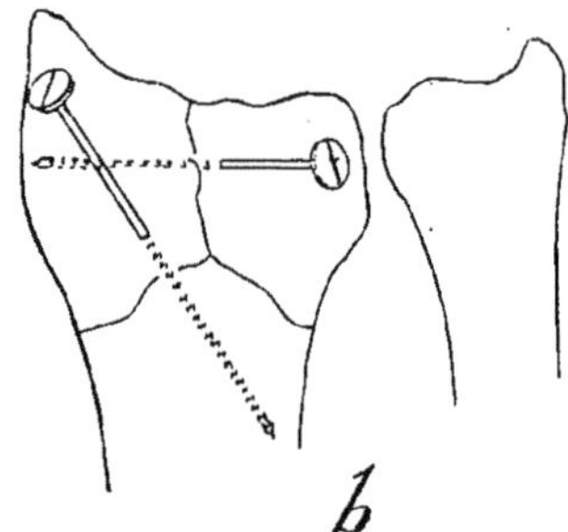

Figure 1105.
a. Ostéo-synthése d'une fracture en V. *b.* Ostéo-synthése d'une fracture en Y.

S'il s'agit d'une fracture en Y, on réunira d'abord les deux fragments articulaires par une vis transversale, placée de dedans en dehors, puis on reposera la diaphyse et on la fixera par une vis externe, placée de bas en haut (figure 1105, b).

Après l'ostéo-synthèse du poignet, si la fixation est solide et la réduction correcte, on placera un simple pansement et on mobilisera activement et passivement dès le lendemain. La guérison peut être très rapide ; un de mes opérés était apte à reprendre son travail 18 jours après l'opération.

Si l'on a des craintes pour la solidité de la fixation, il est à recommander d'employer l'attelle de Carr, maintenant la main dans la position normale. Il faut, dans ces cas, avoir soin d'enlever l'attelle tous les jours pour mobiliser les articulations (figure 1106).

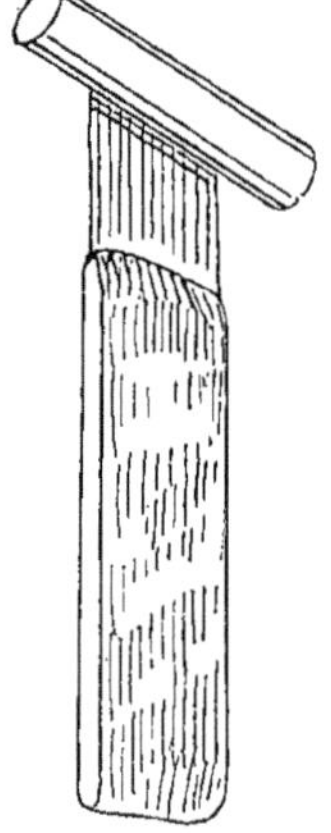

Figure 1106.
Attelle de Carr
(d'après Pringle).

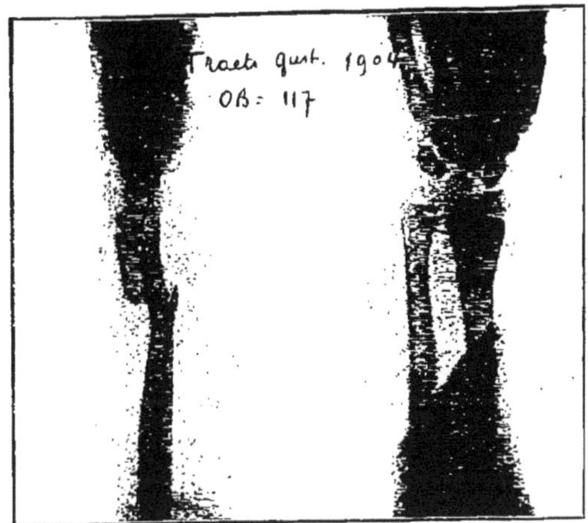

Figure 1107. — Obs. 117, I.

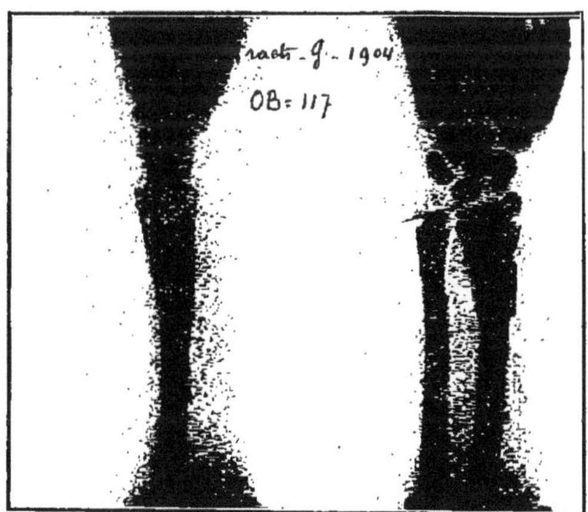

Figure 1108. — Obs. 117, II.

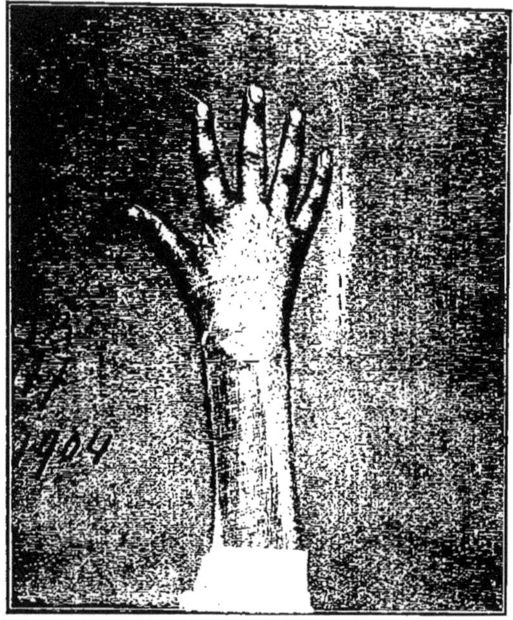

Figure 1109. — Obs. 117, III.

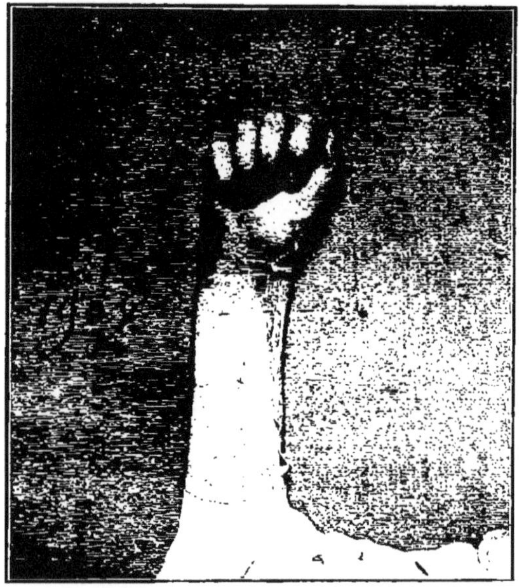

Figure 1110. — Obs. 117, IV.
(Mouvements actifs après quinze jours.)

I, II, III, IV. Fracture juxta-épiphysaire inférieure du radius. Fixation par une agrafe.

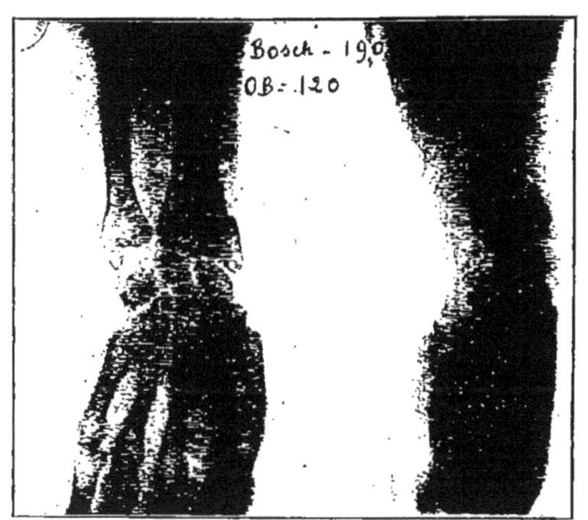

Figure 1111. — Obs. 120, I.

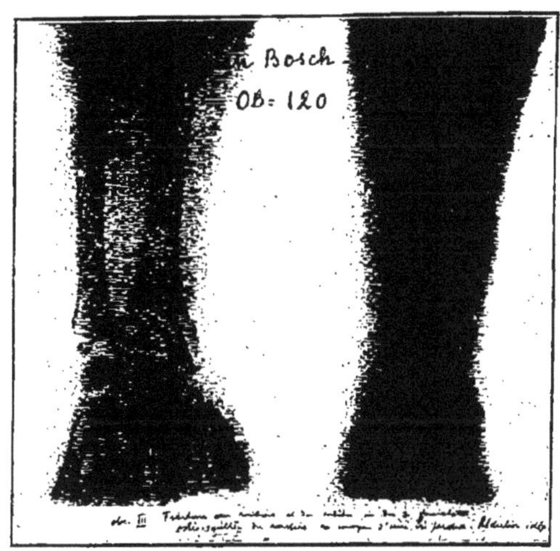

Figure 1112. — Obs. 120, II.

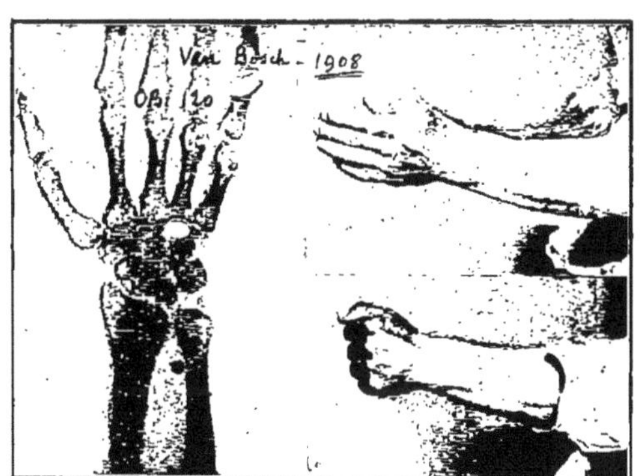

Figure 1113. — Obs. 120, III.
(Radiographie un an après l'ostéo-synthèse.)

I, II, III. Fracture en dos de fourchette. Vissage du radius.

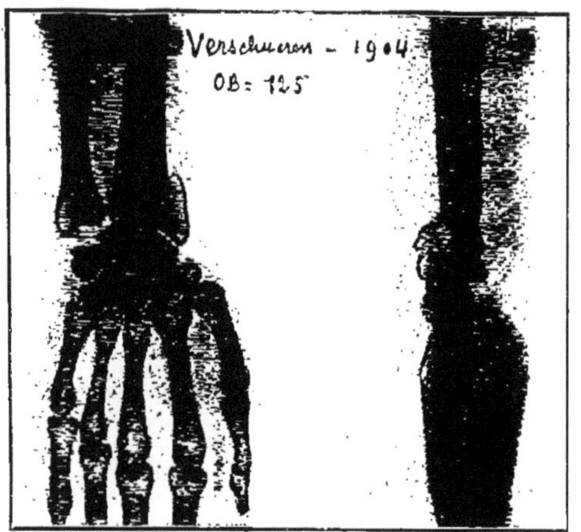

Figure 1114. — Obs. 125, I.

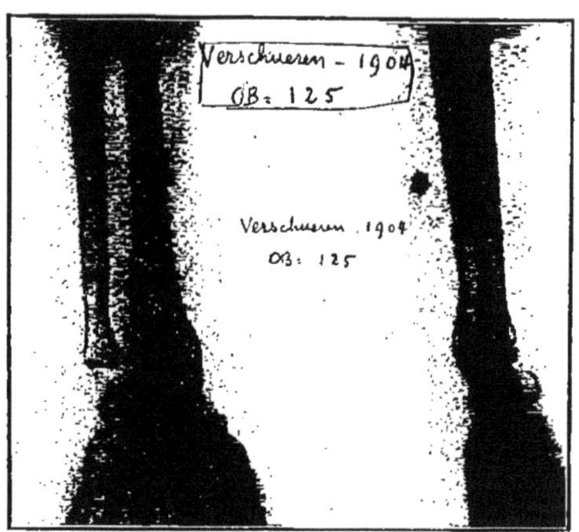

Figure 1115. — Obs. 125, II.

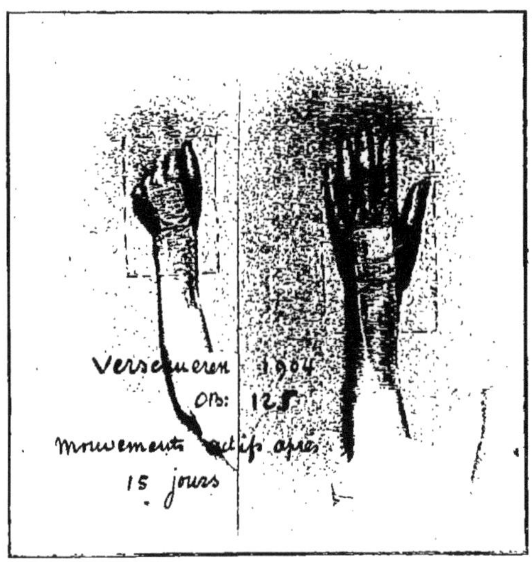

Figure 1116. — Obs. 125, III.

I. II, III. Fracture en dos de fourchette. Fixation par une agrafe.

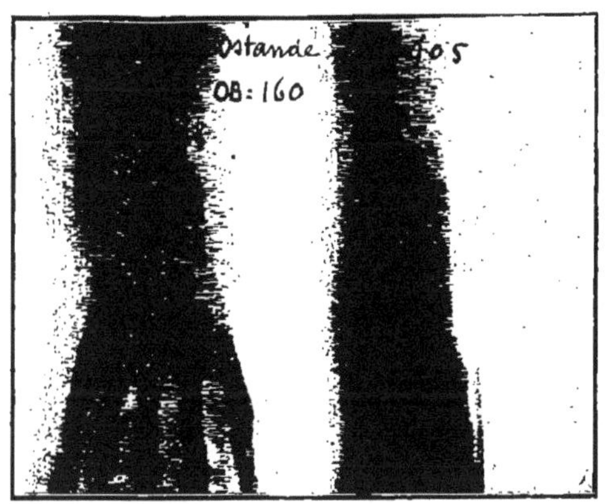

Figure 1117. — Obs. 160, I.

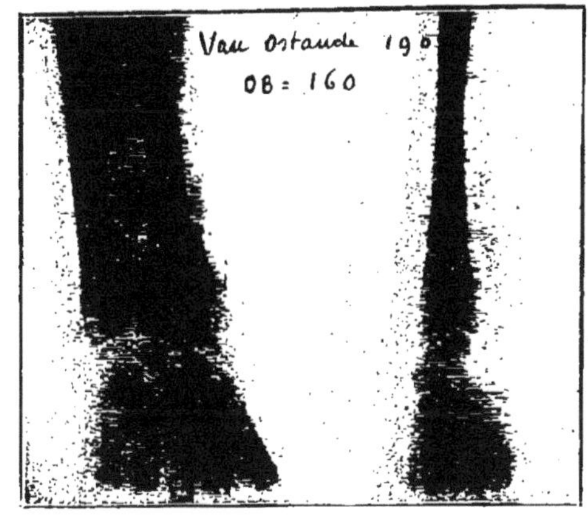

Figure 1118. — Obs. 160, II.

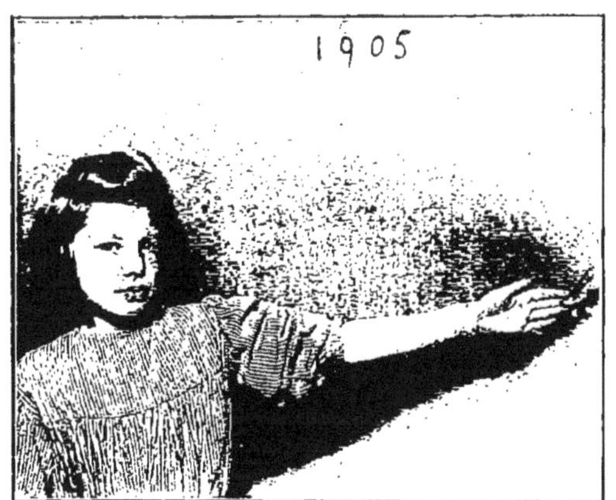

Figure 1119. — Obs. 160, III.

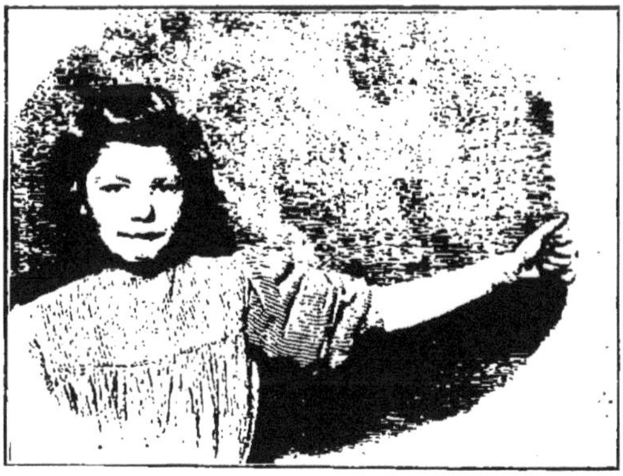

Figure 1120. — Obs. 160, IV.

(Mouvements actifs après huit jours.)

I, II, III, IV. Fracture en dos de fourchette. Fixation par une agrafe et un cerclage.

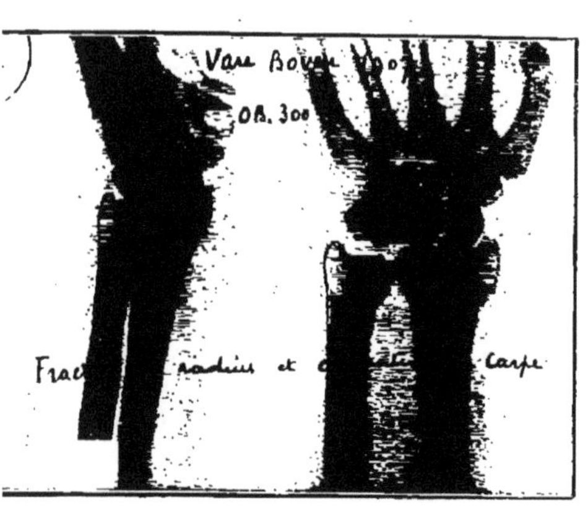

Figure 1121. — Obs. 300, I.

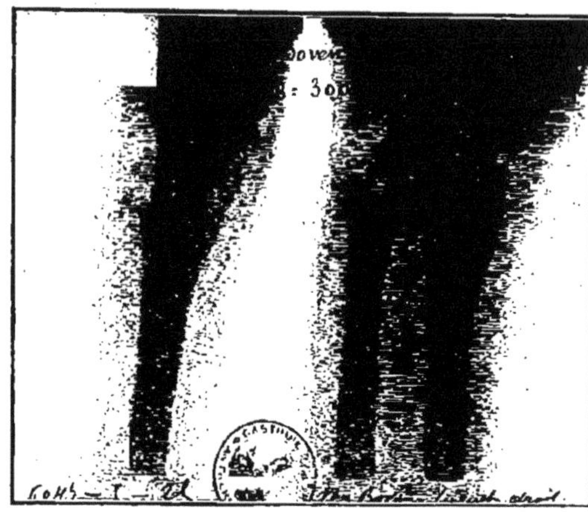

Figure 1122. — Obs. 300, II.

Fracture du radius et dislocation du carpe. Fixation du radius par une vis.

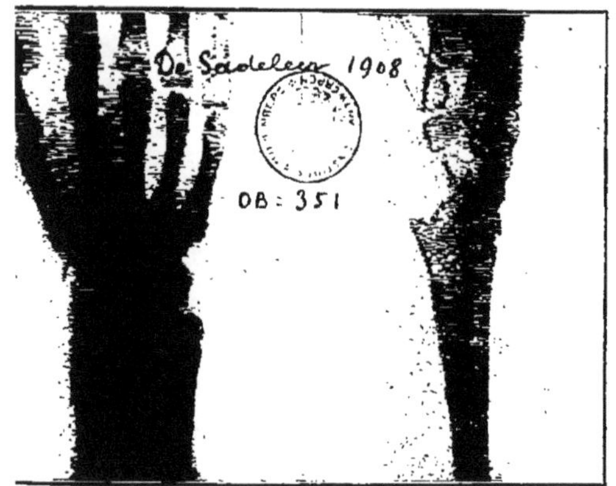

Figure 1123. — Obs. 351, I.

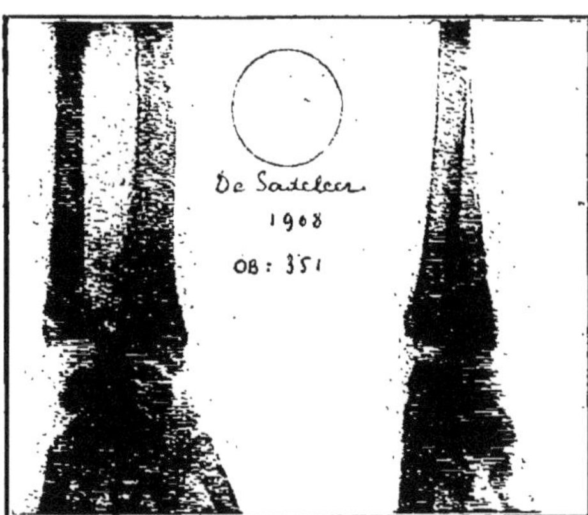

Figure 1124. — Obs. 351, II.

Fracture en dos de fourchette. Agrafage.

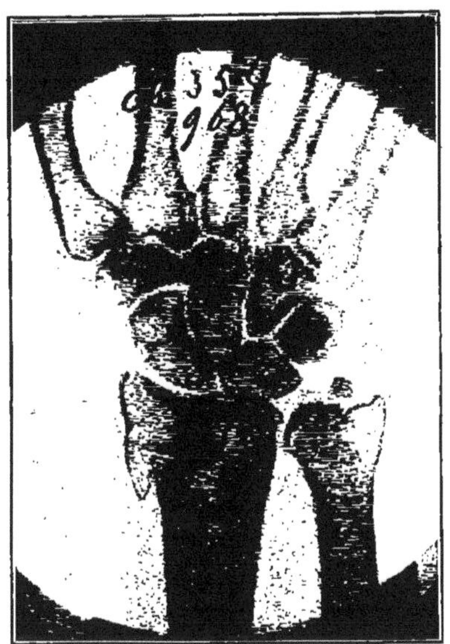

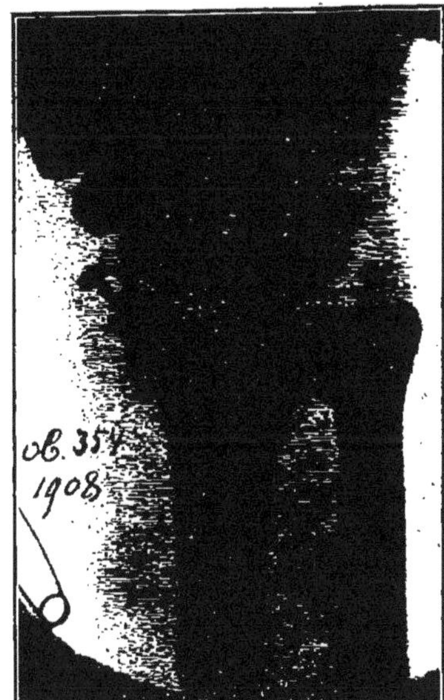

Figure 1125. — Obs. 354, I. Figure 1126. — Obs. 354, II.

Fracture en dos de fourchette. Vissage du radius et clouage de l'apophyse styloïde du cubitus.

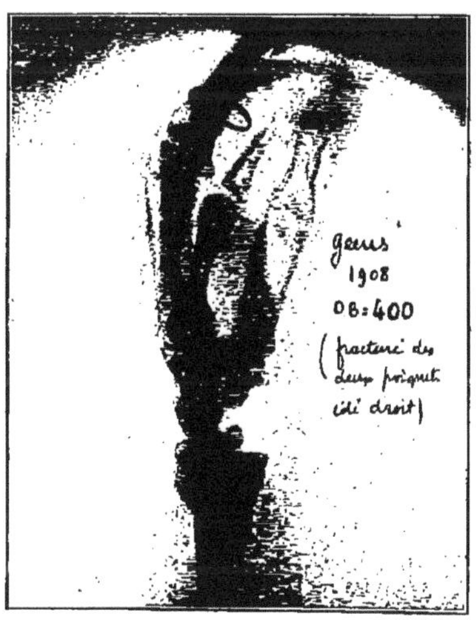

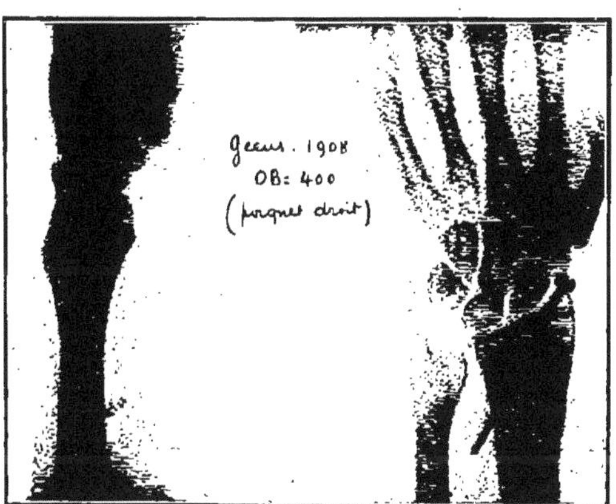

Figure 1127. — Obs. 400, I. Figure 1128. — Obs. 400, II.

Fracture des deux poignets. Vissage du radius droit.

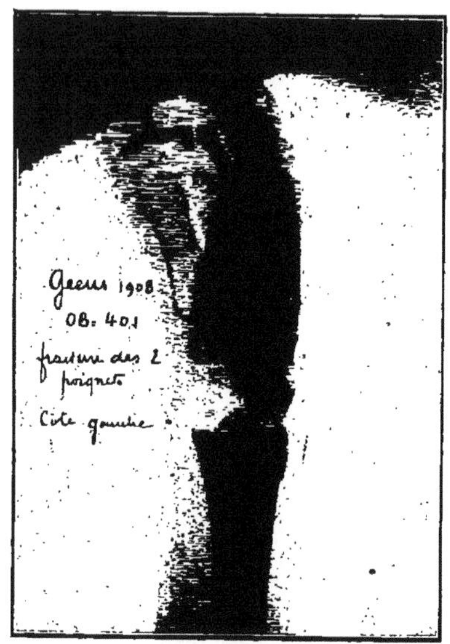

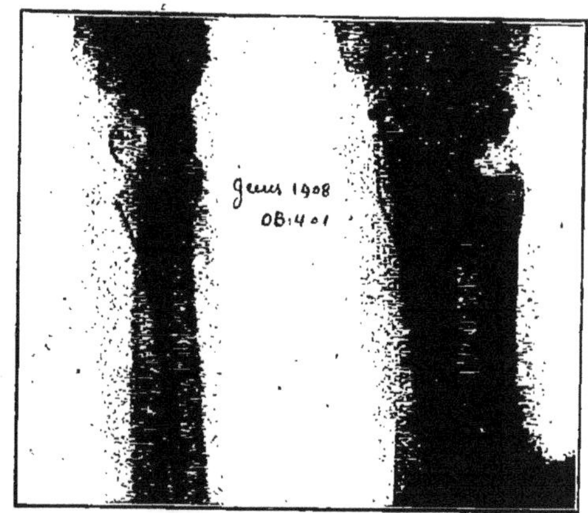

Figure 1129. — Obs. 401, I. Figure 1130. — Obs. 401, II.
Fracture des deux poignets. Vissage du radius gauche.

Fractures anciennes du radius au poignet.

Les fractures anciennes consolidées vicieusement pourront parfois être utilement opérées.

Particulièrement les fractures de l'épiphyse radiale avec intégrité de la partie articulaire pourront être corrigées par une ostéotomie suivie de redressement. Il est avantageux dans ces cas, après avoir fait la correction du déplacement, de placer en arrière une agrafe.

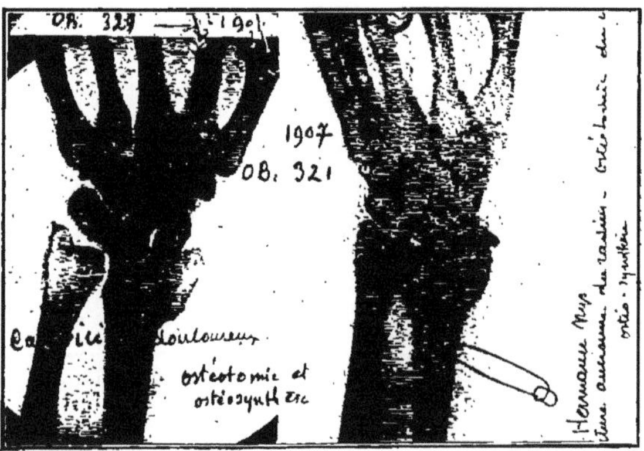

Figue 1131. — Obs. 321.

L'agrafage présente ici l'avantage d'immobiliser l'épiphyse dans sa situation normale en maintenant la béance de la section osseuse.

On consolidera au besoin la fixation au moyen d'une longue vis placée de bas en haut. La figure 1131 représente un cas de ce genre où j'ai obtenu une parfaite correction de la difformité.

Dans les cas où il existe un fort déplacement de la main du côté radial, on pourra corriger la position en réséquant une portion du cubitus. Je pense que le plus avantageux serait de réséquer une tranche du cubitus immédiatement au-dessus de la tête de l'os ; on pourrait ainsi facilement fixer les fragments au moyen d'une vis enfoncée au travers de la tête du cubitus, et pénétrant dans la diaphyse.

Les anciennes fractures du poignet portant sur l'articulation elle-même sont du plus mauvais pronostic. On pourra par l'opération remédier à une déformation grossière, mais on ne pourra guère escompter une sérieuse amélioration des fonctions de la main.

FRACTURES DES OS DU CARPE.

La fracture la plus fréquente est celle du scaphoïde. Elle se produit par coup direct, par action indirecte ou par arrachement par le ligament latéral externe dans une flexion cubitale forcée de la main. On l'observe avec les fractures du radius et aussi dans les dislocations de la première rangée du carpe. Le trait de fracture est transversal et siège au milieu de la longueur de l'os. Les fragments sont souvent déplacés : le fragment supérieur reste en place, en connexion avec le radius, le fragment inférieur bascule en dehors et en avant.

Cette fracture est grave car elle entraine souvent des douleurs persistantes et de l'ankylose du poignet.

Vu le pronostic mauvais de cette lésion abandonnée à elle-même, le traitement chirurgical semble le plus recommandable. Jusqu'ici on est surtout intervenu tardivement et l'opération a consisté à réséquer tout ou partie de l'os.

Dans les cas récents il me semble qu'il y a mieux à faire qu'une opération mutilante.

Les douleurs et l'impotence fonctionnelle qu'on observe après cette fracture proviennent d'une absence de consolidation ; cette absence de soudure est due au déplacement et au manque d'affrontement des surfaces. Dans ces conditions, je ne vois pas de raisons de ne pas recourir à l'ostéo-synthèse. Si l'os est fracturé en deux morceaux, comme c'est le cas habituel, on pourra le fixer en suivant la technique suivante :

Incision de 4 à 5 centimètres, au niveau de la tabatière anatomique, en suivant le tendon du long extenseur du pouce. On arrive directement sur le scaphoïde qu'on découvre en écartant le périoste avec une rugine étroite. On réduira la fracture en faisant des mouvements du poignet et en affrontant les fragments au moyen d'une pince tire-balle (figure 1132).

Pour la fixation, je crois que le meilleur moyen serait d'enfoncer une fine pointe de menuisier suivant la longueur de l'os et perpendiculairement au trait de fracture.

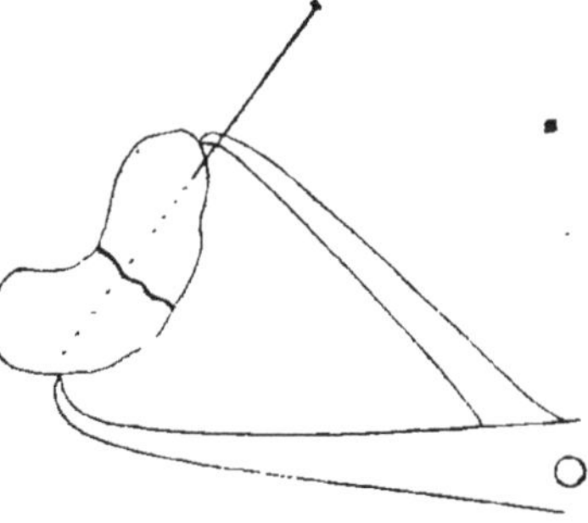

Figure 1132.
Schéma de l'ostéo-synthèse du scaphoïde.

Cette ostéo-synthèse n'a jamais, à ma connaissance, été proposée. Je suis certain que cette opération sera efficace; elle est, en tous cas, rationnelle, facilement réalisable, et aussi légitime que possible, vu la gravité de la lésion. En cas d'échec, on pourra toujours faire ultérieurement l'excision des parties fracturées.

Les fractures des autres os du carpe sont plus rares; le semi-lunaire est le plus souvent atteint après le scaphoïde, puis viennent les fractures du grand os.

Les fractures du *semi-lunaire* sont uniquement justiciables de l'excision, l'os petit et massif ne présente guère que des lésions par écrasement défiant toute réparation.

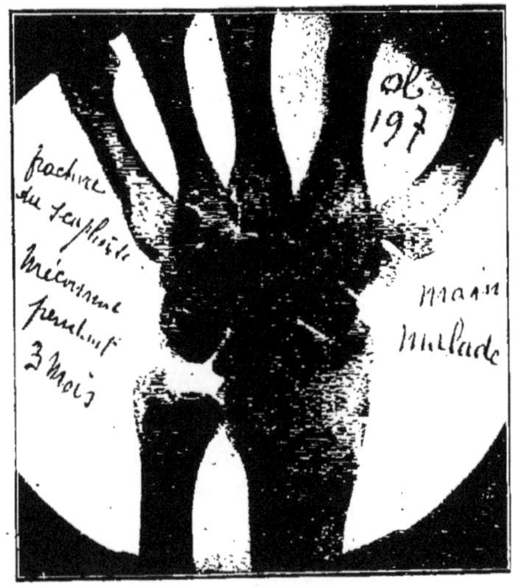

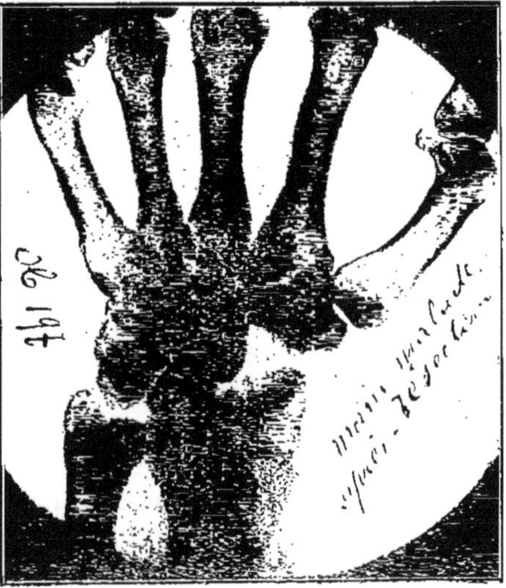

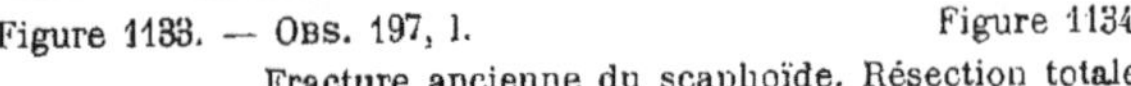

Figure 1133. — Obs. 197, I. Figure 1134. — Obs. 197, II.
Fracture ancienne du scaphoïde. Résection totale.

Par contre, la fracture du *grand os* me semble pouvoir être réparée par un clouage comme le scaphoïde.

Dans les cas anciens, la résection de l'os fracturé a donné de bons résultats.

Dans la fracture du scaphoïde, Scudder recommande de ne réséquer que le fragment proximal, la résection totale pouvant nuire à la solidité du poignet (?)

FRACTURES DES MÉTACARPIENS.

A. **Fractures du premier métacarpien.**

On rencontre des fractures du corps de l'os et des fractures des extrémités.

Elles reconnaissent pour cause soit un coup direct, soit plus souvent une chute sur le pouce étendu.

La *fracture de l'extrémité supérieure* (fracture de Bennett) est assez fréquente.

Le trait, oblique interne, part du bord interne de la diaphyse et pénètre dans l'articulation trapézo-métacarpienne en détachant un coin osseux. Le fragment diaphyso-épiphysaire se déplace en dehors et en arrière.

Dans d'autres cas il y a une véritable fracture en Y, les deux condyles étant séparés du corps de l'os (figure 1135).

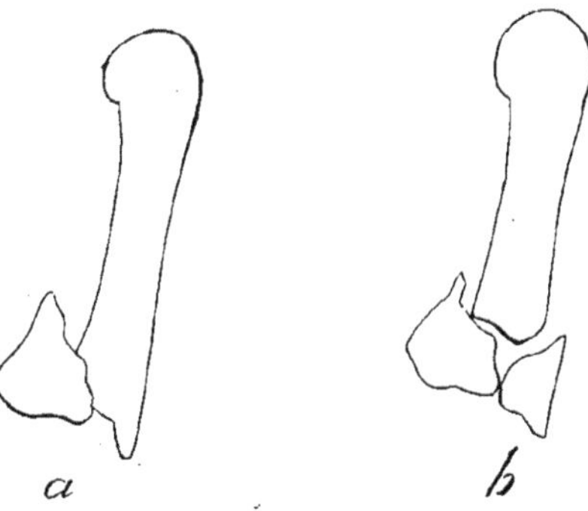

Figure 1135.
a. Fracture du condyle interne. *b*. Fracture en Y.

Je n'ai pas rencontré, ni vu citer, de fractures isolées du condyle externe.

La fracture épiphysaire supérieure du premier métacarpien est grave, compromettant absolument les fonctions du pouce. Son traitement doit être chirurgical.

Technique opératoire.

a) *Fracture isolée du condyle interne.*

Incision de 4 centimètres suivant le tendon du long extenseur du pouce. On arrive directement sur le foyer de la fracture; avec une rugine étroite on met à nu le bord interne du métacarpien; on nettoie le foyer de fracture de ses caillots. Le fragment épiphysaire ne doit pas être dépériosté.

On fait la réduction en tirant sur le pouce en extension et abduction et on affronte le fragment avec une pince tire-balle (figure 1136).

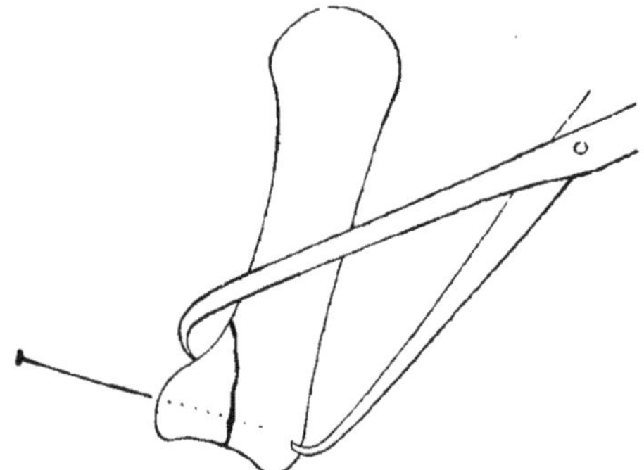

Figure 1136. — Schéma de l'ostéo-synthèse dans la fracture de Bennett.

On fera la fixation de cette fracture au moyen d'une fine pointe de menuisier enfoncée transversalement (figure 1136). Les figures 1137-1138 représentent un cas que j'ai opéré en suivant cette technique.

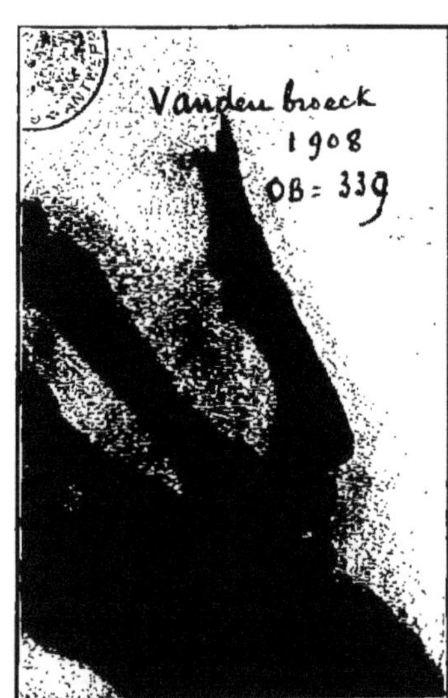

Figure 1137. — Obs. 339, I.

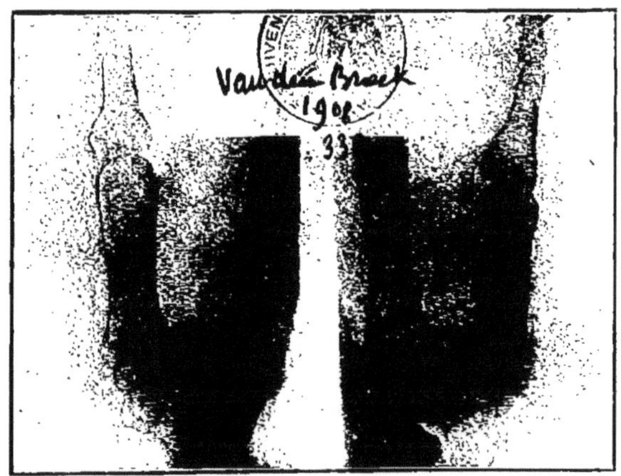

Figure 1138. — Obs. 339, II.

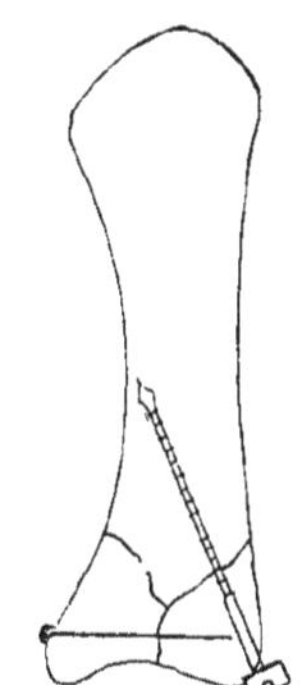

Figure 1139.
Schéma de l'ostéosynthèse dans les fractures en Y du premier métacarpien

La fracture en Y est d'une réparation plus difficile ; je n'ai pas eu l'occasion d'en opérer. Je conseille une double incision, l'une, interne, suivant le bord interne du tendon extenseur du pouce, l'autre, en dehors du court extenseur. On réduira d'abord la fracture de l'épiphyse et l'on fixera les fragments l'un à l'autre au moyen d'un clou transversal. On réduira ensuite la diaphyse et on la fixera au moyen d'une vis, placée de haut en bas, au travers du condyle externe et pénétrant dans le corps du métacarpien (figure 1139).

b) *Fractures du corps du premier métacarpien*

Elles sont le plus souvent consécutives à des coups directs et souvent compliquées de plaies.

Vu l'importance du pouce on recourra à la fixation opératoire des fragments dans tous les cas où il y a du déplacement.

On abordera l'os par une incision externe en dehors du tendon extenseur. Après avoir mis les fragments à nu, on réduira en saisissant les bouts avec de petits daviers droits. On fixera temporairement la fracture et on placera un petit fixateur.

Je conseille le dispositif suivant que j'ai employé à maintes reprises pour des fractures des métacarpiens et des phalanges :

On enfonce dans les fragments deux vis dorées (vis épiphysaires de 4 centimètres) en les plaçant bien parallèlement. Ces deux vis sont réunies au moyen d'un petit étau fourni de deux lames parallèles serrées par des vis. C'est, en petit, mon fixateur primitif.

J'avais construit un fixateur réglable pour ces opérations mais l'appareil était trop encombrant. Le simple petit étau m'a donné de bons résultats; il suffit de deux vis pour maintenir les fragments; les surfaces de fracture étant larges et dentelées (figures 1140 et 1141).

Si l'on rencontrait une fracture oblique avec déplacement, il faudrait naturellement donner la préférence au cerclage qui ne présenterait alors aucune difficulté.

Les *fractures de la tête articulaire du premier métacarpien* sont rares. On les opérerait comme les fractures similaires des autres métacarpiens.

J'ai opéré un cas de luxation ancienne du premier métacarpien. J'ai abordé la lésion par une incision dorsale suivant le bord interne du long extenseur. La réduction a été facilement obtenue en faisant levier avec une spatule mousse (figures 1142 et 1143).

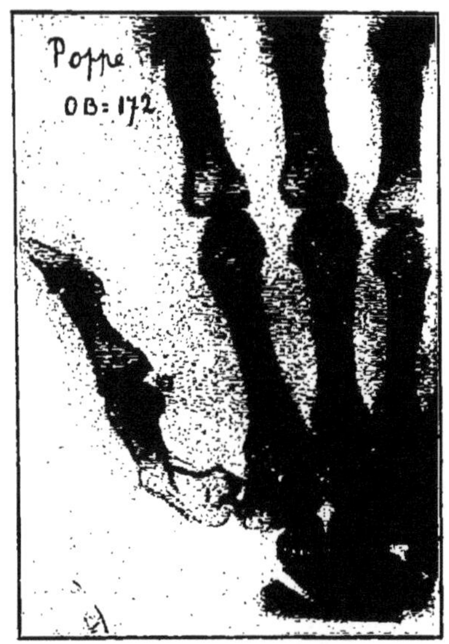

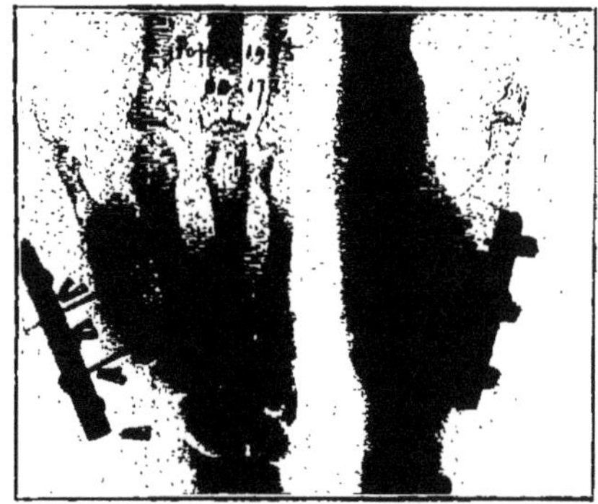

Figure 1140. — Obs. 172, I. Figure 1141. — Obs. 172, II.

Fracture du premier métacarpien; ostéo-synthèse au moyen du fixateur.

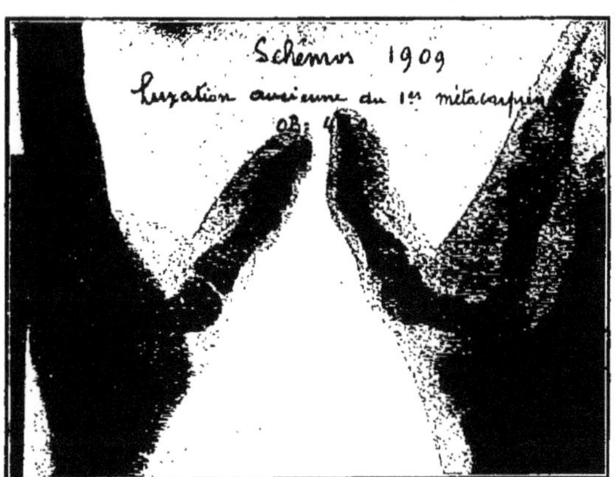

Figure 1142. — Obs. 420, I.

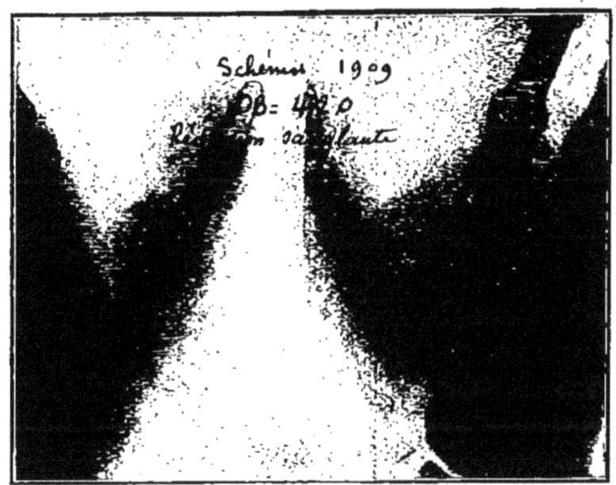

Figure 1143. — Obs. 420, II.
I, II. Luxation ancienne du premier métacarpien. Réduction sanglante.

B. **Fractures du cinquième métacarpien.**

Elles présentent la plus grande similitude avec celles du premier métacaripen et les mêmes considérations leur sont applicables.

Bien que rarement, on observe, au niveau de l'extrémité supérieure, des fractures semblables à la fracture de Bennett du métacarpien du pouce.

J'ai dans un cas pratiqué la prothèse perdue, pour une fracture du corps. Le petit fixateur décrit pour les fractures du premier métacarpien est préférable (figures 1144 et 1145).

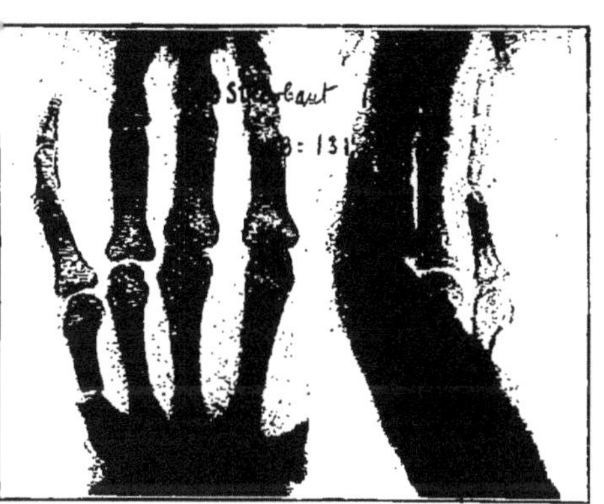

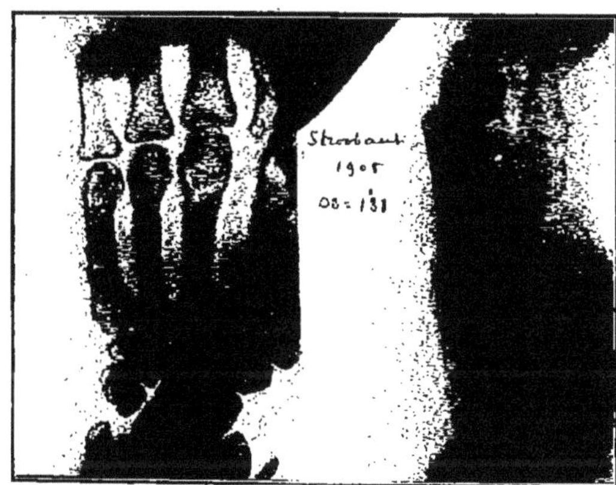

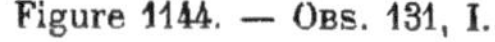
Figure 1144. — Obs. 131, I.

Figure 1145. — Obs. 131, II.

racture du cinquième métacarpien. Ostéo-synthèse par prothèse perdue : lame d'aluminium fixée par deux cerclages.

C. **Fractures des métacarpiens moyens.**

Ces fractures sont relativement fréquentes. On peut observer des fractures des *extrémités supérieures;* elles ne m'arrêteront pas car elles ne semblent pas devoir être du ressort de l'intervention ; les fragments entourés des tissus fibreux et encastrés dans les autres os ne peuvent pas donner de déplacements conséquents.

Les *fractures du corps* se produisent soit par action directe, souvent alors accompagnées de lésions graves des parties molles ; soit par action indirecte.

Les fractures indirectes reconnaissent deux mécanismes de production :

1° L'augmentation de la courbure naturelle des métacarpiens aboutissant à la rupture (chute sur le poing fermé). Dans cette forme, le trait est oblique et le ou les fragments inférieurs se déplacent vers le dos de la main où ils peuvent embrocher la peau.

2° Le deuxième mécanisme est le redressement de la courbure des métacarpiens par compression de la main. Ici les fragments inférieurs ont tendance à se déplacer en avant dans les parties molles de la paume.

Au point de vue de la forme, on observe avec une égale fréquence les fractures transversales et les fractures obliques. Souvent les 2e, 3e et 4e métacarpiens sont brisés en même temps.

Ces fractures peuvent exister sans déplacement ; elles sont alors d'un pronostic bénin, ne réclamant aucun traitement spécial.

Très souvent il y a un déplacement considérable et, alors, il faut intervenir opératoirement sans s'attarder à des tentatives de réduction par bandage. J'ai observé dans des cas non opérés des raccourcissements notables des doigts, une fois une pseudarthrose douloureuse, etc. L'opération est d'ailleurs facile, sûre et sans danger.

Technique opératoire.

On incisera au côté dorsal le long du tendon extenseur correspondant. Si les trois métacarpiens médians sont atteints, il faudra faire deux incisions pour ne pas être gêné par les parties molles.

S'il s'agit d'une fracture oblique, on réduira en exerçant une forte traction sur le doigt correspondant ; on affrontera les surfaces avec un petit davier droit et on placera un ou deux cerclages.

En cas de fracture transversale, je recommande le fixateur comme pour les fractures du corps du métacarpien du pouce.

On maintiendra la fracture réduite avec un petit davier ; on placera deux vis de 4 à 5 centimètres et on les rendra solidaires avec un petit étau. S'il fallait fixer les trois métacarpiens médians il vaudrait mieux recourir à la prothèse perdue, car les trois fixateurs seraient fort gênants.

En cas de pseudarthrose je crois la prothèse perdue préférable. On emploiera une très petite plaque, fixée par 2 ou 3 vis fines. Je l'ai employée, avec succès, dans un cas (Obs. 412, figures 1146 et 1147).

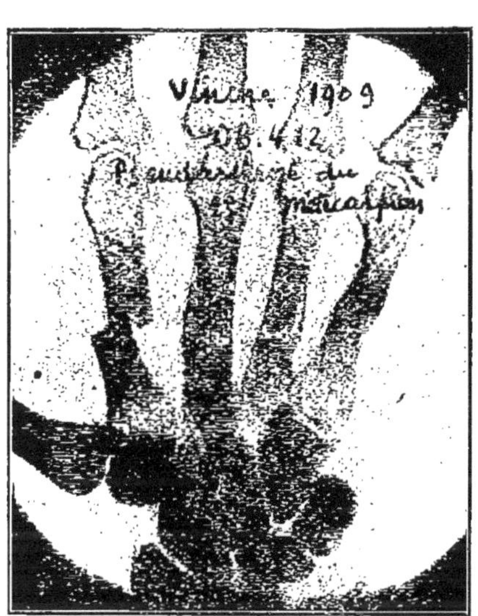

Figure 1146. — Obs. 412, I.

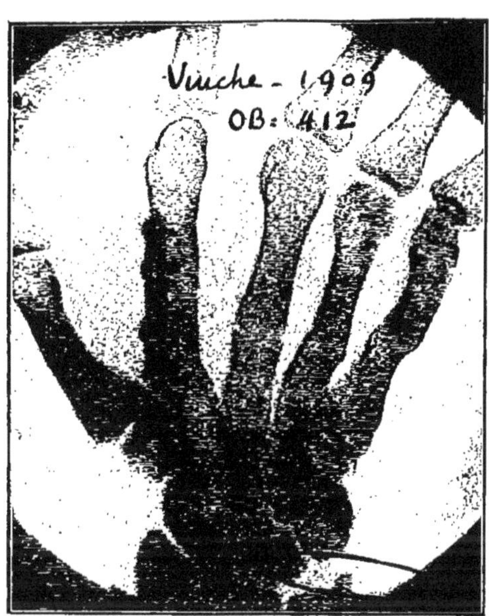

Figure 1147. — Obs. 412, II.

Fractures des têtes métacarpiennes.

Ces lésions sont fréquentes et le plus souvent fort graves, nécessitant l'amputation du doigt.

Aussi les tentatives de restauration opératoire sont-elles absolument légitimes, au moins quand l'état des parties molles permet d'espérer une opération aseptique.

Je ne suis intervenu qu'une fois dans une fracture de ce genre : le cas était fort mauvais, il y avait écrasement de la tête métacarpienne et fracture comminutive de la première phalange ; la fracture était compliquée de plaie contuse. J'ai pu réaliser la restauration osseuse mais le doigt est resté ankylosé et dut être amputé ultérieurement. Cet insuccès ne doit être attribué qu'à la gravité particulière de ce cas (figures 1148 et 1149, Obs. 359).

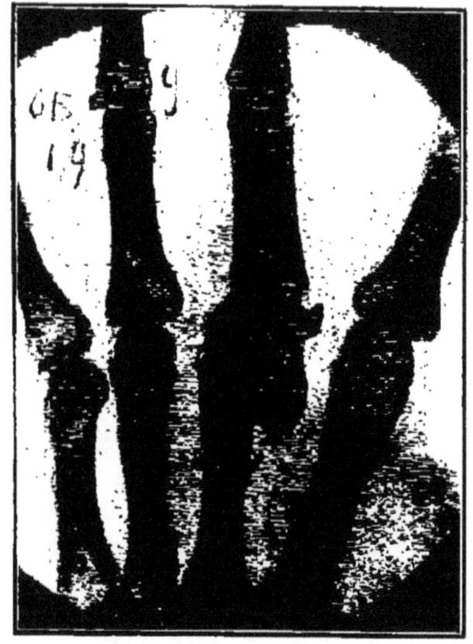

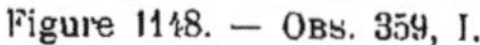

Figure 1148. — Obs. 359, I.

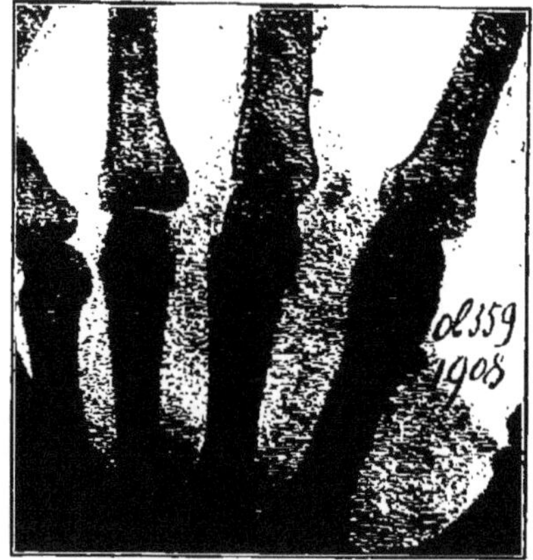

Figure 1149. — Obs. 359, II.

Voici la technique qui me semble la meilleure et que je suivrais le cas échéant :

Incision le long du tendon extenseur qui sera récliné du côté. Ouverture de la capsule articulaire prolongée vers la diaphyse pour ouvrir le foyer de fracture. Réduction en maniant le doigt fléchi de façon à laisser la tête articulaire à nu. Fixation en enfonçant une pointe de menuisier dans l'axe de l'os, au travers de la tête articulaire ; il faut avoir soin de chasser la tête du clou au-dessous de la surface du cartilage. On restaurera avec soin la capsule articulaire avec de la soie très fine (figure 1150 *a*). Si la fracture présentait un trait oblique vers la diaphyse, la restauration par cerclage serait tout indiquée (figure 1150, *b*).

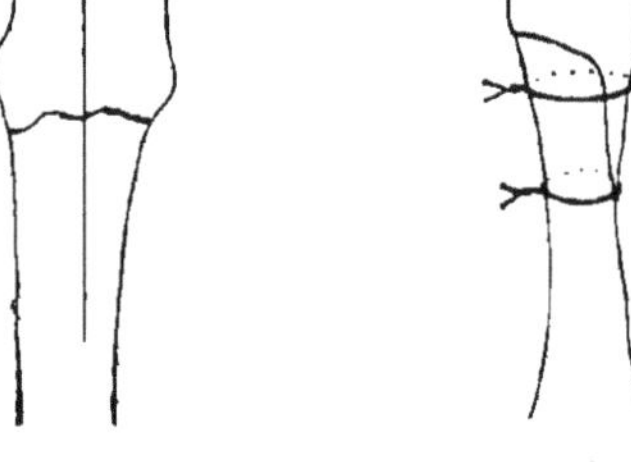

Figure 1150.
Schéma de l'ostéo-synthèse de l'extrémité inférieure des métacarpiens.
a. Fracture transversale (clouage). — *b*. Fracture oblique (cerclage).

FRACTURES DES PHALANGES DES DOIGTS.

Les fractures des doigts sont extrêmement communes dans certaines industries. La radiographie montre très souvent des fractures avec déplacement léger ou nul, là où on ne supposait qu'une simple contusion.

Dans beaucoup de cas les fractures des phalanges sont compliquées de plaies plus ou moins infectées, d'arrachement des parties molles, et l'amputation précoce est le traitement le plus logique et le plus utile au blessé.

Pour ces raisons : d'une part, la fréquence des fractures sans déplacement et, d'autre part, le nombre des cas d'amputation, les occasions de recourir à l'ostéo-synthèse sont, ici, exceptionnelles.

L'ostéo-synthèse des phalanges est fort délicate et on s'expose toujours à un échec thérapeutique par ankylose des articulations.

Cependant, dans certains cas, l'utilité du traitement opératoire est incontestable.

On peut observer de nombreuses formes dans les fractures des doigts : Fractures *transversales,* fractures *obliques* et fractures *longitudinales* au niveau du corps de l'os; fractures diverses des *extrémités articulaires; disjonctions épiphysaires.*

Les fractures de la phalangette sont très communes ; elles ne donnent lieu à aucune indication quand elles sont fermées, les fragments restant attachés les uns aux autres par le périoste épais.

Les *fractures obliques* et *longitudinales* des deux premières phalanges peuvent être utilement cerclées en cas de déplacement notable : On incisera en dedans ou en dehors, du côté dorsal ; on fera, au côté opposé du doigt, une seconde incision plus courte ; on passera un fil de cerclage au moyen d'un fin perforateur, introduit entre le tendon fléchisseur et la face antérieure de la phalange, sans ouvrir la gaîne ; on contournera ensuite le côté dorsal de la phalange avec le perforateur et on passera la ligature sous le tendon extenseur ; le fil sera fortement tordu et applati contre l'os. On pourrait peut-être, pour ce cerclage, employer avec avantage le crin de Florence, qu'on passerait avec une aiguille de Reverdin.

Les *fractures transversales,* à fort déplacement angulaire, seront le mieux maintenues réduites par un petit fixateur. J'ai employé plusieurs fois, avec succès, la fixation sous-cutanée. Voici ma façon de procéder :

Je place une pince de Muzeux sur le bout du doigt et je fais exercer une forte traction longitudinale ; en même temps le doigt est fortement malaxé au niveau de la fracture pour repousser les fragments en place. Une fois qu'on a l'impression que la réduction est parfaite, on fait, avec un bistouri pointu, deux simples ponctions à la peau, de part et d'autre de la fracture, au côté latéro-dorsal de la phalange. Par ces ponctions, on enfonce deux vis épiphysaires de 4 centimètres, une dans chaque fragment. Ces deux vis sont ensuite bloquées dans un petit étau.

Cette technique présente l'avantage de ne pas créer d'adhérences cicatricielles et de permettre la mobilisation immédiate des articulations. On enlèvera les vis quinze à dix-huit jours plus tard (figures 1151 à 1155).

Les fractures *articulaires* et les *disjonctions épiphysaires* pourront, dans quelques cas, être restaurées par le clouage direct des fragments.

Les fractures de la première phalange du pouce se présentent plus favorablement que les autres pour l'intervention ; l'os est assez volumineux pour permettre de recourir au clouage ou au vissage direct. J'ai dans un cas réussi à guérir par l'ostéo-synthèse, une fracture méconnue de la base de la première phalange du pouce : j'ai avivé les fragments, fait la réduction et le vissage direct des fragments (figures 1160 et 1161).

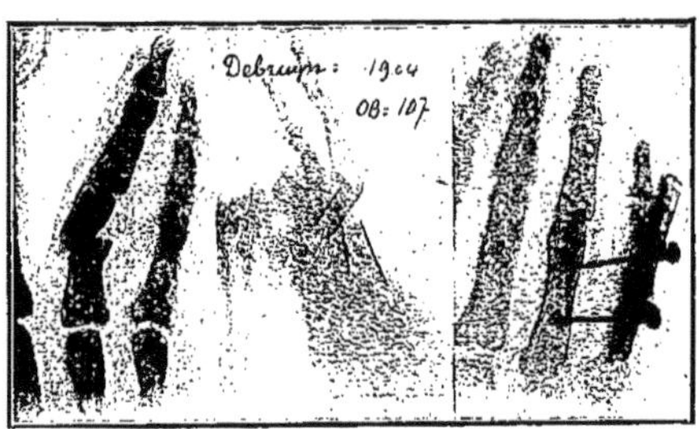

Figure 1151. — Obs. 107, I, II.

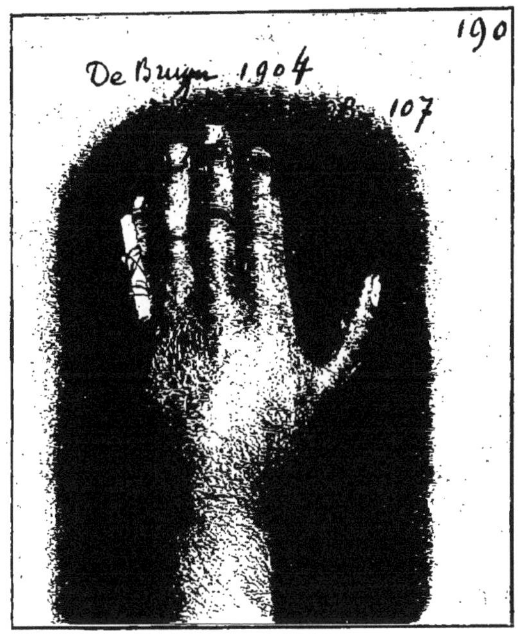

Figure 1152. — Obs. 107, III.
I, II. III. Fracture transversale avec fort déplacement de la première phalange de l'annulaire. Ostéo-synthèse avec le fixateur.

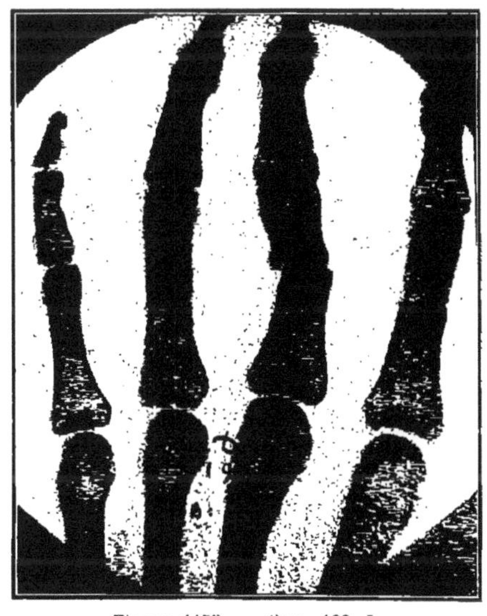

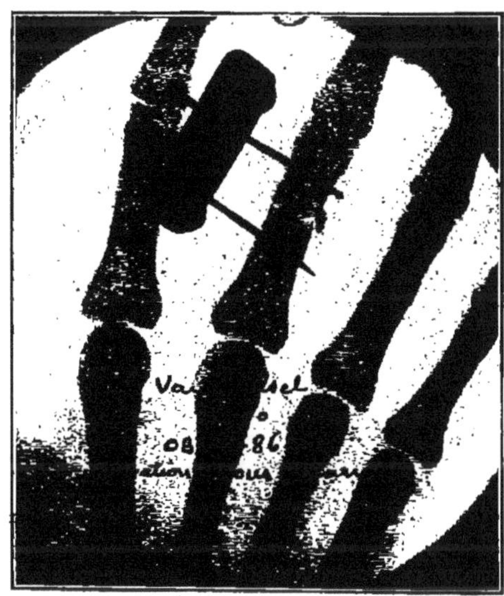

Figure 1153. — Obs. 486, I. Figure 1154. — Obs. 486, II.
I, II. Fracture transversale de la première phalange du médius. Fixation sous-cutanée.

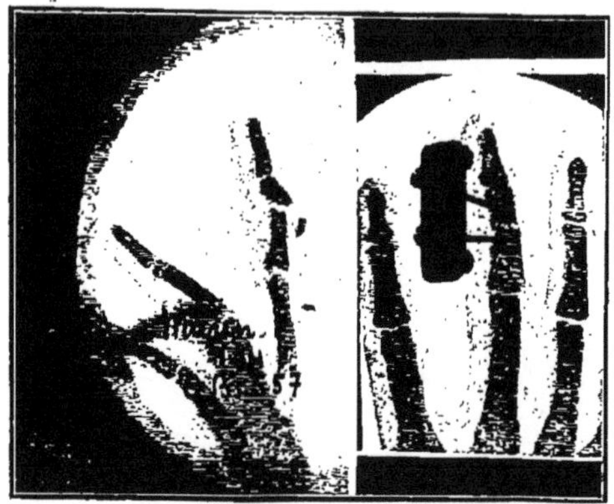

Figure 1155. — Obs. 557.
Fracture transversale de la deuxième phalange du médius.
Fixation sous-cutanée.

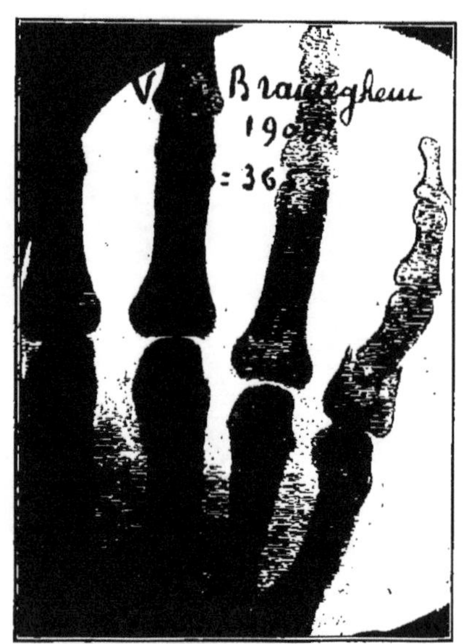

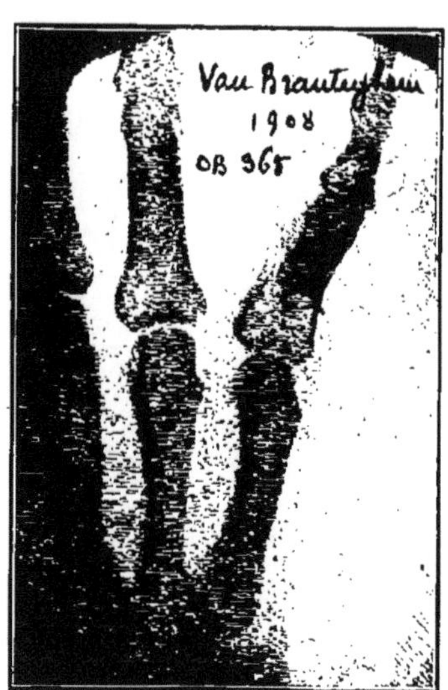

Figure 1156. — Obs. 365, I. Figure 1157. — Obs. 365, II.
Fracture oblique de la première phalange du petit doigt. Cerclage.

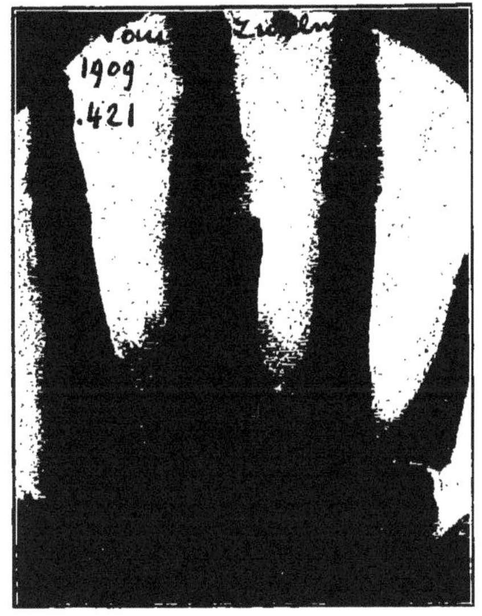

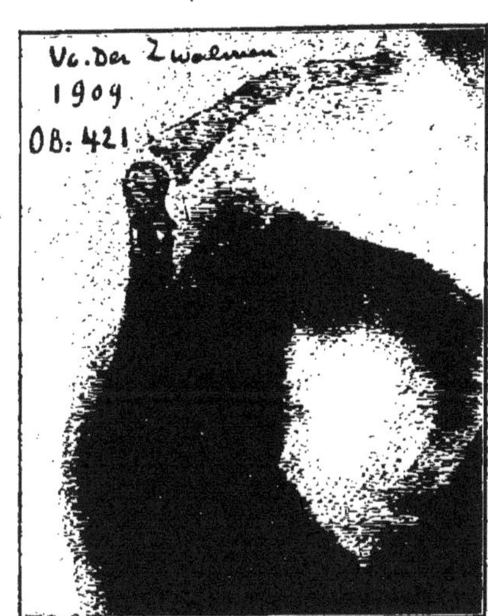

Figure 1158. — Obs. 421, I.

Figure 1159. — Obs. 421, II.

Fracture longitudinale de la première phalange du médius. Cerclage.

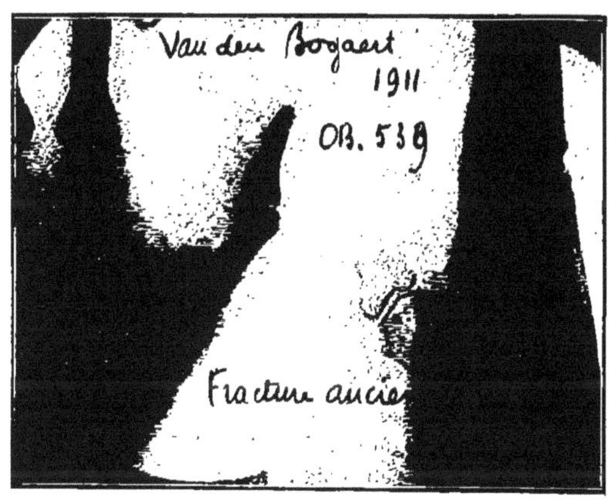

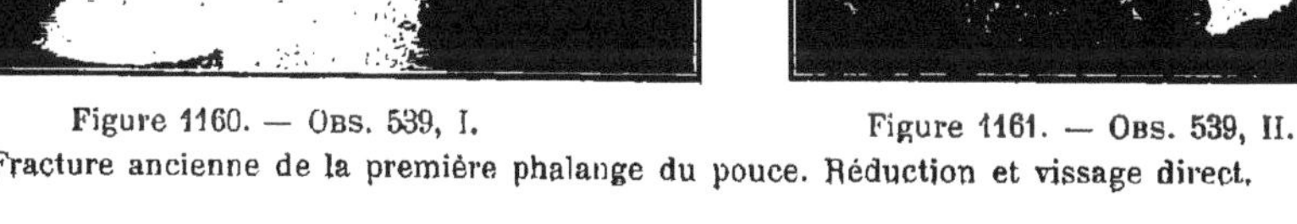

Figure 1160. — Obs. 539, I.

Figure 1161. — Obs. 539, II.

Fracture ancienne de la première phalange du pouce. Réduction et vissage direct.

APPENDICE.

Pendant l'impression du présent ouvrage, j'ai imaginé un nouveau modèle de davier, destiné à améliorer la technique de la prothèse perdue. Les manœuvres que j'ai décrites, pour cette intervention, laissaient encore à désirer; la pose de la plaque était souvent difficile et exposait à de fausses manœuvres, toujours fâcheuses pour l'aseptie.

Le davier en question est à trois branches; les deux branches principales sont destinées à faire la fixation provisoire des fragments; la troisième permet de fixer temporairement la plaque pendant le vissage.

Les mors, dont l'un est articulé pour s'adapter aux inégalités de l'os, ont la forme de deux gouttières allongées et étroites, de façon à embrasser seulement une partie de la circonférence de la diaphyse; ils laissent ainsi, entre eux, un espace suffisant pour placer la prothèse.

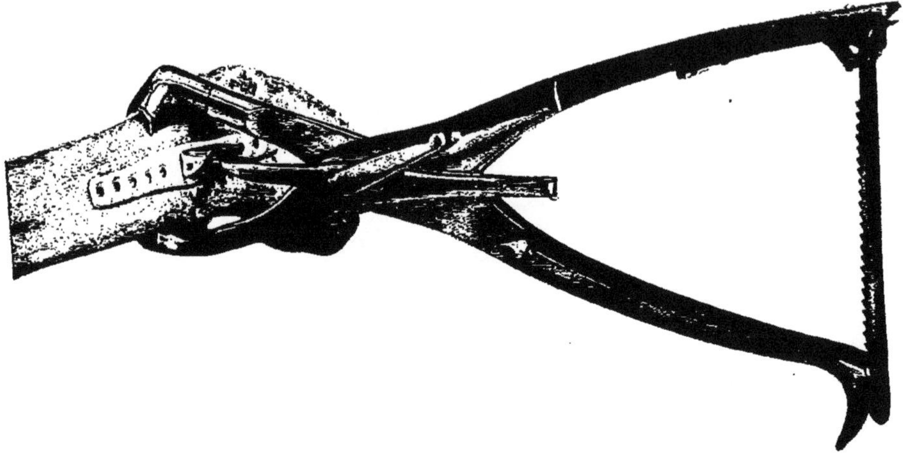

Figure 1162.

La figure 1162 représente l'instrument appliqué sur un tibia et une plaque de prothèse fixée par la branche moyenne.

Voici le mode d'emploi de ce nouvel instrument :

Soit une fracture transversale du fémur. Le foyer est ouvert et les bouts préparés comme il a été dit dans les généralités.

On saisit les deux fragments au moyen de deux daviers à tractions placés à trois centimètres des extrémités; on fait la réduction par mise en angle, arc-boutement et redressement; on confie les daviers droits à l'assistant, qui maintient ainsi la fracture bien réduite. On place alors le nouveau davier sur la fracture, en ayant soin que les mors portent également de part et d'autre du trait de fracture. Le davier, étant fortement serré, est fixé par la crémaillère; on enlève les daviers à tractions et on procède à la pose de la plaque. Pour cela, on prend la plaque par une extrémité au moyen d'une pince hémostatique, coudée sur le plat. On la présente à l'os en la glissant entre les mors du davier; on libère la troisième branche de celui-ci, en desserrant l'écrou qui la fixe, et on la pousse vers l'os; la pièce articulée, qui termine cette branche, vient butter contre la prothèse et l'applique fortement sur l'os. On cale la branche mobile, en serrant son écrou, et on enlève la pince porte-plaque. A ce moment, on a la fracture réduite et fixée par les mors principaux du davier, en même temps que la plaque de prothèse est maintenue en place par la branche moyenne; on peut ainsi, en toute sécurité, et les deux mains libres faire le placement des vis.

Cette pince permet de pratiquer la prothèse perdue aussi bien dans les fractures du corps des os longs, que dans les fractures juxta-épiphysaires. Je l'ai construite en trois grandeurs, pour pouvoir l'employer pour les différents os longs du squelette.

La technique de la *fixation première* dans la prothèse perdue ne devra désormais plus être employée que dans les fractures composées, là où il serait impossible de réduire et de fixer temporairement tous les fragments avec le davier.

La réduction première, avec fixation temporaire de la plaque, constitue un réel progrès; elle simplifie beaucoup l'opération et lui donne une précision et une sécurité très grandes.

Janvier 1913.

TABLE DES MATIÈRES.

CHAPITRE III.

CHAPITRE IV.

DEUXIÈME PARTIE.

FRACTURES EN PARTICULIER.

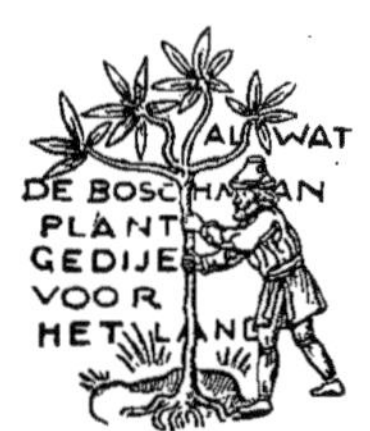

IMPRIMERIE
J.-E. BUSCHMANN
ANVERS

Clichés des établissements de Photo- et Chromogravure
WALTER VAN DER VEN & C°, *à Anvers.*

www.ingramcontent.com/pod-product-compliance
Ingram Content Group UK Ltd.
Pitfield, Milton Keynes, MK11 3LW, UK
UKHW012142240726
13966UKWH00001B/106

9 782012 880221